MÉDECINE
&
SCIENCES HUMAINES

HISTOIRE DE LA
MÉDECINE GÉNÉRALE
DE 1945 À NOS JOURS

ISABELLE DE BECO

ANNE-MARIE BOULDOUYRE-MAGNIER

GUILLAUME COINDARD

YVES GERVAIS, COORDINATEUR

JEAN-FRANÇOIS HUEZ

PHILIPPE SOPENA

PHILIPPE VAN ES

HISTOIRE DE LA MÉDECINE GÉNÉRALE DE 1945 À NOS JOURS

Mutations d'une profession
– Naissance d'une discipline

LES BELLES LETTRES

2022

www.lesbelleslettres.com

Retrouvez les Belles Lettres
sur Facebook et twitter

© 2022, Société d'édition Les Belles Lettres
95, boulevard Raspail, 75006 Paris.

ISBN : 978-2-251-45288-3

PLAN GÉNÉRAL DE L'OUVRAGE

PRÉSENTATION DES AUTEURS

Anne-Marie Bouldouyre-Magnier, retraitée, médecin généraliste à Paris (13ᵉ), ancienne secrétaire générale puis vice-présidente chargée de la recherche à la SFTG (Société de formation thérapeutique du généraliste), maître de conférences associée, puis professeur de médecine générale titularisée en 2010 (Sorbonne Université).

Isabelle de Beco, retraitée, médecin généraliste à Paris (11ᵉ), ancienne présidente de la SFTG (2000-2009), ancienne maître de conférences associée de médecine générale (Paris VI).

Guillaume Coindard, médecin généraliste à Athis-Mons (Essonne), ancien chef de clinique de médecine générale (Paris-Sud), ancien secrétaire général adjoint de l'ISNAR-Img (Intersyndicale nationale autonome représentative des internes de médecine générale), membre titulaire de la SFMG (Société de formation des médecins généralistes), docteur en sociologie.

Yves Gervais, retraité, médecin généraliste à Caen (Calvados), ancien membre du SMG (Syndicat de la médecine générale), puis de MG France (Médecine générale France), ancien président de MG Form (1989-2000), coordinateur du travail d'écriture.

Jean-François Huez, retraité, médecin généraliste à Trélazé (Maine-et-Loire), membre fondateur du SMG, membre de l'AFMG (Atelier français de médecine générale) et du CNGE (Collège national des généralistes enseignants), maître de conférences associé (1991), puis professeur de médecine générale titularisé en 2011 (université d'Angers).

Philippe Sopena, retraité, médecin généraliste à Paris (18ᵉ), diplômé de Sciences-Po Paris et DEA (diplôme d'études approfondies) d'économie de la santé (Paris 1), ancien président de l'Union syndicale de la médecine (USM/SMG) et ancien vice-président de MG France.

Philippe Van Es, retraité, médecin généraliste à Paris (14ᵉ), ancien rédacteur en chef de la revue *Pratiques*, ancien professeur émérite de médecine générale (Paris V), décédé en octobre 2021.

PRÉFACE

Pr Pierre-Louis DRUAIS
Président-fondateur du Collège
de la médecine générale

Je veux d'emblée féliciter les auteurs pour la qualité de leur travail de documentation, qui permet de découvrir des aspects de l'histoire souvent passés inaperçus, et de comprendre comment de manière inéluctable le sens de l'histoire s'est imposé simplement : la médecine générale est une spécialité !

Cet ouvrage illustre le désir de reconnaissance d'une médecine générale active, portée par des pionniers, moteurs d'une inexorable marche vers une renaissance. L'ouvrage décrit cette lente mutation, l'émergence de la discipline d'exercice et scientifique, sa complexité, ses soubresauts, ses négociations, alternées avec des combats frontaux et des jeux de dupes.

À l'origine, la médecine était « naturellement » générale. En 1958, la création des centres hospitalo-universitaires (CHU), la promulgation de la loi Debré avec la réforme des spécialités médicales, ont marginalisé la médecine de première ligne, mise hors de l'université, la réduisant à une activité de soins soi-disant sans contenu, donc sans enseignement spécifique. L'activité des médecins généralistes, basée sur une approche clinique et psychosociale, a ainsi été dévalorisée par la promotion d'une approche technique centrée sur la maladie et un système hospitalier de qualité. La médecine générale était enseignée par des médecins qui ne la pratiquaient pas tandis que les étudiants étaient formés au CHU à des démarches diagnostiques et à des stratégies thérapeutiques hors du contexte de vie du patient. Ce constat d'inadéquation entre la formation et la pratique a amené la profession à s'interroger, et à rechercher les solutions possibles face à cette situation. C'est l'action syndicale, dans sa pluralité et sa diversité de pensée, qui a suscité le besoin pour un nombre croissant de généralistes d'affirmer leur identité.

La structuration de la formation médicale continue (FMC) initiée dans les années 1970 a initié ce mouvement de réidentification, pour aboutir au virage de l'année 1984, avec l'affirmation d'un « corpus médecin généraliste ». Des médecins, investis en FMC, ont milité pour formaliser et obtenir un processus de formation organisé et reconnu. Cette matérialisation d'une discipline d'exercice, complexe, décrivant des tâches professionnelles variées, et des missions spécifiques, a fait naître le besoin d'un enseignement initial lors de la création en 1984, à l'université, d'un troisième cycle spécifique de médecine générale.

La reconnaissance de la médecine générale comme discipline universitaire repose sur la construction d'un contenu scientifique et d'une recherche spécifique, comme pour toutes les autres disciplines. La création du Collège des généralistes enseignants, les échanges européens, ont permis aux militants de la discipline d'acquérir une expertise pédagogique, et de savoir l'exprimer.

Lors du premier congrès de la World Organization of Family Doctors (WONCA) à Strasbourg en 1995, les premières contributions à l'identification des fondamentaux de la discipline sont partagées[1]. Parallèlement, au niveau international, se manifeste aussi la volonté de donner un cadre conceptuel à la discipline, et en 2002 une définition de la médecine générale[2], actualisée en 2011, précise ses douze caractéristiques. Elle la positionne comme la spécialité de soins de santé en premier recours. Elle propose une vision consensuelle de ce que les médecins généralistes en Europe devraient fournir comme services médicaux aux patients, afin de leur garantir qualité et efficience des soins.

En 2004, la création du DES (diplôme d'études spécialisées) de médecine générale impose l'aboutissement de cette perspective : identifier la médecine générale comme une discipline à part entière.

L'ouvrage décrit précisément les processus et les étapes qui ont permis de réintégrer les étudiants en médecine générale dans la communauté

---

1. GAY (Bernard), « Les bases théoriques de la médecine générale », *Exercer*, n° 30, 1995, p. 4-7.
2. ALLEN (Justin), GAY (Bernard), CREBOLDER (Harry), HEYRMAN (Jan), SVAB (Igor), RAM (Paul), « The European Definitions of the Key Features of the Discipline of General Practice : The Role of the GP and Core Competencies », *Br J Gen Pract*, n° 52, 2002, p. 526-527.

des étudiants de troisième cycle : le droit « comme les autres » d'avoir accès par le choix de leur spécialité au DES de leur discipline.

La coopération de la majorité des universitaires de médecine interne a été précieuse, et je veux ici citer le Pr Jacques Beylot dont « l'appui sans faille et constant » a été déterminant. L'aide de quelques doyens qui ont rapidement compris les enjeux en cours dans leur UFR (unité de formation et de recherche) aussi. Ils nous ont permis de trouver la place qui est la nôtre aujourd'hui.

Très tôt, les enseignants de médecine générale identifient les facteurs nécessaires au développement de la spécialité dans l'université : la création d'enseignants titulaires de la discipline et la structuration indispensable d'une filière universitaire. L'année 2007 est charnière avec le développement de la cohorte des chefs de clinique de médecine générale, qui permet aux départements de médecine générale de s'investir dans la réalisation et la publication de travaux de recherche. La production de ces travaux aux différents congrès donne l'occasion de mesurer le changement d'échelle de la production scientifique de la médecine générale. L'ensemble du corps professionnel a parallèlement développé une expertise propre, construit les fondamentaux de son exercice avec entre autres un référentiel métier-compétence. L'applicabilité des recommandations de pratique et la définition de parcours de soins centrés sur le patient sont aujourd'hui partagées par la majorité des acteurs du système de soins et réclamées par les associations de patients.

L'expertise en médecine générale permet l'ajustement entre l'offre de soins, les demandes des patients et les besoins de santé. La littérature internationale montre que les systèmes de santé basés sur des soins de santé primaires de qualité, avec des médecins généralistes bien formés, fournissent des soins plus rentables et plus efficaces au niveau clinique.[3] Le rappeler en cette période de pandémie de la Covid-19 est utile, car en de nombreuses circonstances, l'absence de perception politique du rôle des soins de santé de première ligne a été patente.

Le développement d'équipes de soins de premier recours et de communautés professionnelles territoriales de santé, ainsi que celui de la coopération interprofessionnelle, sont des étapes importantes dans la réorientation du système de santé français vers les soins de santé primaires. Il reste encore du chemin pour répondre à ces enjeux, et c'est à la génération montante de s'emparer de ces sujets, qui vont évoluer dans une société qui se transforme et appelle à de nouvelles mutations. Un futur livre à écrire...

---

3. STARFIELD (Barbara), *Primary Care : Balancing Health Needs, Services, and Technology*, Oxford, Oxford University Press, 1998.

GENÈSE ET ÉLABORATION DU PROJET

Ce projet est né de l'idée de faire connaître aux jeunes généralistes – mais aussi à l'ensemble de la profession – quels ont été les étapes et les vecteurs de la renaissance de leur discipline, avec l'aide du recensement des faits et des témoignages de ceux qui ont vécu cette histoire et œuvré en ce sens. Au-delà de ce public spécifique, c'est à toute personne intéressée par le devenir de la médecine générale en France que s'adresse cet ouvrage.

La nécessité d'une telle entreprise étant présente depuis longtemps dans l'esprit de quelques généralistes chevronnés, l'impulsion en a été donnée à l'occasion d'une présentation d'un état de la démographie des généralistes au printemps 2014. Jean-Pierre Aubert[1] et Yves Gervais faisaient le constat que les jeunes généralistes ne connaissaient que peu de choses à l'histoire de leur discipline, ni des efforts soutenus pour en faire reconnaître l'identité particulière ; ils arrêtaient alors l'idée d'écrire cette histoire qui, à leur connaissance, n'avait jamais été entreprise dans son ensemble, ni par des médecins, ni par des historiens.

Le coup d'envoi a ainsi été donné en juin 2014, avec la constitution d'un groupe de travail composé d'Anne-Marie Bouldouyre-Magnier, Guillaume Coindard, Isabelle de Beco, Jean-Luc Gallais[2] et Yves Gervais. L'année suivante, Philippe Sopena et Philippe Van Es rejoignaient le groupe, tandis que Jean-Luc Gallais se retirait. Enfin, Jean-François Huez venait compléter l'équipe en 2017 (*voir ci-dessous la liste des auteurs, tous généralistes*).

L'objet de cette entreprise est donc l'histoire de la médecine générale, à la fois profession et discipline de premier recours, à l'exclusion d'autres pratiques de médecins diplômés en médecine générale, pratiques dites « non conventionnelles », qui ne constituent pas le cœur de ce métier. Il a été placé

---

1. Jean-Pierre Aubert, membre de la SFTG (Société de formation thérapeutique du généraliste), ancien professeur de médecine générale et coordinateur du réseau de santé Paris-Nord.
2. Jean-Luc Gallais, ancien vice-président de la SFMG (Société de formation des médecins généralistes).

sous l'égide du Collège de la Médecine Générale (CMG), selon l'accord de son bureau, en date du 12 novembre 2015.

Le choix de circonscrire nos investigations à la période de 1945 à 2010 résulte du mouvement majeur de réorganisation de la santé en France, lié à la création de l'Assurance maladie et suivi par la réforme hospitalo-universitaire menée par Robert Debré. Au-delà de 2010, année de la création du Collège de la Médecine Générale, nous avons estimé que la médecine générale était entrée dans une nouvelle phase de son histoire, qu'il appartiendra à d'autres de décrire.

Aucun d'entre nous n'étant historien, nous nous sommes appuyés sur les précieux conseils méthodologiques et les encouragements de Patrick Zylberman, historien de santé publique, et les apports de Patrice Pinell, auteur notamment de travaux sur l'histoire du processus de spécialisation médicale. Par ailleurs, les travaux de Gérard Noiriel sur la sociohistoire ont inspiré notre démarche (Noiriel, 2010).

À partir d'une première élaboration des thématiques, trois champs ont été définis :

– le champ institutionnel (politique de santé, conventions avec l'Assurance maladie, syndicalisme médical) ;

– le champ disciplinaire (formation initiale et continue, recherche) ;

– et le champ de l'exercice professionnel.

Une fois cette grille construite, l'organisation du travail a été entreprise et s'est déroulée sur sept ans, selon des modalités suivantes :

– Recherche bibliographique (*voir liste en annexe*).

– Entretiens retranscrits auprès d'une cinquantaine de personnalités, parties prenantes ou grands témoins de cette histoire, réalisés par les auteurs.

– En complément, des étudiants en médecine ont été invités à réaliser leur thèse d'exercice sur des sujets relatifs à notre travail (*voir en annexe la liste des sources et travaux*) et ont, à cette occasion, réalisé des entretiens complémentaires aux précédents (*liste ci-dessous*).

Le travail d'écriture a été partagé entre les membres du groupe, selon les compétences de chacun. Après validation des écrits par les membres du groupe, ceux-ci ont été soumis à un ensemble de relecteurs généralistes. Cet ouvrage, le premier qui traite de l'histoire de la médecine générale en France, n'est certes pas exhaustif ou définitif, mais souhaite ouvrir la voie à des travaux complémentaires.

PERSONNES INTERVIEWÉES

Interviews sur la base d'entretiens semi-directifs enregistrés entre 2015 et 2020, transcrits par C. Verdict et E. Manteaux (société MPM).

Personnes interviewées par les auteurs

Jacques ADAM, François ANGLES, Antoine ARTHUS-BERTRAND, Pierre ATLAN, Pascal BEAU, Jacques BEAUPÈRE, Clarisse BOISSEAU, Bernard BROS, Martine BUNGENER, Étienne CANIARD, Claude CHAUVIN, Jean-Martin COHEN-SOLAL, Michel COMBIER, Michèle DELAVAULT, Jean DELEUZE, André DOGUE, Michel DOUMENC, Pierre-Louis DRUAIS, Gérard DURAND, Claude EVIN, Pierre FAVARD, Jean-Marc FOURRIER, Pierre GALLOIS, Bernard GAY, Jean-François GIRARD, Raymond GLANTENET, Claude GOT, Charles HONNORAT, Jean-Pierre JACQUET, William JUNOD, Antoine LAZARUS, Jean-Claude LECHEVALLIER, Pierre LECLUSE, Claude LEICHER, Eric LEROYER, Gérard LEVY, Didier MENARD, Pascal PIERRET, Jean-Claude POUPARD, Nicole RENAUD, Jean-Loup ROUY, Anne-Marie SOULIE, Didier TABUTEAU, Jacqueline VALENSI, Antoinette VIENET-GALERNE

Personnes interviewées par Maxime SERIE
(thèse sur MG France)

Richard BOUTON, Martial OLIVIER-KOEHRET, Georges PRADOURA, Claude BRONNER, Pierre DE HAAS

Personnes interviewées par Julien TAÏEB
(thèse sur le département de médecine générale de Paris VI)

Pierre ATLAN, Dalil BOUBAKEUR, Jean-Pierre BOUCHON, Jean CABANE, Philippe CORNET, Guy DOUFFET, Jean LAFORTUNE,

Anne-Marie BOULDOUYRE-MAGNIER, Jean-Charles PIETTE, Simone RADENNE, Patrick de la SELLE, Albert SERVADIO, Dominique TIRMARCHE

Personnes interviewées par Véronique DELAUNOY – HENRY
(thèse sur la SFMG)

Gérard AGULHON, Philippe BOISNAULT, Pascal CLERC, Pierre FERRU, Jean-Luc GALLAIS, Philippe JACOT, Jean-Noël MICHE, François RAINERI, Louis VELLUET, Gérard VERY

Personnes interviewées par Angèle DROULERS
(thèse sur la SFTG)

François BAUMANN, Antoine de BECO, Anne-Marie BOULDOUYRE-MAGNIER, Sylvie CAUMEL, Hector FALCOFF, Patrick OUVRARD, Franck WILMART

INTRODUCTION

Guillaume Coindard

« Il n'y a de médecine dite générale que dans un système marqué par le développement de la spécialisation. »

Michel Arliaud, 1987

« Dans le mouvement historique, l'adjectif "générale" versus "spécialisation" marque une hiérarchisation tout à fait explicite si l'on considère la durée des études, les montants de rémunération et la hiérarchie du monde médical où celui qui est spécialisé est celui qui en sait plus et où le généraliste est celui qui est moins compétent que d'autres. Si aujourd'hui, on prétend vraiment – et moi je le prétends – vu le tableau pathologique et les effets pervers d'une trop grande spécialisation, qu'il devient de plus en plus important d'avoir de très bons généralistes, on s'inscrit à contre-courant de ces quarante dernières années où ce qui était bien c'était d'être de plus en plus spécialisé. »

Martine Bungener,
Le Généraliste, 30 avril 2003

Si la médecine générale a toujours existé, au sens d'une médecine globale, transversale et non segmentée, le champ de sa pratique depuis l'après-Seconde Guerre mondiale a largement évolué, et avec lui les définitions de ce que l'on entend par la médecine générale. Les tentatives de définition de l'objet « médecine générale » ont ainsi largement occupé la deuxième moitié du XXᵉ siècle. Elles ont permis d'appréhender l'essence d'une profession longtemps définie par défaut, entendons par là l'absence de spécificité d'organe ou de pathologie. Au cours des dernières décennies, ces définitions se sont succédé, révélant par la même occasion l'évolution de la pratique généraliste des cinquante dernières années.

C'est probablement en cela que réside l'intérêt d'écrire une histoire de la médecine générale. De quoi parle-t-on lorsque l'on évoque la médecine générale ? Parle-t-on de celle du début du XXᵉ siècle qui prenait sous son aile l'ensemble des pathologies et traitements, certes moins développés qu'aujourd'hui ? Parle-t-on de celle des années 1970, définie par défaut, trop souvent et rapidement réduite au rôle de « bobologue » ? Parle-t-on de celle des années 2010, reconnue académiquement et qui recouvre petit à petit des champs oubliés ou captés par d'autres spécialistes ? Il semble ainsi évident que la médecine générale au cours des soixante-dix dernières années a considérablement évolué. Pourtant, elle a gardé au fil de cette histoire une mission indéfectible : soigner les patients, les écouter, les accompagner, les aider dans la construction d'une santé pleine et entière qui puisse leur permettre d'accomplir leur rôle au sein de la société, quels que soient leurs origines, leurs ressources, leurs conditions de vie et leurs choix.

Deux visions se sont longtemps opposées pour définir la médecine générale et il est probable que d'aucuns aient encore des doutes sur ce débat pourtant aujourd'hui tranché. *La médecine générale est-elle un mode d'exercice de la médecine ou bien une discipline spécifique basée sur des compétences propres ?* En d'autres termes, tout médecin exerçant en lieu et place d'un médecin généraliste, quel que soit son diplôme, peut-il être considéré comme exerçant la médecine générale ? Dans cette vision, c'est l'exercice qui définit la fonction. Ou alors la médecine générale est-elle une discipline spécifique basée sur des compétences spécifiques non trans-férables sans formation à un autre médecin ? Il est un fait que cette question ne se poserait pas pour les autres spécialités médicales. En est-il de même pour le médecin généraliste ?

Pendant des décennies, la formation du médecin généraliste s'est résumée au tronc commun des premières années des études médicales, partagées par l'ensemble des futurs médecins. Ceux qui se destinaient à devenir médecins spécialistes étaient formés plus longtemps et de manière appro-fondie à leur spécialité. Le généraliste était à cette période un médecin qui n'avait pas poursuivi ses études, et le spécialiste, un généraliste qui les avait continuées. De fait, les spécialistes qui souhaitaient devenir généralistes le pouvaient très facilement sur simple demande à l'Ordre des médecins. Il est aujourd'hui accepté que les compétences du médecin généraliste sont un acquis à la fois dans sa formation (spécifique comme toute spécialité), dans sa pratique, et ne sont donc pas transférables sans condition d'un médecin à un autre.

Parmi ces compétences associées aujourd'hui à la médecine générale, l'approche globale est celle qui porte en elle la complexité de son objet, à savoir l'être humain. La globalité mérite une attention particulière et une défini-tion complète : elle ne peut se réduire à la transversalité, qui prend en compte pour un même patient la pluralité de ses pathologies. Exercer la médecine générale serait ainsi une manière d'exercer la médecine telle qu'elle est enseignée à l'université, application d'une somme de connaissances et de compétences médicales acquises au cours des différents enseignements théoriques et pratiques. Or le médecin généraliste ne segmente pas le patient et l'approche globale est bien plus riche. Cette dernière permet de conjuguer les dimensions biomédicales, psychologiques, sociales et communautaires du patient.

Sous l'impulsion des réflexions à la fois internationales et françaises, un corpus de connaissances et de compétences a été progressivement constitué, et a abouti à un désir de reconnaissance d'un corpus théorique propre à cette discipline. L'histoire nous révèle que le passage de la première à la seconde étape a résulté d'une lente évolution qui, passant par la création du DES de médecine générale en 2004, et poussée par les généralistes eux-mêmes, conduira à la création de la sous-section 53-03 du Conseil national des universités (CNU) en 2016.

Définir la médecine générale : un projet international tourné vers les patients, leur environnement et leurs interactions

Historiquement, avant de définir la médecine générale, les premières institutions internationales de médecine générale se sont attelées à définir l'exercice du généraliste. La France accuse au début des années 1970 un retard majeur dans cette élaboration, comparativement aux autres pays européens, le Royaume-Uni en tête, dont la création du Royal College of General Practitioners remonte à 1952.

L'objectif de ces différents travaux de définition de la médecine générale était de pouvoir harmoniser sur le plan international la pratique généraliste pour qu'elle s'inscrive dans les soins primaires d'un pays, quelle que soit l'organisation de son système de santé. Une fois le consensus obtenu, l'harmonisation de la formation du médecin généraliste devait être acquise par le biais des référentiels métiers et de compétences (Frappé, 2010). Contrairement à la Grande-Bretagne qui a joué un rôle moteur dans la dynamique européenne, la France a bénéficié de l'expertise de ses voisins. C'est ainsi grâce au mouvement généraliste dans son ensemble et à la perspicacité et l'engagement européen de quelques généralistes français sur deux générations, principalement Oscar Rosowsky et Anne-Marie Reynolds dans les années 1970[1], et Bernard Gay dans les années 1990[2], que la France est parvenue à mettre en place un enseignement et une recherche dans la discipline. Cette dynamique s'est

---

1. Oscar Rosowsky a été le premier président et fondateur de la SFMG en 1973. Anne-Marie Reynolds, également fondatrice de la SFMG, a représenté la France à la WONCA dans les années 1970. Elle a par ailleurs été la seule Française à participer au groupe de travail de Leeuwenhorst.

2. Bernard Gay, président du CNGE (Collège national des généralistes enseignants) de 1996 à 2002, a largement contribué à la définition actuelle de la médecine générale en édictant ses « principes » lors de la réunion inaugurale de la WONCA Europe en 1995 à Strasbourg.

matérialisée, dans les décennies suivantes, par une reconnaissance relative à la fois professionnelle et universitaire.

Le Collège néerlandais de médecine générale réunit à Leeuwenhorst en 1974 les représentants de la médecine générale de dix pays d'Europe. Dans un document intitulé « The General Practitioner in Europe », ce groupe de travail (*voir Partie II, Formation initiale, § 1.6.1.*) propose une première définition de la pratique du médecin généraliste et des objectifs de formation des futurs médecins généralistes :

« Le médecin généraliste est un diplômé en médecine qui fournit des soins primaires, personnalisés et continus, aux personnes, aux familles et à la population, indépendamment de l'âge, du sexe et de la maladie. *C'est la synthèse de ces fonctions qui est unique*. Il prend en charge ses patients au sein de son cabinet médical, à domicile, ou parfois même en clinique ou à l'hôpital. Il tente d'établir un diagnostic précoce. Il inclut et intègre des facteurs physiques, psychologiques et sociaux dans la gestion de la santé et des maladies. Cela se ressentira dans les soins fournis aux patients. Il prendra une décision initiale pour chaque problème qui se présentera à lui en tant que médecin. Il assurera la continuité des soins pour ses patients atteints d'affections chroniques, récurrentes ou terminales. Des contacts prolongés lui permettent de rassembler l'information selon un rythme adapté au patient, et de construire une relation basée sur la confiance, qui peut être utilisée à des fins professionnelles. Il pratiquera la médecine en collaboration avec d'autres collègues médicaux et non-médicaux. Il saura quand et comment intervenir pour traiter, prévenir, éduquer et promouvoir la santé de ses patients et de leurs familles. Il reconnaîtra sa responsabilité professionnelle envers la communauté. »

La première pierre d'une définition du métier de généraliste, de portée internationale, est posée. On y retrouve les notions de soins primaires, de continuité des soins, de synthèse, de diagnostic précoce, de soins globaux dans la prise en compte des dimensions organiques, psychologiques et sociales, et de soins personnalisés. Ces derniers, nés des théories du psychologue Carl Rogers et du psychiatre et psychanalyste Michael Balint formulées dans les années 1940-1950, donneront naissance à l'approche « centrée patient ». Les bases de la complexité du métier de généraliste voient ainsi le jour.

L'émergence du concept de « soins primaires »

Le 12 septembre 1978, une conférence internationale définit le concept de soins primaires à Alma-Ata, ancienne capitale du Kazakhstan. L'Organisation mondiale de la santé (OMS) et le Fonds des Nations unies pour l'enfance (FISE) veulent alors définir la notion de soins primaires. La volonté de lutter contre les inégalités sociales de santé y est inscrite, comme celle de promouvoir une éducation à la santé et une prévention des principales pathologies évitables. Le médecin généraliste n'apparaît pas clairement dans cette déclaration, mais il est, par son rôle et son insertion dans les territoires, un des acteurs majeurs des soins primaires. Parmi les dix points de cette déclaration, le septième est consacré à la définition de ces soins : « Les soins de santé primaires sont des soins de santé essentiels fondés sur des méthodes et des techniques pratiques, scientifiquement valables et socialement acceptables, rendus universellement accessibles à tous les individus et à toutes les familles de la communauté avec leur pleine participation et à un coût que la communauté et le pays [...] puissent assumer à tous les stades de leur développement. [...] Ils sont le premier niveau de contacts des individus, de la famille et de la communauté avec le système national de santé, rapprochant le plus possible les soins de santé des lieux où les gens vivent et travaillent, et ils constituent le premier élément d'un processus ininterrompu de protection sanitaire[3]. »

Deux éléments de ce concept méritent d'être explicités. Cette définition manifeste d'une part la volonté de l'amélioration de l'état de santé des populations, d'autre part, celle d'une organisation des soins dépassant largement le champ de la médecine. En France, où il a mis plus de temps à émerger qu'au Royaume-Uni ou aux Pays-Bas (du fait d'une organisation plus ancienne du tissu de soins ambulatoires), les soins primaires se définissent comme les soins prodigués aux patients à l'entrée dans le système de soins. Ils s'opposent aux soins secondaires et tertiaires définis par le recours à des professionnels qualifiés pour des pathologies spécifiques. Les praticiens des soins primaires représentent donc une nébuleuse où l'on retrouve des médecins généralistes de premier recours, mais également des spécialistes d'accès non réglementés (pédiatres, psychiatres, gynécologues, ophtalmologistes), des pharmaciens, des sages-femmes, des infirmiers libéraux, etc. (*voir Partie I, § 17.6*).

Les définitions successives de la médecine générale

Sous l'égide de la WONCA[4], en 1995, quelque vingt et un ans après la définition de Leeuwenhorst, une seconde définition de la médecine générale/médecine de famille voit le jour :

---

3. Déclaration d'Alma-Ata sur les soins de santé primaires, publiée le 12 septembre 1978, disponible sur le site internet de l'OMS.

4. World Organization of National Colleges, Academies and Academic Associations of General Practitioners/Family Physicians.

« Le médecin généraliste/médecin de famille est responsable de fournir des soins complets à toute personne qui en fait la demande, et d'organiser l'accès aux services d'autres professionnels si nécessaire. Le médecin généraliste/médecin de famille accepte tous ceux qui cherchent à obtenir des soins, alors que d'autres fournisseurs de soins limitent l'accès à leurs services en fonction de l'âge, du sexe ou du diagnostic. Le médecin généraliste/médecin de famille prend en charge la personne dans le contexte de sa famille, la famille dans le contexte de sa communauté, indépendamment de la race, de la religion, de la culture, ou de la classe sociale. Il possède les compétences cliniques pour fournir la majorité des soins requis, prenant en compte les facteurs culturels, socio-économiques et psychologiques. En plus de cela, il assume personnellement la responsabilité de la continuité et de la globalité des soins à ses patients. Le médecin généraliste/médecin de famille exerce sa profession en fournissant des soins lui-même, ou au travers des services de tierces personnes, selon les besoins du patient et des ressources disponibles au sein de la communauté qu'il sert. »

En 1995, en France, le CNGE (Collège national des généralistes enseignants), sous la plume de Bernard Gay, propose dix principes décrivant la discipline scientifique qu'est devenue la médecine générale (Gay, 1995) :

1. Une approche centrée sur le patient.
2. Une orientation vers le contexte de la famille et de la communauté.
3. Un champ d'activité défini par les besoins du patient et par ses demandes.
4. Des problèmes de santé non sélectionnés et complexes.
5. Une faible incidence de maladies sévères.
6. Une forte incidence de pathologies à un stade précoce.
7. Le traitement simultané de plaintes et de pathologies multiples.
8. La continuité des soins.
9. La coordination des soins.
10. L'efficience.

McWhinney, médecin anglais ayant réalisé une grande part de sa carrière en Ontario (Canada), propose de son côté une définition portant sur neuf principes de la « médecine de famille » développés dans l'ouvrage intitulé *Textbook of Family Medicine* en 1997 (McWhinney, 2009).

Il y propose une liste de caractéristiques propres aux médecins de famille/médecins généralistes. Ainsi, pour lui, ceux-ci :

« – sont attachés à la personne plutôt qu'à un ensemble particulier de connaissances, à un groupe de maladies ou à une technique spéciale ;
– cherchent à comprendre le contexte de la maladie ;

– considèrent chaque contact avec leur patient comme une occasion de prévention ou d'éducation à la santé ;
– considèrent les patients dans leur cabinet comme une population à risque ;
– se considèrent comme faisant partie d'un réseau communautaire de services de soutien et de soins de santé ;
– devraient idéalement partager le même habitat que leurs patients ;
– voient les patients à leur domicile ;
– attachent de l'importance aux aspects subjectifs de la médecine ;
– gèrent les ressources ».

C'est ainsi qu'à la toute fin du xxᵉ siècle, la réflexion sur le corpus théorique du généraliste entame une deuxième étape de construction après celle initiée dans les années 1970. La définition d'Olesen, généraliste danois, paraît en 2000 et fait suite au constat d'une nécessaire « mise à jour » :

« Le médecin généraliste-médecin de famille est un spécialiste formé pour le travail de soins primaires d'un système de santé et formé à prendre les mesures initiales pour fournir des soins aux patients indépendamment du type de problème(s) de santé présenté(s). Le médecin généraliste-médecin de famille prend soin des personnes au sein d'une société, indépendamment du type de maladie ou d'autres caractéristiques personnelles ou sociales. Il organise les ressources disponibles du système de santé à l'avantage de ses patients. Le médecin généraliste parcourt avec des individus autonomes les domaines de la prévention, du diagnostic, des soins, de l'accompagnement et de la guérison, en utilisant et en intégrant les sciences biomédicales, la psychologie et la sociologie médicale » (Olesen, 2000).

La même année, Peter Davies, généraliste anglais, publie dans le *British Medical Journal* une réflexion sur le rôle du médecin généraliste. Dans cet éditorial intitulé « Est-ce le temps d'une nouvelle définition du médecin généraliste ? », il recentre l'activité du praticien généraliste sur le patient : « En bref, la médecine générale est une spécialité dans laquelle les médecins s'intéressent principalement aux personnes et secondairement aux maladies » (Davies, 2000).

Ces réflexions marquent la dernière étape de construction du corpus théorique de la médecine générale, qui sera encore d'actualité en 2020 (*voir Partie II, Corpus théorique*).

En 2002, la branche européenne de la WONCA propose une nouvelle définition de la discipline, du rôle et des compétences fondamentales du médecin généraliste-médecin de famille. Elle propose onze caractéristiques centrales qui définissent la médecine générale, se rapportant à des capacités ou habiletés que chaque médecin de famille spécialisé doit maîtriser. Elles peuvent être rassemblées en six compétences fondamentales (*voir Partie II, Formation initiale, § 4.1.6 et Corpus théorique*).

L'interrelation entre les *compétences fondamentales*, *les champs d'activité* et *les dimensions spécifiques* caractérise la discipline et en souligne la complexité. C'est cette interrelation complexe des compétences fondamentales qui doit servir de guide dans les programmes de formation, de recherche et d'amélioration de la qualité.

Ainsi, en moins de trente ans, la médecine générale/médecine de famille s'est dotée d'un corpus théorique solide et reconnu par les médecins généralistes européens et dans le monde. La succession de ces différentes définitions sont les marqueurs d'évolution de la discipline. Mais une des caractéristiques majeures en médecine générale a été de centrer son corpus théorique sur le patient, son environnement et leurs interactions, et non plus uniquement sur les maladies elles-mêmes. C'est ce que Peter Davies résume en disant que la « médecine générale s'intéresse d'abord aux personnes » et cela prend en compte à la fois les soins centrés sur la personne, mais aussi et peut-être surtout le fait de développer des compétences dans le champ de la relation médecin/malade. Ensuite, ces interactions se situent au niveau interprofessionnel avec le développement des notions de coopération et de coordination, de nature à faciliter la prise en charge des pathologies chroniques et de la multimorbidité.

En France, une partie de ces concepts a été inscrite dans le Code de la santé publique à l'occasion de la loi HPST (hôpital, patient, santé, territoires), promulguée en 2009, et qui définit officiellement pour la première fois les missions du médecin généraliste de premier recours (*voir Partie I, § 17.6*). Cette définition pose ainsi l'ébauche du rôle, voire de l'identité, du médecin généraliste[5]. Ce faisant, elle exclut tout autre modèle de médecine générale non basé sur ces règles, en particulier les pratiques de soins non conventionnelles. La difficulté réside dans la part que prennent ces pratiques dans l'activité du médecin. Combien de généralistes pratiquent exclusivement le premier recours ? Combien pratiquent exclusivement d'autres formes de médecine qualifiées de non conventionnelles ? Comment considérer ceux qui la pratiquent occasionnellement ? En d'autres termes, les pratiques selon qu'elles sont conventionnelles ou non sont-elles consubstantielles de l'homogénéité professionnelle de la discipline (*voir Partie III, § 1.1.4*) ?

---

5. D'aucuns avaient pointé du doigt les évolutions en terme de contenu, en particulier la gestion des urgences évoluant vers la gestion des soins non programmés, la question de l'*evidence-based medicine*, qui n'apparaît pas explicitement dans la définition européenne, ou encore celle d'évaluation des pratiques (Frappé, 2010).

L'apport de la sociologie dans la compréhension de l'objet « médecine générale »

Un certain nombre de chercheurs ont proposé leurs propres définitions du médecin généraliste ou de la médecine générale, apportant un point de vue extérieur sur l'activité du médecin généraliste par des professionnels non soignants (sociologues, anthropologues). L'histoire de la sociologie de la santé est donc intimement liée à celle des médecins, et en particulier des médecins généralistes. Comme l'écrivait la Société française de médecine générale (SFMG) en novembre 2007 : « Les travaux d'ethnologues et de sociologues sur la santé sont souvent méconnus, négligés, scotomisés [...] voire déniés car ils posent des questions relatives à la place de ce bio-pouvoir dans la société. C'est souvent par la petite porte de la relation soigné-soignant que les sciences humaines sont entrées dans la formation médicale initiale ou continue, avec un focus sur la maladie et le couple médecin-malade [...] Les sociologues, en portant leur attention sur la diversité des acteurs et sur le contexte social, ont travaillé sur des aspects que les médecins laissaient pour leur part dans l'ombre. Ils ont mis à jour ce qui était hâtivement décrété comme relevant de la "logique", de "l'usage", de "l'implicite", ou du "qui va de soi". » Si la plupart des spécialités médicales se sont construites depuis la deuxième moitié du XXe siècle sur le progrès biomédical (thérapeutique et diagnostique), la médecine générale s'est construite *aussi* sur les apports des sciences humaines. La principale raison en est que celles-ci se sont d'abord intéressées à la relation médecin/malade, cette interaction si particulière aux enjeux à la fois médicaux, psychologiques et sociaux. La médecine générale étant d'abord une médecine de la relation interhumaine, les apports des sciences humaines ont progressivement pénétré la pensée généraliste. Preuve en est la manière dont le statut du patient a été profondément modifié à la fin du XXe siècle, sous l'influence de nombreux facteurs, dont l'épidémie de SIDA (syndrome immunodéficitaire acquis), le développement des associations de patients et celui des travaux sociologiques sur l'expertise du patient. La conséquence sur l'équilibre entre le savoir médical et le savoir profane marquera durablement la relation médecin/malade au sein des cabinets de soins et des institutions médicales. Il serait donc hasardeux de s'intéresser à l'histoire de la médecine générale sans s'arrêter quelques instants sur l'histoire de la socio-anthropologie de la santé.

Cette profession « en quête de légitimité » (Arliaud, 1987) a su construire son identité ces dernières décennies autour de ce qu'il est convenu d'appeler la médecine générale de premier recours, qui a été définie ci-avant et dont il sera question tout au long de cet ouvrage. Cette période aura principalement servi à définir les contours de la profession. Cet exercice de définition de la *profession* par les généralistes eux-mêmes s'est accompagné d'une somme conséquente de travaux sociologiques. Cette synergie entre différentes disciplines a favorisé la distinction entre mode d'exercice et cadre conceptuel, qui implique un changement paradigmatique majeur du contenu même du travail du médecin généraliste et de ses rapports avec les autres intervenants du système de santé.

Michel Arliaud fait figure de précurseur en s'intéressant dès le début des années 1980 à cette profession discrète. Avant lui, seule Isabelle Baszanger[6] avait posé sa loupe sur la manière dont les jeunes médecins généralistes construisaient eux-mêmes leur socialisation pour pallier une carence de l'institution socialisante qu'est l'hôpital : « Les médecins généralistes constituent, en quelque sorte, la catégorie de professionnels que l'institution socialisante ne fabrique pas pour elle-même. Parce que la médecine générale s'exerce principalement dans une pratique libérale, les médecins généralistes ne sont, comme tels, qu'exceptionnellement représentés à l'hôpital. Les étudiants n'ont donc qu'un vague aperçu de leur futur rôle. Autrement dit, le contenu de leur rôle professionnel ne leur est pas directement fourni par l'institution socialisante » (Baszanger, 1981). Les travaux centrés sur l'objet « médecine générale » n'ont ainsi fait leur apparition que dans les années 1980. Les travaux associant médecins généralistes et sociologues, portés par la SFMG dans les années 1970, en particulier dans l'analyse des trajectoires de soins de patients atteints de cancer, ou dans la compréhension sociohistorique de la manière dont la recherche en médecine générale s'était construite au Royaume-Uni demeurent une exception notable. Ces derniers sur l'histoire de la médecine générale au Royaume-Uni serviront de base de réflexion à la construction d'une filière universitaire de médecine générale française trente ans plus tard.

Parmi les premières descriptions sociologiques du médecin généraliste, celle de Francine Muel-Dreyfus dans son article « Le fantôme du médecin de famille » fait office de boussole à la fois pertinente et poétique pour décrire ce qui deviendra l'approche « centrée patient ». Cette vision holistique prend en compte la dimension communautaire du soin au patient en y intégrant les non-dits et autres discours implicites qui caractérisent particulièrement la médecine générale, celle d'hier, celle qu'elle décrit en 1984, et probablement celle d'aujourd'hui, et, espérons-le, celle de demain : « Le médecin qui écoute "au-delà" du symptôme un malade, qui sait un "en plus" du symptôme, ne reçoit-il pas plus qu'un individu dans la consultation, n'y convoque-t-il pas une famille et des secrets de famille, un espace social et un style de vie, bref tout ce à quoi, dans un autre temps, le médecin avait directement accès sans avoir à reconstruire lentement – "médecine

---

6. Sociologue et directrice de recherche au CERMES 3 (Centre de recherche médecine, sciences, santé, santé mentale, société), elle est devenue la première sociologue française à avoir réalisé sa thèse en 1979 dans le domaine de la sociologie de la santé.

lente" ? –, à partir des indices d'un récit, le "milieu" social et psychologique – le "terrain" – d'un trouble somatique » (Muel-Dreyfus, 1984).

On perçoit en filigrane dans cet extrait la notion de troubles fonction-nels. Ce fameux « terrain » peut s'entendre comme les éléments (sociaux ou psychologiques) qui vont permettre au médecin généraliste de s'adapter pour prendre en charge une pathologie somatique. Mais il peut également s'entendre comme les troubles psychosomatiques que Francine Muel-Dreyfus introduit son article à partir des travaux de Michel Arliaud sur les plaintes fonctionnelles retrouvées en médecine générale : « Les médecins (généra-listes) interviewés (par Michel Arliaud, NdA) se plaignent d'avoir surtout affaire à des troubles fonctionnels, souvent "psychosomatiques", ont le sentiment que la médecine générale se définit désormais de façon négative et font le catalogue des difficultés à penser, aujourd'hui, le métier de médecin généraliste. Dans les études sociologiques comme dans les témoignages de praticiens, plusieurs thèmes semblent converger autour de l'idée d'un nécessaire "élargissement", d'un "à côté", d'un "au-delà", ou d'un "en plus" de l'acte thérapeutique qui serait à "inventer", individuellement ou collec-tivement. » C'est donc probablement bien de ces « troubles fonctionnels » dont elle parle. Plus connus sous le nom de « symptômes médicalement inexpliqués » depuis la fin des années 1990 (Cathébras, 1998), ils occupent en effet une part importante de l'activité des généralistes, estimée à environ 30 % en France. Il s'agit là d'une problématique complexe permettant de prendre conscience du rôle d'acteur de premier (voire de dernier) recours qu'est le médecin généraliste, ainsi que son rôle dans l'accueil des plaintes d'origine psychologique ou psychiatrique[7].

De même, Margaret Maruani, sociologue, insistait en 1991 sur les notions essentielles de « rupture biographique » introduite par Michael Bury (Bury, 1982) et de « synchronie/diachronie » qui apparaît dans les travaux de la SFMG dans les années 2010 : « Le médecin généraliste est quelqu'un à qui on peut parler de son corps et de sa vie et dont on attend qu'il fournisse des réponses chaque fois qu'on s'écarte de son état antérieur. Le person-nage propre du médecin généraliste se dissout dans un de ses avatars spécialisés chaque fois qu'il effectue un acte morcelant le patient en objet d'étude et d'intervention pratiques ; il se reconstitue dans la diachronie à travers un discours ouvert, décloisonné, prosaïque » (Maruani, 1991).

Dans l'ouvrage *Quelle médecine voulons-nous ?* publié en 2002, Martine Bungener et Isabelle Baszanger proposent une autre vision de cette part déjà

---

7. Le Dr Jean-Luc Gallais rappelait dans un article paru en 2014 que « l'étude européenne ESEMED, *European Study of the Epidemiology of Mental Disorders*, en 2001-2003, a confirmé qu'en France comme chez nos voisins européens, le médecin généraliste était le soignant le plus consulté en cas de problème psychologique ou psychiatrique ».

évoquée du médecin généraliste, acteur principal des troubles fonctionnels : « Le domaine d'intervention de la médecine générale ne saurait être cantonné aux problèmes difficilement traitables médicalement. Certes, les pathologies dites fonctionnelles pour lesquelles on ne dispose pas d'un arsenal conceptuel et technique spécifique, et qui sont de fait souvent perçues comme encombrant indûment l'hôpital et la pratique spécialisée, restent fréquemment à leur charge. Il n'est pourtant pas évident que la médecine générale soit mieux armée pour y répondre, même si, précisément, sa dimension "générale" fait qu'elle peut moins s'y soustraire. Au-delà, la consultation de médecine générale reste un lieu où s'expriment non seulement des plaintes physiques mais aussi toutes sortes de difficultés personnelles, professionnelles, familiales ou sociales. Face à elles, les médecins généralistes ont alors à définir ce qu'ils décident d'écouter ou pas, et d'intégrer comme données à traiter médicalement ou pas, et jusqu'à quel point. Ils ont en définitive à déterminer ce qu'ils vont prendre en charge. Dans son amplitude la plus large, cette posture d'écoute renvoie à la définition du médecin généraliste comme celui qui doit "traiter les personnes dans leur globalité" » (Baszanger, 2002).

En dehors de ces premières recherches en France portant sur la protection sociale et sur les professions médicales, une accélération de l'intérêt porté à la médecine générale est constatée à partir des années 1990. De ce point de vue, l'ouvrage collectif *Cinquante Ans d'exercice de la médecine en France. Carrières et pratiques des médecins français, 1930-1980* dirigé par Claudine Herzlich, en 1993, constitue la première somme à la fois qualitative et quantitative sur la communauté des médecins français (Herzlich, 1993). Non centrée sur les généralistes en particulier, cette vaste étude a permis néanmoins de porter un regard à la fois précis et novateur sur ces professionnels en dessinant les contours de leurs origines sociales, de leurs pratiques, de leurs rémunérations, etc. L'une des principales nouveautés est de décrire la communauté non pas comme un ensemble homogène mais à l'inverse extrêmement hétérogène en termes d'origines sociales, de rémunérations et de choix de carrière. « Nous savons aussi que c'est surtout le médecin généraliste qui a fait les frais de cette évolution (la délimitation des champs d'exercice professionnel, *NdA*) : nous avons pu montrer le rétrécissement progressif de son domaine, mais qu'en est-il de ses possibilités de se spécialiser ? Sont-elles équivalentes, ou non, à celles d'hier ? De même, pouvons-nous réfléchir, à la suite de nos résultats, aux possibilités de "carrières d'élite" pour les généralistes », peut-on lire page 243 en guise de conclusion de l'ouvrage. Et si en 2020 un certain nombre de questions posées par les auteurs ont trouvé des réponses, elles témoignent d'une époque où une partie des médecins généralistes commençaient, dans les années 1980, à faire leur mue et n'étaient donc déjà plus tout à fait les mêmes que ceux décrits par les auteurs dans cette période plus ancienne (1930-1980). Pourtant, des écrits plus tardifs faisaient encore mention de cette médecine « par défaut » que constituait la médecine générale. La comparaison avec les officiers de santé est désormais célèbre dans un article de Marie Jaisson, sociologue, où elle a recours à une analyse à la fois historique, sociologique et littéraire pour évoquer la profession de médecin généraliste. « Ainsi, l'une des divisions les plus manifestes dans l'apprentissage et l'exercice de la médecine aujourd'hui, la distinction entre les généralistes et les spécialistes, apparaît comme l'avatar, au fil de tant de réformes des études et des institutions médicales, d'une forme de division du travail ancienne dont la manifestation, au XIXe siècle, était la distinction entre les officiers de santé et les docteurs en médecine. La profession médicale en France depuis la fin du XIXe siècle s'est constituée sur le principe du monopole de l'exercice de la médecine par les docteurs, en excluant les officiers de santé. Malgré cette logique professionnelle, la cohérence de la structure sociale a perduré sous une forme aujourd'hui exacerbée dans la différenciation entre docteurs généralistes et docteurs spécialistes » (Jaisson, 2002).

Il faudra cependant attendre la première décennie du XXIe siècle pour voir apparaître une sociologie spécifiquement tournée vers la médecine générale. Dans cette dynamique, le premier colloque en France consacré à la sociologie de la médecine générale (Rennes, les 8 et 9 juin 2006) a donné lieu à un ouvrage collectif dirigé par Géraldine Bloy et François-Xavier Schweyer, publié en 2010 et faisant office de première somme de travaux sociologiques (Bloy, 2010). D'autres travaux plus récents continuent à enrichir les connaissances sur la médecine générale, comme celui de Caroline De Pauw (sociologue) qui analyse la manière dont les médecins généralistes intègrent (ou non) la notion de précarité et d'inégalités sociales de santé dans leur pratique (De Pauw, 2017), ou les travaux d'Anne Vega (anthropologue) sur les prescriptions des médecins généralistes (Vega, 2012b, 2012a).

Ces recherches à la fois sociologiques, anthropologiques, économiques ou historiques ont contribué à une meilleure connaissance du monde de la santé en général, et de la médecine générale en particulier. Ces connaissances, si elles ont été utiles aux médecins généralistes eux-mêmes, l'ont été beaucoup plus partiellement pour les décideurs et autres institutions prenant part au système de santé. En acceptant d'être elle-même objet de l'étude, la médecine générale a pu s'observer, s'interroger et finalement se transformer. C'est cette transformation que les sciences humaines, des années 1960 à nos jours, nous permettent de voir. C'est à présent dans une perspective pluridisciplinaire que la médecine générale œuvre avec le concours des acteurs des sciences humaines pour mieux comprendre ses pratiques, *son identité* et finalement son rôle au cœur de la société. C'est dans cette perspective que s'inscrit cet ouvrage.

Partie I

Les médecins généralistes et le contexte institutionnel, de 1945 à 2010

Yves Gervais

« Si le médecin généraliste est le maillon essentiel
de la qualité des soins, notamment primaires,
il faut non seulement le dire,
mais également le reconnaître.
Et le reconnaître,
c'est lui donner les moyens d'exercer son art
dans un espace de liberté préservant
la relation privilégiée qu'il a avec ses patients… »

Pr Albert Hercek (1937-2011)

SOMMAIRE DE LA PARTIE I

LES OMNIPRATICIENS EN DÉSHÉRENCE PROGRESSIVE, DES ANNÉES 1950 À LA FIN DES ANNÉES 1980

1. Le contexte général de l'après-guerre et la nécessaire protection sociale

Au lendemain de la Libération, la France est exsangue. Tout est à reconstruire, dans un contexte de pénurie. Les premières orientations dessinées par le gouvernement provisoire du général de Gaulle concernent la sécurité, l'armement, la relance économique et la natalité (Badou, 1985).

Sur ce dernier point, il s'agit de réduire les taux importants de mortalité et de morbidité infantiles et juvéniles afin d'assurer la relève du pays, ce qui nécessitera l'accès aux soins d'une population qui manque de moyens. La finalité première est alors démographique plus que sanitaire.

1.1 La création de la Sécurité sociale

Dès mars 1944, un plan complet de protection sociale a été élaboré par le Conseil national de la Résistance ; il vise à assurer à chaque personne « en toute circonstance » des garanties de ressources face aux risques de maladie, invalidité, chômage, ainsi qu'une retraite pour les vieux travailleurs. Ce plan est destiné à remplacer le dispositif d'assurances sociales obligatoires issu de la loi du 30 avril 1930, basé en grande partie sur des mutuelles catégorielles obligatoires, mais ne couvrant que les salariés rémunérés au-dessous d'un certain salaire (Valat, 2001). Du fait d'un écart notoire entre les tarifs pratiqués et les tarifs de responsabilité des assurances sociales, cette protection ne bénéficiait alors qu'aux personnes à faibles revenus.

En septembre 1944, Alexandre Parodi, ministre du Travail jusqu'en octobre 1945, charge Pierre Laroque[1] de mettre en place ce plan de sécurité sociale. Pierre Laroque, nommé directeur général des Assurances sociales, réalisera cette mission sous la direction d'Ambroise Croizat, ministre du Travail de novembre 1945 à mai 1947. Il s'inspirera pour son projet à la fois du système mis en place en Allemagne par le chancelier Bismarck et des concepts de Beveridge en Angleterre.

Les modèles de sécurité sociale

Le système *bismarckien* ou *assurantiel*, créé à partir de 1880[2], repose sur :
   – une protection obligatoire (droits fondés sur l'activité professionnelle) ;
   – un financement par des cotisations sociales des ouvriers et des employeurs proportionnelles aux salaires, géré par les salariés et les employeurs dans un système de caisses d'assurance.

Le système *beveridgien* ou *assistanciel*, créé à partir de 1942 par l'économiste William Beveridge, est fondé sur trois principes :
   – universalité : couverture de toute la population et de l'ensemble des risques ;
   – uniformité des taux de cotisations et des prestations ;
   – unité de gestion étatique de la protection sociale et financement basé sur l'impôt.

La Sécurité sociale française, axée sur une solidarité des bien portants vers les malades, emprunte des éléments aux deux modèles :
   – au modèle bismarckien : l'adhésion obligatoire – les cotisations sociales, majoritaires dans le financement –, la gestion des différents régimes par les partenaires sociaux, malgré la tutelle de l'État ;
   – au modèle beveridgien : les principes d'unité, d'universalité et d'uniformité.

Mais elle s'écarte de ce dernier pour des raisons d'organisation préexistante au système de 1945 :
   – l'unité (une caisse unique, un seul système) n'est pas atteinte : plusieurs régimes professionnels subsistent ; pour les populations hors emploi, une couverture maladie universelle (CMU) sera instaurée en 2000, financée par les impôts (logique assistancielle) ;
   – l'universalité repose sur les appartenances professionnelles des assurés (et non sur la citoyenneté) ; elle doit permettre de couvrir, à terme, toute

---

1. Pierre Laroque (1907-1997), juriste, conseiller d'État, gaulliste, résistant.
2. Ce régime comporte les risques maladie (1883), accidents du travail (1884), vieillesse et invalidité (1889). Il sera appliqué en Alsace-Lorraine, du fait de l'annexion de cette région entre 1870 et 1918, et persistera après la création de la Sécurité sociale en 1945.

la population, mais cette intégration sera faite par strates successives avec des logiques différentes ;
– le principe d'uniformité n'a pas été retenu par ses concepteurs.

Au total, le système de sécurité sociale français de 1945 emprunte plus d'éléments au modèle bismarckien qu'au modèle beveridgien. Ainsi, l'universalité est recherchée, mais en se fondant sur la généralisation progressive de la Sécurité sociale. Cette logique assurantielle sera cependant nuancée, voire contournée : en étendant la couverture à des populations non cotisantes (ayants droit, étudiants, retraités et salariés chômeurs) et en généralisant en 1975 le bénéfice de la Sécurité sociale sur des critères de résidence. Ainsi, le système français de sécurité sociale se rapprochera du principe beveridgien d'universalité.

Pierre Laroque ajoutera aux trois principes de Beveridge l'autonomie de gestion : les organismes de sécurité sociale « doivent constituer un véritable laboratoire de démocratie sociale » (Carlioz, 2013). La Sécurité sociale doit apporter, selon Pierre Laroque, « le plein emploi et l'élimination du chômage, une rémunération assurant à chacun les moyens de vivre et de faire vivre sa famille dans des conditions décentes ; [...] une organisation médicale permettant de conserver à chacun intégrité physique et intellectuelle par des soins appropriés et plus encore par la prévention [...] ; [...] et dans les cas où un travailleur et sa famille se trouvent privés en tout ou partie du gain provenant du travail, [...] l'attribution d'un revenu de substitution ou de complément » (Valat, 2001).

Ces principes, basés sur l'idée de solidarité et de redistribution partielle du revenu national, sont constitutifs des ordonnances de mars et octobre 1945, mais ne seront mis en œuvre que par étapes et de façon imparfaite. D'autre part, dans la Constitution de 1946 figurera la garantie par l'État du droit à la santé pour tout citoyen.

En termes d'organisation, le système sera décentralisé et s'appuiera sur des caisses locales gérées par les partenaires sociaux. Les travailleurs salariés seront donc impliqués dans la gestion de ces affaires qui les concernent ; leurs représentants[3] seront à l'origine majoritaires dans les conseils d'administration. Enfin, les caisses auront en charge les risques maladie, accident du travail et retraite, ainsi que les prestations familiales. Un ticket modérateur[4], héritage de la loi de 1930, est maintenu dans l'idée

---

3. Les représentants des ouvriers détiennent alors deux tiers des sièges et les employeurs un tiers.

4. Le ticket modérateur de 20 % est la part du montant de l'acte médical qui n'est pas remboursé par la Sécurité sociale. Instauré dans l'idée de « responsabiliser » l'assuré en laissant

de limiter d'éventuels abus de consommation, l'objectif étant de garantir les remboursements à hauteur de 80 %. Les ordonnances de 1945 avaient pour but, entre autres, de procurer une meilleure protection sociale que celle en vigueur depuis 1930, en particulier de permettre un haut niveau de remboursement des actes de soins.

Quant aux mutuelles préexistantes, écartées au profit des organismes de sécurité sociale et initialement opposées à ceux-ci, elles s'y rallieront à partir de 1948, estimant que la prise en charge du ticket modérateur leur ouvre un champ d'intervention acceptable.

Cette innovation majeure est donc marquée par l'unification, la décentralisation et une certaine démocratisation[5]. L'État reste tutelle et garant, mais non représenté au sein du système. À partir de 1946, les dépenses de soins vont croître rapidement, bien au-delà de ce que les fondateurs avaient imaginé.

1.2 Aperçu de l'état du corps médical vers 1945-1950

Dans les années qui suivent la fin de la guerre, les médecins français sont environ 28 000 à 30 000. Ce chiffre est en augmentation et entretient des discours sur la « pléthore médicale », déjà présents au cours du XIXe siècle (Vergez, 1996). Cette pléthore, thème récurrent au sein de la profession, n'est étayée par aucune étude objective rapportée aux besoins de la population ; aucune étude démographique fiable n'est d'ailleurs disponible avant 1960 (*voir Partie III, § 1.1, Démographie de la médecine générale*).

Les omnipraticiens représentent les 3/4 des 32 000 médecins français en 1950. Mais déjà, la répartition territoriale des médecins, très inégale, pose question, notamment celle des spécialistes, davantage présents dans les grands centres urbains.

Les médecins praticiens, quasiment tous masculins, travaillent généralement seuls, souvent aidés de leur épouse, et leurs honoraires sont faibles. Un certain nombre d'entre eux, notamment ruraux, se plaignent de surcharge de travail. La médecine de groupe reste une exception (*voir Partie III, § 3.1, Médecine de groupe*). L'exercice spécialisé commence à attirer les jeunes médecins.

---

une part à sa charge, son montant évoluera au fil des années vers une augmentation. Il constituera le seul « reste à charge » pour les actes médicaux, jusqu'à ce que d'autres frais y soient ajoutés (forfait hospitalier, franchises, dépassements...).

5. En l'occurrence, il s'agit de l'attribution d'un monopole de représentation aux syndicats ouvriers.

Une expansion déjà notable des spécialités

À l'aube de la Libération, comme avant la Seconde Guerre mondiale, la médecine de référence était encore la médecine générale. Le mouvement de spécialisation, amorcé dans le courant du XIXᵉ siècle, a connu entre 1900 et 1940 une forte expansion. « À la veille de la Seconde Guerre mondiale, [...] dans les facultés de médecine, le rapport de force entre spécialistes et généralistes a basculé de façon décisive au profit des premiers. Mais si la spécialisation s'affirme comme la forme dominante d'exercice de la médecine, sa pratique ne fait encore l'objet d'aucun dispositif d'encadrement et de contrôle, d'où des tensions de plus en plus fortes entre partisans et adversaires d'une régulation de l'exercice des spécialités. [...] Leur poids relatif excède en 1935 celui des généralistes (52 % contre 48 %)[6] » (Pinell, 2005).

Les pratiques exclusives de spécialités sont alors vues comme des restrictions de l'exercice et comme une fissure dans l'unité de la profession ; la Confédération des syndicats médicaux français (CSMF) en freinera quelque temps l'expansion, avant de les admettre comme inéluctables. Leur poussée se renforce lorsque des mesures réglementaires sont prises par l'État en 1947 et 1948 concernant leur statut. Dès 1950 est envisagé un complément de trois ans d'études pour la qualification de spécialiste, sous forme de certificat d'études spécialisées (CES), à quoi s'ajoutera le système des « compétences[7] » ; aucune mesure spécifique de formation ou de qualificaion n'existe alors concernant ceux que l'on appelle alors non pas « généralistes », mais « omnipraticiens ».

L'état du syndicalisme médical au lendemain de la Libération

Les structures professionnelles, quant à elles, ne sont pas sorties indemnes de la guerre. Les syndicats médicaux, dissous par le régime de Vichy, ont été remplacés par un Ordre des médecins en octobre 1940. Ce dernier est à son tour dissous à la Libération, mais recréé par ordonnance dès le 24 septembre 1945.

Les syndicats médicaux se reconstituent dès cette même année au sein de la Confédération des syndicats médicaux français (CSMF), alors unique centrale médicale. Ces syndicats portent encore la trace de leurs origines des années 1880 (Hassenteufel, 2008) ; les premiers avaient été conçus (hors légalité) à partir de 1851, simultanément à la création de la revue

---

6. La part des spécialistes comprend aussi bien les médecins hospitaliers que ceux de ville.

7. Dans cette période, tout médecin pouvait acquérir et faire reconnaître une compétence dans un domaine particulier et s'en prévaloir auprès des patients en plus de son diplôme de docteur en médecine, sans exercer sous le statut de spécialiste.

Le Concours médical, dans un but de défense économique. En 1884 avait été constituée l'Union des syndicats médicaux français (USMF) regroupant 74 syndicats locaux, légalisés en 1892 par la loi Chevandier (qui supprima en même temps les officiers de santé). À la suite d'un projet de loi sur les assurances sociales déposé en 1921, une scission était apparue entre les partisans de contrats collectifs avec les caisses et les opposants. Après divers regroupements et scissions, une réunification avait eu lieu en 1928 et créé la CSMF qui regroupait environ 80 % des médecins français.

À l'origine, les dirigeants syndicaux avaient souvent été des omnipraticiens de petites villes ou de régions rurales, groupés en syndicats départementaux ou même d'arrondissement, adhérents ou non à la CSMF. Dans les grandes agglomérations urbaines et universitaires, au contraire, les dirigeants étaient en général des spécialistes. Dans la période de l'entre-deux-guerres, ces derniers ont pris le leadership syndical global et entamé un mouvement de regroupement national par discipline. Cela a conféré à la Confédération une structuration particulière : d'une part, horizontale, constituée des syndicats locaux polycatégoriels, et d'autre part, verticale, constituée par les syndicats nationaux de spécialistes, majoritaires dans les instances décisionnelles. S'y sont par la suite adjoints des représentants des médecins hospitaliers et des médecins salariés.

Les omnipraticiens n'y figurent pas à l'époque en tant que syndicat national, mais en tant que « catégorisés », s'étant vu refuser le droit de constituer un syndicat spécifique au sein de la CSMF ; de ce fait, les omnipraticiens sont minoritaires dans les instances décisionnelles de la Confédération, ce qui sera à l'origine de leurs difficultés, au moins jusque dans les années 1980.

1.3 L'héritage de la charte libérale de 1927

Au début du XXe siècle, la majorité des syndicats médicaux, encore imprégnée des idées hygiénistes, était favorable à des contrats collectifs caisses-syndicats, désireux de ne pas isoler le médecin de la société. Dans le courant des années 1920, le syndicat des médecins de la Seine, riche de 17 % de l'ensemble de l'Union syndicale de l'époque, pesait de façon importante dans les orientations prises jusqu'à la Seconde Guerre mondiale. Ses membres, où dominaient les professeurs de faculté et les médecins des grandes villes (Hassenteufel, 1997), desservaient une clientèle mi-bourgeoise, solvable, et mi-ouvrière, affiliée aux sociétés mutualistes. Ils n'étaient pas favorables aux projets d'assurances sociales de l'État, à l'inverse de nombreux syndicats de province.

« L'affirmation selon laquelle toute médecine digne de ce nom ne peut être exercée que sous forme libérale, […] autrement dit l'identification opérée entre exercice libéral et excellence professionnelle, voire morale, répondent donc avant tout, semble-t-il, aux préoccupations des praticiens disposant d'une clientèle assurée, et notamment de ceux qui exercent dans les grandes agglomérations urbaines » (Déplaude, 2007).

Les tenants de cette tendance s'affirment de façon croissante par rapport aux défenseurs de la médecine sociale et privilégient le « caractère strictement individuel de la pratique » : refus d'un quelconque tiers influant sur la relation médecin-malade ; revendication de « l'entente directe en matière d'honoraires ».

Petite histoire de la charte de la médecine libérale

Lors de l'assemblée générale de l'USMF en 1925, le courant des médecins des grandes agglomérations, encore minoritaire, fait scission, créant la Fédération nationale des syndicats de médecins de France (FNSMF). Celle-ci élabore une première charte en 1926, qui comprend le secret professionnel absolu, le libre choix du médecin par le malade, l'entente directe en matière d'honoraires. Soixante-huit syndicats sont affiliés à cette fédération. En font partie de nombreux professeurs, notamment parisiens, et membres influents de la frange supérieure de la profession.

Ces conceptions feront rapidement référence chez les médecins et permettront la réunification syndicale en décembre 1928 (en réaction à la première loi sur les assurances sociales) sous l'appellation de CSMF, et l'adoption de la charte médicale libérale avec ses sept principes[8].

***Charte de la médecine libérale**, adoptée en décembre 1927*
« Pour la défense des intérêts médicaux il est nécessaire que chaque syndicat local ou spécial contracte avec les Caisses. Seuls peuvent contracter les syndiqués habilités par un organisme central fédératif comprenant les trois groupements existants : Union, Fédération, Groupement des syndicats généraux de médecins spécialisés.

La loi, le règlement d'administration publique ou les contrats ne devront comporter aucune disposition contraire aux principes ci-dessous définis :

– Le **libre choix absolu**, étant entendu que tous les médecins, syndiqués ou non, peuvent participer aux soins, à condition qu'ils acceptent les clauses du contrat et la juridiction du conseil de famille syndical avec droit d'appel devant l'organisme central ci-dessus défini.

– Le **respect absolu du secret professionnel** qui ne devra être violé ni directement, ni indirectement.

---

8. Cette évolution du syndicalisme médical s'inscrit dans un contexte idéologique marqué par l'influence de l'Action française, mais aussi par une évolution de la pratique médicale, qui valorise l'individualisation des traitements au détriment de la prévention collective héritée de l'époque hygiéniste précédente. « L'affirmation de l'identité libérale va aussi de pair avec la diffusion des idées corporatives, c'est-à-dire la conception de la profession médicale comme un corps fermé se réglementant lui-même. » Cela donnera lieu à partir de la fin des années 1920 à la revendication d'un Ordre, garant de la moralité de la profession et de son caractère national (Hassenteufel, 2008).

> – Le **droit à des honoraires pour tout patient soigné**, soit à domicile, soit à l'hôpital, soit dans tout autre établissement de soins.
> – Le **paiement direct par l'assuré** en prenant pour base minimale les tarifs syndicaux.
> – La **liberté de thérapeutique et de prescription**, l'intérêt technique du traitement devant primer le facteur économique.
> – Un **contrôle des malades par les caisses, celui des médecins par le syndicat** et par une commission médicale d'arbitrage en cas de désaccord.
> – La nécessité de **représentation du syndicat dans les commissions techniques** organisées par les Caisses, et de contrats spéciaux entre les syndicats et les Caisses pour l'organisation technique de tout établissement de soins. »
> Ces principes figuraient déjà dans la seconde loi sur les assurances sociales du 30 avril 1930, de même que l'habilitation syndicale à signer des conventions.

C'est donc dans un contexte d'opposition à l'extension progressive du système de Sécurité sociale que se dessinait la stratégie syndicale des médecins depuis les années 1930. Les principes libéraux, entente directe[9] sur le montant des honoraires et secret médical[10], étaient alors considérés comme seuls garants du rapport de confiance entre médecin et malade (Hassenteufel, 1997). La défense de l'identité libérale apparaissait ainsi à la fois comme un enjeu de luttes et comme un marqueur identitaire durable ; elle l'emportait sur une articulation du syndicalisme médical avec le système de protection sociale.

Le premier Code de déontologie (1947) inscrit dans son article 5 les principes de la charte libérale de 1927 : libre choix du médecin par le patient, libre prescription, entente directe sur les honoraires, paiement direct. De ces divers principes, l'entente directe sera l'enjeu quasi constant des tensions entre les syndicats médicaux et la Sécurité sociale.

Dès cette époque, cependant, l'entente directe et même le paiement à l'acte sont discutés par certains (Nédelec, 1952). En particulier, cette conception défensive du libéralisme médical est perçue de façon nuancée par Georges Valingot, futur promoteur du premier syndicat d'omnipraticiens en France (*voir § 2*) : « Nous sommes profondément attachés au libéralisme en médecine, car [...] il est la forme d'exercice qui nous paraît la plus apte à

---

9. La notion d'« entente directe » comprend la fixation du montant des honoraires et le règlement direct du patient au médecin.

10. « On conçoit que le secret médical soit [...] bien gardé dans l'intérêt du malade. [...] Il a bien d'autres fonctions [...]. Il signifie d'abord le refus de tout contrôle extérieur sur l'activité du médecin et non [...] sur l'état du malade » (Dupuy, 1974).

défendre l'individu. [...] Le médecin libéral est [...] l'avocat du malade devant la maladie et la société. [...] Mais [...] la profession libérale doit aussi [...] veiller à tous les besoins que la nation peut avoir d'elle. [...] Elle doit, en tant que profession, veiller à remplir sa mission sociale. » Georges Valingot admet la valeur de la charte de 1927 en ce qui concerne les rapports individuels, mais la juge insuffisante au regard de l'insertion de ces rapports dans un « tout social ». Des différents points de cette charte, l'entente directe est pour lui le plus discutable, car elle se trouve contrainte du fait de la position du patient face au médecin et des possibilités limitées de paiement d'une partie de la clientèle. Entre un libéralisme intégral, réfutant toute ingérence étrangère dans l'exercice de la médecine, et une conception dirigiste et administrative de la médecine, une troisième voie est possible, celle d'une « médecine libérale adaptée [...] à sa mission humaine, sociale et sanitaire, par le jeu de conventions avec la Sécurité sociale ».

1.4 Premiers rapports médecins-Sécurité sociale

Entre 1945 et 1950, les principales institutions sociales sont créées. Suite aux ordonnances d'octobre 1945, les caisses de Sécurité sociale étant autorisées à se regrouper, la Fédération nationale des organismes de sécurité sociale (FNOSS) est constituée en mai-juin 1946, sur l'initiative de la Confédération générale du travail (CGT). Organisme de droit privé, donc autonome, mais chargée d'une mission de service public, elle est sous tutelle de l'État ; elle assure un rôle de coordination des organismes de base et un rôle d'intermédiaire entre ceux-ci et l'administration de l'État (Valat, 2001). La CGT y restera longtemps influente.

Les premières conventions médicales

Les dispositions législatives d'octobre 1945 introduisent les principes suivants :
– le libre choix du médecin par le malade, paiement direct des honoraires et remboursement par les caisses ;
– des conventions départementales, négociées entre caisses et syndicats médicaux locaux, et agréées au plan national ;
– l'application de tarifs opposables, nonobstant trois possibilités de dépassement (notoriété du médecin, exigence particulière du patient, situation exceptionnelle), sous condition d'approbation par une commission nationale tripartite (caisses, Gouvernement, médecins).

Les accords avec les Caisses se discutent alors autant au plan départemental que national, et sont définis en fonction de facteurs locaux, du fait de la structuration décentralisée de la Sécurité sociale. Cela perdure jusqu'aux années 1970, ce qui explique pour une part la disparité des situations d'une région à l'autre.

L'objectif de remboursement des actes de soins à 80 %, décidé dès les premiers temps de la Sécurité sociale, alimente les discussions sur la fixation et la maîtrise des honoraires. L'initiative du niveau des tarifs est laissée aux syndicats médicaux dans le cadre départemental, mais faute d'accord conventionnel, un « tarif d'autorité » forfaitaire constitue la base du remboursement. Ce tarif imposé est d'emblée un sujet de conflit dès les premiers rapports des médecins libéraux avec la Sécurité sociale, car il met en cause l'entente directe entre médecins et patients[11], et le restera jusqu'à un accord signé le 4 janvier 1950 entre la CSMF et la FNOSS (Hatzfeld, *Le Grand Tournant de la médecine libérale*, 1963).

Des résistances au conventionnement

Dans les faits, la mise en place du système conventionnel suscitera de grandes résistances jusqu'en 1960, au prix de fortes tensions chez les médecins libéraux. En effet, le libéralisme médical est alors heurté dans ses principes de diverses façons :

– Le passage de la notion d'honoraires à celle de tarifs. Selon la vulgate libérale : « L'honoraire médical [...] n'est qu'une contribution due [...] au médecin par ses clients pour lui permettre de vivre honorablement selon son rang et sa valeur professionnelle, sans faire payer ses services » (Hatzfeld, 1963). Cette conception est incompatible avec la notion de tarif fixe, en tant que prix d'un service déterminé ; pourtant le terme d'honoraires restera dans la pratique.

– La substitution d'un système de charité (« on se paie sur les riches pour pouvoir soigner les pauvres ») par un système de solidarité (« socialisation », souvent vue comme bureaucratique et déresponsabilisante) modifie considérablement le rapport à l'argent.

– Le payeur, c'est-à-dire les Caisses, est ressenti comme un tiers faisant écran entre le médecin et son patient (Péquignot, 1953), ce qui pour les tenants de la charte libérale interfère avec le « colloque singulier », cher au Pr Louis Portes, président de l'Ordre des médecins (1942-1950).

– Surtout, l'exercice libéral est alors considéré par une grande majorité du corps médical comme la condition *sine qua non* de la qualité et surtout de la confiance des patients ; pour certains même, « la liberté des honoraires est une des conditions de leur confiance donc de l'efficacité du traitement[12] ». Cet argument sert ainsi de justification à la défense

---

11. En effet, les Caisses ne peuvent accepter de garantir un remboursement à 80 % que si les tarifs d'actes sont fixes.

12. Selon un texte rédigé par une commission de la CSMF (Confédération des syndicats médicaux français) et adressé à la FNOSS (Fédération nationale des organismes de sécurité sociale) le 18 janvier 1952, dans Hatzfeld H., *op. cit.*

de l'entente directe en matière d'honoraires et s'oppose à la notion de tarifs négociés collectivement.

Il existe donc dès cette époque un antagonisme foncier entre libéralisme intégral et système socialisé d'assurance maladie ; aussi les médecins devront-ils réaliser une sorte de révolution mentale pour assimiler le changement et accepter de nouvelles conditions de tarification. Ceux qui y adhéreront les premiers seront les omnipraticiens, souvent confrontés à des populations d'assurés peu favorisées et dont l'accès aux soins est conditionné par un niveau de remboursement suffisamment élevé.

Une étude sur la Sécurité sociale réalisée par la CSMF en 1951 témoigne d'une diminution progressive des réticences envers le conventionnement ; les adhérents de la CSMF, notamment certains syndicats de province, y semblent d'ailleurs en 1952 plus favorables que leurs dirigeants.

2. Constitution d'un premier mouvement omnipraticien (1950-1960)

2.1 Situation des omnipraticiens

Les omnipraticiens, numériquement majoritaires à la Libération, ressentent déjà les effets d'une dépréciation de leur statut professionnel, comme en témoignent les propos de certains de leurs responsables syndicaux :
– démultiplication des spécialités (10 en 1932[13], 23 en 1947) ;
– hiérarchie des tarifs de consultation[14] (C × 2 des spécialistes, indexé sur le C omnipraticien depuis 1930),
– montée d'une pratique spécialisée « technicienne » aux dépens d'une pratique « clinique », dont elle devient concurrente ;
– insuffisance de revenus, dans un contexte d'inflation galopante, associée à une surcharge progressive de travail liée à l'augmentation de la consommation médicale, elle-même consécutive au remboursement des soins ;

13. Le 5 octobre 1949, un décret officialise dix spécialités médicales préexistantes et en fixe les conditions d'accès : chirurgie générale, ophtalmologie, oto-rhino-laryngologie, stomatologie, gynécologie-obstétrique, dermato-vénéréologie, pneumo-phtisiologie, neurologie, psychiatrie et biologie. Les autres seront reconnues ultérieurement.

14. Les tarifs médicaux sont définis à partir de la nomenclature générale des actes professionnels (NGAP), qui comporte des « lettres clés » ; les principales sont le C et le V des omnipraticiens (consultation au cabinet et visite à domicile), le Cs et le Vs pour les spécialistes, le K assorti de coefficients pour les actes techniques, le DP, droit à dépassement permanent, le DE, dépassement justifié par des circonstances exceptionnelles...

– instances professionnelles – ordinale et syndicale – dominées par les notables de la profession, patrons hospitaliers et spécialistes.

Ceux qui sont implantés dans les zones économiquement les moins favorisées ont, plus que les autres, intérêt à un niveau de remboursement élevé, condition de la solvabilité de leurs patients[15]. C'est le cas notamment de la plupart des médecins ruraux. D'autre part, ceux des grandes villes commencent à ressentir dès le début des années 1950 les effets d'une concurrence liée à l'augmentation du nombre de spécialistes, jointe à l'effet d'attraction de ceux-ci sur les classes aisées et moyennes. Des propos alarmistes se répandent déjà sur une possible « menace d'effondrement de la médecine générale ».

Georges Mouthon, omnipraticien, de retour des États-Unis en 1950, analyse les raisons de la dévalorisation de l'omnipraticien[16].

« [...] [L]'omnipraticien, le praticien de médecine générale, perd chaque jour de son prestige, non seulement au point de vue professionnel, mais au point de vue moral et social.

Quelles en sont les causes ? Le développement de la science médicale a favorisé l'essor prodigieux des spécialités. Les qualités certaines des premiers spécialistes, l'instrumentation qu'ils employaient ont frappé l'imagination des foules (nos clients) qui les parent d'une auréole incontestable. [...] [L]es systèmes de santé nationalisés ou de Sécurité sociale ont officialisé [...] la hiérarchisation de notre profession où le bas de l'échelle semble être occupé par les omnipraticiens ; d'où le développement d'un complexe d'infériorité chez les omnipraticiens [...]. Mais [...] eux-mêmes sont grandement responsables [...]. »

L'omnipraticien, dans tous les pays du monde, comme en France, en difficulté avec des charges fiscales écrasantes [...] ne pouvant augmenter ses ressources, vu le standing très faible de la majorité de ses clients, n'a d'autre possibilité pour s'assurer un niveau de vie très moyen que la multiplicité des actes médicaux, qui l'oblige à une médecine rapide, donc mauvaise.

Manquant de temps, il ne peut consacrer la demi-heure journalière quotidienne nécessaire à la lecture des journaux médicaux. À la campagne en particulier, [...] il vit dans un isolement toujours plus marqué des progrès de la science médicale. »

---

15. Si les patients accèdent à un niveau acceptable de remboursement, c'est en raison de la modération des tarifs consentis par les omnipraticiens.

16. Georges Mouthon est un des futurs fondateurs du Comité de liaison et d'action des omnipraticiens (CLAO).

Georges Mouthon écrit aussi que, face au développement de systèmes de Sécurité sociale dans le monde, perçus comme pouvant compromettre les libertés médicales traditionnelles : « Il est nécessaire que nous, omnipraticiens, nous aidions [...] cette organisation collective nécessaire [...], mais une organisation collective où la liberté individuelle serait respectée. »

Robert Dirand titre dans *L'Omnipraticien français* : « Le drame d'une époque : la disparition de l'omnipraticien en France », imputant celle-ci à « l'extension à l'infini des spécialités et des compétences », réduisant l'omnipraticien à devenir « un médecin de second ordre »[17].

2.2 Constitution du Comité de liaison et d'action des omnipraticiens (CLAO)

C'est dans ce contexte qu'apparaît un mouvement omnipraticien (on parle encore peu de « généralistes ») sous la forme d'un comité de liaison, lancé en 1949 par des syndicalistes de Seine-et-Oise adhérents de la CSMF (Valingot, Mouthon...). Ce « CLAO » se donne pour mission d'amener les omnipraticiens à « réaliser leur légitime et proportionnelle représentation au sein des organismes syndicaux officiels[18] ». S'ils sont présents dans les hautes instances de la CSMF, les omnipraticiens n'y sont pas encore dotés d'une représentation ès qualités ; c'est cette carence que le CLAO va tenter de combler, en affichant très tôt des positions originales par la voix de Georges Valingot.

Georges Valingot, une figure de référence (1900-1979)

Né à Puteaux, dans une famille adepte du socialisme humaniste de Jean Jaurès, il se dirige d'abord vers l'enseignement. Atteint de tuberculose vers ses 20 ans, il se réoriente vers les études médicales qu'il effectue entre 1925 et 1933.

Fasciné par la révolution russe, il s'intéresse au mouvement ouvrier et adhère au Parti communiste (PCF) de 1925 à 1935. Au cours de ses activités militantes, il coopère à un rapport sur les assurances sociales.

---

17. *Le Concours médical* titre le 15 novembre 1952 : « L'omnipraticien, nègre de la médecine ». D'autres tribunes paraissent au cours de ces années sur le même thème.

18. En réalité, il y avait eu un précédent en 1928 : la création, avant celle de la CSMF, d'un syndicat des praticiens de médecine générale, en vue de « l'association des spécialistes et des médecins généraux [...] à la condition que les uns et les autres soient mis sur le même pied d'égalité », ce qui signifiait un nombre de représentants proportionnel aux nombres respectifs de syndiqués. Source : *Le Médecin syndicaliste*, transmis aimablement par Jean-Pol Durand.

Installé à Achères (95), il participe entre autres à un dispensaire de soins et mène une réflexion sur la place de la médecine et du médecin de famille dans la société.

Idéaliste, penseur, pédagogue et profondément militant, expert reconnu de la protection sociale, il s'oriente dès 1945 vers l'action professionnelle, au moment où se reconstitue le syndicalisme médical. Il devient dirigeant du syndicat des médecins de Seine-et-Oise et sera constamment un promoteur d'un « droit pour tous à la santé », droit qu'il souhaitera voir ajouté à la charte médicale de 1927, et partisan d'une coopération active des médecins avec la Sécurité sociale.

La médecine générale selon Georges Valingot
(document personnel, antérieur à 1970)

« La médecine générale, celle pratiquée par l'omnipraticien, est une médecine à part, une des plus difficiles… […] Elle coiffe toute la médecine… On la qualifie de médecine de synthèse. […] Son rôle est irremplaçable ; il est fondamental dans la santé du pays. Et pourtant c'est celle à laquelle le médecin est le moins bien préparé. » « La médecine de l'omnipraticien se structure autour de l'individu, dans sa personne et son milieu. […] »

« Le médecin n'est vraiment le médecin d'une personne que lorsqu'il situe dans son cadre ordinaire le sujet qui se présente devant lui. […] Le médecin qu'on appelle médecin de famille […] se définit […] par le médecin des milieux familiaux et sociaux… »

Les premiers pas du CLAO

Le CLAO se structure officiellement dans le courant de 1950, appelant les omnipraticiens à créer des sections départementales propres, si possible au sein des syndicats départementaux existants. Trente et un départements sont représentés à l'assemblée générale d'octobre 1950.

Les premiers sujets traités par les membres du CLAO se situent clairement dans une démarche de type syndical : honoraires, fiscalité, spécialités, tiers payant… ; le CLAO engage des actions en direction des pouvoirs publics et du conseil de la CSMF pour une revalorisation des honoraires des omnipraticiens et pour des mesures fiscales.

La croissance des dépenses de l'Assurance maladie devient très forte entre 1951 et 1957, s'élevant par exemple à plus de 10 % par an en moyenne pour les médicaments ainsi que les séjours hospitaliers (Valat, 2001). Son déficit exacerbe les antagonismes entre omnipraticiens et spécialistes autour des tarifs d'honoraires. Devant la montée des spécialités médicales, le CLAO

définit ce qu'il appelle une « doctrine omnipraticienne », distinguant deux modalités d'exercice :
– les spécialités, disciplines techniques ou instrumentales ;
– la médecine générale, médecine de synthèse, médecine de « l'homme total ».
Il rejette la notion de disciplines basées sur l'âge, telles que la pédiatrie, dans l'idée de freiner la fragmentation du corps médical, pourtant déjà bien entamée.

L'émergence de ces initiatives omnipraticiennes soulève d'emblée la méfiance, voire l'hostilité des caciques du syndicalisme spécialisé, qui y voient un risque de division de la profession face aux pouvoirs publics. Déjà, certains responsables syndicaux spécialistes regardent avec mépris les omnipraticiens ; surtout affleure dans leurs propos la crainte d'une prise de pouvoir par les omnipraticiens regroupés, au détriment de leurs positions acquises. En fait, le CLAO prévoit, avant d'envisager son officialisation, de s'assurer d'un « nombre massif d'adhérents ». Pour autant, il situe son action au sein de la Confédération et s'affirme clairement partisan de l'unité syndicale et de la cohésion du corps médical. Il reste que les omnipraticiens sont et seront chroniquement sous-représentés au sein des instances confédérales. Jusqu'aux années 1950, et même au-delà, selon Jacques Beaupère, « l'idée de se syndiquer en tant que généraliste n'apparaissait pas vraiment. On était syndiqué parce qu'on était médecin » (Déplaude, 2015).

En janvier 1951 est lancé le premier numéro de *L'Omnipraticien français*, édité grâce à un accord avec la *Gazette médicale*. Il sera envoyé à 18 000 omnipraticiens (sur 24 000), à raison de 10 numéros par an, de façon assez régulière pendant plus de trente ans.

Des partisans convaincus de la Sécurité sociale

En 1952, alors qu'une réforme de la Sécurité sociale est à l'ordre du jour sous la pression des contraintes économiques du pays, le CLAO pose les bases d'une réflexion sur son évolution et le principe d'une coopération avec les centrales ouvrières représentatives, en vue d'une organisation sanitaire cohérente du pays. Dans cette optique, le CLAO revendique une représentation au conseil d'administration de la FNOSS et souhaite voir précisés les fonctions et le champ d'action de la médecine générale. Par ailleurs, Georges Valingot déplore « l'absence de doctrine du fait médico-social » de la CSMF.

Conception de la Sécurité sociale selon Georges Valingot, en référence à une définition positive de la santé énoncée par l'Organisation mondiale de la santé (OMS) en 1946.

« Les ordonnances de 1945 répondaient à des soucis gouvernementaux : l'état sanitaire de la nation et les revendications de la classe ouvrière. Ses promoteurs se sont efforcés [...] de pourvoir à des besoins légitimes [...]. Mais ils sont demeurés au stade élémentaire de l'action sociale. »

Pour une Sécurité sociale à l'échelle humaine (extraits)

Quel est le but fondamental de la Sécurité sociale ?
« D'abord : améliorer l'état sanitaire du pays [...]. Seulement ensuite, assurer la vie matérielle, la subsistance de ceux qui sont mis par leur état physio-logique, ou certaines calamités sociales, dans l'impossibilité de gagner leur vie. »
« ... l'évolution sociale, médicale, sanitaire ne permet plus de la concevoir comme seulement un organisme d'entraide ou d'assurance, mais comme une œuvre dynamique d'action sanitaire. »

Comment concevoir l'organisation de la Sécurité sociale ?
« La Sécurité sociale se présente actuellement au salarié sous l'aspect d'une administration publique quelconque. [...] Limiter le rôle de la Sécurité sociale à cette fonction purement administrative, c'est manifester l'esprit d'un bon maquignon ou d'un bon comptable. »
« Peut-on concevoir une forme pratique d'organisation qui puisse à la fois satisfaire les préoccupations financières, sociales et sanitaires, [...] et assurer des prises de contact [...] avec chacun de ses bénéficiaires ? [...] Pour [cela], il lui faut s'enraciner par des caisses petites, locales, qui ne soient pas seule-ment des centres de paiement, mais de vrais centres de gestion disposant [...] d'initiative. La solidarité nationale commence autour du clocher. »

Conventions collectives et médecine libérale (extraits)

« La notion de solidarité, héritée de l'époque mutualiste d'avant-guerre, est perdue du fait de l'obligation d'être des assurés, ce qui fait de ceux-ci des assujettis à une organisation bureaucratique. Le public ne voit dans la S.S. qu'un guichet où l'on verse de l'argent [...]. L'information actuelle du public [...] ne lui apprend rien de ce qu'il devrait savoir : ce qu'il peut et doit attendre de son médecin, et que l'observation de quelques règles d'hygiène le mettrait à l'abri de certaines maladies.
Une entrée plus dynamique des médecins dans le système de Sécurité sociale permettrait sûrement d'améliorer considérablement son action sanitaire. »

Dans sa conception de la protection sociale, Valingot reste en fait imprégné de l'esprit mutualiste qui prévalait avant les ordonnances de 1945, et qui est maintenu dans le nouveau Code de la Mutualité, de la même année. Plus tard, il constatera l'écart entre ses espérances et le cours des choses.

En ce qui concerne l'équipement sanitaire du pays, le CLAO dénonce une vision trop technocratique des milieux institutionnels, fascinés par les avancées techniques. Il rappelle l'importance du « médecin de médecine générale » : « Nous sommes... persuadés que la médecine générale est une forme supérieure de la médecine. [...] Il est donc nécessaire à la fois d'en préciser les fonctions, [...] de préciser ses rapports avec les autres spécialités de la médecine, de l'ériger elle-même en une sorte de spécialité. »

2.3 Le premier Syndicat national des omnipraticiens français (SNMOF)

Le 18 décembre 1953, le CLAO décide de se muer en syndicat, décision appuyée par une « poussée venue de toute la France ». Le SNMOF sera créé officiellement en décembre 1954. La décision se fonde sur un triple constat : « la destruction progressive et de plus en plus rapide du champ médical de l'omnipraticien, la déconsidération morale qu'on jette sur lui, l'atteinte profonde à sa situation matérielle ». À cela s'ajoutent le développement des techniques et des thérapeutiques, le prestige du spécialiste, le quasi-monopole qu'on lui attribue pour une multitude d'examens, ou encore « l'extension d'œuvres sanitaires de prévention, de réadaptation, etc., qui élargissent le champ médical ».

D'emblée, Georges Valingot, élu président, se défend de velléités scissionnistes par rapport à la CSMF : « Loin de correspondre à un éclatement du syndicalisme médical, la composante omnipraticienne lui adjoint un organe nécessaire d'adaptation aux formes nouvelles de la structure sanitaire du pays. » « Il faut maintenir la grande unité du corps médical. » Le projet du SNMOF est d'être principalement un organe pensant, un syndicalisme d'idées, destiné à alimenter la réflexion des omnipraticiens. La situation de ces derniers va se jouer pour plus de trente ans au sein de la CSMF, le SNMOF tentant de tirer son épingle du jeu en fonction des évolutions du système de santé et du cadre conventionnel.

Caractéristiques du SNMOF

« Ce syndicat médical [...] ne peut se restreindre aux seuls soucis d'intérêts matériels. Il revendique un rôle organisateur dans l'édification sanitaire du pays. Sa doctrine est fondée sur une conception humaniste de l'organisation de la Santé et du rôle autant social que technique de l'omnipraticien. »

Les options fondamentales sont :
– la défense de la condition de l'omnipraticien ;
– son insertion professionnelle : mission, place et formation du généraliste dans le système de santé ;
– la participation à l'élaboration de la politique de santé au niveau socio-politique.
L'omnipraticien, particulièrement menacé par les conceptions d'une médecine admiratrice de la technique et impersonnelle, doit affirmer ses convictions en faveur d'une médecine de la personne.

« Le syndicat national [...] se donne un rôle d'information et de formation auprès de ses membres : [...] *infuser une force nouvelle aux syndicats départementaux, pour le bénéfice de la Confédération.* »
Ses membres doivent être affiliés aux syndicats départementaux de la Confédération. Celle-ci doit modifier sa structure interne en deux sous-ensembles : les syndicats départementaux et les syndicats nationaux de spécialistes, dont les omnipraticiens[19].

2.4 L'activité du SNMOF au cours des années 1950

Au sein de la CSMF, sans y avoir encore de place officielle, il sera l'inspirateur de certaines décisions, comme la protection sociale de l'omnipraticien (maladie et vieillesse), obtenue à l'occasion du décret Bacon de 1960.

Sur le fond, Georges Valingot approuve le principe de remboursement des actes à 80 %, dès lors que les tarifs permettent aux médecins de vivre décemment sans mettre à mal la qualité de leur pratique : il plaide pour une revalorisation particulière de la consultation, acte par excellence de l'omnipraticien, à un niveau suffisant pour lui éviter de multiplier les actes, en particulier les actes infirmiers[20].

En matière de nomenclature des actes, Valingot s'est élevé très tôt contre la hiérarchie des honoraires, critiquant la cotation des actes spécialisés de consultation et de visite, indexés au double de ceux des omnipraticiens, cette hiérarchie étant vue sans justification, en l'absence d'une définition de la fonction de consultant intervenant à la demande du médecin traitant. Il propose d'ailleurs la création d'un « C consultant », ouvert à tout médecin et permettant une promotion professionnelle pour les omnipraticiens assumant ce rôle.

---

19. Voir § 8.2, la réforme de la CSMF aboutissant à la création de l'UNOF (Union nationale des omnipraticiens français) en 1984.
20. Par exemple, certains omnipraticiens se chargeaient volontiers à cette époque des prélèvements sanguins.

Pour le SNMOF, les difficultés des omnipraticiens dans cette période, qui transparaissent des rapports entre la CSMF et la FNOSS (*voir § 3*), dépendent, d'une part, de l'absence de doctrine solide à la CSMF en matière de prospective sanitaire, d'autre part, de l'attitude autoritaire, et parfois dictatoriale, de la FNOSS. Il note cependant que « le Corps médical commence [...] non seulement à accepter la réalité de la Sécurité Sociale, mais à l'intégrer dans l'organisation de la Médecine ».

Les congrès annuels du SNMOF : formation spécifique, répartition des rôles, promotion de l'omnipraticien

C'est sur des thèmes plus fondamentaux que le SNMOF approfondira sa réflexion au cours des années. À partir de 1956, il inaugure une série de vingt congrès nationaux annuels. L'originalité de ces congrès est le fait qu'ils sont ouverts à l'ensemble des acteurs de la politique de santé, en particulier les représentants des centrales ouvrières et ceux des classes moyennes. Comme le soulignera plus tard Jean Laroze[21], « grâce au SNMOF – et à G. Valingot – le syndicalisme médical fait éclater son corset corporatiste et conduit la profession à s'ouvrir sur le monde extérieur, aussi bien politique que syndical, administratif que social, et associatif » (Laroze, 1987). De ces congrès naîtront un ensemble de réflexions et d'actions visant à promouvoir la reconnaissance du rôle primordial des omnipraticiens, ainsi que leur formation et leurs conditions d'exercice.

La formation spécifique de l'omnipraticien est la première préoccupation. L'idée prend corps d'une formation appropriée au rôle particulier de l'omnipraticien et à l'exercice de la médecine générale, en tant que « médecine de l'homme total », en partie par opposition à une médecine parcellisée et techniciste, mais surtout en intégrant la prise en compte des aspects psychologiques et sociaux inhérents à la situation des patients. Les praticiens seront cependant peu écoutés lors de la réforme des études médicales de 1954[22].

Dans le même ordre d'idées, le SNMOF en appelle au développement de l'enseignement postuniversitaire (EPU), qui ne s'appelle pas encore formation continue, vu comme indispensable en raison des innovations scientifiques et techniques de l'époque. L'Association de médecine rurale (AMR), créée en 1950 à Cluny, structure de réflexion et de propositions, porte les aspirations des médecins ruraux et contribue notamment à faire émerger

---

21. Jean Laroze, omnipraticien à Béziers, sera secrétaire général du SNMOF à partir de 1972, puis de la FNOF.

22. Seulement 2 des 64 membres sont présents dans la commission ministérielle constituée à cet effet.

les premières initiatives locales de formation postdoctorale (*voir Partie II, Formation continue*).

Sur les relations intraprofessionnelles, le SNMOF se préoccupe du maintien de l'accès des omnipraticiens à l'hôpital par l'adaptation de la nomenclature, et du maintien des maternités rurales. Surtout, il soulève l'épineuse question du recours direct des patients aux médecins spécialistes, particulièrement prégnante en milieu urbain, que la patientèle des classes aisées ou moyennes pratique de plus en plus, à mesure de l'augmentation du nombre de spécialistes.

Fin 1956, s'esquisse parmi ses membres l'idée d'une fonction de « médecin traitant », maître d'œuvre des diverses ressources à mobiliser pour les patients, comme élément structurant de l'organisation de la médecine[23].

Sur le plan international, à la suite de la création de la Communauté Européenne, G. Valingot participe au lancement de l'Association Internationale des Médecins Omnipraticiens (A.I.M.O.), qu'il animera pendant quelques années.

Au total, cette première période se solde surtout par l'émergence d'une réflexion propre aux omnipraticiens, émanant d'une prise de conscience des évolutions amorcées au sein du monde médical, tant en termes de technicité que de répartition des rôles. Elle voit le SNMOF mettre en chantier divers thèmes d'action – fonction des omnipraticiens, formation, rémunération, promotion – ainsi que la conquête d'une place au sein de l'appareil confédéral, place qui ne lui sera reconnue qu'en 1961.

En ce qui concerne son audience, malgré la diffusion de sa revue *L'Omnipraticien français*, portée à 18 000 exemplaires, elle se traduit plus en termes d'estime que d'adhésions, celles-ci étant fluctuantes d'une année à l'autre (autour de 10 % des omnipraticiens) et inégales selon les régions.

Georges Valingot, à l'occasion de son rapport présenté au XVe congrès du SNMOF, en 1970, s'exprime ainsi : « On aurait […] pu croire que la création du Comité de Liaison, puis celle du Syndicat, allaient déterminer un afflux massif d'adhésions. Il n'en fut rien. Même aujourd'hui encore, alors que le courant est créé, que la tendance est nettement favorable, le recrutement s'avère toujours difficile » (Déplaude, 2007).

---

23. Sacha Guitry, auteur de multiples pièces de théâtre, écrit dans *La Maladie et mes médecins*, paru en 1955 : « Mon médecin peut faire appel à des confrères s'il le souhaite, mais c'est lui qui reste le chef d'orchestre de ma santé. »

3. La bataille du conventionnement médical, de 1946 à 1960

Les tractations entre la CSMF, la FNOSS et le ministère du Travail sont tissées de compromis et de ruptures. En 1946 et 1947, les syndicats refusent de signer des conventions, faute d'accord sur les tarifs d'honoraires (Hatzfeld, 1963) ; entre 1947 et 1953, des accords sont conclus (juin 1948, janvier 1950, février 1953), dénoncés peu après ou non appliqués, dans un contexte d'inflation galopante. Il s'ensuit une période d'incertitude où, en l'absence de remboursement suffisant, les tarifs d'autorité[24] restant faibles, le nombre des conventions départementales varie d'une année et d'une région à l'autre, mais au total régresse, notamment sous la poussée des anticonventionnistes : il ne reste que douze conventions départementales à la fin de 1955. La profession médicale tarde à s'inscrire dans le nouveau cadre instauré par la création de l'Assurance maladie.

3.1 Le projet Gazier et la résistance syndicale

En 1956, Albert Gazier (membre de la SFIO, Section française de l'Internationale ouvrière) devient ministre du Travail, son ministère couvrant aussi la Sécurité sociale et la Santé. Sur la base des accords de 1953, il prépare un projet global, à prendre ou à laisser. D'emblée, il affirme que l'entente directe sur les honoraires est « *incompatible avec le fonctionnement du système de Sécurité sociale* » (Hatzfeld, 1963). Son idée maîtresse est de « *substituer une entente collective à une entente directe individuelle* ». Le projet comporte (Laroze, 1987) :
– des honoraires fixés selon une échelle mobile à double indice (salaires et coût de la vie), remboursables à 80 % ;
– le maintien des tarifs opposables, avec liste de médecins dérogataires, limitée à 15 % des effectifs, avec droit au dépassement (DP) ;
– la possibilité pour les Caisses de créer des centres de soins si le nombre de praticiens dérogataires dépasse les 15 % ;
– la possibilité de conventions individuelles en cas de non-signature syndicale ;
– un arbitrage des litiges par le tribunal administratif.

Malgré diverses concessions du ministre, l'assemblée générale de la CSMF en décembre 1956[25] vote le rejet à une faible majorité (51,2 %) contre l'avis

---

24. Les tarifs « d'autorité », fixés par la Commission nationale tripartite (CNT) où siègent médecins, caisses et représentants du gouvernement, sont en principe opposables aux médecins et servent de base au remboursement. En 1950, ils sont en vigueur dans soixante-dix départements.
25. La CSMF est alors en position de monopole syndical : 50 % des médecins y adhèrent en 1950 et ce chiffre montera à 65 % en 1962. Elle est cependant sujette à des tensions internes entre ses différentes catégories de membres.

de ses dirigeants. Parmi les départements favorables au projet, emmenés par Jacques Monier, futur président de la CSMF (1961-1981), figurent la plupart des départements ruraux, mais le conservatisme des « ultras de province et les notables de Paris et des grandes villes » domine (Hatzfeld, 1963). Le conventionnement reste aléatoire.

Du côté des usagers, dont l'avis est peu sollicité, le projet Gazier semble approuvé dans son objectif principal (le remboursement à 80 %), mais critiqué en raison des tensions récurrentes avec les représentants des médecins, et surtout du fait que, selon ces derniers, il ne garantit pas une médecine de qualité : dépréciation d'une médecine en série, pratiquée par « des médecins trop pressés, surmenés » et « appréciée dans sa seule dimension technique ».

Finalement, le projet Gazier est adopté en Conseil des ministres en janvier 1957, mais dans le contexte d'instabilité gouvernementale de la IVe République finissante, il ne sera jamais discuté par l'Assemblée nationale. Fin 1957, Albert Gazier est remplacé par Paul Bacon. En province, le jeu conventionnel étant bloqué, de nombreux praticiens s'inquiètent du niveau de remboursement des soins. Le ticket modérateur reste « inégal, injuste et aléatoire » (Badou, 1985).

3.2 Le décret Bacon
et l'extension du conventionnement

L'année 1958 amène le retour de De Gaulle au pouvoir et un mode plus directif de la gestion des affaires. Paul Bacon est maintenu au ministère du Travail et de la Sécurité sociale. En décembre, un décret fixe des tarifs plafonds, mais sans assurer le remboursement à 80 %. Cependant, 60 % des assurés sociaux, faute d'accord conventionnel, restent encore sous le régime des tarifs d'autorité, fixés unilatéralement par l'Assurance maladie et à un faible niveau.

Paul Bacon modifie alors par décret les ordonnances de 1945, sans passer par l'Assemblée nationale. Ce décret paraît le 12 mai 1960 et marque un tournant capital pour la politique conventionnelle. Pour l'essentiel, le nouveau cadre est le suivant (Hatzfeld, 1963) :

– le système conventionnel reste en place, mais les conventions départementales doivent s'aligner sur une convention type obligatoire ; une Commission interministérielle des tarifs est chargée d'approuver toute convention ;

– un arrêté ministériel détermine des tarifs plafonds applicables ; quatre zones tarifaires sont établies ; la nomenclature des actes est révisée ;

– dans les départements sans convention, la Commission interministérielle fixe un tarif de remboursement pour les médecins, qui y adhèrent individuellement ;

– une commission paritaire départementale peut instruire d'éventuelles plaintes de patients pour dépassements injustifiés ; les médecins peuvent être poursuivis pour des actes fautifs ;

– des avantages sociaux pourront être proposés aux praticiens.

La mise en œuvre de ce décret entraîne inéluctablement une forte augmentation des dépenses de l'Assurance maladie, et le déficit de la Sécurité sociale sera à l'origine de propositions de rééquilibrage de la part du comité Jacques Rueff[26] (1958). Mais les règles du jeu sont clarifiées et la notion de tarifs « plafonds » encadre désormais les négociations tarifaires.

La première proposition d'une convention nationale

Face à ces dispositions, la CSMF commence par se crisper, déclenchant une « grève de la paperasse », puis tente d'en atténuer l'impact. Elle propose, sur la suggestion du SNMOF, une convention nationale avec un tarif « plancher », et établit une charte dite « sociale » de la médecine (Hatzfeld, 1963), affirmant certes le souci du meilleur emploi des dépenses médicales de la nation, mais aussi la non-dépendance économique de la médecine libérale à l'égard des assurances sociales. C'est en fait un combat à retardement. L'assemblée générale confédérale vote son adhésion à ce dispositif à la fin de 1960 par 68 % des mandats.

Dès lors, dans les départements, les signatures de conventions se multiplient rapidement, y compris dans des départements dominés par les anticonventionnistes (Nord, Bouches-du-Rhône) : en décembre 1960, 74 conventions sont signées et on dénombre 4 000 à 5 000 conventions individuelles, dont 2 100 dans la Seine. Ce fort mouvement vers le conventionnement permet pour la première fois depuis 1930 un remboursement des dépenses médicales à 80 % pour une majorité d'assurés sociaux (Valat, 2001).

Le prix du conventionnement : une scission syndicale

Cette évolution du dispositif conventionnel, nettement contrainte, bat en brèche l'un des principes de la charte libérale de 1927, l'entente directe en matière d'honoraires. Une des conséquences est que les anticonventionnistes dénoncent l'accord CSMF-FNOSS et amorcent une scission de l'appareil syndical. Ils réclament tout d'abord une autonomie interne :

26. Le comité Jacques Rueff, créé en 1959 dans le but d'assainir les finances publiques, préparera entre autres la création du nouveau franc. Sur les prestations sociales, il proposera : un relèvement du plafond de cotisations, une modulation du ticket modérateur, des franchises sur les remboursements de produits pharmaceutiques, une diminution des marges des pharmaciens.

section baptisée « Union syndicale pour la réforme du décret du 12 mai (USR) » avec un bureau, une représentation et des finances propres, puis, fin 1961, constituent un syndicat autonome, l'Union nationale des syndicats de France (UNSF), future Fédération des médecins de France (FMF), qui réunit une dizaine de syndicats départementaux, dont une partie des départements de la Seine et du Rhône. Cette fraction entretiendra pendant de longues années une référence au libéralisme médical représentant « avant tout un "concept symbolique", une idéologie utilisée comme instrument de combat dans un affrontement social ».

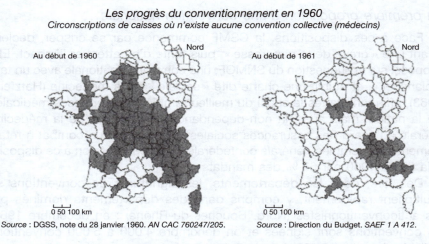

Les progrès du conventionnement en 1960
Circonscriptions de caisses où n'existe aucune convention collective (médecins)

Au début de 1960 — Nord — Source : DGSS, note du 28 janvier 1960. AN CAC 760247/205.

Au début de 1961 — Nord — Source : Direction du Budget. SAEF 1 A 412.

Figure 1. Evolution du conventionnement 1960-1961
Cartes reprises de Valat Bruno, Histoire de la Sécurité sociale (1945-1967), p. 411.
N.B. *Les zones en gris sont les départements sans convention.*

3.3 Le SNMOF et les évolutions conventionnelles de 1956 à 1960

Au lendemain des accords de février 1953 (*voir § 3.1*), qu'il a approuvés, Georges Valingot prend acte, avec optimisme, d'une entente entre les syndicats médicaux et la FNOSS, qui « témoigne d'une reconnaissance de la face sociale du problème médical » et de ce que « le système français de la Sécurité Sociale présente ce caractère extraordinaire [...], d'offrir un excellent terrain de synthèse ». Il s'inquiète cependant de la pérennité de cette reconnaissance et milite pour une intensification des contacts entre Caisses et médecins, en vue de faire participer ces derniers à « une édification sanitaire plus parfaite ».

*Réexaminer le rôle et la place
de la médecine générale*

La position du SNMOF durant cette période est clairement convention-niste, favorable aux tarifs opposables, et en phase avec les intérêts d'une grande partie des omnipraticiens de province, notamment ruraux. Son analyse sur les raisons des difficultés conventionnelles peut se résumer ainsi :

– l'insuffisance des taux de remboursement, sauf au prix d'honoraires très bas ;

– la course-poursuite entre le niveau des honoraires et celui du coût de la vie ;

– un hiatus entre les positions des administrateurs des centrales ouvrières et celles des responsables administratifs des Caisses sur les tarifs ;

– les veto ministériels sur les augmentations de tarifs, sans remède face à la précarité financière des Caisses ;

– l'affaiblissement du syndicalisme par le jeu des conventions indivi-duelles (*voir § 4.2*) ;

– la concurrence injuste des centres de soins, exonérés d'impôts et à la gestion onéreuse.

Sur le décret du 12 mai 1960, Georges Valingot dénonce l'emprise des technocrates de l'État, mais en impute la raison à l'« attitude purement négative des syndicats médicaux traditionnels », qu'il juge immobiliste et indigente. Tout en acceptant la discipline confédérale (tel le mot d'ordre de grève administrative), il estime que, du fait de l'aspect ambivalent de ce décret, une partie de celui-ci « correspond à des aspirations plus ou moins obscurément ressenties par l'ensemble des médecins », et que le rôle de l'État envers les médecins se trouve clarifié.

Il redit aussi « qu'il est urgent de réexaminer objectivement le domaine de la médecine générale, sa fonction dans la société et ses rapports avec les spécialités » et que « l'ambition (du médecin) s'élargit au développement de la santé ». Face aux projets gouvernementaux de réforme de la Sécurité sociale, et prenant en compte les aspirations des syndicats de travailleurs à la garantie d'honoraires fixes, le SNMOF, dans une lettre aux centrales syndi-cales de salariés, demande « entente, collaboration et soutien à la consul-tation de l'omnipraticien ».

Le congrès du SNMOF de septembre 1960 donne lieu à une liste de revendications précises, parmi lesquelles :

– la représentation des médecins dans les conseils d'administration des Caisses ;

– la création d'un *C national*, à sa valeur économique réelle ;

– une révision de la nomenclature restituant la valeur du C par rapport aux coefficients des actes spécialisés (lutte contre l'indexation du C × 2 des spécialistes sur le C des omnipraticiens) ;
– une couverture des risques pour le médecin et sa famille (avantages sociaux) ;
– la restitution au médecin de famille de la charge de la prévention.

Mais le SNMOF sera lui aussi traversé par des tensions à propos des diverses lectures de ce même décret, ce qui provoquera la démission d'une douzaine de membres du comité directeur en novembre de la même année. Les démissionnaires y représentaient une fraction ultralibérale ; ils constitueront en 1962 un Syndicat national des médecins généralistes français (SNMGF), bientôt inclus dans l'Union confédérale des syndicats médicaux français (UCSF). Leur départ sera suivi d'une sensible baisse du nombre d'adhérents du SNMOF, ce qui témoigne de l'attachement persistant d'une partie non négligeable des omnipraticiens aux principes de la charte libérale.

Georges Valingot s'alarme alors de l'insuffisance de la représentation ès qualités des omnipraticiens tant dans les discussions officielles qu'au sein de la Confédération. Si le SNMOF entre en 1960 officiellement au Conseil confédéral, de nombreux omnipraticiens n'adhèrent qu'à leur syndicat départemental, sans voir l'utilité du niveau national ni s'informer de son action.

3.4 Que conclure de cette période de rapports tendus entre médecins et Sécurité sociale ?

Le décret du 12 mai 1960 a eu pour conséquences d'une part, une centralisation du dispositif conventionnel, d'autre part, une limitation du pouvoir des représentants des assurés sociaux au profit des directions des Caisses et du ministère de tutelle. Les ressources financières de la FNOSS, grevées par l'augmentation rapide de la consommation de soins (dont les frais hospitaliers et pharmaceutiques), n'ont que brièvement permis le remboursement à 80 % des actes médicaux. Lorsque celui-ci a été atteint, ce fut à la condition d'honoraires insuffisants et au détriment des conditions de travail des praticiens.

Jusqu'au décret de mai 1960, l'absence de véritable politique de santé et l'inexistence d'études économiques sur la santé ont réduit l'État et les Caisses à intervenir au coup par coup sur des critères budgétaires quasi exclusifs (Valat, 2001). Enfin, le jeu instable des relations entre les syndicats médicaux, la FNOSS et l'État, au détriment de rapports en principe contractuels, n'a pas permis d'établir clairement la répartition des responsabilités entre ces acteurs, bien qu'en général le dernier mot revienne à l'État.

Toutefois, à partir de ce décret, l'État fort imprime sa marque et les partenaires conventionnels sont davantage contraints d'avancer. De fait, le conventionnement, malgré de fortes résistances locales, commence à s'inscrire durablement dans les habitudes des médecins et couvre la majeure partie du territoire, qu'il soit collectif ou individuel. Comme l'écrit le sociologue Henri Hatzfeld, il s'agit du « grand tournant de la médecine libérale ».

En ce qui concerne les omnipraticiens, majoritaires sur le terrain, ils ont un porte-parole, le SNMOF, qui élabore une réflexion propre sur la pratique de la médecine générale. Cependant son implantation n'est pas encore solide et pèse assez peu dans les décisions de la Confédération, même si elle l'aiguillonne de temps à autre. Le SNMOF se cherche des appuis auprès des syndicats de salariés, dans un contexte conventionnel encore mal stabilisé. Sa doctrine s'affirme à travers les congrès, mais ne fait pas encore largement référence dans le milieu omnipraticien.

4. Le contexte général et professionnel de 1960 à 1971

4.1 Expansion économique et dépenses de santé

Au tournant des années 1960, après le retour de De Gaulle au pouvoir, le pays vit une expansion économique sans précédent, doublée d'une forte inflation. Mais il faut remédier à l'état délabré des finances, héritage de la IVe République. C'est l'époque de la planification ; le nouveau franc est instauré et le marché commun est en place depuis le 1er janvier 1959. La crise algérienne bat son plein.

La période est celle d'une consommation de masse. L'accroissement annuel de la consommation médicale, évalué par le Centre de recherche pour l'étude et l'observation des conditions de vie (CREDOC) est de 8 % par an, tandis que le produit national brut (PNB) ne progresse que de 5 à 5,5 %. Diverses mesures sont introduites par ordonnances fin 1958, visant à réduire le déséquilibre budgétaire de la FNOSS : déplafonnement des cotisations sociales, franchise sur les médicaments, augmentation du ticket modérateur... Mais devant le tollé de la gauche et les réserves du ministre du Travail, la plupart de ces mesures seront annulées. L'heure n'est pas encore à la restriction, l'expansion économique et l'accroissement du nombre de cotisants permettent une hausse régulière des ressources de la Sécurité sociale.

Mais dès 1963, la conjoncture économique change. Les bases de l'expansion sont sapées par l'inflation. Des mesures d'austérité sont prises pour restaurer l'équilibre des comptes publics : blocage des prix, restrictions de crédit. Parallèlement, les dépenses de santé continuent d'augmenter de façon soutenue : de 1959 à 1967, elles passent d'une moyenne annuelle de 6,5 % des salaires à 9 % en 1967, soit une hausse de presque 40 % en huit ans. À cela s'ajoute le report sur le régime général du déficit des Caisses de salariés agricoles et des mines, dont les populations actives sont en déclin. L'Assurance maladie est sérieusement déficitaire à partir de 1966 et fait l'objet de mesures de renflouement par l'État (Valat, 2001).

Par ailleurs, l'ordonnance du 30 décembre 1958 a lancé la réforme Debré, qui crée le statut des CHU, modifie le régime des études médicales et organise le développement de la recherche (voir Partie II, Formation et recherche). La réforme amène des investissements majeurs dans la création et la rénovation d'hôpitaux, le développement de l'hospitalo-centrisme et la coupure progressive entre le monde hospitalier et la médecine ambulatoire. Elle « rend prééminente la spécialité technique hospitalière, en introduisant l'exigence scientifique dans la formation médicale […], mais relègue la médecine générale au second plan ».

4.2 L'évolution du système conventionnel à partir de 1960

À la suite du décret du 12 mai 1960, les tarifs d'honoraires, d'un niveau notoirement faible, ont été revalorisés (25 % en moyenne) et le remboursement à 80 % pour une grande partie des assurés sociaux est devenu effectif (Valat, 2001).

Diverses mesures autour des conventions ont été prises : réforme de la nomenclature des actes médicaux ; codification précise de la notion de « notoriété » encadrant les dépassements d'honoraires ; instauration d'avantages sociaux pour les médecins (1962). Des normes d'activité sont définies en vue de limiter certains abus, en particulier un maximum de six consultations à l'heure[27].

Dans les années qui suivent, l'importance de la demande de soins et la hausse générale du niveau de vie stimulent les revendications tarifaires, que la Commission nationale des tarifs (CNT) tend à freiner, et provoquent des tensions conventionnelles récurrentes, comme en 1961, 1963 et 1965 (Valat, 2001).

---

27. Ce critère de six consultations à l'heure servira de base à la fixation du montant de la consultation, sans être remis en cause ultérieurement, jusqu'à la diversification de la nomenclature des actes, postérieure à l'an 2000.

Le tournant conventionniste de la CSMF :
un « syndicalisme de participation »

Fin 1960-début 1961, la CSMF vit une période de crise intense : baisse du nombre d'adhérents, scission des « ultralibéraux[28] » et constitution de l'UCSF (*voir § 3.2*), précurseur de la FMF. De cette crise sortiront une clarification et une réorientation de la ligne politique de la CSMF, actant le fait conventionnel et la nécessité de l'extension de la protection sociale à l'ensemble de la population.

Avant même son arrivée à la présidence, Jacques Monier, chef de file des conventionnistes, proposait une réorientation de la ligne politique de la CSMF. Fort du vote de l'assemblée générale de décembre 1960 (*voir § 3.2*), il affirmait que « c'est la profession qui doit être liée à la collectivité par un contrat social et non le praticien par un contrat de salarié plus ou moins déguisé ». En juin 1961, il est élu président. Ses premières initiatives consistent à faire amender le décret de mai 1960 par une attitude de dialogue et de propositions, dite « syndicalisme de participation ». Malgré des épisodes de tensions, un dialogue va s'instaurer entre les médecins, les Caisses et les représentants de l'État, qui recentrera le dispositif conventionnel au niveau national.

En 1965, une commission nationale tripartite Caisses-syndicats médicaux-gouvernement est mise en place dans le but de définir une politique médicale et sociale à moyen et long terme. Elle va dans un premier temps modifier le cadre conventionnel issu du décret de 1960. La CSMF souligne alors « l'absence d'une politique sanitaire et sociale cohérente, les conditions de vie insoutenables du médecin praticien, l'insuffisance des effectifs médicaux[29] et le risque d'une réforme de l'Assurance-maladie qui porterait atteinte à la qualité des soins ». Une période de crise s'installe du fait d'un frein du gouvernement sur les honoraires et se traduit par le refus de nouveaux accords conventionnels et la fermeture des cabinets médicaux le 10 juin 1965.

---

28. Le terme « ultralibéral » est utilisé ici dans le sens d'une référence absolue aux principes de la charte de 1927, qui s'oppose à la conception collective du système des assurances sociales, aux tarifs fixes, au tiers payant de l'Assurance maladie, aux régulations du système de santé et plus généralement aux interventions de l'État. Ce courant de pensée se maintiendra au fil du temps dans la profession médicale, représenté par la FMF, le SML (Syndicat des médecins libéraux), certaines fractions de la CSMF et des associations telles que l'UNAM ou SOS-Santé.

29. Entre 1959 et 1969, les effectifs d'étudiants en médecine au sein de l'université passent de 26 à 15,5 %, des effectifs totaux des étudiants mais augmentent de 31 300 à 60 000 ; les choix préférentiels se font en faveur des spécialités.

De nouvelles dispositions sont officialisées par un décret du 7 janvier 1966 : la convention type nationale définit les clauses principales, des clauses locales pouvant y être ajoutées au niveau départemental, lieu de signatures annuelles. Les conventions s'appliqueront obligatoirement à tous les médecins des départements où elles sont signées, hormis à ceux qui choisiront de se placer hors convention. Outre les dispositions tarifaires et de représentativité syndicale, sont reprécisées les conditions des droits à dépassement et la notion de « promotion professionnelle » liée à des efforts de perfectionnement. Ces dispositions seront révisées au moins tous les cinq ans. Le caractère libéral de l'exercice médical est inscrit dans ce décret.

De 1960 à 1967, la valeur en francs courants de la visite à domicile du généraliste augmente en moyenne de 4 % par an, celle de la consultation, de 1,74 % seulement, soit moins que l'inflation. La valeur moyenne des actes des spécialistes progresse grâce aux actes techniques. De plus, « les moyens techniques tiennent une place croissante dans le diagnostic et la thérapeutique » et « sur cette période, le volume des honoraires médicaux pris en charge par les caisses triple » (Valat, 2001).

Dans les faits, le conventionnement des médecins libéraux progressera jusqu'en 1970, année où environ 41 000 médecins libéraux sur 47 000, soit 88 %, participeront au régime conventionnel, dont 27 000 du fait de conventions départementales et 13 800 par convention individuelle (Riocreux, 1995). Mais l'ensemble du régime restera très instable, soumis à une sorte de négociation permanente.

4.3 L'action du SNMOF dans la période 1960-1971 : un libéralisme tempéré et contractuel

Clairement partisan d'un système conventionnel, le SNMOF agit au sein de la CSMF, d'une part en soutenant l'évolution vers une convention nationale, d'autre part en luttant pour une amélioration du sort des omnipraticiens. Entre les visées du patronat (limitation des dépenses) et le libéralisme intégral, le SNMOF privilégie une troisième voie : un libéralisme tempéré et contractuel. Une convention nationale est selon lui nécessaire pour permettre une étude pertinente des problèmes et une organisation cohérente du système de santé. Il propose la suppression progressive des zones tarifaires[30], pénalisantes pour les praticiens ruraux, et la création d'un C national revalorisé, au motif que les contraintes d'exercice ne sont pas

---

30. Les quatre zones résultent du décret Bacon de mai 1960. Ce sont : I. Paris et région parisienne ; II. Lyon et Marseille ; III. villes de plus de 100 000 habitants ; IV. zones rurales et villes de moins de 100 000 habitants.

moindres en milieu rural qu'en milieu urbain. Georges Valingot, de même que Jacques Monier, négocie avec les autorités l'instauration d'avantages sociaux pour les médecins libéraux (sécurité sociale, retraite), qui seront officialisés par décret le 13 juillet 1962.

Répondre aux difficultés des omnipraticiens ; éviter leur dévalorisation

Chez les omnipraticiens, de nombreux signes d'alarme se manifestent au cours des années 1960, attestant d'une surcharge croissante de travail, conjuguée à un fort sentiment de dévalorisation, malgré les discours officiels. Au sein de la CSMF, le SNMOF n'est pas en position de force ; d'autre part, la nécessité d'une action syndicale nationale spécifique n'est pas perçue par de nombreux omnipraticiens. Les représentants du SNMOF sont minoritaires dans les instances décisionnaires (un tiers seulement au Conseil confédéral) et les autres omnipraticiens qui en font partie sont élus par les syndicats départementaux polycatégoriels et non au titre du SNMOF. Certains de ses membres envisagent une éventuelle scission d'avec la CSMF ; après débat, la majorité rejette cette idée, ne voulant pas rompre l'unité de la profession et l'autonomie apparaissant trop aventureuse.

Mais cette situation pousse le SNMOF d'une part à gonfler ses effectifs en faisant appel à une adhésion directe des omnipraticiens, d'autre part à convaincre la CSMF de réaliser une réforme de structure plus favorable aux omnipraticiens (démographiquement majoritaires). Sa proposition est qu'il n'y ait qu'une seule structure représentée au Conseil par catégorie de médecins (donc, tous les omnipraticiens syndiqués à la CSMF par l'intermédiaire du SNMOF). Cette proposition attendra en fait très longtemps[31] (1985), mais quelques omnipraticiens obtiendront des postes importants : outre Jacques Monier, président depuis 1961, il y aura en 1965-1966 deux vice-présidents (dont Georges Valingot) et un secrétaire général (Jacques Marçais, promoteur de la médecine de groupe). Sur le plan départemental, en 1967, le bureau du SNMOF donne la consigne de créer des sections d'omnipraticiens dans les syndicats départementaux.

Les efforts du SNMOF portent à cette période sur les éléments suivants :
– la hausse et la diversification des honoraires ;
– la fin de l'indexation du Cs et du Vs sur le C et le V ;
– la représentation des omnipraticiens dans les commissions officielles ;
– une formation initiale spécifique en médecine générale ;
– des possibilités de promotion appuyées sur un enseignement postuniversitaire ;

---

31. En 1984 sera créée l'Union nationale des omnipraticiens français (UNOF, mais comme simple collège, avant d'accéder au statut de syndicat en 1990).

– un meilleur accès aux services hospitaliers.

Toutes ces conditions sont présentées comme autant d'éléments visant à « éviter la disparition de l'omnipraticien ».

Sur le plan des honoraires, le SNMOF obtient en 1962 de la Commission nationale tripartite (médecins-caisses-ministères) la fin de l'indexation du Cs sur le C, mais au prix d'un affrontement avec les syndicats de spécialistes. En 1964, le Cs reviendra au niveau de C × 2 jusqu'en 1968 ; par la suite, le SNMOF reprendra cet objectif, sans jamais l'obtenir…

En ce qui concerne les conditions d'exercice, pour soulager les omnipraticiens surchargés, le SNMOF propose autour des années 1962-1964 des solutions d'association temporaire ou d'assistanat, mais se heurte au veto de l'Ordre des médecins.

En 1965, Jean Laroze présente au congrès du SNMOF à Aix-en-Provence un rapport sur les rôles respectifs des spécialistes et des omnipraticiens, ces derniers risquant d'être réduits au simple rôle de trieurs ; le problème réside à ses yeux dans l'absence de définition du rôle de consultant – ce que ne sont pas tous les spécialistes, loin de là – et dans l'accès direct des patients à ces derniers (*voir § 4.6, La condition des omnipraticiens en débat*).

4.4 La réforme de la Sécurité sociale de 1967

En 1960, l'équilibre financier de l'Assurance maladie des salariés est rétabli, mais reste précaire. La consommation de soins continue d'augmenter, en particulier les recours aux spécialistes, et les dépenses s'emballent au cours des années suivantes : de 1960 à 1967, le volume des actes médicaux remboursés triple (Valat, 2001). Cela amène l'État à freiner les augmentations de tarifs. Toutefois, le régime de protection sociale est étendu en 1961 aux exploitants agricoles et en juillet 1966 aux travailleurs indépendants.

De son côté, le Conseil national du patronat français (CNPF), en 1961 puis 1965, publie ses orientations en matière de sécurité sociale, parmi lesquelles la gestion séparée des différentes prestations (maladie, accidents de travail, vieillesse, famille), le non-remboursement du « petit risque », le contrôle des prescriptions et des arrêts de travail, l'allongement du délai de carence pour les indemnités journalières.

Le Ministère de la Santé disparaît en janvier 1966 au bénéfice du Ministère des Affaires sociales. La commission sociale du Ve Plan, présidée par Jacques Delors, s'oriente alors vers une politique de maîtrise des prestations sociales ; faute de consensus, ces travaux n'aboutissent qu'à des conclusions indicatives. Le problème reste entier et la dégradation des comptes sociaux persiste.

Dans ce contexte, le Parlement autorise en juin 1967 le gouvernement Gouvernement à agir par ordonnances. Celles-ci, élaborées par le ministre des Affaires sociales, Jean-Marcel Jeanneney, et Christian Prieur[32], principal artisan de la réforme, paraissent en août. Elles portent sur une restructuration majeure des Caisses, avec la séparation des risques : la Caisse nationale de sécurité sociale est éclatée en trois organismes distincts : la branche maladie-maternité-accidents de travail (CNAM-TS), la branche vieillesse (CNAV-TS) et la branche allocations familiales (CNAF), alimentées par des cotisations distinctes ; la FNOSS disparaît et une Agence centrale des organismes de sécurité sociale (ACOSS) collectera les fonds recueillis par les URSSAF[33]. La CNAM-TS est dotée d'un pouvoir de tutelle sur les caisses primaires (CPAM) ; l'équilibre des comptes devient obligatoire.

Dans les conseils d'administration, alors qu'auparavant les représentants du patronat ne disposaient que d'un tiers des sièges, la parité employeurs-salariés devient la règle. Ces administrateurs ne seront plus élus, mais nommés par l'État sur désignation par les organisations les plus représentatives ; les médecins n'y seront plus représentés. L'État réserve le monopole de la représentation patronale au CNPF, face à des syndicats ouvriers divisés, et accorde une prime d'un siège de plus à Force Ouvrière (FO) au détriment de la CGT[34]. Le CNPF devient l'arbitre du jeu par une alliance avec FO, qui tiendra jusqu'en 1996.

L'État se réserve cependant le droit de modifier le taux du ticket modérateur (relevé de 20 à 30 %) et les règles d'admission des bénéficiaires. La plupart des syndicats ouvriers, sauf FO, déclenchent alors de nombreuses manifestations de protestation au cours de l'automne 1967, criant « au démantèlement » de la Sécurité sociale. Ce mouvement s'essouffle en fin d'année et Maurice Derlin[35] (FO) est porté à la présidence de la CNAM-TS.

Face à cette réforme, la CSMF proteste contre l'éviction des médecins des conseils d'administration des Caisses, et contre l'augmentation du ticket modérateur, jugée injuste sur le plan social. Le SNMOF considère qu'il s'agit d'une « réforme d'inspiration uniquement comptable [...] », à l'opposé de ses thèses.

---

32. Christian Prieur, énarque, conseiller de Jean-Marcel Jeanneney, puis premier directeur de la CNAM-TS (Caisse nationale d'assurance maladie des travailleurs salariés), de 1967 à 1979.

33. URSSAF : Union de recouvrement des cotisations de sécurité sociale et d'allocations familiales.

34. Sur 9 sièges, la répartition est de 3 en faveur de la CGT, 2 pour FO, 2 pour la CFDT, 1 pour la CFTC et la CGC. Selon les suffrages antérieurs à 1962, la CGT bénéficiait de 42 à 44 % des voix et FO seulement de 15 %, ce qui aurait dû permettre d'attribuer 4 sièges à la CGT et seulement 1 à FO.

35. Maurice Derlin, né en 1924, archiviste de formation, dirige l'union départementale Force Ouvrière d'Eure-et-Loir avant d'accéder à la présidence de la CNAM-TS en 1967 pour plus de vingt-trois années. Il négociera la première convention médicale nationale et les suivantes et sera surnommé « le pape de l'Assurance maladie ».

4.5 Vers la première convention nationale de 1971

Le décret de janvier 1966 sur les tarifs (*voir § 4.2*) n'avait été en fait qu'une étape. La Commission nationale tripartite, qui régit les tarifs, devient un organisme permanent de négociation. On s'achemine vers une réflexion portant sur l'ensemble du système de soins et définissant « un type nouveau de rapports entre l'État et les professionnels », incluant de façon indissociable un « engagement national » de l'État et une convention nationale négociée uniquement entre les syndicats médicaux et les Caisses.

L'engagement national envisagé doit porter sur :
– des incitations fiscales et de crédit, incitant les médecins à s'installer dans les zones défavorisées (zones rurales et villes nouvelles) ;
– une meilleure couverture sociale des médecins conventionnés ;
– une convention collective des médecins salariés ;
– la politique hospitalière ;
– la formation spécifique du généraliste ;
– la formation permanente et la promotion professionnelle du praticien.

En décembre 1969, la CSMF prend position en faveur d'une « convention de caractère national », s'inscrivant dans un « contrat social de la médecine ». La Confédération soutient en outre des mesures de revalorisation pour les omnipraticiens, parmi lesquelles une formation spécifique de trois ans au cours d'un troisième cycle, une participation à certaines responsabilités hospitalières de soins, de recherche et d'enseignement, une promotion interne gagée par une formation continue postuniversitaire, une incitation à l'exercice en groupe ou en équipe. Mais ces mesures spécifiques ne seront pas reprises dans le texte définitif, alors que la condition des omnipraticiens se détériore.

Une convention négociée, et non plus imposée

Une loi du 3 juillet 1971 définit de nouvelles bases juridiques pour une convention nationale. Elle y inclut les « principes déontologiques fondamentaux[36] », la définition d'une convention établie pour quatre ans entre les Caisses nationales d'assurance maladie et les organisations syndicales nationales de médecins, assortie d'une approbation par arrêté ministériel préalable.

Le changement est notable, passant d'un système conventionnel imposé, portant principalement sur les tarifs, à une convention négociée, ce qui suppose une concertation permanente entre l'Assurance maladie et

---

36. Ces principes sont ceux de la charte médicale libérale, sauf l'entente directe en matière d'honoraires. Ils figureront à partir de cette date dans le Code de la Sécurité sociale (art. L. 162-2).

les représentants des médecins. C'est la reconnaissance d'une nécessaire compatibilité entre la médecine libérale et la socialisation des dépenses, c'est-à-dire l'entente sur les honoraires, reconnue dans le préambule de la nouvelle convention, « à condition que la valeur des actes médicaux conserve son rang dans la hiérarchisation des services ».

L'adhésion des médecins à la convention devient la norme, nonobstant la possibilité pour tout praticien de se placer hors convention. Une procédure de déconventionnement potentiel à l'initiative des Caisses est prévue, basée sur l'analyse statistique du relevé individuel d'activité et des prescriptions du praticien (RIAP)[37].

Le Conseil de l'Ordre national des médecins (CNOM) émet diverses réserves, estimant menacée l'indépendance des praticiens[38] et demande à être saisi en cas de litige entre médecins et Caisses. La CSMF, par contre, estime cette indépendance suffisamment garantie et, sous réserve de garanties fiscales, avalise le dispositif. La Fédération des médecins de France[39], jugée représentative en juin 1968, suivra après quelques réticences. Le SNMOF se félicite de cet accord, tout en regrettant la priorité donnée aux aspects économiques sur les questions de santé. Malgré l'opposition de la CFDT (Confédération française démocratique du travail) et de la CGT, la première convention nationale est née.

4.6 La condition des omnipraticiens en débat

Depuis le début des années 1950 et jusqu'en 1971, les omnipraticiens sont donc confrontés à de fortes évolutions : un cadre conventionnel qui se renforce, une considérable montée en puissance de la demande de soins, consécutive à un haut niveau de remboursement et conjuguée à une progression insuffisante du nombre de médecins, notamment libéraux (Déplaude, 2015)[40]. Il s'y ajoute des contraintes tarifaires résultant des mesures de freinage des dépenses (depuis 1960) et l'extension en ville des spécialités qui polarisent de plus en plus les recours des patients, sans qu'aucune régulation vienne spécifier les rôles des uns et des autres.

---

37. Le RIAP est déduit des TSAP (tableaux statistiques d'activité des praticiens).

38. Le président de l'Ordre, Jean-Louis Lortat-Jacob, a estimé que « cet accord allait instaurer un contrôle intolérable de l'activité médicale... ».

39. La FMF a été créée à la suite d'une scission des plus libéraux des médecins de la CSMF, regroupant notamment ceux qui se sont opposés au conventionnement autour des années 1960.

40. Entre 1960 et 1971, le nombre de médecins formés pendant ces années et de 2 500 par an et l'effectif des médecins en France passe de 46 700 à 68 700, soit 47,1 % d'augmentation, mais la progression est plus forte en médecins salariés qu'en libéraux.

Un sentiment répandu de dévalorisation

La charge de travail des omnipraticiens s'avère de plus en plus lourde, au point que le discours récurrent sur la « pléthore » médicale fait place jusqu'autour de 1970 à celui d'une insuffisance (Bungener, 1980). C'est particulièrement le cas en milieu rural, dont les populations sont sujettes depuis les années 1950 à une forte migration vers les villes, et du fait que nombre d'omnipraticiens délaissent cet exercice, soit pour exercer la médecine générale en ville, soit pour obtenir une qualification de spécialiste. Les omnipraticiens de ville, quant à eux, se sentent concurrencés par la montée en puissance des spécialistes libéraux, auxquels les patients commencent à recourir directement. Leurs rapports avec les spécialistes se tendent au sein de la CSMF.

Divers articles de la presse professionnelle évoquaient déjà ce sentiment au cours des années 1950, ainsi que la possibilité d'une disparition de l'omnipraticien en France. Ces propos alarmistes se renouvellent au long des années 1960 à 1970, témoignant à la fois de conditions d'exercice difficiles et d'un sentiment de déclassement. Ainsi :
– *L'Omnipraticien français* : « Le drame d'une époque, la disparition de l'omnipraticien » (novembre 1952), « Un péril national, la disparition de l'omnipraticien » (octobre 1958) ;
– *Le Concours médical* : « La médecine générale en suspens » (1961), « L'omnipraticien en péril » (1962), « Le drame de la médecine générale » (1963), « La grande misère de l'omnipraticien français » (1964).

Dès 1960, le Dr Armand Vincent[41], grand partisan de la médecine de groupe, émet un « Plaidoyer pour la médecine de l'omnipraticien », constatant le déclassement lié à la hiérarchie des honoraires, la scission entre hôpital et ville, la formation de type hospitalier inadaptée aux futurs praticiens de ville.

En 1968, le rapport Fichelet[42] mentionne chez les omnipraticiens interrogés « une insatisfaction intense des conditions de travail, le débordement permanent devant la multiplicité des tâches, l'inquiétude devant l'accélération des connaissances et la crainte de ne pas "être à la hauteur" ». Le sentiment d'un déclassement professionnel s'accroît. Le *Monde* titre en 1970 « L'omnipraticien est-il condamné ? ».

---

41. Armand Vincent est un ancien membre du Conseil supérieur de l'Ordre des médecins créé par le régime de Vichy en 1940, puis de celui recréé en 1945 ; il a été aussi associé à la revue chrétienne *Esprit* et fondateur d'un syndicat médical de gauche, Médecine et Travail, affilié à la CGT.

42. Rapport Fichelet. Entretiens individuels de 62 praticiens dont 40 médecins de ville en Indre-et-Loire, Indre et Loir-et-Cher.

Les omnipraticiens vivent mal, en outre, les conséquences de la montée en charge du secteur hospitalier, qui peu à peu les exclut, tout en ayant l'image exclusive du lieu de référence de l'innovation scientifique et technique. L'attractivité de l'exercice spécialisé séduit une majorité d'étudiants, ce qui renforce la diminution (relative) des effectifs d'omnipraticiens.

Des notables sensibilisés : « la médecine générale est une spécialité »

Cependant, le débat sur les difficultés de la médecine générale se fait jour chez quelques notables médicaux, alors que fleurit l'expression « le médecin omnipraticien est le pivot du système de soins ». Au long des années 1960, certains analysent lucidement la difficulté de la situation des généralistes.

En 1961, Louis Pasteur Vallery-Radot fait le constat d'une médecine faite de « spécialités juxtaposées sans chef d'orchestre », du clivage entre hôpital et ville et d'une méconnaissance de la médecine générale par les hospitaliers et les législateurs : « la France est en retard d'une génération dans la conception de la pratique médicale ». En 1963, le Pr Klotz, du Collège de médecine de Paris, tient les propos suivants au congrès du SNMOF : « La médecine générale est une spécialité, la plus importante, la plus difficile, une spécialité qui n'est pas bien enseignée […]. Le généraliste doit […] voir l'homme dans sa totalité. »

En mars 1968, à la suite du rapport Lardy-Grasset, le futur président de l'Ordre, le Pr Raymond Villey[43], affirme que « tout concourt à dégrader la position du médecin de médecine générale : les études, où la clinique est mise au second plan, la rémunération, qui instaure une "hiérarchie fallacieuse" » entre le spécialiste et le médecin traitant, ainsi que l'organisation hospitalière qui « concurrence ouvertement » le médecin praticien.

En 1969, le Pr Claude Laroche expose ses vues sur ce qu'il appelle « une nouvelle spécialité : la médecine générale ». Il relève le décalage croissant entre la médecine hospitalière et la pratique ambulatoire, ainsi que la sélection des futurs généralistes par l'échec aux concours hospitaliers. Il évoque trois tâches urgentes : ouvrir les CHU vers l'extérieur, réformer les études en préparant les étudiants à leurs futures tâches réelles, faire reconnaître la tâche du généraliste à sa juste valeur par les Pouvoirs Publics. Créer un certificat d'études spécialisées de généraliste se justifie pour lui par la spécificité et l'ampleur de la tâche.

La même année, le Pr Jean Gosset publie une tribune intitulée « Importance et formation des médecins généralistes ». Soulignant que « la renaissance d'un cadre de médecins généralistes est à l'ordre du jour […] », il met au premier

---

43. Doyen de la Faculté de médecine de Caen.

plan la nécessité d'une révision des programmes pédagogiques, incombant aux autorités universitaires[44]. En accord avec le Pr Henri Péquignot, il pense que « la revalorisation de l'omnipraticien nécessiterait un tel retournement de valeur dans les milieux professionnels, dans les administrations sanitaires et dans l'imagerie populaire... que nous craignons qu'il faille que la situation s'aggrave encore beaucoup pour espérer un sursaut ».

En 1969 encore, le 2e colloque des médecins de langue française met en exergue la nécessité d'un enseignement universitaire des futurs médecins généralistes avec stage chez le praticien, celle de l'existence de sociétés médicales de praticiens, et les responsabilités des pouvoirs publics en matière de sélection des étudiants, de rémunération et d'information du public sur le rôle des omnipraticiens.

Enfin, une commission de réflexion préparatoire au VIe Plan (1971-1975) sur l'avenir du système de santé reconnaît la médecine praticienne comme une des grandes fonctions d'un système de santé rationnel, nécessitant un haut niveau de qualification. On peut y lire également que « le principe d'une différenciation des formations [...] permettrait de restituer aux généralistes la place spécifique et le prestige qu'ils estiment avoir perdus ».

Il ne manque donc pas, dès cette époque, de voix autorisées pour faire un constat de la situation difficile de la médecine générale en France, reconnaître ses conséquences sur le système de soins et définir des mesures nécessaires à sa réhabilitation, en particulier une formation particulière.

4.7 Un milieu omnipraticien pourtant riche d'initiatives

Une question se pose cependant à propos de cette situation : qu'en est-il des omnipraticiens eux-mêmes, quant à leur capacité d'agir sur le cadre qui conditionne leur exercice ? On a vu plus haut la constitution du pôle de réflexion que constitue le SNMOF ; mais son audience reste modérée et ses difficultés à peser sur les décisions sont patentes. Toutefois, malgré le climat difficile, le milieu fait preuve d'initiatives novatrices.

L'Association de médecine rurale, née en 1950 (voir § 2.4), se situe comme une structure de réflexion et de soutien aux praticiens ruraux. Elle milite pour la constitution de centres sanitaires (version rurale de groupes médicaux) et de centres de diagnostic locaux, et le maintien ou le développement d'hôpitaux de proximité. Elle initie également des pratiques locales d'EPU,

---

44. J. Gosset cite trois études américaines qui, dans une vision prospective, définissent les fonctions du médecin de famille et considèrent qu'en l'absence de généralistes, « l'anarchie et le désordre désorganiseront la médecine ».

qui essaimeront progressivement pour constituer le terreau des futures organisations de formation médicale continue (FMC). Elle envisage également des stages en cabinet pour les futurs omnipraticiens.

Au début des années 1960 se constitue l'Association nationale des médecins de groupe (ANMG), animée principalement par des praticiens de l'Ouest (Sablé, Loudéac, Nantes, Honfleur), qui deviendra en 1964 le Syndicat national des médecins de groupe (SNMG), présidé par Jacques Beaupère, futur président de la CSMF (voir Partie III, § 3.1).

D'autres organisations locales voient le jour au cours de ces années : le Groupe de recherche et d'études pour une médecine moderne (GERMM), lancé par un membre du SNMOF d'Ivry-sur-Seine, Jean Bidegaray ; le Groupe intersyndical de défense et d'organisation de la médecine (GIDOM), au sein de l'USMF ; l'Association de médecine urbaine (AMU), centrée sur les questions sanitaires des villes nouvelles.

Une succession de « livres blancs » :
formation, conditions d'exercice, rémunération

De diverses sources, des propositions s'élaborent à cette époque, à partir d'une conception commune du rôle du praticien de médecine générale, le « médecin de l'homme total ».

L'Association nationale des étudiants en médecine de France (ANEMF), créée en 1965, produit d'emblée des propositions constructives en matière de formation spécifique, que son premier président, Bernard Bros, présentera aux congrès du SNMOF à la fin des années 1960. En février 1968, elle organise un colloque sur les programmes d'enseignement et la pédagogie médicale. En mai, sortira le Livre blanc des étudiants sur le programme de formation des omnipraticiens.

Les réflexions issues des congrès annuels du SNMOF aboutissent en avril 1968 à la publication d'un autre Livre blanc sur un programme de troisième cycle, puis en septembre au rapport du Dr Pilorgé intitulé « La formation du médecin praticien », définissant cette formation en trois cycles, de façon concrète et détaillée. Dans la suite des événements de mai, le SNMOF obtient en décembre un accord de principe d'Edgar Faure, ministre de l'Éducation nationale, sur une orientation précoce des étudiants vers la médecine générale. Une ébauche de statut du maître de stage est élaborée, mais se heurte à l'opposition de l'Ordre.

Les articles de la presse professionnelle sur le devenir de la discipline se font plus nuancés, voire relativement optimistes, tels les titres du *Concours médical* : « Redécouverte du médecin de famille » (1969), « Espoirs pour le médecin de famille » (1969), « Avenir ou disparition du médecin de famille » (1970), « Promotion de la médecine générale et des omnipraticiens » (1971). La formation spécifique s'affirme comme un point clé de la revalorisation et deviendra la revendication majeure des années 1970. En matière d'enseignement postuniversitaire, des expériences pilotes naîtront autour de plusieurs facultés de médecine, comme à Tours, Nancy ou Toulouse, sur l'initiative des sections généralistes des syndicats départementaux (*voir Partie II, Formation initiale et continue*).

En 1970 est publié un 3e Livre blanc, celui du Comité intersyndical de liaison et d'action des médecins omnipraticiens et généralistes (CILAMOG). Ce document (*voir Partie II, Formation initiale, § 1.5.1*), patronné par les Prs Milliez, Gosset et Laroche, est le fruit d'un petit groupe de généralistes de la région parisienne, parmi lesquels Oscar Rosowsky, futur cofondateur de la Société française de médecine générale (*voir Partie II, Formation continue et recherche*). Adressé aux autorités politiques et universitaires, son contenu part du constat des difficultés de la profession (surcharge de travail, dégradation du niveau de vie et difficultés d'exercer une médecine approfondie) et illustre de façon documentée la situation des médecins de famille (démographie, revenus, retraite, représentation dans les instances). Y figurent également diverses analyses des notables médicaux cités précédemment, et des propositions de réforme (réorganisation des pratiques, revalorisation des actes, formation adaptée), qui sont à peu près les mêmes que celles prônées par le SNMOF.

La dimension internationale

Au plan mondial[45], des questions de même nature se posent depuis les années 1950 sur le devenir de la médecine de famille. Seule la Grande-Bretagne a axé délibérément son organisation des soins sur les « *General Practitioners*, dont le Royal College, créé en 1952.

Au niveau européen, consécutivement au Traité de Rome créant la Communauté économique européenne (CEE), un Comité médical permanent existe depuis le début des années 1960, mais s'occupe en priorité des questions d'équivalence des diplômes de spécialités. Une première association généraliste, l'Association internationale des médecins omnipraticiens (AIMO), où se mobilisent des membres du

---

45. En Allemagne, par exemple, on estimait vers 1955 que le temps de l'omnipraticien était révolu ; mais plus de dix ans après, une étude signalait que moins de 5 % des malades vus par les omnipraticiens avaient recours à une consultation spécialisée.

SNMOF (Mouthon, Valingot), fait avancer les principes du rôle de l'omnipraticien comme consultant en premier recours et d'une formation spécifique et qualifiante équivalente à celle du spécialiste[46]. Par la suite, une sous-commission des omnipraticiens du Comité médical, en 1965, conclut à la nécessité de huit années de formation dans chaque pays membre de la CEE.

En 1967 est créée l'Union européenne des médecins omnipraticiens (UEMO). Cette structure, sous la coupe d'organisations mixtes d'omnipraticiens et de spécialistes, où les omnipraticiens ont le sentiment de n'être pas considérés comme majeurs, finit par élaborer en 1968 un accord sur une formation spécifique avec stage chez le praticien, malgré l'hostilité des organisations de spécialistes. Y sont reconnues les missions principales : premier diagnostic, synthèse des avis spécialisés, organisation de la thérapeutique, réadaptation sociale du patient. Des précisions sur les études sont apportées en 1970 : un tronc commun de six années, suivi de deux ans de formation spécifique.

Un ensemble de rapports internationaux (OMS, Commission royale britannique, Comité permanent des médecins de la CEE), et même celui de la Commission des Affaires culturelles et sociales de l'Assemblée nationale française, cités en 1970, s'accordent sur le rôle capital de l'omnipraticien et la nécessité d'une formation spécifique.

Un faible écho auprès des responsables politiques et universitaires français

Globalement, de ces divers cercles émanent soit des réflexions sur la place de la médecine générale dans le système de soins, soit des propositions concernant un enseignement spécifique, soit encore des mesures pratiques visant à améliorer les conditions d'exercice des praticiens.

Au total, l'image de cette décennie est contrastée : le constat est fait des difficultés et du sentiment de déclassement de l'ensemble de la branche omnipraticienne face à une mutation du système de santé qui privilégie de façon irrépressible les avancées scientifiques et techniques, sans pour autant promouvoir une organisation rationnelle de la distribution des soins. Le champ prépondérant de la médecine s'est déplacé pour des années de la clinique vers le laboratoire, au prix de l'hospitalo-centrisme et d'une démultiplication des spécialités.

Les éléments nécessaires à une réhabilitation de la médecine générale sont connus :
– rénover les conditions d'exercice et de rémunération, de façon attractive ;
– mettre en place une formation adaptée aux réalités du métier.

---

46. L'AIMO implosera en 1963.

Mais l'intérêt de cette réhabilitation ne suscite aucune proposition constructive chez les responsables institutionnels ou les hospitalo-universitaires qui les conseillent.

En 1961, un syndicaliste départemental décrit une alternative pour l'avenir du praticien et du système de soins :

– *soit une médecine de « triage » à la chaîne*, peu payée, avec pour conséquence une infrastructure hospitalière importante et des spécialistes nombreux, d'un coût global très élevé pour la collectivité ;

– *soit une fonction omnipraticienne de « maître d'œuvre »* avec une cadence de travail réduite, une bonne coopération et une hospitalisation limitée aux cas graves ou complexes, de coût global plus réduit.

La première de ces options prévaudra longtemps avant que les conditions soient réunies en France pour peser de façon efficace au niveau institutionnel. Le SNMOF, malgré la pertinence et la constance de ses analyses, n'a pas rallié à lui la masse des omnipraticiens : le nombre de ses adhérents culmine à trois mille, mais son implantation est inégale selon les régions et d'une année à l'autre. Sa position et son audience restent donc faibles, malgré la satisfaction affichée de son président devant l'émergence de la médecine générale dans certains débats officiels. Les recommandations et directives de la Commission européenne permettront finalement quelques avancées en France, mais avec beaucoup de retard, qu'il s'agisse de la formation (années 1980-1990) ou de la reconnaissance du rôle du généraliste (années 2000-2010).

5. Évolutions sociétales et mise en question du système de santé. L'émergence des idées nouvelles, à partir des années 1960

5.1 Le contexte sociétal, le CNJM, mai 1968 et le mouvement étudiant, le GIS, le MLAC

Depuis le début des années 1960, un climat nouveau se fait jour dans la société française. L'exode rural s'achève, des villes nouvelles se développent, en réponse à de nouveaux besoins et à une mutation des modes de vie. Il existe un mouvement sociétal qui tend à remettre en cause les valeurs traditionnelles et la société dite « de consommation » et d'inégalité[47], cela en parallèle d'une croissance économique sans précédent. De nouvelles aspirations se font jour, à travers la montée du féminisme, de la libération des mœurs et de l'écologie, qui procèdent d'une profonde mise en question du vieil ordre patriarcal.

---

47. En 1965, les femmes obtiennent le droit d'ouvrir un compte bancaire sans l'autorisation de leur mari ; et en 1966, la possibilité de signer un contrat de travail.

Le Mouvement français pour le planning familial (MFPF) est lancé depuis 1955. La loi Neuwirth de 1967 légalise la contraception[48] et le Mouvement de libération des femmes (MLF) est constitué en 1970. Autonomie et cogestion sont à l'ordre du jour.

Le Centre national des jeunes médecins (CNJM)

Une réflexion nouvelle sur la santé, plus globale, émerge d'un groupe constitué en 1964, héritier de la fraction dite minoritaire de l'Association générale des étudiants en médecine de Paris (AGEMP). Ses membres, prenant en compte d'une part les évolutions technologiques médicales et d'autre part l'émergence du « droit à la santé », élaborent un ensemble de propositions, en rupture avec les concepts traditionnels, qui alimenteront l'idéologie des mouvements progressistes au cours des années qui suivent.

À propos des besoins de santé, « le CNJM pose la question de leur nature et des réponses les mieux adaptées : quels types de médecine développer ? quels médecins former ? prévention, chronicité, handicap physique, hygiène mentale, planning familial, éducation sanitaire, enseignement post-universitaire, santé publique, cette liste énumérative comporte l'essentiel des questions qui peu à peu vont apparaître comme les enjeux réels de la santé... ».

« Pour le CNJM, la nature même des besoins de santé les fait échapper à la stricte logique économique : ils constituent un phénomène social nouveau, [...] qui ne saurait se réduire à un simple échange commercial. » Le paiement à l'acte est dénoncé comme ayant cet effet réducteur et le conventionnement des médecins est vu comme un « compromis entre les exigences d'une économie capitaliste et les besoins sociaux » (Aubert, 1983).

Ces considérations mènent leurs auteurs à proposer un paiement des médecins à la fonction dans des structures médico-sociales autonomes et une cogestion avec les usagers de santé. Elles se traduiront par un ensemble de propositions, parmi lesquelles :

– la démocratisation des études et un enseignement des étudiants adapté aux tâches qui les attendent, un enseignement postuniversitaire généralisé et obligatoire ;
– une planification des spécialités et des installations en fonction des besoins démographiques ;
– la création de centres sanitaires avec des équipes pluriprofessionnelles (maisons médicales) ;
– une planification des centres hospitaliers et des unités de recherche.

En 1968, cependant, le CNJM connaîtra une scission : une partie se retrouvera au Parti socialiste unifié (PSU) ; l'autre, s'interrogeant sur la pertinence

---

48. Les décrets d'application sortiront en février 1969.

d'un système planifié, nouvel avatar d'un pouvoir médical modernisé où l'individu n'aurait pas sa place, se constituera en « Comité d'Action Santé ». Les deux groupes ne survivront pas à l'année 1968, mais leurs idées perdureront chez les médecins de gauche au cours des années 1970.

Le mouvement étudiant de mai 1968, l'ère de la « contestation »

Au début de l'année 1968, les milieux étudiants s'agitent, en France comme à l'étranger. La guerre du Viêtnam, d'une part, le printemps de Prague, de l'autre, alimentent des mouvements planétaires de solidarité et de protestation. En France, en février, des étudiants manifestent contre le plan Fouchet « d'orientation sélective » à l'entrée des études de sciences, projet consécutif à l'augmentation massive du nombre d'étudiants à l'université (25 000 étudiants sont inscrits en première année de médecine). Toute sélection viendrait contredire les discours sur la démocratisation des études, en premier lieu à l'université.

Le mouvement étudiant du 22 mars se cristallise à Nanterre et inaugure le mouvement dit de « mai 1968 », qui aboutira aux accords de Grenelle du 27 mai.

L'air du temps est marqué par nombre de remises en question, dont la contestation des pouvoirs, des hiérarchies et de tout ce qui est ressenti comme une oppression.

L'impact dans les facultés de médecine

Dans le milieu médical, seul le domaine hospitalo-universitaire est concerné à ce moment par les idées nouvelles, sous la poussée des étudiants et d'une partie des enseignants. Dès février 1968, déjà, un mouvement de grève et d'occupation des facultés de médecine organisé par l'ANEMF s'est opposé au ministre Jeanneney au sujet d'un projet de réforme des carrières hospitalières réservé aux seuls externes et internes et jugé très élitiste[49].

À partir du 13 mai, des milliers d'étudiants occupent la faculté de médecine de Paris, puis trois CHU parisiens. Des débats s'organisent, débordant les organisations syndicales, et touchent progressivement tous les aspects de la vie étudiante, des études et de l'organisation hospitalière. En province, toutes les facultés sont concernées. Les revendications étudiantes se traduisent par un Livre blanc et un mémorandum détaillés (voir Partie II, Formation initiale, § 1.4).

Les maîtres mots de ces revendications se résument en « autonomie, autogestion, pouvoir étudiant » (c'est-à-dire participation aux décisions qui les concernent). Mais cette réflexion, bien que collective, est uniquement

---

49. Témoignage de Bernard Bros, président de l'ANEMF à l'époque.

centrée sur les études et le fonctionnement de l'hôpital, et ne s'étend pas à l'ensemble du système de santé ; ses retombées en médecine de ville attendront quelques années.

Chez les médecins en activité, seule une brève occupation du CNOM le 22 mai par des médecins parisiens et des étudiants constituera un faible écho au mouvement étudiant de contestation.

Du GIS au MLAC

En mai 1972 se constitue le Groupe information santé (GIS), qui regroupe des médecins (généralistes pour la plupart) et des paramédicaux[50]. Il ambitionne de « débloquer l'information » sur la santé, estimant que le discours dominant produit une « information tronquée, unilatérale, parfois malhonnête » ; il lui faut « débusquer les idées fausses […], empreintes d'une idéologie conservatrice ». « Lutter pour la santé signifie aussi chercher à développer l'intolérance au système en place qui fait de la santé de chaque travailleur une valeur marchande comme une autre. » Le GIS se définit comme « un mouvement idéologique » où chacun, médecin ou non, vient pour « lutter contre l'exploitation dans le domaine de la santé »[51].

Un des fleurons de son action est le soutien au développement de la contraception et au droit à l'avortement libre et gratuit. Après le Manifeste des 343 femmes[52] (avril 1971), 252 médecins publient une déclaration en faveur de l'avortement libre. À la suite du procès pour avortement d'une adolescente et de sa mère à Bobigny (novembre 1972), le GIS publie en 1973 le Manifeste des 330 médecins qui, devant l'existence de « centaines de milliers d'avortements clandestins et leurs conséquences dramatiques », déclarent en pratiquer ou aider à les réaliser et « s'engagent à répondre collectivement de leur action devant toute autorité […] ainsi que devant l'opinion publique ».

Cette action sera suivie dès 1973 par la création du Mouvement pour la liberté de l'avortement et de la contraception (MLAC), associant des militants du Planning familial, du MLF et du GIS. Le MLAC, qui comporte de nombreux généralistes, diffusera la méthode de Karman[53] et

---

50. Le GIS s'inscrit dans un courant préexistant de divers groupes d'information (sur les asiles, les prisons, les travailleurs sociaux).

51. À ce titre, le Groupe Information Santé (GIS) collabore « avec des ouvriers en lutte », comme les ouvriers de Peñarroya (société minière et métallurgique) atteints d'une intoxication chronique par le plomb.

52. Manifeste publié le 5 avril 1971 dans Le Nouvel Observateur. Écrit par Simone de Beauvoir, ce texte invite les femmes qui, comme elle, ont avorté à réclamer pour les femmes la libre disposition de leur corps. Il sera accompagné d'une pétition signée initialement par 343 femmes, dont un grand nombre de célébrités, principalement issues du monde de la culture.

53. Avortement par aspiration, sans besoin d'anesthésie.

sera actif jusqu'en 1975, après la deuxième loi Neuwirth[54], ouvrant la voie au vote de la loi Veil (janvier 1975) autorisant l'IVG (interruption volontaire de grossesse).

Les années 1975 et 1976 sont aussi marquées par d'autres mouvements d'idées : un livre d'Ivan Illich, *Némésis médicale*, paraît en 1975 et fait grand bruit dans le milieu médical ; selon sa thèse, l'institution médicale, par son développement et ses coûts, va à l'encontre de son propre but, empêchant les personnes de prendre elles-mêmes en mains leur santé. Cette thèse sera rejetée en bloc par les porte-parole de la hiérarchie médicale, mais aura un écho certain parmi les contestataires du système.

L'Ordre des médecins contesté

Une contestation de l'Ordre des médecins se développe également dans cette période, alimentée notamment par des prises de position jugées particulièrement rétrogrades de son président de l'époque, le Pr Jean-Louis Lortat-Jacob, qu'il s'agisse de la contraception et de l'avortement, du contrôle des arrêts de travail, mais aussi des freins opposés à la médecine de groupe. Le Mouvement d'Action Santé (MAS) regroupe ainsi les médecins qui contestent le fondement même de l'Ordre et refusent de lui verser une cotisation, légalement obligatoire[55]. Divers organismes, pour la plupart situés politiquement à gauche[56], soutiennent ce mouvement qui durera plus d'une dizaine d'années et donnera lieu à de nombreux procès civils. L'idée de suppression de l'Ordre motivera deux projets de loi de la part du Parti socialiste (PS), en 1974 et 1978, et figurera dans les cent une propositions de François Mitterrand en 1981, mais ne sera jamais appliquée.

Globalement, ces divers courants d'idées, bien que portés par des minorités, amènent un déplacement des débats sur la médecine vers une réflexion sur la santé et les conditions de vie, débordant le champ médical traditionnel et le mettant en cause dans ses pratiques et son organisation même. Ils portent de façon constante sur « l'appropriation » – ou la réappropriation – de leur santé par les « usagers », cette notion apparaissant cependant davantage dans la bouche des médecins contes-tataires que dans celle des usagers eux-mêmes. Les premiers mouvements d'usagers, initiés au lendemain de 1968, sont encore balbutiants. Diverses

---

54. Cette loi (décembre 1974) permet le remboursement de la contraception.

55. De même, le Groupe d'information et d'action sur la santé (Grias) à Besançon.

56. Ces organismes sont la CFDT, le PS, le PSU, la Fédération de l'Éducation natio-nale (FEN), la Ligue des droits de l'homme, le Mouvement français pour le planning familial, le Syndicat des internes de Paris, le SMG, le Syndicat national des chercheurs scientifiques et le Syndicat national de l'enseignement supérieur (SNE-Sup).

pratiques novatrices se feront jour au cours des années suivantes (*voir § 5.3*).

Une figure médicale non conformiste : Jean Carpentier (1935-2014)

Dans cette période, le Dr Jean Carpentier apparaît comme une figure singulière. Installé fin 1968 dans un quartier ouvrier à Corbeil-Essonnes, après un bref passage au CNJM, il se distingue par un discours non conventionnel : la maladie, même la plus organique, serait produite par une société pathogène ; le rôle du médecin, au service d'un monde bourgeois et de l'économie marchande, serait de « remettre les gens dans le circuit » et de « faire supporter l'insupportable ». La relation médecin-malade est vue comme un cul-de-sac ; la maladie est un langage. Il s'agit non pas « d'organiser la distribution des soins », mais de définir « quelle médecine allons-nous distribuer » et remettre aux usagers le pouvoir sur leur santé (Carpentier, 1981).

Jean Carpentier transforme sa salle d'attente en lieu de parole, distribue des tracts sur les liens entre maladie et conditions de travail ou sur la sexualité. Il publie également le journal *Tankonalasanté* et le livre éponyme. Un tract destiné aux lycéens en 1971 (« Apprenons à faire l'amour ») lui attire les foudres du Conseil de l'Ordre : interdiction d'exercer pendant un an.

En 1979, il quitte Corbeil et continue d'exercer à Paris. Pour défendre son idée de la médecine, il fonde l'École dispersée de santé européenne en 1992. Il s'implique ensuite dans l'aide aux toxicomanes, notamment en créant le Réseau des professionnels pour les soins aux usagers de drogues (Repsud). Sa compétence dans ce domaine le fera nommer en 1998 membre de la commission des stupéfiants et des psychotropes de l'agence chargée du médicament (AFSSAPS, Agence nationale de sécurité du médicament et des produits de santé). En 2000, Bernard Kouchner le chargera d'une mission auprès du directeur général de la santé afin de former les médecins généralistes à la substitution aux opiacés.

5.2 Le Syndicat de la médecine générale (SMG)

Au sein de la profession médicale, les courants d'idées précédents inspirent les fondateurs du SMG en 1975. Le SMG recrute principalement parmi de jeunes médecins, dont ceux de la génération de 1968, militants ayant participé « aux luttes » (GIS, MLAC) qui contestent la fonction médicale telle qu'elle s'inscrit dans le système libéral, ainsi que le « pouvoir médical », à leurs yeux incarné par l'Ordre et les syndicats préexistants. Il est possible d'y lire la transposition de la mise en cause de l'ordre patriarcal, qui ébranle la société française depuis une quinzaine d'années.

Au cours de son congrès constitutif, le principe suivant est énoncé : « Le SMG a décidé de se désolidariser de l'ensemble du corps médical qui, par l'intermédiaire de ses syndicats médicaux et de son Ordre, ne cherche qu'à préserver ses intérêts de corporation sans être capable d'amorcer ne serait-ce qu'un début de réflexion et de débat sur les problèmes de santé de notre société ».

Une charte énonce alors cinq thèmes d'action, qui guideront ses initiatives.

La charte du SMG de 1975 (extraits)

– **Lutter contre les causes véritables des maladies** [...], par une prévention globale.

– **Imposer une formation adaptée aux soins**, y compris une véritable formation continue rémunérée.

– **Transformer les conditions de travail** (des médecins) selon trois principales activités : curative, préventive et formation permanente ; cette transformation « n'est réalisable que dans le cadre de la suppression du paiement à l'acte (et son remplacement par le paiement à la fonction) et d'un travail collectif avec tous les travailleurs de la santé dans un secteur géographique donné ».

– **S'opposer à l'emprise du profit sur la médecine**, entre autres en modifiant la politique de recherche et d'information sur les médicaments, ainsi que par une indépendance véritable par rapport au pouvoir patronal en médecine du travail.

– **Être responsable devant la collectivité :**
  ○ responsabilité juridique devant les tribunaux ordinaires, l'Ordre des médecins devant être supprimé ;
  ○ responsabilité morale : « le médecin doit lutter contre le rôle idéologique et économique que le système social lui fait jouer. [...] Il en résulte pour lui deux obligations morales : participer directement aux luttes sociales sur les questions de santé, apporter aux dossiers des luttes les éléments qu'il tire de sa formation et de sa pratique ».

Gabriel Granier, chef de file du SMG, pose en 1976 une analyse sévère du système de santé français inspiré de la philosophie marxiste, à rebours de la grande majorité du corps médical. Il se situe à égale distance du libéralisme médical et de la médecine de Caisses ; critiquant l'un comme l'autre, il fait le procès d'un système marchand qui privilégie les techniques et les spécialités et néglige la médecine générale, réduite à « un rôle de triage au bénéfice des spécialistes ».

Sur l'état de la médecine générale, Gabriel Granier situe les difficultés à plusieurs niveaux :

– « difficulté à la définir de façon positive, malgré la convergence d'intérêts dont elle est l'objet dans cette période (au moins dans les discours) ;

– difficultés liées à l'environnement socio-culturel, à l'emprise de la pensée technico-scientifique du monde des CHU, qui dévalorise le rôle du généraliste et en brouille l'identité ;
– difficultés liées à l'institution médicale, en raison d'un enseignement initial inadapté à la fonction et d'une formation continue non intégrée dans l'activité habituelle du médecin ;
– difficulté liée au mode d'exercice, inhérente au statut libéral, à un exercice trop souvent solitaire et à la situation de concurrence ;
– difficultés liées au mode de rémunération, portant uniquement sur des actes curatifs et selon une nomenclature inadaptée ;
– difficultés liées aux organisations médicales représentatives, Ordre et syndicats inclus, responsables d'une politique malthusienne privilégiant les nantis ;
– difficultés liées à l'opinion publique, impressionnée par l'image de la techno-science véhiculée par les médias ».

L'ensemble des orientations du SMG tend à dessiner sinon un système de santé totalement nouveau, du moins de nouvelles pratiques de ville, axées sur le versant social des problèmes de santé, l'appropriation de ceux-ci par les usagers et le refus de tout caractère mercantile, aussi bien dans les relations soignant-soigné que dans la politique du médicament.

En termes d'organisation, le SMG appelle de ses vœux la constitution d'unités sanitaires de base (USB) à vocation médico-sociale, pluriprofessionnelles et incluant des associations d'usagers. Il trouve sur ce point une certaine convergence avec le programme santé du Parti socialiste publié en 1972 (voir § 7.1). Après quelques années, il s'entoure de nouveaux groupes syndicaux d'autres disciplines[57], constituant l'Union syndicale de la médecine (USM), et vise à obtenir une représentativité officielle (voir infra, § 6.3). Il publie dès ses débuts la revue Pratiques. Les cahiers de la médecine utopique (voir Partie II, Formation continue).

Comme le soulignent les sociologues Michel Arliaud et Magali Robelet à propos de ce que traduit le SMG, « ce mouvement, indissociablement politique, culturel et professionnel, élabore une autre conception du rapport entre la médecine et la société, en même temps qu'il opère une critique en règle de tous les dysfonctionnements du système en place ».

---

57. Le SMH (Syndicat de la médecine hospitalière), le SMT (Syndicat de la médecine du travail), le SMPSP (Syndicat de médecine préventive et de santé publique), le SP (Syndicat de la psychiatrie), puis le SMS (Syndicat de la médecine spécialisée).

Pratiques novatrices, nouveaux rapports soignants-usagers

Dans cette mouvance, issue des idées de 1968, divers cabinets médicaux d'un nouveau type se créent, notamment dans le contexte des villes nouvelles[58]. Ils se constituent selon des principes établis en commun, que leurs fondateurs décrivent ainsi : médecine lente, médecine de la collectivité autant que de l'individu, pratiques d'équipes pluriprofessionnelles, renforcement de l'autonomie des usagers, et à terme, projets d'unités sanitaires de base contrôlées par les usagers (*voir Partie III, § 3.2*).

Autre innovation de l'époque : les « Boutiques de Santé », comme celles de Tours et de Toulouse. Conçues par des professionnels de santé militants, principalement généralistes, ces boutiques, sans activité soignante, proposent des informations en matière de santé, dans l'idée de modifier le rapport « soignant-soigné ». Elles instaurent des permanences, proposent des documents, et tissent des relations avec divers organismes tels que sections syndicales, associations de quartier ou comités d'hygiène et de sécurité des entreprises.

Le journal *L'Impatient*, organe d'expression des usagers de la santé, est créé en 1977.

5.3 Un terreau généraliste créatif : associations locales, sociétés savantes et formation spécifique

En marge du courant précédent, d'autres initiatives apparaissent, reflétant une réelle vitalité du milieu généraliste, liée à l'arrivée d'une nouvelle génération qui entend prendre son destin en mains.

Après les années 1960, pendant lesquelles se développe de la médecine de groupe (*voir Partie III, § 3.1*), les premières années de la décennie 1970-1980 voient se constituer deux courants :

– *Des associations locales de type collaboratif*. À partir de 1970, des associations locales de développement sanitaire (ALDS) et des associations départementales de professionnels de santé (ADPS) vont se multiplier. Elles ont en commun l'extension des pratiques à de nouveaux champs d'activité (*voir Partie III, § 3.2*).

– *Des associations de FMC et sociétés savantes* : l'ASFORMED (Association de formation médicale continue), le GOFIMEC (Groupement des organisations de formation et d'information médicale continue), la SFMG, la SFTG, organisations qui portent une large part du mouvement des généralistes en matière de formation et de développement conceptuel de leur discipline (*voir Partie II, Formation et recherche*).

---

58. C'est le cas du cabinet de L'Isle-d'Abeau (38), créé en 1976.

Ainsi, tandis que les médecins généralistes s'interrogent sur leur place dans le dispositif de soins et l'avenir de leur discipline, qu'ils sentent menacé, une partie d'entre eux mobilise ses ressources pour constituer progressivement un second pôle professionnel, en parallèle au pôle syndical. Cette dynamique sera porteuse, à terme, d'une réidentification professionnelle des généralistes.

6. Les temps incertains, 1973-1981 : faiblesse syndicale des généralistes

6.1 Le contexte économique et politique français, à partir du choc pétrolier de 1973

Un premier choc pétrolier survient en octobre 1973 et met un terme à une période d'intense expansion économique dite des « Trente Glorieuses ». Le contexte économique restera tendu au-delà de l'alternance politique de 1981, avec pour conséquence des contraintes financières sur l'Assurance maladie.

En mai 1974, Valéry Giscard d'Estaing succède à Georges Pompidou. Jacques Chirac, Premier ministre, installe un nouveau gouvernement dans lequel Simone Veil est nommée ministre de la Santé, charge qu'elle occupera pendant plus de cinq ans. Ce ministère est cependant sous-doté en conseillers et freiné dans ses projets par le tout-puissant ministère des Finances.

Parmi les principales actions de Simone Veil, hormis la loi sur l'IVG, on peut noter, d'une part, un frein à l'expansion hospitalière, jugée anarchique et dispendieuse, le projet d'une amélioration qualitative des conditions d'hospitalisation et une volonté de limiter une spécialisation trop poussée (Badou, 1985) ; d'autre part, le projet de formation des médecins généralistes, avec la commission Fougère (*voir Partie II, Formation initiale*).

Premiers plans d'assainissement de la Sécurité sociale

La réforme Jeanneney de 1967 (*voir § 4.4*) avait amené la séparation des principaux régimes de protection sociale et le pilotage de la CNAM-TS par une entente entre Force ouvrière et le CNPF. La ligne générale restait subordonnée aux préoccupations de l'État devant l'augmentation incessante des dépenses de santé, principalement celles du budget hospitalier et des prescriptions de médicaments. Ces dépenses sont passées de 32 milliards de francs en 1970 à 67 milliards en 1975, suivant un accroissement annuel de 7,5 % (Riocreux, 1995).

En août 1976, Raymond Barre, nouveau Premier ministre, inaugure une période de rigueur budgétaire avec une succession de plans d'économies (1976, 1978, 1979), suivie en octobre 1979 du deuxième choc pétrolier. Raymond Soubie, conseiller de Raymond Barre, fait le constat de la non-maîtrise des dépenses de l'Assurance maladie.

Le CNPF, dans cette période, soutient d'une part la libéralisation des honoraires, poste moins lourd que celui des prescriptions, et d'autre part la création de centres de santé avec salariat des médecins, destinés aux classes sociales les moins favorisées. Force ouvrière, sous la conduite de Maurice Derlin, président de la CNAM-TS, vise au contraire le maintien des tarifs opposables.

En 1977 et 1978, Simone Veil, cumulant la charge de la Sécurité sociale avec celle de la Santé, met en place des plans successifs de rééquilibrage des comptes : déplafonnement des cotisations des salariés, instauration de cotisations pour les retraités, baisse de remboursement des médicaments dits « de confort », puis restriction du nombre de lits hospitaliers et d'équipements lourds. Une commission des comptes de la Sécurité sociale est créée en mars 1979.

Une « enveloppe globale » des dépenses pour l'Assurance maladie

En juillet 1979, l'arrivée de Jacques Barrot à la Santé et de Jean Farge à la Sécurité sociale est marquée par un plan d'assainissement sévère, dont une innovation : l'enveloppe globale des dépenses de l'Assurance maladie ; celles-ci ne doivent plus progresser plus vite que le PNB. Jacques Barrot décide, entre autres, le blocage du budget des hôpitaux publics, des prix de journée des cliniques privées et celui des honoraires médicaux, et une augmentation des cotisations sociales. Devant la vive opposition des syndicats de salariés, ainsi que d'une grève des médecins, très suivie[59], la plupart de ces mesures, dont l'enveloppe globale, seront retirées.

Pour contenir les dépenses de médecine ambulatoire, Jacques Barrot instaure alors une régulation de type « prix-volumes », la limitation des tarifs des médecins conventionnés compensant l'augmentation du nombre d'actes. Il s'y ajoute, depuis 1971, l'instauration du numerus clausus visant à réduire le nombre des étudiants en médecine, futurs prescripteurs.

---

59. 95 % des médecins participent à cette grève du 23 octobre 1979, à l'appel de la CSMF et de la FMF.

La CSMF pour une loi d'orientation de la médecine

La CSMF, alors largement majoritaire, étend sa réflexion au-delà du dispositif conventionnel et cherche à contrebalancer le poids politique pris par la FMF, première signataire de la convention de 1976 et « alliée objective » du CNPF. Constatant que les dispositions prévues dans l'engagement national de 1971 (*voir § 4.5*) n'ont pas été traduites en actes, elle demande à partir de 1974 au Gouvernement un « nouveau contrat social » et une vraie politique de santé, sous forme d'une loi d'orientation de la médecine pour 1977. Le principe en sera accepté par Michel Durafour, ministre du Travail.

La conception affichée par Jacques Monier, pour la CSMF, est d'inscrire la médecine dans son ensemble – et la médecine libérale en particulier – dans le monde social. Il s'agit d'« obtenir qu'un service d'intérêt public comme la médecine soit assuré de façon conjointe et solidaire par un secteur libéral privé, [...] un secteur public hospitalier [...] et un secteur de prévention sociale... ». Concrètement, la CSMF souhaite que soient mises en place des aides à l'adaptation des médecins « aux progrès techniques et aux évolutions des conditions d'exercice : prêts financiers, aides à l'implantation (villes nouvelles, régions rurales), incitations à l'exercice en groupe, politique fiscale, formation continue permettant un recyclage permanent et une promotion ».

En ce qui concerne le généraliste, la CSMF le situe comme « le médecin du premier recours et le médecin de la famille », et souhaite qu'il ait « le moyen de s'organiser en réunissant autour de lui des équipes de techniciens médicaux capables de l'assister » et que, « ainsi organisé, il puisse mieux assurer ses activités de médecine préventive ».

Les attentes de la CSMF pour les médecins libéraux – en particulier les généralistes – ne se traduisent au cours de la décade 1971-1980 par aucune réforme structurelle. Cette période est placée principalement sous la contrainte budgétaire, comme elle le sera désormais constamment.

6.2 L'état du syndicalisme omnipraticien de 1971 à 1980

Deux syndicats représentent exclusivement la médecine générale dans cette période, le SNMOF et, depuis 1975, le SMG, chacun selon ses propres orientations.

Du SNMOF à la FNOF :
les voies d'une réhabilitation des omnipraticiens

Durant cette décennie, l'action du SNMOF reste marquée par les orientations des années antérieures :

– revalorisation des tarifs d'actes des omnipraticiens ;
– création d'un troisième cycle de formation spécifique avec participation d'enseignants praticiens ;
– formation continue permettant une promotion (honoraires majorés remboursés) ;
– défense de l'hôpital local, avec maintien de l'accès pour les omnipraticiens ;
– définition de la fonction de consultant et régulation de l'accès des patients aux spécialistes.

Le SNMOF tente de promouvoir les notions de premier, deuxième et troisième recours, dans cette décennie marquée par un afflux important de nouveaux médecins et de forte augmentation de la proportion de spécialistes en ville (*voir Partie III, § 1.1, Démographie*). Mais l'idée de positionner les spécialistes en deuxième recours se heurte à une opposition virulente des syndicats concernés (on parle même de « déclaration de guerre »), soutenus par une conception étroite du droit des patients au libre choix de tout médecin. Toutefois, 72 % des omnipraticiens, selon une enquête conjointe SNMOF-*Le Généraliste*[60], s'opposeraient à l'accès direct des patients aux spécialistes.

Sur le plan conventionnel, le SNMOF s'aligne globalement sur les positions de la Confédération, malgré des tensions récurrentes avec les syndicats de spécialistes. À l'occasion des péripéties tarifaires de ces années, la revalorisation des actes a été entravée par des désaccords internes à la Confédération et la recherche de compromis. Lors de la convention de février 1976, l'idée avancée par le SNMOF de deux enveloppes budgétaires distinctes, spécialistes et omnipraticiens, n'est pas retenue.

Fragilité du SNMOF et ambivalence au sein de la CSMF

Sur le plan interne, le SNMOF vit une période contrastée. En mai 1973, Jean Bouyer succède à Georges Valingot au poste de président. Les adhésions des omnipraticiens, depuis 3 à 4 années, augmentent peu à peu, passant de 2 629 en 1969 à 3 762 en 1973, ce qui représente environ 13 % de l'ensemble des omnipraticiens français de l'époque. Mais si des adhérents sont présents dans tous les départements, le SNMOF n'est véritablement structuré que dans 40 d'entre eux à peine, situés en périphérie de l'Hexagone ; certains départements, du Nord, de l'Est et du Sud-Est, fournissent le plus gros des adhérents, les autres étant peu fournis. Ceux de la région parisienne, longtemps autonomes, se rallieront peu à peu

---

60. Le journal *Le Généraliste*, succédant en 1975 aux *Échos de la médecine*, occupera une place importante dans l'éveil et le développement du mouvement généraliste.

au cours des années 1970[61]. La majorité des membres du SNMOF reste constituée de provinciaux (médecins ruraux et médecins de villes petites ou moyennes).

Par ailleurs, nombre d'omnipraticiens adhèrent aux syndicats départementaux polycatégoriels, surtout ceux de la CSMF, sans manifester d'intérêt pour une représentation syndicale spécifique ; pour eux, l'unité du corps médical au sein d'une structure polyvalente semble prévaloir. La difficulté de réunir sous une même bannière l'ensemble des omnipraticiens confédérés est un souci constant pour les responsables du SNMOF, qui sont le plus souvent doublés dans les instances confédérales par des omnipraticiens non adhérents.

1974-1976 : du SNMOF à la FNOF

À partir des années 1974-1975, le SNMOF poursuit un effort de restructuration départementale, puis se transforme en 1976 en Fédération nationale des omnipraticiens français (FNOF). Cette restructuration est vue de façon péjorative par les spécialistes, comme porteuse d'une autonomisation, susceptible à terme d'une scission et de l'affaiblissement de la Confédération.

Les relations FNOF – CSMF se tendent alors d'autant plus que la FNOF est en perte d'adhérents (moins 500 en 1978) et risque de se voir transformée en simple collège, sans statut syndical. Elle s'emploie alors à former ses jeunes cadres, arrivés vers la fin de la décennie 1970-80.

Le débat sur le choix de rester ou sortir de la CSMF surgit périodiquement à partir de cette époque[62] ; le désaccord entre ses responsables (notamment entre anciens et jeunes) est alimenté par la faiblesse du soutien de la CSMF et entraîne leur relative marginalisation, bien que Jean Bouyer maintienne la position d'une stricte fidélité à la Confédération.

Au total, malgré leurs efforts, la FNOF n'obtient pas, ni au sein de la CSMF, ni dans les évolutions de la convention, de mesures significatives pour la médecine générale. Son fondateur, Georges Valingot, meurt en 1979.

Le SMG de 1975 à 1980 : agir pour une nouvelle politique de santé

Digne héritier de mai 1968, le SMG a émis dès son origine un ensemble de propositions en rupture avec le système en cours :
– création d'« unités sanitaires de base », associant des professionnels de santé et des travailleurs sociaux ;

---

61. Adhésion du syndicat du Val-de-Marne en 1972 et des généralistes parisiens en 1978 (création en 1977).

62. 37 % du comité directeur de la FNOF vote en faveur de la scission d'avec la CSMF en novembre 1976.

– majoration du rôle de la médecine générale, pratique d'une médecine lente, curative et préventive ;
– critique du paiement à l'acte, proposition d'une rémunération à la fonction avec garantie d'indépendance du médecin et du libre choix du médecin par le patient ;
– inclusion de la formation continue dans le temps de travail.

Son quatrième congrès, en octobre 1978, aborde la question de la prévention en tant qu'élément intégré à la pratique quotidienne des généralistes, à l'opposé d'une organisation séparée.

Des contacts sont établis la même année avec le SNMG et l'UCMS (Union des médecins salariés), d'une part, et la CGT et la CFDT, d'autre part, établissant « une plateforme commune pour une nouvelle politique de santé » et une convention élargie aux usagers et aux autres professions de santé. Ces travaux sont présentés à la presse les 24 avril 1978 et 15 octobre 1979.

Le sociologue Michel Arliaud, dans une étude sur les évolutions du champ médical, situe le SMG dans cette période comme « la force organisée ayant, semble-t-il, le plus travaillé à une critique du système et à des propositions de réforme ». Se référant à la plateforme ci-dessus, il soulève l'hypothèse d'une modification du champ médical à l'occasion de la prochaine convention, dans le cas où certains syndicats (FNOF et SNMG), jusque-là membres de la CSMF, décideraient de la quitter pour créer une alliance avec le SMG, confortant ainsi une démarche de dissidence entamée par ce dernier.

Mais cette convergence ne se fera pas. À l'occasion des discussions de la convention de 1980 (*voir infra*, § 6.5), la première demande de représentativité du SMG, *via* l'USM[63], sera refusée.

Les forces généralistes : dispersion et convergences

Globalement, le nombre de généralistes syndiqués est modéré : entre 4 000 et 5 000 en 1977 (dont ¾ revendiqués par la FNOF) sur un effectif global d'environ 29 000, soit environ 15 %. Mais cette syndicalisation est relativement dispersée : outre les généralistes affiliés à la CSMF (y compris hors de la FNOF), un collège de généralistes est affilié à la FMF (sans statut syndical propre), et le SMG, force montante, regroupe au mieux 1 500 adhérents. Un syndicat de médecins ruraux se constitue en 1975, mais n'aura qu'une vie éphémère.

De son côté, le SNMG, syndicat des médecins de groupe, se développe et compte une forte majorité de généralistes (72 % sur 3 000 membres

---

63. Union syndicale de la médecine, groupant le SMG, un syndicat de médecins du travail et le syndicat de la psychiatrie

en 1976, soit 2 160), et mobilise une partie des forces vives. De même, la forte expansion dans cette période des associations locales de formation médicale continue, des ALPS (associations locales de professionnels de santé) et ADPS (*voir § 5.5*) semble indiquer que les praticiens de terrain privilégient ces investissements plutôt que les tâches syndicales, réputées ingrates.

Cette situation de relative dispersion a pu motiver la constitution en février 1978 d'un nouveau comité de liaison de la médecine générale[64] (CLMG), qui réunit de nombreuses structures généralistes, dont la FNOF, en vue de réflexions communes. Partant de la dévalorisation de la médecine générale, les axes de réflexion de ce comité sont les suivants :
– une politique de santé cohérente, incluant le développement de pratiques de prévention et d'éducation sanitaire, rémunérées ;
– la rationalisation de la distribution des soins selon trois degrés (médecine générale, spécialités, hôpital) ;
– l'amélioration des revenus et des conditions d'exercice ;
– mais aussi la formation, initiale et continue, le champ d'activité et de recherche.
L'une des premières initiatives du CLMG est de soutenir auprès de Simone Veil la mise en œuvre du projet Fougère de formation des futurs généralistes, que le secrétariat aux universités s'apprête à rogner ; des contacts seront pris au niveau européen dans le but de s'appuyer sur les directives de la CEE pour soutenir cette réforme.
Mais rapidement, le CLMG est perçu par les centrales syndicales comme l'amorce d'un nouveau pôle syndical d'expression autonome et source potentielle d'une scission entre généralistes et spécialistes ; la CSMF exigera en novembre 1979 que la FNOF se retire de ce comité, qui disparaîtra l'année suivante.

Des politiques à l'écoute des problèmes des généralistes ?

En novembre 1973, des groupes de travail avaient été créés au ministère de la Santé à propos des places respectives des spécialistes et des généralistes dans le système de santé ; mais parmi les représentants de la CSMF et de la FMF ne figurait aucun généraliste. Cette carence avait été signalée par le SNMOF au ministère, mais l'initiative était restée sans suite.

---

64. Le CLMG comprend : l'Association de médecine rurale (AMR), le centre d'expérimentation du praticien, la FNOF, le GOFIMEC (Groupement des organismes de formation et d'information médicale continue), la SFMG, le Syndicat des généralistes de Paris, le SMG, le Syndicat national des médecins ruraux, le Syndicat des omnipraticiens de Lyon et du Sud-Est, Collège des généralistes FMF, l'Union des syndicats des centres de santé, la Commission généraliste de la Fédération nationale des internes des hôpitaux et régions sanitaires.

Simone Veil, au ministère de la Santé, paraît consciente du problème ; en septembre 1974, elle reçoit une délégation du SNMOF après avoir tenu des propos encourageants dès sa prise de fonctions. Ses conceptions apparaissent dans un entretien accordé au *Concours médical* en septembre 1975, à l'occasion des premières conclusions de la commission Fougère sur la formation du généraliste (*voir Partie II, Formation initiale et continue*), qu'elle reprend à son compte :

– étendre le champ d'action de la médecine praticienne ;

– remodeler le troisième cycle de la formation dans les UER (unités d'enseignement et de recherche) de médecine ;

– mettre en place un dispositif d'études complémentaires débouchant sur une compétence de médecine générale ;

– mettre en place une formation continue de qualité, diversifiée et d'accès facile ;

– délimiter la fonction de consultant, par l'internat ;

– corriger les inégalités territoriales ;

– favoriser la médecine de groupe ;

– améliorer les relations du généraliste avec l'hôpital.

Simone Veil affiche également son souci d'éviter une trop grande spécialisation du corps médical.

La résolution 77/30 du Conseil des ministres de l'Europe, consécutive aux travaux de l'UEMO et du groupe de généralistes européens de Leeuwenhorst, constituera un appui aux décisions sur la formation : le chantier législatif de la réforme du troisième cycle sera lancé en 1978 et, la même année, sera constituée l'UNAFORMEC (Union nationale des associations de formation médicale continue), poussée par Simone Veil (*voir Partie II, Formation continue*).

À la suite de Simone Veil, Jacques Barrot affichera une réelle attention à la situation des généralistes. Aucune initiative structurelle ne sera engagée sous son mandat, mais il missionnera Pierre Gallois, alors président de l'UNAFORMEC, pour engager une réflexion d'ensemble sur l'organisation du système de soins, incluant la place de la médecine générale et celle des soins primaires. Le rapport paraîtra en 1981, après l'alternance politique, sans être repris par le Gouvernement de gauche (*voir § 7.2*).

6.3 Péripéties de la convention nationale de 1971 à 1980

Le jeu conventionnel à partir de 1971

La première convention médicale nationale, signée en octobre 1971 (*voir § 4.5*), a inauguré de nouveaux rapports entre l'Assurance maladie et les médecins, mais aussi des médecins libéraux avec l'État, *via* l'engagement national[65]. Les principes de la charte libérale ont été insérés dans le Code de la Sécurité sociale par la loi de juillet 1971. Les enjeux sont devenus claire-ment nationaux et ont ramené le syndicalisme médical dans une concer-tation permanente avec l'Assurance maladie ; les négociations tarifaires deviennent annuelles. Le conventionnement des médecins augmente rapide-ment sur l'ensemble du territoire, y compris dans les zones à prédominance de conventions individuelles (régions de Paris, Lyon et Alpes-Maritimes : +32 %), passant de 85,3 % au 30 octobre 1971 à 94 % au 1er février 1972. Les tableaux statistiques d'activité professionnelle (TSAP) sont mis en place[66], dans une perspective d'autodiscipline. En marge de la convention, 1972 voit la création de la nomenclature générale des actes médicaux.

Les généralistes défavorisés

La vie conventionnelle n'est cependant pas un long fleuve tranquille. Un « C généraliste » spécifique est refusé en octobre 1971. Les généralistes parisiens réagissent par diverses formes de grève, en opposition tant aux deux syndicats CSMF et FMF, accusés de favoriser les spécialistes, qu'au Gouvernement qui « refuse de donner aux médecins de famille les moyens d'exercer leur métier ». Le journal *Le Monde* note à cette occasion : « En prenant cette position, les syndicats médicaux, qui restent dominés par les spécialistes, ne portent-ils pas atteinte au renouveau de la médecine générale ? [...] Il importerait que la fixation des honoraires ne se fasse plus par comparaison entre les deux types d'exercice médical, mais sur la valeur intrinsèque de chaque acte. » Le SNMOF, s'appuyant sur la position du président de la CNAM-TS, Maurice Derlin, favorable sur ce point aux médecins généralistes, donne la consigne à ses membres de majorer les tarifs ; mais devant l'opposition de Jacques Monier, il rentre dans le rang.

En avril 1973, à nouveau, la CSMF adopte une grille tarifaire qui privilégie les spécialistes, à l'inverse de celle proposée par la CNAM-TS. Les tarifs des généralistes restent gelés jusqu'en mai 1974, décrochant sérieusement par rapport à l'évolution générale des salaires et des prix. Georges Valingot accuse la CSMF de « vouloir maintenir les omnipraticiens dans les bas-fonds de la médecine ». La contestation interne dure jusqu'en décembre.

En février 1975, de nouvelles difficultés apparaissent sur les tarifs médicaux. Un mouvement unilatéral d'augmentation des honoraires, parti de Seine-et-Marne, est suivi majoritairement par les omnipraticiens.

Le même mois, la convention de 1971 est invalidée par le Conseil d'État sur recours de la FMF, en raison de sa signature par la seule CSMF. En

---

65. Les dispositions concernant la formation et la promotion des omnipraticiens n'ont pas été tenues.

66. Les TSAP permettent de retracer l'activité individuelle des praticiens conventionnés en termes comptables.

juillet, une loi précisera que les futures conventions pourront être signées par « une ou plusieurs organisations syndicales », après enquête de représentativité. En août 1975, un arrêté autorisera une convention transitoire, de façon à éviter un vide conventionnel.

Élaboration de la deuxième convention nationale

Cette même année 1975 est aussi celle du renouvellement de la convention, dans un contexte de pressions économiques majeures ; le jeu partenarial entre Caisses et syndicats médicaux est modifié par l'intervention directe du Gouvernement (Riocreux, 1995).

Le président du SNMOF, Jean Bouyer, prône diverses dispositions pour les omnipraticiens :
– un échéancier pour l'engagement national (non tenu depuis 1971) ;
– la désindexation du Cs sur le C, une nouvelle nomenclature ;
– des aides à l'installation et à la médecine de groupe ;
– l'intégration de la prévention dans l'activité des généralistes ;
– la création d'unités hospitalières légères, avec accès facilité pour le généraliste ;
– une convention adaptée à chaque mode d'exercice.

Rien de tel ne figurera dans le texte définitif. Pourtant, le SNMOF s'alignera sur la position de la CSMF, signataire après six mois de discussions à propos de l'article 18 (voir ci-dessous).

L'architecture globale de la convention de 1975 reprend donc celle de 1971, avec cependant quelques innovations :
– des attributions supplémentaires aux commissions paritaires départementales (études plus poussées de la consommation de soins, efforts de sensibilisation des médecins à l'évolution des dépenses) ;
– une première participation financière de la CNAM-TS à la formation médicale continue.

Sur le plan tarifaire, un « C approfondi » et un « C consultant » sont mis à l'étude, sans résultat.

D'autre part, l'article 18, déjà présent dans la convention de 1971, qui ouvrait sur la possibilité de création de centres de santé par l'Assurance maladie sous réserve de l'accord des syndicats médicaux, est repris par la CNAM-TS pour la nouvelle convention sous les termes suivants : « Entreprendre un nombre limité d'expériences ayant pour objectif [...] de tester de nouvelles modalités d'exercice de la médecine... » Il s'agit de créer des centres médicaux expérimentaux, mais une clause s'y ajoute, qui aboutit pour les syndicats médicaux à renoncer à leur autorisation préalable. Cette disposition occasionne un bras de fer entre la CSMF et les Caisses. Mais la FMF ne fait pas d'opposition et signe seule en février 1976, la signature d'un seul syndicat médical étant suffisante depuis l'année précédente.

Par contre, il faudra que Jacques Chirac, encore Premier ministre, déclare son opposition à la création de centres de soins par l'Assurance maladie et apporte des garanties complémentaires pour amener la CSMF à la signature, en mars 1976. Ces garanties, formulées par Michel Durafour, ministre du Travail, procèdent de l'affirmation de la prérogative de l'État quant à l'organisation du système de soins et de son autorisation pour toute décision en ce domaine. Désormais, la convention, après approbation par arrêté gouvernemental, aura force de loi.

Un débat sur l'égalité du C et du Cs ; les omnipraticiens en crise

Dans les suites de la signature de cette convention, le débat s'ouvre à nouveau au sein de la profession sur l'égalité du C omnipraticien et du Cs spécialiste, débat soutenu par une des conclusions de la commission Fougère sur les études médicales dans la perspective d'une promotion de l'omnipraticien. À défaut de cette égalité, que refusent les Caisses et les syndicats de spécialistes, la commission Fougère propose une diversification de la nomenclature du C et réservation du Cs aux actes de consultants. Le SNMOF penche évidemment en ce sens, tandis que la CSMF soutient l'idée d'un C à plusieurs coefficients. La FMF ne veut rien changer. Le ministre du Travail renvoie cette question à une future commission d'études.

Selon un sondage du *Généraliste*, un tiers des omnipraticiens interrogés est favorable à cette égalité du C et du Cs. Reste que les questions touchant à la nomenclature dépendent directement de l'État. En conséquence, rien ne bougera dans cette période pour les omnipraticiens.

Sur le terrain, la profession généraliste est en crise : surcharge de travail, perte de pouvoir d'achat, sentiment de dévalorisation ; le sentiment de marasme des années 1960 persiste. La *Gazette médicale* titre en novembre 1974 : « Mort de la médecine générale ». La même année, le Dr Norbert Bensaïd, généraliste et journaliste, écrit dans l'introduction de son livre *La Consultation* : « La médecine générale est en train de disparaître. Tout en témoigne [...] : la dévalorisation économique et sociale qui place le généraliste au dernier rang de la hiérarchie médicale, la formation des étudiants qui vise à n'en faire que des techniciens étroits... » (Bensaïd, 1974). Une tribune du *Monde* en 1976, signée de Jean-Daniel Rainhorn, membre du SMG, titre à propos de cette dévalorisation : « Médecin généraliste ou officier de santé ? »

6.4 Vers la convention de 1980

À partir du milieu des années 1970-1980, le contexte économique difficile signalé plus haut entraîne le gouvernement de Raymond Barre à des décisions restrictives sur le financement du système de santé, marqué par un rythme élevé d'expansion.

Une « maîtrise concertée » des dépenses

À l'approche de l'échéance de la convention de 1976, on entre dans le temps d'une « maîtrise concertée des dépenses », terme initié par Raymond Barre en décembre 1978 lors du cinquantenaire de la CSMF. Cela sous-entend que l'augmentation des honoraires sera gagée par la limitation des prescriptions médicales.

La pression devient maximale en juillet 1979 avec le plan Barrot qui, parmi une série de mesures draconiennes, revient au principe d'une enveloppe globale des soins de ville, avec un blocage des revalorisations d'honoraires et un « ticket modérateur d'ordre public » : les dépenses de l'Assurance maladie ne devront pas croître plus vite que le PIB (produit intérieur brut) du pays.

L'impact chez les médecins libéraux est majeur et suscite en octobre 1979 une grande grève, suivie à 95 % des effectifs, au motif d'une pénalisation des médecins et d'une menace sur la qualité des soins (Riocreux, 1995). Du coup, les négociations, ouvertes en novembre, se poursuivent en l'absence de la CSMF, qui refuse de siéger tant que les responsabilités des négociateurs et de l'État ne seront pas clairement définies. Elle reviendra en décembre à la demande expresse de Jacques Barrot (Badou, 1985).

De son côté, la FNOF (ex-SNMOF depuis 1976) émet l'idée d'une convention propre aux généralistes. Cette proposition ne sera pas retenue, ni même discutée, semble-t-il.

La notion d'« enveloppe globale » sera en fait retirée et la nouvelle convention comportera désormais le principe d'une « maîtrise concertée des dépenses » de médecine ambulatoire liée à l'autodiscipline de la profession, décidé en février 1980. En pratique, il s'agit :
– de la notion de « bon usage des soins », soutenue par un renforcement des statistiques de prescriptions, analysées par des comités médicaux paritaires où siègent entre autres des médecins-conseils ;
– de la fixation d'objectifs de dépenses, suivis par des commissions paritaires associant les médecins à l'interprétation des données statistiques ;

L'invention du secteur II

En outre, la proposition d'un double secteur conventionnel est avancée par Raymond Soubie, conseiller de Raymond Barre, et reprise par Maurice Derlin, président de la CNAM-TS. Cette idée repose sur la création, à côté du dispositif préexistant à tarifs fixes (secteur I), d'un secteur à honoraires libres (secteur II) optionnel, dans lequel les médecins qui le choisiront ne bénéficieront plus des avantages sociaux du secteur I ; les rembourse-ments des actes des deux secteurs seront basés sur le niveau des tarifs du secteur I, dits opposables. Le droit permanent à dépassement (DP) figurant dans les conventions antérieures disparaît, sauf pour les médecins antérieu-rement bénéficiaires.

La FNOF, quant à elle, ne voit pas d'un mauvais œil la création du secteur II, qu'elle considère comme une soupape par rapport à un secteur I trop contraint, et réclame la suppression totale du droit à dépassement. Multipliant les démarches auprès des ministres concernés et du président de la CNAM-TS, malgré les réticences de la CSMF, elle tente d'obtenir des mesures catégorielles, en phase avec une large majorité de généralistes :
– un soutien financier de la formation continue ;
– la réglementation du libre accès aux techniques spécialisées et hospi-talières (avec définition des trois niveaux de recours aux soins) ;
– la maîtrise de la démographie médicale ;
– la revalorisation de la consultation du généraliste ;
– une comptabilisation distincte des actes et prescriptions des généra-listes.

Elle obtiendra satisfaction sur le dernier point et se dira relativement satis-faite par diverses mesures : la désindexation du Cs sur le C, la participation des Caisses au financement de la formation continue, la rémunération de projets de prévention et d'éducation sanitaire.

D'autre part, Jacques Barrot, qui dit considérer le généraliste comme « le pivot » du système de soins, annonce diverses mesures, dans le cadre de « l'environnement conventionnel », qui visent à renforcer la mise en œuvre de la formation spécifique des futurs généralistes, en préparation.

La FMF, première signataire ;
les médecins opposants face aux CRS
(conférences régionales de santé)

La CSMF s'oppose d'abord fermement au double secteur comme à l'enveloppe globale. Elle considère le double secteur comme l'instaura-tion d'une médecine de riches et d'une médecine de pauvres, contraire à « la mission sociale » des médecins ; de plus, ce dispositif permettra de façon évidente de limiter l'évolution les tarifs du secteur I, les médecins qui s'estimeront sous-payés pouvant rejoindre le secteur II. En mars 1980, poussée par la FNOF, la Confédération fixe des tarifs syndicaux unilatéraux et se trouve exclue (illégalement) des négociations par la CNAM-TS.

Cela fait le jeu de la FMF, tenante d'un retour à un libéralisme radical et qui, poussée par le patronat et Raymond Barre, signe seule la convention en mai 1980 comme en 1976.

La situation se tend alors de nouveau et la CSMF accentue son opposition, faisant même cause commune avec les principaux syndicats de salariés, CFDT, CGT, FEN (Fédération de l'éducation nationale). Ces derniers manifestent publiquement dans plusieurs villes de France et certains vont jusqu'à occuper le siège de la CNAM-TS. Le 5 juin 1980, à l'appel de la CSMF, 5 000 médecins se regroupent à Paris, veulent marcher sur l'Élysée et se font matraquer sur le pont Alexandre-III. Le « front du refus » constitué entre la CSMF et les syndicats de salariés se conclut le 24 juin par une conférence de presse commune (Badou, 1985). Mais l'opposition de la CSMF ne durera pas plus d'un an ; en mars 1981, malgré des désaccords internes, elle décide finalement d'entrer dans le jeu conventionnel et de signer.

Le comité Vigilance et Action ; la CSMF divisée

Dans les suites immédiates de la manifestation du 5 juin 1980, une partie des cadres des syndicats départementaux de la CSMF, fortement opposée au deuxième secteur conventionnel, se réunit dans la salle dite du « Jeu de Paume ». Ce désaccord se maintient malgré les hauts responsables nationaux qui ont décidé de signer cette convention ; il se conclut dès avril 1981 par la constitution d'un comité intitulé « Vigilance et Action ».

Ce comité, mené par des généralistes, fort de 24, puis de plus de 40 départements, sera rejoint par une partie des médecins de groupe du SNMG[67] ; il se propose « d'élaborer une stratégie de dénonciation systématique des effets néfastes de cette convention » et de se « doter de moyens de lutte contre ceux-ci ». Le comité reproche principalement à cette convention de porter atteinte aux principes fondamentaux de l'exercice médical, d'instaurer un système de contrôle techno-bureaucratique de la profession et de mettre en cause l'égalité d'accès aux soins. Son action se poursuivra par une contestation des dirigeants de la CSMF.

Commentant les modifications introduites par cette convention, Michel Arliaud, sociologue, note un retour « vers une forme néolibérale de fixation des honoraires », qui cumule « les avantages du conventionnement et de la liberté des honoraires », mais introduit une « rupture symbolique avec le principe d'une protection sociale élevée et égalitaire » ; il pointe également

---

67. Le SNMG développe depuis plusieurs années des projets innovants en rupture avec les conceptions du libéralisme médical traditionnel.

« un trouble profond chez les professionnels », par le jeu d'une pression plus facile des pouvoirs publics sur les tarifs du secteur I « et dans le syndicalisme médical » du fait des divergences d'intérêts créées par le secteur II.

Dans les faits, lors de la première année, seuls 5,75 % des médecins opteront pour le secteur II. À partir de l'année suivante, les spécialistes y deviendront majoritaires. L'enveloppe globale ne sera finalement pas appliquée, mais le double secteur empoisonnera la vie conventionnelle pendant de nombreuses années.

7. L'alternance politique de 1981 et les années 1981-1986

7.1 Les projets des partis de gauche pour la santé avant 1981

L'arrivée de la gauche au pouvoir a été précédée de réflexions novatrices sur le système de santé émanant principalement de deux sources : le Parti socialiste unifié (PSU) et l'association Santé et socialisme.

Maisons médicales et centres de santé intégrés

Le PSU, dès les années 1960, soulignait un « contraste frappant entre les progrès médicaux considérables [...] et les insuffisances notoires de l'organisation [des soins] et de l'équipement [des professionnels] ». Il plaidait pour « un service social de santé » autonome, distinct de l'État, porté par les collectivités publiques, les professions de santé et les usagers. Son organisation serait ordonnée autour de deux pôles : la maison médicale de quartier ou de canton et le centre hospitalier, chargé des soins aux hospitalisés et de l'enseignement, le tout dans une étroite coordination, en respectant les principes majeurs de l'exercice libéral[68].

Le programme commun de la gauche, en juillet 1971, prévoyait de supprimer les ordonnances de 1967 sur la Sécurité sociale et d'instaurer la gratuité des soins.

---

68. Il s'y ajouterait un développement de l'équipement sanitaire et social, l'augmentation du nombre de médecins et la démocratisation des études, la nationalisation des grands laboratoires pharmaceutiques, la lutte contre le capitalisme sanitaire et le libre développement de maisons médicales.

Une médecine dite « globale » et un recentrage sur les soins primaires

À partir de 1974, l'association Santé et socialisme promeut l'idée de centres de santé intégrés (CSI)[69]. Conçus comme des structures de santé plutôt que de soins, les CSI, intermédiaires entre la médecine de ville et l'hôpital, devraient permettre de développer une « médecine globale[70] ». Ils seraient implantés dans des quartiers ou cantons, avec ou sans murs, animés par des équipes de professionnels de santé et sociaux et associant des représentants d'usagers à une réflexion sur leur propre santé. Les principes libéraux seraient respectés, hormis une rémunération à la fonction. La gestion en serait assurée de façon tripartite, par les collectivités locales, les usagers et les professionnels.

En avril 1977, la commission Santé et Sécurité sociale du Parti socialiste (PS), dénonçait l'anarchie d'un système de soins qui ne répond pas aux exigences élémentaires d'égalité devant la maladie et la mort. Elle appelait à favoriser les approches de la santé définies par Santé et socialisme.

François Autain, pour le PS, prenant acte de la crise de la médecine générale, présente en septembre 1980 au XXIIe congrès de la FNOF une option prioritaire, la réhabilitation de la fonction du généraliste au sein d'un secteur de soins primaires rénové. En termes d'organisation, le projet comporterait à terme :

– une unification des différents régimes de Sécurité sociale et la fiscalisation des ressources ;

– la décentralisation des actions sanitaires et sociales vers les collectivités territoriales ;

– une organisation des soins primaires comportant la création de centres de santé pluriprofessionnels, à but non lucratif, dans le respect de la pluralité des modes d'exercice.

Une convention serait établie selon chaque mode de rémunération, capitation ou paiement à l'acte ; le secteur II et le droit à dépassement seraient supprimés.

---

69. Les CSI (centres de santé intégrés) s'inspirent des centres locaux de santé communautaires (CLSC) du Québec.

70. Ce terme, à l'époque, englobe les fonctions médico-sociales de soins, de prévention, d'éducation sanitaire, de réadaptation et d'épidémiologie.

Les propositions de François Mitterrand

Parmi les 110 propositions annoncées par François Mitterrand en vue de l'élection présidentielle de 1981 figurent les propositions n° 84 à 87. Extraits :

– Un système national de protection sociale commun à tous les assurés sera progressivement institué. L'État remboursera les charges indues de la Sécurité sociale[71] et affectera des ressources fiscales aux dépenses d'intérêt social.

– Un service communautaire de la santé reposera sur le développement de la *prévention*, le *tiers payant* généralisé à terme, la création de centres de santé intégrés auxquels chaque médecin pourra adhérer s'il le souhaite. Une nouvelle convention sera négociée.

– Le Conseil de l'Ordre des médecins sera supprimé.

– Les missions respectives de l'hôpital et du secteur privé seront définies, de même qu'une nouvelle carte sanitaire. Les équipements seront programmés par région.

– Une nouvelle politique du médicament sera mise en place avec la nationalisation des grands pôles industriels, où la recherche sera intensifiée.

Ces propositions, certes novatrices, sont toutefois en retrait par rapport aux projets du PS, notamment en termes de promotion des soins primaires.

7.2 Le tournant socialiste et le contexte socio-économique

En mai 1981, François Mitterrand est élu président de la République, sur la base d'un programme commun négocié entre socialistes et communistes. La gauche hérite d'un contexte économique difficile, en raison du second choc pétrolier de 1979, des années de rigueur précédentes, de plus d'un million de chômeurs, d'un niveau de prélèvements obligatoires de 41,5 % du PIB et d'une inflation galopante (13 à 14 %). Mais le choix du nouveau Gouvernement est de relancer la consommation[72] et de nationaliser des groupes industriels et bancaires, ainsi que de décentraliser.

---

71. Par charges indues, on entend ici les dépenses qui sont imputées au régime général de la Sécurité sociale et qui ne devraient pas relever de ses missions (exemple : compensations interrégimes ou dépenses et pertes de recettes liées à des décisions de l'État). Source : Commissariat général du Plan, *Livre blanc sur le système de santé et d'assurance maladie*, rapport 1994.

72. Dès 1981, le SMIC (salaire minimum interprofessionnel de croissance) et le revenu minimum vieillesse sont augmentés ; en janvier 1982 sont décidées la semaine de 39 heures et la cinquième semaine de congés payés ; en février, la majoration des allocations familiales ; en mars, la retraite à 60 ans.

Quelles mesures en 1981-1982 pour la Santé ?

Le ministère de la Santé est d'abord brièvement dévolu à Edmond Hervé (mai-juin 1981), puis à Jack Ralite, l'un des quatre ministres communistes du gouvernement Mauroy. D'emblée, Jack Ralite annonce son intention d'agir selon dix directions :
– développement d'une véritable prévention, avec priorité pour les enfants ;
– gratuité des soins hospitaliers ;
– négociation de nouvelles conventions Caisses-professionnels de santé ;
– promotion de la fonction du médecin généraliste ;
– nationalisation de trois grands groupes pharmaceutiques ;
– constitution d'un pôle national de recherche ;
– révision des différents niveaux et formes d'hospitalisation en relation avec les services ambulatoires ; suppression du secteur privé à l'hôpital public ;
– remplacement du prix de journée par un budget global hospitalier ;
– création de centres de santé intégrés pluridisciplinaires (CSI) ;
– résolution du problème des Ordres professionnels.

Le ministre entreprend un tour de France de la Santé. Ses propos à l'intention des généralistes (formation initiale revalorisée, formation permanente de haut niveau, élargissement du champ d'intervention) sont reçus positivement par les dirigeants de la FNOF.

La publication du rapport Gallois

Le rapport de Pierre Gallois (Gallois, 1981), *De l'organisation du système de soins*, commandité par le Gouvernement précédent, est adressé au ministre et publié. Pierre Gallois, au terme de deux ans de réflexion sur les places et les rapports respectifs des trois niveaux d'intervenants (médecine de famille, médecine spécialisée, médecine hospitalière), fait le constat d'une médecine morcelée, sans vision d'ensemble, axée sur l'hôpital. Il souligne, entre autres, le fait que « les omnipraticiens, formés aux techniques sophistiquées des hôpitaux, ne sont pas préparés à leur fonction. Ils nourrissent [...] le sentiment d'être perçus comme de simples exécutants des consignes des spécialistes et des hospitaliers... ». Aussi met-il en avant deux nécessités : « mieux redéfinir la place de la médecine générale dans le système de soins et mieux préciser les conditions de concertation et de collaboration entre les divers types d'exercice », cela pour répondre aux nouveaux besoins du système de santé :
– prévention, éducation sanitaire, épidémiologie ;
– organisation des soins à domicile (SAD) et des urgences ;

– participation des praticiens à l'enseignement initial, organisation de la formation continue ;
– participation des praticiens aux essais thérapeutiques et à la recherche clinique et épidémiologique.

Jack Ralite prend acte, mais aucune de ses propositions ne sera retenue, malgré la cohérence de ce rapport et une relative convergence avec les propositions de François Mitterrand.

Une charte ministérielle de la Santé

Par contre, en mai 1982, Jack Ralite et Nicole Questiaux (ministre de la Solidarité) élaborent une charte de la Santé, sorte de déclaration de politique générale, dont les principaux éléments peuvent se résumer ainsi :
– contrôle de la démographie médicale, réorientation des soins vers des structures légères proches de la population, programmation des équipements de santé ;
– respect de l'indépendance et du pluralisme : « le cabinet libéral demeure l'institution de base de notre appareil de santé » ;
– encouragement des expériences nouvelles : centres de santé, associations locales de développement sanitaire, groupements d'exercice fonctionnel (GEF) ;
– rééquilibrage du tissu hospitalier, avec priorité aux hôpitaux généraux et maintien de l'accès des praticiens à l'hôpital local ;
– reconnaissance du rôle déterminant des médecins généralistes et participation de ceux-ci aux actions de santé publique et de prévention collective, par des formes contractuelles d'exercice et de rémunération.

Ces perspectives semblent viser à ne pas braquer les tenants de la médecine libérale, prompts à imputer aux socialistes des projets de nationalisation, voire d'étatisation, de la médecine française. Néanmoins, divers projets de loi sont élaborés, conformément aux annonces :
– Mai 1982 : *suppression du secteur privé à l'hôpital*, ce qui suscitera de fortes oppositions d'une majorité de médecins hospitaliers (grèves de mars 1983).
– Juin 1982 : *abrogation des ordonnances de 1967* et modification de la composition et de la désignation des administrateurs de la Sécurité sociale, projet adopté en décembre[73].
– Octobre 1983 : projet de loi Bérégovoy sur les *expériences nouvelles* (art. 17) et sur la possibilité de rémunération à la capitation (art. 19).

---

73. Abolition de la parité entre employeurs et salariés : 15 membres représentant les salariés, 6 membres du CNPF (Conseil national du patronat français) et de la CG-PME (Confédération générale des petites et moyennes entreprises), 2 personnalités qualifiées, 2 membres de la Mutualité française (FNMF).

L'objectif majeur des syndicats médicaux :
sauvegarder le libéralisme médical

Face aux orientations annoncées par le nouveau pouvoir, la CSMF appelle à la constitution d'un comité supérieur de la Santé, réunissant les interlocuteurs sociaux, les Caisses, le Gouvernement et la profession médicale, dans le but de suivre de façon concertée l'évolution de la situation du système de santé. Elle émet dans ce sens douze propositions pour sauver la médecine libérale, sous l'intitulé d'un « contrat social de la Santé » ; leur tonalité générale peut se résumer à l'idée d'une « médecine globale » (incluant soins, prévention, éducation sanitaire, et associant santé et services sociaux), des garanties de pluralité des divers modes d'activité et de sauvegarde de l'indépendance des médecins, des contrats négociés pour chaque type de mission médicale ou expérience nouvelle, le tout dans le cadre de l'exercice libéral. Il s'agit d'une reprise des propositions avancées par la CSMF au cours des années 1974 à 1977 (*voir § 6.1*).

De son côté, la FMF se borne à déclarer que « les centres de santé intégrés […] devront être soumis aux mêmes contraintes éthiques, techniques et de gestion que les médecins libéraux ».

7.3 Des mesures sociales freinées par les contraintes économiques

Le retour de la rigueur budgétaire

Dès 1982, les réalités de l'économie et de l'emploi viennent freiner l'élan du nouveau pouvoir. Le nombre de chômeurs atteint 2 millions en juin, l'inflation persiste autour de 14 % l'an et contrarie l'objectif de relance économique. La rigueur refait surface dès la même année : blocage des prix et des salaires de juin à octobre, mesures visant à ramener l'inflation à 5 % en 3 ans ; Jacques Delors, ministre de l'Économie et des Finances, dévalue le franc.

Lors des élections municipales de mars 1983, la Gauche régresse. Un remaniement ministériel ramène Edmond Hervé au secrétariat d'État à la Santé.

L'état problématique
des dépenses sociales et de santé

Dès 1981, le gouvernement socialiste a été confronté au déficit de la Sécurité sociale, évalué à 36 milliards de francs pour 1981 et 1982, tandis que les remboursements de soins progressaient de 5 à 6 % chaque année. En novembre 1982, un premier plan financier se concrétise déjà, avec une augmentation des cotisations patronales et salariées. Deux nouveaux plans s'avèrent nécessaires en juillet et septembre 1983 apportant pour l'Assurance maladie des taxes sur l'alcool, le tabac et la publicité de l'industrie pharmaceutique, et un forfait hospitalier à charge du patient. Sont aussi instaurés le budget global hospitalier et le déremboursement de quelque 1 300 médicaments ; enfin, une « contribution de solidarité » est créée, prémisse de la future contribution sociale généralisée (CSG).

Conséquences d'une économie contrainte ; diminution des revenus des praticiens

La convention signée en mai 1980 était déjà fortement marquée par la contrainte économique : bon usage des soins et maîtrise des dépenses, basée sur des objectifs annuels prédéfinis et une surveillance statistique de l'évolution des actes et prescriptions.

À LA CSMF, Jacques Monier est remplacé en décembre 1981 par Jacques Beaupère, tenant d'une ligne nettement plus libérale. À l'opposé, le SMG s'alarme de l'affaiblissement du système conventionnel, de l'existence du secteur II et du retour à un libéralisme plus offensif, synonyme de limitation des remboursements.

D'autre part, le contexte socio-économique difficile a eu pour effet de bloquer périodiquement l'évolution des honoraires depuis 1979, et les mesures conventionnelles de maîtrise des dépenses tardent à se mettre en place.

Dans ce contexte, une journée de grève décidée par le Centre national des professions de Santé (CNPS) intervient en juin 1982 en opposition au blocage des salaires et des prix. Un accord conventionnel est alors conclu, incluant une revalorisation de 10 % des honoraires avant la fin de 1982, après seize mois de stagnation. La possibilité pour les médecins de changer de secteur conventionnel est également adoptée pour une durée d'un mois, avec effet en janvier 1983, ce qui signifie la possibilité d'honoraires plus élevés.

Une nouvelle grève des médecins, fortement suivie, a lieu le 30 septembre 1982 à Paris et les 1er et 2 octobre dans la plupart des départements, motivée par la diminution constante du niveau de vie des praticiens depuis les trois dernières années, liée à l'inflation et à l'augmentation des charges des cabinets médicaux[74]. Le déficit du régime général de l'Assurance maladie reste élevé (7,7 milliards de francs pour l'année 1982), et le Gouvernement maintient une forte pression pour limiter les dépenses de santé ambulatoires.

---

74. De mars 1979 à mars 1981, en partant d'une base à 100, la valeur du C s'établit à 125 et celle du V à 119, alors que l'évolution des salaires et des prix est estimée à 130,5. Pour les omnipraticiens conventionnés, le recul des bénéfices annuels moyens se chiffrait à 2,7 % pour les années 1979 à 1981. Il atteint 7,2 % entre 1981 et 1982 alors que la hausse du coût de la vie est estimée à 9,7 %. S'y ajoute une augmentation prévisible des frais professionnels, estimée par la CSMF à 17 ou 18 % pour 1982.

La visite à domicile mise en question

En 1983, le tarif de la visite à domicile et celui des indemnités de déplacement du généraliste restent à un niveau jugé trop faible, ce qui alimente un contentieux avec les Caisses. Ce dossier est mis à l'étude par un groupe de travail conventionnel, en raison non seulement de la stagnation de son tarif, mais aussi du constat d'une proportion très différente des visites d'une région à l'autre. Le pourcentage global, stable au fil des années, représente environ 35 % des actes des généralistes, mais il est plus fort dans certaines régions, notamment dans le Nord et dans les régions rurales à forte composante de personnes âgées. Un autre élément rend plus conflictuel ce sujet, c'est le développement important de l'hospitalisation à domicile (HAD), qui se déploie indépendamment des professionnels libéraux et concurrence leur activité. Une contestation tarifaire sur le V se développe à partir de septembre 1983, poussée par la FNOF et la CSMF ; elle consiste en un jour de grève par semaine, initialement par l'application d'un tarif de K 10 (non conventionnel), puis en décembre, par un DE[75], évitant le risque de mise hors convention. Mais ces consignes seront en fait peu suivies, les généralistes semblant peu enclins à pénaliser financièrement leurs patients.

La convention de 1980 annulée ; l'État restreint les dépenses de santé

Cette convention aura eu une vie chaotique : elle est attaquée en Conseil d'État par la CSMF, pour n'avoir été signée initialement que par un seul syndicat médical (avant que la loi ne change sur ce point). Elle sera annulée le 2 décembre 1983 en raison d'une irrégularité du texte concernant la prise en charge des cotisations sociales des médecins du secteur II : ceux-ci, étant réputés conventionnés[76], bien que pratiquant des tarifs libres, estiment avoir droit à cet avantage. Devant le vide juridique ainsi créé, le Gouvernement dès le 2 janvier 1984 revalide la convention à l'identique, mais précise que les cotisations sociales des médecins du secteur II sont à leur charge.

L'ensemble du dossier tarifaire demeure non réglé au cours de l'année 1984, du fait de la pression conjointe du ministre des Affaires sociales et de celui des Finances, en vue de contenir l'évolution des dépenses. En avril, des accords conventionnels interviennent sur le C des généralistes et les lettres clés des spécialistes, sans aval du Gouvernement, mais

---

75. Le DE, dépassement pour circonstances exceptionnelles, fait partie de la nomenclature des actes. Son application doit rester rare, mais elle a un caractère légal, au contraire de l'application d'un K 10.
76. La notion de « conventionnement » se trouve de ce fait singulièrement élargie, et surtout affaiblie.

la revalorisation du V est repoussée au début de 1985. Le 26 avril 1984, menée par la CSMF, l'Union nationale des professions libérales (UNAPL) organise une manifestation monstre contre les décisions du Gouvernement.

Pierre Bérégovoy, ministre des Finances, s'immisce alors dans les discussions conventionnelles : il modifie autoritairement la valeur des lettres clés et gage la revalorisation du V sur la diminution du nombre de visites[77]. Les syndicats refusent de revoir leurs propositions à la baisse ; la CSMF vote l'application unilatérale au 1er juillet des accords d'avril. L'idée d'une diminution des remboursements commence à faire son chemin. Finalement, la FMF signe seule un avenant qui entérine les tarifs autorisés, suscitant des remous parmi certains de ses propres adhérents (Isère et Nord). L'Union syndicale de la médecine, qui n'a pas été reconnue représentative, ne participe pas aux négociations et dénonce cet accord qui protège les intérêts des spécialistes, majoritaires en secteur II, au détriment des généralistes.

7.4 Crise professionnelle des généralistes et fissures syndicales, désyndicalisation

Les difficultés des généralistes : concurrence, perte d'activité, contraintes financières

Au tournant des années 1980, la situation de nombreux généralistes est devenue difficile, sous l'effet conjugué de plusieurs facteurs : la situation démographique, la multiplication des spécialistes libéraux, la baisse de leurs revenus.

– Sur le plan démographique, l'arrivée sur le marché du travail des nombreuses générations d'étudiants engagés dans les études médicales autour des années 1970, avant que le numerus clausus ne soit appliqué, a porté la démographie médicale à des niveaux inégalés[78] ; il s'ensuit des effets de concurrence entre généralistes, y compris des actions hostiles envers les nouveaux installés[79].

– Ensuite, la multiplication des spécialistes libéraux, principalement en ville, a aussi modifié peu à peu les habitudes de recours de nombreux patients, notamment ceux des classes aisées ou moyennes ; cela a contribué à accentuer le discrédit déjà porté à l'image du généraliste

---

77. P. Hassenteufel, Les Médecins face à l'État, Presses de Sciences Po, 1997, p. 270-271 : « La maîtrise des dépenses de santé se fonde [...] en France sur l'intervention directe de l'État. Elle porte [...] sur deux segments de la profession médicale. Ce sont d'abord les praticiens hospitaliers [...] Pour les médecins libéraux, la maîtrise a plus touché les médecins du secteur I (majoritairement des généralistes), les seuls à être soumis [...] au blocage des honoraires. »

78. Le taux de croissance moyen annuel de l'ensemble des médecins libéraux conventionnés entre 1978 et 1982 est de 5,8 % (de 56 170 à 70 452 médecins).

79. Par exemple, refus d'inclusion dans le tour de garde local.

auprès du public, accentué par la valorisation des réussites techniques et de la médecine spécialisée que promeuvent les médias. De ce fait, en l'absence de toute régulation, l'activité des spécialistes de ville – de même que les activités hospitalières qui se déploient hors des hôpitaux (hospitalisation à domicile) – joue comme une concurrence supplémentaire pour les généralistes, qui voient se restreindre leurs champs d'activité.

– Enfin, la *baisse des revenus* : les difficultés économiques générales du pays sont la source de pressions financières sur le système de soins, qui atteignent davantage les revenus des généralistes que ceux des spécialistes, ces derniers étant relativement protégés par une nomenclature plus favorable et le choix du secteur II. Le blocage du tarif de la visite en est une conséquence emblématique. Ces difficultés ont pour effet de limiter les moyens en personnel et en matériel des cabinets de généralistes.

À cela s'ajoutent les difficultés financières des médecins de groupe, majoritairement généralistes (dont les charges sont plus lourdes que celles des praticiens isolés), l'isolement de bon nombre de médecins ruraux et la médicalisation des maisons de retraite, dont les médecins titulaires bénéficient d'un monopole pour les soins aux résidents, au détriment des praticiens libéraux.

Le cumul de ces facteurs atteint peu ou prou une part importante de la population généraliste. De façon symptomatique, on commence à voir grossir autour des années 1980 le nombre des jeunes diplômés à faible activité – 25 % auraient à cette époque un revenu net inférieur au SMIC (salaire minimum interprofessionnel de croissance) – et certains d'entre eux venir pointer à l'Agence nationale pour l'emploi (ANPE), faute de pouvoir vivre d'un revenu décent. L'accroissement démographique et la régression du champ d'activité répondent à des tendances déjà anciennes et durables, tandis qu'il se joue entre généralistes et spécialistes de ville une redistribution des tâches médicales, et qu'au fil des innovations techniques se constituent de nouveaux champs spécialisés.

Ces évolutions, jointes à un sentiment de déclassement déjà prégnant (*voir § 4.6*) et à un système conventionnel qui méconnaît totalement leur rôle spécifique, entretiennent un fort malaise dans les rangs des généralistes, qui ont peu de moyens de faire valoir ce que certains appellent leur « capital médical[80] » (Déplaude, 2007).

En septembre 1983, Edmond Hervé, secrétaire d'État à la Santé, créera une commission sur la médecine générale, effectivement installée en

---

80. La notion de « capital médical » se définit par la compétence technique et sociale acquise, d'autant plus valorisée qu'elle est spécialisée et attestée par des titres, et à laquelle s'ajoute l'accès à diverses ressources matérielles (plateaux techniques, lits hospitaliers...) et relationnelles.

décembre[81], appelée à devenir une structure de concertation permanente en vue « d'organiser la place du médecin généraliste dans le système de santé qu'exige l'avenir ». Ses travaux, censés alimenter un futur projet de loi, nous sont restés introuvables...

Un syndicalisme généraliste affaibli et éparpillé

Ce malaise des généralistes, qui s'accroît d'année en année, est claire-ment perçu par leurs représentants syndicaux, au premier rang desquels la FNOF. Mais dans le même temps, et sans doute pour les mêmes raisons, celle-ci entame une période difficile. La baisse du taux de syndicalisation des années 1980[82], qui touche particulièrement la CSMF, atteint également la FNOF, au moment où une nouvelle génération arrive dans ses instances dirigeantes. Par ailleurs, la FNOF n'a jamais réussi, malgré ses efforts, à réunir sous sa bannière la majeure partie des généralistes de la Confédération. En 1984, si le nombre des généralistes syndiqués à la CSMF est d'environ 10 000, ceux qui se reconnaissent dans la FNOF sont moins de 2 000, tandis que le SNMG regroupe plus de 3 000 adhérents, dont la grande majorité sont généralistes (Déplaude, 2007).

Parmi l'ensemble des généralistes sondés en novembre 1980 (syndiqués ou non), à la question « *Quel est le leader qui vous parait le mieux défendre à l'heure actuelle les intérêts des praticiens ?* », 27,5 % font confiance à J. Monier, président de la CSMF, alors que 61.5 % ne font confiance à aucun leader[83]. Ceux de la FNOF ne recueillent que 3 % pour Jean Laroze (secrétaire général) et 2 % pour Jean Bouyer (président).

La baisse des effectifs et des moyens de la FNOF, jointe à un position-nement mal assuré et contesté au sein de la CSMF, ne lui permet pas de peser significativement sur le débat conventionnel. Jean Laroze consi-dère que le syndicalisme médical traverse une crise grave, non seule-ment sur le plan de ses effectifs, mais aussi sur le niveau d'engagement de ses adhérents ; il voit également comme une sorte de concurrence la mobilisation des médecins dans des actions associatives, voire dans le fait que l'Ordre est plus ou moins perçu comme une instance quasi syndicale.

---

81. Cette commission comprend l'ensemble des syndicats médicaux, y compris le SMG, mais sans le SML, plus l'UNAFORMEC, la SFMG, deux généralistes qualifiés, un doyen respon-sable de la FMC universitaire, un autre doyen pour le ministère de l'Éducation Nationale et un représentant de la Sécurité Sociale.

82. Les médecins syndiqués sont 58 % en 1978, 42 % en 1980, 34 % en 1983 et ne sont plus que 20 % en 1989, selon une enquête de la Drass (Direction régionale des affaires sanitaires et sociales), alors que la démographie médicale atteint des sommets.

83. Sondage *Le Généraliste* – cabinet A. Minkowski, sur un échantillon de deux cents généralistes.

De son côté, le Syndicat de la médecine générale, auquel une première demande de représentativité a été refusée en 1980, n'est pas en mesure de peser sur la situation.

La question d'une représentation autonome des généralistes

La question d'une représentation autonome des généralistes se fait alors plus pressante, notamment sous la poussée de la nouvelle génération, mais une courte majorité de l'assemblée générale de la FNOF de novembre 1980 – dont les leaders en titre – s'oppose à une scission (50 mandats contre 43 et 2 abstentions), ne voyant la possibilité d'une représentativité officielle qu'au sein de la CSMF. De même pour 47,5 % des généralistes du sondage ci-dessus. Soulignons le fait que dans la mentalité d'une majorité des médecins de l'époque, toute entame à l'unité du corps médical est ressentie comme une sorte de transgression[84]. Pourtant, lors d'assises de la médecine générale, organisées par la FNOF en février 1982, 60 % des participants ont opté pour un syndicat généraliste autonome. Malgré cela, la FNOF s'affaiblit et sa pérennité est mise en cause.

À la CSMF : restructuration et contestation

Parallèlement, l'arrivée de Jacques Beaupère à la tête de la CSMF, en décembre 1981, s'accompagne de projets de restructuration. Sans modifier l'échelon départemental (polycatégoriel), cela aboutit à l'idée de deux principaux collèges nationaux, spécialistes d'une part, généralistes d'autre part, à parité ; ces derniers seraient regroupés au plan national dans une nouvelle entité, l'Union nationale des omnipraticiens français (UNOF), qui devrait se substituer à la FNOF. Cette décision sera prise à l'automne 1983 (*voir infra*, § 7.6). Cette restructuration, qui affectera principalement les généralistes, inquiétera les médecins de groupe quant à leur place au sein de la CSMF[85] : constitué de généralistes et de spécialistes, le SNMG se trouve mis en porte-à-faux ; lors de son XXVe congrès, début juin 1984, il mettra en cause la pratique syndicale des ténors de la CSMF, qu'il accusera de sacrifier la médecine générale. Mais un autre facteur vient ébranler la Confédération, depuis sa signature de la convention de 1980.

---

84. Cette crainte de la division n'a pas empêché la constitution du Syndicat des médecins libéraux en 1981.

85. William Junod, président du SNMG, estimera que la restructuration prévue au sein de la CSMF fait perdre à son propre syndicat sa place et sa spécificité.

Un mouvement de fronde interne à la CSMF : le comité Vigilance et Action : 1980-1983

Constitué dans les suites des manifestations contre l'instauration du secteur II, ce comité vise également à devenir « un groupe structuré [...] à l'intérieur de la Confédération, qui pousse celle-ci à se transformer en outil adapté aux besoins du syndicalisme actuel », cela afin de « permettre une évolution du système de santé qui tienne compte des éléments essentiels de notre pratique, tout en apportant une amélioration du service rendu à la population »[86]. Il se dote d'une charte-programme, dont les objectifs sont « la restauration d'un syndicalisme militant » et de « maintenir et consolider le pluralisme des pratiques [...] quels que soient leur mode d'exercice et leur statut ».

Ces propos comportent une critique manifeste du fonctionnement de la Confédération, les membres de ce comité cherchant à renouveler le débat dans un sens plus démocratique. Mais ils comportent aussi une incitation à résister à toute pression extérieure – donc celle de l'État – sur l'exercice professionnel[87].

Le comité, auquel s'adjoignent les médecins du SNMG et du syndicat des psychiatres, prend l'allure d'un mouvement de fronde sous l'impulsion de ses leaders, les Drs André Dogué (Reims) et Antoinette Vienet-Galerne (Évreux[88]). Selon ces derniers, la Confédération pratique un « syndicalisme d'état-major », c'est-à-dire un mode de décision détenu par les hauts dirigeants sans contre-pouvoir effectif du « syndicalisme de base départemental ». Antoinette Vienet-Galerne en particulier stigmatise la tiédeur de l'appareil confédéral en matière de défense des généralistes. Concrètement, le comité prône un renforcement des pouvoirs des syndicats départementaux – à l'opposé de Jacques Beaupère – et propose que le Conseil confédéral, instance nationale de décision, soit allégé et élu directement par les syndicats départementaux, les mandats étant limités dans le temps.

Le comité Vigilance et Action cessera ses activités en 1983, devant l'alternative entre la création d'un mouvement autonome ou l'arrêt de la contestation. Il n'y aura pas d'autonomisation mais ce mouvement laissera des traces au sein des généralistes de la Confédération : « C'était effectivement un mouvement déclencheur de l'éveil d'un syndicalisme qui réfléchit

---

86. Interview du Dr Dogué, généraliste à Reims.

87. À la même période, les médecins de centres de santé protestent également contre l'orientation libérale privilégiée à leurs yeux par les dirigeants de la CSMF, au détriment de leurs propres préoccupations. La Confédération, qui traditionnellement regroupe les différentes composantes de la profession, paraît être difficilement en mesure de concilier les intérêts des unes et des autres et de traduire en actes leurs légitimes revendications respectives.

88. On reparlera d'Antoinette Vienet-Galerne en 1984-1985 lors de la création de l'UNOF, puis en 1986, celle de MG France.

au sein d'une structure et qui ne veut pas que "la structure" réfléchisse à sa place. » Selon Antoinette Vienet-Galerne : « En fait, il y avait toute une génération plus jeune qui a commencé à voir que même au *sein d'un appareil aussi structuré que la CSMF, nous pouvions nous organiser malgré tout*[89]. »

_____

89. Entretien avec A. Vienet-Galerne, 24 novembre 2016.

I.2

LA QUÊTE D'UNE NOUVELLE IDENTITÉ, DE 1983 AUX ANNÉES 2000

8. Crise et mobilisation, 1983-1986

8.1 Le tournant du syndicalisme omnipraticien de 1983-1984

La FNOF, mort ou transformation ?

En octobre 1983 a lieu le XXIIIᵉ congrès de la FNOF à Bayonne. Le contexte est difficile : les adhérents de la FNOF ne sont plus qu'environ 1 200, après avoir été près de 4 000 dans les meilleures années sur 40 000 omnipraticiens. Jean Bouyer, le président, impute la désaffection à la perte générale de crédit du syndicalisme médical, qui « n'a pas su défendre [...] leur place dans le système de soins ».

Quelques jeunes adhérents ont écrit au président de la CSMF : « Nous voulons que la FNOF vive au sein de la CSMF ; une réforme des statuts doit conduire à une représentativité syndicale réelle des généralistes. Pour cela, il faudra la parité généralistes-spécialistes et que les représentants des généralistes soient élus à tous les niveaux par un collège de médecins généralistes... faute de quoi [...] un syndicalisme spécifique de généralistes se fera en dehors de la Confédération, tant il paraît préférable de n'être rien à l'extérieur de la Confédération que moins que rien à l'intérieur. »

Jacques Beaupère, présent à ce congrès, évoque l'urgence de « mettre sur pied un syndicalisme rassemblant l'ensemble des omnipraticiens », mais l'heure est à la dissolution de la FNOF.

La voix des jeunes généralistes

En séance, un événement va rompre le climat pessimiste du congrès. La jeune génération réagit par la voix de Nicole Renaud, vice-présidente de la FNOF, qui, devant les participants, prend ainsi la parole : « La défense de notre exercice ne peut être valablement assurée que par le syndicalisme. Les moyens de l'action syndicale passent par une représentation réelle des généralistes dans un syndicat pluridisciplinaire où sera préservée leur spécificité et où il sera tenu compte de leur nombre. Nous conditionnons notre maintien à la CSMF au respect de ces principes. » Ces propos emportent l'adhésion de l'assemblée. En complément, les desiderata des généralistes sont présentés par Richard Bouton[1], à partir d'un sondage effectué dans son département de la Loire :

– considérer la médecine générale comme une discipline à part entière ;
– négocier la convention directement avec le Gouvernement ;
– stabiliser les revenus, avec une meilleure couverture sociale, un profil de carrière et une possibilité de promotion.

Feu la FNOF, place à l'UNOF, quoique...

En décembre, le président de la FNOF fait voter à son assemblée générale sa propre dissolution dans un délai d'un an et présente le projet confédéral d'une « Union nationale des omnipraticiens français confédérés » (UNOF-C), pour l'automne 1984. En fait, ce projet avait été élaboré entre les membres du bureau de la CSMF et, pour la FNOF, Jean Bouyer et Jean Laroze, en l'absence d'accord formel des instances de la FNOF. Or, à la FNOF, avant même que ce projet soit discuté, le vote a lieu en séance, ce qui provoque une vive opposition de ceux qui sont mis devant un fait accompli, décidé d'en haut. Mais la majorité requise des deux tiers n'est pas atteinte, ce qui permet la survie juridique de ce syndicat[2].

Quelques jours plus tard, l'assemblée générale de la CSMF vote la création de l'UNOF, dans le but annoncé de renforcer le poids des généralistes en son sein. Constituée sur la base des syndicats départementaux, où doivent être créés des collèges de généralistes dotés d'un budget propre, il reste à en définir les contours ; ce sera un collège national qui, faute de véritable statut syndical, ne pourra prétendre à aucune représentativité officielle. Antoinette Vienet-Galerne, ex-leader du mouvement Vigilance et Action (voir § 6.4), estime les généralistes lésés.

---

1. Médecin généraliste à Roanne (42), futur président de MG France.
2. Par la suite, en 1985, après le décès du président de la FNOF, Jean Bouyer, une nouvelle assemblée générale élira Georges Pradoura, qui sera son dernier président et ralliera MG France l'année suivante.

Au cours de la même assemblée, la CSMF adopte une « déclaration de doctrine qui guidera son action dans les mois à venir », qui esquisse pour la première fois à la Confédération trois fonctions complémentaires pour le système de soins :

– une médecine générale revalorisée ;
– une médecine spécialisée « complément indispensable » de la médecine générale ;
– une médecine hospitalière, complément des actions des généralistes et des spécialistes,

soit une configuration qui pourrait être comprise comme le décalque du schéma maintes fois énoncé par la FNOF d'un système de soins à trois niveaux...

En plus seraient développées des associations locales de professionnels de santé libéraux (ALPS), chargées de l'éducation sanitaire, de la prévention et de la médecine sociale, dévolues aux généralistes.

L'année 1984, année de la rébellion des jeunes généralistes

1984 commence à la FNOF par un comité directeur qui entérine le principe de la création de l'UNOF, mais projette, sous la poussée des jeunes, de lancer une vaste opération de recrutement des généralistes, afin de pouvoir peser au sein de la CSMF. Dans le même but, elle recommande à ses adhérents directs de rejoindre les rangs des syndicats départementaux confédéraux pluridisciplinaires – ce qui créera quelques difficultés, certains syndicats affiliés à la FNOF s'étant constitués en opposition avec les précédents.

La FNOF, bien que vouée à disparaître, se réanime à l'approche de la convention de 1985 et demande la reconnaissance d'un tiers temps professionnel englobant l'ensemble des tâches non curatives : prévention, éducation sanitaire, enseignement et formation continue, recherche épidémiologique. Elle fait également de ses priorités la refonte de la nomenclature et de la revalorisation de la visite à domicile.

Pour les dirigeants de la CSMF, la médecine générale reste à l'ordre du jour, à propos des (difficiles) négociations tarifaires en cours et des réformes structurelles internes. Mais sur le plan tarifaire, son assemblée générale agrée le 8 mai 1984 un avenant conventionnel applicable au 1er juillet qui octroie les deux tiers des augmentations aux spécialistes et reporte la revalorisation du V généraliste à février 1985[3]. La tension monte alors chez les généralistes, dont les jeunes de la FNOF, qui n'ont pas été écoutés.

---

3. Cet avenant, à peine modifié, sera en fait signé quelques jours plus tard, non par la CSMF, mais par la FMF.

L'appel des Dix pour la sauvegarde de la médecine générale

Très vite, un groupe de 10 généralistes, dont 8 du comité directeur de la FNOF – la jeune garde –, se retrouve autour de Nicole Renaud et élabore un manifeste destiné à Jacques Beaupère, mais surtout lance par voie de presse, le 25 mai 1984, un appel solennel à tous les médecins généralistes de France pour la sauvegarde de leur groupe professionnel.

Partant d'une analyse d'un « système de santé devenu incohérent », où la place de la médecine générale se réduit au profit du secteur spécialisé et de l'hôpital et où ses fonctions de soins primaires lui sont contestées ; pointant le fait que « la réforme des études médicales », malgré l'instauration récente d'un troisième cycle, « officialise la sélection des généralistes par l'échec » ; constatant que « les généralistes ne sont représentés [ès qualités] dans aucune instance décisionnelle et qu'il ne leur est pas reconnu le droit de négocier, le terme de médecine générale n'apparaissant nulle part dans la convention médicale », et qu'il n'y a donc « pas d'avenir pour la médecine générale en 1984 », « l'appel des Dix » définit les missions et les moyens propres à la réhabilitation de leur discipline.

Le projet des Dix pour la médecine générale

A) *Une nouvelle définition du rôle du médecin généraliste*
À côté du colloque singulier, seul face à son patient, le médecin généraliste a pour mission :
– d'assurer la médecine de premier recours et les urgences ;
– d'assurer la continuité des soins, prévenir les rechutes et les pertes d'autonomie ;
– d'assurer la synthèse entre les différents intervenants médicaux et la pharmacovigilance ;
– de procéder à des travaux de recherche (clinique, thérapeutique, épidémiologique) ;
– de participer à part entière à la formation de ses confrères.

B) *Les moyens nécessaires à un bon exercice de la médecine générale*
L'enseignement initial doit prévoir :
– l'intervention des enseignants de médecine générale dès le deuxième cycle ;
– un stage obligatoire chez le praticien au cours du troisième cycle ;
– la création dans chaque UER un département de médecine générale ;
– les ressources nécessaires à la rémunération des professeurs, attachés d'enseignement et maîtres de stage.
La formation médicale continue doit combler les lacunes d'un enseignement inadapté, définir les besoins, s'ouvrir aux nouveaux champs d'activité de la médecine générale ; la profession devra se prononcer sur une éventuelle incitation matérielle ; sa maîtrise doit être assurée conjointement par les syndicalistes médicaux et l'UNAFORMEC.

En complément, les initiateurs de l'appel demandent :
– la négociation d'une convention spécifique à la médecine générale ;
– une rémunération adaptée au mode d'exercice du généraliste :
le paiement à l'acte seul ne permet plus de rémunérer l'ensemble de
ses tâches ;
– la création d'une structure de défense de la médecine générale, qui
devra rassembler tous les généralistes selon leur spécificité, avec un pôle
technique chargé de la FMC, de la recherche et des nouveaux champs
d'activité, et un pôle syndical chargé de défendre les intérêts matériels
et moraux des médecins généralistes.

Cet appel est largement relayé dans la presse professionnelle, y compris
dans Le Médecin de France, organe de la CSMF. Il est reçu favorablement
par le Syndicat des médecins de groupe de la CSMF, et par le SMG qui
constate des convergences avec ses propres vues. La FMF, par contre, y
voit un risque de scission du corps médical. Dans la foulée, un sondage
du journal Le Généraliste fait état de 63 % des généralistes favorables à
une convention spécifique[4].

Pour les dirigeants de la CSMF, l'appel des Dix est reçu comme
un programme, mais aussi comme un ultimatum. Sentant monter les difficultés, Jacques Beaupère décide après une entrevue avec Nicole Renaud
de convoquer pour le 16 juin des états généraux de la médecine générale,
où seront discutés les divers points de l'appel des Dix. J. Beaupère déclare
positif le fait que les généralistes prennent leur destinée en mains, mais se
montre peu favorable à une convention séparée ; les états généraux traite-
ront ce dernier point.

À l'issue des états généraux de la médecine générale, les travaux d'un « comité de salut public »

Un parfum révolutionnaire agite les têtes, résurgence de la réunion à
la salle du Jeu de Paume de 1980 (voir § 6.5). Le manifeste des Dix sert de
base de discussion, mais ses auteurs, échaudés par les blocages tarifaires
persistants, mettent les dirigeants de la CSMF au pied du mur : ou bien
leurs exigences seront satisfaites, ou bien ils quitteront la Confédération. De
cette assemblée de 110 participants, sort un groupe élu de 23 membres,
baptisé « Comité de salut public » (CSP), chargé de définir avant l'automne
la place et l'autonomie des généralistes au sein de la CSMF : autonomie
d'expression, autonomie financière, pouvoir de décision, participation en
tant que tels aux prochaines négociations conventionnelles, telles sont
les revendications de départ. Il s'agit aussi pour Nicole Renaud et ses

---

4. Ces réponses sont remarquablement homogènes entre les répondants, quels que soient
leur implantation, leur âge ou leur niveau d'activité.

amis, à plus long terme, de créer « un outil syndical fort et solide qui nous appartienne ».

Ce CSP se met au travail le 30 juin 1984. Quatre membres du groupe des Dix sont présents, ainsi que des membres du défunt comité Vigilance et Action, dont André Dogué et Antoinette Vienet-Galerne. Trois commissions sont créées : organisation du système de santé, rémunération du généraliste, modes de communication. Le CSP prévoit d'informer les généralistes sur la situation économique de la profession et sur les thèmes propres à améliorer leur situation, notamment la formation. Il définit diverses cibles de communication : assurés sociaux, Caisses, Gouvernement, sur les réalités et problèmes de la médecine générale. Il produit une étude sur les modes de rémunération adaptés aux divers domaines d'activité et sur la nomenclature. Enfin, il prépare les attributions de la future structure syndicale des généralistes, incluant les moyens de son autonomie et sa place dans les négociations conventionnelles, toute signature devant nécessiter l'accord de ses représentants pour ce qui les concerne.

Les conclusions du CSP, obtenues sans unanimité, comportent :
– une convention unique, avec un volet spécifique à la médecine de famille ;
– des tarifs opposables, dont un « C unique d'accès direct », revalorisé, en parallèle avec un « C consultant »[5].

Si elles étaient entérinées, ces propositions bousculeraient le jeu conventionnel. Jacques Beaupère les accueille défavorablement ; par contre, le groupe des Dix [les] juge insuffisantes. En particulier, rien n'est acté quant à la présence de généralistes dans les négociations conventionnelles.

Au cours de l'été 1984, bien que trois membres du CSP entrent au Conseil confédéral (sans voix délibérative), quelques difficultés apparaissent :
– Jacques Beaupère a lancé sans concertation une campagne grand public de défense de la médecine « libérale » – et non « générale » ;
– une campagne publique de promotion de la médecine générale par le CSP, fondée sur la défense de la visite à domicile, échoue, faute d'argent.

Les conclusions des travaux du CSP sont présentées en septembre au Conseil confédéral, en retrait par rapport à l'appel des Dix, mais sont validées, tandis que la création de l'UNOF est annoncée pour les 13 et 14 octobre. La défiance persiste, d'autant que selon les statuts de la CSMF, le Conseil confédéral conserve totalement le pouvoir de décision. Pour cette raison,

_____

5. Proposition déjà émise par le SNMOF avant 1960… Le « C d'accès direct » concernerait tous les médecins, généralistes ou spécialistes, sollicités sans intermédiaire par les patients, et le « C consultant » serait attribué à tout médecin intervenant à la demande d'un confrère.

le groupe des Dix décide de soutenir trois candidats au futur comité directeur de l'UNOF, mais sans leurs chefs de file, Nicole Renaud et Richard Bouton.

Le refus de l'autonomie demandée

Au nom du CSP, Antoinette Vienet-Galerne a demandé à pouvoir s'adresser directement aux syndicats départementaux et à ce que soit reportée la création de l'UNOF, ce qui lui a été refusé. Surtout, deux exigences ont essuyé un « niet » des dirigeants de la CSMF : l'attribution d'un budget propre et la possibilité de participer au nom des généralistes aux prochaines négociations conventionnelles. De plus, des dissensions internes se sont révélées, impliquant certains généralistes affiliés au RPR (Rassemblement pour la République) de Jacques Chirac et alliés à Jacques Beaupère.

En résumé, la Confédération a avalisé certaines des conclusions du CSP, mais sans l'essentiel ; elle n'était donc pas prête à accorder à ses propres généralistes les moyens de leur autonomie.

8.2 1984-1985 : l'UNOF vs le MAG, un véritable chantier pour la médecine générale

À l'automne 1984, deux événements vont marquer la situation : un séminaire de médecine rurale à Rodez (soutenu par la CSMF) et la création effective de l'UNOF, reportée d'un mois.

Du séminaire de Rodez au Mouvement d'action des généralistes (MAG)

Initié par les généralistes FNOF de l'Aveyron, Nicole Renaud en tête, ce séminaire, du 19 au 21 octobre, a été précédé par une vaste enquête sur l'état de la médecine générale en milieu rural (et accessoirement, en milieu urbain[6]). Réalisée sur l'ensemble de l'Hexagone, elle a recueilli les réponses de 1 100 généralistes et de 2 000 usagers, et a fourni le substrat des débats du séminaire. Sa synthèse réaffirme le rôle du médecin de famille dans ses différentes dimensions et ouvre la discussion sur sa place dans le système de soins.

La nécessité d'un débat sur l'état de la profession résulte, « d'une part, d'une prise de conscience de sa dégradation, d'autre part, d'un ras-le-bol des méthodes syndicales classiques ». La ligne générale est donnée : « Ne laissons personne décider à notre place », écrit Nicole Renaud dans une lettre à tous les généralistes.

---

6. Les ruraux représentent alors 35 % du total des généralistes ; la médecine générale dans ce milieu est pensée comme le prototype d'un exercice généraliste intégral, même si la nécessité de son évolution est clairement perçue, compte tenu de l'état socio-économique du monde rural.

Ce séminaire, prévu comme tremplin pour la création de l'UNOF, réunit environ deux cent cinquante généralistes de tous horizons, dont un grand nombre non syndiqués, mais en accord avec l'appel des Dix.

Devant Edmond Hervé, secrétaire d'État à la Santé, le discours d'ouverture de Nicole Renaud met l'accent sur les services rendus par les généralistes à la population, sur la nécessité de moyens adaptés pour mieux pouvoir assumer leurs fonctions, et sur l'intérêt bien compris pour la collectivité de mieux les utiliser. Dans un climat constructif, les débats débordent largement la question de la médecine rurale : il s'agit de la médecine générale dans son ensemble.

L'éventualité d'une rupture

Dans les couloirs, cependant, l'idée d'une rupture avec la CSMF plane ; des discussions opposent ceux qui sont viscéralement attachés à la CSMF et d'autres qui ne participeront à l'UNOF que sous condition de satisfaire à leurs exigences, dont la participation aux négociations conventionnelles. La probabilité d'un refus a été envisagée avant même le séminaire ; elle se traduirait par la création d'un mouvement d'action pour peser sur les instances syndicales et politiques.

Au président de la CSMF, le dernier jour, Nicole Renaud renouvelle les demandes précédentes : autonomie d'expression et de négociation, moyens financiers. En l'absence de réponse positive, la création du MAG est lancée lors même du discours de clôture prononcé par Richard Bouton : partant de l'idée que, au-delà des philosophies et les engagements de chacun, les généralistes ont les mêmes intérêts, en termes de formation et de conditions d'exercice, il s'agit d'en rassembler le plus grand nombre autour des thèmes de l'appel des Dix « afin d'obtenir un beaucoup plus large consensus ».

Le MAG se conçoit comme « une force de réflexion, de vigilance et de pression ». Sa création ne semble pas émouvoir Jacques Beaupère, qui mise sur l'UNOF.

La création de l'UNOF, simple collège

L'UNOF est créée en novembre 1984. Les élections au comité directeur se font à partir de délégués des collèges départementaux d'omnipraticiens. Aucune des trois candidatures du groupe des Dix n'est retenue. Après quelques péripéties, Antoinette Vienet-Galerne, ancienne animatrice de Vigilance et Action et membre très actif du CSP, est élue présidente par défaut, sans avoir présenté sa candidature, à contre-courant des souhaits de Jacques Beaupère. Sept représentants de l'UNOF siégeront au Conseil confédéral, qui en comporte soixante ; sa présidente sera membre du Bureau confédéral. L'UNOF se voit dotée de locaux et d'un secrétariat, mais sans budget propre. Particularité : c'est un simple collège sans prérogatives syndicales. Le *Généraliste* titre : « L'UNOF au service de la Confédération ».

Par ailleurs, cette création amène la restructuration de la CSMF en deux collèges, généraliste et spécialiste, et met en porte-à-faux le SNMG, qui regroupe des adhérents des deux côtés, mais généralistes en majorité ; des idées de scission se font jour au sein des médecins de groupe.

8.3 Une politique de santé contrainte

Au Gouvernement, après le « tournant de la rigueur », Pierre Mauroy cède la place en juillet 1984 à Laurent Fabius ; Edmond Hervé conserve le secrétariat d'État à la Santé et Georgina Dufoix arrive aux Affaires sociales ; Pierre Bérégovoy devient ministre de l'Économie et des Finances.

Un projet de loi déposé à l'automne 1983, validant le IXe Plan, dessine les orientations de la période 1984-1988 ; une des commissions, présidée par René Teulade[7], alors président de la Mutualité française (FNMF), prévoit une « réorganisation de l'appareil sanitaire, [...] le développement [...] de l'alternative à l'hospitalisation et la promotion de la médecine de première ligne [...]. Le généraliste sera appelé à diversifier ses tâches, à participer plus activement à l'éducation sanitaire, à être l'animateur de la prévention [...] ».

La priorité reste toutefois à la maîtrise des dépenses de santé. L'évolution des honoraires est limitée à 4 %, le dossier de la visite des généralistes reste en suspens, alors que le nombre de visites décroît. La CSMF et la FMF se rejoignent sur l'idée d'un moindre remboursement des honoraires, ce que refusent les généralistes de la FNOF et du SMG.

Les représentativités syndicales inchangées

Deux éléments affectent à cette période les syndicats médicaux : leur représentativité et les préparatifs de la convention de 1985. Les perspectives conventionnelles sont étroitement bornées.

L'enquête de représentativité s'ouvre en janvier 1984. Outre la CSMF et la FMF, deux syndicats y postulent[8] : l'USM, constituée en 1980, dont fait partie le SMG (créé en 1975), et le SML, né en 1980 avec le secteur II.

L'USM, clairement orientée à gauche, s'est déjà vue refuser une représentativité lors de la convention de 1980, écartée par Jacques Barrot malgré une enquête favorable. Ses positions critiques sur la médecine libérale, notamment le paiement à l'acte, et ses projets d'USB présentent une grande

---

7. René Teulade, maire d'Argentat (1989-2014), président de la Mutualité française (1979-1992), futur ministre des Affaires sociales (1992-1993).

8. Parmi les critères retenus pour être reconnu représentatif figurent l'ancienneté, l'indépendance, les cotisations, l'expérience et, critère récent mais officieux pour les effectifs, un nombre d'adhérents d'au moins 5 % des effectifs des médecins libéraux.

convergence avec les options du Parti socialiste, au pouvoir en 1984. Ses effectifs se sont renforcés et elle annonce 2 200 cotisants réels (dont la moitié pour le SMG), mais en partie non libéraux. Elle représente une alternative syndicale *a priori* crédible, sans cependant aliéner sa capacité critique vis-à-vis de la politique du Gouvernement et du système conventionnel ; en effet, les mesures prises entre 1981 et 1984 n'ont visé qu'à contenir les dépenses de santé sans modifier l'organisation du système. Estimant l'actuel dispositif conventionnel à bout de souffle, et consciente des étapes nécessaires en vue d'un système différent, l'USM plaide pour une pluralité des modes d'exercice, permettant le développement d'expériences de médecine globale et de nouveaux modes de rémunération ; en attendant, elle demande le retour au secteur I strict et la limitation du nombre d'actes, ainsi qu'une renégociation complète de la convention de 1980, d'ailleurs annulée en décembre 1983 (*voir* supra, § 7.3).

Pour le SML, ses positions se résument à la défense et à l'extension du secteur II, position ultralibérale s'il en est. Constitué en 1981 et composé largement de médecins du secteur II ou titulaires d'un droit à dépassement (DP), de médecins à exercice particulier (MEP), ou à spécialité « étroite » (tels les « ultrasonologues »), il revendique 2 500 adhérents. Le secteur à honoraires libres avec paiement direct par le patient lui semble la condition essentielle permettant une promotion et évitant aux médecins de devenir « des OS de la médecine », au sein d'un « système carcéral ».

Cette enquête ne sera publiée qu'en novembre, laissant percevoir une hésitation du Gouvernement. En ce qui concerne l'USM, Georgina Dufoix a annoncé sa venue à son congrès en Avignon, laissant planer jusqu'au bout la possibilité d'une réponse positive. Richard Bouton et Nicole Renaud, pour le MAG, et William Junoid pour le SNMG, étaient présents, signe d'un rapprochement possible avec l'USM. En fait, la réponse sera négative pour ces prétendants, et particulièrement décevante pour l'USM, qui accueillera fraîchement la ministre, parlant « d'une longue série de reniements de son gouvernement ». Les contraintes économiques immédiates prévalent alors sur les projets de réforme structurelle du programme socialiste de 1981.

La convention suivante sera donc négociée, comme la précédente, par la CSMF et la FMF.

Une convention à reconstruire ?

Au cours de l'année 1984, le climat conventionnel s'est fortement tendu (*voir* § 7.3), en particulier du fait des contraintes budgétaires imposées par le Gouvernement. Le retard de revalorisation de la visite a entraîné plusieurs mouvements de contestation. Un avenant tarifaire signé par la seule FMF a permis que les deux tiers des augmentations d'honoraires bénéficient aux spécialistes, alors que les généralistes sont touchés de plein fouet par une augmentation démographique sans précédent. Le bilan officiel de la CNAM-TS pour 1984 fera état d'une baisse des honoraires des généralistes : faible progression du nombre de consultations (+3,6 %) et régression marquée du nombre de visites (–6 %), réparties sur un effectif accru de praticiens. Cette situation ébranle la CSMF et la FMF, leurs adhérents n'y trouvant évidemment pas leur compte.

Les discussions conventionnelles reprennent en septembre. En octobre, un arrêté ministériel abaisse la cotation d'actes techniques (ECG [électrocardiographie], échographies, Doppler, angiographie...), qui cette fois touche les spécialités à exercice technique, mais aussi les généralistes qui les pratiquent. Cette décision unilatérale, mais légale (la nomenclature est du domaine de l'État), entraîne aussitôt la rupture des discussions conventionnelles par les syndicats médicaux.

Dans ce contexte, un retour à des idées plus libérales émerge dans le débat syndical : niveau de remboursement d'actes plus faible, ajusté aux capacités des Caisses, ouverture du secteur II lors de chaque échéance tarifaire ; rétablissement du droit à dépassement permanent (DP) ; création de « compléments circonstanciels d'honoraires » pour certains actes des médecins du secteur I. La CNAM-TS évoque la dissociation entre la part intellectuelle de l'acte et son coût technique...

Quels représentants généralistes à la négociation de la convention ?

Dans les rangs généralistes, le séminaire de Rodez (octobre 1984) a acté la prise de distance des membres du MAG envers la CSMF, tandis qu'était créée l'UNOF en novembre, avec à sa tête Antoinette Vienet-Galerne, bien décidée à défendre ses mandants. Dès lors se pose la question de savoir qui seront les porte-parole des généralistes dans les prochains débats conventionnels, et sur quelles positions. L'UNOF, dont la présidente est de droit membre du bureau de la CSMF, devrait y être présente mais, sans statut syndical, n'y sera pas « ès qualités ». Pour Jacques Beaupère, « les délégations confédérales sont mixtes et, parmi nos adhérents, les généralistes sont plus nombreux que les spécialistes. [...] Qu'ils définissent leurs problèmes prioritaires, la Confédération les défendra ».

Un communiqué de l'UNOF du 1er décembre 1984 fixe donc quelques exigences fermes, à l'intention des négociateurs : garantir aux médecins des honoraires à leur juste valeur *et* leur remboursement au plus haut niveau[9] ;

---

9. En décembre 1983, Jacques Beaupère déclarait à l'assemblée générale de la CSMF que « les médecins ont le droit de percevoir des honoraires suffisants sans être assujettis aux possibilités actuelles des caisses d'Assurance maladie ».

intégrer la nomenclature des actes médicaux dans la convention. William Junod (SNMG) rejoint la position de l'UNOF. De son côté, le Gouvernement propose pour la future convention des modes de promotion du médecin : coefficients multiplicateurs des actes, non remboursables, pour les anciens chefs de clinique et, pour les généralistes, selon leur ancienneté et leurs pratiques de FMC.

Les négociations conventionnelles reprennent le 17 décembre 1984, sans la CSMF, qui attend de définir son projet. En février 1985, après avoir consulté sa base, elle écarte finalement l'idée d'un moindre niveau de remboursement ; par contre, elle prône une dissociation entre la valeur intellectuelle de l'acte médical et son coût technique, la reconnaissance financière des compétences acquises (idée de promotion), une concertation obligatoire avec le Gouvernement sur la nomenclature et la nécessaire signature de la convention par deux centrales syndicales (ce qui suppose un rapprochement de leurs positions). La FMF campe sur les dispositions de la convention de 1980, avec pour le secteur I un « assouplissement » du lien entre honoraires et remboursement.

Quant à la CNAM-TS, elle souscrit à la revalorisation des actes des généralistes, à l'intégration de la nomenclature dans le cadre conventionnel, au développement de nouvelles formes d'exercice et au renforcement des contrôles sur le respect de la convention. Le maintien du secteur II est controversé, ainsi que les autres dépassements d'honoraires.

En mars 1985, les négociations entrent dans une phase active. La présidente de l'UNOF, Antoinette Vienet-Galerne, dans la délégation de la CSMF, s'ingénie à faire valoir les intérêts des généralistes. Elle rappelle la proposition de l'UNOF : un C de valeur unique pour la consultation directe de tout médecin, qu'il soit spécialiste ou généraliste, mais aussi un C consultant, pour la consultation par un patient d'un spécialiste sur demande d'un généraliste. Pour éviter un conflit frontal avec les syndicats de spécialistes, elle se résout à demander une protection de la valeur des actes cliniques par rapport aux actes techniques. Elle reste attachée à une convention unique, mais avec un volet spécifique pour la médecine générale, ainsi qu'à la revalorisation des tarifs opposables, sans baisse du niveau de remboursement (qui freinerait l'accès aux soins de premier recours).

À l'appui de ces positions, l'UNOF lance un sondage auprès des cinquante mille généralistes sur l'évolution de leurs domaines d'activité, dont certains sont de plus en plus accaparés par des spécialistes[10].

---

10. Les domaines d'activité qui régressent sont entre autres : surveillance de femmes enceintes et des nourrissons, pathologie aiguë de l'enfant, suivi des états dépressifs…

Un contre-projet du MAG :
« pour une convention spécifique aux généralistes »

En marge des discussions conventionnelles, les membres du MAG, depuis octobre 1984, travaillent intensément à ces questions. À leur appel, dès janvier 1985, des discussions ont lieu entre les structures syndicales et associatives généralistes (sans l'UNOF ni les généralistes de la FMF), dans le but d'élaborer un projet de convention pour la médecine générale. Nicole Renaud et Richard Bouton multiplient les démarches auprès du ministère des Affaires sociales et de la CNAM-TS.

Ce contre-projet est publié en février, et adressé au Gouvernement ainsi qu'aux négociateurs de la convention, avec l'intention de « servir d'aiguillon à l'UNOF ». Conformément à l'appel des Dix (*voir § 8.1*), son cadre est une convention spécifique, à négocier par les organismes représentatifs des généralistes, et applicable à toutes les structures ayant pour vocation la médecine générale, qu'elles soient libérales, publiques ou parapubliques. Les principes de l'exercice libéral y sont réaffirmés.

Cette convention réservera aux généralistes l'exclusivité des soins de premier recours, dans la perspective de niveaux de soins déterminés complémentaires et non concurrents : médecine générale, médecine spécialisée, médecine hospitalière.

La rémunération devra prendre en compte l'ensemble des tâches et activités, curatives et non curatives, et permettre d'assurer au généraliste un profil de carrière et des possibilités de promotion. Une nomenclature spécifique sera à établir selon la diversité des actes, notamment la définition de trois niveaux de cotation de la visite à domicile.

Les activités non curatives (temps médico-social, prévention, éducation sanitaire, urgences et permanence des soins, épidémiologie...), représentant un « tiers temps professionnel », seront à rémunérer forfaitairement sur la base d'une journée hebdomadaire, par des organismes locaux paritaires (à créer). Une formation continue autonome devra être financée sur la base de 1 C par acte réalisé et par praticien. Le secteur II sera réservé à des conditions ou à des modes particuliers d'exercice.

Il s'y ajoutera une révision en profondeur de la fiscalité et des avantages sociaux.

Sans réponse de la CSMF ni de la FMF, Richard Bouton propose d'adresser à tous les généralistes « un ou plusieurs projets conventionnels précis où chacun pourrait se prononcer en connaissance de cause ». En fait, la nouvelle convention ne prévoira qu'un groupe d'étude sur l'exercice de la médecine générale, sans rien retenir des propositions du MAG. Mais l'idée de convention spécifique, déjà popularisée, fera son chemin chez les généralistes.

Revalorisation contre autolimitation du nombre d'actes

Un projet conjoint des Caisses et du Gouvernement propose alors un bonus d'honoraires en contrepartie d'une restriction du volume des actes et des prescriptions ; les restrictions de 1984, enveloppe globale de fait, seraient assouplies en contrepartie d'engagements des professionnels à une modération des dépenses[11]. Ce projet suscite le 1er mai de la part de sept syndicats départementaux (CSMF) un appel à une rupture des relations avec les Caisses.

Les négociateurs ne retiennent pas l'idée du bonus, et les discussions butent sur les intérêts divergents des généralistes et des spécialistes, au point de demander un report de la date limite de négociation du 30 juin. À ce stade, les syndicats médicaux proposent des actions de « bon usage des soins » et un renforcement du suivi statistique des actes et prescriptions, ainsi qu'une grille tarifaire (augmentation moyenne de 24 %) aussi ambitieuse qu'inacceptable.

Sur ces entrefaites, la CSMF signe seule, le 6 juin, un ultime accord de la précédente convention, avec une modeste réévaluation tarifaire, sous réserve d'une seconde réévaluation en 1986 ; les généralistes n'y trouvent pas leur compte.

Le 19 juin, la ministre Georgina Dufoix déclare envisager la revalorisation de la médecine générale et éviter la multiplication des actes, en privilégiant « l'acte intellectuel par rapport à une technicité parfois artificielle ». Il s'agit en fait de limiter les dépenses par une diminution du nombre d'actes en attendant d'éventuelles revalorisations, alors que le problème immédiat de nombreux médecins généralistes est de parer au déclin de leurs revenus.

Concernant la nomenclature des actes, un avis opportun du Conseil d'État réaffirme la prérogative du Gouvernement, mais préconise pour toute modification une concertation avec les parties signataires de la convention. Dès lors, on s'achemine vers une triple révision annuelle avec, dans l'ordre : nomenclature, tarifs et choix du secteur d'exercice.

8.4 La convention de 1985 : un fiasco pour les généralistes

La convention de 1985 est signée par la CSMF et la FMF début juillet. Prévue pour quatre ans, tacitement reconductible, elle reprend à peu près celle de 1980. Les rares innovations sont : une importante dotation

---

11. Un excédent (provisoire) de 11,2 milliards de l'Assurance maladie pour 1984 permet sans doute cet affichage.

des Caisses au Fonds d'assurance formation (FAF) pour la FMC, le financement d'activités nouvelles (organisation des soins, prévention, éducation sanitaire...), des alternatives à l'hospitalisation psychiatrique...

La médecine générale, défendue par la seule présidente de l'UNOF (notamment par des discussions parallèles avec Dominique Coudreau, directeur de la CNAM-TS[12]), apparaît pour la première fois en clair dans un texte conventionnel[13] ; il s'agit de « rechercher [...] tous les moyens d'une revalorisation de l'exercice de la médecine générale ». « Un groupe de travail est mis en place [...] afin d'analyser les modalités actuelles de son exercice et son rôle dans : l'urgence, la permanence et la continuité des soins ; les alternatives à l'hospitalisation ; la prévention, l'éducation sanitaire ; l'épidémiologie ; la formation... »

Sont prévus trois groupes de travail : revalorisation de la médecine générale ; adaptation du système de soins aux progrès techniques ; projet d'un système promotionnel pour les médecins. En fait, ces groupes ne fonctionneront presque jamais. Antoinette Vienet-Galerne admettra plus tard que son combat était perdu d'avance.

Les leaders du MAG, Nicole Renaud et Richard Bouton, après avoir vainement attendu un véritable débat de fond sur la médecine générale, démissionnent de la CSMF et de l'UNOF, et font savoir à Jacques Beaupère qu'ils n'attendent plus rien d'un syndicalisme pluridisciplinaire.

Dissension à l'UNOF et éviction de sa présidente

Dans les syndicats départementaux, l'accueil de la nouvelle convention est contrasté : satisfaisante pour ceux de la FMF, médiocre pour les autres. Les divergences s'affichent au sein de l'UNOF entre ceux qui prônent une possibilité de variation libre des honoraires – ou au moins un desserrement entre le niveau des tarifs et celui des remboursements – et les positions opposées, affichées par leur présidente, Antoinette Vienet-Galerne. Celle-ci énonce très clairement, à titre personnel, son choix d'honoraires fixes, assortis d'un haut niveau de remboursement ; un moindre remboursement accentuerait le reste à charge des assurés, au risque d'un recul de la solidarité.

En arrière-plan, le président de la CSMF prend appui sur la frustration des généralistes en matière de revenus pour tenter de faire valider sa propre option de desserrement des remboursements ; pour ce faire, il a besoin de l'accord des généralistes confédérés, qui sont ses adhérents les plus nombreux. Une telle option, très proche de celle de la FMF, permettrait de peser sur les futures négociations avec les Caisses, dont le directeur

---

12. Selon un entretien avec A. Vienet-Galerne, juillet 2015.

13. Il faut noter qu'aucune discipline médicale n'a été mentionnée avant cette convention.

de la CNAM-TS, Dominique Coudreau, estime que c'est « aux Français de décider s'ils veulent payer davantage pour leur santé ».

La dissension interne de l'UNOF éclate le 28 octobre, sous forme d'une démission du bureau en bloc, en présence de Jacques Beaupère, mais en l'absence de sa présidente, retenue à l'étranger. Il est reproché à celle-ci de « ne pas exprimer toutes les tendances qui se manifestent au sein de l'UNOF ». Le 10 novembre, le comité directeur de l'UNOF se réunit. Antoinette Vienet-Galerne rappelle le principe de tarifs opposables, programme sur lequel ce comité avait été élu. À l'issue d'un vote de défiance, sans avoir démissionné, elle se trouve évincée dans des conditions douteuses et remplacée par Jean Dugué. Le même jour, l'assemblée générale de la CSMF entérine cette décision et vote une motion en faveur de « la dissociation entre le niveau des honoraires et les possibilités de remboursement des Caisses ».

Jacques Beaupère parle de cette motion comme d'une « évolution histo-rique ». Antoinette Vienet-Galerne, exclue, stigmatise le fonctionnement de la CSMF (« Assez de Confédérocratie ! »), estimant que la cause d'une médecine générale autonome au sein de la CSMF est perdue.

Un appel à un front généraliste conventionniste

Hors de la CSMF, des convergences se manifestent entre structures généralistes, prenant acte du revirement de l'UNOF. Le SMG, à l'occasion de son congrès, note que le refus de représentativité de l'USM s'est soldé par « un mépris total de la médecine générale dans la rédaction de la conven-tion ». Il émet le souhait « de créer un front conventionniste réunissant [...] tous ceux qui veulent sauver la médecine générale » et dénonce le desser-rement entre tarifs et remboursements comme « une fausse solution qui dissuaderait l'accès aux soins primaires [...] ». Le MAG s'oppose aussi à ce desserrement et déclare qu'il faut « rassembler les généralistes [...] », et que l'obtention d'une convention spécifique reste la voie à suivre.

8.5 Du MAG à MG France : vers une représentation autonome des généralistes

Le travail parallèle du MAG

En marge des négociations conventionnelles, une enquête du MAG conjointe avec le CNRS (Centre national de la recherche scientifique) sur les réalités de l'exercice se conclut au cours de l'année 1985[14]. « Commençons

---

14. Enquête réalisée auprès de médecins ruraux, puis étendue à 800 généralistes mais aussi à des spécialistes, des hospitaliers et quelque 2 000 usagers, cette enquête vise à mieux cerner ce qu'est la médecine générale, non définie concrètement jusqu'alors. Elle complète la définition de la médecine générale déjà proposée par le groupe européen de Leeuwenhorst

par savoir ce que nous sommes, comment on nous juge et ce qu'on attend de nous », souligne Nicole Renaud.

Dans son rapport intermédiaire, cette enquête énonce que « l'on est manifestement en présence d'une profession en danger, développant un mécanisme de défense d'identité de groupe [...], plus sur le mode de la différenciation statutaire que sur le mode de la définition positive de la fonction ». Le sentiment de dévalorisation et les conditions concrètes d'exercice sont les deux principaux éléments perçus par les généralistes comme responsables de leurs difficultés.

Dans le même temps, Dominique Broclain, généraliste parisien et sociologue, réalise une importante étude sur des écrits de sociologues, économistes et médecins à propos de la crise de la médecine générale (*in* Aïach, 1994). Le besoin d'une identité clairement définie se fait jour.

La médecine générale : une inexistence juridique prolongée

À cette époque, aucune spécification juridique ne reconnaît la médecine générale ; parmi les nombreux textes légaux et réglementaires publiés entre 1945 et 1985 concernant diverses spécifications au sein de la profession médicale, aucun ne mentionne la médecine générale. Le terme d'« omnipraticien » désigne les non-spécialistes et constitue une catégorie fourre-tout, où l'on trouve des directeurs de laboratoires d'analyses médicales, puis vers les années 1980 les « MEP », médecins à exercice particulier. Certaines qualifications définies par l'Ordre, en 1972, ne sont pas retenues par le tribunal administratif. La première mention officielle de la médecine générale n'apparaît que dans le préambule de la convention de 1985.

Le travail du MAG : un intense labourage de terrain

En marge de ces travaux, depuis la fin de 1984, les responsables du MAG ont visité une quinzaine de régions, suscitant l'affiliation de groupes départementaux. Cet essaimage réunit les plus actifs des généralistes et suscite de nouvelles mobilisations, faisant prendre conscience aux praticiens de la force potentielle liée à leur nombre. En novembre 1985, le MAG compte 1 500 adhérents dans 47 unités départementales, et crée un comité de vigilance chargé de rappeler l'existence de la médecine générale aux divers médias[15].

---

en 1974, encore peu connue. L'initiative du MAG a été soutenue par le secrétaire d'État à la Santé qui la finance.

15. Ainsi, lors d'une des émissions *Le téléphone sonne* à propos de la psychiatrie de l'adolescent, où les journalistes avaient omis d'inviter un généraliste, les membres du MAG

Peu à peu, les animateurs du MAG prennent conscience du fait que le statut associatif ne leur permet d'intervenir dans aucune instance décisionnelle, et constatent que l'UNOF, forte de 8 000 adhérents, n'a rien pu obtenir de concret dans la convention de 1985. Lors de l'assemblée générale de novembre, la décision est prise de susciter la transformation des MAG départementaux en syndicats : si le nombre de 40 est atteint en fin d'année, une fédération sera créée. Un document est diffusé en février 1986, sous le titre *Médecine générale et santé : principes et perspectives*, pour aider la démarche des groupes locaux ; et il sera popularisé sous l'appellation de *Petit Livre vert*.

Vers un syndicat autonome de généralistes

Des contacts sont alors pris avec la plupart des structures généralistes existantes : SMG, SFMG, SFTG, UNAFORMEC, CNGE..., avec lesquelles des points de convergence existent. Le président du SMG, Jacques Bœuf, estime nécessaire de « lancer au niveau départemental un débat sur la création d'une force représentative de la médecine générale ». Philippe Sopena, ex-président de l'USM, déclare qu'il existe « toute une série d'éléments de consensus sur la défense de la médecine générale, et qu'il ne faut pas […] lutter en ordre dispersé […]. Nous avons besoin d'une structure, unitaire ou fédérative... ». Antoinette Vienet-Galerne, évincée de l'UNOF, décide de rallier le MAG.

En avril 1986, le MAG, implanté dans quatre-vingt-deux départements, prend la décision formelle d'y susciter, « dans un esprit œcuménique », des syndicats autonomes[16], tout en restant une structure associative nationale. Selon Richard Bouton, les généralistes sont motivés par la « réhabilitation de leur fonction de premier recours et de synthèse », ce qui implique de « s'attaquer à l'organisation du système de soins lui-même ».

Le 10 juin 1986 est publié dans les colonnes du *Généraliste* « l'appel des Huit », réplique de l'appel des Dix de mai 1984, appel à la constitution d'un syndicat de généralistes, signé de huit responsables d'organisations généralistes[17]. Cet appel se fonde sur le constat de la précarité matérielle et

---

multiplient les appels et saturent le standard téléphonique, obtenant que soit évoqué le rôle du médecin de famille.

16. Un syndicat de ce type avait précédé cette décision deux ans auparavant dans les Bouches-du-Rhône, présidé par G. Pradoura, l'une des figures du MAG, et une vingtaine d'autres sont prêts.

17. Nicole Renaud, présidente du MAG ; Richard Bouton, secrétaire général du MAG ; A. Vienet-Galerne, ex-présidente de l'UNOF ; Philippe Jacot, vice-président de la SFMG ; François Baumann, président de la SFTG ; Jehan de Butler, président du CNGE ; Bernard

existentielle de la médecine générale – l'inadaptation des structures professionnelles existantes, syndicales ou associatives –, la nécessité d'une structure syndicale nouvelle à vocation globalisante, apte à représenter l'ensemble
des généralistes et à défendre leurs intérêts matériels et moraux.

Appel à la constitution d'un syndicat autonome de généralistes

Les choix essentiels sur lesquels les généralistes sont appelés à se rassembler sont les suivants :

1. Une médecine générale reconnue à l'université à égalité avec les autres
disciplines.

2. Une médecine générale de qualité et d'accès facile à tous.

3. La participation de la médecine générale à toutes les commissions
officielles et administratives chargées de l'élaboration de la politique de
santé ainsi qu'aux conseils d'administration des caisses d'Assurance
maladie.

4. Une médecine générale rémunérée à sa juste valeur et pour la totalité
de ses fonctions.

5. Le développement d'une politique incitative à une formation continue
de qualité.

6. La plupart de ces choix doivent être garantis par un cadre conventionnel
spécifique et unique concernant l'ensemble des structures de soins de
premier recours.

En complément, le texte de l'appel précise que « les problèmes de santé
doivent être abordés dans leur globalité », ce qui rend « nécessaire de
développer le dialogue avec l'ensemble des médecins (spécialistes, hospitaliers, salariés...) pour garder sa cohérence à un système de soins dont
la vocation est [...] de servir mieux la santé des usagers ».

Très rapidement, une cinquantaine de syndicats départementaux sont
constitués, d'autres sont en cours de création, attirant de nombreux jeunes
généralistes non syndiqués. La dynamique est assez puissante pour permettre
de fixer la date de création d'une fédération. Philippe Sopena, à l'occasion
du congrès de l'USM[18], fait le constat pour le SMG d'une insuffisance de
moyens pour « influer sur le réel » et de la nécessité d'éviter une atomisation
suicidaire des organisations. Le congrès donne son accord pour que ses
adhérents s'engagent dans le nouveau syndicat et envoie un délégué au
futur conseil d'administration.

Wolf, secrétaire général du CNGE ; François de Lamotte, président de l'UNANIM (l'UNANIM
est l'Union nationale autonome des nouveaux internes en médecine générale).

18. Le SMG est une des composantes de l'USM.

La création de MG France et son impact sur les syndicats médicaux

Le 30 novembre 1986 est constituée la Fédération française des médecins généralistes, dite « MG France », syndicat « à vocation globalisante », qui compte 55 syndicats départementaux et plus de 2 000 adhérents. Elle porte à sa tête Richard Bouton et se dote d'un comité directeur qui inclut 6 membres de droit représentant des structures généralistes associées[19]. MG France s'inscrit dans la perspective d'une recomposition syndicale « transcatégorielle », dont la composante généraliste sera un pilier majeur. L'événement s'inscrit à contre-courant d'une tendance à la désyndicalisation générale des médecins libéraux.

La FMF et le SML considèrent la constitution de cette fédération comme un facteur de division du corps médical face aux pouvoirs publics. Toutefois la FMF, qui a vu grossir un peu le nombre de ses adhérents généralistes, décide de constituer en interne des collèges départementaux de généralistes. L'UNOF, qui reconnaît poursuivre les mêmes buts que MG France, déplore la scission effectuée en raison d'un rapport de force défavorable à la médecine générale et des difficultés à obtenir une représentativité.

8.6 Les évolutions en milieu généraliste, 1980-1990

En marge de la convention, le champ de l'exercice ambulatoire se modifie peu à peu, sous l'effet de la situation démographique, des innovations techniques et thérapeutiques, des modes d'exercice particuliers, de la régulation des urgences et des pathologies émergentes (SIDA, toxicomanie,…).

Des réflexions s'élaborent sur les nouveaux champs d'activité du praticien, ouvrant la médecine générale aux questions de santé publique.

Surtout, un champ particulier, non syndical, se confirme, avec l'essor d'associations de formation continue et de recherche[20] : la SFMG, l'UNA-FORMEC, la SFTG, l'Atelier français de médecine générale (AFMG), qui participent toutes, au-delà de leurs singularités, d'une volonté de promotion de la discipline généraliste (*voir Partie II, Formation et recherche*).

---

19. Les premières actions prévues sont la demande d'une revalorisation de 10 francs de la consultation, d'un report du choix du secteur conventionnel (conditionné par le niveau des tarifs, jugé acceptable ou non), et surtout le dépôt immédiat d'une demande de représentativité auprès du Gouvernement.

20. Toutes ces associations sont nées entre 1973 et 1979 et connaissent un essor significatif à partir de 1980.

Désaffection pour la médecine générale et baisse d'activité

Sur le plan démographique, la période 1980-1990 est marquée par trois évolutions : le développement des praticiens à mode d'exercice particulier, dits MEP, l'expansion du nombre de spécialistes en ville et la féminisation du corps médical (voir Partie III, § 1.1 et 1.2). Il s'y ajoute un rajeunissement : environ 45 % des omnipraticiens ont alors moins de 35 ans, mais s'installent de plus en plus tard (Déplaude, 2015).

La forte densité de généralistes, dans cette période, cache cependant une réelle désaffection envers cet exercice. De plus, toutes catégories confondues, la répartition sur le territoire français montre un fort tropisme méridional et côtier ; cette tendance, en fait ancienne, s'accentue et entraîne de très fortes inégalités territoriales, tandis que la proportion de généralistes faiblit dans les grandes villes[21].

La conjonction de ces divers éléments entraîne un tassement de leur activité, à l'inverse de celle des spécialistes, et de fortes disparités de revenus, problème apparu dès la fin des années 1970, avec un nombre important de généralistes à faible revenu. Certains sont d'ailleurs inscrits au chômage (voir infra, § 10.3 et Partie III, § 2.1.2).

8.7 L'alternance politique de 1986-1988 et son impact sur le système de santé

En mars 1986, l'alliance RPR-UDF (Union pour la démocratie française) obtient la majorité à l'Assemblée nationale, ce qui entraîne la première cohabitation. Jacques Chirac devient Premier ministre, les Affaires sociales reviennent à Philippe Séguin ; avec quelques jours de retard, Michèle Barzach est nommée secrétaire d'État à la Santé, ce poste ayant été initialement oublié.

Un recadrage d'inspiration libérale

Les projets de la nouvelle majorité concernant la Santé se résument ainsi : stabilisation de la progression des dépenses ; inflexion libérale, avec un moindre remboursement des soins ; « responsabilisation » de tous les acteurs ; soutien à la médecine générale ; allègement de la tutelle de l'État sur les partenaires conventionnels.

Concernant la médecine ambulatoire, le RPR avait annoncé les intentions suivantes :

---

21. À Paris, les généralistes ne représentent que 20 % des médecins libéraux au début de 1988.

– « rendre le secteur I plus attractif ;
– dépénaliser le secteur conventionné à honoraires libres[22] (secteur II) ;
– supprimer la concurrence déloyale entre les structures libérales et les structures socialisées (centres municipaux ou mutualistes, centres intégrés…) ;
– rénover […] les alternatives à l'hospitalisation […] ».

D'autres promesses allaient dans le sens d'un allègement de la pression fiscale ou d'une prise en compte du manque à gagner des médecins lors des sessions de formation continue.

Des messages contradictoires pour la médecine générale

Les premiers contacts de Nicole Renaud, présidente du MAG, avec le ministère de la Santé en juin 1986 ne sont guère encourageants : elle se fait dire que « la médecine générale est une étape transitoire vers la spécialisation… ». Néanmoins, une cellule ministérielle est créée, comportant deux généralistes, Paul-André Befort, membre de l'UNOF, et Jean Gras, de l'Union des médecins généralistes FMF, censés porter vers Michèle Barzach les préoccupations de leurs confrères. Diverses mesures sont à l'étude au ministère, présentées comme « des voies de promotion de la médecine générale » :
– formation spécifique ;
– retour de services de médecine générale au sein de l'hôpital ;
– ouverture des hôpitaux (surtout locaux) aux généralistes ;
– développement des centres 15 et nouvelles cotations des actes d'urgence ;
– modulation des revenus en fonction des pratiques de formation continue.

Des plans d'économies à répétition

En fait, la première préoccupation de ce Gouvernement est, comme le précédent, l'équilibre des comptes de la Sécurité sociale. Dès juillet, un premier « plan Séguin » vise à augmenter les recettes sociales et fiscales, et à réduire les dépenses. Les prix des médicaments remboursables sont relevés de 2 %, ceux des autres deviennent libres ; le tout doit apporter 20 milliards de francs supplémentaires.

D'autres plans suivront. Celui de novembre-décembre 1986, intitulé « plan de rationalisation », accompagné d'une campagne d'information du public

---

22. La « dépénalisation » du secteur à honoraires libres concerne la possibilité de rattacher les médecins pratiquant dans celui-ci à une caisse d'assurance maladie pour y bénéficier de la prise en charge partielle de leurs avantages sociaux. Ce motif avait occasionné l'annulation de la convention de 1980 (*voir § 7.3*).

et des praticiens par la CNAM-TS, vise une économie de 18 milliards de francs ; il comporte notamment une restriction des prises en charge à 100 %, soumises à un protocole d'accord entre médecin traitant et médecin-conseil des Caisses, et l'instauration d'ordonnanciers « bizones[23] ». Ce plan, hors convention, sera mis en œuvre par l'Assurance maladie, *via* une campagne d'information destinée au public ; il misera sur la vigilance des prescripteurs, essentiellement les généralistes, avec en contrepartie l'annonce d'« un redéploiement des activités du médecin généraliste » : urgences, nomenclature, qualité de la formation...

Philippe Séguin prépare simultanément l'organisation d'états généraux de la Sécurité sociale.

L'accord de la CSMF pour la « dernière chance » ?

La CSMF se rallie à ces dispositions et signe avec l'Assurance maladie en février 1987 un accord d'application, au motif qu'il s'agirait de la « dernière chance » avant une éventuelle réforme drastique dont les libéraux feraient les frais. L'UNOF oscille entre scepticisme et volontarisme, et finit par y adhérer, après quelques réserves sur la notion de « médicaments de confort », faiblement remboursés. Elle demande une meilleure définition des maladies prises en charge à 100 % et que les éventuels litiges sur ce sujet soient tranchés par un expert de la même discipline que le médecin traitant (qui peut ne pas être un généraliste).

Des oppositions à divers titres au plan Séguin

Le SNMG, pourtant membre de la CSMF, vote contre l'application de ces mesures, au motif des difficultés à établir la distinction entre maladie exonérante et maladie intercurrente, et à cause du rôle d'évaluation « sans précédent » confié aux médecins-conseils sur les prescriptions à 100 %.

Quant à MG France, non consulté, son président, Richard Bouton, souligne le dommage causé aux usagers par le transfert de charges sur les ménages et précise les « conditions indispensables pour que les généralistes participent de façon effective à l'effort général et nécessaire de l'évolution des dépenses », en s'appuyant sur la résolution 1977-1930 du Conseil de l'Europe :

– « les systèmes de distribution des soins devront être conçus ou modifiés de telle sorte que la consultation de médecine générale en soit normalement le premier stade ;

---

23. Les ordonnanciers « bizones » sont destinés à ce que le prescripteur répartisse les médicaments entre ceux destinés à l'affection exonérée, remboursés intégralement, et les autres, concernant des affections intercurrentes, à remboursement partiel.

– la médecine générale doit bénéficier d'un enseignement et d'une recherche spécifique au sein de l'université ».

Constatant que ni l'une ni l'autre de ces conditions ne sont en vigueur en France, MG France s'oppose aux dispositions prévues et pousse les patients à soutenir leurs généralistes en adressant à Philippe Séguin des demandes de suppression de ces mesures.

La SFMG, en marge des syndicats, publie en juin une lettre ouverte aux responsables politiques sur la nécessité de donner des moyens réels à la médecine générale. Observant l'existence de « trois secteurs médicaux distincts : la médecine de l'exploit technique, la médecine des techniques diagnostiques et la médecine des soins quotidiens », elle estime qu'il s'est produit « une substitution progressive de la médecine des soins quotidiens par les médecines de l'exploit et de la spécialisation », ce qui a abouti à « une restriction des moyens d'action [...] de la médecine générale, à la disqualification et l'humiliation des étudiants qui s'y destinent ». Son vice-président, Jean-Luc Gallais, met l'accent sur la complexité inhérente à la pratique généraliste, « du fait de l'interpénétration des normes médicales, de l'environnement socioculturel et [de la situation] des personnes », notamment en cas de polypathologies.

Chez les généralistes, cette opposition est d'abord largement partagée, malgré les menaces de poursuites de la CNAM-TS. Nombreux sont les praticiens qui se disent perturbés par l'application de cet ordonnancier bizone, tels ces membres de la SFTG qui dénoncent cet « exercice pénible, qui consiste à débiter les patients en tranches plus ou moins exonérantes » et va à l'encontre de « la prise en charge globale de l'individu souffrant ». Mais peu à peu, la majorité finit par appliquer ces mesures, malgré la baisse d'activité qui en résulte (–1,2 %). Les effets du plan Séguin permettront une économie de 6,9 milliards de francs sur les neuf premiers mois de l'année 1987.

Les états généraux de la Sécurité sociale

Des états généraux sont lancés en avril 1987 sous l'égide de « la Baleine » avec la création d'une Commission des Sages, présidée par Jean Marmot[24]. La CSMF y apporte l'idée d'une augmentation de la participation des assurés aux dépenses et d'une limitation du tiers payant, tandis que la FMF propose une limitation de l'exonération du ticket modérateur. Il s'agit de « responsabiliser » les assurés. MG France déclare « souhaiter [...] participer à un débat [...] qui aurait pour thème l'élaboration d'une politique de santé et l'organisation de notre système de distribution des soins ».

---

24. Énarque, conseiller à la Cour des comptes, spécialiste de la Sécurité sociale.

Le rapport de la Commission des Sages conclut à un déficit prévisionnel du régime général, toutes branches confondues, de 24 milliards de francs en 1987 et 40 milliards en 1988, malgré une certaine décélération des dépenses à l'hôpital et en ville. Il propose une contribution exceptionnelle sur le revenu imposable et le gel de toute prestation nouvelle. Concernant les généralistes, les Sages proposent d'égaliser le tarif de leur consultation avec celui des spécialistes (*C = Cs, voir § 10.3*).

Hormis quelques pistes de réflexion, telles que le développement de la prévention et de l'évaluation des pratiques, il sera reproché à ce rapport de n'apporter « aucun élément de solution aux problèmes que leur mise en œuvre poserait », notamment en termes de régulation du système[25]. Par contre, il sera suivi d'un gel de tous les tarifs.

Au décours de ces états généraux, le Gouvernement et les partenaires conventionnels constatent la relative inefficacité des mesures de maîtrise des dépenses depuis la convention de 1980 ; leurs effets n'ont été que temporaires. De ce fait, diverses dispositions sont prises à l'été 1987 :
– en juin, création d'un Comité national pour l'évaluation médicale, confié au président de l'Ordre ;
– en juillet, relance de la Commission de la nomenclature des actes médicaux ;
– janvier 1988, protocole d'accord conventionnel sur des programmes de FMC, et création d'un fonds national de révention à la CNAM-TS.

Ces éléments ne font que reprendre des initiatives déjà en vigueur, mais représentent une recherche d'amélioration de la qualité et de la pertinence des prestations de soins, plutôt que d'économies décrétées à l'aveugle. Ils ont également pour point commun de rendre les professionnels parties prenantes des divers objectifs. Cependant, leurs effets ne sauraient se produire qu'à moyen ou long terme.

8.8 Les généralistes et la situation conventionnelle en 1986-1988

Des bilans conventionnels défavorables en 1986 et 1987

En novembre 1986, le bilan des groupes de travail s'avère nul pour la médecine générale : rien sur la définition de ses missions, ni sur les nouveaux champs d'activité. Au sein du groupe « Médecine générale » de la convention de 1985, la présidente de l'UNOF, Antoinette Vienet-Galerne, avait tenté de faire inscrire une définition du rôle du généraliste, en cohérence avec

---

25. Analyse de Michel Mougeot, économiste de l'université de Besançon.

les travaux du Comité de salut public (*voir § 8.1*) : « médecin du premier recours et de la synthèse » ; proposition qui s'est heurtée à un veto absolu de la FMF.

À la Commission de la nomenclature, rien n'a bougé. Rénovée en février 1986, deux généralistes y figuraient : William Junod (ancien président du SNMG) et Jean Laroze (ancien secrétaire général de la FNOF). Mais elle a été boycottée par les Caisses, qui voulaient la rattacher à la convention. Cela a motivé la démission de William Junod en juin. Michèle Barzach fait alors de la reprise de ses travaux une priorité.

Sur le plan des tarifs d'actes, pour l'année 1986, Jacques Chirac, Premier ministre, s'est opposé à toute revalorisation, arguant d'un déficit de l'Assurance maladie de 6 milliards pour 1986 et annoncé à 15 milliards pour 1987. L'année en cours a été plus que jamais placée sous le signe de la limitation des dépenses. En septembre, la CNAM-TS affichait un objectif de réduction des prescriptions de 1,5 milliard, condition d'une revalorisation de la consultation des généralistes, le « C ».

Or, les généralistes du MAG avaient analysé les statistiques de la CNAM-TS, qui montraient que :

• la part des généralistes dans les dépenses d'honoraires médicaux, de 60 % en 1971, n'atteignait plus que 43 % en 1984 ;

• le nombre moyen d'actes par généraliste baissait, parallèlement à l'augmentation du nombre de généralistes et à une demande de soins restée constante, alors que les actes techniques spécialisés se multipliaient.

Le poids relatif des dépenses en médecine générale était donc en diminution constante. Or, les réductions de prescriptions visées par la CNAM-TS (médicaments, biologie, transports sanitaires, actes infirmiers, kinésithérapie) concernaient surtout l'activité des généralistes, tandis qu'étaient privilégiés les actes spécialisés.

En ce qui concerne les visites à domicile des généralistes, réputées être souvent non justifiées, si leur nombre total a augmenté de 1980 à 1986 (+16,4 %), leur quota par praticien a diminué du fait de l'augmentation démographique et cette tendance se renforce en 1987, tandis que la valeur du V stagne (égale au C, hors indemnités de déplacement). La baisse constante des revenus des généralistes, depuis le début des années 1980, n'incite pas à l'autolimitation des actes.

Dans ce contexte, les perspectives tarifaires de 1987 ne laissent entrevoir qu'une faible augmentation de 1,2 %, en regard d'une inflation de 3,1 %, soit une perte de pouvoir d'achat en francs constants. CSMF et FMF persistent à demander un desserrement entre honoraires et remboursement. L'UNOF attend une revalorisation du secteur I et une « dépénalisation[26] » du secteur II. La CSMF

---

26. La dépénalisation concernerait une meilleure prise en charge des cotisations sociales des médecins du secteur II, jusqu'ici moindre que celle des médecins du secteur I.

est contestée de l'intérieur par sa base et accuse une diminution continue de ses adhérents[27] ; elle fait alors monter la pression et demande une augmentation de 10 francs sur le C des généralistes, avec menace, en cas de blocage, d'un boycott des commissions conventionnelles et d'un passage massif des praticiens en secteur II[28], qui serait mal perçu par les partenaires sociaux.

Une augmentation du C en trompe-l'œil et des revenus en baisse

En fin de compte, en décembre 1986, un accord syndicats-Caisses permet une revalorisation en deux temps (décembre 1986, juin 1987) de 13 % du tarif du C des généralistes. Le tarif de la visite et des indemnités de déplacement ne sont pas réévalués, alors que pour MG France cet acte est à défendre en tant que spécificité du généraliste et « bien médical de première nécessité ». Les réévaluations des actes des spécialistes seront un peu plus importantes que celle des généralistes, selon un calendrier différent. En contrepartie est attendu un « engagement concerté » à la maîtrise des dépenses, notamment sur les affections de longue durée (ALD).

Cette augmentation de 13 %, importante, suscite des commentaires péjoratifs chez des syndicats de salariés et d'ex-ministres de la Gauche (Fabius, Bérégovoy) ; toutefois, elle doit être rapportée à une évolution comparable de l'indice des prix pour la même période et à un effet de rattrapage après une période de faible évolution. L'impact global sur les revenus bruts des généralistes est en réalité de l'ordre de 4,3 à 4,6 % par an sur la période 1985-1987, selon les calculs de la CSMF et de MG France, et sans prendre en compte les fortes augmentations de charges sociales et fiscales[29].

Mais cela ne suffit pas à infléchir les tendances de fond : un rapport du Centre d'étude des revenus et des coûts (CERC) de juillet 1987 montre que, de 1976 à 1985, les recettes moyennes annuelles du médecin généraliste en francs constants (valeur 1983) sont passées de 450 000 à 370 000 francs. La revalorisation du C décidée fin 1986 ne fait donc que compenser en partie cette tendance défavorable. Une conséquence en est le projet de passage du secteur I au secteur II de 4,8 % de généralistes supplémentaires en décembre 1986, surtout à Paris et en Ile-de-France.

---

27. Cette baisse est continue depuis la fin des années 1970 ; en 1986, les adhérents sont moitié moins qu'en 1960, bien que le nombre de médecins libéraux ait plus que doublé.

28. Le nombre d'omnipraticiens (incluant les MEP) en secteur II était de 7 % au 31 décembre 1980, et de 14,5 % au 31 décembre 1985, d'après les chiffres de la CNAM-TS ; une progression de 5 % pour la seule année 1986 amène ce chiffre à 20 % au 31 décembre 1986 (sondage du cabinet A. Minkowski).

29. Notamment une hausse très marquée des cotisations de retraite (+140,81 %).

Dans les faits, le Gouvernement, dans le contexte du deuxième plan Séguin, reporte l'application de la seconde augmentation du C du 1er juin au 1er septembre, ce qui en atténue l'impact. Par contre, des propositions sont avancées pour la rémunération des actes d'urgence sur quinze sites expérimentaux : C × 3 pour la régulation des appels, majoration des visites d'astreinte le dimanche, K 25 pour les appels de détresse et les secours aux polytraumatisés... De plus, les défenseurs du secteur II obtiennent en décembre 1986 la prise en charge d'une partie de leurs charges sociales par l'Assurance maladie, ce qui constitue une « dépénalisation » de ce secteur, dit « conventionnel ».

Dominique Coudreau, directeur de la CNAM-TS depuis 1980, émet en novembre 1987 l'idée d'un *numerus clausus* conventionnel des médecins libéraux à l'installation dans le but de réduire le nombre de prescripteurs ; ce projet, récurrent à la CNAM-TS, ne sera pas mis en œuvre.

La question de la réévaluation de la visite à domicile des généralistes est relancée lors du bilan conventionnel de décembre 1987, soutenue par le constat d'une diminution en volume de 6 % et d'un recul marqué de la masse annuelle des honoraires de l'ensemble des médecins libéraux. Cette baisse est attribuée à des changements de comportement des prescripteurs, induits par le plan Séguin, et aussi à une série d'actions de sensibilisation entreprises au long de l'année 1987 par les CPAM en direction des médecins et du grand public (usage pondéré des visites, contrôle des prescriptions de transports sanitaires).

Fin 1987, la CNAM-TS table sur un excédent de 2,1 milliards de francs pour l'année 1988. L'année 1987 se conclut de façon ambivalente, sous la menace d'une fixation autoritaire des tarifs par le Gouvernement, mais avec la proposition des Caisses d'une revalorisation de 15 francs en deux temps du tarif de la visite, en mars et en juin 1988.

8.9 L'état des syndicats représentant les généralistes, 1987-1988

Le deuxième congrès national de la CSMF : réorienter l'action syndicale ?

La tonalité de ce congrès, ouvert sous l'intitulé « Médecine et médecins dans l'Europe de 1992 », est dominée par la notion d'autorégulation du volume des actes et prescriptions, que son président estime être une sorte de dernière chance avant que ne soient prises des décisions drastiques, conventionnement sélectif ou quotas d'actes. Cela étant, les ministres présents à ce congrès, dont Philippe Séguin, se félicitent de l'amélioration des comptes de l'Assurance maladie, imputée aux efforts des profession-nels libéraux[30].

Mais à la différence des années 1960-1970, où l'un des objectifs majeurs de la convention médicale était de faciliter l'accès aux soins de la majorité de la population, l'enjeu actuel est, selon Jacques Beaupère, celui de la maîtrise des coûts induits par le progrès médical. Constatant que le système de soins français est dépourvu d'instances professionnelles d'autorégulation, comme au Québec ou en Allemagne, il prévoit de confier une réflexion dans ce sens à une commission confédérale, ce qui mène à la question de l'évaluation des pratiques et au déploiement d'une FMC accessible à tout praticien. À ce sujet, il envisage que l'UNAFORMEC entre à la CSMF[31].

D'autre part, Jacques Beaupère reste ambigu sur l'égalité de valeur du C et du Cs, proposée par la Commission des Sages (*voir § 8.7*) : selon lui, l'idée d'une équivalence du rôle du généraliste avec celui du spécialiste est acquise, mais l'égalité des tarifs dépend d'une réforme de la nomenclature, ce qui renvoie à des perspectives très incertaines...

Le premier congrès de MG France : obtenir la représentativité

Vers la même période (novembre 1987), MG France ouvre son premier congrès à Lyon.

La fédération est en pleine ascension et compte 4 500 adhérents et 65 syndicats départementaux (plus une douzaine en cours de constitution). Plus de 250 adhérents sont présents, mais aucun membre du Gouvernement ne fait le déplacement ; l'absence de Philippe Séguin est interprétée par Richard Bouton comme le signe d'un embarras[32]... Seul hôte de marque, Raymond Gatelmand, du Collège national des chirurgiens français, est venu affirmer son soutien ; son syndicat a rompu avec la FMF et soutient l'idée de conventions monocatégorielles.

Le thème de ce congrès est un état comparatif de la situation des généra-listes dans les huit pays de la Communauté européenne, afin d'en tirer des leçons pour la France. Une des conclusions est que « partout où il existe une définition de la médecine générale, on trouve une corrélation étroite entre trois critères : une réelle formation des généralistes, une maîtrise des filières de soins et un numerus clausus à l'installation » ; cela est le cas

---

30. Cela alors que les dépenses hospitalières continuent de croître fortement : +7,1 % sur l'année en cours.

31. Cette éventualité semble ne pas être dans les vues de l'UNAFORMEC, qui repose sur un mouvement associatif construit dans un esprit non syndical.

32. Cinq demandes d'audience présentées à Philippe Séguin sont restées sans réponses.

dans la majorité de l'Europe, sauf en France, en Belgique et au Luxembourg. Contrairement à la majorité de ses voisins, la discipline de médecine générale n'existe pas au sein de l'université française.

Le premier objectif de MG France est d'obtenir une première représentativité officielle au titre du Code du travail, qui sera demandée très vite au ministre des Affaires sociales ; réunissant toutes les structures associatives de médecine générale existantes, ses leaders estiment pouvoir l'obtenir, compte tenu de l'implantation et du nombre d'adhérents du syndicat. En appoint, elle reçoit l'héritage moral de la FNOF, dissoute juridiquement à cette occasion, ce qui établit une filiation symbolique, utile pour une seconde représentativité, conventionnelle celle-là. MG France approche à ce moment du seuil requis de 5 % de l'ensemble des médecins libéraux. Pour soutenir son objectif, elle utilise alors les élections à la Caisse autonome de retraite des médecins de France (CARMF) comme une sorte de test de représentativité en y présentant avec succès de nombreux candidats.

Congrès du SMG : le repli

Dans la même période, le SMG traverse une conjoncture difficile. Les refus de représentativité successifs de l'USM et le peu d'investissement de la gauche dans les innovations en santé entre 1981 et 1986 ont fait perdre illusions et adhérents. Nombre de membres du SMG ont été entraînés par la dynamique de MG France à rejoindre celle-ci, quitte à être biappartenants. Tout en réaffirmant ses orientations (un seul secteur conventionnel, limitation des actes, prévention…), le SMG se replie « en club de réflexion et d'élaboration » et décide de s'investir dans les débats de MG France ; Philippe Sopena, ancien président de l'USM, est élu au bureau de MG France.

Le SMG poursuivra avec constance la publication de sa revue, *Pratiques* (*voir Partie II, Formation continue*).

État de la syndicalisation des généralistes en 1988

Les mouvements qui ont traversé le milieu généraliste au cours des quatre années écoulées, avec la constitution de l'UNOF et de MG France, ont amorcé le renouveau d'une syndicalisation qui avait fortement régressé depuis le tournant des années 1980. De 1985 à 1987, l'UNOF a perdu des adhérents avant de se redresser, tandis que MG France recrutait, pour une part, des adhérents de la FNOF, mais surtout des jeunes récemment installés et des généralistes en exercice non syndiqués, bénéficiant du travail de terrain du MAG en 1985 et 1986. La FMF et le SML, très minoritaires chez les généralistes, ont enregistré soit une baisse, soit une stagnation de leurs effectifs.

Globalement, les chiffres recensés en mars 1988 donnent 35 % de généralistes cotisants ou décidés à cotiser pour l'année en cours, soit 16,5 % à l'UNOF, 9 % à MG France, 2,7 % à la FMF, 2 % au SMG et 2 % au SML, cela dans une période de faible croissance du nombre de généralistes actifs. Restent néanmoins 60 % de non-syndiqués.

9. Les jeux du cirque conventionnel (phase I) : mai 1988 – septembre 1992

9.1 La nouvelle alternance politique et les projets pour le système de santé

Au printemps 1988, avant la nouvelle élection présidentielle, le PS envisage pour la médecine générale une revalorisation et un champ d'exercice élargi, avec régulation du volume d'actes et rémunération du temps médico-social, ainsi qu'une amélioration du troisième cycle de formation. Les projets de 1981 ne sont plus d'actualité. Au RPR, à l'UDF et au PR (Parti républicain), on réaffirme le rôle « pivot » du généraliste et l'importance de la FMC.

En mai, François Mitterrand est réélu président. Michel Rocard devient Premier ministre, Claude Évin est nommé ministre délégué à la Santé, puis en juin, ministre des Affaires sociales et de la Santé.

Les orientations de Claude Évin : maîtriser les dépenses et revaloriser la médecine générale

Claude Évin est très vite confronté à un important déficit de la Sécurité sociale et la maîtrise des dépenses de santé reste prioritaire. Dès l'été 1988, il se déclare partisan d'« une redéfinition et d'une revalorisation de la médecine générale [...] ». En septembre est annoncée une concertation sur l'évolution de l'exercice de la médecine et la place de la médecine générale dans le système français. Les sujets à venir sont le bilan annuel de la convention, la démographie et les études médicales[33].

La qualification en médecine générale pour les étudiants sortant du troisième cycle sera votée par l'Assemblée nationale le 3 décembre 1988, applicable au 1er janvier 1995, ce qui pour Claude Évin signifie que « la formation du généraliste et celle du spécialiste sont mises sur le même plan et que le spécialiste ne pourra plus décider d'exercer comme généraliste, à moins de suivre un complément de formation spécifique », en conformité avec les dispositions européennes.

---

33. Il mandatera à cet effet la mission Lachaux en 1989 (voir Partie II, Formation initiale).

Sur le plan de la démographie médicale, dont la croissance s'infléchit[34], le *numerus clausus* est stabilisé, à quatre mille cent étudiants en première année, et le mécanisme d'incitation à la cessation d'activité (MICA), préparé par le Gouvernement précédent, est officialisé par décret le 8 mai.

Les syndicats généralistes en campagne en vue du bilan conventionnel de 1988

De septembre à décembre, l'UNOF et MG France entreprennent de populariser leurs actions respectives, dans la perspective du bilan conventionnel. En octobre, un débat public réunit leurs présidents à Rochefort (17), et permet de comparer leurs vues sur la situation des généralistes :
• Selon Jean Dugué (UNOF), le marasme des généralistes tient à l'avancée des techniques, à la demande du public envers la médecine spécialisée et à l'explosion de la démographie médicale, ce qui réduit leur champ d'activité.
• Pour Richard Bouton (MG France), les généralistes n'ont pas pu se faire entendre depuis le début des années 1980. Les syndicats polycatégoriels ont favorisé les spécialités médicales ; d'où un « effondrement social » des généralistes, qui doivent désormais s'exprimer par eux-mêmes et revendiquer une convention spécifique.
Les deux leaders se rejoignent toutefois sur trois points nécessaires : une limitation de l'accès à la médecine spécialisée, une formation initiale reconnue à l'université et une nette diminution du nombre d'étudiants en médecine.

Un certain nombre de voix, dont celle du ministre de la Santé, convergent donc pour conférer à la médecine générale un rôle central dans les soins ambulatoires, ce que la prochaine convention devra traduire en actes.

9.2 Le faible bilan de la convention de 1985

Fin 1988 arrive l'heure du bilan de la convention de 1985, dont l'échéance tombe le 7 juillet 1989. Comme mentionné ci-dessus (*voir § 8.8*), ce bilan ne montre aucun progrès significatif pour les généralistes ; les seules mesures démographiques ont été de favoriser la retraite anticipée des médecins (MICA). Le contexte conventionnel est donc le suivant :
• une évolution des dépenses en hausse, notamment dans le secteur libéral et pour les spécialités techniques ;

---

34. L'indice d'augmentation a été de 3,85 % en 1986, contre 5,9 % en 1979 (source : Ordre des médecins).

• un fort accroissement du nombre de médecins en secteur II, qui laisse supposer une nouvelle poussée lors de l'échéance de décembre (ils seront 26,02 % au 1er janvier 1989) ;
• la raréfaction relative des médecins du secteur I dans certaines spécialités en milieu urbain ;
• le revenu relativement faible de nombreux médecins des disciplines cliniques (psychiatres, pédiatres et généralistes).

Les attentes des syndicats médicaux face à ce bilan

Seule la FMF se satisfait de la convention de 1985 et préconise sa reconduction.

Pour la CSMF, ce bilan est franchement décevant. Le mécontentement est renforcé par la signature d'une convention entre la CNAM-TS et les régimes miniers de sécurité sociale[35], qui ouvre l'accès de tout patient à ce régime et crée une concurrence jugée défavorable aux médecins locaux. De plus, un relèvement des cotisations d'allocations familiales des médecins est annoncé par le Gouvernement, alourdissant les charges professionnelles. Jacques Beaupère déclare ce bilan « globalement négatif » et incite les médecins à opter pour le secteur II. Une motion exige l'annulation de l'accord avec les régimes miniers et le réexamen du niveau des cotisations d'allocations familiales.

L'UNOF se veut offensive et base la revalorisation du généraliste sur cinq points :
• une formation initiale de haut niveau ;
• une formation continue incitative, donnant accès à une promotion ;
• un nouvel abaissement du *numerus clausus*, de 4 100 à 3 800 par an ;
• des revenus décents, et fin de l'indexation de la valeur du Cs sur celle du C ;
• des moyens d'adaptation de la pratique, pour les gardes et urgences, les soins à domicile, la prévention, les travaux épidémiologiques (selon les accords de 1986)...

Pour MG France, Richard Bouton considère que le système conventionnel issu des années 1980 et 1985 a échoué, introduisant par le secteur II les lois du marché et la concurrence entre les deux secteurs conventionnels : les tarifs pratiqués en secteur II augmentent sans cesse, ceux du secteur I restent bridés ; l'inflation du nombre d'actes techniques des spécialistes absorbe

---

35. Le régime minier de sécurité sociale, créé en 1813 et réaménagé en 1946, était jusque-là réservé aux employés des mines et à leur famille. Il fonctionne comme les centres de santé et emploie des médecins salariés. La diminution du nombre d'exploitations minières l'a fragilisé. Le projet d'accord avec la CNAM-TS, poussé par les administrateurs FO visait à le maintenir à flot.

une part croissante des dépenses de l'Assurance maladie, d'où le déclin des revenus des cliniciens, très majoritairement en secteur I. Conformément à ses thèmes fondateurs, MG France demande (De Regnaucourt, 1998) :

– un système de soins recentré sur la médecine générale et l'instauration de filières de soins incitant les patients à consulter le généraliste en première intention ;

– une formation de qualité, tant initiale que continue ;

– un resserrement du *numerus clausus* ;

– la rémunération d'un tiers temps professionnel dédié à des activités non soignantes.

L'heure de la représentativité pour MG France

Une nouvelle enquête de représentativité est publiée le 22 février 1989. La CSMF conserve sa représentativité, avec 12,6 % des médecins libéraux, malgré un net recul depuis 1985 ; la FMF également, au bénéfice de l'ancienneté, bien qu'elle n'atteigne pas les 5 % requis ; le SML est écarté avec 1,6 %, de même que le Collège des chirurgiens français.

MG France est reconnu représentatif, avec 5,2 %. Cette représentativité de MG France a été vigoureusement soutenue par les membres du cabinet de Claude Évin. Comme l'écrit Didier Tabuteau, son chef de cabinet adjoint : « Déclarer MG France représentatif, c'est poser avec éclat la question de la médecine générale. C'est ouvrir la voie à une réforme faisant du médecin généraliste une charnière du système de santé... » (Tabuteau, 2006).

L'entrée du nouveau venu est contestée en Conseil d'État par la CSMF, au motif qu'un syndicat monocatégoriel pourrait désormais signer une convention concernant l'ensemble des médecins libéraux[36]. Le recours n'aboutira pas, et cette situation ouvre, à terme, l'éventualité de représentativités distinctes au sein des syndicats polycatégoriels.

9.3 Un nouveau chantier conventionnel, 1989-1990, et au-delà...

S'ouvre alors une période de huit années de négociations, aux multiples enjeux entrecroisés : maîtrise des dépenses de santé, autonomie de l'Assurance maladie, organisation et régulation de la médecine ambulatoire, intérêts catégoriels des médecins libéraux... Pour les généralistes, l'objectif est de trouver une place acceptable dans la médecine de ville.

Dans un contexte de pression économique permanente sur le système de santé et de tentatives de régulation avortées, le jeu conventionnel va

---

36. En réalité, la polycatégorialité ne figure pas parmi les critères de représentativité et en a même été exclue en 1975 par l'Assemblée nationale avant la première enquête de ce type ; de plus le critère requis de 5 % des médecins libéraux concerne l'ensemble de ces derniers.

connaître jusqu'au début des années 2000, en l'absence de réelle pensée réformatrice, une série d'affrontements stériles, en fonction d'alliances instables entre gouvernements, caisses et syndicats divisés, avant de s'engager laborieusement vers une médecine coordonnée.

De nouvelles négociations débutent donc en avril, en vue soit d'une reconduction du texte de 1985, soit d'une nouvelle convention. À la CNAM-TS, un nouveau directeur, Gilles Johanet[37], a remplacé en février Dominique Coudreau, en poste depuis dix ans et initiateur du secteur II. La présidence de la CNAM-TS, reste assurée par Maurice Derlin depuis 1967, son syndicat (FO) appelant à la suppression de ce secteur II[38].

Les priorités conventionnelles de Claude Évin et du Xe Plan

Le déficit persistant de l'Assurance maladie nécessite selon le ministre « une gestion plus stricte du système de soins et "des mécanismes de régulation des dépenses de médecine ambulatoire" ». Claude Évin demande « d'actualiser le texte de 1985 » : rénovation du secteur I, « mode normal d'exercice de la médecine ambulatoire » et nouvelles règles pour le secteur II[39] ; les revalorisations seront liées à des « objectifs quantifiés à atteindre en matière de régulation de la progression en volume des actes et prescriptions ».

Dans le même temps sont publiées les conclusions de la commission sociale du Xe Plan pour 1989-1992, qui viennent appuyer ces priorités. Pour la médecine ambulatoire, il s'agit de :
- développer la prévention, l'information et l'éducation sanitaire ;
- mieux connaître les profils de consommation par patient et les prescriptions des médecins ;
- revoir la nomenclature et la tarification, en sorte de distinguer la rémunération de l'acte médical du coût technique des équipements lourds ;
- rendre le secteur I plus attractif et encadrer l'accès au secteur II ;
- rendre la FMC obligatoire pour tous les médecins ;
- expérimenter de nouveaux modes d'organisation (réseaux coordonnés, alternatives à l'hospitalisation, centres de soins...) ;
- maintenir le *numerus clausus* et remédier à l'inégale répartition des médecins sur le territoire.

---

37. Issu des rangs socialistes, Gilles Johanet est partisan de la décentralisation de la gestion de l'Assurance maladie vers les caisses locales.

38. Suppression demandée aussi par la CGT, la CFDT, la CFTC et la FNMF.

39. Dans certaines zones, les spécialistes sont parfois à plus de 80 % en secteur II.

Les objectifs conventionnels des syndicats médicaux

Pour l'UNOF (CSMF), les deux objectifs principaux, outre une convention unique, sont la réévaluation des tarifs du secteur I et la maîtrise de la démographie médicale. Elle propose de ne rembourser la consultation du spécialiste que sur la valeur du C généraliste en cas d'accès direct du patient et de majorer l'acte du spécialiste s'il est vu à la demande du généraliste (rôle de consultant).

Pour MG France, il faut en priorité « inciter d'une façon positive les usagers du système de santé à respecter les différents niveaux d'intervention », soit une gradation « généraliste, spécialiste, hôpital » ; mettre fin à l'anarchie du système de santé et le coordonner est la condition pour accepter le lien entre économies de prescription et revalorisation des honoraires[40]. Cependant, l'obtention à terme d'un cadre conventionnel spécifique reste la condition d'une amélioration du sort des généralistes, même si pour l'obtenir il faudra changer la loi.

La Mutualité (FNMF) entend aussi participer aux négociations, en tant qu'assureur complémentaire représentant 25 millions d'ayants droit. Elle craint une extension du secteur II et conditionne sa part de prise en charge sur les honoraires opposables (secteur I) à des engagements forts sur la prévention, l'éducation sanitaire et l'évaluation des pratiques médicales.

9.4 Le premier round conventionnel – Les contrats de santé vs la charte CSMF

La première étape s'étend d'avril à juillet 1989. Cinq groupes de travail sont mis en place, pour faire évoluer le texte de 1985 :
- *pratiques médicales* : réflexion sur les nouveaux modes d'exercice, les urgences… ;
- *conditions économiques* : honoraires, avantages sociaux, fiscalité ;
- *formation continue et évaluation*, axées sur des consensus de pratiques efficientes ;
- *vie conventionnelle* : suivi de l'activité des médecins et respect des règles de la convention ;
- *maîtrise des dépenses et régulation* des filières de soins.

Un élément nouveau va d'emblée cristalliser les débats : les contrats de santé proposés par MG France pour une régulation de l'accès aux soins et un recentrage sur le généraliste.

---

40. Extrait du discours de R. Bouton devant Claude Évin à l'assemblée générale de MG France du 5 mars 1989.

Principe des contrats de santé

« Il serait proposé à chaque assuré social d'utiliser le système de santé [...] :
- soit de la façon actuelle ;
- soit en souscrivant chez un médecin généraliste du secteur I de son choix un contrat d'abonnement annuel donnant droit à une dispense d'avance de frais pour la partie des honoraires prise en charge par l'Assurance maladie, chaque fois qu'il consulte son médecin traitant et que, sur les conseils de celui-ci, il consulte un médecin spécialiste. [...]

Dans ces conditions, les médecins spécialistes disposeraient d'un honoraire nouveau : le C consultant [...], utilisable indifféremment par les médecins spécialistes du secteur I ou II.

Ce contrat entérinerait l'engagement du médecin généraliste :
- le médecin traitant assume toute la responsabilité sanitaire du patient pour les soins du premier recours, la synthèse des interventions médicales et la continuité des soins ; il assume également toute la responsabilité économique induite par le suivi de l'état de santé de chacun de ses patients abonnés, y compris les recours spécialisés ;
- il assure la tenue [...] du dossier médical dont il devient le gestionnaire mais non le propriétaire, ce dossier [...] étant remis à un autre médecin généraliste en cas de changement.

Ce contrat comporterait aussi l'engagement du patient :
- inscription ou réinscription annuelle ;
- augmentation du ticket modérateur en cas d'accès, pendant la période du contrat, à un autre médecin généraliste ou à un médecin spécialiste libéral ou hospitalier, ou à un médecin à exercice particulier (dérogations prévues : appel hors du lieu de résidence, absence du médecin traitant, médecine de groupe) ».

En plus du paiement des actes réalisés, le généraliste serait rémunéré à hauteur de C × 2 chaque année par patient suivi, ce qui lui permettrait d'embaucher du personnel et/ou d'améliorer son équipement (Bouton, 2003). La tenue du dossier médical permettrait de collecter des données à des fins épidémiologiques et de faciliter les tâches de prévention. Le généraliste deviendrait l'agent principal de la coordination des soins. Pour leurs auteurs, les contrats seraient générateurs d'économies en évitant des prescriptions redondantes ou incompatibles, et permettraient aux patients de recourir aux spécialistes sans frais excessifs. Attractifs pour les généralistes, ils favoriseraient un rééquilibrage entre les secteurs conventionnels I et II.

Le tollé des autres syndicats
et de la presse professionnelle face aux contrats de santé

Dans les milieux libéraux, cette proposition fait l'effet d'une véritable bombe. Les oppositions les plus vives portent sur la notion de « contrat » et sur la dispense d'avance de frais (tiers payant). Certains journaux professionnels relaient les positions les plus véhémentes du milieu médical, « puisant dans le registre de la mauvaise foi, de la méchanceté et parfois de la sottise[41] » : « destruction de la médecine libérale, médecine à l'anglaise, médecine de caisses » sont les qualificatifs les plus modérés.

L'UNOF, tout en reconnaissant dans ce contrat l'intérêt d'une « incitation de l'assuré à rationaliser son accès dans la filière de soins », y voit un premier pas vers un système de capitation et une source de conflit entre généraliste et spécialiste. Le SNMG souligne un risque de « perte de chance de la part de patients qui estimeront n'avoir pas été envoyés à temps chez le spécialiste ». Des membres locaux de la CSMF et de la FMF stigmatisent un contrat qui « réunit le caractère pernicieux de la médecine de caisse allemande et celui de la capitation du système anglais ».

Au-delà de leur violence, ces oppositions témoignent d'une conception intangible du libéralisme médical, dont l'autre face est une profonde réticence à toute structuration de l'exercice médical et à une reconnaissance officielle des rôles respectifs des généralistes et des spécialistes. La proposition de MG France est vécue comme une véritable rupture par rapport aux conceptions habituelles de la profession.

Seul le SMG la considère comme une bonne solution pour l'accès aux soins de tous, et ne fait qu'une réserve, sur la difficulté pour les généralistes nouvellement installés à se faire une patientèle.

Des propositions concurrentes

D'autres contributions apparaissent alors. La CSMF publie en mai 1989 une proposition qui vise, selon Jacques Beaupère, à « discipliner le circuit des patients sans interdire l'accès direct au spécialiste ».

La charte CSMF du bon usage des soins

Le médecin de famille s'engage à :
  • détenir un dossier et à le transmettre en cas de changement de médecin ;

---

41. Selon MG France, cette presse est financée en grande partie par l'industrie pharmaceutique, qui craint de toute régulation une baisse de son chiffre d'affaires. Par la suite, l'agressivité des opposants se focalisera sur la personne de Richard Bouton, par des courriers diffamatoires, injurieux, voire menaçants, et ira jusqu'à provoquer un incendie à son domicile personnel.

- adresser le patient au médecin spécialiste chaque fois que cela est nécessaire, avec un courrier circonstancié donnant les motifs de la consultation ;
- informer le spécialiste du suivi éventuel ;
- assister le patient lors d'une hospitalisation.

Le médecin spécialiste s'engage à :
- écrire au médecin de famille choisi par le patient ;
- l'informer pour qu'il assure le suivi ;
- demander l'avis du médecin de famille avant la consultation d'un autre spécialiste ;
- prendre en compte les actes d'investigation déjà effectués ;
- ne pas convoquer le patient sans en informer le médecin de famille ;
- prendre contact avec le médecin de famille en cas d'urgence ;
- n'exercer que dans le cadre de sa spécialité.

Ensemble : ils conviennent de promouvoir une FMC coordonnée qui réponde aux objectifs de cet engagement.

Généralistes et spécialistes sont convaincus que le respect de cette charte constitue un facteur de régulation des dépenses et ils acceptent que les instances conventionnelles en apprécient l'efficience.

Mais cette charte, non contraignante, ne précise qu'à peine la fonction du médecin de famille.

À son tour, le SNMG émet une proposition originale : « le secteur I promotionnel », qui consisterait à engager les médecins du secteur I vers des pratiques de qualité, avec des honoraires majorés pour ceux qui justifieraient de leur participation à des groupes de cogestion et d'efforts de FMC[42] ; il s'agirait d'un complément d'honoraires sur chaque acte, qui serait versé par les CPAM à concurrence des cinq mille premiers actes effectués dans l'année, mais pas au-delà de ce plafond.

De son côté, la FMF propose des « contrats locaux d'objectifs », portant sur des postes de dépenses préoccupants, à partir de critères de qualité.

Les discussions conventionnelles s'enlisent

Début juin, aucun accord ne se dégage, sauf sur le financement d'une FMC indemnisée et les contrats locaux d'objectifs de la FMF. Les Caisses évoquent la possibilité d'un intéressement financier en cas de réduction des prescriptions et cherchent à limiter le nombre de médecins en secteur II.

42. Selon le Dr Jacques Richir, président du SNMG, un complément de 20 francs par acte entraînerait une dépense de l'ordre de 1 milliard de francs annuels par l'Assurance maladie, que celle-ci hésitera sans doute à consentir...

Devant cette lenteur, Claude Évin envisage deux moyens de pression : instaurer des conventions départementales, avec adhésion individuelle des médecins (retour aux années 1960) ; établir une enveloppe globale annuelle de dépenses pour la médecine ambulatoire, liant l'évolution des tarifs à la modération des prescriptions. Cette dernière mesure pénaliserait les généralistes du secteur I, du fait de la progression constante des dépenses de spécialités ; tous les partenaires conventionnels s'y opposent.

Cela décide le président de la CNAM-TS, à promettre une revalorisation du C en trois étapes, sur la base d'un accord-cadre rédigé avant le 7 juillet (le C est bloqué à 85 frs depuis septembre 1987).

Fin juin, la CSMF insiste sur la réévaluation des honoraires du secteur I, accepte pour les médecins du secteur II le principe d'un quota d'actes au tarif opposable dans les zones où ils sont majoritaires, et un minimum garanti de 10 % de médecins en secteur I par circonscription de Caisse, pour faciliter l'accès aux soins.

MG France s'oppose à toute enveloppe globale et à tout système d'intéressement tant que la question des filières de soins n'est pas réglée et le secteur I revalorisé.

Un accord-cadre à l'arraché, juillet 1989

In extremis, le 1er juillet 1989, un accord-cadre est conclu ; cet avenant n° 7 comporte :
• la maîtrise des dépenses par des contrats locaux, à partir de données médicalisées ;
• l'obligation pour les médecins du secteur II d'exercer une part (à définir) de leur activité au tarif opposable et une possible limitation du taux de dépassement des tarifs ;
• la prise en compte des caractéristiques des clientèles dans les tableaux statistiques d'activité des praticiens ;
• l'adaptation des pratiques par la FMC et diverses expérimentations (sites d'urgences, soins coordonnés, plateaux techniques, charte de bon usage des soins et contrats de santé) ;
• l'information des assurés sur les tarifs pratiqués.

C'est un accord *a minima*, sans engagement tarifaire, à finaliser avant le 1er novembre. Trois syndicats médicaux valident ce texte à de courtes majorités, à la condition préalable à tout autre accord de réhabiliter le secteur I. Même majorité faible à la CNAM-TS ; la MSA (Mutualité sociale agricole) et la CANAM (Caisse nationale d'assurance maladie des travailleurs non salariés) ont suivi avec réserve. La situation reste fragile.

Claude Évin accepte cet accord incomplet et prolonge de six mois la convention de 1985 ; des progrès substantiels devront être conclus avant le 1er novembre.

Les médecins de base et les coordinations départementales réclament une réévaluation des tarifs.

9.5 Un deuxième round conventionnel : la possibilité de conventions séparées

En septembre, les trois syndicats médicaux émettent des propositions communes pour le secteur I : réévaluation des actes des disciplines cliniques et des chirurgiens et renforcement de la protection sociale des médecins, mais des désaccords persistent sur les modalités.

MG France maintient les contrats de santé, seul moyen solide à ses yeux pour maîtriser les dépenses.

Le SML, non représentatif, attaque l'accord-cadre de juillet en Conseil d'État, pour atteinte aux libertés des médecins et présence d'un syndicat monocatégoriel dans les négociations[43].

En fait, les discussions achoppent sur les contrats de santé[44] et le secteur II ; la CNAM-TS et la MSA, ainsi que la FNMF, prônent la suppression du secteur II ; il deviendra très vite une pomme de discorde.

Le secteur I en souffrance
– Désaccords persistants et manifestations

Très majoritaires en secteur I (78 %), les généralistes souffrent du blocage du tarif du C depuis septembre 1987, joint à une forte augmentation des cotisations de retraite. Devant les propositions insuffisantes des Caisses pour le secteur I et les contraintes apportées au secteur II, la CSMF envisage une non-signature. La tension monte chez les médecins et pousse MG France à organiser une journée de grève pour le 18 octobre, qui sera activement suivie, y compris par des généralistes de la CSMF.

Le 30 octobre 1989, les Caisses présentent de nouvelles propositions :
• revalorisation des honoraires en deux temps, fin 1989 et au printemps 1991 ;
• augmentation de la part des Caisses aux cotisations d'allocations familiales des médecins ;

---

43. Le SML invite en outre les défenseurs du libéralisme médical à des « états généraux de la convention », les 7 et 8 octobre à Versailles.

44. Les propositions de réforme du secteur II, destinées à permettre le maintien d'un accès aux soins avec remboursement au niveau du secteur I dans les circonscriptions de caisses où une forte majorité de médecins exercent en secteur II, se résument ainsi : plafonnement des honoraires, obligation d'un quota d'actes annuel au tarif opposable, application du tarif opposable aux patients à faibles revenus, application du tarif opposable certains jours de la semaine...

• gel partiel du secteur II, selon les taux locaux de médecins de ce secteur (40 %) ;

• financement par les Caisses de l'indemnisation du temps de FMC, associée à une contribution des médecins à 1,35 ‰ de la masse de leurs honoraires.

Veto du Premier ministre sur les tarifs – Les négociations suspendues

Le même jour, le Premier ministre refuse les propositions tarifaires. Maurice Derlin suspend alors les négociations *sine die*.

L'assemblée générale de la CSMF des 18-19 novembre rejette les propositions des Caisses et même l'accord de juillet, qu'elle juge dénaturé.

MG France prend acte de cet échec le 19 novembre et propose pour deux années :

• l'élaboration d'une convention « ayant pour objectif d'établir un nouveau système conventionnel, en s'appuyant sur [...] l'accord du 7 juillet » ;

• des mesures contraignantes pour le secteur II, suivies de sa disparition dans sa forme actuelle.

Mais elle subordonne tout accord à la réhabilitation du secteur I.

Le 27 novembre, lors d'une ultime séance de négociations, les Caisses proposent : une augmentation des tarifs en trois temps (mars 1990, mars et juillet 1991), l'abandon de l'intéressement lié aux économies, un gel total du secteur II pour deux ans, et l'étude des conditions d'un égal accès aux soins dans les zones où les médecins du secteur II sont majoritaires.

La CSMF campe sur son refus. La FMF la rejoint le 10 décembre.

MG France, par contre, se prononce à 90 % « pour la signature d'une convention spécifique à la médecine générale élaborée à partir des textes négociés depuis le 5 avril, mais revus [...] pour ne concerner que la seule médecine générale » (sans les MEP).

Un vide conventionnel et la possibilité légale de conventions séparées

Au 1er décembre s'ouvre donc une période de vide conventionnel. Claude Évin constate la fin juridique de la convention de 1985 et prend des mesures pour maintenir les remboursements des assurés et les avantages sociaux des médecins conventionnés. Puis, il déclare que le texte du 27 novembre « répond aux objectifs qu'il avait fixés et qu'une convention pour la médecine générale conclue sur ces bases permettrait au système conventionnel de demeurer le cadre normal de l'exercice de la médecine libérale et marquerait une étape décisive dans la reconnaissance de la place primordiale de la médecine générale pour la santé de nos concitoyens ». Cette opportunité amène une modification législative qui permet l'existence de conventions spécifiques : un amendement est adopté le 19 décembre, *via* l'article 49-3.

Article L 162-5 du Code de la Sécurité sociale (DMOS [diverses mesures d'ordre social] du 24 janvier 1990)

« Les rapports entre les CPAM et les médecins sont définis par des conventions nationales conclues séparément pour les médecins généralistes et les médecins spécialistes par la CNAM-TS et une ou plusieurs organisations syndicales représentatives pour l'ensemble du territoire de médecins généralistes ou de médecins spécialistes, ou par une convention nationale conclue par la CNAM-TS et au moins une organisation syndicale représentative pour l'ensemble du territoire de médecins généralistes et une organisation syndicale représentative pour l'ensemble du territoire de médecins spécialistes. »

À l'avenir, toute convention concernant les généralistes devra être avalisée par leurs représentants « ès qualités ». À l'Assemblée nationale, cette perspective est critiquée par les députés d'opposition, dénonçant une volonté de « division du corps médical » ou contestant le rôle de premier recours du généraliste[45] ; une motion de censure est déposée le 21 décembre (en vain).

La majorité des syndicats médicaux s'indigne et en appelle à l'unité de la profession. L'UNOF tient à « rappeler un principe intangible : la médecine est une et indivisible au service des patients [...] ». La CSMF « [s'opposera] par tous les moyens à l'éclatement de la profession... ». Même propos au SML.

En l'état, seul MG France pourrait signer pour les généralistes. En fait, cette disposition poussera l'UNOF à se doter de véritables statuts syndicaux, pour pouvoir « négocier et conclure ès qualités toute disposition contractuelle concernant la médecine de famille », mais seulement en novembre 1990. La Confédération redoute une véritable prise d'autonomie, germe de son éclatement potentiel.

Dans les rangs des médecins, une courte majorité (53 %) des généralistes se dit favorable à une convention spécifique, selon un sondage SOFRES-*Panorama du médecin* du 15 au 18 décembre ; mais le 16, de nombreux médecins manifestent, au prétexte d'« atteintes à la liberté des soins ».

---

45. Le Pr Mattei, chef de service de pédiatrie, adresse cette question au Premier ministre : « Si votre enfant en bas âge était pris de convulsions, attendriez-vous, pour aller voir un pédiatre ou un neuro-pédiatre, d'y être autorisé par votre généraliste ? »

9.6 Troisième round : le consensus des « vrais libéraux »

À la CNAM-TS, la perspective de conventions séparées divise les administrateurs, entre le CNPF et la CGT, réticents, et la Mutualité, la FEN, la CFDT et la CFTC (Confédération française des travailleurs chrétiens), favorables. Le 19 décembre, on en revient à l'accord de juillet 1989, afin d'éviter « un éclatement du système conventionnel ». En janvier 1990, la CSMF, la FMF et le SML élaborent alors « un consensus entre vrais libéraux » :
– engagement de chaque médecin au « bon usage des soins », par une politique d'évaluation et d'information, ainsi que par une FMC adaptée ;
– en secteur I, revalorisation des tarifs, adaptation du droit à dépassement (DE) et allègement des charges sociales ;
– en secteur II, des critères d'accès ouverts à tous.
Les adaptations des pratiques prévues depuis 1985 seraient maintenues, mais sans les contrats de santé. À celles-ci s'ajouteraient un plan de reconversion et la prolongation du MICA, visant à réduire la démographie médicale. Certaines voix de l'UNOF émettent néanmoins l'idée d'un avenant spécifiant les missions des généralistes.

Des milieux médicaux agités

Les chefs de clinique et internes de CHU déclenchent alors une grève, contre le gel (partiel) du secteur II et les difficultés d'installation dans les zones saturées. Au même moment les coordinations médicales annoncent des manifestations pour les 26 et 27 janvier. Des étudiants en médecine générale se joignent au mouvement, jugeant leur avenir professionnel bouché, et revendiquent la revalorisation du secteur I conventionnel[46].

Pour le Gouvernement, la marge de manœuvre est étroite : tenir le budget en préservant l'accès aux soins et la possibilité d'une convention sans rouvrir le secteur II. Le 17 janvier, Claude Évin et les chefs de clinique et internes publient un relevé de conclusions, selon lequel « la future convention doit offrir à tous les médecins les mêmes garanties [...] ; c'est-à-dire un mode de rémunération qui permette de prendre en compte [...] les titres, la FMC, les fonctions hospitalières et universitaires... ». L'accalmie n'est que provisoire.

---

46. Comme le souligne l'éditorial du *Généraliste*, il s'agit d'organiser le secteur privé, « sommé de les accueillir avec les honneurs dus à leur rang », alors que de nombreux postes sont vacants dans les hôpitaux généraux.

Nouvel essai de convention unique, sans succès

À ce contexte agité s'ajoute un médiocre bilan de l'exercice 1989 de l'Assurance maladie (l'augmentation des dépenses dépasse 10 %), les Caisses émettent des propositions visant à satisfaire les grévistes : $C \times 3$ et $V \times 3$ pour les anciens chefs de clinique, $C \times 2$ et $V \times 2$ pour les anciens internes de spécialités, en cas d'envoi par le médecin traitant ; pour les généralistes, seule une cotation de $C \times 3$ pour des bilans de santé tous les cinq ans... CSMF et FMF approuvent ; MG France y voit une provocation inacceptable[47].

Claude Évin reste sceptique sur cette proposition et propose « que tous les médecins puissent pratiquer une fraction limitée de leurs actes en tarifs libres, dans toutes les spécialités ». MG France maintient sa proposition d'un nouveau dispositif conventionnel, y ajoute une réévaluation de 10 francs du tarif de consultation au 1er mars et la prise en charge totale des cotisations d'allocations familiales par les Caisses[48].

Les négociations reprennent en vue d'une convention unique. Mais le désaccord sur le secteur II persiste et le ministère des Finances n'accepte pour le secteur I qu'une revalorisation limitée et fractionnée, et une prise en charge majorée des allocations familiales. Le « consensus des libéraux » est rejeté par les Caisses.

Les trois syndicats médicaux lancent alors un mot d'ordre de grève pour le 14 février, puis une manifestation le 18.

Manifestations pour l'accès au secteur II et concession de la CNAM-TS

Le gel du secteur II restant maintenu, les chefs de clinique et internes, ayant manifesté le 27 janvier, recommencent le 11 février, soutenus par des hospitaliers. Les étudiants de l'ANEMF les rejoignent ; le mouvement, parisien à l'origine, s'étend en province où vingt-six facultés sont en grève.

La CNAM-TS concède alors l'ouverture du secteur II à un nombre limité de 1 000 jeunes chefs et internes de spécialité s'installant pour la première fois. La manifestation CSMF-FMF-SML du 18 février rassemble environ 30 000 personnes. Les chefs de clinique et internes reconduisent un ordre de grève pour le 28 février, date limite fixée par Michel Rocard pour la conclusion d'un accord.

---

47. Dans ce dispositif, « le généraliste envoie, le spécialiste encaisse » ; il s'agit d'une « coordination à l'envers », le prix de la consultation du spécialiste étant plus élevé lorsque le patient est adressé par son généraliste que dans le cas d'un recours direct.

48. En francs constants, le bénéfice net des généralistes a baissé de 2 à 2,5 points en 1989 par rapport à 1988, malgré une croissance économique nationale retrouvée (PIB : +3,8 %).

Le déficit de l'Assurance maladie pour 1989 est annoncé supérieur de 4,6 milliards aux prévisions. Le rythme d'évolution des dépenses de ville se situe à +11,9 %, celui de l'hôpital à +9,5 %. Aucun laxisme n'est permis.

Au 21 février, les négociateurs se séparent sur un constat de désaccord. Reste l'éventualité d'une convention spécifique pour les généralistes, que la CNAM-TS refuse encore.

Le 1er mars, un communiqué du Gouvernement fait savoir que l'option de conventions séparées pourrait lui convenir.

L'accouchement dystocique d'une convention « par défaut » (mars 1990)

In extremis, la CNAM-TS, qui risque d'être dessaisie, publie le communiqué suivant :
– un accord existe sur toutes les questions autres que le secteur II ;
– pour ce secteur II, les dernières propositions sont confirmées, « ce qui implique que soit abordé et résolu le problème de la démographie médicale[49] » ;
– une revalorisation de 10 francs du C et du Cs est possible.

Claude Évin prend alors acte des accords partiels et laisse entrevoir une probable revalorisation du C et du Cs avant la fin de l'année. Pour la CSMF, cette base est jugée insuffisante, mais permet une reprise des négociations. Du coup, la FMF prend les devants le 4 mars et vote à 80 % en faveur d'une nouvelle convention, qui reste toutefois à élaborer. Le SML se joint à la FMF par un « accord de coopération » qui lui permet, sans représentativité, d'entrer dans le jeu conventionnel.

Au final, une « convention-étape » prévue pour deux ans est signée le 9 mars 1990 par la FMF et les trois Caisses, et comporte :
– *le gel partiel du secteur II pour deux ans*, « les praticiens installés antérieurement au 1er décembre 1989 conservant le bénéfice de leur option » ; ce secteur reste ouvert pour 1 200 anciens internes et chefs de clinique nouvellement installés ; 25 % de leurs actes devront être effectués au tarif opposable (en incluant les actes gratuits…) ; une commission étudiera son évolution avant le premier trimestre 1992 ;
– la *revalorisation des actes du secteur I*, par une augmentation du C et du Cs de 10 francs en deux temps (mars et décembre 1990), la suivante, au 1er octobre 1991 ;
– une prise en charge partielle par les Caisses des cotisations d'allocations familiales ;

---

49. Ce qui signifie : abaisser le *numerus clausus* et favoriser les reconversions professionnelles.

– des *contrats d'objectifs locaux de dépenses*, à élaborer sur la base de 17 références médicales, en vue de ralentir le rythme des dépenses à +3,6 % dans l'année ;
– l'intensification du MICA[50] ;
– la *possibilité de sanctions disciplinaires* des médecins en cas de non-respect de la convention, les Caisses disposant d'un pouvoir de décision unilatéral.

Les expérimentations concernant l'adaptation des pratiques (cotation des actes d'urgence, soins coordonnés, charte de « bon usage » et contrats de santé) sont remises à un avenant ultérieur... La FMC conventionnelle est le seul dossier consensuel issu de cette convention (voir Partie II, Formation Continue, § 8).

Au total : des déclarations d'intention, mais des moyens d'application faibles ; aucune mesure concernant les généralistes n'est retenue (Riocreux, 1995). L'aval du Gouvernement ne retient que la première revalorisation tarifaire, les suivantes sont conditionnées par l'évolution des dépenses. Seule compensation : un décret autorise les Caisses à prendre en charge une partie des cotisations d'allocations familiales des médecins du secteur I, à compter du 1er janvier 1990.

Un accueil défavorable à cette convention.
Hostilité des généralistes

Au sein même de la FMF, des syndicats départementaux contestent la signature de leurs responsables nationaux et refusent de siéger dans les commissions locales.

MG France fait le constat que les 78 % de médecins du secteur I porteront à eux seuls le poids des contraintes conventionnelles. Le gel partiel du secteur II est vu comme « discriminatoire pour les généralistes et attentatoire au principe d'égalité de l'article 2 de la Constitution ». MG France lance une « Opération Recours », par des démarches individuelles des généralistes auprès du Conseil d'État. Richard Bouton considère que le Gouvernement ne pourra pas se satisfaire de cette convention et déclare qu'il faut « reconstruire une convention à partir de la médecine générale et d'une cogestion avec les Caisses ».

Le 18 mars, l'assemblée générale de la CSMF vote à 80 % contre la signature (malgré Jacques Beaupère, favorable) et engage un recours en annulation auprès du Conseil d'État[51] ; elle déclare préparer « un autre texte prenant en compte [...] l'évolution de notre système de santé ».

---

50. G. Johanet produit une étude visant à reconvertir 20 000 médecins dans la tranche d'âge des 35-45 ans, c'est-à-dire les plus actifs en termes de prescriptions...
51. Ses motifs sont les suivants : l'agrément « sélectif » du texte conventionnel par le Gouvernement (seule la première revalorisation a été agréée), la discrimination entre médecins

Le consensus est impossible à trouver. Les trois syndicats représentatifs ont des objectifs divergents : la FMF défend les médecins à honoraires libres, la CSMF défend l'expansion de la médecine spécialisée, MG France défend les généralistes.

Or les généralistes eux-mêmes se disent majoritairement hostiles à cette convention. Deux sondages successifs, en mars et juin, font état d'une majorité favorable à une convention spécifique[52], même si une petite moitié des sondés accepterait aussi une convention unique avec volets spécifiques. Par ailleurs, 55 % des généralistes ayant répondu (dont trois quarts sont adhérents de l'UNOF) se disent favorables à un moindre remboursement des actes en cas de difficultés financières de l'Assurance maladie[53].

La convention de 1990 avalisée malgré ses lacunes

Michel Rocard et Claude Évin ne peuvent permettre de laisser persister l'agitation du milieu médical et avalisent le texte conventionnel, publié au *Journal officiel* (*JO*) le 27 mars 1990[54].

Cela étant, une nouvelle aggravation du déficit de l'Assurance maladie est en vue pour 1990 et 1991. Au cours de l'été 1990, Michel Rocard introduit une contribution sociale de solidarité (future CSG), assise sur l'ensemble des revenus, qui sera adoptée en novembre.

Un remaniement ministériel amène en octobre un ministre centriste à la Santé, Bruno Durieux[55].

---

pour l'accès au secteur II (limité par les titres), l'existence de sanctions discrétionnaires en cas de non-respect de la convention, [...].

52. Sondage SOFRES – *Panorama du médecin* du 29 mars : 48 % de généralistes pour, 39 % contre.

Sondage du *Généraliste*, début juin : 59 % des généralistes pour (94 % des membres de MG France y adhèrent, 26 % de ceux de l'UNOF et 54 % des généralistes non syndiqués).

53. Un article du *Monde* se montre très critique, soulignant que les revenus des médecins libéraux ont « focalisé le débat sur la convention médicale autour d'intérêts essentiellement mercantiles, en faisant perdre de vue des questions beaucoup plus fondamentales [...], comme l'indispensable maîtrise concertée des dépenses, la recherche d'une meilleure coordination entre les différents maillons du système de soins [...] ».

54. Curieusement, bien que deux signatures soient désormais nécessaires, la signature de la FMF a été considérée comme suffisante. De même, il est étonnant que le Gouvernement et les Caisses aient laissé le SML, non représentatif, siéger parmi les négociateurs au vu d'un simple accord avec la FMF.

55. B. Durieux a participé en 1979 aux côtés de Raymond Barre, Premier ministre, au plan d'assainissement de la Sécurité sociale suivi de la création du secteur II.

9.7 Faire évoluer la médecine libérale : le rapport Lazar

En novembre, un rapport d'étape sur l'évolution à terme de la médecine libérale, commandé par Claude Évin en mars à Philippe Lazar, directeur de l'INSERM (Institut national de la santé et de la recherche médicale), est publié. La demande de Claude Évin, considérant cette convention comme insuffisante pour permettre les adaptations aux « défis auxquels la médecine est confrontée », était une réflexion globale sur :

– les mutations des conditions d'exercice ;

– les incidences de l'augmentation démographique des médecins ;

– la complémentarité entre les composantes du système de soins, dont : « faire de la médecine générale le pivot de notre système de soins », « associer la médecine libérale à une politique coordonnée de prévention » et « promouvoir la complémentarité entre médecine de ville et hôpital public » ;

– « concilier une rémunération adaptée des médecins [...] avec l'accès des assurés à des soins de qualité bien remboursés » ;

– déterminer les « conditions pour [...] éviter les dépenses inutiles ».

Le rapport Lazar, novembre 1990 (résumé)

Partant des références aux valeurs nationales de liberté, d'égalité et de fraternité (ou « solidarité »), le rapport prend en compte les divers aspects de la crise de la médecine : démographique, économique, conceptuel et organisationnel, auxquels s'ajoutent les questions relatives au système de protection sociale. Douze thèses présentent des propositions destinées à de larges débats en vue de modifier l'organisation actuelle par des principes clairs et négociés.

Les principes essentiels d'évolution se résument, d'une part, à la nécessité de « valoriser la fonction sociale du médecin », d'autre part, à « élargir la responsabilité médicale au champ complet de la santé ». Il s'y ajoute une relecture des libertés de l'exercice médical (installation, prescription, choix du praticien par le patient), tempérées par des régulations appropriées.

Sans entrer dans le détail, nous retiendrons ici les propositions qui concernent particulièrement les médecins généralistes.

– L'urgence d'un traitement adapté de l'excès démographique (thèse 3)
Devant la nécessité de pourvoir aux besoins de santé non couverts, Philippe Lazar propose de cesser de réduire le *numerus clausus* afin de combler les déficits des régions sous-dotées et ceux des « secteurs d'application collective » (médecine scolaire, du travail, préventive et divers domaines de santé publique). Il s'agirait de permettre aux médecins appartenant à des disciplines en surnombre d'accéder aux compétences requises par une formation complémentaire, sans les exclure de leur exercice habituel.

> **– L'évolution souhaitable de la médecine générale** (thèse 4)
> Les généralistes étant les plus durement touchés par les effets de concurrence dus à la situation démographique, leur champ de compétence serait étendu aux activités de nature collective, à temps partiel, tout en maintenant leur rôle de premier recours. Cette évolution, fondée sur le volontariat, devrait s'accompagner d'une importante réforme des études médicales, diversifiées (santé publique, économie, droit...), et d'une FMC adaptée aux évolutions de la profession, non seulement sur le plan des connaissances nouvelles, mais sur celui de la complémentarité entre généralistes et spécialistes, et entre médecine ambulatoire et hospitalière.
>
> **– Une diversification des contrats dans le cadre conventionnel** (thèse 10)
> Il s'agirait de redéfinir les contrats des secteurs conventionnels I et II, en sorte que le second secteur n'apparaisse pas comme une forme de promotion par rapport au premier :
>> – Les *contrats de type I, d'intérêt public*, pourraient inclure les activités d'intérêt collectif, mieux rémunérées, encourager des organisations innovantes (groupes médicaux, travail en équipe, coopération avec l'hôpital public) et, notamment, d'expérimenter des modes de contractualisation entre patients et médecins (ou cabinets médicaux) en vue d'une meilleure organisation des recours aux soins. Ces contrats devraient être accessibles, par des mesures de soutien, à toute personne en tous points du territoire.
>> – Les *contrats de type II, à honoraires libres*, seraient conçus dans l'optique de la libre entreprise ; les prescriptions feraient l'objet d'accords de modération et de taux de remboursement modulés en fonction des tarifs pratiqués ; l'accès à ce secteur serait libre, mais les avantages consentis aux contrats de type I devraient suffire pour que la grande majorité des médecins choisisse d'exercer dans le premier cadre.

Ajoutons à ce résumé la proposition d'une régulation de l'activité médicale, à l'échelon infradépartemental, en traitant conjointement l'évaluation des pratiques, la maîtrise des dépenses et la formation continue (thèse 8), et l'idée d'une information de la population sur les rôles respectifs des généralistes, spécialistes et hospitaliers.

Les termes de ce rapport convergent avec les déclarations au Parlement du Premier ministre, Michel Rocard, le 15 novembre 1990, dans l'optique de parvenir à l'équilibre des comptes de l'Assurance maladie. Ce dernier parle de la nécessité de « mettre en place de réels mécanismes de régulation », et à ce propos de « garantir aux professions de santé un cadre rénové de leur activité. Celle-ci ne peut s'inscrire dans le système actuel, à bien des égards dépassé. Nous devons [...] mieux concilier les principes d'un système de santé fondé sur la liberté et la responsabilité, et les exigences de son financement socialisé ».

L'accueil des syndicats FMF et SML est réservé ; la CSMF y est favorable, le rapport venant conforter certains aspects de son projet d'unions professionnelles, axé sur « la qualité des soins, l'évaluation et la FMC » (*voir § 10.1*). À MG France, Philippe Lazar, invité à son deuxième congrès, est ovationné pour son rapport qui propose des compléments d'activité plutôt que des reconversions.

Le ministre Bruno Durieux annonce en novembre le « souhait » du Gouvernement d'appliquer les propositions du rapport dès 1991, en commençant par « mettre en place le comité d'experts préconisé par Philippe Lazar et organiser ensuite les conférences de consensus également proposées[56] ». Mais de nombreuses propositions se perdront dans les méandres des cabinets ministériels.

9.8 La convention de 1990 en survie, changement de cap à la CNAM-TS

La gestion de cette convention provisoire est laborieuse, du fait de la faiblesse numérique de la FMF[57] et du SML pour constituer les commissions locales. En décembre 1990, seules 50 caisses primaires sur 133 en sont pourvues. L'échéance tarifaire prévue au 15 décembre, condition de la signature de la FMF, est reportée par le Gouvernement jusqu'à ce que l'on puisse « apprécier concrètement les effets de la maîtrise médicalisée de l'évolution des dépenses de santé [...] ».

La reprise des contrats de santé, proposée par la CNAM-TS : l'option « médecin référent »

Des échanges officieux se poursuivent cependant entre MG France, la FMF, les Caisses et le Gouvernement, sans la CSMF. Un nouveau projet d'avenant, version édulcorée des contrats de santé, est publié le 21 novembre, dans l'intention de rallier l'UNOF :
　　– le généraliste, détenteur des dossiers des patients et producteur de données épidémiologiques, deviendrait le « référent » des patients qui choisiraient cette option, et serait destinataire des comptes-rendus de tout autre médecin consulté ;

---

56. Quatre thèmes de conférences sont proposés en conclusion du rapport : démographie, diversification et formation initiale des médecins – évaluation et contrôle des pratiques médicales – médecine ambulatoire et hospitalisation – médecine et protection sociale.
57. La FMF compte à l'époque moins de mille généralistes stricts.

– le patient serait « incité » à *consulter prioritairement le généraliste référent* par une *dispense totale d'avance de frais* (*via* une carte magnétique de paiement) ;
– un bilan annuel personnalisé serait proposé à chaque patient ;
– les *données des dossiers médicaux* permettraient de constituer des éléments d'épidémiologie et d'orienter les actions de prévention, de bon usage des soins et de maîtrise des dépenses ;
– l'ensemble de ces tâches serait rémunéré à C × 2 ou 3 par an et par patient ;
– les projets d'*adaptation des pratiques* sont réintroduits : régulation des appels urgents, soins coordonnés à domicile et plateaux techniques en médecine ambulatoire.

À la différence du projet initial (*voir § 9.4*), cette version s'adresse à tout généraliste (secteur I ou II) à condition que tous les actes soient rémunérés au tarif opposable ; les spécialistes qui l'accepteraient pourraient faire bénéficier leurs patients de la dispense d'avance de frais ; le patient abonné pourrait consulter de lui-même tout autre médecin, mais perdrait alors le bénéfice de cette dispense.

Le maintien de l'accès direct à tout médecin, le bilan annuel, le dossier du patient géré par le médecin de famille sont acceptables par la FMF et l'UNOF, sauf la dispense d'avance de frais, jugée inflationniste et anti-libérale.

Refus d'obstacle de la CNAM-TS et blocage tarifaire

Cependant, au début de 1991, des désaccords persistent.

Au Gouvernement, Bruno Durieux et Claude Évin s'opposent sur le mode d'action : Bruno Durieux veut procéder par une série d'enveloppes budgétaires par profession, tandis que Claude Évin préfère laisser agir la CNAM-TS et soutient les contrats de santé. Le déficit de l'Assurance maladie pour 1991 se confirme (6 milliards de francs) et il n'est pas question d'augmenter les prélèvements obligatoires (la guerre du Golfe coûte à la France 1 milliard par jour).

MG France fait alors savoir à la CNAM-TS et au Gouvernement qu'en l'absence de décision sur les contrats de santé et de respect de l'échéance tarifaire, ses adhérents ne s'estimeraient plus liés à la convention à partir de février. Les généralistes buttent en effet sur plusieurs difficultés : leurs tarifs sont bloqués ; leur activité décroît régulièrement depuis 1985 (−0,8 % par an), tandis qu'un transfert d'activité vers les spécialistes se poursuit dans les départements les plus médicalisés ; l'avantage social vieillesse (ASV) n'a pas été réévalué, faute de décret, et les réserves de la CARMF s'épuisent. Cela incite les praticiens à ajuster d'eux-mêmes les tarifs de consultation (plus 5 francs). Les tensions sont attisées par les coordinations et les milieux ultralibéraux comme l'Union nationale pour l'avenir de la médecine (UNAM)[58], opposés à la politique du Gouvernement.

L'UNOF sort alors une contre-proposition en cinq points :
– déclaration par chaque assuré à l'Assurance maladie du *choix du médecin de famille* détenteur de son dossier médical, tout autre médecin consulté ayant l'obligation d'écrire au médecin dépositaire du dossier ;
– pas de tiers payant, sauf sur justifications médicales ou sociales ;
– attribution de moyens aux missions d'intérêt collectif ;
– *baisse du* numerus clausus *à 2 000 par an*, reconversion de 20 000 médecins ;
– maîtrise des dépenses selon des critères médicaux qualitatifs.

Il s'agit de recentrer les recours des patients sur le médecin de famille en évitant tout aspect réglementaire, et de couper court aux contrats de santé. Mais cette proposition ne sera pas prise en compte.

9.9 Quatrième round : un pas en avant, deux pas en arrière

Finalement, la CNAM-TS, poussée par Claude Évin, confirme en mars 1991 l'« option conventionnelle proposée au libre choix des patients et des médecins », soit les contrats de santé, ainsi modifiés :
– obligation d'appliquer les tarifs du secteur I sans aucun dépassement ;
– formation du généraliste au recueil de données épidémiologiques ;
– rémunération des tâches d'épidémiologie et de suivi, à C × 2 par patient et par an ;
– dispense d'avance de frais, réservée dans un premier temps aux patients en ALD.

Hors contrats de santé, les médecins du secteur II devront appliquer les tarifs du secteur I pour 25 % de leurs actes. Un financement de la reconversion des médecins est prévu.

Légalisation de l'avenant des contrats de santé et adhésion de MG France à la convention

Cet avenant n° 1 est adopté le 19 mars 1991 par la CNAM-TS ; le 20 mars, Richard Bouton signe la convention et son avenant, que Claude Évin valide sans délai. Le ministère des Affaires sociales précise : « [...] Le dispositif

---

58. L'UNAM est présidée par le Dr Bernard-Claude Savy depuis 1960, membre du CNOM, et député (1966-1968). Cette association milite activement pour un retour à un libéralisme médical intégral, ce qui suppose des honoraires totalement libres et la fin de l'Assurance maladie obligatoire.

prévu par l'avenant rationalise et rénove l'organisation de notre système de soins en redonnant au médecin généraliste un véritable rôle de coordination dans le respect du principe du libre choix. » La MSA, malgré la faible attractivité du dispositif pour les patients, signe le 9 avril. L'avenant est publié au *JO* le 13 avril.

Les obstacles aux contrats de santé...
et les généralistes divisés

Trois facteurs vont contrecarrer la mise en œuvre de cet accord :

1 – La CSMF, opposée au tiers payant, refuse, contre l'avis de Jacques Beaupère, un dispositif qui « introduit [...] un changement de système dans notre mode d'organisation de la médecine libérale à la française, [...] puisque les médecins seront payés par les Caisses [...] avec un système de surveillance et de répression hors pair ; il diminue la liberté des malades abonnés [...] ». La FMF désavoue son président, Jean Marchand, pour l'avoir négocié. Le SML refuse cet avenant qui ramènerait les généralistes au rang des « officiers de santé » et se retire des commissions conventionnelles.

Le CNOM apporte aussi ses réserves, y voyant une restriction du libre choix et une atteinte à la relation médecin-malade par la transmission des données du dossier du patient du généraliste au spécialiste.

2 – Le second facteur est un revirement complet de la CNAM-TS. Un changement de majorité à Force ouvrière est suivi d'une réorientation du nouveau secrétaire général, Marc Blondel[59] ; Maurice Derlin, désavoué, est remplacé par Jean-Claude Mallet. De même au CNPF, Jean-Louis Giral, opposé au tiers payant, remplace Émile Boursier. Ces changements mènent dès le 4 avril la CNAM-TS à un « réexamen » de l'avenant n° 1.

3 – Enfin, la base des généralistes est divisée. Selon un sondage de février, 47 % s'opposent au tiers payant, alors que 29 % l'accepteraient pour tous les patients et 22 % seulement pour les patients en ALD.

De nombreux médecins, syndiqués ou non, s'opposent de façon virulente aux contrats de santé. En témoigne le très abondant courrier reçu à partir d'avril par *Le Généraliste*. Le tiers payant entraînerait une « déresponsabilisation » des patients, des délais de paiement insupportables, un « rationnement des soins »[60]... On dénonce un « ministre fossoyeur du libéralisme », l'« asser-

---

59. Un point de résistance de FO, non avoué, est la perspective du développement du tiers payant qui, même s'il devra attendre quelques années, s'annonce destructeur d'emplois dans les caisses primaires, la plupart des employés étant syndiqués à Force ouvrière...

60. Pour le compte de l'UNOF, Patrick Brézac déclare que « l'instauration d'un tiers payant enveloppé dans le camouflage de la monétique et qui ferait du médecin de famille un passage

vissement de la profession », l'« allégeance aux caisses », une avancée « vers la capitation et le salariat », l'« État oppresseur », la « dictature »... MG France est visé : syndicat « inféodé », « prostitution », Richard Bouton « commis du Gouvernement », mais aussi l'ensemble du syndicalisme : « syndicats minoritaires », « absence de démocratie »... Des adhérents de MG France s'en désolidarisent.

Certains généralistes critiquent toutefois ces protestations : réactions épidermiques « sans même avoir lu le texte de l'avenant », « désinformation ou mauvaise foi », « angoisse face à l'avenir de la médecine générale »... D'autres dénoncent l'attitude négative de la CSMF et de la FMF face à « une avancée sociale » et à une valorisation du généraliste.

En mai 1991, un autre sondage montre que 69 % des répondants (sur 1 400 réponses), dont surtout les plus anciens, refusent les contrats de santé, avec ou sans tiers payant ; mais le même sondage révèle que, pour 74 %, en cas d'abonnement, le passage par le généraliste devrait être indispensable pour que le patient soit remboursé des consultations spécialisées...

Ces réactions illustrent aussi le désarroi des généralistes de l'époque, face à une option pourtant conçue pour les valoriser. La notion de « contrat » est perçue comme contraire au libre choix, le tiers payant comme une incitation à la gabegie. Toute idée de partenariat avec les Caisses est récusée. Les tentatives réitérées de freiner l'augmentation des dépenses de santé, l'impopularité du gouvernement de gauche dans le milieu médical, les atermoiements de la CNAM-TS, la perte de crédit des syndicats expliquent sans doute une part de ces réactions, que soutiennent l'opposition parlementaire, mais aussi le Parti communiste...

Pour ce qui concerne les patients, singulièrement absents des débats, un sondage du 22 au 28 mars révèle que 30 % seraient d'accord avec le principe d'un abonnement auprès d'un généraliste ; mais 48 % se disent non informés.

9.10 Cinquième round : le nouveau « front du refus »

La CSMF cherche alors à revenir dans le jeu conventionnel et appelle à un rassemblement des médecins libéraux, « animés de la même philosophie de défense de la médecine libérale [...] ». Le SML s'aligne sur la CSMF. Ces deux syndicats et la FMF se retrouvent pour organiser en avril 1991 un « front du refus ». Un recours en Conseil d'État est déposé contre l'avenant n° 1. Les coordinations se réaniment.

---

acheté, voire de supermarché consommable à merci pour patients embrigadés, détruit à jamais une relation choisie et vraie ». Cependant, le tiers payant est déjà répandu chez nombre de spécialistes, qui ne s'en plaignent pas...

La ligne du nouveau président de la CNAM-TS

Dès sa prise de fonction, Jean-Claude Mallet critique les contrats de santé et leur signature par un seul syndicat[61]. Il cherche à rallier la CSMF à la convention et reprend les propositions du « front du refus » : « L'amélioration de la continuité des soins par […] l'adaptation du dossier médical et les consultations de synthèse périodiques […] doivent rendre inutile la contractualisation […] de ce rapport de confiance. »

Face à cette alliance, MG France dénonce un retour à la convention de 1990, donc à « un maintien ou une aggravation de la situation actuelle pour les généralistes ». Richard Bouton s'appuie sur la validation légale des contrats de santé, et se promet de faire appel au ministre des Affaires sociales pour mettre un terme à ce refus. Il souligne que le tiers payant, refusé aux généralistes, règle aux spécialistes 63 % de leurs honoraires et que le secteur II, tant qu'il existe, doit rester accessible à tous les médecins, comme le demandent les 8 000 médecins ayant souscrit à l'« Opération recours » contre la convention de 1990 (voir § 9.6).

Parallèlement, une déclaration du Premier ministre, Michel Rocard, annonce de prochains accords concernant les « responsabilités respectives de l'État, des Caisses et des professionnels de santé, […] parties prenantes d'un contrat de régulation annuel des dépenses ». Ce projet, qui introduirait officiellement l'État dans les négociations Caisses-médecins, est fortement récusé par Force Ouvrière, mais pousse la CNAM-TS à faire avancer la négociation.

Les travaux conventionnels reprennent en mai 1991 en vue d'une annexe sur les thèmes de juillet 1990 et les échéances tarifaires. L'usage de la monétique (par carte bancaire) est alors réintroduit pour certains malades exonérés du ticket modérateur. Cet élément, qui évite le paiement direct du médecin par les Caisses, permettra à la CSMF de revenir aux négociations sans paraître se renier. Les contrats de santé ne sont pas clairement remis en cause, mais « freinés » dans leur application…

Changement de ministres
– Adoption de l'enveloppe globale des dépenses

Michel Rocard et Claude Évin n'iront pas plus loin : Édith Cresson accède à Matignon le 17 mai, et Jean-Louis Bianco aux Affaires sociales ; Bruno Durieux reste à la Santé.

Les nouveaux ministres arrivent dans un climat très tendu. Les comptes sociaux s'annoncent déficitaires pour 1991, dont 11,4 milliards pour la branche maladie, ce qui amène Jean-Louis Bianco à produire un premier

---

61. Dans une convention unique, deux signatures sont désormais nécessaires.

plan de redressement de 2 milliards en 1991 et 7 milliards l'année suivante. Une première loi, adoptée le 7 juin, instaure des enveloppes globales pour les laboratoires de biologie et certaines cliniques privées[62].

Cent mille professionnels de santé dans la rue, le 11 juin 1991

Les revalorisations tarifaires restent bloquées tant qu'aucun dispositif de maîtrise effective des dépenses n'est mis en place. Les protestations des médecins se doublent de grèves et de manifestations les 4, 5 et 11 juin, soutenues par des organisations ultralibérales comme Action Santé et l'UNAM, les coordinations, le CNPS[63] et certains groupes financiers[64]. Une démonstration de force a lieu le 11 juin, où 100 000 professionnels défilent à Paris sur les thèmes de « rationnement des soins, étatisation de la santé, démolition du système de soins, non aux contrats de santé... ».

En contrepoint, les syndicats départementaux de MG France remettent à chaque CPAM la copie d'une plainte auprès du tribunal des Affaires sociales pour non-application de l'avenant n° 1. Les premières actions obtiendront gain de cause. Mais l'immobilisme de la CNAM-TS pousse MG France à discuter directement avec les pouvoirs publics.

9.11 Sixième round : l'art de tourner en rond

Début juin 1991, le texte d'une nouvelle annexe conventionnelle, incluant les contrats de santé, est adressé aux syndicats médicaux. La CSMF le soutient, mais devra pour le concrétiser signer la convention de 1990, malgré son recours contre celle-ci (voir § 9.6).

Jacques Beaupère justifiera ce virage de façon alambiquée, déclarant non pas « signer », mais « adhérer »...

Jean-Louis Bianco et Bruno Durieux rappellent qu'ils sont attachés à « l'aboutissement rapide de la concertation prévue sur l'application » des contrats de santé. La CNAM-TS adopte cette annexe le 20 juin, en précisant qu'il s'agit « de résoudre les difficultés techniques et les divergences liées à la mise en œuvre de l'avenant [n° 1] ». Jean-Claude Mallet prétexte une incertitude sur son contenu, mais ne le diffusera jamais aux généralistes.

D'autre part, Jean-Louis Bianco affirme être décidé à sortir d'un système inefficace et à mettre au point « une méthode concertée, contractuelle,

---

62. Cette mesure consiste à lier le nombre et la valeur des actes au sein d'un budget prédéterminé, la valeur diminuant si le nombre dépasse un certain seuil, et inversement.

63. Le CNPS regroupe vingt organisations dont les syndicats médicaux, sans MG France.

64. Il s'agit d'actionnaires d'établissements de santé à but lucratif, comme la Lyonnaise des Eaux.

globale, qui permette de maîtriser les dépenses de santé ». Un second plan d'économies est décidé fin juin, au vu des comptes de l'Assurance maladie[65]. Les ministres entendent négocier des enveloppes globales avec chaque profession de santé. Jean-Claude Mallet, hostile à ce procédé, souhaite sauvegarder l'autonomie de l'Assurance maladie, réclame une clarification des rapports avec l'État et cherche un accord sur les objectifs de dépenses avant toute négociation avec les médecins.

Les discussions conventionnelles au point mort

À l'automne 1991, les syndicats médicaux s'accordent sur la réduction de la démographie médicale, la réouverture du secteur II à tous les médecins et le refus d'une enveloppe globale. Mais leurs objectifs restent divergents :
– MG France propose un plan quinquennal de réajustement des tarifs et demande des engagements précis sur les échéances tarifaires et l'application des contrats de santé. À défaut, sa dénonciation de la convention n'est pas exclue.
– La CSMF vise toujours le blocage des contrats de santé ; elle admettrait une maîtrise de l'offre de soins par des pratiques de qualité, à la condition d'une revalorisation des actes. Hors convention, son objectif est la création d'Unions professionnelles (*voir § 10.1*).

La convention de 1990 reste stagnante ; moins de 50 % de commissions conventionnelles sont en place. Le partenariat conventionnel est à l'arrêt du fait des veto tarifaires du Gouvernement.

Le traitement de la démographie médicale : sortir les prescripteurs ?

Jean-François Girard, directeur général de la Santé depuis 1986, a été chargé de donner une suite au rapport Lazar (*voir § 9.6*), publiée en septembre 1991.

Sans action des pouvoirs publics, 20 000 à 30 000 médecins supplémentaires seront en exercice dans les dix prochaines années, entraînant un surplus de dépenses estimées à 30 à 45 milliards par an.

Jean-François Girard propose de réorienter plus de treize mille médecins vers des fonctions non prescriptives (*voir Partie III, § 1.1.2*). Ces mesures supposeraient une régulation avisée des flux des disciplines médicales, car la croissance des dépenses de santé ambulatoires est surtout tirée par la double expansion des activités techniques spécialisées et du nombre de spécialistes.

---

65. Relèvement de la cotisation maladie des salariés (+0,9 %) et du forfait hospitalier ; baisses de remboursement sur la biologie et les médicaments. Le Gouvernement s'interdit tout autre relèvement de cotisations sociales avant 1993.

Une approche plus approfondie de cette question attendra en fait la création d'un Observatoire national de la démographie des professions de santé (ONDPS) en 2003.

9.12 Panne conventionnelle.
Les ministres Bianco et Durieux à la manœuvre

Un objectif quantifié annuel de dépenses, concerté avec les Caisses et les syndicats médicaux

En septembre 1991, Bruno Durieux diffuse un texte d'orientation « pour assurer à notre système un développement équilibré ». Le constat est celui d'une « croissance tendancielle des dépenses de santé qui dépasse nettement celle de nos partenaires européens », due non seulement à l'évolution des besoins, mais aussi à « des gaspillages, des abus et des doubles emplois », ainsi qu'à « des mécanismes [...] de régulation inadaptés ».

Cette politique reposera sur « la fixation concertée d'un objectif quantifié annuel des dépenses d'Assurance maladie [...], en fonction des critères suivants : progrès médical, besoins de la population, situation économique du pays », et sur « des mécanismes régulateurs concertés et efficaces », c'est-à-dire « une approche médicalisée de la dépense et la participation effective des professions de santé et des Caisses à leur élaboration et à leur gestion » ; la « juste rémunération des biens et services » résultera de la « maîtrise de l'évolution des volumes ». Ces règles comporteront une négociation annuelle « pour faire le point des évolutions en cours et déterminer le taux de l'objectif quantifié de l'année suivante [...] ».

Pour atteindre ces objectifs, les ministres mettent en place six groupes de travail tripartites (État, Caisses, professionnels[66]) sur le « rôle des professions de santé dans la gestion paritaire du système » dans ces domaines : démographie, FMC, évaluation, systèmes d'information, bon usage des soins, coordination et un système d'enveloppe globale par profession[67].

Mais cette initiative n'aboutit pas : la CNAM-TS ne veut pas perdre son autonomie de décision, et le blocage répété des tarifs, conjugué à l'état de révolte des médecins, fait que les syndicats médicaux ne veulent aucun accord sans garanties sur l'avenir.

---

66. Ces six groupes sont : médecins, biologistes, infirmiers et kinésithérapeutes, cliniques privées, système de soins et démographie.

67. Selon Robert Launois, économiste, « on superpose sur la fragmentation excessive du système de santé français un éclatement des financements, alors qu'il faudrait penser filières de soins ».

Devant cette impasse, Jean-Louis Bianco décide de négocier avec les Caisses seules. Un nouvel accord est signé le 25 octobre 1991. Il définit « un taux d'évolution annuel de dépenses compatibles avec l'accroissement des ressources que le pays doit leur consacrer », en s'attachant à « maintenir le taux moyen de prise en charge » pour les assurés ; dans un second temps, Caisses et Gouvernement définiront un dispositif de régulation, dont la gestion incombera aux Caisses et aux syndicats médicaux.

Des négociations seront alors ouvertes sur la rémunération des médecins, leurs charges sociales et leur démographie. En complément, cet accord prévoit la « nécessaire coordination du système de soins », « la redéfini- tion et la revalorisation du rôle et des missions du médecin généraliste », l'encouragement de la « liaison médecine de ville-hôpital » et des initiatives responsabilisant les usagers.

Cependant les syndicats médicaux restent exclus des décisions sur les mécanismes de maîtrise. De ce fait, la CSMF claque la porte des négocia- tions, la FMF demande des explications ; MG France persiste dans son refus de l'enveloppe globale et demande l'ouverture de négociations ; elle rejoindra la manifestation annoncée pour le 17 novembre.

Des professionnels en révolte
– La campagne du C à 100 francs de MG France

Dans ce contexte, la tension est vive entre le Gouvernement et les médecins. Le premier exige une maîtrise efficace des dépenses avant toute revalorisation des actes ; les seconds insistent sur le respect des engagements de 1990, en clair, l'augmentation de la valeur du C à 100 francs au 1er octobre.

MG France, s'appuyant sur le constat d'un triple blocage (tarifs, contrats de santé, secteur II), plus le risque de faillite de l'ASV et la lettre d'enga- gement de Claude Évin (mars 1990) qui partageait « l'objectif de voir le C atteindre 100 francs en octobre 1991 », lance une campagne d'application du C à 100 francs (au lieu de 85 francs). Cette consigne sera appliquée par environ 25 % des généralistes, surtout adhérents de MG France, mais aussi des non-syndiqués et, ici ou là, ceux de l'UNOF, dont le président considère qu'elle « n'est pas illégitime ».

Devant les risques de sanctions[68], MG France s'assure de la défense juridique des généralistes. L'attitude des CPAM est variable ; des sanctions toucheront plus de 100 médecins[69]. Ce mouvement se maintiendra, comptant

---

68. Les risques pour les médecins passant à l'acte sont soit un déconventionnement ou la suspension des cotisations sociales, de la part des caisses, soit des amendes prononcées par la Direction de la concurrence et des prix ou le Conseil de la concurrence.

69. Au niveau national, G. Johanet tente de saper le mouvement, publiant une étude compa- rative sur l'évolution en dix ans des revenus des médecins par rapport à ceux des cadres

jusqu'à 45 % de participants, suscitera diverses poursuites et ne s'éteindra que lors de l'application officielle du tarif de 100 francs, en mai 1992.

La manifestation nationale du 17 novembre 1991

Cette manifestation trouve une motivation supplémentaire dans l'accord Gouvernement-Caisses du 25 octobre sur la fixation d'un taux annuel de dépenses. Toutes les professions libérales de santé manifestent, de même que les coordinations et divers syndicats de médecins hospitaliers. Plus de deux cent mille participants sont signalés. Les motifs de protestation vont de l'opposition au « rationnement » et à « la dégradation des soins », aux remises en cause du libre choix et de la liberté de prescription et au blocage des honoraires.

Une grande négociation réunissant toutes les professions concernées est demandée au Gouvernement. Bruno Durieux, sans nier leur malaise, refusera une négociation globale.

9.13 Les grandes manœuvres pour la maîtrise des dépenses

Un accord-cadre complémentaire État-syndicats médicaux

En novembre 1991, le Gouvernement se rallie à une maîtrise portant sur les seules dépenses remboursées par l'Assurance maladie, ce qui exclut les dépassements d'honoraires, et a renoncé à un système de valeur flottante des lettres clés[70].

Pour l'année 1992, des discussions directes s'ouvrent entre le Gouvernement et les syndicats médicaux. La CSMF soumet son acceptation d'un taux d'évolution annuel des dépenses au règlement de trois points : le choix des références pour fixer ce taux ; les modalités d'application du budget prévisionnel annuel (global ou par profession) ; la définition des sanctions en cas de non-respect du taux d'évolution.

Ces discussions aboutissent fin novembre 1991 à un projet d'orientation pour la médecine de ville, basé sur une conférence annuelle, dite « Objectif

---

supérieurs, selon laquelle les médecins, dont les généralistes, ont en moyenne amélioré leur pouvoir d'achat, à l'inverse des cadres.

À cette initiative divers arguments s'opposent : l'entrée plus tardive dans l'exercice professionnel, la nécessité de financer les investissements initiaux, une moindre protection sociale, la faible évolution des revenus en cours de carrière, une fiscalité moins favorable, de fortes disparités entre généralistes... Un argumentaire basé sur les carnets statistiques de la CNAM-TS et du CREDES (Centre de recherche, d'études et de documentation en économie de la santé) réfutera les dires de G. Johanet.

70. Ce système consiste à faire varier la valeur des tarifs, définie par des « lettres clés » (C, V, K, etc.) en fonction de leur volume, le coefficient « valeur × volume » devant rester au-dessous d'un seuil prédéfini.

Santé ». Ce projet définit l'objectif d'une médecine de haute qualité et d'accès égal à toute la population, la garantie d'un avenir stable pour les médecins et leur pleine participation à la maîtrise des dépenses.

Les thèmes à explorer en 1992 dans ce vaste chantier sont :
– les grands équilibres entre les secteurs de soins (dont la place des généralistes) ;
– la maîtrise de la démographie médicale ;
– des études épidémiologiques et de stratégies diagnostiques et thérapeutiques ;
– l'organisation des soins, dont une véritable coordination des professionnels ;
– la formation initiale et continue ;
– la mise en place de la monétique et de l'informatisation en santé ;
– la pérennisation de l'ASV des médecins ;
– l'amélioration des conditions de l'exercice professionnel.

Une reprise difficile des négociations médecins-Caisses

Il reste aux partenaires conventionnels à déterminer des mécanismes concrets de maîtrise des dépenses, avant une date butoir fixée au 16 décembre.

Des suggestions ont été avancées par Jean-Louis Bianco dès le 25 octobre (*voir § 9.12*) : séparation des actes et des prescriptions en deux enveloppes ; limitation du nombre d'actes par un quota, au-delà duquel l'excédent serait versé à un fonds pour la FMC et l'ASV ; bonification des honoraires en cas d'économies par rapport au taux prévisionnel de dépenses…

Mais pour les syndicats médicaux, des préalables doivent être levés sur les points suivants : réévaluation des honoraires, une solution pour l'ASV, réouverture du secteur II. Sur cette base, les Caisses décident de préparer un nouvel avenant pour le 15 décembre.

Au 20 décembre, rien n'est conclu… Parallèlement, les Belges mettent au point leurs propres contrats de santé, expérience pilote d'un an, visant surtout à freiner le nomadisme médical[71].

De nouvelles propositions de la CNAM-TS, préparées avec Jacques Beaupère, sont présentées en janvier 1992 :
– un taux national de dépenses, qui « ne devrait pas être purement économique » ;
– des *objectifs locaux élaborés sur des bases médicales* ;
– des *comités professionnels locaux*, chargés d'« autogérer » les comportements des médecins ;

---

71. Il s'agit d'une version proche du projet français de l'UNOF : fidélisation stricte du patient à un médecin généraliste traitant, responsable de son dossier.

– des modalités de *récupération des dépenses dépassant les objectifs locaux* ;
– le maintien du *gel total du secteur II* et la création d'un *secteur promotionnel*, accessible à 5 000 médecins en 1992 ;
– la *majoration de 20 % des tarifs opposables* du secteur I ;
– l'*instauration d'un « chaînage »* des soins : tout spécialiste du secteur II accueillant un patient adressé par un généraliste du secteur I appliquerait les tarifs opposables ;
– une *garantie de financement pour l'ASV* ;
– des *revalorisations tarifaires au 15 février*.

Les discussions butent sur les taux d'évolution des dépenses, les syndicats médicaux récusant tout lien entre un taux national « économique » et les taux d'évolution locaux. À cette période, les comptes prévisionnels de l'Assurance maladie pour 1992 affichent un excédent de 6 à 7 milliards ; mais les prévisions de dépenses restent de l'ordre de +7,5 % sur douze mois, alors que la conjoncture économique générale n'est pas florissante.

9.14 Une brève convergence entre représentants des généralistes

Début 1992, la campagne d'application du C à 100 francs persiste et les premières mesures de rétorsion apparaissent, auxquelles les médecins répondent par la solidarité et divers moyens de retardement.

Définir légalement le rôle et les missions de la médecine générale

C'est le moment où, de façon symptomatique, se constitue un « conseil de liaison des généralistes » (CLG), à l'initiative de six généralistes d'appartenances diverses (UNOF, MG France, SNMG, coordinations) qui appellent leurs confrères à converger autour des idées suivantes :
– une *défense unitaire* des généralistes appliquant le tarif conventionnel ;
– une *définition légale de la médecine générale* par le Parlement, précisant sa formation initiale, ses conditions d'exercice, ses missions (premier recours, synthèse et coordination) ;
– une *rémunération du rôle de coordinateur* du médecin de famille ;
– des *rémunérations adaptées à ses autres missions* : prévention, suivi des patients hospitalisés, urgences, soins à domicile, associations locales de développement sanitaire.
Le CLG prévoit d'intervenir « à tous les niveaux de la vie politique, syndicale et associative afin de rapprocher les points de vue et d'obtenir

la reconnaissance légale du rôle pivot du généraliste dans le système de soins… ». Il propose :

- une loi d'orientation de la santé, instaurant la médecine générale comme « l'ossature de l'ensemble du système de soins… » ;
- une régulation régionale de l'installation des médecins ;
- une contractualisation des rapports entre généralistes et spécialistes ;
- une valorisation du spécialiste comme consultant, en variant les niveaux de remboursement selon que le recours est direct ou pas[72].

Cette initiative n'aura que peu d'impact immédiat, mais figurera un an plus tard dans un *Livre blanc de la médecine générale*.

MG France, UNOF : d'éphémères propositions communes

Dans le même temps, un rapprochement inattendu s'opère entre MG France et l'UNOF. Le projet d'avenant de mars 1991 (*voir § 9.9*) a été approuvé après quelques contestations par l'assemblée générale de l'UNOF.

MG France salue ces propositions, « largement convergentes avec l'avenant n° 1 » des contrats de santé, qui viennent « exaucer le souhait d'une large majorité de médecins généralistes pour une convergence d'action […] de leurs représentants ». Et de lancer une pétition dont le message central est ainsi rédigé : « Au-delà des clivages syndicaux, il est temps d'affirmer que l'on ne reconstruira pas le système conventionnel sans les médecins généralistes et d'imposer les conditions de notre participation à une effective maîtrise des dépenses de santé. »

Un texte unitaire est présenté le 5 février 1992.

I. Rôles et missions de la médecine générale et de famille

– *Médecin de la permanence des soins et de la coordination* : mise en œuvre et extension des accords de 1987 sur la régulation des appels d'urgence ; démarrage de quinze projets de soins coordonnés à domicile, selon l'accord de mars 1988 ; cotation spécifique des actes relatifs à ces deux activités.

– *Médecin du suivi, de la continuité et de la synthèse* : rémunération spécifique pour la tenue du dossier médical, pour les examens de synthèse périodique des patients, les activités d'épidémiologie et de prévention […].

– *Médecin du premier recours* : dans le but de mettre un terme à l'utilisation anarchique du système de soins en responsabilisant les patients,

---

72. Édith Cresson, Première ministre à l'époque, a souligné dans un entretien à *L'Événement du jeudi* le fait qu'en France, « on s'autoprescrit ses spécialités » alors « qu'ailleurs, on n'est remboursé que si on est allé [d'abord] chez un médecin généraliste ».

élaboration de mesures incitatives et réglementaires afin que le médecin généraliste et de famille soit consulté en première intention.

II. Secteurs conventionnels et promotion
Les dispositions relatives à la promotion des médecins généralistes et de famille [...] doivent reposer sur des critères professionnels et qualitatifs conventionnellement définis.

III. Implication de la profession dans la maîtrise médicalisée de l'évolution des dépenses
Une estimation globale de la décélération des dépenses induite par les mesures précédentes sera effectuée. Des structures professionnelles locales apprécieront [...] l'implication individuelle des médecins [...], notamment par l'exploitation des données épidémiologiques, l'évaluation des stratégies diagnostiques et thérapeutiques ainsi que par l'élaboration et la diffusion de recommandations médicales [...]. Les dispositions légales et les moyens matériels nécessaires [...] seront mis en œuvre dès la signature du présent accord.

IV. Pour un réel partenariat conventionnel
– Les échéances tarifaires doivent être négociées pour une durée de deux ans minimum.
– Les accords tarifaires comportent une [...] garantie d'application [...] aux dates prévues [...].
La restauration du climat de confiance impose de façon immédiate :
– la mise en œuvre de l'ensemble de la grille tarifaire de mars 1990 ;
– l'arrêt de toutes les procédures actuellement en cours à ce sujet [*soit le C à 100 francs*].

Ce texte résume les fonctions habituellement reconnues aux généralistes – mais pas dans les textes officiels – et pose leurs exigences sur des sujets débattus depuis des années, sans jamais avoir été mis en œuvre. Le point clé des mesures incitant les patients à consulter le « médecin généraliste – médecin de famille » en première intention y est énoncé, mais sans modalités pratiques.

Cependant, ce consensus est de brève durée. Le secrétaire général de l'UNOF, Jean-Pierre Bouscau-Faure, réputé « radicalement libéral », l'avait par avance miné en accusant MG France de proposer « une médecine administrée, réglementée, régulée de façon autoritaire », au contraire de l'UNOF, réputée se battre « pour une médecine libérale, libérée de tous liens administratifs, [...] face à ces structures technocratiques toujours plus envahissantes ». Cet essai d'accord suscite aussi la colère des spécialistes de la CSMF, et le président de l'UNOF se fait recadrer au sujet des « mesures réglementaires » évoquées dans la déclaration commune.

Occasion manquée d'un possible front commun généraliste… La CSMF refuse toute structuration formelle de l'organisation des soins.

9.15 Septième round : le plan Mallet-Beaupère et l'avenant n° 3

Pendant ce temps, un relevé de conclusions est élaboré par Jean-Claude Mallet et Jacques Beaupère seuls, puis transmis aux syndicats représentatifs, avec réponse attendue pour le 12 février.

Le relevé de conclusions de février 1992 (résumé)

La politique de régulation des dépenses sera guidée par les protocoles signés entre l'État et les syndicats médicaux, d'une part, l'Assurance maladie, d'autre part […].

1. Principes
Il s'agit d'une approche médicalisée de la dépense, basée sur les stratégies et pratiques médicales les plus efficientes, et traduites en termes de références nationales et de contrats d'objectifs locaux.
Il s'y ajoutera des actions de responsabilisation de l'ensemble des acteurs, assurés inclus, et de lutte contre les actes et prescriptions inutiles.

2. Mise en œuvre
Une négociation annuelle fixe les taux de croissance prévisionnels de dépenses pour l'année suivante par secteur d'activité, prenant en compte la démographie de la population, l'évolution des morbidités, le progrès technique et médical, la démographie médicale…
Ces objectifs nationaux portent sur les volumes d'actes et de prescription ; ils sont fixés respectivement pour les généralistes et les spécialistes, déclinés selon les particularités locales et constituent les références annuelles de maîtrise des dépenses.
Une politique nationale d'évaluation des pratiques permettra l'élaboration de consensus.
La profession médicale est garante de l'appréciation de sa pratique, par l'intermédiaire de groupes professionnels locaux élus, chargés d'apprécier les comportements des médecins et d'en signaler les écarts au comité médical paritaire local, ces écarts pouvant être pénalisés par les Caisses.
En cas de carence, les Caisses suppléent aux groupes professionnels ; en cas d'excédents de dépenses par rapport aux objectifs, des pénalités sont appliquées à chaque médecin de la discipline concernée.
Un bilan annuel conditionne la revalorisation éventuelle des actes médicaux pour l'année suivante.

3. Dispositions particulières

Diverses mesures concernent la reconversion des médecins, l'ASV, l'évolution du secteur II (fermé, avec un « chaînage », comportant l'obligation de tarifs opposables par le spécialiste lors de l'envoi de patients par leur généraliste), la création d'un secteur promotionnel.

Pour le rôle et les missions du médecin généraliste, il est proposé de préserver son rôle central en promouvant l'accès en première intention ; le généraliste assure la tenue du dossier médical ; un groupe de travail sur le « renforcement des échanges entre généralistes et spécialistes libéraux et hospitaliers » devra rendre ses conclusions avant le 30 juin 1992.

4. Revalorisations tarifaires

Le C du généraliste est porté à 100 francs au 15 février 1992 ; le Cs et le C psy seront revalorisés au 15 mars 1992, les autres lettres clés le seront au 15 juillet 1992.

5. Modalités complémentaires

Des modifications législatives et réglementaires seront nécessaires à l'application de ces objectifs.

Les quelques innovations de ce texte sont la définition de critères « médicalisés » pour fixer les taux d'évolution des dépenses, la *fixation d'objectifs distincts pour les généralistes et les spécialistes*, la surveillance des comportements des médecins par leurs confrères « élus » et la création d'un secteur promotionnel, afin de réduire le nombre de médecins du secteur II. La création de groupes professionnels locaux élus est un prélude aux futures Unions professionnelles (*voir infra*, § 10.1).

La description des missions des généralistes s'arrête à la mention de leur « rôle central »... De nombreux points restent à finaliser.

Opposition du SML, de la FMF et de MG France

Pour le SML, ce texte est « inacceptable, même pas amendable » ; le gel persistant du secteur II traduit « une volonté d'extinction »... La FMF s'oppose à tous les points du texte, sans fermer la porte à des amendements. Enfin, MG France récuse globalement un projet élaboré à part, vu comme « une caporalisation de la profession, par le biais de structures faites pour la CSMF » : groupes professionnels lui assurant une majorité par le poids des spécialistes et dotés de fonction disciplinaire. Richard Bouton dénonce cette régulation contraignante « sans avancée aucune pour la médecine générale », portant seulement sur la part des dépenses remboursables et qui pèserait nettement plus sur les médecins du secteur I, dont les actes sont remboursés à 75 %, que sur ceux du secteur II.

L'accord avec réserves de la CSMF

Pour l'UNOF, les points concernant la médecine générale restent vagues et la pratique d'honoraires opposables par le spécialiste lors de l'envoi d'un patient par son médecin de famille est un contresens, car l'accès direct resterait mieux rémunéré.

Avant l'assemblée générale de la CSMF, le président de la CNAM-TS accepte d'ajouter la participation des Caisses à l'ASV et l'ouverture du secteur II aux jeunes installés.

L'accord de la CSMF est obtenu le 9 février à 65 % des voix, aux conditions suivantes :

– accord du Gouvernement sur l'annexe tarifaire et la création d'Unions professionnelles ;

– inscription dans le texte des missions du médecin de famille, *à la place* des contrats de santé ;

– refus du « chaînage » généraliste-spécialiste ;

– limitation à 10 % de la participation des médecins au financement de la reconversion ;

– clarification sur la régulation des dépenses, en sorte que le taux d'évolution des dépenses ne constitue pas un objectif « opposable », mais seulement « un éclairage » ;

– arrêt immédiat des poursuites pour application du C à 100 francs ;

– pérennisation garantie de l'ASV et du taux de participation des caisses ;

– arrêt de l'ouverture des centres miniers aux assurés sociaux des autres régimes.

Au total, ces conditions édulcorent sérieusement la portée du relevé de conclusions en lui ôtant tout aspect d'engagement formel.

Pour MG France, le refus par la CSMF d'un taux directeur « opposable » d'évolution des dépenses est un progrès, mais la critique de fond est que « vouloir installer un mécanisme de régulation comptable [...] sans que le système de santé ait été organisé en commençant par le commencement, [c'est-à-dire] la médecine générale, est un non-sens ». Selon Richard Bouton, ce projet n'est pas viable en raison de « l'impasse sur la médecine générale » et « des éléments de régulation prévus complètement inapplicables ».

Après quelques retouches mineures, l'accord, dit « avenant n° 3 », est signé par la CSMF et la CNAM-TS. L'UNOF se dit satisfaite de « l'engagement envers la médecine de famille ». L'article 19 fait mention pour la première fois des « rôles et missions du médecin généraliste et de famille[73] », qu'il situe comme « l'un des pivots du système de distribution des soins », dont

---

73. Le texte mentionne les fonctions de continuité, de coordination et de synthèse des soins, de prévention et d'éducation pour la santé, et la notion de prise en charge des patients « dans leur totalité ».

le rôle « devra être promu par des campagnes ayant pour objectif d'inciter les assurés à le choisir », sans plus de précision...

Jean-Louis Bianco se montre très réservé, en raison du flou sur la maîtrise des dépenses et les taux directeurs opposables, de mesures insuffisantes sur le secteur II et le secteur promotionnel et du risque d'accentuation des inégalités d'accès aux soins. Le coût de l'ensemble des mesures proposées (honoraires, ASV, secteur promotionnel, rémunérations spécifiques des activités des généralistes), chiffré à 3,8 milliards de francs en année pleine, contre des économies de 2,5 milliards, est estimé disproportionné au vu de la faiblesse des engagements. Le ministre exige le gel absolu du secteur II.

Les réticences des « petites caisses » d'Assurance maladie

La MSA et la CANAM expriment leurs réserves. La MSA reste très attachée à la mise en place des contrats de santé et à la promotion du généraliste, que n'apporte pas cet avenant ; elle juge aussi le dispositif de maîtrise des dépenses trop complexe et peu fondé sur l'évaluation des pratiques. Les deux caisses conditionnent leur signature à des mesures législatives pour l'expérimentation de « réseaux de soins », des précisions sur les modalités d'évaluation des pratiques, la réduction du nombre de praticiens en secteur II et les critères d'entrée dans le secteur promotionnel, et à des mesures concrètes quant au rôle régulateur du généraliste.

L'alternative de MG France

Ceci détermine MG France à élaborer un projet alternatif, au cours d'états généraux des généralistes, les 4 et 5 avril 1992, où les débats s'articulent autour de quatre thèmes : organisation du système de soins et maîtrise des dépenses ; champ d'activité du généraliste et rémunération ; convention et secteurs conventionnels, promotion ; partenariat conventionnel.

Parmi les motions votées, on peut relever :

– *la demande au Parlement* de « préciser le rôle et la mission du médecin généraliste en tant que médecin de premier recours, de la continuité des soins et de la synthèse des différents intervenants médicaux », et de « déterminer annuellement les objectifs de santé prioritaires et les masses financières affectées pour chaque secteur de soins : généralistes, spécialistes, hospitalisation publique et privée » ;

– *l'établissement d'une convention entre les syndicats représentatifs des généralistes et l'Assurance maladie*, « [...] permettant d'instaurer les filières de soins et l'accès privilégié au médecin généraliste en première intention » ;

– *l'élaboration d'une nomenclature spécifique aux généralistes*, la rémunération forfaitaire des activités d'épidémiologique et de prévention ;
– des objectifs sanitaires reposant sur des études épidémiologiques et des stratégies diagnostiques et thérapeutiques « assurées par la profession généraliste seule ».

La mise en cohérence du système de santé « constituera un facteur déterminant pour limiter l'inflation des dépenses de santé ». Les généralistes « acceptent la responsabilité économique du suivi des patients dans le cadre de la filière de soins » ; « [...] ils refusent toute maîtrise comptable des dépenses imposée sans base médicale et sans débat national, et toute enveloppe globale – honoraires plus prescriptions – qui opposerait dramatiquement les intérêts du médecin à ceux de son malade ».

Ces propositions seront envoyées à tous les médecins généralistes pour agrément, puis présentées aux ministres, assorties d'un calendrier de négociations et d'une proposition de « paix sociale » : arrêt des divers recours et poursuites juridiques.

Une nouvelle séquence gouvernementale interfère avec ces débats. Pierre Bérégovoy devient Premier ministre le 5 avril 1992. René Teulade devient ministre des Affaires sociales et Bernard Kouchner ministre de la Santé.

Pierre Bérégovoy a la réputation d'être le « ministre des comptes » : il s'est opposé au coût des contrats de santé, aux revalorisations de la convention de 1990 et aux projets de reconversion. Par contre, René Teulade, ex-président de la FNMF, est partisan de réformes structurelles et favorable aux thèses de MG France et au tiers payant intégral, opposé au secteur II et rigoureux sur les dépenses de médicaments.

Ultimes aménagements et signature de l'avenant n° 3

René Teulade est d'emblée favorable aux modifications suivantes de cet avenant : incitation du patient à consulter le généraliste en première intention, maintien des contrats de santé, arbitrage indépendant en cas de litige sur les taux directeurs, pénalisation en cas de dépassement des objectifs...

Une réunion de concertation a lieu dès avril, entre lui, Jean-Claude Mallet, Jacques Beaupère et Richard Bouton.

Au vu des derniers aménagements, la MSA et la CANAM donnent leur accord.

La CSMF insiste pour que l'avenant préparé soit agréé ; mais le volet concernant la médecine générale est renvoyé à un nouveau groupe de travail.

Mais MG France, écarté de la préparation de cet avenant, saisit en référé le tribunal administratif sur l'illégalité du processus et reste opposé à ce texte pour les raisons suivantes :

– *la maîtrise repose en fait sur les dépenses remboursées*, non sur les dépenses totales ;

– *les taux directeurs sont établis sur des critères comptables*, en l'absence de données d'évaluation des pratiques et d'épidémiologie ;

– *les Unions professionnelles*, telles que prévues (*voir infra, § 10.1*), véritables « chambres disciplinaires avec cotisations obligatoires », *jugeront les comportements prescriptifs des médecins* selon des normes économiques pures.

9.16 Fin de partie pour la convention de 1990

L'avenant n° 3 est finalement signé le 10 avril 1992 par les trois Caisses et par la seule CSMF. L'agrément ministériel est donné le 4 mai. Son architecture globale est inchangée. Le dispositif de maîtrise des dépenses reste à traduire sur le plan législatif, de même que le projet d'Unions professionnelles.

Mais d'emblée, ce dispositif de maîtrise est jugé impossible à mettre en œuvre par certains conseillers ministériels et économistes. De plus, le coût de l'opération serait élevé : revalorisations tarifaires évaluées à 2,2 milliards en année pleine, plus le renflouement de l'ASV (200 millions), la reconversion des médecins et le MICA. De plus, des désaccords persistent entre l'État, les Caisses et la CSMF sur le calcul des taux directeurs de dépenses (le ministère veut y inclure les dépassements d'honoraires) et les Unions professionnelles (niveau de financement, double ou simple collège). Après de houleuses discussions à l'Assemblée nationale, René Teulade tranche ces deux points contre l'avis de la CSMF.

La maîtrise des dépenses prise en mains par René Teulade

Le projet de loi présenté fin mai se résume à quatre volets :

– instauration d'un *dispositif de régulation*, conforme à celui de l'avenant n° 3 ;

– création des *Unions de médecins libéraux* (niveau départemental, avec double collège généralistes-spécialistes), avec des missions limitées à l'amélioration du système de santé et à la promotion de la qualité des soins ;

– création d'un *secteur promotionnel*, sur critères de qualité, avec honoraires majorés et remboursés comme les tarifs opposables ;

– mise en place d'un *dispositif de reconversion* des médecins.

L'opposition unanime des généralistes et des syndicats médicaux

Avant même le vote du Parlement, René Teulade accompagne la diffusion du projet par une lettre adressée à chaque médecin, arguant de la nécessité d'éviter l'explosion du système de soins. Les généralistes le reçoivent « 5/5 » par une opposition unanime, apportant des critiques de bon sens : « augmentation des dépenses imputées aux seuls médecins ; incoordination du système de soins ; accès non régulé aux médecins spécialistes ; inexistence de moyens dévolus à l'évaluation et à l'épidémiologie ; maîtrise comptable à courte vue au détriment des patients… », selon des courriers reçus par *Le Généraliste*.

De même, l'assemblée générale de la CSMF se prononce très majoritairement (95 %) contre ce projet, désavouant son président.

À l'Assemblée nationale, de modestes modifications y sont apportées : un taux directeur d'évolution des dépenses de médicaments calculé sur leur montant remboursable ; des sanctions pécuniaires « possibles » ; le projet d'Unions professionnelles avec un échelon régional. Adopté en première lecture par le procédé du « 49.3 », le projet est transmis au Sénat. Les syndicats médicaux s'activent alors pour le contrer, mais pour des motifs contradictoires : la CSMF veut de nouveaux amendements, les autres syndicats s'opposent à tout le projet.

MG France fait alors valoir les conclusions de ses états généraux d'avril (*voir § 9.14*). Elle conditionne sa participation à une nouvelle négociation à l'abandon de toute poursuite à l'encontre des généralistes ayant appliqué le C à 100 francs (onze généralistes ont été mis hors convention pour un mois par la CPAM de Paris).

Annulation de la convention de 1990

Deux événements vont marquer la fin de ce marathon conventionnel de trois années.

D'une part, devant la menace d'une motion de censure, le Gouvernement retire son projet de loi, le 30 juin 1992.

Surtout, le Conseil d'État, saisi de plusieurs recours contre la convention de 1990, conclut le 10 juillet 1992 à trois motifs d'annulation, incluant les avenants n° 1 et n° 3 :

– l'approbation tarifaire seulement partielle par Claude Évin en mars 1990 ;
– l'absence de nouvelle enquête de représentativité ;
– la signature de la FMF, trop peu représentative des généralistes à l'époque.

René Teulade prend alors des dispositions pour pallier le vide conventionnel, dont le remboursement des assurés sociaux. Les revalorisations prévues pour juillet restent bloquées, hormis le C des généralistes, fixé à 100 francs à la date de l'avenant n° 3 (avril 1992).

Les deux syndicats de généralistes prennent acte de la situation avec satisfaction, mais selon deux options différentes : l'UNOF en proposant une convention unique avec des dispositions spécifiques, MG France en affirmant que la convention unique est morte.

La suite attendra la rentrée parlementaire d'octobre :
– une loi validant rétrospectivement les effets de la convention de 1990 (sauf les avenants qui, signés par un seul syndicat, n'ont pas de valeur juridique) ;
– la définition des objectifs d'une nouvelle convention pour quatre ans ;
– une nouvelle enquête de représentativité.

Dans ce cas de figure, la future convention viendrait s'emboîter dans le moule prédéfini par la loi, qui introduirait des outils de médicalisation : codage des actes, évaluations de pratiques, conférences de consensus.

Affrontement entre solidarité et libéralisme

Le Pr Gérard Dubois, membre du Haut Comité de la santé publique (HCSP), apporte un commentaire intéressant à cette situation : deux modèles, le libéralisme économique et la solidarité, s'affrontent au sein du système de santé. La solidarité étant incontournable, « la seule solution est un véritable contrat entre les professions de santé et les financeurs [...] » ; ce qui suppose, d'une part, que le « financeur » (Gouvernement ou Assurance maladie) ait « une signature crédible », évitant « que des textes [...] soient successivement signés, puis désavoués », d'autre part, que les médecins bénéficient « d'une représentation élue forte, [...] capable de discipline... ».

La régulation de la médecine ambulatoire se joue selon deux axes : la maîtrise des dépenses et une refonte de l'organisation des soins.

Les tractations de 1989 à 1993 ont mis en avant le concept de maîtrise médicalisée, poussé par la CSMF, mais le poids des contraintes repose majoritairement sur les généralistes.

Le deuxième axe, fondé sur l'organisation et la coordination des soins ambulatoires, impliquerait une modification des rapports de force entre les segments spécialiste et généraliste de la profession, avec un déplacement potentiel des contraintes vers les spécialistes.

10. Les jeux du cirque conventionnel (phase II) : septembre 1992-décembre 1993

10.1 Un nouveau cadre législatif et conventionnel pour la maîtrise de l'évolution des dépenses

Dans cette période de faillite du système conventionnel, où le Gouvernement cherche un nouveau cadre de régulation, chaque fraction de la profession tend à affirmer son propre positionnement, ce qui pour certains consiste à obtenir une organisation structurée de la médecine ambulatoire, et pour d'autres à réaffirmer ou sauvegarder le libéralisme médical.

Les conditions syndicales pour un nouveau cadre

Pour MG France, il est impératif de rénover le cadre qui engage l'ensemble des médecins, pour leur éviter des accords individuels avec les Caisses, et les médecins doivent comprendre que leur intérêt est de disposer de « représentants puissants et clairs dans leur ligne politique », soutenus par un fort nombre d'adhérents. Deux mesures législatives sont indispensables pour Richard Bouton, qu'il s'agisse d'une ou de deux conventions :

– qu'« un terme soit mis à l'anarchie du système de santé, grâce à des dispositions [...] permettant au généraliste d'être consulté en première intention et chargé du suivi de ses patients » ;

– que soient adoptés « les principes de l'évaluation des stratégies diagnostiques et thérapeutiques et des recueils épidémiologiques permettant d'élaborer une [réelle] politique de santé et une maîtrise médicalisée de l'évolution des dépenses de santé ».

Une convention spécifique pour les généralistes est possible : « la loi le permet, les généralistes le souhaitent [...] ».

Quant à la CSMF, elle est secouée par des contestations internes entre libéraux radicaux et libéraux-sociaux, et par l'accusation de pratiques peu démocratiques portée contre le bureau confédéral. Pour les plus libéraux, « la maîtrise des dépenses de santé est une atteinte à la liberté individuelle » et la valeur des actes doit être négociée « sans tenir compte des possibilités de remboursement des Caisses ».

Pour la prochaine convention, Jacques Beaupère appelle la profession à un consensus sur la base de l'avenant n° 3 (voir § 9.16). Il demandera à obtenir « plus de pouvoir à la profession pour qu'elle gère elle-même ses comportements au travers des Unions professionnelles » ; il souhaite « l'introduction d'un dispositif promotionnel, [...] d'un chapitre de médecine générale plus musclé » et « [...] un système de régulation plus efficace que précédemment ».

La FMF reste opposée à des Unions professionnelles, à des taux opposables d'évolution des dépenses et aux contrats de santé. Une validation de la convention de 1990 lui suffirait.

Le SML vise une union des « forces libérales ». Des assises sont programmées pour les 14 et 15 novembre. Il propose d'écrire une convention minimale... et attend une nouvelle majorité parlementaire en 1993, pour soutenir la réouverture du secteur II.

Le système conventionnel périmé, selon le SNMG

Pour sa part, le SNMG élabore à l'automne 1992 une réflexion d'ensemble, sous le titre « Objectif Santé 1992 », qui reprend l'intitulé de la CSMF (voir supra, § 9.13) et met l'accent sur les « tares de notre système de santé » : « méconnaissance des besoins réels [de la population], absence de définition des missions et de répartition des tâches, inadaptation de la formation initiale, morcellement [...] des structures [...], déviance des messages [médiatiques] qui faussent la demande et l'orientent vers les techniques les plus coûteuses... », ou encore « [...] dilution des responsabilités, carence d'évaluation », dans un « système conventionnel périmé ». Il propose :
– une « clarification des rapports et compétences des différents partenaires », Caisses, Gouvernement et médecins, ainsi qu'une « définition des rôles et missions de chacun, préalable à toute réforme » ;
– un bilan des études médicales, une FMC totalement indépendante dont le coût serait inclus dans la rémunération des médecins ;
– une valorisation de l'acte intellectuel, des filières de soins plaçant le spécialiste en tant que consultant ;
– un contrat conventionnel comportant un secteur promotionnel fondé sur la qualité et des pratiques d'autoévaluation[74] ; le secteur II serait hors convention ;
– une réorganisation de la réponse aux urgences, une adaptation de la nomenclature et l'extension des moyens techniques et de communication du médecin de famille.

Ce dernier propos s'avère assez proche de celui de MG France, du fait qu'il en appelle à une mise en ordre de l'ensemble du système de santé, dont l'instauration de filières de soins. Mais ces appels ne seront entendus que plus de quinze années plus tard.

---

74. Des groupes conventionnels définiraient des stratégies de prise en charge validées à partir de dossiers de patients, travaillant sur un mode proche de celui des groupes de pairs (voir Partie II, Formation continue, § 5.1).

Les préparatifs de la CNAM-TS

Jean-Claude Mallet prépare alors une nouvelle convention, toujours inspirée de celle de 1990, estimant moins difficile de trouver un accord avant la fin de 1992 que pendant la période préélectorale de 1993. Le climat relationnel se trouve toutefois tendu par des déclarations du médecin-conseil national, Claude Béraud, qui, à la veille de son départ, publie un rapport au vitriol[75] sur le laxisme des professionnels de santé, qualifiés de « délinquants ». Ses accusations suscitent des réactions scandalisées des syndicats médicaux, suivies de plaintes en justice. Il sera désavoué sur la forme par Jean-Claude Mallet...

Les réunions de la « dernière chance » : une maîtrise médicalisée des dépenses de santé

En septembre 1992, René Teulade réunit au ministère les partenaires conventionnels en vue d'obtenir un consensus sur son projet de loi. René Teulade tient fermement sa position : sans une loi sur la maîtrise des dépenses, pas de nouvelle convention. Le 13 octobre, l'accord suivant est obtenu :

– *Une maîtrise médicalisée en trois temps* : une conférence nationale annuelle dresse une liste d'objectifs de santé prioritaires ; puis un accord entre le ministère et les Caisses détermine un objectif prévisionnel d'évolution des dépenses ; enfin, dans la convention, sont élaborés des objectifs détaillés, portant séparément sur l'activité des généralistes et celle des spécialistes.

– *Des missions pour la convention médicale* :

  ○ *déterminer les conditions spécifiques d'exercice de la médecine générale et de la médecine spécialisée*, leur coordination et le recours aux hôpitaux ;

  ○ *définir les objectifs et l'organisation de la FMC*, financée d'une part par une contribution conventionnelle des médecins, d'autre part par une dotation des caisses pour indemniser le temps de participation ;

  ○ *déterminer les conditions de majoration des tarifs d'actes en vue de valoriser une pratique de qualité*, dans le cadre d'un secteur promotionnel ;

  ○ fixer les conditions d'aide à la reconversion des médecins.

– *L'évaluation et les références médicales* : élaborer des stratégies diagnostiques et thérapeutiques, préalables aux recommandations médicales ;

---

75. Ce rapport stigmatise la « non-qualité médicale et économique du système de soins », ainsi que l'absence de justification de nombre de prescriptions et d'hospitalisations, « activités médicales inutiles [...] qui constituent un gaspillage des ressources mises à la disposition des professionnels de la santé par la collectivité ».

définir des références médicales opposables à tout médecin (RMO) ; mettre en œuvre des contrats locaux d'objectifs ; définir des sanctions en cas de non-respect de ces références.

– *Le codage des actes et des pathologies* : déterminer les conditions d'utilisation des données recueillies (selon l'avis de la CNIL, Commission nationale de l'informatique et des libertés), aux fins d'analyse des types et volumes de dépenses.

– La création d'*Unions professionnelles* au niveau régional, en deux collèges, généraliste et spécialiste ; leurs missions portent sur l'amélioration de la gestion du système de santé et la promotion de la qualité des soins (*voir encadré, § 10.2*).

L'évolution du projet par rapport à la version de juin est l'orientation « médicalisée » de la maîtrise des dépenses, c'est-à-dire appuyée sur des objectifs de santé définis et appuyée par des stratégies diagnostiques et thérapeutiques évaluées[76]. Des sanctions n'interviendraient qu'en cas de non-respect des références médicales et non plus selon les montants des dépenses. En outre apparaît une prise en compte distincte de l'exercice des généralistes et de celui des spécialistes.

Ces inflexions marquent un tournant de la politique de régulation des dépenses qui, ne s'adressant plus directement aux tarifs des actes, vise la régulation des pratiques par un ensemble de normes. Aux références médicales opposables s'ajouteront au fil des années suivantes des *guidelines* et protocoles, encadrant les actes de soins.

10.2 Un accord pas vraiment consensuel. Démission de Jacques Beaupère

En fait, l'accord « Teulade » du 13 octobre, parfois qualifié d'historique, provoque des remous au sein des syndicats polycatégoriels.

À la CSMF, tout d'abord, Jacques Beaupère est mis en cause tant sur la forme que sur le fond. Sur la forme, il a donné son aval au texte sans en référer aux instances confédérales. Sur le fond, la dissociation entre les tarifs d'actes et leur niveau de remboursement, motion de l'assemblée générale, ne figure pas dans l'avant-projet de loi ; surtout, l'organisation des Unions professionnelles en deux collèges est catégoriquement refusée. Déjà fragilisé en mai par le refus de l'avenant n° 3, Jacques Beaupère plaide qu'il a obtenu

---

76. François Grémy, membre du Haut Comité de la santé publique, souligne les carences d'information sur le système de santé en France : les connaissances sur la morbidité sont insuffisantes, un centre de statistiques sanitaires serait nécessaire ; on évalue les techniques et non les institutions, en particulier les établissements hospitaliers...

une maîtrise médicalisée et qu'il était préférable d'obtenir des Unions avec deux collèges que pas d'unions du tout. Mais il est contraint à la démission le 16 octobre.

Néanmoins, le bureau de la CSMF donnera son accord après réexamen du texte, jugeant son architecture « conforme à l'esprit du projet confédéral » et acceptant une maîtrise des dépenses « reposant sur des bases uniquement médicales » ; mais le nouveau président, Claude Maffioli, s'efforcera d'obtenir des amendements sur le champ d'application de la maîtrise des dépenses, les Unions professionnelles (*voir ci-dessous*) et le codage des actes et pathologies, qu'il ne veut pas laisser au seul contrôle des caisses.

La FMF conteste le fond et la forme de l'accord, qualifié d'« atteinte aux principes fondamentaux de l'exercice médical ».

Même position au SML. La recomposition syndicale qu'il appelle de ses vœux s'appuie sur un clivage « libéraux/socialisants », ce dernier terme visant nettement MG France.

Enfin, MG France s'estime suffisamment conforté pour soutenir le projet de loi, obtenant que l'idée d'une convention spécifique ne soit pas écartée « *a priori* », et que le codage des actes et pathologies soit géré par une instance paritaire médecins libéraux-médecins-conseils ayant seule accès aux données médicales. D'une part, MG France concède à la CSMF la création des Unions régionales, un des objectifs majeurs de Jacques Beaupère, mais obtient la création de deux collèges séparés (généralistes et spécialistes) et un « vote par collèges séparés ».

René Teulade, à propos des « forces libérales », juge que celles-ci « défendent une vision archaïque de la médecine et de la protection sociale ». Le projet de loi est adopté en seconde lecture le 8 décembre, accompagné d'une prorogation des effets de la convention de 1990 jusqu'au 31 décembre.

Les Unions régionales de médecins libéraux (URML), chaînon professionnel manquant ou syndicalisation obligatoire ?

1. Le projet CSMF d'Unions professionnelles

La CSMF a élaboré depuis 1989 un ample projet d'associations professionnelles[77] départementales de médecins, proposé pour gérer localement la convention, avec les objectifs suivants :

---

77. Ce projet est inspiré du modèle allemand des unions de médecins de caisses, qui participent à la politique de maîtrise des dépenses et prennent en charge le contrôle de l'activité

– constituer un partenaire médical unique au niveau local ou régional, réunissant tous les syndicats médicaux représentatifs ;
– élire les représentants de la profession au suffrage universel [*] ;
– donner des moyens supplémentaires à la profession par une cotisation obligatoire de tous les médecins (dont une part pour la FMC) ;
– promouvoir une politique d'évaluation ;
– gérer le système de soins local (coordination, prévention...), la régulation des dépenses et les données statistiques locales de tous ordres.

Un échelon régional serait institué, investi de missions plus larges (carte sanitaire, université...).

[*] *Élections prévues sans distinction entre généralistes et spécialistes.*

2. L'équivalent des chambres de métiers
Le ministère de Bruno Durieux propose en juin 1991 la création de groupes professionnels locaux, appelés à cogérer avec l'Assurance maladie la maîtrise des dépenses.
Conçus initialement par la CSMF comme des organismes paraconventionnels chargés de gestion et de contrôle, leurs missions ont été peu à peu élargies à l'évaluation des pratiques, puis au pilotage d'expériences menées auparavant par des associations locales : réponses aux urgences, campagnes de dépistage, coordination des soins, etc. Leur assise a évolué de la circonscription de Caisse au département, puis à la région.
Constitués de membres présentés par les syndicats médicaux [*], ils seraient financés par des cotisations obligatoires des médecins. L'élection par l'ensemble des médecins libéraux permettrait de constater périodiquement l'audience réelle de chaque syndicat.

[*] *Les candidats seraient présentés d'une part par les syndicats représentatifs, et d'autre part par des syndicats nationaux présents dans au moins la moitié des départements de chaque région.*

3. La version du ministère Teulade (1992)
Avant sa validation par la loi, le projet retenu par le ministère des Affaires sociales est ainsi conçu : ces structures devront « contribuer à l'amélioration de la gestion du système de santé et à la promotion de la qualité des soins [...] ». Leurs missions sont les suivantes :
– analyses et études relatives au fonctionnement du système de santé, à l'exercice libéral de la médecine, à l'épidémiologie ainsi qu'à l'évaluation des besoins médicaux ;
– évaluation des comportements et pratiques professionnelles en vue de la qualité des soins ;
– organisation et régulation du système de santé ;

---

des médecins. Mais les Unions professionnelles françaises n'auront en fait aucun rôle dans les conventions médicales.

> – prévention et actions de santé publique ;
> – coordination avec les autres professions de santé ;
> – information et formation des médecins et des usagers.
> Un décret de décembre 1993 fixera ces missions. Les premières élections auront lieu en avril 1994.

Ainsi conçues, les missions des Unions dépassent largement leur objectif initial de contrôle des pratiques. Leurs moyens budgétaires, estimés autour de 37,5 millions de francs annuels, seront considérables, ce qui fait craindre à leurs opposants une mainmise de la CSMF sur l'ensemble de la profession. Néanmoins, MG France est favorable à des élections professionnelles et à des Unions comportant deux collèges : un de généralistes et un de spécialistes.

La constitution en deux collèges distincts est refusée par la CSMF, arguant de la division du corps médical ; René Teulade l'imposera.

10.3 Bernard Kouchner : un état des lieux de l'exercice professionnel, sans conséquence concrète

Les questions conventionnelles ayant été attribuées au ministre des Affaires sociales dans le Gouvernement d'avril 1992, le ministre de la Santé s'est impliqué dans la santé publique, les droits des patients et les aléas thérapeutiques.

En complément, il lance en octobre une réflexion sur les conditions d'exercice de la médecine libérale, et notamment de la médecine générale. S'appuyant sur un réexamen de la charte de 1927, dont certains points sont devenus obsolètes, il convie un ensemble de responsables de la profession (doyens, syndicats, UNAFORMEC, ANDEM, Haut Comité de santé publique, etc.) à débattre des questions suivantes :
– le *rôle du généraliste dans l'accès aux soins* ;
– l'élargissement des *tâches du généraliste*, à l'hôpital, dans les urgences, face aux toxicomanes et aux populations défavorisées, et la rémunération du temps passé ;
– une *gestion cohérente de la démographie médicale* et des flux de spécialités ;
– la confidentialité des informations, en rapport avec les *technologies informatiques et monétiques* ;
– la *compétence professionnelle*, son maintien par la FMC, et l'*évaluation des pratiques*.

De son côté, l'association Médecins 2000, créée au milieu des années 1980 par et pour des médecins à faible revenu (*voir § 8.6*), élabore son propre rapport sur la situation de la médecine générale. Partant d'un questionnement

sur le revenu des médecins à faible activité, ce rapport interpelle Bernard Kouchner sur les points suivants :
- la définition des *tâches imparties au généraliste* ;
- le *niveau des revenus et les modes de rémunération*, dont celui de l'acte intellectuel ;
- la *régulation de l'accès aux soins*, par un contrat patient-médecin traitant ;
- le développement de *l'exercice en groupe ou en réseau* ;
- l'*emploi de tout médecin formé*, en réglementant l'installation ;
- les *évolutions de carrière* ;
- l'*accès à de nouvelles activités* : économie de la santé, droit médical ou environnement.

Le 2 décembre, lors d'un forum réunissant deux cents généralistes consécutif à la réflexion initiée par Bernard Kouchner, un débat procède de ces deux sources et relève divers points critiques :
- *études médicales* : sélection par l'échec, hiérarchie injustifiée entre médecins, enseignement inadapté à la médecine ambulatoire, nombre insuffisant de généralistes enseignants, sélectionnés au bon vouloir des patrons de CHU...
- *actes médicaux sous-rémunérés*, *absence de coordination du système de soins*, nomenclature inadaptée, sous-valorisation des actes intellectuels, secteur II fermé aux généralistes mais ouvert à des anciens internes et chefs de clinique...
- *recours de plus en plus direct des patients aux spécialistes*, concurrence des structures de prévention de type PMI (Protection maternelle et infantile)...

Sur de nombreux points, Bernard Kouchner prend acte, mais ne peut donner de réponse immédiate. Convenant de la dévalorisation de la médecine générale, il engagera des réflexions sur la suppression de l'internat et l'allongement de la durée du troisième cycle de médecine générale, la convergence du C et du Cs... Son bilan sur l'exercice professionnel se limitera à un décret sur le statut du généraliste à l'hôpital local et un second sur celui des médecins hospitaliers contractuels. Les autres annonces seront balayées par les échéances politiques de mars 1993.

C = Cs, une requête ancienne

Une désindexation apparaît peu à peu, et lorsque Bernard Kouchner reprend cette idée d'égalité, celle-ci est toujours conditionnée par la durée des études. Les internes et chefs de clinique s'opposent alors violemment à la tarification différente du C des généralistes et du Cs des spécialistes, en vigueur avant même l'existence de l'Assurance maladie, et qui a très vite symbolisé une hiérarchie de valeur entre l'activité des uns et des autres. Initialement, la consultation Cs du spécialiste était indexée sur le C généraliste dans un rapport de 2 à 1 (de même que le V) à une époque où le recours au spécialiste était peu fréquent et correspondait au rôle implicite de « consultant ». Mais cette différence de valeur a été rapidement utilisée par les spécialistes sans qu'ils assument ce rôle. Les recours directs des patients, de plus en plus nombreux, ont conforté cet avantage symbolique.

Dès 1950, les omnipraticiens ont contesté ce rapport de 2 à 1 (voir supra, § 2.4). L'indexation a été cependant maintenue pendant de nombreuses années, les spécialistes veillant à la défendre, bien que peu à peu la rémunération de leurs actes techniques ait pris le pas sur la simple consultation dans leurs revenus (sauf pour les spécialités cliniques).

Par la suite, à l'issue de la commission Fougère (1974-1977), l'égalité entre le C et le Cs est pour la première fois proposée, mais sans traduction concrète. Elle n'est alors soutenue que par 30 % des généralistes.

Au cours des années suivantes, s'appuyant sur l'existence d'une formation spécifique en médecine générale, l'égalité de rémunération de « l'acte intellectuel », distinct des actes techniques, devient une revendication forte. Une désindexation apparaît peu à peu. Les internes et chefs de clinique s'opposent alors violemment à cette égalité et poussent à l'accès au secteur II, ce qui permet le maintien d'une hiérarchie des honoraires à leur avantage.

Cette revendication réapparaîtra au fil du temps chez les généralistes, bien que l'écart de valeur s'amenuise peu à peu.

10.4 Les nouvelles conditions de représentativité syndicale à l'automne 1992

À l'heure de la nouvelle enquête de représentativité, la partie n'est pas la même pour tous les syndicats. L'amendement de décembre 1989 a imposé pour la convention deux signatures, l'une pour les généralistes, l'autre pour les spécialistes ; cela conduit les centrales polycatégorielles à faire deux demandes de représentativité.

La CSMF doit choisir entre une demande en son nom propre ou deux demandes, l'une par l'UNOF pour les généralistes, l'autre par l'Umespé (Union des médecins spécialistes CSMF) pour les spécialistes ; la deuxième option est retenue, de façon à réduire l'éventualité de deux conventions séparées : l'UNOF « confie à la CSMF la représentativité des intérêts généraux de la médecine de famille dans le cadre d'une convention médicale unique ». Même chose pour l'Umespé.

À la FMF, la problématique est la même, mais le nombre de ses généralistes risque d'être insuffisant.

Quant au SML, il table sur sa présence dans des départements à forte densité médicale (région parisienne, départements du Sud-Est…).

Pour MG France, monocatégoriel, la situation est simple et ses effectifs se répartissent dans quatre-vingt-onze départements.

Deux autres syndicats de généralistes actifs ne postuleront pas : le SMG, présent au sein de MG France, et le Syndicat national des jeunes médecins généralistes (SNJMG)[78], créé en mars 1991.

Les conclusions de l'enquête de représentativité de 1992

Cette enquête est réalisée rapidement par la DRASS (Direction régionale des affaires sanitaires et sociales) d'Ile-de-France entre le 13 novembre et le 21 décembre. La CSMF obtient ses deux représentativités, malgré une chute importante de ses effectifs. La FMF n'obtient que celle des spécialistes. MG France est conforté, avec un nombre de cotisants presque double de celui de l'UNOF (6 200 vs 3 200).

Le SML, malgré une percée indéniable, n'obtient ni l'une ni l'autre et, s'estimant floué, présente un recours. Par ailleurs, des membres de la FMF accusent le Gouvernement d'avoir « fait une fleur à MG France, pseudopode gouvernemental, qui dit oui à tout[79] »...

La future convention verra donc la CSMF et MG France représentant les généralistes, et la CSMF et la FMF les spécialistes.

Passages de témoins à la CSMF : la médecine générale selon Claude Maffioli

Claude Maffioli, nouveau président de la CSMF depuis octobre 1992, se pose comme le président de l'unité et de la continuité. Il entend allier « les notions fondamentales du libéralisme aux urgences socio-économiques » et ne s'oppose pas totalement à la loi Teulade.

Vis-à-vis de la médecine générale, il affirme la nécessité de sa revalorisation dans le cadre de l'unité du corps médical, de l'extension de son champ d'activité, de l'équivalence de la rémunération à l'acte pour les généralistes et les spécialistes, et d'une réelle coordination des soins. La médecine générale doit à son avis être considérée comme une spécialité

---

78. Le SNJMG se définit comme un syndicat « junior » destiné à dispenser aux jeunes généralistes une information de qualité et à défendre leurs intérêts spécifiques. Structure unitaire non fédérative, il s'adresse aux résidents et jeunes généralistes remplaçants ou installés. Il se déclare indépendant sur les plans politique, syndical et financier. Source : www.snjmg.org.

79. Des critiques se feront jour quant à la méthode de cette enquête, qui a comptabilisé des chiffres de la CSMF datant de 1991 et ceux de 1992 pour les autres, en incluant diverses associations doublement adhérentes, à la CSMF et à la FMF, ce qui a eu pour effet de remonter le nombre des adhérents reconnus... Les syndicats catégoriels de médecins spécialistes sont de fait souvent bi- voire tri-appartenants (notamment le syndicat des ORL [oto-rhino-laryngologistes]).

par les universitaires, à la condition d'études spécifiques. Il incite aussi les généralistes à ne pas laisser de nouvelles spécialités, telle la gérontologie, attirer leurs patients, et souhaite que soit mis un frein à l'expansion du nombre de spécialistes... Pour autant, il n'est pas question de réglementer l'accès au spécialiste.

À l'UNOF, Michel Chassang, généraliste dans le Cantal, succède à Jean Dugué en janvier 1993. Conforté par les déclarations de Claude Maffioli, il adopte d'emblée un style offensif, déclarant l'UNOF « seul syndicat de médecins généralistes libéraux ».

10.5 Le marathon conventionnel dans l'impasse

La loi Teulade étant publiée, les effets de la convention de 1990 sont de nouveau prorogés jusqu'au 30 juin 1993. Les négociations sont relancées en janvier 1993, notamment sur deux points majeurs :
– les nouvelles modalités de maîtrise médicalisée et l'évaluation des pratiques ;
– le sort du secteur II et les revenus des médecins.

Dans un premier temps, les trois Caisses trouvent difficilement un accord entre elles sur la maîtrise des dépenses et l'élargissement du rôle du généraliste (continuité des soins, coordination, prévention).

Richard Bouton appelle à une concertation entre syndicats médicaux sur deux sujets : les modalités de la coordination des soins et les futures références médicales, qui devront être différentes en médecine générale et en médecine spécialisée. Opposé à une « interdiction réglementaire » de l'accès direct des patients aux médecins spécialistes, il demande l'application des contrats de santé, déjà votés et publiés au *Journal officiel*, « éléments d'un choix positif pour les patients », mais sans succès.

Des difficultés persistantes pour les généralistes

Très rapidement, plusieurs sujets entraînent de vives tensions entre Caisses et médecins.

– *Le régime de l'avantage social vieillesse (ASV), en faillite.*
Initié en 1962, puis inclus dans l'« Engagement national » de 1971 (*voir § 4.5*) en contrepartie de la modération des honoraires, l'assiette de ce régime était répartie entre ⅔ payés par l'Assurance maladie et ⅓ par les médecins du secteur I. De 1980 à 1989, son poids a quintuplé du fait de l'augmentation du nombre de médecins en exercice ; puis, à partir de 1990, le nombre accru des retraités a déséquilibré le rapport actifs/retraités,

mais les taux de cotisation, fixés par décret, sont restés trop bas pour en garantir l'équilibre.

Le Gouvernement prévoit en 1993 de porter cette répartition à 50/50 pour alléger le budget des Caisses. Cela coûterait 6 500 francs au lieu de 4 350 francs par an à chaque médecin du secteur I, ce que refusent les syndicats médicaux. René Teulade concède alors des taux adaptés aux valeurs du C et du Cs, sans céder sur une répartition à 50/50, ce qui amènerait les généralistes du secteur I à payer 4 500 francs par an. Mais cette décision s'ajoute à un blocage des honoraires. Malgré l'opposition de MG France et de l'UNOF, le décret est malgré tout signé le 30 mars par le ministre des Finances. Les syndicats plaideront l'annulation du décret auprès du Gouvernement suivant.

– *La querelle du V à 110 francs*

Ce tarif est resté bloqué depuis presque trois ans, alors qu'il aurait dû entrer en vigueur fin 1992. En janvier 1993, les Caisses refusent cette augmentation ; les deux syndicats de généralistes lancent alors une consigne d'application du V à 110 francs. Le ministère des Affaires sociales refuse ces « tarifs syndicaux » et menace les médecins de suspension des avantages sociaux. Plusieurs CPAM prennent des sanctions et la CNAM-TS les généralise. Ces sanctions seront contestées devant les tribunaux et n'auront pas d'effet dissuasif. Le V à 110 francs sera de fait appliqué très majoritairement par les généralistes.

– *Le financement de la FMC conventionnelle*

Ce financement avait été considéré par la CNAM-TS à partir de juillet 1992 comme une subvention sur ses propres fonds, alors qu'il s'agissait à l'origine de la « contribution conventionnelle des médecins ». Le litige sera tranché en 1993 (*voir Partie II, Formation continue, § 8.2*).

– *La nomenclature des actes des généralistes*

La Commission de la nomenclature reste stérile pour la médecine générale. Les représentants de MG France, devant les refus répétés de leurs propositions par ceux des Caisses, démissionnent en mars 1993. Même constat chez le représentant de l'UNOF : « Ce que l'on accorde aux spécialistes pour de nouvelles techniques est systématiquement refusé à la médecine de famille[80] ».

---

80. À cela s'ajoute une contestation permanente des Caisses sur le statut de cette commission qu'elles veulent réintégrer dans la convention médicale, alors qu'elle dépend du ministère des Affaires sociales depuis 1983. Ce problème restera longtemps non réglé. Seule une proposition de lettre clé pour la visite du généraliste à un patient hospitalisé verra le jour en octobre 1993.

Ces problèmes récurrents incitent MG France à ne plus discuter quoi que ce soit sous l'égide du Gouvernement en place et à quitter les négociations à la fin de janvier. À partir du 10 février, les désaccords sont tels que CSMF et FMF cessent aussi de négocier, attendant les élections législatives de mars.

Le regard de Gilles Johanet
sur la situation conventionnelle

Gilles Johanet, directeur de la CNAM-TS, à la veille de son départ, constate « l'impasse de la convention ». Deux problèmes entravent à son avis les syndicats médicaux : l'hétérogénéité de leurs objectifs et l'absence de stratégie commune. Une autre part de la difficulté tient selon lui à la contra-diction entre la nécessaire maîtrise des dépenses et la liberté laissée aux patients de « faire n'importe quoi ». À cet égard, les contrats de santé offraient un vrai choix, mais ont été présentés à tort comme une restriction de liberté.

10.6 À l'orée de la seconde cohabitation,
un chantier conventionnel en friche

À la suite des élections législatives de 1993, Édouard Balladur devient Premier ministre. Simone Veil revient à la tête d'un vaste ministère incluant la Santé, les Affaires sociales et la politique de la Ville, doublée d'un ministre délégué à la Santé, Philippe Douste-Blazy, ex-porte-parole de l'UDF pour la santé.

Le contexte économique général est alors difficile : 3 millions de chômeurs et un lourd déficit global de la Sécurité sociale (55 milliards attendus en fin d'année 1993), dû tant à une baisse des recettes qu'à une hausse des dépenses. Pour l'Assurance maladie, l'évolution du taux de dépenses a été de +6,6 % en 1991 et +7,1 en 1992, avec un déficit de 7,6 milliards pour 1992, moins marqué pour le secteur libéral que pour l'hôpital. Mais cela laisse augurer de nouveaux efforts pour les professionnels de santé ; la part de l'activité globale des généralistes évolue peu (+3,7 % entre 1980 et 1991, selon les comptes nationaux de santé), mais décroît par rapport à l'ensemble des médecins libéraux : de 44,8 % en 1980 à 36,1 % en 1991.

Dès avril, Édouard Balladur annonce une loi sur l'Assurance maladie, visant à réduire les dépenses de 30 milliards en 1994, et des réformes de la protection sociale, afin d'éviter un énième plan de redressement.

Simone Veil, l'idée d'une profonde réforme...

Simone Veil précise en mars 1993 sa vision de la politique de santé. La priorité restait à la maîtrise des dépenses. Mais « c'est à travers une profonde réforme du système d'Assurance maladie que pourraient être redéfinis le rôle et les missions de chacun des acteurs du système de santé, notamment les médecins généralistes ». Cette réforme tendrait à « une très forte régionalisation, les Caisses étant gérées non plus par les représentants des syndicats, mais par des administrateurs élus » parmi des personnalités civiles, dont des professionnels de santé. Les Caisses passeraient « des conventions avec des filières de soins [...] gérées par des associations comprenant usagers et professionnels de santé [...] ».

Le CNPF prône lui aussi en avril une régionalisation et l'autonomie de l'Assurance maladie, le Parlement n'exerçant qu'une fonction de contrôle. Les frais des plus défavorisés seraient pris en charge par l'impôt ou la CSG. Concernant les médecins, soumis à une FMC obligatoire, le généraliste serait intronisé « tuteur de santé publique » et bénéficierait d'une nomenclature spécifique, ainsi que d'un rapprochement des valeurs du C et du Cs.

Parmi les nombreux dossiers qui attendent les nouveaux ministres en avril 1993, outre le déficit de la Sécurité sociale, figurent :
- l'autonomie de gestion des Caisses d'Assurance maladie ;
- l'application de la loi Teulade de maîtrise des dépenses de santé, inopérante en l'absence de convention médicale ;
- le projet d'Unions régionales de médecins libéraux ;
- divers dossiers techniques : ASV, codage des actes et pathologies, rapports entre l'industrie pharmaceutique et les professions de santé en matière de cadeaux...

10.7 Négociations conventionnelles : reprise sous conditions

Sur le plan conventionnel, Simone Veil pousse les partenaires à conclure rapidement un nouvel accord de maîtrise efficace. Restent en chantier la coordination des soins, les règles d'accès au secteur II, les objectifs prévisionnels et les tarifs d'honoraires.

Entre les deux ministres, Simone Veil et Philippe Douste-Blazy, apparaissent cependant deux courants divergents. Chez la première, un courant « réformiste » en faveur de modifications structurelles de la distribution des soins, condition de la maîtrise des dépenses, à laquelle le concours des généralistes semble indispensable. Chez le second, un courant « attentiste », cherchant à atténuer les effets de la loi Teulade, à obtenir un seul collège pour les Unions professionnelles et à revenir sur la loi Évin qui permet des conventions spécifiques, soit une ligne proche de la CSMF et de la FMF. Il a d'ailleurs nommé conseiller un ancien membre de la coordination Action Santé, aux positions libérales strictes, mais s'est opposé à l'entrée d'un généraliste dans son équipe.

Les attentes des syndicats médicaux

La CSMF demande l'instauration d'une conférence annuelle entre Gouvernement et syndicats médicaux sur la politique de santé du pays. L'UNOF veut promouvoir une coordination des soins, purement incitative, selon son précédent schéma (*voir § 9.8*) et des Unions professionnelles départementales et à collège unique, contrairement au schéma de René Teulade.

Pour MG France, la maîtrise des dépenses devra être obtenue par une rationalisation et la coordination du système de soins ; sur l'ASV, le retour à la répartition de ⅔-⅓ des cotisations est exigé.

Des négociations informelles à petits pas

La reprise des négociations est conditionnée, entre autres, par la solution du problème de l'ASV et du conflit sur le V à 110 francs, alors que certaines CPAM ont déconventionné des généralistes appliquant ce tarif.

En avril 1993, Jean-Claude Mallet se dit ouvert à l'éventualité de conventions spécifiques.

Une double consultation des généralistes ;
des résultats sans surprise

Dans cette période, chacun des deux syndicats de généralistes lance une consultation de la base des praticiens.

En mars, l'UNOF diffuse un questionnaire *via* les syndicats départementaux CSMF, dans l'optique d'une convention unique, sur la coordination généralistes-spécialistes, et le secteur promotionnel, selon la conception classique de la CSMF.

Les réponses à ce questionnaire proviennent de plus de 900 généralistes, dont plus de 65 % d'adhérents de l'UNOF, situés dans les zones d'influence des responsables locaux de la CSMF (mais aussi ¼ d'adhérents de MG France). Des 9 thèmes proposés émergent les opinions suivantes des médecins de famille :

– Oui à 57,6 % pour une *convention unique* avec des chapitres spécifiques, mais 22,2 % pour une convention spécifique aux généralistes.

– Oui à près de 80 % pour une convention incluant la *maîtrise médicalisée* (modèle 1990), la FMC et de nouveaux champs d'activité (soins coordonnés, régulation des urgences, éducation sanitaire…) avec rémunération spécifique.

– Oui au maintien des *deux secteurs conventionnels* actuels, avec réouverture du secteur II.

– Un oui plus modéré (56,9 %) à des *tarifs dissociables du niveau de remboursement*.

– Non à 54,4 % *aux contrats de santé* (mais oui à 30,9 %).

– Non à 54 % à *la suppression de l'accès direct* aux spécialistes.

Nombre de ces questions ont recueilli environ 40 % de non-réponses et les réponses concernant la convention unique, l'accès direct aux spécialistes, ou même les contrats de santé, sont loin de faire consensus.

MG France procède en juin à un référendum auprès des 51 500 généralistes (sans les MEP), comportant deux questions :

• « Si l'on veut maîtriser les dépenses de santé, faut-il limiter l'accès direct des patients à la médecine spécialisée libérale et hospitalière ? »

• « En cas d'échec d'une convention médicale commune à tous les médecins, êtes-vous favorable à la conclusion d'une convention spécifique à la médecine générale ? »

Ce référendum obtient 22 000 réponses largement favorables aux deux propositions[81], bien que les autres syndicats aient souligné, à juste titre, que les questions induisent fortement les réponses. Mais une analyse détaillée montre que quantité de répondants ne sont pas membres de MG France (implantés dans des départements où ce syndicat n'a aucun adhérent). Par ailleurs, les réponses les plus favorables sont obtenues dans les départements ruraux, les moins affectés par la concurrence de spécialistes. Les réponses ne semblent donc que modérément influencées par l'appartenance syndicale.

Un projet CSMF de coordination des acteurs de soins

Présenté le 8 juin aux ministres chargés de la Santé, un projet de la CSMF reprend les idées de la charte de 1989 (*voir § 9.4*). Selon ce projet, la coordination doit s'élargir à l'ensemble des professionnels de santé, ce qui nécessite de « définir clairement les champs d'action des uns et des autres » de façon complémentaire : « au médecin de famille, la responsabilité du premier recours et de la synthèse, la permanence et la continuité des soins ; au médecin spécialiste, la charge d'une médecine d'appareil [...], vecteur du progrès médical, dotée de plateau technique ».

---

81. Le nombre de réponses représente plus de 42 % de la population consultée (ce qui dépasse amplement l'effectif des adhérents à MG France). Les deux questions enregistrent un « oui », pour la limitation de l'accès direct des patients à la médecine spécialisée, avec près de 86 %, contre 11 % de « non » et 3 % « sans opinion », et pour une convention spécifique à la médecine générale, 78 %, contre 17 % de « non » et 4,6 % « sans opinion ».

Le support de la coordination serait le dossier médical, rassemblant les données de chaque patient et propriété de celui-ci, mais détenu par le médecin de famille, rémunéré à C × 3 par an.

Les relations entre médecins seraient régies de la façon suivante :

– pour le médecin de famille, s'engager à passer la main au spécialiste quand l'état du patient l'exige, avec envoi de courrier approprié ;

– pour le spécialiste, s'engager à adresser un compte-rendu de consultation, à avertir le médecin traitant avant de reconvoquer le malade ou de l'envoyer à un autre spécialiste.

Une campagne d'information inciterait les patients à consulter le médecin de famille en première intention. Un meilleur remboursement des actes du généraliste soutiendrait cette démarche et, dans ces conditions, le spécialiste verrait ses actes cliniques mieux rémunérés.

Ce projet a le mérite d'avoir été précédé d'une concertation approfondie entre l'UNOF et l'Umespé et de vouloir dépasser le stade des bonnes intentions. Il n'est pas très éloigné des contrats de santé de MG France, les différences portant sur l'abonnement et la dispense d'avance de frais, que la CSMF juge antilibérales. Pourtant, des réticences apparaissent déjà chez certains syndicats de spécialistes, mais aussi à l'UNOF…

La pression de Simone Veil sur les négociateurs

Simone Veil ne se montre pas convaincue par le projet de la CSMF et ne croit pas obtenir d'économies sur la santé sans réforme structurelle ; par contre, elle veut une convention conclue pour le 31 juillet 1993. Selon la ministre, quelle que soit la conjoncture économique, « on se trouve devant un phénomène structurel, celui d'une dérive anormale et rapide des dépenses » et « on peut, sur quelques années, se donner – sans affecter la situation sanitaire des Français – un objectif de fort ralentissement pour ramener la progression de notre dépense de soins à un niveau plus proche du raisonnable ». « En médecine de ville, les principes libéraux associés à un taux élevé de prise en charge […] ont favorisé le développement de pratiques discutables chez les prescripteurs et les usagers. »

En juin, des deux sujets préalables à la reprise, celui concernant l'ASV est en passe d'être débloqué ; mais sur le V à 110 francs, les Caisses ne sont pas prêtes à céder.

Toutefois, les syndicats médicaux affirment tous vouloir négocier et le SML bénéficie d'une « représentativité-surprise » des spécialistes, sur décision de Philippe Douste-Blazy[82].

---

82. Ayant contesté sa non-représentativité de décembre 1992, le SML a fait jouer ses appuis politiques en faveur d'une « relecture » de cette enquête. Sous la pression de Jacques Chirac et contre Simone Veil, le SML est reconnu représentatif des spécialistes, malgré une implantation prépondérante dans la seule région parisienne. Cette décision sera contestée en Conseil d'État

10.8 Un cheminement laborieux
vers la convention de 1993

La CNAM-TS propose en juin un texte d'orientation pour une convention unique :

– La maîtrise des dépenses reste calée sur la loi Teulade : codage des actes, vingt-cinq références médicales opposables, dont le respect conditionne l'évolution des honoraires.

– L'accès direct au spécialiste reste intangible et la tenue d'un dossier médical par un médecin traitant choisi par l'assuré n'est encore qu'une hypothèse.

– Le conventionnement automatique du médecin libéral peut être remis en cause.

– Le devenir du secteur II au-delà de 1993 reste vague.

Simone Veil donne alors la consigne de lever les sanctions des médecins appliquant le V à 110 francs, et le 20 juin l'ensemble des syndicats médicaux, y compris MG France, reprend les négociations.

Quatre sujets principaux constituent un « socle conventionnel » : maîtrise des dépenses, coordination des soins, FMC et secteur II. Un nouvel échec amènerait Simone Veil à des mesures de rigueur : conventions individuelles des médecins ou enveloppe budgétaire globale. L'annonce d'un plan drastique pour l'Assurance maladie est imminente : 30 milliards d'économies, dont 12 milliards toucheront les assurés sociaux[83].

Fin juillet, les négociateurs n'arrivent qu'à un simple relevé de conclusions, non signé, sur la maîtrise des dépenses. Des difficultés persistent sur la coordination et l'usage du dossier médical, lié ou non à un engagement des patients auprès d'un généraliste. D'autres désaccords concernent la réouverture du secteur II, la composition des comités paritaires locaux, la répartition des objectifs d'économies et la destination des informations issues du codage des actes et des pathologies, dont les Caisses veulent le monopole. La date butoir est reportée par Simone Veil au 30 septembre.

Début septembre, les discussions reprennent malgré la persistance du conflit sur le V à 110 francs dans une douzaine de CPAM. Deux sujets restent problématiques :

– *La tenue du dossier médical* oppose d'un côté CSMF et MG France, de l'autre FMF et SML, ces derniers refusant que le généraliste en soit le seul

---

par MG France, mais le SML participera officiellement aux négociations à partir de juillet 1993, et y défendra le secteur II.

83. Ces mesures sont les suivantes : hausse de la CSG de 1,1 à 2,4 % – soit 50 milliards –, hausse du forfait hospitalier, forfait non remboursable sur chaque feuille de soins, franchise sur chaque boîte de médicaments.

détenteur. Il sera finalement attribué au généraliste, mais sans avantage pour le patient acceptant de le consulter en priorité. MG France y reste opposé pour les pédiatres. Les ministres se refusent à toute limitation de l'accès aux spécialistes.

– *L'avenir des secteurs d'exercice.* Les Caisses veulent le maintien du « gel » du secteur II, au contraire de MG France et du SML (chacun pour des raisons différentes). Simone Veil veut « ... la réunification à terme des deux secteurs [...] à condition que les propositions encouragent l'évolution des pratiques des médecins et les comportements des malades dans le sens d'une meilleure coordination des soins [...] ». Claude Maffioli propose de fusionner les deux secteurs, certains actes étant opposables, d'autres en tarif libre.

Sur le reste, quelques avancées sont difficilement obtenues à la demande de MG France et de l'UNOF : la parité généralistes/spécialistes dans les instances conventionnelles ; des références médicales concernant autant les spécialistes que les généralistes.

Des convergences paraissent possibles entre la CSMF et MG France. Claude Maffioli évoque « l'ultime chance du libéralisme médical ».

10.9 Un accord conventionnel à l'arraché (octobre 1993)

In fine, un protocole d'accord est conclu par la CNAM-TS, la MSA, la CSMF et le SML. Quatre éléments sont censés concourir à la maîtrise des dépenses :

– *vingt-quatre thèmes médicaux* à partir desquels sont élaborées des recommandations de bonne pratique et des références médicales opposables (RMO)[84], sanctionnables en cas de non-respect[85] ;

– *des contrats locaux* de conformité des prescriptions aux RMO, signalée par un codage sur les feuilles de soins ;

– *des objectifs prévisionnels de dépenses*, non opposables, fixés chaque année en décembre pour l'année suivante selon divers facteurs d'évolution : démographie générale, morbidité, démographie médicale, progrès technique, application des références et coordination des soins. Il est fixé à +3,4 % pour 1994[86].

– *une coordination des soins qui se résume au dossier médical*, doublé d'un « dossier-reflet » ou carnet de santé codé remis au patient, à

---

84. Ces RMO seront curieusement définies par la négative : « dans telle situation, il n'y a pas lieu de... ».

85. Ces sanctions pourront comporter la suspension de la part des cotisations sociales payées par les caisses, la suspension du conventionnement avec ou sans sursis...

86. L'évolution tendancielle des dépenses de santé était de +6,7 % par an pour les dernières années, ce qui laisse planer un doute sur l'atteinte du chiffre de +3,4 %...

présenter à chaque consultation, et lié à la proposition d'un bilan annuel de santé, coté C × 2 pour le généraliste.

Il est mentionné que « la définition des rôles et missions de chaque acteur, en particulier généralistes et spécialistes, [fait partie] des conditions nécessaires au développement de la coordination », sans précisions... Le dossier médical est attribué au généraliste (et aux pédiatres pour les enfants de moins de 3 ans). Il est stipulé que « ce dispositif n'entravera pas le libre accès aux spécialistes ».

« L'effort de maîtrise [...] sera réparti entre médecins généralistes et spécialistes » en proportion de leurs parts respectives dans les dépenses médicales ; cette distinction s'appliquera à la révision des honoraires.

Le secteur II reste réservé pour quatre ans à ses bénéficiaires, et s'ouvre aux anciens chefs de clinique et assistants des hôpitaux pour leur première installation. Un secteur « optionnel » est à créer dans les neuf mois...

Le financement de la FMC conventionnelle est reconduit (*voir Partie II, Formation continue, § 9.2*).

Aucune grille tarifaire n'est ajoutée à l'accord. Le financement de l'ASV reste incertain.

Le refus de MG France
et l'accueil mitigé des syndicats polycatégoriels

L'assemblée générale de MG France refuse ce protocole à plus de 97 % des voix. Six points sont jugés inacceptables et leur révision est demandée au Gouvernement (Riocreux, 1995) :
– le risque d'atteinte au secret médical par le codage des actes et le dossier médical[87] ;
– la lourdeur administrative du dossier médical ;
– les procédures de sanctions, sous la coupe des Caisses ;
– les RMO portant « outrancièrement » sur les généralistes ;
– le secteur II fermé aux généralistes et réservé aux titulaires de titres ;
– l'absence de garanties du financement des deux tiers de l'ASV par les Caisses.

Il s'y ajoute l'inadaptation de la nomenclature du généraliste. Faute de réponses satisfaisantes, MG France déclare qu'il définira seul les conditions d'exercice des généralistes « dans un cadre conventionnel spécifique [...] » ; les relations entre généralistes et spécialistes seraient alors d'ordre réglementaire.

---

87. Selon l'article 22 du texte de l'accord, le « dossier reflet » détenu par le patient doit comporter « en clair » toute information relative à l'affection pour laquelle ce dernier est pris en charge à 100 %.

Pour la CSMF, Claude Maffioli considère qu'un changement culturel doit se réaliser pour mener à bien le dispositif de maîtrise et appelle MG France à un revirement. Toutefois, l'Umespé, tout en se disant prête à faire des efforts en termes de dépenses, conteste le taux prévisionnel des dépenses de +3,4 %, demande +4,5 % et une régulation de la démographie des spécialistes.

Le SML, au rebours de sa position initiale, accepte les RMO (« références de l'inutile »), mais conteste la fermeture persistante du secteur II.

La FMF fustige les atteintes au secret médical, au bon usage des soins et au libéralisme...

Un accord discuté, le Premier ministre en porte-à-faux par rapport aux médecins libéraux

Cet accord attend une rédaction définitive avant sa signature. L'avis (consultatif) de l'Ordre fait état de réticences des plus libéraux envers l'opposabilité des RMO, le codage des actes et le risque d'intéressement financier du médecin à une limitation des prescriptions. Nonobstant ces remarques, le protocole d'accord est signé le 21 octobre 1993, sans MG France ni la FMF.

Mais l'aval du Gouvernement n'est pas garanti. Si Philippe Douste-Blazy voit dans cet accord « un compromis permettant de préserver les fondements du libéralisme, tout en mettant un frein à l'inflation des dépenses », Édouard Balladur estime trop faible son impact sur l'évolution des dépenses[88] et tente de ramener MG France à la signature, jugeant sa participation nécessaire. Une réunion a lieu à Matignon en novembre avec les quatre syndicats médicaux en vue d'arrondir les angles, sans succès.

L'arrêté d'approbation intervient avant le vote de la loi et précise que :
– les RMO devront être définies au 15 décembre 1993, validées par un organisme indépendant et élargies à l'ensemble des disciplines médicales ;
– les patients de plus de 70 ans seront les premiers concernés par le dossier médical (alors que le texte conventionnel mentionne les patients polypathologiques) ;
– le taux annuel d'évolution des dépenses de santé reste à préciser.

À l'Assemblée nationale, nombre de députés soulignent la complexité du dispositif de maîtrise et doutent de son applicabilité. À l'issue du vote, l'arrêté d'approbation ci-dessus est inséré dans la convention. Il est confirmé que

---

88. Sur l'ensemble du projet de maîtrise, les experts du ministère des Finances n'escomptent que 5 à 7 milliards d'économies, au lieu des 10 à 11 milliards attendus. Les projections de l'INSEE pour les vingt ans à venir, publiées fin octobre, renforcent les préoccupations sur les effets du poids des dépenses de santé d'ici à 2010.

le dossier médical est confié à un généraliste, mais « pour certaines catégories de patients, il peut être confié à un autre praticien », point à préciser par
le Conseil d'État. La loi est ici en retrait par rapport à l'intention de Simone Veil.

Une faille minime dans le texte de loi, de nature à invalider la convention

Cependant, un article mineur (art. 7) est modifié, concernant la perception d'honoraires provenant de l'activité des praticiens hospitaliers[89]. Cette
modification subreptice du texte conventionnel, obtenue hors des parties
signataires sous la pression de syndicats hospitaliers et du Gouvernement,
fera polémique ; MG France l'utilisera pour déposer un recours en Conseil
d'État, susceptible de faire annuler la convention dans son ensemble.

Une convention innovante mais incomplète

Cette convention comporte quelques innovations, mais aucune véritable
réforme structurelle :
– la maîtrise des dépenses est clairement médicalisée, à l'inverse
des précédents systèmes purement coercitifs ;
– les prochaines RMO[90] devront faire appel à l'expertise de l'ANDEM ;
– des outils d'analyse des activités seront mis en place (codages) ;
– le dossier médical, outil de liaison, peut permettre d'éviter des prescriptions redondantes et de mieux connaître les divers recours des patients.

Mais de nombreuses dispositions sont encore incomplètes et nécessitent
des décrets d'application :
– Les *RMO* : une validation méthodologique de celles déjà élaborées
sera réalisée par l'ANDEM, ce qui donnera lieu à quatre-vingts références
opposables ; celles-ci nécessitent un travail complexe, en particulier en
médecine générale, pour laquelle l'approche par pathologies n'est pas
la plus pertinente. Pour MG France, des RMO sans distinction entre
les fonctions de premier et second recours n'ont pas de sens.
– Le *codage des actes* devra être univoque et simple ; le choix d'une
méthode fait débat[91], de même que le *codage des pathologies*, entre

---

89. Les praticiens hospitaliers sont conventionnés comme les libéraux en ce qui concerne
leur activité privée. La convention prévoyait que ces honoraires transitent par la comptabilité
de l'hôpital (alors qu'une mesure de 1987 en permettait la perception directe, ce qui facilitait
la sous-déclaration des sommes perçues) ; or, le texte voté comporte un « protocole d'erratum »
qui permet le retour à une perception directe des honoraires.

90. Leur méthodologie est contestée par la direction générale de la Santé (DGS).

91. MG France, bien que non signataire, recommande soit la CISP (classification internationale des soins primaires), soit le codage élaboré par la SFMG à partir de la classification
de Robert Nikolaus Braun (*voir Partie II, Recherche en médecine générale*).

les diverses classifications ; un codage provisoire est mis en place par les caisses[92].

– Le « *dossier-reflet* », ou carnet de liaison : son contenu et son support restent à définir, outre la question de la confidentialité de ses données[93] ; sa présentation à toute consultation ne garantit pas de recours cohérents des patients à l'offre de soins.

Le *secteur optionnel* annoncé reste à élaborer totalement. Enfin, les instances paritaires conventionnelles ne seront définitivement composées qu'en fonction des élections aux Unions professionnelles, dont la création est reportée en 1994.

L'UNOF recourt aux ministres pour faire combler les manques ou les ambiguïtés du texte, notamment sur le positionnement du généraliste comme détenteur du dossier des patients. À cet effet, elle dépose le projet d'amendement suivant : « le dossier médical est confié à un médecin généraliste, sauf dans les cas prévus par décret en Conseil d'État ».

MG France considère que l'effort de maîtrise des dépenses repose de façon excessive sur les généralistes. Outre le recours en Conseil d'État contre la modification de l'article 7, elle conteste les nombreux défauts du texte conventionnel :

– *absence de garanties de confidentialité* des données issues du codage des pathologies et du dossier-reflet du patient ;

– *absence de véritable coordination* des acteurs de soins ;

– *absurdité de références opposables négatives*, sans travaux scientifiques sérieux ;

– *un dispositif de sanctions unilatérales* attribué aux Caisses pour sanctionner les éventuels médecins déviants ;

– *inégalité de traitement des médecins en regard du secteur II* devenu une sorte de secteur d'autopromus pour les anciens chefs de clinique et assistants des hôpitaux ;

– *absence de garanties sur l'ASV...*

Il s'ensuit une véritable guérilla juridique et médiatique en 1994, montrant l'instabilité persistante de la convention, doublée des enjeux électoraux des Unions professionnelles.

---

92. Les Caisses étudient une adaptation de la nomenclature des actes médicaux ; la transmission des résultats de ces codages aux futures Unions unions professionnelles devra attendre la mise au point de supports informatiques, encore inexistants à ce stade, et l'informatisation des médecins.

93. Sur la confidentialité des données, un projet d'article de loi stipule que nul ne peut exiger la communication du carnet de liaison, hormis les médecins appelés à soigner les patients et ceux des services médicaux de l'assurance maladie obligatoire, ce qui vise à protéger les patients de toute exigence de la part d'employeurs ou d'assureurs ; sur le contenu de ce support, aucun élément de nature diagnostique ne devra figurer.

10.10 Incidences de la structure démographique du corps médical sur les consommations de soins

Le tournant des années 1990 est marqué par l'augmentation constante du nombre de spécialistes parmi les nouveaux médecins (*voir Partie III, § 1.1*), qui appelle à une régulation active des flux des diverses disciplines, en nombre et en répartition sur le territoire, ainsi qu'une régulation des recours des patients.

Des dépenses de soins de plus en plus tirées par les spécialités

Partant d'une analyse des carnets statistiques de la CNAM-TS de 1992 et de la commission des comptes de la Sécurité sociale, le président de MG France note une « cassure » apparue en 1985, moment d'une double expansion : celle du nombre de spécialistes et celle de la croissance des prescriptions spécialisées par rapport à l'ensemble des prestations de soins.

Le volume total des prescriptions des médecins libéraux progresse pour deux raisons : l'augmentation de celles des spécialistes, et aussi l'alignement de celles des généralistes sur celles des spécialistes. Cela laisse penser que les généralistes soit renouvellent les prescriptions initiées par les spécialistes, soit se conforment à celles-ci, ce qui apparaît nettement dans les régions où les spécialistes sont nombreux. Sachant qu'en moyenne un généraliste répond à 2,4 motifs par consultation, reconvertir un médecin généraliste, c'est faire traiter ces mêmes motifs par plusieurs spécialistes, avec des prescriptions plus importantes et des honoraires plus élevés.

Ce constat appelle plusieurs commentaires de la part de Richard Bouton :
– le système de soins ambulatoires français devient orienté vers et par la médecine spécialisée, comme aux États-Unis, avec ses effets inflationnistes ;
– la limitation de l'activité des seuls généralistes et la poursuite de l'augmentation du nombre de spécialistes accentueraient la tendance observée (*voir Partie III, § 1.1.2*).

MG France tente ainsi d'étayer le débat conventionnel sur la coordination des soins et une nécessaire limitation de l'accès direct aux spécialités, libérale et hospitalière, conditions de la viabilité du système français.

Les spécialistes de la CSMF contestent ces conclusions, soulignant qu'en termes d'honoraires plus prescriptions, leur part dans les dépenses de l'Assurance maladie était en 1991 de 50 milliards et celle des généralistes, de 116 milliards. Mais cela ne tient compte ni des différences de fonction, ni des prescriptions faites par les généralistes, mais initiées par les spécialistes ou les hospitaliers...

Ces mêmes conclusions sont cependant nuancées par une économiste de la santé, Béatrice Majnoni d'Intignano (Majnoni, 1993). Elle les confirme, mais les modère en soulignant que si les généralistes sont les plus gros prescripteurs (85 % des médicaments, 65 % d'analyses et de soins divers), cela ne doit pas les empêcher de contribuer à maîtriser les dépenses.

Béatrice Majnoni ajoute à son propos la nécessité d'une réforme de la rémunération des généralistes. Soulignant l'inadaptation du paiement à l'acte et le fait que dans les pays utilisant ce mode de rémunération « la médecine de famille décline au profit d'une médecine spécialisée plus coûteuse », elle propose un système à la danoise, qui comporte un choix des assurés entre le système actuel, dont le taux de remboursement décline, et l'accès gratuit au généraliste, payé à la capitation et par des forfaits, et filtrant l'accès aux soins spécialisés. En complément, serait mise en place une enveloppe globale des dépenses des spécialistes.

Cela étant, ces analyses illustrent le recul d'activité des généralistes en France et expliquent pour une part l'augmentation des dépenses de soins, alors que des mutations épidémiologiques majeures appellent à de nouveaux modes d'organisation : pathologies émergentes, pathologies chroniques, population vieillissante.

11. Les jeux du cirque conventionnel (phase III) : décembre 1993-avril 1995

11.1 Un système de santé sous contraintes économiques permanentes

Un contexte économique critique

La situation économique générale des années 1991-1993 en France a été particulièrement critique : croissance « molle » en 1991 et 1992, recul du PIB de 1,4 % en 1993, chômage supérieur à 12 % fin 1993. Cette conjoncture risque de perdurer jusque vers l'an 2000 et, mécaniquement, les recettes de la Sécurité sociale baissent.

Le déficit prévu de l'Assurance maladie pour la fin de 1993 est de 26 milliards, et les prévisions pour 1994 sont chiffrées aux environs de 29 milliards, soit un déficit cumulé de 55 milliards. Les comptes de la Santé de 1993 montrent un fléchissement de la progression des dépenses : +5,7 %, au lieu de +6,6 % en 1992 et +7,9 % en 1991. Cependant, la situation est contrastée entre les soins ambulatoires, qui progressent en 1993 de 3,8 %, tandis que ceux de l'hospitalisation s'élèvent à 6,4 %. Enfin, entre médecins libéraux, la répartition des dépenses globales d'honoraires est de 60 % en faveur des spécialistes, bien qu'ils ne représentent que 46,4 % des effectifs totaux.

Au total, la France consacre 8,9 % de son PIB à la Santé en 1993, plus que la majorité des pays de l'OCDE (Organisation de coopération et de développement économiques), stables autour de 7,5 %. Des mesures drastiques sont donc incontournables, économiques, mais aussi structurelles, en termes de financement et/ou de réorganisation. Les précédentes mesures d'économies ayant porté sur les assurés sociaux, la pression à venir devrait peser davantage sur l'offre de soins, donc sur les professionnels.

De nécessaires réformes de fond du système de soins et de sa gouvernance

Cette situation motive les autorités à faire appel à des avis d'experts. Un rapport de Jean Picq est remis à Édouard Balladur au cours de l'été 1994. Constatant le coût de plus en plus élevé du système de santé, le déclin du taux de remboursement et une efficacité insuffisante en matière de santé publique, il met l'accent sur une nécessaire clarification des rôles entre l'État et les partenaires sociaux et prône un renforcement des prérogatives de l'État.

Trois alternatives sont proposées :
– faire prendre par l'État les commandes des conventions avec les professionnels de soins, laissant à l'Assurance maladie les tâches de gestion ;
– faire entrer l'État dans les conseils d'administration des Caisses nationales d'Assurance maladie et faire des caisses locales de simples exécutantes ;
– instituer des Agences régionales de santé (ARS), à la place des DRASS et Caisses régionales d'Assurance maladie.

Ce renforcement du pilotage par l'État réduirait encore le rôle des partenaires sociaux, progressivement affaibli depuis 1945.

Les travaux de la Mutualité (FNMF) : réformer l'organisation de la médecine ambulatoire

De son côté, la Mutualité réunit un comité d'experts, qui dresse un constat sévère sur l'état du système de santé, « usé et inadapté ».

« Trop tourné vers les activités curatives, [notre système] néglige celles de prévention, éducation et réadaptation. » « Notre système n'utilise pas correctement, faute de [...] régulation administrative, budgétaire, médicale, les ressources immenses que la collectivité met à la disposition des assurés sociaux[94]. »

---

94. FNMF, *Rapport du comité de concertation pour la modernisation de la pratique médicale*, Mutualité française. Parmi les experts figurent Claude Béraud, ancien médecin-conseil national de la CNAM-TS, Marcel Legrain, hospitalo-universitaire, Claude Gubler, président de la Commission de la nomenclature, William Junod, ancien président du SNMG et directeur

Quatre axes de réforme de la médecine ambulatoire sont préconisés :
– **créer la catégorie des soins primaires** et en rendre les généralistes responsables ;
– **redéfinir les soins spécialisés comme soins secondaires** ;
– **inciter les assurés à suivre les filières de prise en charge** ;
– assurer une **formation initiale et continue des médecins, contrôlée et accréditive**.

Dans cette logique, il est nécessaire de « limiter l'activité des spécialistes au cadre de leur compétence », ce qui conduit à « remettre en cause la répartition actuelle [des rôles] entre généralistes et spécialistes… ». Le spécialiste libéral exercerait dans des structures plus lourdes et ne serait plus en accès direct. « L'accès à l'hôpital lui aussi ne peut échapper à cette régulation. » Il appartient à l'État de contrôler l'usage des ressources et la réalisation d'objectifs de santé publique et programmes définis par le Parlement.

Tout en préservant « le fondement de la médecine libérale, c'est-à-dire le libre choix du médecin généraliste ou spécialiste par le malade… », ce comité propose une rémunération à la capitation pour le généraliste et un paiement au forfait ou à l'acte pour le spécialiste, selon ses activités.

La FNMF poursuivra sa réflexion avec divers partenaires[95] et adoptera en septembre 1994 une « charte pour une protection sociale en l'an 2000 », comportant un régime universel d'assurance maladie, géré par un « parlement social » et accompagné d'un « Conseil *supérieur de la Santé* » indépendant et assurant une fonction d'alerte et de conseil envers les pouvoirs publics.

Ces travaux déboucheront le 27 janvier 1995 sur une journée d'action autour d'un manifeste commun « pour une politique de santé au service de la population[96] ».

Enfin, un rapport conjoint du Haut Comité de la Santé Publique et de la Direction générale de la Santé préconise lui aussi une réforme en profondeur de l'organisation libérale et hospitalière, proche des propositions de la FNMF : un pôle de santé primaire organisé autour du généraliste, consulté obligatoirement en première intention et rémunéré par capitation ; un second pôle de soins spécialisés, pouvant continuer à être payés à l'acte.

---

général du FAF-PM (Fonds d'assurance formation de la profession médicale), et des membres du Haut Comité de santé publique.

95. Parmi ceux-ci, la plupart des syndicats de salariés (sauf FO), la Fédération nationale des accidentés du travail et handicapés (FNATH), les centres de santé et la Fédération nationale des mutuelles des travailleurs (FNMT).

96. Cette journée d'action réunit CFDT, FEN, FSU (Fédération syndicale unitaire), UNIOPSS, Médecins du monde et FNATH.

Un Grenelle de la protection sociale ou un Livre blanc pour l'été 1994 ?

Dans cette période qui précède les élections présidentielles de 1995, le Gouvernement hésite à lancer un nouveau plan d'économies et/ou de réformes, ce qui laisse ses chances à la maîtrise médicalisée conventionnelle. Des mesures d'encadrement sont toutefois envisagées devant l'importance des déficits pour rééquilibrer les comptes de l'Assurance maladie : lutte contre les dépenses injustifiées, prescription au moindre coût (médicaments génériques), fermeture de 22 000 lits hospitaliers sur 70 000 jugés en excédent.

Ces projets agitent les partenaires conventionnels qui menacent de retirer leur signature de la convention. Fin février, le Gouvernement recule et Simone Veil annonce qu'« aucune décision ne sera prise avant que les résultats de la convention ne soient évalués, c'est-à-dire pas avant 1995 ». Seules quelques mesures seront prises sur les soins dits « de confort » : médicaments, cures, frais d'hébergement. Faute d'un grand débat, la seule décision d'ordre structurel est une nouvelle réforme de la Sécurité sociale, votée le 30 juin 1994, qui comporte :

– la stricte séparation comptable de ses branches sans compensation réciproque ;
– une plus grande autonomie de gestion des Caisses nationales ;
– la compensation par l'État des pertes de recettes dues à des exonérations de cotisations ;
– un débat parlementaire annuel sur le bilan des comptes et sur la proposition d'un objectif prévisionnel de dépenses pour l'année suivante.

11.2 Les débuts controversés de la convention de 1993

Au début de 1994, le texte conventionnel est enfin diffusé aux médecins libéraux. La composition des commissions paritaires s'avère laborieuse, en raison des effectifs du SML trop faibles pour assurer une représentation dans chacune des cent vingt-neuf CPAM.

Le texte conventionnel doit par ailleurs être complété pour les RMO, l'ASV, la FMC et le dossier médical.

– Les références médicales opposables (RMO) – Avenant n° 1

Vingt-quatre thèmes de RMO ont été en partie validés par l'ANDEM et font l'objet d'un avenant en janvier, qui y ajoute vingt-trois nouveaux thèmes et un codage rudimentaire[97].

97. Dans l'attente d'un vrai système de codage, une sorte de signalement artisanal sur les feuilles de soins et les ordonnances est instauré : « R » ou « HR », selon que la prescription

Cet avenant, publié au *Journal officiel* le 24 mars, est aussitôt contesté par MG France en raison du vide juridique concernant le codage ; MG France dépose un recours en Conseil d'État, déclare que les médecins ne sont tenus à aucun signalement et que tout médecin sanctionné serait suivi d'une consigne de boycottage sur tout le territoire. En fait, très peu de généralistes seront poursuivis et aucune sanction financière ne sera définitivement confirmée. Toutefois, selon un sondage réalisé en février, une majorité des généralistes de base acceptent l'idée des RMO, mais restent sceptiques quant à leur impact sur la qualité des soins et les économies ; le signalement sur les feuilles de soins est par contre peu apprécié.

– *L'Avantage social vieillesse (ASV)*
Le traitement du dossier de l'ASV aboutit aux décisions suivantes :
– retour à une répartition des cotisations deux tiers-un tiers entre Caisses et médecins ;
– augmentation de 20 % des cotisations pour reconstituer les réserves ;
– indexation des pensions de retraite sur les prix à la consommation et non plus sur la valeur du C, et réduction (contestée) de 10 % de la valeur des points acquis.
Une réflexion d'ensemble sur le système de retraite des médecins libéraux reste à mener[98].

– *La FMC conventionnelle*
Ce dossier, pour l'année 1994, hérite des incertitudes de l'année précédente et des projets de réorganisation de l'ensemble de la FMC (*voir Partie II, Formation continue, § 9.2*).

– *Le dossier médical et le dossier-reflet (ou carnet de santé)*
Selon Philippe Douste-Blazy, ce dossier, tenu par le généraliste (et le pédiatre), est « une avancée considérable pour la revalorisation [...] du médecin généraliste ». Outre le fait d'être un instrument de synthèse, il devrait permettre au généraliste de « faire de l'épidémiologie descriptive ».
Malgré les protestations de l'UNOF et de MG France, sa tenue prioritaire reste ouverte à d'autres médecins que le généraliste ou le pédiatre. MG France conteste le « dossier-reflet » pour deux raisons : il n'incite en rien le patient à un usage pertinent de l'offre de soins, et il ne saurait être

---

se situe ou non dans le cadre d'une référence, complétée d'une autre lettre selon la nature de la prescription (« B » pour biologie, « E » pour endoscopie, etc.), ce qui nécessite un travail considérable de surveillance par les instances conventionnelles...

98. Si les Caisses sont préoccupées par le poids croissant de cette contribution, les syndicats représentatifs sont très attachés à son maintien, défini lors de la première convention nationale de 1971 comme un engagement conventionnel destiné à compenser la limitation du niveau des honoraires.

un outil de santé publique, car les éléments importants n'y figureront pas, pour des raisons évidentes de confidentialité ; quant au dossier lui-même, il est par essence l'instrument de travail du médecin.

Un décret spécifique précisera les conditions d'usage de ces deux supports.

11.3 Les premières élections aux Uunions professionnelles (26 avril 1994)

C'est dans ce contexte incertain que s'annonce le premier test électoral des médecins libéraux.

La mise en place des Unions professionnelles, qui s'intituleront désormais Unions régionales des médecins libéraux (URML), constitue un fait marquant de l'année 1994. Elles seront destinataires des données issues du codage des actes et pathologies prévu dans la convention de 1993, mais n'auront pas le rôle disciplinaire prévu à l'origine (*voir supra, § 10.1*). Le recueil des données sera le seul lien avec le dispositif conventionnel.

Un test électoral sans précédent

Cette élection constitue un test de représentativité grandeur nature pour tous les médecins libéraux et permet à chaque syndicat de mesurer son audience. La structure des Unions étant prévue en deux collèges, généraliste et spécialiste, chacun des syndicats déjà représentatifs au plan national peut présenter des candidats au titre des généralistes ou des spécialistes, voire les deux[99]. De plus, dans chaque région, des organisations nationales ne bénéficiant pas de la représentativité peuvent néanmoins présenter des candidats, à condition de prouver leur représentativité régionale[100]. Les URML seront financées par une cotisation obligatoire de 210 francs par médecin.

Dès lors se déroule à partir de février une intense campagne. Pour la CSMF, il s'agit de donner au corps médical « le pouvoir qui lui revient », « obtenir [...] que des réalisations concrètes soient mises en place pour la revalorisation de la médecine générale » et « s'investir totalement dans la recherche de l'union du corps médical ». Le SML vise à défendre l'exercice libéral « contre le pouvoir en place » et s'oppose « à la division artificielle du corps médical entre généralistes et spécialistes, attisée par un syndicat démagogue et irresponsable... ». La FMF entend « contrebalancer la domination hégémonique

---

99. À cette date, la FMF et le SML ne sont représentatifs que des spécialistes.

100. Ces critères sont : des adhérents présents dans au moins la moitié des départements de la région, un nombre de cotisants atteignant au moins 5 % des effectifs de médecins libéraux dans ces départements, l'ancienneté...

que certains entendent faire régner sur le corps médical » et organiser « la lutte contre la démesure administrative ». MG France se satisfait d'avoir obtenu « la création d'un outil technique au service des médecins libéraux […] et non à celui des Caisses ou de la convention… », et la suppression du rôle disciplinaire des Unions ; elle entend sortir d'un « système de soins de plus en plus anarchique reléguant le médecin généraliste dans un rôle de conseiller subalterne », puis aboutir à une convention spécifique à la médecine générale.

Un succès indiscutable pour MG France

À l'issue de ce vote[101], MG France se taille un franc succès dans l'ensemble des 22 collèges généralistes, avec 59,6 % des voix et 61,4 % des sièges (soit 301 élus sur 490), tandis que l'UNOF doit se contenter de 25,8 % des voix et 26,5 % des sièges (soit 130 élus). Viennent ensuite le SML, avec 33 élus, et la FMF, avec 12 élus.

Chez les spécialistes, l'Umespé (CSMF) remporte 291 sièges, devant le SML, 95 sièges, la FMF, 49 sièges, et l'UCCSF (Union catégorielle des chirurgiens et spécialistes français), 55 sièges.

Si les leaders de l'UNOF et de MG France apprécient différemment ces résultats, ils se rejoignent sur le sens d'un vote reflétant majoritairement une opposition à la convention de 1993 : vote de rejet, pour M. Chassang, mais adhésion des votants à l'idée des Unions ; pour Richard Bouton, « vote sanction » envers la CSMF et les syndicats polycatégoriels, et appel à des réformes structurelles.

Cette dernière perspective suscite quelques inquiétudes dans les rangs des spécialistes : certains y voient la traduction des tensions entre généralistes et spécialistes, « dans lesquelles la tutelle risque de s'engouffrer ».

L'étape suivante est l'élection des bureaux des deux collèges, ainsi que du bureau commun de chaque Union. Des jeux d'alliance se nouent aussitôt entre pro- et anticonvention. À l'issue des élections internes, la CSMF emporte quatorze présidences d'URML, les autres syndicats, SML, FMF, MG France et Union des chirurgiens, chacun deux[102].

Un effet indirect de la création des Unions est le départ du SNMG de la CSMF en mai. Ce syndicat, constitué à la fois de groupes de généralistes et de spécialistes, se trouve en porte-à-faux depuis que la CSMF s'est restructurée en deux pôles, l'UNOF et l'Umespé, et que les URML comportent deux collèges.

---

101. La participation aura été de près de 65 % des médecins libéraux ; 67,95 % chez les généralistes, 62 % chez les spécialistes.

102. Dans trois régions, les élections seront cassées, suite aux recours du SML et de la FMF ; en Paca (Provence-Alpes-Côte d'Azur), il y a eu des difficultés d'acheminement des courriers électoraux. On revotera en Paca et en Champagne-Ardenne.

Le SML reconnu représentatif des généralistes,
à la faveur des élections

Ces élections ont apporté aux candidats du SML un score global de 5,42 % dans les collèges de généralistes et Dinorino Cabrera obtient en octobre du ministre Douste-Blazy une reconnaissance de cette représentativité, sans nouvelle enquête. Cette décision fait hurler les autres syndicats, qui dénoncent un choix « politicien » et y voient une contrepartie à la signature de la convention par le SML. MG France et la FMF déposent un recours en Conseil d'État.

11.4 La convention au train de sénateur

En vigueur depuis décembre 1993, la convention s'applique, bien qu'incomplète : l'échéance tarifaire prévue au 1er juillet 1994 est respectée (C à 105 francs[103]) (ce qui ne compense pas la perte de pouvoir d'achat des généralistes, déjà ancienne) ; les RMO sont diffusées, mais le signalement (R, HR) sur les feuilles de soins n'est appliqué que de façon aléatoire et non exploité par les Caisses. Le reste des dossiers est en attente.

Au premier semestre de 1994, la progression des dépenses de l'Assurance maladie est ramenée à +1,2 % contre +6,4 % pour la même période de 1993. Si cette tendance se confirme, 14 milliards auront été économisés sur l'année. L'UNOF attribue ce résultat aux effets de la maîtrise conventionnelle, mais la réalité est sans doute plus nuancée : les prescripteurs ont reçu le message de la nécessaire restriction des dépenses, de même qu'après le plan Séguin de 1986, et les difficultés financières des assurés ont réduit la consommation de soins.

Les opposants à cette convention ne désarment pas

Les généralistes de la FMF s'opposent au signalement issu des RMO et doutent de la fiabilité du carnet de santé du patient. En septembre, ils réclament des références établies par des instances scientifiques, une réforme de la nomenclature des généralistes et une meilleure coordination des secteurs ambulatoire et hospitalier.

MG France, fort de son récent succès, table sur une courte durée de vie de cette convention, qui fait l'objet de recours[104]. Dans l'immédiat, Richard

---

103. Entre 1962 et 1983, le taux de croissance annuel moyen des tarifs médicaux, en francs constants, est de 0,2 %, comparable à l'indice général des prix, alors que les prix des services et des salaires ont beaucoup plus augmenté, et que la nature du travail des généralistes a beaucoup évolué en trente ans (développement des pathologies chroniques et complexes) et que le calcul de la valeur du C, basé sur 6 consultations à l'heure, n'est plus de mise.

104. MG France estime que le fondement juridique de l'avenant « RMO » est contestable et plaide son illégalité. Quant au dossier médical, tel que prévu, il « légitime l'accès direct au

Bouton demande le gel des dispositions contraignantes (formalités administratives, sanctions pour les déviants) et lance une consigne de boycott du signalement des RMO, « pseudo-codage des actes[105] », ce qui suscite des menaces de sanctions des Caisses. L'objectif est une convention spécifique aux généralistes.

À la CNAM-TS, Jean-Claude Mallet critique chez les opposants une attitude « poujadiste » et accuse Richard Bouton et son idée de convention spécifique de vouloir « faire éclater le système mis en place en 1945 »...

Retard des compléments à la convention, sur fond de désaccords persistants

– Un décret en débat pour le dossier médical

Un projet de décret annoncé sur le dossier médical et le carnet de santé (*voir § 10.9*), soumis début octobre aux parties signataires et au CNOM, en précise les conditions d'usage. Extraits :

« Un dossier de suivi médical est tenu pour toute personne physique » [*]. Il « est tenu par un médecin inscrit [...] en tant que généraliste, quel que soit son mode d'exercice ». L'assuré désigne à l'Assurance maladie « le médecin chargé de la tenue de son dossier de suivi médical ».

« Le médecin en charge de la tenue du dossier [...] coordonne le suivi médical du patient. [...] Il assure la synthèse [...] des informations recueillies... »

« Sont inscrits dans le carnet médical les éléments médicaux utiles au suivi du patient et à la coordination des soins qui lui sont dispensés. »

« Le versement des prestations [...] de l'Assurance maladie est subordonné à l'attestation par le médecin ayant dispensé les soins de la présentation du carnet médical. » En cas de fin de suivi, « le médecin avertit [...] l'organisme d'assurance maladie dont relève le patient » et transmet le dossier au médecin choisi par le patient « afin d'assurer la continuité des soins ».

[*] Application limitée dans un premier temps aux personnes de plus de 70 ans atteints de plus de deux pathologies et nécessitant un traitement de plus de six mois.

Ce texte est conforme à ce qui avait été défini et seul le généraliste y figure finalement comme détenteur du dossier. Le CNOM conteste que le dossier puisse être détenu uniquement par le généraliste pour

---

spécialiste » et « ce système est un flicage, administrativement lourd », qui oblige à signaler aux caisses les patients concernés, « sans l'accord des intéressés ».

105. Chez les généralistes, l'observance des RMO est estimée à la fin d'octobre à environ 60 %.

certaines pathologies (diabète, sclérose en plaques...), et émet de fortes réserves sur le carnet de santé : problème de pertinence des informations inscrites, inutilité en cas d'urgence, finalité « économique et gestionnaire », lourdeur administrative et manque de confidentialité ; il propose d'anonymiser ce carnet, suggestion reprise par les parties signataires de la convention. D'autres pressions retarderont ce projet : des spécialistes hospitaliers et libéraux (gynécologues, pédiatres...) contestent que le généraliste en soit le gestionnaire unique[106]. Surtout, le coût de ce projet freine les ardeurs du Gouvernement et des Caisses : son attribution à 5 millions de personnes entraînerait, pour le bilan de synthèse associé à ce dispositif et rémunéré C × 2 (soit 200 francs), une facture annuelle de l'ordre de 1 milliard de francs, avant son extension à toute la population...

– *Le secteur optionnel en jachère*

Les travaux sur le projet de secteur optionnel s'éternisent, malgré les efforts du SNMG pour le définir[107]. Son concept reste flou ; par défaut, le secteur II perdure...

– *Des difficultés à propos du codage* des *actes et pathologies*

Au-delà des aspects techniques, les débats butent sur les destinataires des données. Mais l'informatisation des cabinets médicaux étant encore balbutiante, sa mise en œuvre semble impossible avant au moins deux ans.

– *La FMC conventionnelle bloquée*

L'opposition entre syndicats signataires et non signataires, tous siégeant au FAF-PM (Fonds d'assurance formation de la profession médicale), se cristallise sur un protocole d'accord signé par la CSMF, le SML et les Caisses. Le FAF-PM sera dessaisi (*voir Partie II, Formation continue, § 9.2*).

---

106. Bien que le président de l'UNOF vante les qualités de ce dossier et du carnet de santé comme éléments majeurs de la coordination des soins, l'ouverture du dossier et l'attribution du carnet restent facultatives et ne permettent pas de réelle coordination. G. Johanet, ancien directeur de la CNAM-TS, parle à ce sujet de « triste farce ».

107. Anne-Marie Soulié, présidente du SNMG, en précise l'idée : engagements du praticien (suivi de FMC, plateau technique minimal, permanence des soins, évaluation) en contrepartie d'une rémunération « correcte » et d'aménagements de la nomenclature des actes.

11.5 Convention :
une validation parlementaire par précaution,
mais contestée

Alors que de multiples recours sont en attente du verdict du Conseil d'État, le Conseil des ministres adopte en novembre un projet de loi validant la convention de 1993 et ses avenants, afin de prévenir une invalidation qui mettrait à bas le dispositif laborieusement échafaudé. Le Gouvernement étant passé à l'acte fin décembre, la FMF, MG France et l'UCCSF déposent un recours auprès du Conseil constitutionnel.

L'heure du bilan conventionnel annuel

L'augmentation des dépenses de soins de ville a été limitée à 1,9 % pour 1994. Plusieurs sondages confirment les changements de comportements des prescripteurs[108]. L'activité des généralistes s'est ralentie, mais celle des spécialistes a continué d'augmenter[109].

La CSMF et le SML, arguant que l'objectif d'économies a été plus qu'atteint, demandent que 2,2 milliards soient dégagés pour les généralistes et 1,7 milliard pour les spécialistes ; ils entendent obtenir satisfaction avant toute fixation du taux d'évolution des dépenses pour 1995. Devant les réticences des Caisses, ils conditionnent à un accord sur les tarifs toute avancée sur les autres dossiers, menaçant de retirer leur signature. Le Gouvernement se dit favorable à une revalorisation, mais... en mars 1995.

À MG France, on estime que l'effort de maîtrise a été assuré pour l'essentiel par les généralistes (−3,8 % de dépenses remboursables, contre −0,5 % chez les spécialistes) et que la non-coordination du système de soins ne permet pas d'obtenir des résultats durables ; les économies réalisées sont attribuées à la baisse du niveau des remboursements.

En fait, la demande de soins en médecine générale a diminué, et les consultations externes des hôpitaux ont beaucoup augmenté.

---

108. Selon un sondage IFOP réalisé en novembre 1994, 76 % des médecins disent appliquer les RMO et 60 % le signalent sur les feuilles de soins (63 % des généralistes et 2 % des spécialistes...).

109. En 1994, +2,9 % pour les consultations, et −5,6 % pour les visites (en 1993, respectivement : +3,7 % et +2 %). Pour les spécialistes, en 1994, +3,4 % d'actes en K et +5 % en Kc (en 1993, +3 et +2,2 %).

11.6 Le rapport Santé 2010

En décembre 1994, Raymond Soubie, Jean-Louis Portos et Christian Prieur[110], chargés en mars par Édouard Balladur de rédiger un *Livre Blanc sur le système de santé et d'Assurance maladie* (Soubie, 1994), remettent officiellement leur rapport.

Prenant en compte, d'une part, les évolutions de la morbidité (vieillissement, maladies dégénératives, facteurs sociaux, SIDA) et celles des attentes et des comportements de la population, d'autre part, la transformation des métiers de la santé du fait des innovations, le constat est le suivant :
- le système français ne garantit pas la qualité de ce qu'il produit en matière de soins ;
- les charges financières sont devenues insupportables ;
- les relations conventionnelles sont moribondes.

Parmi les causes figurent : des responsabilités éclatées, notamment entre l'État et l'Assurance maladie ; un système d'administration par les prix, favorisant l'inflation des volumes ; des outils de régulation imparfaits et mal utilisés, dont une insuffisante maîtrise de l'offre de soins (carte hospitalière, démographie médicale...) et la faiblesse des systèmes d'information et d'évaluation ; une volonté politique faible ou intermittente.

En termes d'orientations générales, les auteurs retiennent :
- la réaffirmation de la solidarité nationale comme principe fondateur de l'Assurance maladie ;
- une clarification des rôles respectifs de l'État et de l'Assurance maladie et le renforcement du débat démocratique sur les finalités du système de soins ;
- une régulation loco-régionale de l'offre de soins, financée selon les besoins de la population ;
- le décloisonnement des différents intervenants, avec une exigence de résultats ;
- une organisation de l'offre de soins, adaptée aux évolutions prévisibles des besoins, et des modes de financement incitant à l'efficience.

À court terme, le rapport propose de :
- conforter la maîtrise médicalisée des dépenses en fixant des objectifs financiers, ce qui implique un ajustement des rémunérations en fonction des volumes d'actes ;
- redéfinir le rôle du médecin généraliste selon une fonction d'orientation et de suivi du patient ;

---

110. Raymond Soubie, ancien conseiller de R. Barre et de J. Chirac, a présidé le groupe Prospective du système de santé du Commissariat général au Plan en 1993. Il préside la société de conseil Altedia, Jean-Louis Portos est médecin-conseil national de la MSA, C. Prieur, ancien directeur de la CNAM-TS de 1968 à 1979.

– favoriser les comportements « vertueux » :
   ◦ pour les professionnels de santé : activités non prescriptives, modération des prescriptions,
   ◦ pour les assurés sociaux : limitation des recours au spécialiste en
   première intention ;
– mieux gérer l'hospitalisation et revoir sa place dans la prise en charge
des soins courants.

À moyen terme, il propose un schéma intitulé « Solidarité nationale, régulation
locale : un modèle pour 2010 », comportant sept piliers :
   1. un régime unique d'assurance maladie universelle, financé par tous
   les revenus ;
   2. la définition d'un panier de biens et services pris en charge, ne couvrant
   que les prestations efficaces ;
   3. des objectifs d'évolution des dépenses concertés et votés par
   le Parlement ;
   4. une Régie nationale d'Assurance maladie, chargée de définir la politique
   de santé publique et de répartir les enveloppes régionales de dépenses ;
   5. des Agences régionales des services de santé (ARSS), ayant la compétence de pilotage du système de soins ;
   6. des enveloppes de dépenses régionales, sur la base d'un coût moyen
   par assuré ;
   7. des relations contractuelles locales avec les professionnels et
   les établissements de santé, incluant un choix du mode de rémunération
   et des prises en charge des assurés variables selon leur choix de recours
   aux soins.

Globalement, les auteurs en appellent à une responsabilisation de
l'ensemble des acteurs : institutionnels, professionnels ou assurés sociaux.
L'État devrait être le « véritable régulateur du système », et la maîtrise
médicalisée, assurée par des enveloppes financières fermées (ce à quoi
s'opposent tous les syndicats de médecins libéraux).

La création en régions d'Agences et d'enveloppes de dépenses, avec
la possibilité de contrats locaux avec les professionnels de santé, constitue
une proposition susceptible de réduire la portée de la convention nationale
et le poids politique des syndicats libéraux ; cela pose aussi la question
de l'articulation des actions de la CNAM-TS avec celles des futures ARSS.

Une incitation à une nouvelle lecture
des principes libéraux

En ce qui concerne le corps médical, le rapport invite à une nouvelle
lecture des principes libéraux, que les médecins semblent avoir utilisé dans
une « interprétation extensive », dans le sens de leurs propres intérêts, et

d'une façon qui entrave les régulations nécessaires. Ainsi est-il souligné que les *rémunérations par capitation ou tiers payant ne sont pas en soi antilibérales*, que la libre installation et le conventionnement, dans un système socialisé, ont un coût pour la collectivité et, même, que « les contrats de santé ne portent pas plus atteinte au libre choix que l'existence du secteur II ».

À noter, la nécessaire définition du rôle du généraliste comme orienteur des parcours des patients et responsable de l'articulation entre les intervenants, mais « l'attribution aux généralistes d'un rôle pivot du système [...] impliquerait, pour être efficace, une modification profonde des comportements et de la structure du corps médical (moins de spécialistes, plus de généralistes) ». À noter également, l'idée de limitation optionnelle du recours des assurés aux spécialistes en première intention.

Les premiers commentaires de Simone Veil sur ce rapport sont positifs, tandis que le président de la CNAM-TS s'alarme de la proposition de contrôle par l'État des décisions financières.

11.7 La situation conventionnelle en 1995

Malgré les dispositions prises, la recrudescence des dépenses creuse le déficit de l'Assurance maladie à 32,2 milliards vers la fin de 1994, dépassant les prévisions de 3 milliards. Simone Veil annonce alors un taux d'évolution des dépenses à +2,3 % pour 1995, plus serré que les 3,4 % de 1994. La CSMF entend préserver la maîtrise médicalisée, arguant des résultats déjà obtenus, et se retirerait de la convention si ce taux contraignant était confirmé. Le Gouvernement retarde la conclusion d'un accord.

La convention validée, accord tarifaire, MG France signataire

En janvier 1995, le Conseil constitutionnel valide la convention[111] malgré les recours. Celle-ci, négociée en 1993, devient donc la loi et pose à MG France le dilemme de rester ou non en dehors ; son assemblée générale, bien que très réservée, vote pour la signature, sous réserve « qu'une annexe tarifaire comportant une seule échéance, en mars, [...] revalorisant les actes des médecins généralistes, soit acceptée par le gouvernement ». Cette signature se concrétise début février, le Gouvernement et les Caisses ayant cédé sur les tarifs d'honoraires.

---

111. La validation parlementaire de la convention inaugure une situation juridique nouvelle : la convention n'est plus seulement un contrat entre deux catégories de partenaires sociaux, mais une loi, dont les garants sont les élus. Cela renforce le processus conventionnel tout en modifiant sa nature.

L'avenant n° 5 : tarifs réévalués sur fond de guerre syndicale

Au 1er mars, l'ensemble des actes est donc revalorisé[112]. Le C des généralistes passe de 100 à 105 francs. L'objectif prévisionnel de 1995 est finalement fixé à +3 %, au lieu de +2,3 %. Une nouvelle liste de RMO est établie. En outre, l'accord entre les syndicats signataires et les Caisses modifie la convention sur deux points, malgré l'opposition de MG France :

– une révision de la composition des instances conventionnelles en faveur des premiers signataires, CSMF et SML ;

– le remplacement du FAF-PM par une association (Agecomed, Association pour la gestion de la contribution conventionnelle des médecins) pour gérer les fonds de la FMC conventionnelle (*voir Partie II, Formation continue, § 9.2*).

La CNAM-TS conforte le jeu conventionnel traditionnel avec la CSMF et le SML.

Une multiplication des conflits entre syndicats médicaux

Les deux modifications précédentes alourdissent très vite le climat syndical et transforment les tensions existantes en véritable état de guerre. Il s'agit pour la CSMF et le SML, et la CNAM-TS, de minimiser la portée de l'entrée de MG France dans la convention. L'avenant n° 5 est validé par le Gouvernement en mars 1995, suscitant un énième recours de MG France en Conseil d'État.

Les conflits se multiplient, sur les instances conventionnelles, la FMC, les projets d'informatisation et le fonctionnement des sections généralistes des URML, dans un véritable climat de guerre syndicale.

– Des instances conventionnelles sur mesure

En ce qui concerne la composition des instances, l'article 32 de la convention, agréé par le Gouvernement, stipulait que le nombre de représentants serait fixé selon les résultats des élections aux URML ; MG France devrait donc obtenir pour la composante généraliste une majorité de sièges dans la plupart des instances et un quasi-monopole dans une dizaine de CPAM. En fait, la modification préconisée assure à la CSMF et au SML au moins 50 % des sièges généralistes. Ce déni de la règle démocratique entraîne aussitôt les protestations de MG France et, au cas où le Gouvernement validerait cette modification, remettrait en cause son adhésion à la convention.

---

112. Cette revalorisation fera l'objet de commentaires très critiques dans la presse grand public et chez les syndicats de salariés, alors que les assurés sociaux sont touchés à la fois par le chômage et par une augmentation du ticket modérateur.

– Le FAF-PM écarté,
la FMC conventionnelle prise en otage

Les tensions récurrentes autour de la FMC conventionnelle, liées au désaccord entre d'une part, CSMF et SML, signataires, et d'autre part, la FMF et MG France, non signataires, amènent le dessaisissement du FAF-PM, au déni des règles en vigueur en formation continue (*voir Partie II, Formation continue, § 9.2*).

– Conflit autour des projets d'informatisation

Dans la même période, les développements de la micro-informatique, des projets de codage de données médicales et de monétique (carte Vitale et carte de professionnels de santé) donnent lieu à des projets expérimentaux. MG France a créé sa propre société, Medsyn, chargée de développer ces projets[113], selon un triple but : « calibrer » et rassembler les données médicales, et en assurer la transmission aux destinataires, sous le contrôle des médecins. L'un des enjeux de cette transmission est leur circuit ; si ces données peuvent transiter par le médecin généraliste, ce dernier sera en position clé dans l'instauration de la filière de soins, chère à MG France.

De son côté, la CSMF travaille dans ce domaine, avec sa société Ophis, sur des projets de carte de professionnel de santé (CPS).

Les projets de Medsyn font l'objet d'attaques virulentes par la CSMF[114,115]. Inversement, MG France accuse la CSMF de se livrer aux Caisses dans le cadre de leurs propres projets informatiques, comme dans celui de la convention.

– Les sections généralistes en souffrance
au sein des Unions professionnelles

Ce climat se manifeste aussi au sein des URML, où le fonctionnement des sections généralistes est entravé. Les bureaux communs des Unions, constitués en majorité de membres de la CSMF et/ou du SML et de la FMF, ont constitué des alliances pour contrer les initiatives des élus de MG France ; des règlements intérieurs brident toute autonomie de décision et n'accordent aucun budget aux sections, au motif fallacieux d'un fonctionnement unitaire

---

113. Medsyn a cherché à nouer des partenariats avec des sociétés opérant dans ce domaine. Le dispositif supposait des financements pour lesquels une banque, le Crédit Lyonnais, était partenaire du projet. Pour l'aide à la prescription, Medsyn a ouvert des discussions avec une société de services, Cider Santé, en lien avec une société américaine, Medco, propriété du laboratoire MSD-Chibret. Par la suite, le Crédit Lyonnais, empêtré dans ses propres difficultés, s'est retiré du projet qui finalement n'a pu aboutir.

114. Ces projets sont taxés d'allégeance aux partenaires financiers, de velléités monopolistiques, de cadeaux d'ordinateurs, de prescriptions réservées de médicaments.

115. La CSMF accusera aussi le projet de Medsyn d'entrave au libre choix du médecin par le patient.

de la profession. Cette situation amène les présidents des sections généralistes affiliés à MG France à solliciter de Simone Veil un décret modifiant celui du 4 janvier 1995, qui a donné tous pouvoirs aux bureaux communs des Unions. Ce problème attendra plusieurs années avant d'être résolu.

11.8 Affaires courantes et programmes électoraux

En mars-avril 1995, il ne reste au gouvernement d'Édouard Balladur, candidat à l'élection présidentielle, qu'à liquider les affaires courantes.

L'année 1994 s'est conclue sur un déficit de 35 milliards pour l'Assurance maladie. L'objectif de +3 % pour 1995 n'est pas gagné. La CNAM-TS prolonge les efforts de maîtrise avec les nouvelles RMO et des actions locales contre les prescripteurs abusifs[116]. Diverses mesures de maîtrise des dépenses restent en suspens ou contestées. Les spécialistes concernés par les RMO les contestent, le projet de secteur promotionnel est en panne, le codage des actes et pathologies est critiqué par l'Ordre et la CNIL.

Le décret sur le dossier médical et le carnet de santé est publié début mars. Devenus facultatifs, leur lancement est retardé.

In fine, quelques décrets sont signés début mai, l'un sur le codage des actes, et le second sur l'envoi des données statistiques aux URML.

Les programmes de santé des candidats à l'élection présidentielle

La campagne présidentielle clôt en janvier les années Mitterrand ; trois principaux candidats sont en lice : Édouard Balladur, Jacques Chirac et Lionel Jospin.

En matière de santé, Édouard Balladur prévoit de prolonger la maîtrise médicalisée et annonce la création de missions sanitaires régionales.

Jacques Chirac se démarque d'Édouard Balladur de façon plus attractive, voire démagogique. Il s'oppose au plafonnement des dépenses sociales : le déficit de l'Assurance maladie, selon lui, ne tient pas aux dépenses, mais à la faiblesse des recettes (en clair : le chômage). Il préconise de dissocier les dépenses d'assurance et celles de solidarité, de développer les alternatives à l'hospitalisation, de revaloriser les honoraires des médecins, de réformer la nomenclature des actes médicaux et de regrouper les professions de santé dans une union nationale ; mais il ne dit rien en ce qui concerne le budget de l'Assurance maladie.

À gauche, Lionel Jospin met l'accent sur une Assurance maladie universelle, un accès aux soins facilité et un fort développement de la santé

---

116. Mille deux cents procédures individuelles sont en cours pour des prescriptions jugées non justifiées, ainsi que 21 000 notifications de prescriptions indues.

publique, basée sur des actions de l'État (éducation pour la santé, prévention, actions auprès des jeunes). Sur les finances de l'Assurance maladie, il
préconise une extension de la CSG sur l'ensemble des revenus du capital,
couplée à un allègement des charges sociales, qui pèsent sur l'emploi. Outre
la défense de l'hôpital public, il est le seul à vouloir réorganiser l'offre de
soins en la centrant sur le généraliste, responsable de l'accès au spécialiste.

Ces diverses annonces trouvent chez les syndicats médicaux des échos
variés. La CSMF, le SML et la FMF, favorables aux thèses de Jacques Chirac
et Édouard Balladur, vouent aux gémonies les propositions de Lionel Jospin :
« système à la capitation avec passage obligé par le généraliste », transformant celui-ci « en aiguilleur ». Richard Bouton, plus réceptif au programme
de Lionel Jospin, se déclare sans inféodation politique et estime, quel que
soit l'élu, que « l'actuelle convention ne perdurera pas » et qu'« une réelle
coordination autour du généraliste s'imposera ».

12. Du laxisme électoral à la rigueur : le plan Juppé

12.1 Une généraliste à la Santé

En mai 1995, Jacques Chirac, est élu à la présidence de la République.
Alain Juppé est nommé Premier ministre, Jacques Barrot revient aux Affaires
sociales.

Élisabeth Hubert devient ministre de la Santé et de l'Assurance maladie[117] ;
ses premières positions en tant que ministre sont conformes à celles de
la CSMF : soutien du processus de maîtrise médicalisée de 1993, opposition
aux filières de soins.

La suite des événements sera dominée par les projets de réforme du
Premier ministre, dont le renforcement de la maîtrise des dépenses de santé,
qui suscitent à la CSMF une certaine défiance. Claude Maffioli entend aller
vers une cogestion de la politique de santé, de façon à limiter les initiatives technocratiques des conseillers ministériels : intégrer les représentants
des médecins à la définition de la politique de santé.

Au SML, la priorité est la réduction du nombre de médecins par
réorientation-reconversion.

MG France retient dans les premières annonces du Gouvernement
deux éléments favorables à ses thèses : des « instruments conventionnels

---

117. Élisabeth Hubert n'est pas une inconnue des milieux médicaux : généraliste, membre
du bureau de l'UNOF dès sa création, elle fait partie de la frange libérale qui en 1985 pousse
A. Vienet hors de la présidence. Elle est également membre actif du RPR depuis 1981, dans
le sillage de J. Beaupère et de J. Chirac.

nouveaux permettant de renforcer la maîtrise médicalisée des dépenses » et « l'organisation de véritables filières d'offre de soins ».

Hors convention se constitue une alliance entre la FMF, l'UCCSF et l'UNAM, autour d'un Manifeste pour la médecine libérale, qui entend en restaurer les principes, malmenés selon eux par la dernière convention.

Une maîtrise des dépenses précaire, dans l'attente des décisions politiques

En septembre 1995, la CNAM-TS constate un rythme de dépenses de +6 % sur les douze derniers mois, pour un objectif fixé à +3 %. Son président, Jean-Claude Mallet, impute cette reprise à des facteurs conjoncturels (épidémie de grippe, campagne de vaccination contre l'hépatite B, publication tardive des nouvelles RMO) et maintient le dispositif de maîtrise, dont les effets devraient s'amplifier à partir de 1996, au prix d'efforts de pédagogie envers médecins et assurés et de renforcement des sanctions. Ces dispositions seraient le « dernier recours pour la médecine libérale ».

Au conseil d'administration, le patronat, absent depuis deux ans, reprend sa place. Son représentant principal, Georges Jollès, demande une parité des administrateurs entre CNPF et syndicats de salariés, une présidence tournante, l'autonomie de gestion des Caisses ; il cherche à obtenir une distinction entre les dépenses d'assurance (prélevées sur les salaires) et celles de solidarité, à charge du budget de l'État, proposition conforme à celle annoncée par Jacques Chirac. Jean-Claude Mallet reprend cette idée, estimant que cette disposition, prise précédemment, aurait permis d'éviter le déficit.

Claude Maffioli, pour la CSMF, insiste sur le renforcement de la maîtrise médicalisée et estime que l'usage généralisé (et obligatoire) du carnet médical permettra, malgré le coût de l'examen de synthèse annuel (C × 2, soit 220 francs), de réaliser de substantielles économies, en supprimant les redondances de prescriptions.

Sur le terrain, certaines CPAM (Hauts-de-Seine, Pas-de-Calais...) font du zèle en interprétant comme fraude tout comportement atypique des médecins quant à l'application des RMO et leur signalement. Pourtant, dans les deux tiers du territoire, les médecins appliquent le dispositif prévu, et les poursuites engagées cessent en raison d'une amnistie présidentielle générale. Le CREDES (Centre de recherche, d'études et de documentation en économie de la santé) souligne qu'avec ou sans RMO, le rythme d'évolution des dépenses serait le même.

L'analyse de MG France s'oppose à celle de Jean-Claude Mallet. Richard Bouton note que la reprise de l'augmentation des dépenses était déjà perceptible courant 1994 et ne fait que suivre le rythme antérieur. Il considère ce dispositif de maîtrise inefficace et juge que l'application de mesures contraignantes au seul secteur libéral ne ferait que déplacer les recours vers le secteur hospitalier, faute de réformes organisant un accès aux soins centré sur le médecin généraliste. Une audience au Premier ministre est demandée, au sujet des filières de soins et de l'informatisation des cabinets médicaux.

En réponse aux intentions annoncées par la CNAM-TS, Richard Bouton lance trois propositions :

– une régulation de l'accès aux soins par une *modulation du ticket modérateur*, incitant à un accès prioritaire au généraliste ;

– un *dossier médical unique* (sans dossier-reflet), tenu par le généraliste, et la réorientation des fonds de l'examen annuel de synthèse vers l'informatisation des médecins ;

– au lieu d'une FMC obligatoire, la *pratique régulière de bilans de compétence* personnalisés.

12.2 L'automne de la rigueur budgétaire : le plan Juppé

Fin octobre, les déclarations du Gouvernement confirment le retour de la rigueur. Face aux règles du traité de Maastricht de 1992 (rétablissement de l'équilibre des comptes sociaux en deux ans) et aux déficits de l'État et de la Sécurité sociale, Alain Juppé et le ministre des Finances annoncent leurs premières décisions pour réduire de moitié le déficit de la Sécurité sociale (celui de l'Assurance maladie est de 37,4 milliards). Dans ce but, Alain Juppé remanie le Gouvernement et confie la Sécurité sociale et la Santé au tandem Jacques Barrot-Hervé Gaymard, en vue d'une « vraie réforme en profondeur[118] ». Puis, le 15 novembre, il présente à l'Assemblée nationale son plan de réforme, qui comporte :

– une loi d'habilitation autorisant le Gouvernement à réformer la protection sociale par ordonnances ;

– une révision de la Constitution et trois projets de loi :

• permettant au Parlement de fixer des objectifs annuels de dépenses de santé,

• créant un régime universel d'Assurance maladie,

• réformant les prélèvements obligatoires et les régimes spéciaux de retraite.

Ce plan recueille – événement exceptionnel – une ovation des députés des différents bords politiques (bien que pour des raisons inverses). Mais

---

118. Jacques Barrot avait été l'initiateur de l'enveloppe globale de 1979 à 1981 et Hervé Gaymard vient du ministère des Finances.

la réforme des retraites se heurte d'emblée à l'hostilité des syndicats de la fonction publique (surtout Force ouvrière) et d'une grande partie des Français, qui se traduit en novembre-décembre par les plus grandes manifestations depuis mai 1968 et trois semaines de grève.

Le Gouvernement renonce à sa réforme des retraites, mais engage le processus des ordonnances sur la Sécurité sociale en deux temps, à partir de janvier 1996. Ces ordonnances porteront sur cinq grands sujets :
– création d'une caisse spéciale, chargée du remboursement de la dette sociale ;
– majoration des cotisations des retraités et chômeurs et de la CSG ;
– réorganisation de la Sécurité sociale ;
– mesures de maîtrise des dépenses de santé ;
– réforme de l'hospitalisation publique et privée.

Les incidences du plan Juppé pour les acteurs du système de soins

Outre les mesures de rééquilibrage des dépenses de santé, à moyen terme (1996-1997), il s'agit d'un renforcement de la maîtrise des dépenses sur une base comptable : l'objectif d'évolution des dépenses ne pourra être supérieur à l'indice général des prix ; les revalorisations d'honoraires seront conditionnées par le respect de cet objectif, et un reversement collectif sera exigible des médecins en cas de dépassement. Un train de décisions complémentaires est annoncé, dont une partie reprend celles des gouvernements précédents : renforcement des RMO ; codage des actes et pathologies ; obligation de FMC ; diminution de la participation des Caisses aux allocations familiales des médecins du secteur I ; affiliation des médecins du secteur II à la CNAM-TS et non plus à la CANAM ; réorientation-reconversion des médecins. Mais aussi :
– expérimentations de remboursement différencié des patients selon qu'ils consultent ou non un généraliste en première intention ;
– forfaits expérimentaux de prise en charge des malades atteints de pathologies lourdes ;
– contribution par les médecins de 1 franc par feuille de soins au titre du dépassement de l'objectif de dépenses en 1995 (+5 % au lieu des 3,2 % prévus) ;
– unification de la nomenclature des actes médicaux de ville et de l'hôpital.

Cette régulation à la mode Juppé vise principalement les « offreurs de soins » et ajoute à l'encadrement de leurs pratiques de fortes contraintes financières :

– les médecins libéraux sont touchés au portefeuille, en plus du système de reversement, par la forte augmentation des cotisations d'allocations familiales et des cotisations maladie du secteur I ; les honoraires médicaux sont « gelés » pour l'année 1996 ;

– l'industrie pharmaceutique, déjà soumise à une contribution de 2,5 milliards de francs pour dépassement des objectifs précédents, devra développer des médicaments génériques ;

– enfin, l'Assurance maladie elle-même devra réaliser de substantielles économies sur ses frais de gestion ; les directeurs des Caisses nationales, déjà nommés par le Gouvernement, verront leurs pouvoirs renforcés ; un conseil de surveillance est prévu auprès de chacune d'elles.

L'accueil des syndicats médicaux

Claude Maffioli, pour la CSMF, parle de « trahison » et dénonce un plan non concerté, qui « ne peut mener qu'au rationnement des soins et à une médecine à deux vitesses ». Mais un autre élément tempère Claude Maffioli, également président du CNPS : certaines professions de santé adhérentes – pharmaciens, biologistes et infirmiers – sont déjà sous le régime d'enveloppes globales, y trouvent leur compte et ne sont pas hostiles à ce plan.

Le SML appelle à manifester le 28 novembre aux côtés des salariés, avec fermeture des cabinets. Pour la FMF, « ces mesures signent l'échec de la convention », dont « les parties signataires portent une lourde responsabilité » ; elle se refuse à manifester à cette date aux côtés de Force ouvrière, qu'elle juge coresponsable des défauts de la convention. Dans ce contexte, CSMF, SML et FMF réunis annoncent une manifestation conjointe pour le 17 décembre.

MG France, presque seul à faire entendre un avis différent, salue le projet d'une vraie et courageuse réforme, critiquant cependant les « sacrifices inacceptables » demandés aux médecins. Richard Bouton considère que l'actuelle convention est morte, demande une concertation immédiate avec le Gouvernement pour tenter d'atténuer les contraintes annoncées et, surtout, de remettre le généraliste au cœur du système par l'instauration de filières de soins. MG France ne manifestera pas le 17 décembre.

Anne-Marie Soulié, présidente du SNMG, adresse une lettre ouverte aux ministres, réclamant un débat public en vue d'assurer la légitimité des décisions annoncées, la prise en compte dans l'augmentation des dépenses de santé des « conditions socio-économiques dégradées d'une partie de plus en plus grande de la population » et la « participation effective » de représentants des usagers. Elle demande aux pouvoirs publics et aux organismes sociaux de « clarifier leurs responsabilités », de « donner la priorité aux préoccupations de santé publique » avant celles de trésorerie, d'« harmoniser l'ensemble du secteur hospitalier », de « rationaliser la politique du médicament » et de « ne pas opposer régulation comptable et maîtrise médicalisée ». Pour les professionnels de santé, il faut « redéfinir les missions respectives des différents intervenants, inciter à une démarche de qualité [...] ».

12.3 Les ordonnances de janvier 1996

Le premier train d'ordonnances intervient dès janvier 1996, dans un contexte de fort ralentissement économique et d'une aggravation très importante du déficit prévisionnel des budgets sociaux (44 milliards pour 1996) :

– 24 janvier : ordonnance 96-50 sur la contribution pour le remboursement de la dette sociale (CRDS) et création de la Caisse d'amortissement de la dette sociale (CADES).

– 25 janvier : ordonnance 96-51 sur le rééquilibrage des comptes sociaux, suivie d'une loi constitutionnelle le 22 février, qui permettra le vote de lois de financement de la Sécurité sociale (LFSS) déterminant les objectifs annuels de dépenses d'Assurance maladie (ONDAM). La maîtrise des dépenses de santé comportera en outre :

• la création de la *carte Vitale* et d'un *carnet de santé* obligatoire à partir de 16 ans ;

• la généralisation de *références opposables* à toutes les professions de santé et de sanctions collectives en cas de non-respect ;

• la limitation du remboursement des médicaments à leurs indications spécifiques.

Des Comités médicaux régionaux (CMR) sont institués, sortes de juridictions d'exception, où les médecins libéraux sont représentés, mais minoritaires ; ces CMR peuvent statuer sur demande des CPAM, indépendamment des instances paritaires conventionnelles.

Tous les secteurs de la santé seront concernés par des dispositions dites « contractuelles », soumises à la rigueur budgétaire, le taux d'évolution des dépenses de médecine de ville étant limité à +2,1 % pour 1996. La seconde ordonnance introduit la possibilité pour le Gouvernement de se substituer aux partenaires conventionnels à compter du 15 février, en cas de désaccord sur la répartition de l'ONDAM et l'évolution des honoraires.

Ces dispositions déclenchent aussitôt l'hostilité des syndicats médicaux libéraux, « humiliés » par la méthode, y compris MG France qui, bien que favorable à l'ensemble du plan, adresse une lettre ouverte à Alain Juppé, soulignant l'effet contre-productif de ces mesures sur l'adhésion des médecins à la réforme. Cette opposition commune entraîne un recul d'Alain Juppé : la pénalisation pour 1995 est transformée en contribution à un fonds de réorientation et de modernisation de la médecine libérale (FORMMEL), qui financera aussi l'informatisation des cabinets médicaux.

Le renforcement de la tutelle de l'État sur le système conventionnel

Les partenaires conventionnels, sous tension, ne reprennent les discussions qu'après avoir obtenu un renoncement sur les points qui fâchent. L'objectif de dépenses étant fixé d'autorité, restent à traiter les autres sujets pour 1996 : RMO, secteur optionnel, reconversion de médecins, informatisation, filières de soins...

Or, Jean-Claude Mallet, président de la CNAM-TS, est mis en minorité par la nouvelle majorité des administrateurs[119] et contesté au sein de Force ouvrière, son syndicat d'origine. Il cherche à reprendre la main et aborde les discussions avec un objectif de dépenses compris entre +1,7 et +1,9 %, plus strict que les 2,1 % d'Alain Juppé, mais aussi une proposition inattendue de conventions spécifiques (dont une pour la médecine générale), soutenue par la MSA, la FNMF et la CFDT, et acceptée avec réserves par le CNPF.

La première proposition se heurte aussitôt au refus de la CSMF et du SML, qui refusent une « maîtrise comptable ». Les Caisses s'accordent malgré cette opposition sur le chiffre de 2,1 %, que seul MG France accepte d'assumer, à la condition d'une convention spécifique avec filières de soins et de l'informatisation des cabinets médicaux. CSMF et SML quittent alors les négociations le 14 février.

Le Monde titre : « Le combat d'arrière-garde des médecins libéraux ».

12.4 Les perspectives d'une nouvelle régulation du système de soins

Les ministres Barrot et Gaymard organisent alors, de janvier à avril 1996, des ateliers thématiques avec les syndicats médicaux, autour des thèmes suivants :

• La maîtrise des dépenses :
un chaînage Parlement-État-convention
Cette maîtrise doit s'inscrire dans un processus en plusieurs étapes :

---

119. Cette nouvelle majorité comprend CNPF, CFDT, CFTC, CGC et Mutualité, sans FO ni la CGT.

– rapport annuel du HCSP, soumis aux avis d'une Conférence nationale de Santé (CNS[120]) ;
– discussion au Parlement des orientations qui s'en dégagent, et vote de l'ONDAM ;
– enfin, déduction d'un taux d'évolution des dépenses applicable à la médecine ambulatoire, que les Caisses nationales répartiront entre les professions de santé.

L'élaboration des RMO[121] sera confiée à une instance scientifique, l'Agence nationale d'accréditation et d'évaluation en santé (ANAES), qui succèdera à l'ANDEM.

Le contrôle des prescriptions par les médecins-conseils sera renforcé, avec sanctions en cas de comportements hors norme et possible récupération de dépenses injustifiées.

Enfin, le mécanisme d'ajustement des honoraires sera un système de « bonus/malus » : provisionnement pour revalorisation en cas de dépenses inférieures à l'objectif et, inversement, reversement de la part des médecins en cas de dépassement. Jacques Barrot indique toutefois que les honoraires des généralistes et des spécialistes seront traités séparément.

• *La régulation de la démographie médicale*

Un premier point est une relance des réorientations/reconversions, déjà en cours. Selon une enquête annuelle du *Généraliste*, 15 % des généralistes (soit environ 7 500) seraient désireux d'une reconversion et 29 % d'une réorientation, dont ceux à faible activité[122]. L'objectif commun des Caisses, du Gouvernement, de la CSMF et du SML, est de renforcer la cessation anticipée d'activité des médecins engagée depuis 1988, et d'en réorienter une partie vers des modes d'exercice non prescriptifs. Pour MG France, la France n'a pas trop de médecins par rapport à la moyenne des pays de l'OCDE, mais ils sont mal répartis selon les secteurs d'activité ; le taux actuel de 1 généraliste pour 1 000 habitants est acceptable, mais « le *secteur libéral de la médecine spécialisée est hypertrophique* ». Sur ce point, les derniers chiffres fournis par l'Ordre sont parlants : depuis 15 ans, le nombre des spécialistes libéraux

---

120. La CNS (Conférence nationale de santé) s'appuie sur des Conférences régionales de Santé (CRS), composées comme elle de représentants de professionnels de santé, d'usagers, des caisses d'Assurance maladie et des pouvoirs publics.

121. Une étude du CREDES permet de relativiser l'impact de ces mêmes RMO sur les prescriptions de médicaments : significatif sur cinq classes de produits les plus prescrits, mais faible sur les autres ; les économies calculées se situent au niveau de 337 millions de francs pour l'année 1994. La multiplicité des RMO est en outre suspectée de nuire à leur application.

122. L'Association pour la reconversion des médecins de la CSMF évoque jusqu'à trente mille médecins en trop.

en exercice s'est accru de 214,5 % et celui des omnipraticiens (MEP inclus), de 44,9 %[123].

• *La formation initiale et continue*

Pour la formation initiale, le système de l'internat, sélectionnant les généralistes par l'échec, ne satisfait personne et son remplacement par un examen classant est évoqué.

Concernant la FMC, l'heure est à l'obligation légale. Après les conflits intersyndicaux sur la gestion des fonds conventionnels (*voir Partie II, Formation continue*), les ministres visent à mettre de l'ordre dans la FMC.

• *L'informatisation des cabinets médicaux*

Conçue comme un moyen de modernisation et de facilitation des remboursements aux assurés, *via* la carte Vitale et la carte du professionnel de santé, l'informatisation est aussi considérée comme un élément de la maîtrise des dépenses : elle doit faciliter le codage des actes et permettre la collecte d'informations, remédiant à un relatif aveuglement des Caisses sur les contenus d'actes de soins. Par l'accès à des banques de données, ainsi que par l'aide à la prescription, l'informatisation laisse entrevoir la possibilité de pratiques plus efficientes.

• *La coordination en perspective :*
carnet de santé, filières et réseaux de soins

Considéré comme élément de suivi et de coordination, le carnet de santé concernera toute personne de plus de 16 ans résidant en France. Il devra plus tard être remplacé par une carte électronique, mieux à même d'en garantir la confidentialité.

Des expérimentations de soins coordonnés sont annoncées par Jacques Barrot. Pendant une période de cinq ans pourront être présentés des projets, parmi lesquels des « filières de soins organisées à partir des généralistes, chargés du suivi médical et de l'accès aux soins », mais aussi des « réseaux de soins permettant la prise en charge globale des patients atteints de pathologies lourdes ou chroniques » (réseaux ville-hôpital, *voir Partie III, § 3.3*[124]).

---

123. Cette réalité est corroborée par les chiffres de la CNAM-TS, et la CSMF admet, comme MG France, la nécessité d'une reconversion prioritaire des médecins spécialistes. La Commission nationale des études médicales (CNEM) proposera pour l'année suivante de former plus de généralistes que de spécialistes (2 100 contre 2 000 sur un *numerus clausus* de 4 100).

124. Dans cette période, le débat est vif entre filières et réseaux de soins, les premières étant le projet de MG France et les seconds soutenus par la CSMF, qui refuse une coordination strictement confiée aux généralistes.

Le « niet » des syndicats conservateurs

Dans toute la période préparatoire au deuxième train d'ordonnances, l'opposition aux réformes est menée par la CSMF. Le domaine conventionnel étant vidé de ses débats par les thèmes des ateliers de Jacques Barrot, Claude Maffioli dénonce le « diktat » du plan Juppé, le « sabordage » du plan de maîtrise de 1993, et considère que les professionnels de santé sont réduits au rôle de simples exécutants de la politique de santé.

Le SML, s'il approuve les Conférences de Santé, l'informatisation et le carnet de santé du patient, s'oppose aux mesures de maîtrise, qui font des médecins des « boucs émissaires ».

Pour la FMF, Jean Gras s'oppose en bloc aux mesures concernant la médecine libérale.

Ces syndicats se rejoignent dans la constitution d'un « collectif de défense de la médecine libérale », et préparent des ripostes : « Lettre ouverte aux boucs émissaires », puis campagne de sensibilisation du public. Ce collectif décide une journée de fermeture des cabinets le 24 avril (date de présentation au Conseil des ministres de l'ordonnance sur la médecine libérale), ainsi que des démarches auprès de parlementaires.

MG France, seul à adhérer à la réforme pour les aspects favorables à la médecine générale, s'oppose cependant fermement « à un dispositif technico-administratif, à l'augmentation du pouvoir unilatéral des Caisses, à l'hégémonie du contrôle médical et à l'application mécanique de sanctions financières... ». Le syndicat critique sévèrement le chapitre des contrôles et sanctions, dont le Comité médical régional (CMR), « juridiction d'exception », et la complexité des sanctions financières ; il se promet d'en faire changer certains éléments.

12.5 Les ordonnances d'avril 1996 et leur impact sur la médecine ambulatoire

Le Gouvernement adopte les 24 et 25 avril une loi organique de financement de l'Assurance maladie et trois ordonnances complémentaires.

– Ordonnance 96-344 réorganisant la Sécurité sociale, avec :
  • l'instauration de conventions d'objectifs et de gestion de trois ans entre l'État et les Caisses nationales, déclinées par régions, après avis d'une Conférence nationale de Santé (CNS) et vote du Parlement ;
  • la fixation par le Parlement de l'ONDAM annuel et la création de contrats d'objectifs et de gestion entre l'État et l'Assurance maladie ;
  • le retour à la parité entre employeurs et salariés pour les administrateurs des Caisses (nommés par les partenaires sociaux, et non plus

élus), ce qui renforce le poids du patronat (CNPF), plus la présence de la Mutualité et de personnalités qualifiées ;
  • la création d'Unions régionales des Caisses d'Assurance maladie (URCAM), dans le but d'harmoniser les actions des CPAM.
– Ordonnance 96-345 concernant la médecine de ville et la maîtrise médicalisée des dépenses de soins, qui comporte :
  • la création de la carte Vitale et d'un carnet de santé obligatoire à partie de 16 ans ;
  • la généralisation de références opposables à toutes les professions de santé, et de sanctions collectives en cas de non-respect ;
  • la limitation du remboursement des médicaments à leurs indications spécifiques.
– Ordonnance 96-346 réformant l'hospitalisation publique et privée, qui crée, entre autres :
  • les Agences régionales de l'hospitalisation (ARH) ;
  • l'ANAES, destinée à accréditer les établissements de soins ;
  • la possibilité de réseaux de soins hôpital-ville.

Dans l'attente des décrets d'application, Jacques Barrot met en place une mission d'information sur la réforme et endosse l'habit du pédagogue. Il insiste sur les notions de contractualisation et de responsabilisation des professionnels et usagers, et sur les « incitations positives » (expérimentations, informatisation). Au sujet du règlement des litiges entre praticiens et Caisses, le Gouvernement accepte que les médecins soient mieux représentés dans les CMR et que les reversements individuels n'interviennent qu'en dernière extrémité.

La médecine générale revalorisée ?

Une mission sur le devenir de la médecine générale et la démographie médicale est confiée par Jacques Barrot à Jean Choussat[125]. Ce dernier devra solutionner cinq déséquilibres : l'excédent de médecins ; la répartition entre généralistes et spécialistes ; celle entre les spécialités ; les disparités géographiques ; la répartition entre médecine prescriptive et médecine préventive.

Outre les conclusions en matière de démographie (*voir Partie III, § 1.1, Démographie de la médecine générale*), Jean Choussat émet *un* ensemble de propositions pour l'attractivité de la médecine générale : réforme de l'internat, supprimant la sélection par l'échec, et faisant des généralistes des spécialistes de leur discipline ; hausse des rémunérations contre limitation du nombre d'actes.

---

125. Jean Choussat, énarque, inspecteur des finances, affecté à la direction du Budget (1967-1980) et ancien directeur de l'Assistance publique (1985-1990).

Jean Choussat écrit que « rééquilibrer le système au profit de la médecine générale, c'est rationaliser le parcours [des patients], donc faire des économies ». Mais le contenu d'un rapport, fut-il de qualité, n'est pas assuré d'être retenu dans les arbitrages...

Les Unions professionnelles (URML) oubliées

Parmi les nombreuses mesures de réforme, rien ne concerne les URML. Tout reste à préciser sur la transmission des futures données issues de l'informatisation des médecins. D'autre part, les sections généralistes, étouffées par des règlements intérieurs qui les privent d'initiatives, demandent une loi leur permettant d'agir.

12.6 La mise en œuvre de la réforme Juppé

Le changement de cap opéré par le plan Juppé marque à la fois un fort renforcement de la contrainte sur les dépenses de l'Assurance maladie et une ouverture vers des innovations structurelles des soins ambulatoires : filières et réseaux de soins coordonnés, régulation de la démographie médicale et création d'un fonds de modernisation.

Les premiers projets de décrets, en juillet 1996, concernent la Conférence nationale de Santé (CNS), le FORMMEL, les filières et réseaux de soins expérimentaux.

En septembre, les priorités de la CNS[126] et un rapport de la Commission des comptes de la Sécurité sociale précèdent la fixation de l'ONDAM pour 1997.

Le FORMMEL est réparti en deux sections : financement des reconversions, réorientations et cessations anticipées d'activité (MICA) – aides à l'informatisation des cabinets médicaux[127], dont le financement proviendra en partie pour 1996 du reversement des médecins au titre de l'année 1995, soit 7 000 francs par médecin.

Un Conseil d'orientation des filières et réseaux de soins (COFRES) est créé auprès du ministre de la Santé et de la Sécurité sociale[128].

---

126. Ces priorités sont ciblées sur les enfants, les adolescents et les personnes âgées dépendantes, mais aussi sur la lutte contre le cancer, le suicide, les morts accidentelles et les accidents iatrogéniques évitables ou la réduction des inégalités de santé régionales.

127. Son comité de gestion comprend à parité 6 représentants de l'Assurance maladie et 6 des syndicats de médecins signataires de la convention.

128. Le COFRES comporte 16 membres permanents, représentant l'Assurance maladie, la Mutualité (FNMF), les syndicats médicaux, l'Ordre, et des personnalités qualifiées, plus 9 membres associés (établissements de santé, centres de santé, médecins de groupe, infirmiers, kinésithérapeutes). Il est présidé par R. Soubie, corédacteur du Livre blanc « Santé 2010 ». Les projets devront répondre à un cahier des charges comportant l'analyse des besoins,

Face à ces mesures, MG France réclame la parité généralistes-spécialistes pour le FORMMEL et pour le COFRES et une priorité à l'informatisation pour le FORMMEL. L'UNOF, la FMF et le SML prônent l'inverse, c'est-à-dire une priorité aux aides à la reconversion/réorientation, réduisant la démographie médicale.

Dans un deuxième temps, deux décrets définissent la notion de « médicament générique » et le droit de substitution par les pharmaciens d'un médicament princeps par un générique. Ce dernier point se heurte à l'opposition des industriels, mais aussi à la réticence des praticiens, qui y voient un obstacle à leur liberté de prescription. La CNAM-TS entame dès juillet 1996 une campagne de sensibilisation des prescripteurs en faveur des génériques[129]. La Mutualité édite à l'intention des généralistes un « Guide des spécialités pharmaceutiques comparables ».

Un autre train de décrets verra le jour pendant l'été : création de l'ANAES ; réforme de la FMC ; stage de troisième cycle chez le praticien ; nomination d'un chargé de mission pour l'informatisation.

De la crainte de l'enlisement...

Devant le faible nombre de décrets parus à la mi-septembre et la place faite aux « *forces les plus corporatistes [...] de la santé* », MG France craint un enlisement de la réforme et la « *lassitude des acteurs* ». Ceci pousse Richard Bouton à rencontrer Alain Juppé et le président de la CNAM-TS, pour ouvrir « des négociations officielles en vue d'aboutir à une convention spécifique ».

... à l'attente du pourrissement et de l'échec

Mais la CSMF reste résolument critique. Claude Maffioli estime que le déficit de l'Assurance maladie tient surtout à une insuffisance de recettes, à laquelle les professionnels de santé ne peuvent rien, et que les solutions technocratiques proposées ne sont pas les bonnes. Le point majeur d'opposition est l'aspect strictement budgétaire de la maîtrise des dépenses, avec un dispositif de sanctions « totalement inacceptable ». Il parie sur son échec dans les deux ans. De plus, les syndicats sont à ses yeux marginalisés : absents des conseils d'administration de l'Assurance maladie, exclus

---

les dérogations envisagées et les modalités d'évaluation. Parmi les critères d'agrément (accordés pour trois ans et renouvelables) figurent l'intérêt économique et l'intérêt médical, en termes d'amélioration de l'organisation et de la qualité des soins.

129. La prescription des génériques les moins chers parmi huit catégories les plus prescrites permettrait de réaliser plus de 500 millions de francs d'économie en année pleine.

des Conseils régionaux de FMC au profit des représentants des Unions... La CSMF hésite à participer aux prochaines négociations conventionnelles, mais s'estime « incontournable » et annonce, pour défendre la médecine libérale, un « nouveau projet constructif ».

Persistance du « front libéral » d'opposition et retour des manifestations, octobre 1996

Une proposition unilatérale de la CNAM-TS va déclencher la contestation active : parmi diverses mesures de décotes des actes médicaux, elle annonce une réduction de deux heures pour l'application du tarif de la visite de nuit. Aussitôt, les syndicats de généralistes et les associations de garde, SOS Médecins, médecins sapeurs-pompiers, décident une grève des gardes et urgences pour la nuit du 3 au 4 octobre.

La mesure sera rapportée, mais elle ouvrira la question générale de la nomenclature des actes des généralistes. Sa refonte globale remonte à 1972 et, année après année, aucune proposition sur les actes des généralistes n'a pu aboutir, bloquée en général par les Caisses.

Cet élément, joint aux mesures du plan Juppé, pousse les opposants à une journée de manifestation le 17 octobre, menée par le Collectif de défense de la médecine libérale CSMF-FMF-SML (voir supra, § 12.4) et soutenue par les Ordres départementaux d'Ile-de-France. Parmi les motifs invoqués figurent les mesures financières, perçues « comme autant de punitions », et plus généralement : « étatisation, avancée vers la capitation, rationnement des soins » et fin de la médecine libérale « à la française ».

Les actions menées (fermeture des cabinets, menaces de sortie en masse de la convention, consignes de non-paiement des cotisations sociales...) mobilisent une forte proportion des médecins libéraux, en particulier les spécialistes de Paris, du centre et du sud de la France. Début octobre, une enquête du Généraliste recueille mille deux cents réponses, en forte majorité protestataires. La presse du grand public stigmatise la résistance des médecins.

Le mouvement se prolonge. Une manifestation nationale est envisagée à Paris et le SML appelle à des états généraux de la médecine libérale le 24 novembre.

Mais le Gouvernement ne cède rien et met en avant la sauvegarde du système de santé. Jacques Barrot concède un manque de pédagogie face à l'importance de la mutation engagée, arguant que la réforme incombe également aux Caisses et aux professionnels. La suite se jouera à travers les futures conventions médicales (voir § 13.5 et 13.10).

12.7 L'opportunité d'une convention spécifique pour MG France

Après l'échec des discussions conventionnelles de février 1996 (*voir supra, § 12.3*), MG France reste comme seul partenaire pour les médecins libéraux, et trouve là l'opportunité de concrétiser son projet de convention spécifique, qu'il présente aux Caisses.

Le projet conventionnel de MG France

Les partenaires conventionnels [...] élaborent un accord conventionnel spécifique pour la médecine générale [...]. MG France est prêt à engager l'ensemble des médecins généralistes [...] sur l'évolution de +2,1 % pour 1996 des dépenses présentées au remboursement, dans le cadre d'une filière de soins.

1. Le suivi de ce taux ne prend pas en compte l'effet de facteurs indépendants des praticiens pouvant modifier les comptes : retards de remboursements, évolution des tarifs d'actes, modifications législatives ou campagnes de santé publique, transfert de prescriptions de l'hôpital vers la médecine ambulatoire.

2. Le texte [conventionnel] prévoira, pour les patients et les médecins généralistes qui le souhaitent, les modalités d'une filière de soins privilégiant le passage par le médecin généraliste. Dans ce cadre :
  • les généralistes ainsi que les spécialistes intervenant dans le cadre de la filière seront tenus d'appliquer les tarifs d'honoraires opposables ;
  • le taux de +2,1 % [...] concernera [...] les honoraires et prescriptions [des généralistes] et ceux des spécialistes intervenant à leur demande ;
  • seront institués des mécanismes, notamment de modulation du ticket modérateur, incitant les patients à respecter la coordination des soins ;
  • les Caisses s'engageront à diffuser à tous les patients concernés la carte SESAM-Vitale [...] afin d'assurer le traitement des données nécessaires au suivi du dispositif ;
  • dans le même temps, l'informatisation rapide des cabinets médicaux des médecins concernés sera menée, notamment grâce au fonds de modernisation (FORMMEL) ;
  • les dispositions visant le dossier médical seront mises en œuvre pour l'ensemble des patients concernés, le carnet médical sera suspendu ;
  • le respect de l'objectif annuel d'évolution des dépenses [...] conditionnera le versement de la rémunération forfaitaire annuelle (C × 2) liée à la tenue du dossier médical ;
  • un texte annexe ou des dispositions législatives définiront les modalités selon lesquelles les médecins spécialistes interviendront, à la demande du généraliste, dans le suivi des patients ayant choisi la filière.

---

3. Pour la part de leur activité qui visera les patients de cette filière, l'engagement économique des médecins généralistes concernera exclusivement l'évolution de leurs honoraires.

4. Dans le cadre de cet accord [...] :
• les dispositions conventionnelles actuelles concernant la FMC, les instances paritaires et les sanctions seront revues pour tenir compte de ce contexte nouveau ;
• des recommandations et des RMO, en nombre limité mais adaptées à la spécificité de la médecine générale, seront élaborées [...] ; dans l'attente, les RMO de 1995 sont maintenues.

5. Les dispositions législatives nécessaires à [...] ce nouvel accord conventionnel seront définies avec les ministères concernés afin d'être incorporées dans les futures ordonnances.

Les auteurs de ce projet assument le fait de tenir, dans ces conditions, le niveau des dépenses imputées aux généralistes dans la limite du taux imposé par le Gouvernement. Le projet de MG France se trouve conforté par l'intérêt de Jacques Barrot, bien que celui-ci ne s'engage qu'avec prudence ; néanmoins, il nécessiterait pour fonctionner l'accord d'un certain nombre de spécialistes, ce qui est loin d'être acquis. Si les leaders de certaines spécialités se disent intéressés (chirurgiens, radiologues...), il s'agit d'intérêt tactique plus que d'adhésion réelle, car le taux d'évolution de 2,1 % et l'application de tarifs opposables restent pour eux inacceptables.

Une opposition française aux filières de soins ?
Du spectre de la capitation...

Mais de la part des autres syndicats médicaux, ce projet suscite une opposition virulente et donne lieu à d'intenses débats dans le milieu professionnel, notamment sur l'accès des patients aux consultations spécialisées. De nombreuses critiques s'élèvent, réplique des oppositions aux contrats de santé, alors que douze des quinze pays européens sont dotés d'un accès aux soins qui privilégie le passage par le généraliste et sont réputés moins dépensiers que le système français.

Ces critiques évoquent un « premier pas vers la capitation » assimilée aux systèmes anglais et néerlandais, étrangers par principe à la médecine française et de mauvaise qualité... La position du généraliste *gatekeeper* du système de soins est caricaturée comme un « passage obligé », « liberticide » et « humiliante ». Le projet de MG France aurait l'inconvénient d'instaurer une « médecine à deux vitesses », le généraliste devenant le « médecin des pauvres », et de figer les patientèles, au détriment des généralistes à faible activité et des jeunes installés. Il est encore dit que l'informatisation des cabinets permettra un contrôle de l'activité des praticiens et facilitera l'usage du tiers payant, etc.

Ces propos émanent dans l'ensemble de la CSMF, de la FMF-G (Fédération des médecins de France-généralistes) et du SML, ce dernier accusant le projet de réduire le généraliste en « officier de santé ».

... aux difficultés de la mise en place de la convention spécifique...

Certains commentaires, parfois de même origine, sont plus nuancés, et notent des difficultés à mettre en place ce qu'ils appellent un « passage obligé » par le généraliste : le nombre excessif de médecins spécialistes ; l'absence de définition des fonctions du généraliste ; la non-prise en compte de la valeur intrinsèque des actes[130] ; la forte médiatisation des moyens techniques, sans régulation... Enfin, certains généralistes prônent une revalorisation de leur rôle par la compétence plutôt que par la réglementation. D'autres redoutent que, dans le cadre des filières de soins, les rapports avec leurs correspondants spécialistes se dégradent.

... mais une réelle régulation attendue par de nombreux généralistes

Dans un registre plus positif, certains généralistes soulignent que leur activité normale de premier recours est plus consistante qu'un simple « passage », ce que les détracteurs caricaturent en parlant de « ticket d'entrée » ou d'« officiers de santé ». D'autres soutiennent la nécessité d'une claire distinction entre médecin traitant et consultant, afin de solliciter ceux-ci au mieux de leurs compétences.

Un « oui » des lecteurs du Généraliste à l'idée des filières de soins

Le projet de filières étant annoncé comme probable, une enquête du Généraliste auprès de ses lecteurs en février-mars 1996[131] apporte les éléments suivants :

• Inciter les patients à ne plus consulter directement le spécialiste recueille un oui à 90 %, que ce soit de façon expérimentale (40 %) ou

---

130. C'est-à-dire une rémunération identique, qu'ils soient réalisés par un généraliste ou un spécialiste.

131. Les 700 généralistes répondants comportent de 4 % de non-syndiqués, 39 % de proches ou adhérents de MG France et 8 % de l'UNOF. Mais ce sondage par questionnaire ne s'appuie pas sur un panel représentatif.

généralisée (77 %) ; 58 % le souhaitent pour toutes les spécialités, 35 % pour certaines seulement.

- Sur les effets imputables à la mise en place des filières :
  - 46 % pensent que les spécialistes concernés verront leur pouvoir d'achat diminuer, 19 % que les consultations hospitalières augmenteront, 26 % que cela entraînera une médecine de riches et une médecine de pauvres ;
  - mais seuls 13 % estiment que le généraliste deviendra un distributeur de tickets, 11 % qu'il y aura une atteinte au libre choix du patient et 6 % qu'il y aura une augmentation de la consommation d'actes médicaux.
- Quant à l'effet d'un moindre remboursement des assurés en cas d'accès direct aux spécialistes, 77 % en attendent une meilleure maîtrise des dépenses, 70 % une meilleure coordination, 57 % une meilleure efficacité sanitaire, 60 % une promotion de l'acte du spécialiste et 51 % de celui du généraliste, 24 % une meilleure gestion des hospitalisations.

Il se dégage de cette enquête, malgré les réserves méthodologiques, un large accord des répondants sur un accès régulé aux diverses spécialités. Manque l'avis des patients...

12.8 Un nouveau tournant conventionnel : la CFDT à la tête de la CNAM-TS

Dans cette période de reprise en mains par l'État, Jean-Claude Mallet déclare pouvoir réaliser les objectifs du Gouvernement avec les moyens prévus par la convention de 1993[132]. Contrecarrée par les contenus des ordonnances, cette convention, qui a force de loi depuis janvier 1995, ne peut être dénoncée par ses signataires. La CSMF et le SML sont aux abonnés absents et des dissensions sont apparues dans le couple FO-CNPF, qui en assurait le pilotage. De plus, FO, ayant manifesté contre le plan Juppé, se trouve en position défavorable. Le CNPF, la CFDT et la Mutualité, favorables à la réforme, s'opposent au renouvellement de Jean-Claude Mallet à la présidence ; la CFDT fait connaître à la mi-juin sa candidature et l'élection de Jean-Marie Spaeth[133] le 16 juillet 1996 met fin aux presque trente ans de présidence d'un représentant de Force ouvrière.

Les enjeux conventionnels de la CFDT

Selon Nicole Notat, secrétaire générale de la CFDT, l'enjeu est de « sauver l'Assurance maladie dans la conception qui a présidé à sa création :

---

132. Les contrôles effectués ont permis de récupérer 450 millions de francs.
133. Jean-Marie Spaeth était précédemment président de la Caisse nationale d'assurance ieillesse (CNAV)

une assurance universelle [...] qui procure une couverture [sociale] dans les meilleures conditions de qualité et d'accès aux soins ».

À propos des projets de filières de soins, Nicole Notat reconnaît au généraliste « un rôle charnière d'orientation du patient » ; elle souhaite « qu'un contrat soit passé entre lui et son patient, de manière à ce que le ticket modérateur soit réduit, voire annulé [...] et à éviter le nomadisme médical ». Le paiement à l'acte doit être préservé, sans être exclusif ; le système de capitation « n'est pas adapté à nos traditions françaises, mais nous pouvons faire des expériences où le paiement à l'acte côtoie la capitation » ; la CNAM-TS devra conduire l'expérimentation des filières de soins.

À propos des opposants à la réforme, Nicole Notat souligne qu'« il faut que les médecins donnent des signaux de bonne volonté, pour sauver un système dont ils ne sont pas propriétaires ». Elle compte leur demander « quel rôle positif ils comptent jouer dans la maîtrise des dépenses » et estime que l'intérêt des médecins est de se placer « dans un état d'esprit constructif ». Elle appelle les spécialistes à entrer dans la réforme, celle-ci ne pouvant se faire sans eux.

L'heure de MG France

En mai, Richard Bouton demande par lettre au ministre et à la CNAM-TS de « prendre acte de l'annulation de fait de la convention 1993 à la suite de l'abrogation de l'essentiel de ses dispositions depuis l'entrée en vigueur de l'ordonnance » ; il appelle à une nouvelle enquête de représentativité[134] et à la publication d'un décret « permettant aux sections généralistes [des URML] d'accomplir leurs missions [...] ». Dans le même temps, MG France s'adresse aux généralistes, expliquant les motifs de sa position singulière sur cette réforme : « une Sécurité sociale [...] à bout de souffle, ruinée par vingt-cinq ans d'hospitalo-centrisme et de survalorisation de la médecine spécialisée » [...], un « immense gâchis économique et sanitaire » [...] et, pour les généralistes, des « conditions d'exercice qui se dégradent et un champ d'activité qui se restreint ». Prenant acte de l'acceptation des filières de soins par le Gouvernement, il annonce leur préparation et diffuse un question-naire portant sur le caractère obligatoire ou facultatif de celles-ci, le nombre des spécialités concernées par l'accès prioritaire au généraliste et les modes de rémunération souhaités.

La CSMF, poussée par Jacques Barrot, revient dans le jeu conventionnel, mais s'en tient à son projet de coordination inclus dans la convention de 1993. En interne, l'UNOF et l'Umespé s'interrogent sur la stratégie à adopter

---

134. Cette enquête « permettra de revoir l'attribution de certaines représentativités et de s'attaquer à la bi ou tri-appartenance des syndicats verticaux de spécialistes ».

en cas de conventions spécifiques : briguer une représentativité commune ou des représentativités séparées ?

La FMF propose de regrouper ses généralistes avec ceux de la CSMF et du SML, pour élaborer une alternative aux projets de MG France.

12.9 Une convention unique ou deux conventions séparées ?

Pour la convention médicale, tout est encore ouvert à ce stade, y compris l'adaptation de celle de 1993 aux dispositions des ordonnances. Jean-Marie Spaeth, nouveau président de la CNAM-TS, confirme le maintien du dispositif de maîtrise et appelle les syndicats médicaux à la modération.

Le déficit de l'Assurance maladie affiché par la Commission des comptes de la Sécurité sociale pour 1996 a été réévalué à 33,6 milliards (+1,2 milliard), alors que l'évolution des dépenses, bien qu'un peu ralentie, affiche une pente nettement supérieure à l'objectif fixé de +2,1 %. L'objectif annoncé pour 1997 est de +1,7 % ; les marges de négociation sont donc très étroites.

Une négociation sous tension

Les discussions reprennent fin septembre entre les Caisses et les syndicats médicaux, mais sans le SML. Au-delà de la date limite du 30 novembre, le Gouvernement prendrait lui-même les négociations en mains.

La CNAM-TS entend procéder par une série d'avenants, sur le FORMMEL (démographie et informatisation), sur les expérimentations de filières et réseaux, la nomenclature des actes médicaux et la déclinaison de l'ONDAM par région et par catégorie de médecins.

Fin octobre 1996, le lancement du carnet de santé du patient est décidé, doublé d'une campagne d'information vers les médecins[135].

Un protocole d'accord de la CNAM-TS

En novembre, la CNAM-TS présente un protocole d'adaptation de la convention de 1993 aux ordonnances :

– *Définition et suivi d'objectifs prévisionnels d'évolution des dépenses médicales :* négociation de l'objectif 1997 ; suivi statistique de l'activité de chaque professionnel de santé ; déclinaison des objectifs par région.

---

135. Ce carnet devra être présenté à chaque consultation, sans que le défaut de présentation soit sanctionné ; anonyme, il ne peut être exigé ni par un employeur, ni par un médecin du travail, ni par un assureur. Il se résume en fait à un aide-mémoire pour les médecins, cela avant la diffusion de la carte à puce prévue pour 1998.

– *Renforcement de la maîtrise médicalisée* : liste de RMO, utilisation du carnet de santé, guide des médicaments génériques, contrats locaux de modération des prescriptions.

– *Soutien à l'informatisation*[136], diffusion en 1997 de la carte Vitale et de la carte du professionnel de santé, feuilles de soins électroniques dans quatre zones expérimentales, services d'aide à la prescription, premiers codages des actes (biologie, cardiologie, radiologie), avant un codage général en 1998.

– *Actions sur la démographie médicale* : renforcement du MICA, accessible dès 56 ans, majoration de l'allocation de remplacement d'activité, prime incitative au départ, fonds d'aide à la reconversion.

– *Expérimentation des filières et réseaux* : projets associant Caisses et syndicats médicaux.

Ce protocole doit, pour être validé, recueillir la signature d'au moins un syndicat de généralistes et un de spécialistes. La CNAM-TS se dit favorable à la filière de soins de MG France, mais peu encline à une convention spécifique, estimant que « personne n'a intérêt à une balkanisation de la profession ».

La FMF envisage de signer pour faire barrage aux filières de soins. Elle propose une réouverture du secteur II et affiche un triple refus : aux RMO, à la transmission des données informatisées aux Caisses et aux sanctions pour dépassement de l'objectif.

Pour l'UNOF, Michel Chassang réitère son opposition à la réforme Juppé, à la « version édulcorée » du carnet de santé et à l'« accord scélérat » sur l'informatisation qui, au-delà des sommes restituées sur le reversement de 1995, impose aux médecins de lourds investissements ; néanmoins, l'UNOF participerait aux négociations en cas de convention spécifique. Début décembre, sous la pression conjointe d'Alain Juppé et de Jacques Barrot, qui laissent entrevoir un assouplissement du reversement, une ultime discussion a lieu entre les Caisses et la CSMF ; cette dernière propose l'individualisation des reversements d'honoraires[137].

Dans un premier temps, Jean-Marie Spaeth sursoit à dénoncer la convention de 1993 en y annexant son protocole. Mais seul MG France décide de le signer, ce qui conduit Jean-Marie Spaeth à prévoir la dénonciation en vue d'élaborer « des conventions spécifiques aux généralistes et aux

---

136. Au cours de l'été, la CNAM-TS a signé avec MG France un accord de financement de l'informatisation des cabinets, à hauteur de 7 000 euros par médecin, sur les fonds du FORMMEL

137. Toutefois, des accords catégoriels sont en cours de négociations entre les Caisses et les cardiologues et radiologues.

spécialistes ». L'instauration d'une convention pour les généralistes seuls impliquerait pour les spécialistes l'application d'un règlement conventionnel minimal (RCM), sur décision unilatérale du Gouvernement.

La convention de 1993 dénoncée

Devant l'opposition des autres syndicats, la CNAM-TS et la MSA procèdent à cette dénonciation ; la CANAM suivra, le 17 décembre. Deux mois de préavis sont nécessaires, ce qui fixe la date d'effet au 20 février 1997 ; d'ici là, il faudra élaborer un nouveau texte et procéder à une nouvelle enquête de représentativité.

La loi de financement de la Sécurité sociale est votée le 28 novembre ; le décret sur le reversement d'honoraires est publié le 20 décembre. Atténué par rapport aux premières versions (le reversement n'interviendrait que dans la limite de 5 % du volume des dépassements et serait plafonné à 1 % du montant des honoraires remboursables), un mécanisme d'individualisation est à fixer dans la future convention.

L'Ordre prend parti contre ce mécanisme et pour une convention médicale unique.

12.10 Un clivage professionnel exacerbé

Deux événements forts dans le milieu professionnel illustrent cette période et distinguent les positions des réformateurs et des conservateurs par rapport au plan Juppé : le troisième congrès de MG France et les « états généraux » des opposants.

MG France, un troisième congrès euphorique

Début novembre 1996, MG France, dix ans après sa naissance, organise son troisième congrès à Strasbourg. Sont réunis près de sept cents généralistes et de nombreux acteurs institutionnels : les ministres en exercice, Jacques Barrot et Hervé Gaymard, Claude Évin, ainsi que Jean-Marie Spaeth, Georges Jollès, Maurice Derlin et Gilles Johanet pour la CNAM-TS, Jean-Pierre Davant pour la Mutualité française, Bernard Guiraud-Chaumeil, président de la Conférence des doyens…

Le contexte politique et conventionnel étant favorable, ce congrès connaît une ambiance euphorique, d'autant que les ministres en exercice ne sont pas venus les mains vides :

– annonce d'un prochain décret accordant une autonomie aux sections des URML ;
– parité généralistes/spécialistes dans les futurs conseils de FMC ;
– stage de six mois auprès du praticien et allongement du troisième cycle de médecine générale, généralisation des départements universitaires de médecine générale ;

– promesse de réforme de la nomenclature des actes.

Reste la question des filières de soins, condition capitale du soutien de MG France à la réforme Juppé, et objet de débat au cours du congrès. Pour Richard Bouton, cet aspect de la rénovation du système de santé nécessite trois éléments : une politique de santé mieux définie ; une harmonisation du système de soins (avec trois niveaux d'accès, soins primaires, secondaires et tertiaires) ; une rénovation conventionnelle.

Jacques Barrot se dit ouvert à toutes propositions.

Les états généraux des « anti-Juppé »

Le 24 novembre, à l'initiative du SML, plus de mille deux cents opposants au plan Juppé se rassemblent, dont les présidents de la CSMF et de la FMF, l'UNAM et de nombreux membres des coordinations, plus ceux de Force ouvrière et Jean-Claude Mallet, ex-président de la CNAM-TS.

La tonalité générale de ce « pôle du refus » est « la guerre contre le Gouvernement, les Caisses, les parlementaires, MG France, la Mutualité [...] et tous ceux qui veulent "étatiser" la médecine ».

Des actions de protestation sont décidées : manifestation à Paris le 15 décembre ; grève des gardes de nuit ; cabinets fermés le 18 décembre pour une « journée des quotas[138] » de consultation ; forums avec assurés sociaux et associations de malades le 11 janvier 1997. Seule la CSMF se démarque, restant dans une optique de négociations.

Peu de temps après, le SML perd ses deux représentativités, suite aux recours intentés par MG France et autres.

Hors des cercles syndicaux,
l'accueil des réformes par les généralistes

Chez les praticiens, la tonalité générale des réactions aux réformes du plan Juppé est en fait assez contrastée. Les reversements d'honoraires en cas de dépassement de l'objectif annuel font l'unanimité contre eux, mais la nécessité de réformes fait son chemin. Le climat général est : « Changer, oui, mais pas comme ça ». On souligne la vision technocratique des réformes engagées, mais aussi l'importance d'associer les professionnels de terrain à tout projet de réorganisation, faute de quoi l'incompréhension persistera. Il semble exister une conscience diffuse de l'usure du système, ainsi que de l'éminente nécessité de pratiques coordonnées entre les professionnels de soins.

---

138. L'objectif est d'alerter la population sur les effets du taux d'évolution des dépenses sur la limitation des actes et prescriptions, lorsque ce taux sera atteint.

VERS UNE NOUVELLE ÈRE POUR LA MÉDECINE GÉNÉRALE

13. Une convention pour les généralistes

13.1 Sur la voie de conventions séparées

Le nouveau contrat conventionnel basé sur les ordonnances

La loi de financement de la Sécurité sociale pour 1997 engage l'Assurance maladie vis-à-vis de l'ONDAM : 600,2 milliards de francs, dont 261,2 milliards pour les soins de ville (tous professionnels confondus). Le taux d'évolution pour la médecine de ville est limité à +1,37 % par rapport à 1996[1], à décliner entre les régions et les disciplines médicales.

Cette disposition figure dans la convention triennale d'objectif et de gestion conclue entre les Caisses et l'État le 21 janvier, de même que la répartition des responsabilités :

– à l'État, la politique de santé publique et de sécurité sociale, l'équilibre financier de celle-ci, la définition des biens et services médicaux, les prix des médicaments, la fixation du *numerus clausus* et la politique hospitalière ;

– aux Caisses, les remboursements aux assurés, la régulation des dépenses de ville et des cliniques privées, *via* les conventions ;

– conjointement, la réforme de la nomenclature des actes médicaux et l'informatisation du système de santé[2].

---

1. Le calcul de ce taux exclut certains coûts : médicaments antirétroviraux, décisions de santé publique à venir, événements sanitaires graves...

2. Un Conseil supérieur d'information de santé (CSIS) est nommé pour l'informatisation ; les échanges entre professionnels de santé et Caisses d'Assurance maladie devront pouvoir être assurés par voie informatique au plus tard le 31 décembre 1998.

Au cours des années 1994-1996, les dépenses de l'Assurance maladie ont présenté une relative modération (+2,3 % en moyenne par an), et l'objectif de 1996 (+0,2 %) n'a été que faiblement dépassé. Certains y voient un effet des mesures instaurées depuis 1993. Ces chiffres, bien qu'incomplets, sont à relier à une moindre augmentation de la démographie médicale (+0,7 % au lieu de +2,7 % en moyenne lors des quinze dernières années) : quasi-stagnation de l'effectif des généralistes, baisse du nombre de MEP, mais croissance soutenue du nombre de spécialistes.

Avant la réouverture de nouvelles négociations conventionnelles, une rapide enquête de représentativité, publiée le 5 février, attribue celle-ci pour les généralistes à la CSMF (pour l'UNOF) et à MG France, et pour les spécialistes, à la CSMF, au SML, à la FMF, ainsi qu'à l'UCCSF[3], nouveau venu partisan de conventions spécifiques. SML et FMF la perdent au titre des généralistes[4]. Fait particulier, une majorité de l'UNOF avait émis le vœu d'une représentativité en son nom propre (par 55 % des voix), mais son président, Michel Chassang, a renoncé à ce choix lors de l'assemblée générale de la CSMF.

Les suites du protocole de la CNAM-TS

Après le protocole de novembre 1996 (voir supra, § 12.9), MG France, seul à avoir donné son accord, poursuit en janvier 1997 des discussions officieuses avec les Caisses. Au menu, les conditions de l'informatisation, les modalités de l'éventuel reversement (plutôt collectif qu'individuel), l'élaboration d'un règlement conventionnel minimal en cas d'absence de convention unique signée avant le 20 février et, bien sûr, une option « filières de soins ». La position des généralistes se trouve confortée par la publication du rapport Choussat sur la démographie médicale (voir § 12.5).

Pour Jean-Marie Spaeth, l'heure est celle d'une avancée convention-nelle aussi importante que celle de 1971 ; il privilégie une convention-cadre unique, avec des volets spécifiques. Concernant la promotion de filières et réseaux de soins, il fait adopter le 21 janvier 1997 par la CNAM-TS un cahier des charges à soumettre au COFRES. Pour l'objectif de dépenses, Jean-Marie Spaeth prévoit de fixer séparément la part des généralistes et celle des spécialistes, de même que les honoraires et les prescriptions, et

---

3. La représentativité de l'UCCSF (chirurgiens) est critiquée par le président de la CSMF, qui parle d'un « syndicat qui ne représente pas grand monde » et de « magouille politicienne » du Gouvernement en vue d'obtenir une signature conventionnelle au nom des spécialistes.

4. Les chiffres de l'enquête concernant les généralistes étaient de 4 251 (7,01 %) pour l'UNOF, 4 617 (7,62 %) pour MG France, 1 273 (2,1 %) pour la FMF et 2 065 (3,4 %) pour le SML.

d'en répartir la déclinaison par région pour les spécialistes, et par département pour les généralistes.

Le président de la CNAM-TS note que, outre l'accord de MG France au protocole, certains syndicats de spécialistes (radiologues, cardiologues, biologistes…) ont conclu des accords prix-volumes malgré l'opposition de la CSMF aux réformes ; il faut donc selon lui « sortir d'une vision théologique de l'unité du corps médical ».

Cinq syndicats médicaux autour de la table ; échec et fin de la convention de 1993

Le 13 février, la CNAM-TS propose des taux d'évolution différenciés : +1,5 % pour les généralistes et +0,38 % pour les spécialistes, ce que refuse la CSMF, jugeant cette disposition « discriminatoire ». Elle prévoit aussi d'assouplir le dispositif de reversement d'honoraires initiés par le plan Juppé.

D'emblée, le SML et la FMF refusent tout reversement. Le trio CSMF-SML-FMF entend maintenir la pression en dehors des débats conventionnels, par une journée de manifestation le 16 mars, à laquelle se joindront des syndicats allemands et belges, en butte eux aussi à des projets de maîtrise comptable.

Dès le 20 février, aucun accord n'est trouvé pour une convention unique ; la convention de 1993 est morte. S'ouvrent alors de nouvelles discussions entre les trois Caisses et les deux syndicats de généralistes, ainsi que l'UCCSF pour les spécialistes.

13.2 Réseaux de soins contre filières ?

Une première étape consiste à définir un socle commun aux généralistes et aux spécialistes. La seconde étape, pour les généralistes, se poursuit selon deux options : un texte déjà travaillé entre MG France et les trois Caisses, et un projet de « volet spécifique » dans une convention unique, présenté par l'UNOF.

Pour MG France, le projet de filières élaboré (voir § 12.7) devra comporter des références médicales « de première intention » en nombre limité et définir les conditions de recours aux spécialistes. Sur l'ensemble du dispositif, une procédure d'évaluation et de suivi économique sera mise en place, comparant les patients suivis dans et hors filières, sur la qualité des soins et la satisfaction des acteurs concernés.

Le projet de l'UNOF

Ce projet s'inspire largement du texte de coordination généraliste-spécialiste de juin 1993 (*voir § 10.7*). Dénonçant dans le projet de MG France une « logique d'exclusion », Michel Chassang insiste sur l'aspect libéral de sa proposition et sa logique de « réseau » par opposition à celle de « filière ».

La proposition de l'UNOF

« Le patient choisit un médecin généraliste pour une durée indéterminée, et s'engage à le consulter en première intention. C'est donc le médecin de famille qui oriente son patient vers la médecine spécialisée, libérale ou hospitalière, ou vers les autres intervenants… ». […] « Toutefois, le patient peut entrer dans le réseau par le biais d'un spécialiste, mais il s'engage par la suite à consulter son généraliste en première intention. »

« Le généraliste […] voit son rôle revalorisé […] par une politique de suivi de son patient, à travers le dossier médical et un plan de soins et de prévention, rémunéré annuellement à la valeur de C × 3. » […] « Les médecins spécialistes correspondants […] s'engagent par écrit à lui retourner le patient […] et à ne pas pratiquer de "braconnage" de médecine générale. »

Le patient en réseau bénéficie d'une dispense d'avance de frais, « qui n'est pas le tiers payant », grâce à une carte de monétique qui permet qu'une banque disposant de son « compte santé[5] » paie le médecin.

Ce dispositif a pour ambition « d'améliorer la rémunération du généraliste sans tomber dans une capitation rentière ». La rémunération de C × 3 par patient pour la tenue du dossier et la mise en œuvre, pour des pathologies lourdes, d'un « programme thérapeutique prenant en compte la prévention » rendront le généraliste « détenteur de missions nouvelles ». Cela permettra des économies de prescription[6].

Si les termes diffèrent entre les projets des deux syndicats, ils sont néanmoins très proches :

– pour MG France, « le médecin généraliste constitue le premier étage du système de soins » et les soins du spécialiste sont de « deuxième intention », l'hôpital en troisième recours ; le généraliste optant pour une filière procédera au recueil des informations, outre ses engagements en matière de FMC, d'informatisation et de prévention.

---

5. Ce compte serait alimenté par l'Assurance maladie, la mutuelle du patient ou toute autre assurance.

6. Cette vision de réseau de soins est néanmoins différente de celle des réseaux ville-hôpital constitués depuis le milieu des années 1980 pour répondre à des pathologies émergentes, telles que le SIDA et la toxicomanie, et auxquels les perspectives ouvertes par la réforme Juppé ouvrent de nouvelles perspectives.

– pour l'UNOF, « le médecin de famille exerce la médecine de premier recours », le spécialiste est l'homme du « deuxième recours » ; l'accent est mis sur le dossier médical, en tant que support des informations concernant le patient, et sur des plans de prévention.

Le système de monétique de l'UNOF évite un tiers payant géré par l'Assurance maladie, considéré comme source de dépendance du médecin.

Michel Chassang se défend de toute similitude, indique que ce système « n'est pas administré, mais libéral », et s'appuie sur un « engagement » du patient et non une « inscription » chez le généraliste, et sans « abonnement », car le patient « peut en changer à tout moment ».

La différence se joue en fait sur une sorte de procès en libéralisme plus que sur les objectifs.

Parallèlement, l'UCCSF, seule parmi les spécialistes, présente un projet de convention spécifique, qui comporte un traitement distinct des spécialités selon l'existence ou non d'un plateau technique lourd. Elle souhaite également l'expérimentation de réseaux de soins, avec des généralistes rémunérés au forfait.

13.3 Les premières conventions spécifiques

Deux conventions distinctes sont donc conclues en mars 1997, plus un socle commun modifiable avec l'accord des deux parties. Ce socle concerne la télétransmission des feuilles de soins, les RMO et la gestion de l'objectif d'évolution des dépenses. Les critères d'atteinte de cet objectif sont assouplis pour les médecins récemment installés ou interrompant leur activité sans être remplacés, et les reversements éventuels au titre de 1997 seront annulés si l'objectif de l'année suivante est tenu.

Par contre, les Comités médicaux régionaux (CMR), chargés depuis 1996 de statuer sur le non-respect des règles de prescription par les médecins, sont maintenus[7] ; ils seront une source majeure de conflit.

Les innovations de la convention généraliste

La notion de « médecin référent »

Le texte destiné aux généralistes offre à ceux qui le souhaitent « la possibilité d'assurer un rôle de médecin référent pour ceux des patients qui en feront le choix ». Les termes mêmes de la convention définissent les médecins

---

7. Les CMR comportent deux libéraux *vs* deux médecins-conseils, et un président médecin inspecteur de la santé, avec voix prépondérante. En pratique, ces CMR peuvent statuer directement sur demande des CPAM, indépendamment des instances paritaires conventionnelles.

généralistes comme « le premier étage du système de soins », les spécialistes en constituant le second, ce qui introduit un principe structurant.

Les filières de soins coordonnées devront figurer dans un avenant à élaborer avant le 1er juillet 1997. Le cahier des charges définit pour les patients concernés diverses situations de recours aux spécialistes : demande d'avis diagnostique ou thérapeutique, demande d'acte technique ou suivi thérapeutique. Le libre choix du patient sera préservé et la dispense d'avance du ticket modérateur sera soumise à son engagement de consulter en priorité son médecin référent.

Un effort budgétaire spécifique et symbolique

Une enveloppe de 850 millions de francs, supérieure à celle des spécialistes, est destinée aux généralistes, conditionnée par l'atteinte de leur objectif d'évolution des honoraires (+2,4 % pour 1997). Cette enveloppe sera consacrée d'une part à la rémunération spécifique des médecins référents, d'autre part à la revalorisation des actes.

Pour Jean-Marie Spaeth, il s'agit de « revaloriser pécuniairement, mais aussi symboliquement » la médecine générale. Richard Bouton ne doute pas que l'objectif de dépenses sera tenu, le taux de 2,4 % étant supérieur à celui réalisé en 1996 ; il émet le souhait que la totalité de l'enveloppe soit affectée à l'option médecin référent ; Michel Chassang estime que, une fois l'option financée, rien ne restera pour revaloriser les actes des autres généralistes.

Une nouvelle FMC conventionnelle

Cette FMC sera pilotée par un Comité paritaire national (CPN) conventionnel. Les actions de formation de cadres syndicaux seront gérées par les signataires de la convention, via un organisme gestionnaire conventionnel (OGC) (voir Partie II, Formation continue).

Les règles de télétransmission

Les médecins sont tenus de télétransmettre intégralement les feuilles de soins à partir du 31 décembre 1998 ; en cas de carence, ils devront acquitter le coût des feuilles papier à partir de 2000. Ils seront pécuniairement responsables des retards ou défauts de transmission…

D'ici là, le FORMMEL déterminera les conditions de financement de l'informatisation des médecins : 7 000 francs par médecin sont attendus[8] pour l'acquisition de matériel.

Restent à définir avant le 31 mars le circuit et la destination des données de télétransmission – médecins, Réseau santé social (RSS) des Caisses[9]

8. Cette somme est en fait une récupération de la contribution exceptionnelle au titre du déficit de 1995.

9. **Le RSS** est initialement une entreprise qui assure la collecte et le transport des feuilles de soins électroniques (FSE), créée en 1997. Cet intranet devait proposer un réseau de messagerie sécurisée par chiffrement à l'usage de la CPS et permettre la diffusion d'alertes épidémiologiques et sanitaires. Le RSS devait supporter des services concourant à l'amélioration de la pratique médicale comme des bases de données médicales, des logiciels d'aide à

et URML –, et les services complémentaires, tels que : aide à la prescription, relevés d'activité, banques de données scientifiques…, potentiellement ouvertes à des sociétés de type commercial (telle Medsyn, créée par MG France), qui en attendent des bénéfices.

Un décret sur le fonctionnement des URML

Hors convention, mais de façon complémentaire, le Gouvernement publie le 8 avril un décret précisant les missions des sections généralistes et spécialistes des URML, qui affirme leurs droits d'initiative, l'établissement de règlements intérieurs et les budgets qui peuvent leur être attribués.

Un clivage syndical persistant

À MG France, l'assemblée générale du 9 mars salue l'aboutissement d'un objectif majeur, poursuivi de longue date par ses fondateurs. Trois points posent toutefois problème : le reversement d'honoraires, l'héritage des RMO et l'accroissement des pouvoirs de contrôle des Caisses, *via* les CMR.

Cette convention est adoptée à 96 % des voix, mais avec une réserve sur ce risque de contrôle excessif, et l'adhésion du syndicat des généralistes est suspendue à la conclusion de l'avenant sur les filières de soins, le 1er juillet suivant. Un point majeur semble acquis : le début d'un recentrage du système de soins sur la médecine générale.

Tout autre est l'atmosphère à la CSMF, où le vote se déroule au plan départemental de façon globale, généralistes et spécialistes mélangés, avec pour résultat un refus quasi unanime des deux conventions. Les leaders n'ont pas de mots assez durs : « habillage de décisions prises en amont » de la convention, « le généraliste, médecin du pauvre », « enterrement de première classe pour la médecine générale libérale »…

Quant au SML, il taxe ces accords de « médecine administrée » et en appelle à « l'émergence d'une force libérale »…

Dans les rangs des médecins, l'opposition au plan Juppé persiste. Les internes de villes de Faculté entament une grève illimitée le 11 mars contre les reversements, mesure « anti-jeunes », malgré les décisions prises pour les nouveaux installés.

---

la prescription ainsi que des logiciels d'aide au diagnostic. Aujourd'hui, le Réseau santé social compte 50 000 abonnés professionnels de santé et propose des solutions sécurisées : accès internet haut et bas débit, boîte aux lettres de télétransmission de feuilles de soins, outils de messagerie médicale, hébergement de données médicales, sauvegarde de données en ligne, etc.

Les conventions sont cependant signées le 12 mars 1997, respectivement par MG France et l'UCCSF, après quelques modifications, dont la concession aux internes sur la durée de dispense de reversement pour les nouveaux installés (portée de 3 à 7 ans).

Dès cette signature, le SML incite les médecins à différer toute adhésion à la convention dans les délais prévus (deux mois) et dépose divers recours au Conseil d'État : contre les conventions, contre différents décrets de la réforme et contre l'attribution des représentativités syndicales. S'appuyant sur le mouvement des internes et chefs de clinique de spécialité, les opposants organisent une journée d'action commune pour le 23 mars, reconduite le 27 (avec peu de succès).

À ces manifestations répétées succéderont celles des 3 et 13 avril, ponctuées de journées « santé morte » les 9 et 14 avril (grèves des soins urgents). Le mouvement des internes et chefs de clinique cesse cependant, les ministres Barrot et Gaymard ayant proposé de les associer à certains aspects de la réforme.

Les conventions publiées au Journal officiel

Avant de publier les conventions, le Gouvernement sollicite comme il se doit l'avis de l'Ordre, au titre de la conformité à la déontologie. Celui-ci formule son attachement à la maîtrise médicalisée, mais exprime de fortes réserves sur le projet d'option conventionnelle à propos du libre choix du patient, de l'indépendance du spécialiste et de la tenue du dossier médical par le seul généraliste ; il émet aussi de sévères critiques sur les reversements collectifs[10]. Malgré ces avis, les conventions sont publiées le 29 mars.

L'accueil de la convention spécifique par les généralistes de terrain

Un sondage du *Généraliste*[11] auprès des généralistes recueille environ 500 réponses. Celles-ci reflètent une forte opposition aux aspects contraignants de la réforme traduits dans la convention : reversements, comités médicaux régionaux (opposition à 75 %), et à un moindre degré, au fléchage des provisions d'honoraires sur les filières de soins et au renforcement des RMO (refus à 60 %).

Inversement, mais à de faibles majorités, les généralistes sont favorables à la convention spécifique, à la FMC conventionnelle et à une nouvelle

---

10. En avril, le conseil départemental de Seine-et-Marne se déchaîne et menace de poursuites ceux qui adhéreraient à cette convention.

11. Sondage par questionnaire sur un échantillon représentatif de 2 000 généralistes, dont 68 % de non syndiqués.

lettre VU (visite d'urgence). Une fraction non négligeable (39 %), bien que minoritaire, se déclare prête à s'engager dans l'option médecin référent.

Mais dans les rangs mêmes de MG France, des réticences se manifestent : alors que l'assemblée générale a émis un vote très favorable, les effectifs de cotisants enregistrent une baisse (34 % par rapport à 1992, la meilleure année) et certains adhérents accusent un décalage d'opinion entre la base et les dirigeants.

Le mécontentement des médecins libéraux se traduit aussi par de nouvelles tensions au sein des URML : en Alsace, les élections, renouvelées après annulation des précédentes, attestent d'un recul des élus de MG France ; ailleurs, en Bretagne, Limousin, Rhône-Alpes, le renouvellement des bureaux fait perdre à ces mêmes élus des postes de responsabilité.

13.4 Retour des socialistes au pouvoir, avril 1997, troisième cohabitation

Un revers politique inattendu

Le 21 avril, Jacques Chirac dissout l'Assemblée nationale, un an avant son terme normal, afin de disposer d'un délai de législature de cinq ans face aux exigences des réformes européennes (critères de convergence de Maastricht, monnaie unique). Mais les élections législatives de mai et juin amènent une majorité de gauche et un nouveau Gouvernement[12]. Lionel Jospin devient Premier ministre ; Martine Aubry accède à un vaste ministère des Affaires sociales, qui coiffe Travail, Famille, Sécurité sociale et Santé ; Bernard Kouchner revient en tant que secrétaire d'État à la Santé.

Les orientations du nouveau Gouvernement : un assouplissement de la politique de santé ?

Ces orientations se réfèrent à l'esprit de la loi Teulade de 1993 : maîtrise médicalisée qualitative des dépenses, RMO évoluant vers des « recommandations pour le juste soin » ; pour l'Assurance maladie, remplacement des cotisations salariées par une CSG élargie, instauration d'une couverture maladie universelle (CMU).

En fait, ces orientations ne révèlent pas de rupture majeure avec celles du Gouvernement précédent, sauf sur la question des reversements. Concernant la médecine générale, sont annoncées une réforme des études, une meilleure

---

12. Avant de laisser la place Jacques Barrot et Hervé Gaymard publient leurs derniers décrets : réforme des urgences (rapport Steg), composition du COFRES, médicaments génériques, projet d'Assurance maladie universelle, substitution de la CSG aux cotisations « maladie ».

rémunération des actes du secteur I, une extension des filières et réseaux de soins.

Il est aussi question d'états généraux de la Santé, dans l'idée de réduire les inégalités sociales de santé par la prévention et l'éducation sanitaire. Le chef de cabinet de Bernard Kouchner, Martin Hirsch, a fait état de ses conceptions en 1993 :
  – lutte contre les dépenses médicales inutiles par une « médicalisation » de la maîtrise des dépenses et l'évaluation des pratiques ;
  – critique du paiement à l'acte « facteur d'augmentation des coûts » et intérêt pour la capitation ;
  – intérêt du tiers payant qui permet un rapport direct entre l'Assurance maladie et les professionnels de santé ;
  – intérêt de la fidélisation des patients au médecin de famille ;
  – coordination des professionnels par des filières de soins ;
  – contrat conventionnel avec autolimitation des actes et des prescriptions et pratique de FMC.

Premières décisions de Martine Aubry et Bernard Kouchner

Les ministres se prononcent pour l'agrément de l'option médecin référent, mais à titre expérimental et à la condition d'une évaluation trimestrielle en termes de qualité des soins, de modification des pratiques et surtout d'équilibre économique. Sur ce dernier point, le système est censé s'équilibrer, la prescription des médicaments les moins chers devant compenser à moyen terme le coût de la rémunération complémentaire des médecins référents. L'option pourra fonctionner à partir de novembre 1997.

Les états généraux de la Santé se tiendront au début de 1998. L'ANAES, succédant à l'ANDEM, sera installée en octobre, de même que le COFRES.

La seconde loi de financement de la Sécurité sociale

Le nouveau Gouvernement hérite d'un fort déficit de l'Assurance maladie de 1997, ce qui ne laisse augurer aucun laxisme en termes de dépenses, ni une remise en question radicale des dispositions du Gouvernement précédent. La nouvelle loi de financement (LFSS) vise à ramener le déficit global de 70 milliards de francs[13] (dont 33 milliards pour l'Assurance maladie) aux alentours de 12 milliards. Sont au menu :
  – une hausse de la CSG, une baisse des cotisations sociales des salariés du secteur privé, la mise sous conditions de ressources des allocations familiales et une hausse de la cotisation patronale vieillesse ;

---

13. Tous régimes confondus, le déficit de la Sécurité sociale est de l'ordre de 70 milliards de francs et la dette cumulée de 120 milliards.

– une taxe sur le tabac et sur les ventes de médicaments aux pharmacies par l'industrie ;
– la reprise d'une part de la dette de 1996 et de 1997 par la Caisse d'amortissement d'amortissement de la dette sociale (CADES) ;
– mais aussi un projet de « couverture maladie universelle » (CMU) permettant l'accès au régime général de toute personne ne relevant d'aucun régime professionnel.

Sans remettre en cause le dispositif d'Alain Juppé, Martine Aubry en juge « les moyens trop coercitifs et trop comptables ». L'ONDAM de la médecine de ville est fixé à +2,1 % pour 1998, un peu moins serré qu'en 1997.

Martine Aubry déclare que « vouloir fonder la régulation sur le seul contrôle des pratiques médicales serait s'engager sur la voie d'un contrôle bureaucratique [...] qui ne serait pas souhaitable... ». La porte est ouverte à des propositions des professionnels de santé sur la régulation des dépenses.

13.5 La convention spécifique 1997, sur sa lancée

Le combat des opposants au plan Juppé se poursuit contre les nouvelles conventions, incitant les médecins à différer leurs adhésions individuelles. Des conseils départementaux de l'Ordre en région parisienne déposent des recours en Conseil d'État ; ailleurs, des conseillers ordinaux démissionnent...

Le principal reproche aux conventions est d'avaliser le dispositif de reversement, ce qui fait passer au second plan les autres innovations, encore virtuelles. L'UNOF lance un référendum sur la convention généraliste, sous forme de réponse binaire à la question : « Approuvez-vous la convention qui vient d'être signée ? » Dans la même période, deux sondages reflètent un avis défavorable des généralistes à 71 %. Dans les rangs de MG France, des dissensions se font jour, et Richard Bouton incrimine la partialité de la presse professionnelle qui relaie principalement les commentaires des opposants, à la différence de la presse « grand public[14] ».

Simultanément, les coordinations de médecins se réactivent, se structurent en association nationale et cherchent à s'adjoindre d'autres professions de santé. Patrick Hassenteufel, sociologue, observe que le mouvement de défiance envers les représentants syndicaux réunit « la frange la plus libérale du corps médical », mais « est appelée pour durer à se transformer en association ou syndicat » (Hassenteufel, 1997).

---

14. Pour rappel, la convention de 1993, contestée à l'époque par MG France, avait recueilli, elle aussi, une forte opposition (voir § 10.9).

Chez les assurés sociaux, un autre sondage Louis Harris-*Le Généraliste* sur le choix du médecin référent, avec un meilleur taux de remboursement, fait apparaître une faible opposition (53 % contre), mais semble révéler un intérêt de la part de 42 % des sondés, plus marqué chez les personnes de plus de 65 ans et les habitants des villes moyennes.

Une option conventionnelle sans filière de soins

Pendant ce temps, les commissions conventionnelles se mettent en place et plusieurs avenants complètent le texte :
– *aide à la télétransmission des feuilles de soins*, payée 2 000 francs par les Caisses, en plus des 7 000 francs pour l'équipement informatique ;
– *création d'une lettre clé « VU »*, avec majoration de 125 francs sur le tarif de la visite normale ;
– *conditions d'ouverture de l'option médecin référent* ; cet avenant devra être suivi d'accords intégrant les spécialistes libéraux, les cliniques et les hôpitaux publics, en vue de la mise en place de filières qui, à ce stade, n'entrent pas dans la convention et relèvent de la COFRES.

Les dispositions concrètes de l'option médecin référent

Le patient de plus de 16 ans :
– s'engage à consulter prioritairement son généraliste référent (hors urgence ou déplacement) par un acte d'adhésion d'un an, explicitement renouvelable ;
– bénéficie de tarifs opposables et du tiers payant, sauf le ticket modérateur[15] ;
– le recours à d'autres médecins, généralistes ou spécialistes, reste libre, mais sans tiers payant.
Les enfants de moins de 16 ans en bénéficient comme leurs parents.

Le médecin généraliste référent :
– assure la tenue du dossier médical et du carnet de santé du patient ;
– doit garantir la permanence des soins (service de garde, liaison avec le 15…) ;
– s'engage à prescrire pour la première année au moins 10 % de médicaments les moins onéreux à équivalence thérapeutique, dont 3 % de génériques ;
– s'engage à respecter les recommandations de bonne pratique en médecine générale ;

---

15. Le ticket modérateur reste payable directement en attendant la compatibilité entre les systèmes informatiques de l'Assurance maladie et des assurances complémentaires.

– propose des actions de dépistage et de prévention et, pour les patients en ALD, des plans de soins fondés sur des référentiels établis par l'ANAES et l'Agence du médicament ;

– participe à des recueils d'informations à but épidémiologique et à des actions de santé publique ;

– percevra en contrepartie de ces engagements 150 francs, plus 30 francs pour le travail informatique en réseau, par patient et par an.

Cet avenant, signé début juillet, est aussitôt stigmatisé par les opposants. Pour Michel Chassang, cette option « s'approche dangereusement du système britannique : abonnement, rémunération *per capita* [...], escamotage du paiement direct via le tiers payant [...] ». Il demande la suspension de cette option « dangereuse, perverse et illusoire ».

Au SML, Dinorino Cabrera dénonce « un marché de dupes », le fait que « certains [généralistes] pourront se faire une clientèle captive » et que la rémunération spécifique des médecins référents se fera au détriment des autres[16].

À l'inverse des états-majors nationaux, certains membres de la CSMF émettent des avis plus modérés. La CSMF de Moselle en appelle même à la création de filières de soins, estimant que dans le cadre des réseaux, tout spécialiste peut s'octroyer le rôle de médecin référent... Charles Honnorat, ancien président de l'UNAFORMEC et adhérent de la CSMF, accueille l'option prudemment, estimant que « la symbolique d'un embryon de rémunération "per capita" est intéressante », le paiement à l'acte « étant parvenu au bout de ses contradictions ». Enfin, le SNJMG émet quelques réserves concernant l'entrée des jeunes généralistes et remplaçants dans le dispositif.

Dans les faits, 99 % des médecins libéraux adhèrent à la convention et les commissions conventionnelles s'installent. Seuls 25 % des généralistes émettent l'intention d'adhérer à l'option médecin référent ; la majorité y est défavorable, mais admet devoir s'y rallier tôt ou tard. Au-delà des arguments idéologiques (restriction des libertés, tiers payant...), les reproches faits à l'option sont l'insuffisance des rémunérations par rapport au niveau des contraintes et un fort scepticisme sur le changement de comportement des patients.

Fait intéressant, l'acceptation de l'option par les praticiens est majoritaire dans les villes de 50 000 à 100 000 habitants, à l'inverse de la région parisienne et des villes de moins de 5 000 habitants ; d'autre part, les généralistes de moins de 35 ans se disent plus favorables que leurs aînés[17].

---

16. Pour 45 millions de Français, à raison de 150 francs annuels par patient, le coût théorique de l'enveloppe serait de l'ordre de 6,5 milliards.

17. Sondage du *Généraliste* avec le cabinet Minkowski, le 7 octobre 1997.

L'avenant « médecin référent » est finalement publié au *Journal officiel* le 17 octobre 1997, pour une mise en application à partir de décembre. Deux éléments viendront l'étayer :

– la Mutualité (FNMF) conclura avec MG France un accord complémentaire permettant à ses adhérents choisissant l'option le tiers payant intégral des consultations ;

– le FORMMEL annonce un contrat type d'informatisation à souscrire par les médecins avant la fin de 1997 pour pouvoir bénéficier de l'aide de 7 000 francs, en contrepartie de l'engagement à s'équiper et à transmettre au moins 90 % de feuilles de soins électroniques.

Premières journées nationales du médecin référent

Dès le 11 novembre, MG France réunit quatre cents généralistes, en présence de Martine Aubry et Bernard Kouchner. Martine Aubry souligne ainsi l'intérêt de cette innovation : « globalité et continuité des soins, réorganisation d'un système de soins incohérent pénalisant les plus faibles, prise en charge mieux coordonnée des patients, modernité du concept »… Cela ne vaut cependant pas un blanc-seing, du fait que l'effort financier sera conséquent. « Nous ne pouvons pas ajouter de la quantité à de l'excédent », insiste la ministre. Ce qui suppose une obligation de résultat en termes de maîtrise des dépenses.

13.6 Un manifeste critique sur l'état du système de santé

En marge des récentes dispositions, un groupe de plus de 150 médecins, dont un tiers de généralistes, signent ce manifeste rédigé par le Pr André Grimaldi[18].

Dix mesures pour une réforme de la formation médicale et du système de soins (résumé)

Le constat est celui d'un échec des diverses tentatives de rationalisation du système par les gouvernements successifs, en raison du compromis historique sur lequel est assis celui-ci : d'une part des dépenses de soins privées, soumises à la règle de l'offre et de la demande, d'autre part la socialisation des coûts par la Sécurité sociale. Cette ambivalence induit deux tendances contradictoires : « un pouvoir commercial dominé par l'industrie du médicament et de la technologie médicale » et « un appareil administratif de gestion

---

18. André Grimaldi est alors chef de service en diabétologie à hôpital Pitié-Salpêtrière de Paris.

et de contrôle pléthorique », ce qui pousse les professionnels à se soumettre à l'un ou l'autre de ces pouvoirs.

Par ailleurs, la réponse aux besoins de santé [...] est « trop souvent univoque », sous forme de prescriptions systématiques, poussées par les progrès techniques, la pression des usagers et le paiement à l'acte.

Dans ce contexte, « la conjonction [...] du modèle bio-techno-médical [...], d'une expansion des besoins de santé et du développement industriel a eu cinq conséquences » :

– une formation initiale accumulant des connaissances fragmentées au lieu de former au raisonnement clinique [...] ;

– la quadruple fonction hospitalière (soins, enseignement, recherche et gestion) non assumable par la même personne, [...] l'enseignement devenant le parent pauvre [...] ;

– le paiement à l'acte en médecine de ville [...] favorise les actes techniques aux dépens de l'acte intellectuel, et une *offre de soins de plus en plus spécialisée contribuant* « à favoriser l'entrée anarchique des patients dans le système de soins » ;

– chez les usagers, la médiatisation des technologies biomédicales suscite une demande qui favorise un « réflexe de consommateur au détriment de la notion de suivi médical [...] » ;

– l'influence de l'industrie du médicament sur l'information, voire la formation des médecins, investit le « marché des prescripteurs » [...].

Quatre principes devraient guider [...] la réforme souhaitée : garantie pour tous d'un égal accès à des soins de qualité ; élargissement du modèle en cours à un modèle de prise en charge globale ; développement d'équipes de soins pluridisciplinaires ; séparation nette des secteurs commercial, administratif et soignant de la santé.

Cette analyse se conclut sur une série de dix propositions, parmi lesquelles :

1. une définition des missions respectives des généralistes, des spécialistes et des hospitaliers ;

2. l'affirmation du rôle du médecin généraliste dans le système de soins, [...] et l'organisation de la collaboration entre généralistes et spécialistes ;

4. la réforme de l'enseignement des deux premiers cycles des études, axée sur l'apprentissage de l'enseignement clinique ;

5. la répartition de tous les praticiens sur le territoire ;

8. la diversification des modes de rémunération ;

9. l'indépendance de l'information et de la formation envers l'industrie du médicament.

Ce constat d'ensemble en appelle à une réorganisation structurée du système de santé et pourrait constituer la base d'un programme complet de réformes.

13.7 Les débuts de l'option médecin référent et l'évolution des rémunérations

C'est donc dans un contexte difficile que débute la nouvelle option. Hormis les oppositions des syndicats médicaux, l'accueil des médecins de terrain est pour le moins mitigé (*voir § 13.5*). MG France paie son soutien aux mesures du plan Juppé, malgré des acquis potentiels que représente la convention généraliste.

L'option médecin référent a été diffusée en décembre. Un pointage, fin janvier 1998, fait apparaître un taux moyen d'adhésion de l'ordre de 11,6 %, soit 6 900 généralistes, jugé encourageant pour un début par MG France. Ce taux se distribue de façon variée sur le territoire, de 7,8 % en région parisienne à 16 % en Rhône-Alpes, avec une implantation meilleure en milieu rural qu'en ville, mais très faible à Paris. À la mi-avril, le taux de généralistes atteint 13,27 %, soit 8 200, donc une progression de 19 %, avec une nette prépondérance dans le sud de la France ; côté patients, on observe un doublement en un mois de ceux ayant souscrit l'option (de 80 000 à 162 500). Cela, bien que l'accord de tiers payant avec la FNMF ne soit pas encore opérationnel et que font encore défaut une informatisation suffisamment développée[19], des listes de médicaments génériques, des références et recommandations positives.

Un feu roulant de recours et dénigrements

L'information diffusée sur l'option par diverses CPAM à leurs assurés est bientôt considérée par les opposants comme un « élément de concurrence » qui avantagerait les médecins l'ayant choisie, voire comme « détournement de clientèle ». Des CPAM (Loire-Atlantique...) freinent la diffusion des formulaires d'adhésion. De nombreux recours sont déposés au Conseil d'État contre les conventions[20] et contre le décret de décembre 1996 sur les reversements d'honoraires.

Selon Jean-Marie Spaeth, l'option aura souffert dans son déploiement d'une campagne de dénigrement systématique jointe au conservatisme d'une bonne partie de la profession, mais aussi de sa lourdeur administrative et du retard d'approbation de la convention par le Gouvernement.

---

19. La mise en œuvre du Réseau santé social est annoncée pour le deuxième trimestre de 1998. La CNAM-TS diffuse en février un guide des équivalents thérapeutiques, avec les prix des spécialités pharmaceutiques.

20. Quatre-vingts recours émanent de divers conseils départementaux de l'Ordre et du SML.

Un premier reversement favorable aux généralistes,
mal vu mais accepté

Cela étant, à la fin de 1997, l'objectif de 2,1 % aura été tenu pour les dépenses des généralistes (à l'inverse des spécialistes), ce qui leur évitera tout reversement. 565 millions de francs de leur enveloppe n'ayant pas été dépensés, il s'ensuivra un retour en leur faveur de 9 300 francs par médecin en moyenne (montant plafonné pour ceux à forte activité). Une somme identique revalorisera de 5 francs le C généraliste au 1er avril 1998, et s'ajoutera à la majoration de la visite d'urgence, en juillet 1997.

Ces mesures intervenant après trois années de blocage des tarifs, mais aussi de baisse d'activité, seraient de nature à atténuer le mécontentement de la profession. Mais ce mécontentement est tel qu'une partie des généralistes protestent contre ce reversement en leur faveur, qualifié tantôt « d'argent sale », tantôt de « prime à l'abattage », tantôt encore de « dévalorisante gratification »... Le CNOM soutient ce point de vue. Les syndicats d'opposants renchérissent en programmant pour le 18 mars une « journée anti-prime » et l'UNOF écrit au Premier ministre pour lui demander de stopper « ce système pervers et dangereux ».

Nonobstant ce « souci éthique », la plupart des praticiens accepteront cet argent.

Le dispositif des reversements sera maintenu par le Gouvernement, avec un ONDAM des généralistes fixé à +1,8 %, pour 1998, plus serré que pour 1997, mais incluant une provision de 850 millions de francs en vue d'une possible revalorisation en 1999.

Un autre motif de mécontentement porte sur le contrat d'informatisation. Les 7 000 francs et les 2 000 francs complémentaires de la CNAM-TS touchés par chaque médecin sont « pour solde de tout compte » ; ces sommes sont jugées insuffisantes pour couvrir les frais réels, d'autant que l'informatisation engage des frais au long cours.

13.8 Les projets alternatifs des opposants

En prévision des états généraux de la Santé de 1998, la CSMF a élaboré un projet de réforme structurelle qui réaffirme le « maintien du principe de solidarité dans le cadre de la protection sociale » et porte sur quatre éléments :

– l'organisation des soins autour de pathologies ou de plateaux techniques ;
– l'analyse et l'évaluation des pratiques, assurées par la profession ;
– des projets de réseaux de soins ou de prévention associant la ville et l'hôpital ;

– une régionalisation de l'organisation des soins, avec fusion des financements de la médecine hospitalière et de ville, plans quinquennaux
basés sur l'évaluation des besoins, en définissant ce qui ressortit ou
non à l'Assurance maladie (notion de « panier de soins[21] »), une part de
l'activité des médecins n'étant pas remboursée.

Proposant une Assurance maladie régionalisée regroupant Caisses, État
et professions de santé, la CSMF demande le retour à une convention unique
et la mise en réseau des professionnels. Elle propose également une pluralité
d'assureurs contre la maladie, y compris privés (telle la société AXA[22]), ayant
les mêmes cahiers des charges : non-sélection des risques, prise en charge
au premier franc, conventionnement collectif des professionnels, mais avec
une concurrence de gestion entre organismes. Les actes médicaux seraient
réévalués « à leur vraie valeur », mais à acte égal, rémunération équivalente,
en dissociant acte technique et acte intellectuel.

La régulation du système de santé procéderait alors de la gestion
de la démographie médicale (augmentation du nombre de généralistes),
d'une redéfinition des secteurs de soins (hôpitaux inclus) et de l'évaluation
des pratiques organisée par la profession. Les rôles respectifs des organisations professionnelles, syndicats, Ordre, URML, seraient également à
redéfinir.

En cas de dérive économique, le projet prévoit une régulation collective au
plan national par la modulation des tarifs, et au plan local par la possibilité
de reversements individualisés des médecins estimés fautifs.

Analysant ce projet, Jean de Kervasdoué[23] (Kervasdoué, 2003) approuve
l'idée de régionalisation, mais décèle des contradictions. La mise en cause du
monopole de l'Assurance maladie par un système de concurrence témoigne
à ses yeux de la non-reconnaissance de sa légitimité, alors que les médecins
en tirent une grande partie de leurs revenus ; l'évaluation des pratiques
médicales serait confiée exclusivement à la profession, sans que l'Assurance
maladie ne soit reconnue légitime à lui « demander des comptes au nom
des assurés sociaux » ; le refus du tiers payant, bien que largement pratiqué

21. « Le panier des soins remboursables ne peut contenir que des soins dont l'efficacité
est démontrée. [...] Il est nécessaire d'appliquer une contrainte externe qui sera soit le risque
et la nature des effets indésirables, soit la somme que la communauté accepte d'attribuer au
financement du soin. [...] Cette contrainte définira le périmètre des soins remboursables. »
22. Un accord avec AXA sera conclu en juin 1999 par la CSMF et le SML sur un paiement
différé des actes médicaux grâce à un système de monétique. Ce système constitue une arme
contre le tiers payant, prévu dans le cadre de la future CMU ; il sera mené parallèlement à
un projet de réseau informatique intitulé « Liberalis », élaboré par un regroupement d'Unions
professionnelles dans le but de concurrence avec le Réseau santé social.
23. Jean de Kervasdoué, ancien directeur des hôpitaux au ministère de la Santé (1981-1986),
titulaire de la chaire d'Économie de santé au CNAM.

par les mutuelles, irait à l'encontre du principe de solidarité, tandis que la part d'activité des médecins non prise en charge aggraverait l'exclusion des plus démunis.

Le SML élabore lui aussi un ensemble de propositions, en vue de ses propres états généraux de la médecine libérale (24-25 avril) :

– remboursement identique pour tout acte en accès direct, quelle que soit la spécialité du médecin consulté ;

– meilleur remboursement pour tout acte effectué par un spécialiste sur demande d'un généraliste ;

– honoraires libres, sauf pour les populations démunies titulaires d'une carte santé ;

– disparition des deux secteurs d'exercice, suppression de la prise en charge des cotisations sociales des médecins par les Caisses.

Dans ce projet, la régulation économique du système se ferait par la concurrence et la pression démographique, donc selon la loi du marché. Le SML tentera d'obtenir un consensus syndical (CSMF-FMF-SNMG-internes et chefs de clinique) autour de ses propositions, en y ajoutant quelques points du projet de la CSMF : réseaux de soins ville-hôpital et assureurs multiples.

13.9 Ouverture et prospectives

L'attitude conciliatrice du Gouvernement

Sans faire table rase de la réforme Juppé, mais en déplorant ses effets négatifs, Martine Aubry et Bernard Kouchner adoptent une attitude concilialiatrice envers les médecins. Réaffirmant la nécessité de garde-fous économiques, ils se disent plus favorables à l'incitation qu'à la coercition. En avril 1998, dans une lettre ouverte aux médecins, ils déclarent vouloir rétablir une relation de confiance, les associer aux choix de régulation et « diversifier les modes de rémunération [...], rémunérer la prévention, favoriser l'acte intellectuel par rapport à l'acte technique, proposer des expériences novatrices aux jeunes praticiens en difficulté ». Ils entendent faire un premier bilan de l'option médecin référent[24], « innovation intéressante », décloisonner et régionaliser le système de santé, promouvoir les réseaux de soins, réformer

---

24. Une étude de l'IRDES (Institut de recherche et documentation en économie de la santé) (*QES* 23, novembre 1999), effectuée au printemps 1998, tire un bilan du choix des assurés sociaux lors de cette première phase du médecin référent. Seules 4 personnes sur 10 en ont entendu parler ; les personnes les plus favorables avaient déjà un médecin généraliste habituel, étaient d'un âge plutôt élevé et/ou atteintes d'une affection de longue durée. Si 8 personnes sur 10 déclarent avoir un généraliste habituel, parmi celles-ci, 36 % signeraient un contrat, 28 % s'y opposeraient. Les motifs de refus déclarés sont la liberté de consulter un spécialiste

la sélection des spécialistes, réorganiser la FMC... Malgré une certaine attention au projet de la CSMF, les ministres s'opposent clairement aux assurances privées et à la réouverture du secteur II.

L'objectif de réduction du déficit social de 1997 à 12 milliards de francs a presque été tenu, mais la vigilance reste de mise malgré le retour de la croissance économique. L'Assurance maladie accuse encore un déficit de 6 milliards et 1998 montre une reprise de la hausse des dépenses : +1,6 % sur les trois premiers mois, alors que 1,8 % a été fixé pour l'année entière.

Après avoir agréé l'option médecin référent, Martine Aubry et Bernard Kouchner, conscients de la fragilité du nouveau dispositif conventionnel et des tensions dans les milieux professionnels, cherchent à renouer avec l'ensemble des syndicats. Ils demandent à François Stasse, conseiller d'État, d'effectuer un état des lieux de la médecine de ville.

Les travaux de la mission Stasse et de la Conférence nationale de Santé (CNS)

Le rapport de la mission Stasse, juin 1998 (résumé)[25]

La lettre de mission porte sur :
– *la participation des médecins libéraux aux politiques de santé publique* ;
– *la régulation des dépenses de médecine de ville, les modes de rémunération des médecins* ;
– *l'avenir des Unions régionales de médecins libéraux[26]* ;
– *le partage de l'information en santé.*

François Stasse fait d'abord deux constats : le sentiment chez les médecins d'un avenir professionnel menacé et d'une perte de confiance envers les gouvernements, et d'une carence totale et ancienne de régulation de la médecine de ville, source de qualité insuffisante et de gaspillage financier. Le défaut d'organisation est clairement désigné comme responsable d'un gaspillage estimé à 100 milliards de francs par an.

Il ressort de ce rapport une série de propositions, dont :
– la maîtrise de la démographie des médecins et de leur répartition territoriale ;
– le développement de l'évaluation des pratiques et des structures de soins ;

de leur choix (50 %), de consulter un autre généraliste sans informer leur généraliste habituel (33 %) ou leur manque d'intérêt (20 %).

25. Les participants sont membres des syndicats des professions de santé libérales, responsables de santé publique ou membres des ministères et de l'Assurance maladie.

26. Les sections généralistes des Unions se plaignent d'être bloquées dans leur fonctionnement, faute d'autonomie de décision et de financement.

– des incitations aux pratiques de coopération en réseau, soutenus par l'informatisation et le partage des données de santé ;
– de nouveaux modes de rémunération concernant des fonctions d'évaluation, de coordination et de gestion, et de santé publique.

Il s'y ajoute la proposition d'un *Conseil d'analyse des statistiques de santé* afin de veiller à la fiabilité des données (celles de l'Assurance maladie ont été prises en défaut lors des dernières années). Sur le dispositif de reversement, le rapport propose un mécanisme collectif incitatif, selon un critère uniquement économique.

Les travaux de la troisième Conférence nationale de Santé (CNS)

Après les conclusions des deux conférences précédentes, taxées de « catalogue à la Prévert », Martine Aubry a tracé quatre priorités aux travaux de la CNS :

« – combattre les inégalités d'origine socio-économique et socio-culturelle en matière d'accès aux soins ;
– corriger les inégalités géographiques ;
– renforcer l'égalité devant la qualité des soins, par l'évaluation et des pratiques en réseau ;
– assurer la régulation du système de santé afin de garantir les valeurs de justice et de solidarité ».

En réponse, la CNS esquisse quelques pistes concernant les professionnels de terrain :

– définir les besoins en professionnels à partir des besoins de santé des populations, en incluant une péréquation interrégionale ;
– favoriser l'installation d'établissements et de professionnels en zones défavorisées, avec un *numerus clausus* évolutif pour la formation et l'installation ;
– mieux définir le travail en réseau ;
– financer de façon spécifique les actions de santé non curatives ;
– développer des contrats État-régions comportant des programmes locaux de santé, et renforcer les institutions régionales (URCAM, URML, Conférences régionales de Santé), élargir les URML par des Unions unions interprofessionnelles ;
– établir une complémentarité entre professionnels de terrain et secteur hospitalier.

La notion de régionalisation domine ces conclusions.

13.10 Les conventions spécifiques annulées par le Conseil d'État

Saisi depuis la signature des deux conventions de 1997 par leurs opposants, le Conseil d'État livre ses conclusions en deux temps[27].

Fin juin, la convention des spécialistes est annulée, suite à la perte de représentativité de l'UCCSF ; celle-ci, ne réunissant en 1997 qu'un faible nombre de cotisants, ne saurait représenter 50 000 spécialistes libéraux. La conséquence est la mise en œuvre d'un règlement conventionnel minimal.

Les reversements d'honoraires, jugés inégalitaires, sont supprimés[28] ; de même, les Comités comités médicaux régionaux (CMR) en raison du caractère non suspensif des procédures d'appel relatives aux sanctions. Ces éléments, communs aux deux conventions, concernent donc aussi celle des généralistes.

Celle-ci est à son tour annulée début juillet : l'option « médecin référent », considérée comme une filière de soins en expérimentation, aurait dû être soumise à l'agrément du COFRES ; les parties conventionnelles auraient sur ce point « excédé leur compétence ».

La convention des généralistes « rattrapée » par Martine Aubry

Martine Aubry édicte des mesures conservatoires pour les généralistes et patients déjà engagés dans l'option « médecin référent » et se dit favorable à une double convention, escomptant la signature rapide de celle des généralistes. Le dispositif de reversement sera modifié et inscrit dans la loi, ce qui l'extraira des conventions elles-mêmes. La position prise par Martine Aubry confortera l'option référent par une nouvelle convention spécifique, allégée des points litigieux, et validée par le Gouvernement, ce qui lui donnera force de loi.

MG France pèse dans le sens de ce renforcement pour débloquer certains dossiers, tel celui de la FMC conventionnelle.

Un nouveau round conventionnel

En septembre 1998, à l'issue d'une nouvelle enquête, les représentativités des syndicats de spécialistes sont toutes confirmées, y compris celle

---

27. Rapport de la première sous-section de la section du contentieux du Conseil d'État, le 3 juillet 1998.

28. Le calcul de ces reversements aboutit à ce que deux médecins de même spécialité, à volume d'activité comparable, mais exerçant dans deux régions différentes, soient l'un astreint au reversement et pas l'autre. La convention, sur ce point, s'avère non conforme au Code de la Sécurité sociale, qui prévoit des reversements déterminés au niveau national, donc applicables uniformément sur le territoire.

de l'UCCSF (mais sans publication de chiffres…). Les négociations sont censées aboutir le 12 novembre.

À la CNAM-TS, Gilles Johanet revient au poste de directeur, cinq ans après son précédent mandat (1989-1993). Il a fait paraître une analyse très critique sur l'état de la Sécurité sociale (Johanet, 1998), déclare refuser de financer la « non-qualité » (fin du « payeur aveugle ») et prône des sanctions plus dissuasives en cas de dépassement des objectifs… La CNAM-TS engage les discussions avec fermeté, indiquant qu'il est temps de mettre un terme à la « prééminence donnée aux intérêts des professionnels », qui ont fini par « occulter ceux des patients ».

Parmi les administrateurs, le représentant du patronat, Georges Jollès, déçu par le discours « moins volontariste » du gouvernement Jospin sur les dépenses, laisse planer l'hypothèse de son retrait, attendant des mesures plus rigoureuses. Force ouvrière présente des propositions proches de celles de la CSMF… D'autres administrateurs en appellent au modèle danois : choix du patient entre une filière quasi gratuite, basée sur le généraliste, et un système libéral à la française, mais avec un ticket modérateur relativement important et des remboursements plafonnés.

Chez les syndicats médicaux, la CSMF campe sur son projet (*voir supra, § 13.8*) et s'engage avec réticence. La FMF demande la création d'un fonds de qualité et le développement de « pratiques coopératives », couplé à une définition des « rôles et compétences respectifs des professionnels de santé ». Le SML veut la suppression des sanctions collectives, la réorientation des médecins en excédent et, curieusement, la reconnaissance de la médecine générale comme une spécialité à part entière « comme moyen d'éviter les filières de soins » (*sic*). MG France justifie son choix de recentrage sur le généraliste par trois raisons interdépendantes : « l'invraisemblable expansion de la médecine spécialisée […] depuis 25 ans, […] l'inflation des dépenses de santé et la paupérisation de la médecine générale ».

Les orientations stratégiques de la CNAM-TS

Dans ce contexte, la CNAM-TS vote le 13 octobre un ensemble d'orientations stratégiques. Partant de l'obsolescence du système de soins et de l'inefficacité du dispositif conventionnel – qui n'a permis « ni de limiter les dépenses, ni d'assurer la stabilité des conditions […] d'accès aux soins » –, elle en attribue la cause principale au conventionnement automatique des professionnels de santé et au fait que « les critères de quantité, de qualité et de coût sont évacués du débat […] ». S'ensuivent quatre axes d'action prioritaires :

– Caractériser les besoins de santé pour adapter l'offre de soins, ce qui suppose de connaître les pathologies et les quantités et qualités d'actes et de prescriptions ; réviser le « panier des biens et services ».

– Instaurer une véritable continuité des soins, la coordination devenant la règle, ce qui nécessite :
- • une définition des champs de compétence ;
- • une habilitation de chaque médecin à la pratique de certains actes et un maillage en réseau des établissements et plateaux techniques ;
- • le choix donné aux patients entre le « nomadisme » et l'entrée dans un système organisé, de type filière ou réseau.

– Définir de nouveaux modes de rémunération et la continuité de l'information autour du patient (par un dossier médical unique et une informatisation généralisée).

– Une gestion de l'offre de soins :
- • quantitative : *numerus clausus* avec conventionnement sélectif de tous les professionnels, modulation des cotisations sociales des médecins prises en charge par l'Assurance maladie, MICA ciblé selon les régions et spécialités ;
- • et qualitative : obligation réelle de FMC, bilans périodiques de compétence avec à terme une obligation de recertification régulière, accréditation des établissements, des équipements et des personnels.

Cet ensemble, responsabilisant tous les acteurs, s'insérerait dans une convention collective, à condition de réviser la représentativité des professionnels (prise en compte des résultats des élections professionnelles, fin des affiliations multiples des syndicats de spécialistes...).

13.11 De nouvelles règles de régulation à l'occasion du PLFSS pour 1999

Le ministère de Martine Aubry reprend dans cette LFSS la plupart des éléments de la réforme Juppé, mais constate que ceux-ci ne pourront produire d'effets marquants qu'à moyen ou à long terme. Il les complète par l'ensemble des mesures suivantes.

– *Une clause de sauvegarde économique*
Chaque année, un objectif des dépenses remboursables est fixé dans une annexe conventionnelle, et est ventilé entre généralistes et spécialistes. Il est fixé pour les soins de ville à +2,39 % pour 1999 par rapport à 1998. Le suivi des dépenses sera assuré en deux étapes :
- – tous les quatre mois sera dressé un bilan des dépenses dans le cadre de la convention (si besoin par l'État) avec la possibilité d'agir par

un ajustement périodique de la valeur des lettres clés (« lettres clés flottantes ») ;
– ensuite, au-delà d'une zone de tolérance de 8 à 12 %, en cas de dépassement de l'objectif fixé, une contribution sera due par les médecins, calculée selon le dépassement des honoraires d'une part, des prescriptions d'autre part, et modulable selon les revenus des médecins (seulement dans le cas d'insuffisance des mesures sur les tarifs d'actes) ; les médecins installés depuis moins de sept ans en seront exonérés ; inversement, en cas de dépenses inférieures à l'objectif, les économies réalisées seront versées à un fonds destiné à des actions de modernisation et/ou à une revalorisation des honoraires.

– Fiabilité des statistiques de dépenses
Les règles précédentes supposent de disposer de données fiables, ce qui jusqu'ici n'était pas le cas de celles de l'Assurance maladie. Dans ce but, une fois créé un système national d'information interrégimes (Sniiram), un Conseil de transparence des statistiques veillera à la qualité de ces informations et donnera son avis sur l'application du codage des actes et pathologies.

– Filières et réseaux
Inscrites désormais dans la loi, ces organisations visant à la coordination des soins pourront figurer dans les conventions et permettre des dérogations tarifaires ou de nouveaux modes de rémunération pour les activités non curatives. Un Fonds d'aide à la qualité des soins de ville (FAQSV), de 5 millions de francs pour 1999, leur sera destiné, ainsi qu'au développement de l'évaluation et des applications informatiques.

– Des mesures démographiques
Une régulation des flux de spécialités au stade de l'internat fait l'objet d'un accord initié par Bernard Kouchner, d'autres mesures visent à réduire le nombre des prescripteurs : modification du MICA, dans un sens moins attractif (baisse de l'allocation de remplacement), mais ouvert aux médecins de moins de 60 ans et modulé en fonction des spécialités et régions les plus denses – reconversion ou réorientation vers des fonctions non prescriptives.

– Des missions nouvelles pour les URML
Celles-ci se voient confier l'évaluation des pratiques médicales, en relation avec l'ANAES, et l'analyse des dépenses de soins, en collaboration avec les URCAM.

– Une nouvelle politique du médicament : développer les génériques
L'industrie du médicament sera soumise à un objectif annuel limité de dépenses pour les médicaments remboursés, sous peine de reversements,

sauf les laboratoires concluant une convention de prix avec le Comité économique du médicament.

Le développement des génériques et le droit de substitution par les pharmaciens seront légalisés ; le médecin prescripteur pourra s'y opposer, en mentionnant sur l'ordonnance « NS », non substituable. L'objectif est le doublement du volume de prescription de génériques dans les deux ans, ce qui permet d'espérer une économie de l'ordre de 4 milliards de francs.

Les réactions à ces projets

Tous les syndicats médicaux protestent vivement contre les lettres clés flottantes, et contre le conventionnement sélectif de la CNAM-TS.

Inversement, pour le représentant du CNPF à la CNAM-TS, Georges Jollès, ce projet de loi manque de réformes structurelles et ne permettra pas à lui seul un retour du système à l'équilibre.

La « loi Aubry » votée, mais en partie invalidée

Martine Aubry salue les efforts de réflexion de la CNAM-TS, mais n'entend pas donner suite au conventionnement sélectif. L'Assemblée nationale vote en faveur des autres mesures le 3 novembre 1998, mais sera en partie invalidée (voir infra, § 13.12).

13.12 Vers un nouvel accord-cadre conventionnel

Fin octobre 1998, les négociations conventionnelles se sont poursuivies, avec seulement MG France pour les généralistes et l'UCCSF et la FMF pour les spécialistes. Des orientations stratégiques de la CNAM-TS, découle un « contrat d'avenir » présenté par les trois Caisses nationales, comportant cinq propositions :

– une offre conventionnelle diversifiée, avec plusieurs niveaux d'engagement et d'avantages pour les médecins ;

– la clause de sauvegarde du PLFSS, pour une « responsabilité économique partagée » ;

– la promotion de la qualité des soins : informatisation, codage, partage de l'information, dossier médical unique, références positives, formation continue, validation des compétences ;

– une évaluation comparative des dépenses de soins entre les URML et les Caisses ;

– une coordination renforcée (filières et réseaux), intégrant la place des spécialistes.

Un accord-cadre entre les Caisses et MG France

Des discussions sort un projet d'accord-cadre en six points, comportant :
• *Une option référent renforcée* :

✓ *Pour le médecin généraliste*, un niveau d'activité compris entre un minimum et un maximum, la tenue d'un dossier médical de synthèse, l'engagement à prescrire des médicaments génériques (au moins 15 % la première année), des conditions de maintien dans l'option, selon une « charte de qualité » comportant la participation annuelle à des actions prioritaires de formation professionnelle conventionnelle, à une action d'évaluation et à l'évolution des référentiels de pratique.

✓ *Pour le patient :* l'engagement à consulter son médecin référent pour toute demande de première intention, en présentant son carnet de santé, se concerter avec celui-ci pour toute consultation de spécialiste et demander à ce dernier de transmettre le compte-rendu de son intervention, le bénéfice du tiers payant, mais un taux de prise en charge modulable en cas de non-respect de ses engagements.

✓ *Une plateforme de services* sera mise en place, à l'usage du médecin référent et du patient.

• *La Formation professionnelle continue conventionnelle* (FPC) portera sur les missions spécifiques des médecins référents[29] et sera complétée par des bilans de compétence tous les quatre ans ; les médecins référents pourront bénéficier de six jours de FPC indemnisée par an, au lieu de quatre pour les autres.

• *La télétransmission des feuilles de soins devient obligatoire* à échéance d'un an, soutenue par une aide pérenne des Caisses, de l'ordre de 1500 à 2000 francs par an (adaptation de l'équipement informatique).

• *Un conventionnement sélectif circonstancié*, géré par les partenaires conventionnels, visera à réduire les disparités démographiques médicales loco-régionales.

• *La maîtrise des dépenses* a repris des éléments du PLFSS : clause de sauvegarde et lettres clés flottantes.

• *Les cotisations à l'Avantage social vieillesse* (ASV) sont relevées de 5 % pendant deux ans et les pensions des retraités abaissées d'autant, pour pallier l'insuffisance des réserves.

À noter dans cette version de l'option référent, par rapport à 1997, la coordination entre le médecin référent et les spécialistes correspondants et des bilans de compétence des médecins tous les quatre ans. D'autre

---

29. Parmi les thèmes : référentiels de pratiques, santé publique, économie de la santé, informatique médicale.

part, les engagements des patients deviennent réglementaires, sous peine de perdre le bénéfice de l'option.

Il s'agit donc d'une option fermement renforcée. De ces nouvelles règles, deux sont contestées par MG France, seul négociateur pour les généralistes : le conventionnement sélectif (réfuté par Martine Aubry) et le système de « lettres clés flottantes », contesté également par les autres syndicats.

Les négociations se poursuivent sur cette base. Des compléments législatifs s'avèrent nécessaires pour la formation professionnelle continue, la télétransmission et la pratique du tiers payant par les spécialistes correspondants des médecins référents.

Gilles Johanet précise que si l'option constitue un début de filière d'excellence, « tout le monde y est éligible » et que le conventionnement sélectif « circonstancié », indissociable selon lui de toute démarche de qualité, n'interviendrait qu'après quatre années de cette politique de qualité.

L'accueil difficile de l'option référent « new-look » par les généralistes

Les deuxièmes journées nationales des médecins référents, les 7 et 8 novembre, se déroulent dans une ambiance houleuse, du fait de la perception négative des nouvelles règles et de l'absence de reconnaissance des efforts consentis. Pour certains, « beaucoup d'éléments sont à double lecture », positifs ou négatifs. Nombre de responsables de MG France estiment ce projet « difficilement vendable en l'état » à leurs confrères et insistent pour en débattre sur le fond avant toute signature.

Inversement, Richard Bouton plaide pour un accord rapide, car un élément fragilise le projet : les spécialistes mentionnés dans l'accord-cadre y sont étrangers, si bien que ce texte « stipule pour autrui » ; une validation législative urgente est donc nécessaire, afin d'éviter une annulation par le Conseil d'État. Richard Bouton entend aussi dissuader Martine Aubry d'appliquer le reversement aux généralistes au titre de l'année 1998, bien que l'objectif soit nettement dépassé, arguant que l'annulation de la convention précédente a privé les médecins des outils de la maîtrise (il obtiendra satisfaction). Enfin, il s'engage à exiger des Caisses des engagements à hauteur de ceux des patients et des médecins.

La mobilisation des opposants

Malgré cela, l'opinion des généralistes, testée par sondage début décembre, est défavorable à 72 %, à cause des ratés de la version de 1997, mais aussi en raison d'un lobbying très actif des opposants, remobilisés aussitôt. La CSMF entreprend une tournée d'information en France, avant une manifestation fixée au 25 novembre. Le SML avance que l'option référent, aujourd'hui choisie, deviendra obligatoire dans les quatre ans[30].

La journée d'action du 25 novembre vise à sensibiliser l'opinion publique ; elle sera doublée, à partir de décembre, d'une consigne de report des rendez-vous non urgents à l'année suivante, avec fermeture des cabinets de spécialistes (dont l'enveloppe a été largement dépassée). « D'ici à la fin de l'année, il n'y aura plus d'argent pour soigner les patients en ville », déclare Claude Maffioli. Environ un quart des médecins libéraux envisagent de fermer leurs cabinets à partir du 23 décembre, et autant soutiennent cette consigne, mais sans la suivre.

13.13 La deuxième convention des généralistes (1998)

Conclue à la mi-novembre, cette convention comporte une sorte de bilan du dispositif conventionnel depuis 1971, qui en décrit des résultats non négligeables, mais accompagnés d'une augmentation des « inégalités d'accès aux soins » et d'une « lente dégradation des missions des médecins généralistes ».

Le texte reprend l'accord-cadre d'octobre, un peu allégé :
– report de l'accord sur la télétransmission des feuilles de soins ;
– absence de seuil maximal d'activité des médecins, mais examen de leur situation au-delà de 7 500 actes annuels[31] ;
– évaluation annuelle de pratiques sur un thème prioritaire, sans bilans de compétence, avec sortie possible de l'option en cas d'insuffisance avérée et renouvelée ;
– engagement des Caisses à régler au médecin la part remboursable de l'acte dans les huit jours de réception de la feuille de soins ;
– suivi des dépenses tous les quatre mois par les parties signataires, avant toute application de la clause de sauvegarde.

Hors de l'option médecin référent, tout généraliste est censé respecter des « recommandations de bonne pratique clinique », à la place des anciennes RMO (maintenues provisoirement, mais sans le signalement R ou HR). Les données statistiques d'activité et de dépenses seront régulièrement diffusées, constituant une sorte de tableau de bord. Enfin, l'exercice au cabinet du médecin sera favorisé, plutôt que la visite au domicile des patients.

Reste à consolider certains points :
– la pratique des tarifs opposables et du tiers payant par les spécialistes correspondants des médecins référents[32] ;

---

30. Selon le SML, « Nous ne serons plus des médecins de la famille, mais des officiers de santé de la Sécu ».

31. Ce qui représente 30 actes par jour en moyenne pour 250 jours de travail.

32. Un règlement conventionnel minimum a été établi pour les spécialistes, faute de convention. Il contient un article sur ce point.

– l'aide pérenne à l'informatisation ;
– la réforme de la visite à domicile.

Les Comités médicaux régionaux institués en 1996 sont finalement maintenus ; ce sont des sortes de juridictions d'exception, où les médecins libéraux sont minoritaires[33], qui peuvent statuer directement sur demande des CPAM, sans avis des instances paritaires conventionnelles. Selon les généralistes qui y siègent, les CMR font montre d'un acharnement excessif contre les praticiens présumés déviants, à l'inverse des consignes données par le médecin-conseil national. Les praticiens poursuivis sont de plus privés de toute instance d'appel[34]. De ce fait, les représentants des médecins en dénoncent les excès et les désertent.

L'Ordre, au-delà de son champ de compétences

Avant même que le CNOM soit saisi officiellement, les Conseils départementaux sont en alerte et réclament une position plus ferme qu'en 1997 (voir supra, § 13.3). De nombreux conseillers, également membres des syndicats, s'opposent aux nouvelles conventions. Leurs commentaires ou certaines motions dénotent une confusion des domaines syndical et ordinal, même si leurs auteurs s'en défendent : « les reversements mettent en péril l'équilibre budgétaire des cabinets, donc l'exercice médical »...

Le CNOM adopte une position dure, bien que consultative : « le projet de convention constitue une modification majeure de l'exercice médical », restreint à la fois « l'indépendance professionnelle du médecin et le libre choix du patient » et « soumet [...] l'appréciation de la compétence du médecin aux instances conventionnelles ». Le CNOM s'oppose à la consultation du généraliste en première intention, car celui-ci ne serait pas toujours le mieux placé pour assurer la coordination des soins. Pour le patient, le choix d'un spécialiste concerté avec le médecin référent « contrevient de façon flagrante au principe du libre choix ».

Autres critiques : l'inscription systématique des « informations pertinentes » dans le carnet de santé restreindrait le droit d'opposition du patient ; les tarifs opposables en tiers payant que devront pratiquer les spécialistes correspondants ne sont pas régis par cette convention[35] ; les seuils d'activité requis constituent « une pratique discriminatoire » ; le dispositif parallèle de formation professionnelle offrirait « un monopole de fait aux médecins référents [...] » ; l'obligation de télétransmission « limite le bénéfice de

---

33. Leur composition comprend deux médecins libéraux vs deux médecins-conseils, et un président médecin inspecteur de la santé, avec voix prépondérante.

34. Le tribunal administratif n'est plus cette instance d'appel depuis que le Conseil d'État a annulé en juin 1998 le décret qui l'instituait comme tel.

35. Cette disposition constitue un point faible de cette convention.

la convention aux seuls médecins informatisés ». Surtout, le CNOM critique les conventions séparées, au motif que les objectifs de dépenses étant déclinés séparément dans chaque convention, les médecins *non conventionnés* « risquent d'être lésés sans que rien ne le justifie »…

La deuxième convention généraliste légalisée, la loi de financement partiellement invalidée

La deuxième convention des généralistes est adoptée le 22 novembre par le Comité directeur de MG France avec les modifications obtenues, sans tenir compte de l'avis de l'Ordre. Publiée au *Journal officiel*, elle a désormais une valeur légale. Toutefois elle reste encore menacée par deux recours en Conseil d'État par le SML, dont un en urgence pour en différer la mise en application.

Quant à la loi Aubry, elle est contestée par les députés de l'opposition par un recours auprès du Conseil constitutionnel, qui annule dès le 18 décembre les articles sur les reversements : « En ne prenant pas en compte le comportement individuel des médecins en matière d'honoraires et de prescriptions, [le dispositif de reversement introduise une] rupture d'égalité[36]. » La clause de sauvegarde est emportée par ces annulations, avec pour effet immédiat la disparition de tout reversement.

13.14 Les chantiers de 1999 et les projets de régulation

À l'aube de 1999, les travaux dans le champ de la Santé sont multiples : loi sur la FMC, suppression de l'internat, suites des états généraux de la Santé, couverture maladie universelle (CMU), réforme de l'Ordre des médecins, sans compter la régulation du système de soins et la mise en œuvre de la convention des généralistes.

De nouvelles pistes pour la régulation du système de soins et la maîtrise des dépenses

Après la censure du Conseil constitutionnel, les moyens de régulation sont à redéfinir. L'ONDAM de 1998 a été modérément dépassé de 1,5 %[37]. Ces dépassements ont été plus nettement réalisés par les spécialistes que par les généralistes, tant en honoraires qu'en prescriptions. L'ONDAM 1999 sera fixé à +2,35 % par rapport à 1998.

---

36. Cet avis prend le contre-pied de celui du Conseil d'État qui avait annulé la convention généraliste de 1997 parce que celle-ci tendait à individualiser les sanctions… Le débat juridique oscille entre le tout individuel et le tout collectif.

37. Mais dans ce résultat global, l'hôpital tient son enveloppe de 2 % annuels, au prix de l'imputation de certaines dépenses de médecins hospitaliers à la médecine de ville (consultations externes, urgences…) ; cela explique pour près de la moitié les 9 milliards de dépassements (soit 5,8 % de l'ensemble), tous professionnels de santé confondus.

Certains instruments de régulation n'ont pas été censurés par le Conseil constitutionnel : le système des lettres clés flottantes et la modulation des cotisations sociales des médecins, pour la part prise en charge par l'Assurance maladie. Sur ce sujet, Martine Aubry temporise et tente de renouer le dialogue avec l'ensemble des représentants des médecins libéraux, entreprise difficile.

Une lettre aux médecins libéraux

Fin février 1999, une nouvelle lettre conjointe de Martine Aubry et Bernard Kouchner adressée aux médecins libéraux les appelle à s'engager dans des réformes structurelles, en déclinant les domaines d'action concernés :
- des statistiques d'activité transparentes, fiables et disponibles ;
- une informatisation conçue comme instrument de qualité, d'aide à la prescription et de coordination ;
- une FMC fondée sur l'incitation et tenant compte du mode d'exercice ;
- des réseaux de soins (incluant l'option référent) en tant que « mode normal d'exercice » ;
- pour la maîtrise des dépenses, la mise en responsabilité de tous les acteurs, y compris des patients, par de « véritables références médicales », et un nouveau mécanisme de sauvegarde, à élaborer ; une troisième voie pourrait être celle d'un intéressement à la maîtrise des dépenses.

Pour la CSMF, Claude Maffioli dénonce « sept pages de gabegie verbale […] ». Le préalable à un échange avec les ministres serait l'élimination de toute sanction sur des critères comptables ; de même pour tout système de bonus/malus.

La seule possibilité de maîtrise se situe, selon la Confédération, dans l'élaboration d'une médecine de qualité, comportant l'évaluation individuelle des pratiques par un corps d'évaluateurs dépendant des URML. Ces derniers, sélectionnés par l'ANAES, procéderaient par des visites au cabinet des médecins, avec accès aux dossiers des patients, en s'appuyant sur une grille d'évaluation. Les sanctions éventuelles seraient confiées à l'Ordre et non aux médecins-conseils.

Des propositions du Conseil de l'Ordre

Le CNOM y va aussi de ses propositions, fondées sur la compétence, le contrôle et la médiation :
- la qualité des actes médicaux serait assurée par une révision de la formation initiale, une FMC obligatoire et un dispositif d'évaluation et d'accréditation inspiré du modèle québécois et confié à l'Ordre ;

– une gestion décentralisée de la santé serait établie, selon les facteurs économiques et culturels locaux et une révision concertée de la carte sanitaire ;
– de nouveaux modes d'organisation seraient promus : réseaux centrés sur une pathologie (plutôt que des filières) ; diversification des modes de rémunération et possibilité de salariat d'un médecin par un confrère ;
– la coresponsabilité serait promue par la responsabilisation des patients (ce que ne permettraient pas « les systèmes [...] basés sur le médecin référent »...).

L'histoire ne dit pas ce que Martine Aubry en aura retenu. En matière de régulation, elle incite les Caisses à des contrôles renforcés visant les gros prescripteurs, à un développement des relations entre praticiens et médecins-conseils et à un effort de communication vers les assurés sur le bon usage des soins et la modération en matière de médicaments.

13.15 La mise en œuvre de la convention des généralistes et les mesures de régulation

Bien que validée et légalisée, cette convention, qui introduit une modification structurelle des recours aux soins, doit obtenir l'engagement d'un nombre significatif de généralistes et de patients, afin de démontrer son bien-fondé[38]. Mais elle doit aussi être consolidée par des compléments législatifs ou conventionnels : informatisation, FMC, qualité et maîtrise des dépenses, autant d'engagements de la part des médecins, avec pour contrepartie ceux des Caisses : aide administrative, gestion du tiers payant, informations télétransmises et campagne de communication.

Malgré les différents recours en Conseil d'État, la diffusion aux généralistes du texte conventionnel et de l'option est réalisée en janvier. Le directeur de la CNAM-TS escompte 20 % de généralistes adhérents à l'option pour la fin de 1999, alors qu'ils étaient environ 13 % en juin 1997 avant l'annulation de la précédente convention.

Pour Jean-Marie Spaeth, l'option constitue « le premier étage de la rénovation de la médecine française », construite dans le but de la qualité et de l'efficience. Il souligne la difficulté d'entente avec les syndicats de spécialistes qui, selon lui, cachent derrière la revendication d'une convention unique des intérêts contradictoires. Il se dit néanmoins prêt à négocier avec certains d'entre eux pour les amener vers la réforme en cours.

---

38. En Allemagne, une réforme prévue pour l'année 2000 recentre le système de soins sur les généralistes, qui se voient attribuer une enveloppe budgétaire spécifique.

La CSMF, qui avait d'abord demandé aux médecins de différer leur adhésion dans l'attente des résultats des recours, leur recommande maintenant d'adhérer, « pour ne pas pénaliser les patients ».

Nouvelles modalités de régulation dans le cadre conventionnel

Sur la régulation, un consensus est à rechercher. Pour Jean-Marie Spaeth, l'important est de coordonner les acteurs, par les filières et réseaux. MG France adhère à cette vision, autour du médecin référent, dans le but de sauvegarder une assurance maladie solidaire. La CSMF en reste à son propre projet et à une maîtrise inspirée de la loi Teulade de 1992 (voir § 10.1 et 10.2).

Le plan d'action complémentaire de Gilles Johanet

Ce plan que présente alors Gilles Johanet pour le compte de la CNAM-TS pour la période 1999-2002 s'inspire largement du plan stratégique d'octobre 1998 (voir § 13.10). La CNAM-TS doit devenir « acheteur de soins avisé » au lieu de « payeur aveugle », et bénéficier d'une plus grande autonomie dans la maîtrise des dépenses.

Pour les médecins, il reprend l'idée d'un conventionnement sélectif par région et par spécialité, en fonction des besoins recensés, joint à une prime de reconversion pour les médecins des spécialités excédentaires et un cahier des charges pour les médecins du secteur II, avec un droit à dépassement négocié ; la FMC serait couplée à une recertification tous les sept ans, certains actes étant réservés aux praticiens ayant validé une formation adéquate.

Il y ajoute pour les patients l'opposabilité de la présentation du carnet de santé, puis de la carte SESAM-Vitale, sous peine de minoration du remboursement, des normes de dépistage, progressivement opposables, des bilans de soins pour les gros consommateurs.

À ces mesures s'ajouterait un nouveau mode de régulation des dépenses, les éventuels reversements étant calculés selon deux critères individuels : le montant des honoraires par rapport à la moyenne de chaque spécialité, et un engagement de modération du nombre d'actes, du montant des honoraires et du coût des prescriptions.

Enfin, des économies sur les cures thermales, les vaccins antigrippaux, les médicaments à faible service médical rendu (SMR) et le tarif des actes de certaines spécialités permettraient de récupérer le surcroît dépensé par rapport à l'ONDAM de 1998.

L'accueil du plan Johanet

Ce plan d'action très directif ambitionne de réaliser 62 milliards de francs d'économies, condition du maintien du CNPF dans le conseil de la CNAM-TS. Par contre, Martine Aubry s'oppose au conventionnement sélectif des médecins et aux mesures de pénalisation des patients.

MG France et la FMF réfutent le conventionnement sélectif ainsi que la recertification. La CSMF partage le constat d'un système conventionnel obsolète et le choix de la qualité, mais s'oppose au retour des reversements, qui surplombe toutes les autres propositions, au conventionnement sélectif et à la modulation du ticket modérateur.

Quant aux généralistes, un sondage des 23 et 24 mars 1999 sur un panel représentatif de 200 généralistes révèle que les trois quarts s'opposent à l'ensemble des propositions, et se prononcent notamment à 80 % contre un meilleur remboursement des patients qui choisiraient un médecin référent…

Ce plan est toutefois adopté le 31 mars par la CNAM-TS. Gilles Johanet indique entrer dans une phase de concertation pour en finaliser les contenus avec l'ensemble des acteurs concernés et le Gouvernement. En ce qui concerne les médecins, il tient à l'option référent, mais juge nécessaire de faciliter le retour d'une CSMF qui se dit ouverte à la négociation.

Mobilisation des opposants face au plan de la CNAM-TS

L'adoption de ce plan aura pour effet de relancer une mobilisation des membres du Centre national des professions de Santé. Sont principalement visés : la maîtrise comptable ; les baisses de tarifs subies par certaines spécialités (radiologues, ophtalmologistes, cardiologues, biologistes, cliniques privées) avec ou sans accord de maîtrise ; le projet de conventionnement sélectif. De plus, les praticiens de base sont en révolte contre les actions menées par les CMR. Une première journée de protestation sera organisée le 27 mai, puis une deuxième le 24 juin avec fermeture des cabinets, avant une manifestation nationale le 17 octobre.

De leur côté, les résidents de médecine générale, représentés par l'Intersyndicale nationale des résidents (ISNAR), et les chefs de clinique, proches de la CSMF, entameront une grève le 9 juin, les premiers contre le conventionnement sélectif et les seconds contre les mesures comptables et le tiers payant des spécialistes correspondants des médecins référents.

Cela étant, une partie des syndicats de spécialistes, devant les mesures catégorielles qui les frappent, remettent en cause l'opposition dure de leurs centrales nationales et la politique de la chaise vide. Certains soulignent le peu de différences entre le projet de la CSMF et le plan stratégique de la CNAM-TS. Les divergences d'intérêts entre spécialités cliniques et techniques font apparaître quelques fissures.

13.16 La deuxième convention des généralistes partiellement annulée… et restaurée

Fin mars, suite aux divers recours, le Conseil d'État invalide certains points de la convention :
– le mode de régulation des dépenses, basé sur les dispositions déjà annulées de la LFSS, ainsi que la possibilité d'abaisser les tarifs des lettres clés ;
– la formation professionnelle continue, au sujet de laquelle les signataires auraient « excédé leur compétence » ;
– enfin, comme attendu, l'application de tarifs opposables et du tiers payant par les médecins spécialistes correspondants des référents, considérée comme une « stipulation pour autrui ».

L'option référent, bien qu'amputée du chaînage généraliste-spécialiste, se trouve donc maintenue. Quant à la régulation économique, elle quitte le champ de l'Assurance maladie et revient au Gouvernement, à charge pour lui d'élaborer une nouvelle formule.

En fait, presque toutes les dispositions conventionnelles annulées par le Conseil d'État seront réintroduites, y compris la FPC, à la faveur d'un paquet de mesures ajouté à la loi sur la couverture maladie universelle du 5 mai 1999, parmi lesquelles le tiers payant des spécialistes correspondants des médecins référents et la FPC ; elles seront à nouveau contestées par un recours de parlementaires au Conseil constitutionnel.

Dans la même période, un accord conventionnel sur la télétransmission des feuilles de soins est conclu ; chaque feuille de soins électronique transmise sera rémunérée à hauteur de 40 centimes, avec un plafonnement à 7 500 actes. En novembre, le Conseil d'État annulera encore certains articles concernant les critères d'opposabilité des références médicales et le mode de calcul des sanctions financières.

Un conflit à propos de l'information sur le médecin référent

La situation juridique étant alors à peu près stabilisée, les Caisses lancent ensemble une vaste campagne en direction du grand public, par voie de spots radio et d'affiches dans les caisses primaires et les cabinets médicaux, sous l'œil critique des opposants.

Le président du CNOM, Bernard Glorion, déclare par lettre à Gilles Johanet : « Il nous paraît contraire à la déontologie médicale (art. 19 et 20) que la communication auprès des patients se présente […] comme une publicité comparative vantant les avantages du médecin référent par rapport au médecin qui n'aurait pas fait ce choix » ; et de prétendre que cette campagne « discriminatoire et abusive, ajoute à la division du corps médical ».

Un jugement en référé du tribunal de grande instance de Troyes, sur plainte du SML, condamne la CNAM-TS à cesser ses spots publicitaires en raison de « l'existence d'allégations [...] sur les avantages et qualités supposés du recours au médecin référent », pour infraction à l'article 19 du code de déontologie[39]. L'Ordre départemental de Paris saisit également la justice, pour « manque à la confraternité[40] », démarche dont le président du CNOM se désolidarisera ; cette plainte sera finalement retirée, mais la campagne radiophonique de la CNAM-TS sera suspendue le 30 juin.

Face à ces attaques, MG France rappelle que l'option référent est offerte au libre choix et qu'aucun jugement de valeur n'est porté sur les médecins qui ne la choisiraient pas. Il rappelle également, à propos de la prétendue division du corps médical, que l'Ordre ne s'est pas manifesté lors de la fermeture du secteur II aux seuls médecins généralistes, et de même lorsqu'« une association de gynécologues médicaux a entrepris une vaste campagne de dénigrement des médecins généralistes ».

Un des effets de la confirmation de la convention généraliste et de son option est la réaction très médiatisée des gynécologues médicaux, prétendant que cette option « interdirait » aux femmes de consulter le gynécologue en première intention (voir § 14.2). En fait, les gynécologues, comme les pédiatres, font partie des spécialités qui conservent un accès direct des patients.

Le 25 juin, dans une tribune du Généraliste, MG France insiste sur les libertés des médecins et des patients envers cette option, qui représente pour chacun « une chance de mieux utiliser notre système de soins. Elle place le patient au cœur de la chaîne de soins et redonne son sens à la vocation du médecin généraliste, pivot du suivi médical et de la coordination des soins, et à celle du spécialiste, expert de recours dans un domaine précis ». En Lorraine, à Paris et ailleurs, se constituent des associations de médecins référents, afin de promouvoir l'option et de défendre leurs membres.

Un remaniement ministériel : exit Bernard Kouchner, Dominique Gillot à la Santé

En août 1999, Dominique Gillot, institutrice et membre du PS, accède au secrétariat d'État à la Santé et à l'Action sociale. Martine Aubry garde la main sur l'Assurance maladie, dont les dépenses continuent de croître de façon préoccupante, malgré une conjoncture économique favorable. La commission des comptes de l'Assurance maladie conclut pour 1998

---

39. Selon cet article : « la médecine ne doit pas être pratiquée comme un commerce ».

40. Le motif de la plainte de l'Ordre parisien est que les termes de la campagne publicitaire de la CNAM-TS constituaient une « publicité comparative qui dénigrait implicitement la médecine générale traditionnelle » au profit des médecins référents.

à un déficit de 16,2 milliards de francs et s'attend pour 1999 à un déficit d'environ 13 milliards, alors que le Gouvernement table sur un retour à l'équilibre pour l'année 2000.

Martine Aubry a refusé d'intégrer le plan stratégique de la CNAM-TS dans le prochain PLFSS, mais s'est dite favorable à une plus grande autonomie de l'Assurance maladie. Diverses mesures visent à abaisser la dépense de produits pharmaceutiques. Outre le développement des génériques, un accord est signé entre le Comité économique du médicament et le Syndicat de l'industrie pharmaceutique (SNIP) pour la période 1999-2002, incitant chaque laboratoire à moduler son chiffre d'affaires et ses dépenses de promotion, par la prise en compte du « service médical rendu » par chaque spécialité pharmaceutique, déterminé par une « Commission de la transparence ».

Le PLFSS pour l'année 2000
– L'Assurance maladie, interlocuteur unique des médecins

Ce PLFSS abroge les reversements et institue l'Assurance maladie en tant qu'interlocuteur unique des professions de santé de ville, ce qui lui confère la responsabilité de tenir l'objectif de dépenses, avec la possibilité de moduler les honoraires en cas de dépassement. Les Caisses devront fournir périodiquement au Gouvernement un « rapport d'équilibre », qui détaillera les mesures prises notamment quant aux comportements des prescripteurs, en « privilégiant les mécanismes incitatifs ».

Les conventions pourront donc définir des « contrats de bonne pratique », auxquels chaque professionnel pourra souscrire : actions d'évaluation, participation à la FMC et actions concertées avec le service médical des Caisses ; celles-ci pourront moduler à la hausse les honoraires et/ou la prise en charge des cotisations sociales des professionnels.

Cette délégation de gestion à l'Assurance maladie nécessitera un complément de mesures législatives. Mais le Gouvernement conserve la possibilité d'utiliser lui-même les mesures de maîtrise en cas de carence des Caisses. Le mode de régulation s'assouplit par rapport au plan Juppé et vise davantage l'efficience des prescriptions.

L'UNOF s'oppose à nouveau à ces orientations et invite les généralistes à participer massivement à la manifestation programmée pour le 17 octobre par le CNPS.

MG France, inversement, bien qu'en désaccord avec les lettres clés flottantes et la modulation des cotisations sociales, se félicite des annonces de Martine Aubry, « de nature à rassurer l'ensemble du secteur de la santé et à ouvrir des perspectives nouvelles dans la concertation ».

Le PLFSS sera voté en décembre par l'Assemblée nationale dans les conditions annoncées, sans reversements, mais avec des enveloppes budgétaires opposables pour chacune des professions de santé, honoraires et prescriptions séparés.

13.17 L'heure de la prospective, dans un contexte de crise prolongée

Les suites des états généraux de la Santé

Avec plus de trois cents forums citoyens en régions, d'octobre 1998 à mars 1999, ces états généraux auront permis la participation de plus de 100 000 personnes et fait émerger leurs attentes. À travers les thèmes traités (naissance, santé des jeunes, hôpital, soins palliatifs…), certains sujets ont émergé avec insistance : l'information en santé ; la dimension relationnelle de l'activité médicale, notamment en milieu hospitalier ; la coordination entre les soignants et l'accessibilité des structures de soins ; la prévention, couplée avec l'information et l'éducation ; la protection des droits des malades et des usagers ; l'association des usagers à la décision et à la gestion du système.

Nombre des conclusions interpellent aussi bien les décideurs politiques que les professionnels de santé, et devront s'insérer dans une loi de modernisation (*voir § 15.4*).

Point particulier : Lionel Jospin s'engage à faire accéder la médecine générale au rang de spécialité, déclarant à cette occasion : « La médecine générale sera reconnue comme une spécialité au même titre que les autres et sa durée de formation sera portée à 3 ans. [...] C'est ainsi qu'elle [...] sera reconnue à sa juste valeur et qu'elle pourra tenir toute sa place dans le monde médical » (*voir Partie II, Formation initiale, § 4*).

Le syndicalisme médical à l'heure de la réflexion

Dans les états-majors syndicaux, l'heure est à la réflexion sur les compléments à apporter aux innovations conventionnelles, face à la crise de confiance des professionnels de terrain. Cette crise prolongée résulte d'une sorte de traumatisme collectif lié à la réforme Juppé, partiellement réactivé par le plan stratégique de la CNAM-TS.

Pour Richard Bouton, il convient de redéfinir un contrat général entre la nation et les médecins. Un relatif consensus semble acquis chez les leaders syndicaux autour de la double notion de qualité et de responsabilité, et MG France pourrait se rallier à la manifestation du 17 octobre pour marquer son opposition au conventionnement sélectif et à la recertification annoncés par la CNAM-TS.

La CSMF, lors de sa cinquième université d'été, demande « un moratoire qui [...] donne le temps de bâtir une convention médicale unique, permettant la mise en place d'un système intelligent de maîtrise médicalisée, alliant à la fois les préoccupations économiques, l'éthique et la notion de service rendu au patient ».

Alternatives et contre-projets

Les anciens partenaires conventionnels, CSMF et SML d'une part, FO et CGT de l'autre (minoritaires à la CNAM-TS), se retrouvent à l'automne 1999 en vue de jeter les bases d'une convention parallèle. Il s'agit de contrer MG France, seul signataire de la convention généraliste, mais aussi la CFDT et le Medef (ex-CNPF), qui tiennent les rênes à la CNAM-TS. L'objectif est de faire échec à la maîtrise comptable, qui « conduit à l'étatisation » et aux « restrictions de soins ». Les solutions à apporter seraient fondées sur une définition des « rôles et champs de compétence des différents acteurs », l'accès de tous « à des soins de qualité », « une utilisation optimale des ressources consacrées à la santé »...

À l'occasion de la manifestation du 17 octobre, un contre-projet libéral de politique de santé est adopté par les membres de ce groupe. Cette politique pourrait être votée par l'Assemblée nationale à partir d'« orientations fournies par les organisations regroupant les professions de santé, l'État, l'Assurance maladie, les consommateurs et des personnalités garantes de l'éthique ». Elle nécessiterait « la collecte d'informations par une organisation syndicale professionnelle et autonome, [...] pour déterminer les besoins ». Un système de convention-cadre et de conventions, spécifiques à chaque profession de santé, reposerait sur une évaluation socio-économique collective ; il serait géré avec l'Assurance maladie obligatoire, « sans occulter l'intervention d'autres financeurs », notamment « dans le cadre du développement des réseaux de santé ». La maîtrise des dépenses s'appuierait sur une régulation de la démographie des professionnels et sur l'évaluation des pratiques par un « corps de professionnels évaluateurs ». On retrouve ici la pensée de la CSMF.

Commentant ces projets, Jean-Marie Spaeth estime que ce discours a pour finalité réelle le revenu économique du médecin, *via* la liberté des honoraires. Le débat entre maîtrise médicalisée et maîtrise comptable est pour lui un faux débat, dans la mesure où toute activité médicale, si elle a un fondement scientifique, a également un impact économique.

Une prospective de la Mutualité (FNMF)
pour la médecine générale

En marge de ces divers chantiers, un comité d'experts réuni par la FNMF (parmi lesquels cinq généralistes membres de la SFTG et du CNGE) procède à un état des lieux du système de santé.

Le constat initial est d'une part que la non-qualité médicale, économique et sociale s'explique essentiellement par des lacunes dans l'organisation des soins, ce qui rejoint le rapport Stasse (*voir* supra, § 13.9) ; d'autre part, que la pratique médicale se déshumanise et ne prend pas assez en compte les aspects psychologiques et sociaux. Enfin, les conditions de travail des généralistes étant appelées à se transformer, l'exercice individuel ne suffit plus.

Partant d'une analyse des besoins de santé de la population et des fonctions attendues du système de soins, ce rapport décrit cinq fonctions de la médecine générale : premier recours ; approche de la personne ; continuité des soins ; coordination ; santé publique (rôle préventif et éducatif, évaluation des pratiques).

Les propositions envisagées sont construites sur une *hiérarchisation des soins en trois niveaux* : *primaires* (médecine générale), *secondaires* (spécialités) et *tertiaires* (hôpital), en accord avec la fonction de médecin référent. Pour permettre aux généralistes d'assumer leurs fonctions, un système de capitation est jugé mieux adapté que le paiement à l'acte.

Cette perspective ouvre sur un *fonctionnement en réseau* et l'instauration de *centres de soins primaires* comportant médecins, infirmiers, travailleurs sociaux et personnel administratif[41]. En corollaire, la formation des généralistes, tant initiale que continue, doit être fondamentalement revue.

Les journées de la médecine générale de MG France : redéfinir les missions des médecins

Tenues les 6 et 7 novembre 1999, ces journées ont l'ambition de poser des jalons pour un nouveau statut du médecin généraliste, tenant compte des évolutions en cours sur les plans professionnel, sociétal, économique et autres. Les réflexions doivent porter sur l'adaptation du statut libéral à de nouvelles missions, sur les réponses aux demandes des patients, les relations avec l'Assurance maladie, le fonctionnement de celle-ci ou encore les instances représentant les médecins (syndicats, Ordre, Unions). L'objectif est d'émettre des propositions alternatives à celles de l'Assurance maladie et d'avancer ainsi vers un nouveau contrat État-Caisses-médecins.

Précédées d'une enquête (« Huit questions pour le changement »), source de nombreuses contributions, ces journées constituent un bilan d'étape pour Richard Bouton, après treize années d'efforts qui à ses yeux ont permis de réaliser les objectifs de la feuille de route du syndicat depuis 1986. Le contexte ayant changé, il importe à l'orée du XXIe siècle de redéfinir les missions des médecins.

---

41. Cette idée contient en germe le futur développement des maisons de santé pluridisciplinaires.

Au vu des échanges des participants, ces missions se répartissent en trois chapitres :
– *missions de service public* : assurer l'accès aux soins sur tout le territoire, en organiser la permanence, maîtriser les dépenses, participer à des campagnes de santé publique ;
– *mission sociale de soins aux personnes*, dans le cadre d'une Assurance maladie basée sur la solidarité ;
– *mission de service libéral*, par la réponse à des demandes individuelles particulières.

Un obstacle à de nouveaux rapports entre les médecins et l'Assurance maladie est le climat actuel de multiplication des tâches administratives, de contrôles et de sanctions. Rien ne peut être construit dans un tel contexte.
Concernant la représentation professionnelle, la relation des praticiens au syndicalisme professionnel comporte une distance entre les médecins de terrain et les leaders, une incompréhension ou une déception des décisions prises, une impression de cacophonie à propos des querelles entre centrales syndicales et une relative méconnaissance du rôle des URML. Le taux de syndicalisation est faible et certains généralistes contestent non seulement la représentativité, mais l'utilité même des syndicats.

Message reçu par Richard Bouton, qui juge qu'« une partie du syndicalisme médical a perdu la raison et veut sa revanche » et qui souhaite montrer « un syndicat qui s'intéresse aux vrais problèmes des médecins ». Il en appellera, en prélude aux élections aux URML de l'année 2000, à « une vraie révolution culturelle » :
– un syndicalisme « unitaire pour les éléments du statut professionnel commun à tous » (revenus, carrières, fiscalité, retraite…) ;
– mais aussi un syndicalisme « d'assise catégorielle » en raison de la diversité des métiers médicaux, chacun étant « en droit d'avoir ses propres représentants mandatés pour en négocier les éléments spécifiques » ;
– enfin, un syndicalisme concepteur de « projets porteurs d'espoir »…
La motion finale de ces journées est un appel à une négociation au plus haut niveau politique, celui du Premier ministre, en vue de préciser ce que la société est en droit d'attendre des généralistes, au-delà de leur responsabilité individuelle de soignant.

13.18 La convention généraliste et ses fragilités

À la veille de l'année 2000, le bilan de cette convention est contrasté, compte tenu notamment des articles qui ont été invalidés (*voir § 13.16*) :
– en décembre, le nombre de médecins référents n'est que de 5 394, soit 8,78 % des généralistes (moins que les 13 % de la précédente option) ;

– les instances conventionnelles sont partout installées, mais les contrôles des pratiques sont initiés soit par l'échelon administratif, soit par les médecins-conseils des caisses, ou encore par les CMR, instances contestées et non conventionnelles ;
– la télétransmission des feuilles de soins, inégale d'une CPAM à l'autre, n'est effective que chez 12,4 % des médecins libéraux ;
– la pratique du tiers payant par les spécialistes correspondants ne concerne que les patients bénéficiaires de la CMU ;
– les revalorisations tarifaires sont incertaines au vu des dépenses de 1999 et soumises au système des lettres clés flottantes.

La fin de l'année 1999 accumule les incertitudes

Les spécialistes restent soumis à un règlement conventionnel minimal. Le dossier des retraites des médecins libéraux est en suspens, l'ASV étant déficitaire et les cotisations des actifs risquant de s'alourdir. Le paritarisme employeurs-salariés au sein des Caisses est affaibli ; le Medef prévoit de s'en retirer. La loi de financement pour 2000 (LFSS) est contestée devant le Conseil constitutionnel, en particulier à propos des lettres-clés flottantes.

Les syndicats médicaux amorcent leur campagne pour les deuxièmes élections aux Unions professionnelles, dans un climat d'opposition aux décisions du Gouvernement et de défiance vis-à-vis de l'Assurance maladie.

À part la majoration de la visite d'urgence, cotée MU, la réforme de la visite se fait attendre.

Un projet de loi de modernisation du système de santé

Dans ce contexte, Martine Aubry annonce pour le printemps 2000 un projet de loi de modernisation, distinct du prochain PLFSS car, dit-elle, « les débats sur la loi de financement [...] nous obligent à aborder notre système de santé principalement à travers le prisme réducteur des comptes de l'Assurance maladie ». Il s'agit d'élargir le débat.

Cette loi comporterait comme sujets principaux :
– une réforme des études médicales et de la FMC ;
– des dispositions relatives aux droits des malades, ainsi qu'aux droits et devoirs des professionnels de santé ;
– l'instauration d'une « démocratie sanitaire » en développant le rôle des instances régionales (ARH, URCAM, URML) avec une représentation accrue des usagers ;
– la modernisation de l'Assurance maladie, dans le sens d'une plus grande cohérence concernant la gestion du risque, l'efficacité du contrôle médical, la fiabilité des données statistiques et le réexamen des relations avec les professions de santé.

13.19 Le chantier conventionnel de 1989 à 1999

Dates	Ministres, lois	Convention	Syndicats	Événements concomitants
1989 Avril	*Évin* Recherche d'une régulation efficace des dépenses	Ouverture de négociations Contrats de santé MG France Charte CSMF du bon usage des soins Contrats locaux d'objectifs FMF	Syndicats représentatifs : CSMF, FMF, MG France	
Juillet		Accord-cadre (avenant n° 7) a minima Convention 1985 prolongée pour 6 mois Tarifs secteur I bloqués – Gel du secteur II		Grève des généralistes
Octobre		Négociations suspendues		
Décembre	Possibilité de conventions séparées	Vide conventionnel		
1990 Janvier			Consensus entre « vrais libéraux »	Chefs de clinique et internes contre le gel du secteur II
Mars	Validation conventionnelle	Convention « étape »	Signature de la FMF Accord de gestion FMF-SML	
Novembre		Projet d'avenant : contrats de santé édulcorés Contre-projet UNOF		

Dates	Ministres, lois	Convention	Syndicats	Événements concomitants
1991 Mars		Reprise des contrats de santé Opposition de FO. Mallet président CNAM-TS	Signature de MG France	
Avril	Légalisation des contrats de santé		« Front du refus » CSMF-FMF-SML	
Mai	*Bianco-Durieux* Plans d'économie – Enveloppe globale – Tarifs bloqués	Reprise des négociations		
Juin		Annexe conventionnelle, incluant les contrats de santé Panne conventionnelle		Manifestation de 100 000 professionnels
Octobre	Négociations Etat-Caisses sur la maîtrise		Campagne MG France : C à 100 francs	
Novembre	Négociations État-syndicats médicaux. Accord-cadre Accord-cadre « Objectif santé »	Reprise des négociations : réévaluation des honoraires, ASV, secteur II		Manifestation de 200 000 professionnels
1992 Janvier			Convergence UNOF-MG France	
Février		Relevé de conclusions CNAM-CSMF		
Avril	*Teulade*	Avenant n° 3		
Juillet		Convention 1990 annulée		
Octobre	Accord sur la maîtrise médicalisée			
Décembre	Loi sur la maîtrise des dépenses	Prorogation des effets de la convention 1990		

1993 Janvier		Négociations. Conflit sur le V à 110 francs		
Mars	*Veil-Douste-Blazy*			
Avril	Plan d'économies		SML représentatif des spécialistes	
Juillet		Accord conventionnel incomplet	Vote CSMF et SML	
Novembre	Validation de l'accord conventionnel		Recours (art. 7)	

Dates	Ministres, lois	Convention	Syndicats	Événements concomitants
1994 Février		Compléments conventionnels		
Avril			SML représentatif des généralistes	Élections URML
Juin	Réforme de la SS Objectif annuel de dépenses			
Novembre	Validation de la convention	Avenant tarifaire n° 5	Recours en Conseil constitutionnel	
1995 Janvier	Validation confirmée par le Conseil constitutionnel		MG France signataire	
Novembre	*Barrot-Gaymard* Plan Juppé			
1996 Janvier	Ordonnances : LFSS, ONDAM, reversements		Fronts opposants : CSMF, FMF, SML	
Février		Échec des négociations Projet de convention spécifique généraliste	États généraux de la Santé	
Avril	Ordonnances SS et médecine de ville Convention État-Caisses		Collectif de défense de la médecine libérale	
Juin		CNAM-TS : FO en minorité		
Juillet		Spaeth (CFDT), président CNAM-TS		
Octobre				Manifestation du front libéral
Novembre		Protocole conventionnel	Accord MG France	

Décembre		Dénonciation de la convention 1993		
1997 Février		Négociations pour des conventions séparées Projet MG France vs projet UNOF Projet UCCSF. Socle commun	CSMF, MG France représentatifs des généralistes CSMF, SML, FMF et UCCSF représentatifs des spécialistes	
Mars		Accord sur deux conventions séparées		
Juin	Aubry-- Kouchner			Coordinations de médecins
Juillet		Avenant médecin référent		
Septembre	Agrément du médecin référent Projet de CMU			
Décembre				Recours en Conseil d'État contre les conventions

Dates	Ministres, lois	Convention	Syndicats	Événements concomitants
1998 Mars			Projet CSMF : panier de soins, réseaux	
Avril			États généraux SML de la médecine libérale	
Juin	Mission Stasse sur la médecine de ville	Convention spécialiste annulée		Conférence nationale de santé
Juillet		Convention généraliste annulée		
Septembre Octobre	Clause de sauvegarde économique	Accord-cadre caisses-MG France : option référent renforcée		Début des états généraux de la Santé (6 mois)
Novembre		2e convention généraliste		
Décembre	Convention généraliste légalisée		Recours en Conseil d'État	
1999 Mars		Plan Johanet		
Avril	Convention généraliste en partie invalidée			
Mai	Revalidation conventionnelle			
Août	*Gillot*			
Septembre	Reversements abrogés			
Octobre			Contre-projet libéral de convention	Manifestation des libéraux

14. Année 2000, deuxième élection aux Unions professionnelles

14.1 Une campagne électorale sous tension et un résultat inversé

Fin 1999, à l'approche des deuxièmes élections aux URML du printemps 2000, de fortes tensions persistent dans le milieu professionnel et la convention des généralistes reste incomplète et contestée. L'enjeu des syndicats est de retrouver par l'élection un crédit mis à mal par les divisions et les rivalités.

Pour ceux de l'opposition, CSMF, SML et FMF, il s'agit d'en finir avec la « maîtrise comptable » et toute responsabilité collective des médecins vis-à-vis des dépenses de santé, d'annuler la convention des généralistes, de « réhabiliter le médecin libéral » et d'établir entre eux une majorité de gestion.

MG France cherche de son côté à consolider une assise encore fragile. Déniant toute responsabilité dans les décisions des gouvernements, il souligne les « effets positifs de la convention généraliste » sur les revenus, souhaite « mettre un terme à la guerre syndicale », se dit favorable à une Assurance maladie solidaire rénovée et à un nouveau statut des médecins libéraux[42].

La campagne électorale s'engage dès janvier sur un mode agressif, en particulier de la part du SML et de l'UNOF envers MG France et l'Assurance maladie, coupables à leurs yeux d'avoir mis à mal le libéralisme et l'unité du corps médical. Le SML réclame d'« en finir avec la chienlit » et cette « convention scandaleuse », accable « MG France, scissionniste dans les URML », stigmatise les médecins référents « officiers de santé... ». L'UNOF accuse « la voie honnie de l'option référent, MG France "collaborateur" de l'entreprise de démolition » et veut « laver l'affront de 1995 ». La FMF déclare s'opposer « à la collectivisation rampante du mode de distribution des soins... ».

Mai 2000, une revanche pour les opposants à l'option médecin référent

Ces élections se traduisent par un succès des opposants aux mesures Juppé-Aubry, CSMF en tête, avec une participation estimée à 54 %.

Chez les généralistes, l'UNOF (41 %) devance MG France (31 %). Michel Chassang y voit trois raisons : le rejet de la politique gouvernementale et des Caisses, mais aussi l'attachement à la CSMF et au libéralisme médical. MG France ne conteste pas sa défaite, que Richard Bouton explique par une « coalition anti-généraliste », ainsi qu'à l'accumulation de tous les mécontentements. Pour autant, il n'envisage pas de changer de cap, malgré le maigre succès de l'option médecin référent, estimant que le retour à une convention unique ramènerait à la situation où « la médecine générale était pillée par l'ensemble des spécialités ».

En conclusion de cet épisode, certains observateurs notent que, en 2000 comme en 1994, mais à front renversé, les votants se sont exprimés contre la convention en cours.

---

42. Un sondage commandé par MG France indique une préférence des généralistes pour une défense syndicale monocatégorielle et leur attachement à l'Assurance maladie de préférence aux assureurs privés, mais aussi leur désintérêt pour les URML.

Le succès de la CSMF, tant chez les généralistes que chez les spécialistes, pousse celle-ci à revenir dans le jeu conventionnel avec ses objectifs : convention unique, remise à plat du système avec « les représentants majoritaires du corps médical » et suppression des diverses contraintes et pénalisations (reversements, CMR, lettres clés flottantes…). D'où une série de pressions auprès des Caisses et du Gouvernement.

14.2 Un système conventionnel fragile et menacé

La convention généraliste sur sa lancée

Les résultats des élections n'ont cependant pas d'impact immédiat sur la convention des généralistes, que la CNAM-TS entend faire vivre jusqu'à son terme, en 2002. Les évolutions de tarifs sont gagées sur les résultats de l'année précédente : pour les dépenses, 1999 a connu une augmentation modeste des honoraires des généralistes (+1 %), plus marquée pour les prescriptions (+4,9 %). Les comptes annuels de l'Assurance maladie restent déficitaires de 1,2 milliard de francs[43], dans un contexte économique redevenu favorable.

L'annexe conventionnelle, en discussion à partir de février, s'oriente vers une revalorisation de la visite à domicile, dont le tarif est bloqué depuis 1993. MG France souhaite une loi-cadre permettant aux généralistes d'« assurer leur mission d'intérêt public ». L'UNOF, le SML et la FMF veulent non seulement une hausse significative des tarifs, mais aussi l'abandon des enveloppes par profession.

La CNAM-TS, quant à elle, veut agir « de manière structurelle », c'est-à-dire privilégier l'évolution de certains actes pour favoriser des pratiques novatrices : exercice en groupe, forfait médecin référent, maintien à domicile des personnes dépendantes.

Fin février, les négociations se concluent pour les généralistes sur la création au 1er mai d'une nouvelle cotation, le « V MAD » pour le maintien à domicile des personnes de plus de 75 ans, premier niveau d'un acte destiné à couvrir d'autres situations de dépendance. Elles se poursuivent en juin avec un accord sur les actes de petite chirurgie d'urgence réalisés au cabinet du généraliste, puis sur le financement d'un « forfait d'astreinte » (présence à leur cabinet des médecins assurant un tour de garde). Ainsi s'ébauche, après la création de la visite d'urgence, une modeste diversification de la nomenclature des généralistes. Le forfait annuel du médecin référent sera revalorisé au 1er juillet.

À l'UNOF, Michel Chassang, auréolé de la victoire de son camp, considère que ces décisions ne règlent pas l'ensemble des problèmes et que la convention

---

43. Le bilan global de la Sécurité sociale pour 1999 est à l'équilibre, mais au sein de cet ensemble, l'Assurance maladie reste déficitaire de 5 milliards de francs.

généraliste est de fait caduque. Il souhaite une « refondation partenariale » et la négociation d'une nouvelle convention unique, avec des volets spécifiques aux généralistes, comportant trois éléments :

– une coordination des soins conforme à la charte confédérale (*voir § 9.4*) ;
– une redéfinition des rôles des secteurs ambulatoire et hospitalier dans les domaines de l'urgence, de la permanence des soins et du maintien à domicile ;
– la fusion des deux secteurs d'exercice, avec des libertés tarifaires pour tous les médecins.

Il affirme sans ambiguïté que le rôle du généraliste est celui du « médecin du premier recours, de la coordination et de la synthèse », et celui du spécialiste comme « le médecin de deuxième intention », discours assez nouveau à l'UNOF. Reste toutefois à faire valoir ces principes dans un texte à valeur légale.

Le rapport d'étape du premier trimestre 2000 élaboré par la CNAM-TS constate une reprise de l'augmentation des dépenses de ville de +4,4 % (tous professionnels confondus) par rapport à la même période de 1999, alors que l'ONDAM a été fixé à +2,5 % pour toute l'année. Cela conduit à des baisses de la valeur de diverses lettres clés, touchant les actes de spécialités, de soins infirmiers, de biologie et de kinésithérapie. Les généralistes sont épargnés, mais le doublement du forfait du médecin référent est suspendu au résultat du bilan suivant. Martine Aubry entérine ces mesures, sauf pour les soins infirmiers.

L'application de ces règles suscite des protestations de MG France, qui, conjointement avec un syndicat infirmier (FNI [Fédération nationale des infirmiers]), celui des biologistes et celui des kinésithérapeutes, publie un manifeste des professions de santé libérales et envisage de se retirer des commissions conventionnelles. MG France intervient également auprès de la Commission des Affaires sociales de l'Assemblée nationale pour demander une modification de la loi de financement : un seul bilan annuel ; la prise en compte d'événements imprévus affectant significativement les dépenses de soins (épidémie de grippe, CMU...) ; et pour l'année suivante, la fongibilité des enveloppes des différents secteurs de soins, de façon à pallier les transferts d'activité observés des hôpitaux vers les soins de ville.

À la mi-novembre, le troisième bilan fait état d'une progression des dépenses imputées aux généralistes de +3,5 % au lieu des +1,9 % attendus pour l'année, ce qui devrait impliquer une baisse des tarifs d'honoraires. Mais Martine Aubry, à la veille de son départ du ministère de la Santé, passe l'éponge sur ces dépassements, si bien que la CNAM-TS, qui soutient toujours l'option médecin référent[44], avalise des mesures en attente :

---

44. Le nombre d'assurés ayant souscrit l'option référent est passé de 272 500 en 1998 (lors de la première version) à 462 136 au 15 juin 2000 (chiffres du rapport de la Cour des comptes, septembre 2000, p. 622).

– pour les médecins référents, doublement du forfait par patient, en contrepartie de l'application intégrale des dispositions de l'option (*voir § 13.3*) ;
– pour l'ensemble des généralistes : majoration des soins d'urgence réalisés au cabinet et de situations nécessitant certains actes techniques ou la présence prolongée du médecin hors de son cabinet.

Les autres professionnels de santé sont soumis à une décote de leurs actes en raison de dépassements supérieurs (+4 à +5,5 %).

Parallèlement, une étude initiée par l'URML de Languedoc-Roussillon établit qu'une part des dépenses comptabilisées comme dépenses de ville émane en réalité de prescriptions hospitalières et représente – France entière – plus de 20 % de l'enveloppe de ville ; il s'agit souvent de médicaments innovants et chers. Cela devrait être mis à part dans les bilans de dépenses de ville.

Les litiges conventionnels soumis à l'Ordre des médecins

Le projet de LFSS 2001, tout en maintenant les lettres clés flottantes, seule mesure de régulation rescapée des recours juridiques, innove en matière de litiges conventionnels : les Comités médicaux régionaux, honnis des médecins, sont supprimés ainsi que les Comités médicaux paritaires locaux (CMPL) ; les litiges seront désormais soumis aux sections des affaires sociales de l'Ordre régional, avec une échelle de sanctions. Celles-ci sortent donc de la convention et leur application sera précédée d'une conciliation entre les Caisses et les professionnels concernés ; en cas d'échec seulement, les Caisses pourraient décider de sanctions unilatérales.

Cette innovation suscite l'opposition générale des syndicats médicaux : la CSMF juge que la suppression des CMPL, dont la finalité résidait dans un rôle pédagogique, entraîne la mort du système conventionnel ; MG France dénonce le renforcement des pouvoirs disciplinaires de l'Ordre, dont certains membres « n'exercent plus la médecine libérale ou ne l'ont jamais exercée ».

Grogne persistante des professions de santé ; une journée « santé morte »

Si Martine Aubry voulait apaiser les médecins avec la suppression des CMR, l'effet est raté. Les protestations persistent et les syndicats d'opposants préparent pour le 26 octobre avec le CNPS une journée dite « Santé morte », avec fermeture des cabinets, au motif de « l'absurdité et du danger » que le nouveau PLFSS fait courir « pour la qualité des soins [...] ». Cette journée sera considérée comme un succès par ses promoteurs, avec de nombreuses actions largement médiatisées (opérations escargot, blocage de ponts et d'aéroports, défilé devant l'Assemblée nationale...), l'UNOF estimant que près de 70 % des généralistes ont fermé leur cabinet.

La contestation se poursuivra sur des modes différents. La CSMF, rejointe par la FMF, prévoit une nouvelle fermeture des cabinets du 25 au 31 décembre pour les soins non urgents, afin d'éviter de dépasser l'enveloppe budgétaire. Le SML préfère la grève de la télétransmission des feuilles de soins.

Un vent libéral sur un système conventionnel fragilisé

Sur ces entrefaites, la Cour des comptes émet un rapport très critique sur l'option médecin référent[45] et sur le système conventionnel lui-même, accusé d'inefficacité. La Cour préconise même d'abandonner le contrat conventionnel collectif et de le remplacer par un engagement individuel des médecins, assorti d'une clause de rupture. Elle critique aussi « les avantages annexes, sans réelles contreparties », dont bénéficient les professionnels conventionnés pour leur protection sociale, c'est-à-dire l'ASV, qu'elle propose de remplacer par une augmentation équivalente des honoraires... Mais la Cour a oublié que ces avantages relèvent historiquement de l'« engagement national » qui accompagne les conventions médicales depuis 1971, et sont la contrepartie de la modération de la valeur des actes.

En parallèle, le nouveau président de la CARMF, Gérard Maudrux, issu des rangs des ultralibéraux, lance un projet de sortie du système de l'ASV, jugé trop onéreux pour les médecins du secteur II.

Ces différents éléments se conjuguent avec, d'une part, les actions de guérilla juridique des syndicats vainqueurs des élections aux URML, qui veulent l'abolition des dispositions comptables de la LFSS, d'autre part, les projets de « refondation sociale » des représentants du Medef, sous la pression des assureurs privés.

---

45. Selon la Cour des comptes, les objectifs sont ambigus et peu fondés sur des analyses incontestables des défauts du système de soins ; les obligations des médecins référents sont les mêmes pour tout médecin (donc injustifiées par rapport aux avantages financiers) ; les engagements des partenaires conventionnels quant à sa mise en œuvre, son suivi et son contrôle sont insuffisants. Surtout, elle estime que le caractère contractuel du cadre conventionnel est trop étroit pour apporter des réponses à des questions qui relèvent de la loi : mode de rémunération des praticiens, relations entre professionnels, libre choix pour les assurés sociaux (Rapport sur la Sécurité sociale, septembre 2000).

Ces critiques s'inscrivent toutefois dans une approche strictement juridique, sans tenir compte ni du caractère innovant du dispositif, ni du délai nécessaire pour en évaluer les effets, notamment qualitatifs, ce que relève la CNAM-TS dans sa réponse à la Cour.

Du bruit autour du médecin référent : le mouvement des gynécologues médicaux

En cette année 2000 émerge une contestation supplémentaire qui couve depuis plus de dix ans. D'une part, depuis 1986, conformément aux décisions de la Communauté européenne et sous la pression des obstétriciens, la France a cessé de former des gynécologues médicaux, qui exercent généralement en ville sans pratiquer l'obstétrique, et que prisent principalement les femmes des classes sociales supérieures et moyennes (6 millions de femmes selon la SOFRES). Leur nombre a donc diminué progressivement et, devant le risque de disparition de leur discipline, leurs représentants ont cherché à la faire réhabiliter par les pouvoirs publics.

D'autre part, l'instauration du médecin référent, faisant du médecin généraliste le premier recours, visait à limiter l'accès direct à la plupart des spécialistes. Compte tenu des habitudes prises, l'accès direct à certaines spécialités, comme la pédiatrie, la psychiatrie et précisément la gynécologie médicale, faisait débat dans les discussions conventionnelles et même dans les ministères concernés.

Le mouvement « Touche pas à mon gynéco »

En 1997, prenant appui sur l'obligation éventuelle pour les patientes de passer par le médecin référent pour accéder à un gynécologue, se constitue un Comité de défense de la gynécologie médicale (CDGM) qui lance auprès des patientes une pétition largement relayée par la presse féminine. Intitulée « Touche pas à mon gynéco », cette pétition réunit en quelques mois 3 500 000 signatures et se conclut en mars 2000 à une manifestation à Paris.

Le mouvement est soutenu par certaines féministes militantes, telles Élisabeth Badinter ou Benoîte Groult, au motif que la gynécologie médicale « n'est pas une médecine comme les autres ». Pour Élisabeth Badinter, « le [ou la] gynécologue est le médecin généraliste de la femme ».

Les arguments qui circulent affirment que le système du médecin référent – reposant pourtant sur un contrat volontaire – constituerait une « obligation » dont le non-respect entraînerait un non-remboursement de la consultation…, idée fermement réfutée par le président de la CNAM-TS.

Les gynécologues soutiennent également que les progrès en matière de prévention et de contraception sont imputables à leur spécialité ; il s'agit, selon les responsables du mouvement, d'« une lutte pour la santé des femmes, pour le droit d'être soignées dans les meilleures conditions médicales et humaines[46] ».

---

46. Conférence de presse au Sénat du 5 mai 2000 par le CDGM. Elles semblent avoir oublié l'investissement de nombreux généralistes dans la diffusion de la contraception et de l'IVG avant même que la loi les autorise (*voir l'histoire du MLAC*).

> Cependant, le ressort profond du recours au gynécologue semble être le besoin de traiter de « son intimité de femme » en dehors du recours au médecin généraliste et, de préférence, à un médecin femme.

Les échos de ce mouvement émeuvent nombre de généralistes, qui se sentent à nouveau décriés alors même que leur discipline est en voie rapide de féminisation. Ils contestent notamment l'idée du « gynécologue, médecin généraliste de la femme », les questions de gynécologie ne résumant évidemment pas la santé des femmes, qui entre dans la compétence du généraliste.

La secrétaire d'État Dominique Gillot reconnaît cette compétence, mais promet néanmoins que deux cents gynécologues par an seront formés, avec le choix entre gynécologie obstétricale et médicale au sein d'un DES commun. Par ailleurs, la réforme des études médicales, avec l'allongement du troisième cycle de médecine générale, inclut des formations complémentaires en pédiatrie et gynécologie[47]. Mais le mouvement du CDGM se poursuivra pendant au moins une quinzaine d'années, malgré – ou à cause de – la diminution progressive des effectifs de gynécologues.

14.3 Vers une loi de modernisation du système de santé

Les questions abordées par ce projet de loi

Les différentes lois votées (Teulade, 1993 – Juppé, 1995-1996) et les modifications apportées suite aux divers recours contre les conventions médicales ont été instaurées dans une période de crise du système de santé. L'affirmation de plus en plus nette du rôle prépondérant de l'État, notamment par la loi annuelle de financement de la Sécurité sociale et la régulation des dépenses de santé, a ébranlé le rôle des partenaires sociaux dans la gestion de la convention, dont le principe est contractuel et non législatif. Une redéfinition s'avère nécessaire.

Parmi les nombreux sujets à l'étude en vue de cette loi figurent les droits des malades (accès au dossier médical, indemnisation de l'aléa thérapeutique), la régionalisation du système de santé, la réforme de l'Ordre des médecins, l'obligation de FMC, la démographie des professions de santé et leur répartition sur le territoire, le paritarisme des organismes sociaux.

---

47. Cette décision fera partie d'un amendement à la loi d'octobre 2001 sur les droits des malades.

Régionaliser le système de santé

Une certaine régionalisation est déjà esquissée avec la création des URCAM, des ARH et, côté médecins libéraux, les URML, auxquelles devront correspondre des Conseils régionaux de Santé. Ces conseils[48] succéderont aux Conférences régionales, avec pour fonction l'analyse des besoins spécifiques à chaque région, ainsi que l'établissement de bilans des politiques appliquées.

Pour les organisations de médecins, des clarifications apparaissent nécessaires entre les rôles respectifs de l'Ordre, des URML et des syndicats. En ce qui concerne l'Ordre, la réforme introduira une séparation claire entre ses fonctions administratives et disciplinaires. Les Conseils régionaux de l'Ordre deviendront des chambres disciplinaires de première instance, tandis qu'un échelon d'appel est créé au niveau national ; les deux seront présidées par des magistrats professionnels, ce qui les rapproche du droit commun. Un échelon administratif pur sera créé au niveau régional.

Enfin, le dispositif de FMC sera révisé et officialisé (*voir Partie II, Formation continue*).

Repenser le système conventionnel

Chez les parlementaires, Claude Évin considère le système conventionnel comme mort et plaide pour son renouveau.

> « En ce qui concerne la médecine de ville, [...] son fonctionnement s'inscrit toujours dans le cadre d'une loi de 1971 [...] dont on peut se demander si elle est bien toujours adaptée à des contraintes professionnelles qui, elles, ont beaucoup changé. La contestation récente des professions médicales [...] exprime aussi un malaise plus profond des professionnels libéraux [...].
> Il y a donc deux chantiers [...] : [celui] du fonctionnement de l'Assurance Maladie et du système conventionnel, et celui de la redéfinition des rôles et missions des professions de santé libérales. [...] Ces professions [...] deviennent de véritables acteurs du service public de santé et ont le sentiment que sont remis en cause les principes fondamentaux de la médecine libérale. Or, il n'y a pas de lieu de débat et de gestion de cette évolution. [...] Il est donc nécessaire de reprendre un dialogue plus profond avec ces professions. [...] Différents sujets pourraient faire l'objet de ce travail : [...] la question du statut libéral ; [...] la coordination des soins et le rôle du médecin généraliste [...] ; l'articulation concernant les spécialistes entre la pratique ambulatoire et la pratique hospitalière. »

---

48. Ces conseils seraient composés de représentants des collectivités territoriales, de l'État, des Caisses, des usagers et des professionnels de santé.

Dans la même optique, Richard Bouton, sur le départ, livre ses propositions pour une « profonde réforme des relations entre les professionnels de santé de ville et les pouvoirs publics ». Extraits :

– **Réactualiser le statut des médecins libéraux**

Au cours de ces dernières années, « [...] à la mission de soignant ont été ajoutées de nouvelles fonctions qui, pour certaines, sont fort éloignées de l'activité de soins, [voire] antinomiques avec le statut libéral des médecins. [...] Les éléments de l'actuel statut [...] ne permettent pas leur réalisation. [...] L'ensemble des paramètres sont à réactualiser, d'autres sont à créer : niveau et modes de rémunération, profil de carrière, amplitude de travail et d'astreinte, couverture sociale, régime fiscal [...] et faire l'objet d'un nouvel engagement national ».

– **Refonder le système conventionnel [...]**

« Les partenaires conventionnels doivent prendre en compte les objectifs désormais établis par le Parlement, [...] mais aussi le hiatus permanent entre les besoins réels de la population et la demande de biens et services de santé, dont les professionnels de santé libéraux ne peuvent assumer seuls les conséquences [...].

[...] il n'est pas possible de garantir la maîtrise des coûts, l'égalité d'accès et la qualité des soins dans l'anarchie du système de santé actuel. [...] La coordination des soins par la généralisation des filières et réseaux semble être la réforme incontournable sur laquelle doit être établi le nouveau système conventionnel [...].

De telles évolutions [...] nécessitent une diversification du mode de rémunération : forfait annuel pour les activités médico-administratives ; forfait d'astreinte pour les gardes ; rémunération capitée pour les activités de coordination et de continuité des soins ; tiers-payant et tarifs opposables pour les actes effectués dans le cadre de la coordination ; honoraires libres pour les autres types d'actes. [Outre qu']il est nécessaire de conserver deux conventions médicales, il est souhaitable d'instaurer une double voie pour le conventionnement des médecins [...], un conventionnement individuel pour certains médecins [qui] exercent des "para-spécialités" (homéopathie, allergologie...) ; les autres médecins libéraux pourraient adhérer à une convention collective plus riche et comportant la plupart des adaptations statutaires précédemment décrites. »

MG France : changement de tête

Richard Bouton se retire en 2000 de la tête du syndicat qu'il a contribué à créer, après quatorze années de combats. Il considère « avoir rempli la mission [...] fixée lors de la création du syndicat » et que « l'avenir de la médecine générale est assuré, la réorganisation du système de soins se fera à partir de la médecine générale qui redevient un échelon essentiel du système de soins français ». Un bémol toutefois atténue cette affirmation : le relatif insuccès de ses troupes lors de la seconde élection aux URML, témoignant de la difficulté de toute entreprise syndicale à rester en phase avec les professionnels qu'elle représente, mais aussi à les faire évoluer dans un monde qui change.

La succession de Richard Bouton arrive dans un climat professionnel difficile, et dans un contexte de doute au sein de MG France, où diverses tendances – libérale ou sociale, autonomiste ou œcuméniste – se sont fait jour, sans compter les déçus qui ont quitté le mouvement. Pierre Costes, ex-secrétaire général du syndicat, est élu en novembre 2000 à l'issue des journées de la médecine générale, dont les thématiques sont la coordination des soins et le passage « du chacun pour soi à une construction commune ».

La convention, un cadre trop étroit pour MG France comme pour l'UNOF

Pierre Costes et la nouvelle équipe conservent les objectifs majeurs, mais décident de changer de méthode, en s'accordant avec les membres d'autres professions de santé désireuses de réformes, et de « partir du réel » pour forger un nouveau modèle. Prenant acte des aspirations des médecins (aménagement du temps de travail, réduction des tâches administratives et des contrôles…) et des nouvelles missions d'intérêt collectif et de santé publique qui les attendent, le nouveau président part du double constat d'une situation problématique de l'ensemble des professionnels libéraux, qui suscite l'opposition aux réformes, et de l'inadaptation du statut de 1971.

Pour autant, il ne s'agit pas de dénoncer la convention médicale, mais d'admettre que son cadre est trop étroit pour apporter des solutions. Partant de ce constat, il s'agit d'obtenir des interlocuteurs politiques et des autres syndicats de professionnels de santé l'ouverture de nouvelles négociations.

Pour sa part, l'UNOF appelle à un « Grenelle de la médecine générale », en raison du déséquilibre entre l'insuffisante rémunération des actes et l'augmentation des charges et des tâches administratives, alors que le temps de travail des généralistes déborde très largement les 35 heures récemment instaurées pour les salariés. Michel Chassang assimile les généralistes à « des parias de la médecine » et appelle à « tout remettre à plat ».

14.4 Élisabeth Guigou et le « Grenelle » de la santé

À l'arrivée d'Élisabeth Guigou au ministère des Affaires sociales en octobre, le calendrier parlementaire a pris du retard, en raison du référendum sur la durée du mandat présidentiel.

Parmi les dossiers en instance figurent :
– la réforme du troisième cycle des études médicales et la suppression de l'internat ;
– le vote de la prochaine LFSS ;
– le projet d'allocation personnalisée d'autonomie (APA) ;
– le projet de loi de modernisation évoqué ci-dessus.

La LFSS pour 2001 est votée le 31 octobre et octroie à la branche maladie une enveloppe en progression de 3,5 %, et 3 % attribués aux soins de ville. La loi ouvre l'accès à la CMU pour 300 000 bénéficiaires.

La régulation des dépenses reste déléguée à la CNAM-TS avec le mécanisme des lettres clés flottantes, inchangé. L'examen des projets de filières et réseaux de soins est confié aux ARH.

Du malaise des généralistes au « Grenelle » de la santé

Chez les médecins libéraux, l'année 2000 se termine, comme les précédentes, par un mouvement de grogne : une semaine « santé morte » avec fermeture des cabinets médicaux, opération suivie par 60 à 70 % des médecins libéraux… Ce malaise des professions de santé n'échappe pas à la ministre, qui annonce la tenue à partir de janvier 2001 d'un « Grenelle de la Santé », avec l'ensemble des acteurs sociaux, les hospitaliers et l'Assurance maladie[49]. Alors, s'engage un vaste mouvement de réflexions et de propositions sur une réorganisation des soins de ville et du système conventionnel.

Pour l'UNOF, la priorité est de « maintenir un système libéral à la française », ce qui suppose « d'interrompre le système du médecin référent », « l'abandon [...] des lettres clés flottantes » et de revenir « à la maîtrise médicalisée ». Elle reprend ses thèmes habituels : la « coordination [...] au moyen du dossier médical tenu par le médecin généraliste » ; le relèvement des honoraires ; la réforme des études médicales, sans cesse retardée, « préalable à l'égalité du C et du Cs », et à ce que « la médecine générale devienne une spécialité à part entière, puis une discipline universitaire » ; une nomenclature des actes « indépendante de la convention » ;

---

49. Le terme « Grenelle » a été choisi par référence à 1968, quand une vaste réunion tenue au siège du ministère des Affaires sociales avait conclu les grèves de l'époque.

une « régulation de la démographie médicale » pour « aboutir à un rapport généralistes/spécialistes de 60/40... ».

À MG France, on rappelle que, depuis un an, « l'ensemble des professions de santé » est convié à renégocier leur statut libéral (celui des médecins datant de 1971), compte tenu des nouvelles tâches de gestion et des missions de santé publique qui y ont été ajoutées, en plus d'une charge de travail de 60 heures par semaine. Le syndicat, s'étant inscrit dans un « front des soins primaires », ou « G5 » (entre les cinq professions régies par une convention), attend que les autres organisations confirment cette démarche. Il rappelle également les acquis de la convention spécifique, notamment financiers. Enfin, constatant que depuis 1995 les gouvernements font porter exclusivement la responsabilité des dépenses de santé sur les professionnels, Pierre Costes appelle à un partage de celle-ci avec les usagers.

Pour le SML, il faut « trouver une solution au blocage actuel du système » et préciser « ce qu'on attend d'un système conventionnel ». Il renouvelle pour trois mois son mot d'ordre de grève de la télétransmission des feuilles de soins.

Enfin, la FMF estime que l'invitation d'Élisabeth Guigou arrive tard, ne veut « plus de maîtrise économique ni de sanctions collectives » et contribue au projet en cours de définition avec la CSMF, le SML et quatre syndicats de salariés (FO, CGT, CFTC et CGC), groupe dit « G7 » (voir § 14.7).

Les Caisses d'Assurance maladie abordent la rencontre avec des propositions ouvertes : « remettre à plat le système conventionnel » et « explorer les voies d'une régulation individuelle fondée sur la qualité et l'utilité » ; moduler les avantages conventionnels « pour influer sur la répartition [des professionnels] sur le territoire » ; responsabiliser les assurés sociaux ; « redonner du contenu aux conventions en instaurant des droits communs à toutes les professions, assortis ensuite d'adaptations spécifiques ». La CNAM-TS, attend que ce « Grenelle » lui apporte plus d'autonomie et permette des réformes structurelles en médecine de ville grâce à une loi de programmation sur cinq ans.

Le CNOM, également partie prenante, se base sur ses travaux de 1999 définissant une nouvelle donne pour l'exercice de la médecine, libérale comme hospitalière (voir § 13.14). Pierre Haehnel, secrétaire général, insiste sur la qualité des actes médicaux et l'évaluation des pratiques professionnelles ; il souhaite que l'Ordre soit chargé de « veiller à la compétence réelle » des médecins, en leur donnant « une possibilité de la maintenir – et d'en attester – au long de leur carrière », et devienne « une société de services pour les médecins ».

Même la docte Académie de médecine se penche sur les conditions de l'exercice médical. Un rapport du Pr Marcel Legrain note « le malaise » des praticiens libéraux, qui « frappe tout particulièrement les médecins généralistes », dont le rôle est « essentiel pour le développement d'une médecine de qualité au meilleur coût ».

Enfin, le Medef poursuit son propre chantier de « refondation sociale », appelant à la définition d'un « panier de soins » remboursable et à un dispositif de régulation qui ne pèse pas uniquement sur les professionnels de santé.

Une marge de manœuvre étroite pour la ministre

En lançant ce « Grenelle » pour le 25 janvier, Élisabeth Guigou vise à mettre un terme à cinq années de tension, mais ne dispose que d'une marge étroite. Les dépenses de santé dérapent d'environ 10 milliards de francs par an depuis trois ans. Le système conventionnel, fortement fragilisé, cristallise les oppositions entre médecins libéraux ; les syndicats médicaux les plus critiques (CSMF, SML et FMF) ont posé en préalable à toute discussion un moratoire de toute sanction par les Caisses (ce qu'ils n'obtiendront pas).

Par ailleurs, le Gouvernement doit avant le mois de juin faire aboutir la loi de modernisation du système de santé, intégrant certaines conclusions de ce « Grenelle ».

Les sujets abordés lors de cette journée du 25 janvier sont multiples : compétence, rôle et missions des professionnels – urgences – articulation ville-hôpital – coordination et réseaux de soins – démographie médicale – régulation des dépenses – partage des rôles entre État et Caisses…

Élisabeth Guigou juge le climat des échanges très constructif et déclare qu'« il convient […] de dépasser la situation actuelle […], donner un nouveau souffle au système conventionnel, reprendre le dialogue au-delà des préoccupations économiques », et […] « trouver un système de régulation ». Un groupe d'experts est rapidement constitué, en lien avec des parlementaires, afin de défricher les différents thèmes. Rendez-vous est pris en juin pour en dégager des orientations. La ministre semble mettre le sujet de la médecine générale au centre des débats.

Cette perspective est toutefois qualifiée de « non-événement » par le groupe réuni autour de la CSMF, qui élabore un projet conventionnel alternatif… Mais la CSMF maintient aussi la pression et organise pour le 8 mars une nouvelle journée d'action régionalisée. Cette journée, baptisée « santé vivante », sera un échec. Les professions de santé organiseront une manifestation nationale le 12 juin.

MG France entend demander une rallonge budgétaire de 1 milliard de francs pour l'objectif de dépenses, en vue d'une restructuration du système de soins axée sur les soins primaires (financement de réseaux de soins et de maisons médicales[50]). Il propose de saisir le passage à l'euro pour donner un coup de pouce à la valeur du C, passant de 115 à 121 francs, soit 18,5 euros. Cette demande sera rapidement débordée par une contestation tarifaire de l'UNOF, à laquelle les généralistes de la FMF (FMF-G) se joindront : un C à 20 euros (*voir § 14.9*).

Le retour de Bernard Kouchner

Bernard Kouchner revient alors au ministère de la Santé (troisième mandat), à charge pour lui de mener à bien la loi de modernisation du système de santé, dont certaines dispositions concernent les généralistes (fonctions et statut, filière universitaire, obligation de FMC, activités à l'hôpital). Il compte également travailler sur la démographie médicale et le développement des réseaux de soins. Les autres objectifs poursuivis avec Élisabeth Guigou concernent la recherche d'autres modes de régulation du système de santé, ce qui signifierait sortir du dispositif Juppé-Aubry. En feraient partie la régionalisation, une meilleure définition des rôles et missions des professionnels et un décloisonnement entre les différents secteurs d'exercice.

14.5 En parallèle du Grenelle de la santé, deux projets concurrents de rénovation

L'ouverture du Grenelle de la Santé stimule les efforts de réflexion du monde de la santé. Des projets pour l'exercice libéral sont portés par deux groupes, le « G7 » et le « G14 », et publiés au printemps 2001.

Le projet du G7

Piloté par la CSMF et en accord avec ses anciens partenaires conventionnels, les syndicats de salariés FO, CGT, CFTC et CGC, ce projet pour 2002 s'inspire des idées de 1993 : autonomie des partenaires sociaux élus et défense du libéralisme médical. Ce groupe s'élève contre la prise en mains de plus en plus marquée par l'État et contre une régulation financière sans définition préalable des besoins de santé.

---

50. L'idée des maisons médicales pluridisciplinaires est de regrouper des généralistes et divers professionnels soignants dans des unités qui permettent d'assurer une meilleure coordination des soins, voire des délégations de tâches. Elles connaîtront un fort développement au cours de la décennie 2000-2010.

Partenariat conventionnel : les conditions de la réussite

– Redéfinition des rôles de l'État, des partenaires conventionnels, des professions de santé.
– Mise en place d'une convention-cadre pour l'ensemble des professionnels libéraux de santé et d'une convention médicale unique, avec volets spécifiques (par discipline et pour les MEP), validée par une « majorité de représentation », soit la signature d'au moins deux caisses nationales et deux syndicats médicaux représentant ensemble plus de 50 % des médecins. [...]
– Interdiction de toute discrimination entre médecins conventionnés ou entre assurés sociaux en ce qui concerne leur accès aux soins.
– Partage de la totalité des informations économiques et de santé.

Accès aux soins : conditions de l'égalité et de l'équilibre
– *Les besoins :* cartographie des besoins de santé aux niveaux régional et national et régulation des installations.
– *L'offre :* création d'*un observatoire permanent de la démographie médicale*, géré par les partenaires conventionnels – Association des partenaires conventionnels au choix du *numerus clausus*.

Maîtrise médicalisée et concertée des dépenses
– *Définition d'un objectif prévisionnel non opposable*, à partir des besoins de soins définis, soumis à la représentation nationale, pour la durée de la convention et ajustable annuellement. Il inclura le coût des dispositions conventionnelles et sera évalué selon des indicateurs de qualité et d'efficacité.
– *Nature des dépenses :* celles présentées au remboursement (honoraires, prescriptions, hospitalisation privée), sauf dépenses médicalement injustifiées.
– *Bilan annuel d'application de la convention* par les partenaires conventionnels, complété par un rapport d'expertise analysant les éventuels écarts et transmis au Parlement.
En cas de dépassement de l'objectif, médicalement justifié, ajustement par une loi de financement rectificative ; dans le cas contraire, correction par des actions conventionnelles.
En cas de dépenses inférieures à l'objectif, affectation du surplus à la prévention.

Définition, valeur et rémunération des actes
– *Redéfinition de tous les actes médicaux* avant le 1er janvier 2002.
– *Création d'un observatoire conventionnel* chargé du suivi économique et technique.
– *Niveau de rémunération :*
  ◦ La valeur du « C » doit tenir compte de la compétence, de la responsabilité, de l'effort intellectuel, du stress, de la durée, ainsi que des frais inhérents à la pratique.
  ◦ Elle sera fixée à 30 euros (196,5 francs) et indexée.

– *Secteurs d'exercice :*
  ○ Création d'*un secteur à honoraires opposables, revalorisés, remboursables à 90 %.*
  ○ Maintien d'un secteur à honoraires libres pour les titulaires actuels, avec un remboursement sur la base des tarifs opposables.
– *Paiement des honoraires :*
  ○ Remboursement facilité par la monétique et la télétransmission.

Évaluation des pratiques, FMC, références
– *Évaluation collective :*
  ○ Dans l'attente du codage des actes et pathologies, collecte de données par questionnaires anonymes à réponse obligatoire et confrontation aux référentiels, existants ou à créer.
– *Évaluation individuelle :*
  ○ Par autoévaluation ou des « professionnels reconnus », indépendamment de la convention.
  ○ Engagement des praticiens à suivre une FMC en cas d'erreurs ou de lacunes constatées.
– *FMC obligatoire :*
  ○ Intégration de la FMC conventionnelle, mais dans le dispositif général de FMC.
  ○ Définition de thèmes selon trois sources : souhaits et besoins des praticiens – demandes des partenaires conventionnels – besoins résultant des évaluations.
  ○ Contrôle de participation des praticiens par les partenaires conventionnels.
– *Références médicales (RMO) :*
  ○ Opposables, celles qui engagent la sécurité du patient ;
  ○ Éventuellement opposables : celles qui visent à éviter les actes inutiles ou inappropriés.

Instances et sanctions
– Création d'une commission nationale de la vie conventionnelle, paritaire, doublée d'une commission arbitrale (en cas de conflits), et d'instances régionales équivalentes.
– Retour aux commissions paritaires de la convention de 1993.
– Sanctions graduées en cas de non-respect des RMO.

Coordination des soins
– *Dossier médical unique par patient, tenu par un médecin coordinateur choisi par le patient* (*plus volontiers* un généraliste), alimenté par tous les médecins consultés par un même patient, qui s'y engagent.
– *Dossier de liaison* confié au patient, de présentation obligatoire et accessible au médecin-conseil.
– Des *réseaux de soins* intégrant des paramédicaux agréés et évalués, bénéficiant d'aides pour l'indemnisation du temps médico-social ou de la prise en charge d'un secrétariat.

On peut retenir de ce projet les principaux points suivants :

– *Établir* un *principe de responsabilité de l'ensemble des acteurs*, à condition de pouvoir agir sur la totalité de leurs conditions d'exercice (honoraires, prescriptions et établissements de soins privés).

– En finir avec l'étanchéité des enveloppes budgétaires et obtenir un droit de regard des partenaires conventionnels sur les transferts de dépenses entre secteurs, ainsi qu'un droit d'intervention dans l'élaboration de l'ONDAM.

– *Identifier les besoins de santé avant le vote des budgets* par les députés, mais sans objectif opposable.

– *Définir les axes de la maîtrise médicalisée et des soins utiles* (soit le « panier de soins »).

– *Obtenir une convention unique* ; réguler l'offre de soins par la coordination des professionnels.

– *Réhabiliter le médecin libéral* par une révision des charges et des missions.

– *Régionaliser le système de santé.*

Cet ensemble, même s'il appelle à une clarification des rôles de l'État et de l'Assurance maladie, est centré sur une opposition à l'étatisation.

La « maîtrise médicalisée », par opposition à une maîtrise dite « comptable », doit procéder d'une étude préalable des besoins de santé, ce qui relève d'une pertinence indiscutable et souligne le défaut des mesures de régulation antérieures à 1995 ; cela est d'ailleurs en phase avec les travaux de la Conférence nationale de Santé. Mais le G7 propose aussi que le montant de l'ONDAM soit proposé au Parlement par les partenaires conventionnels, ce qui reviendrait à en partager la responsabilité politique.

Quant à la coordination des soins, le choix du coordinateur relève ici de chaque patient, qui peut dans ce but désigner – ou non – un généraliste ; on perçoit là encore une réticence à définir clairement les rôles entre généralistes et spécialistes, c'est-à-dire ménager les situations acquises et éviter d'orienter les recours des patients ; c'est d'ailleurs ce qu'on peut lire dans « l'interdiction de toute discrimination entre médecins conventionnés ou entre assurés sociaux » (*voir premier paragraphe de l'encadré*), qui signifie la volonté d'arrêter toute option du type « médecin référent ».

Au plan démographique, le projet contient l'idée d'une restriction relative de la liberté d'installation tant qu'un observatoire de la démographie ne sera pas créé. Cela entraîne aussitôt des protestations des chefs de clinique (INSCCA) et internes de l'ISNIH, de même que contre la suppression du secteur II (qui constituerait une « *promotion par l'excellence* » et un « *espace de liberté* »). L'assemblée générale de la FMF s'y opposera, elle aussi.

Le projet du G14

Cet autre groupe[51], réuni à l'initiative de MG France, rassemble de nombreux professionnels paramédicaux (membres du CNPS), auxquels se sont joints la CFDT, les deux fédérations françaises de mutuelles et des membres d'un groupe de réflexion « Réforme et Santé » constitué sous l'égide des médecins de groupe. L'objectif est de lancer un vaste débat public et de nourrir la réflexion des décideurs politiques, en vue du « Grenelle », mais aussi de l'élection présidentielle de 2002.

Ce projet est présenté les 7 et 8 juin 2001 comme une démarche démocratique et « un plus par rapport au projet du G7, qui repose uniquement sur les médecins ».

Pourquoi réformer ?

– *Le constat* : un système de santé coûteux et inégalitaire, sans amélioration significative des inégalités de santé, ni de la rémunération des professionnels.

– *Des explications* : absence d'une politique comportant priorités et objectifs à moyen terme dans les LFSS ; approche prioritairement curative ; cloisonnement des intervenants, freinant la coordination ; manque de transparence des critères de remboursement ou d'allocation des ressources.

Comment réformer ?

– *Un principe* : *conserver le système de protection sociale*, associant un financement solidaire et une offre de soins ambulatoires essentiellement libérale ; pérenniser un accès aux soins pour tous, garantissant équité, qualité et utilité des soins ; offrir aux professionnels une visibilité sur leurs missions, l'évolution de leurs pratiques et la stabilité de leurs conditions d'exercice.

– *Les attentes* des *assurés* :
  ○ individuelles : répondre aux besoins de guidage, d'information et de responsabilité ;
  ○ collectives : garantir la pertinence des dépenses (champ délimité par le Parlement) par une *offre de soins conciliant qualité et proximité*.

– *Les attentes des professionnels* :
  ○ individuelles : un juste niveau de rémunération évitant la course à l'acte, valorisant le centrage sur le métier et non sur les tâches

---

51. Composition du G14 : infirmiers (FNI), kinésithérapeutes (FFMKR, Fédération française des masseurs-kinésithérapeutes rééducateurs), biologistes (SDB, Syndicat des biologistes), pharmaciens (FSPF, Fédération des syndicats pharmaceutiques de France), MG France, puis : CFDT et UNSA (Union nationale des syndicats autonomes), mutuelles FNMF et FMF, SNMG et Réforme et Santé, incluant usagers, chirurgiens (UCCSF), dentistes (UJCD, Union des jeunes chirurgiens-dentistes), orthophonistes (FNO, Fédération nationale des orthophonistes), orthoptistes (SNAO, Syndicat national autonome des orthoptistes).

administratives ; une *clarification des missions et de la place de chacun dans la chaîne des soins* ; des perspectives d'évolution de pratiques et de carrière ;

○ collectives : des *complémentarités précisées entre professionnels*, facilitant l'organisation et la coordination de leurs actions.

Les solutions suggérées : de la qualité individuelle à la qualité globale du système

– Enrichir le colloque singulier par une *approche plurielle*, en équipe professionnelle organisée autour des besoins du patient.

– Élaborer des *référentiels de pratique* permettant d'évaluer la qualité des actes.

– *Faire que le professionnel et le patient soient impliqués solidairement dans le respect des référentiels.* Dans ce but, faire apparaître le parcours de santé du patient afin d'éviter des actes redondants, au moyen d'un support d'informations accompagnant celui-ci lors de chacun de ses contacts.

– Promouvoir la qualité par des *protocoles de soins* fixant la nature et le périmètre d'intervention de chaque professionnel et les limites des demandes du patient couvertes par la collectivité.

– *Rompre avec l'hégémonie du paiement à l'acte au profit d'autres modes de rémunération* couvrant des prestations coordonnées.

Un nouveau contrat social et une nouvelle architecture conventionnelle

– *Le rôle de l'État : définir les orientations pluriannuelles de la politique de santé*, en associant les acteurs concernés aux décisions, et déterminer les moyens financiers que la collectivité y consacre ainsi que les critères de remboursement ; *déléguer la mise en œuvre de cette politique à l'Assurance maladie* : partenaires sociaux et mutualistes, avec les professionnels de santé.

– *Un nouveau contrat social :*

○ Fonder la responsabilité des professionnels sur une « assurance qualité ».

○ Définir un socle commun à toutes les professions de santé libérales, incluant un principe général de remboursement des soins sur la base de tarifs opposables, et des volets optionnels avec des engagements de qualité.

– *Les accords contractuels des professionnels et des patients :*

○ Les syndicats professionnels représentatifs négocieraient au plan national avec l'Assurance maladie des accords pour chaque profession, auxquels les professionnels choisiraient d'adhérer ou non, de façon à *donner un réel contenu à des accords librement souscrits*.

○ Une synergie d'action serait négociée entre l'Assurance maladie obligatoire et les complémentaires.

○ *Le patient serait incité à être* « acteur de sa santé » par un engagement à des actions de prévention et de dépistage précoce, guidé par des référentiels appropriés et soutenu éventuellement par un meilleur remboursement des soins.

Ce projet part du constat du manque d'organisation et d'efficience du système de soins et d'un cadre qui, défini il y a trente ans, ne répond plus aux besoins actuels ; il appelle à une réforme qui assure à tous « équité, qualité et utilité des soins ».

Il insiste sur la nécessité de redéfinir les rôles et statuts des différents professionnels libéraux « participant à une mission de service public, qui doit être contractualisée et rémunérée, certaines fonctions ne pouvant être rémunérées à l'acte ».

Pierre Costes, dans sa présentation, souligne le refus, chez les paramédicaux, de la hiérarchisation dans la chaîne de soins et promeut un changement dans les relations entre professionnels : fin du management pyramidal. Il met en avant le rôle de l'ensemble des acteurs des soins primaires, avec une approche commune fondée sur l'utilité, la qualité et l'évaluation des soins, ainsi que le partage de l'information.

Comme les auteurs du projet du G7, il envisage une « convention socle », assortie de volets spécifiques par métier. De même, il met l'accent sur la responsabilité des acteurs – y compris celle des patients – en ce qui concerne la qualité des soins, mais aussi leur coût, et réfute toute idée de « marché de la santé », ce qui nécessite d'« en finir avec le parcours libertaire de l'assuré dans un système solvabilisé, en raison de l'absence de limite de la demande ». L'ensemble des propositions devra faire l'objet d'un débat avec la société.

Ne sont pas abordées la démographie des différents métiers, ni la régulation du système de santé, ni l'optimisation des dépenses.

Les commentaires de la DGS et de la CNAM-TS

Sur le projet du G7, la Direction générale de la Santé (DGS) apporte un jugement réservé : « projet surtout ambitieux par son coût et ses renoncements à toute forme de régulation du système de soins comme à toute forme d'engagements contraignants vis-à-vis du corps médical » et « qui n'apparaît pas [...] à la hauteur des enjeux d'avenir [...], ni en termes de coordination des différentes professions et structures de soins [...], ni en termes de clarification des rôles entre l'État et l'Assurance Maladie ou entre le système conventionnel et les autres outils de régulation ».

Sur le projet du G14, la DGS se montre moins sévère, relevant l'accent mis sur la complémentarité des métiers dans une approche collective des prises en charge en tant qu'éléments de compétence globale du système. Elle souligne la responsabilisation des usagers, mais aussi la création des outils nécessaires, tels que les référentiels de dépistage et de prévention.

Quant au président de la CNAM-TS, il voit le premier projet comme une sorte de « ravaudage » du dispositif conventionnel et considère le second tourné vers l'avenir : « Quel système de soins voulons-nous construire ? » Pour Jean-Marie Spaeth, dans l'attente des conclusions du « Grenelle », il faut rénover les contrats à deux niveaux, celui des relations entre État et Assurance maladie et celui des rapports des Caisses avec les professionnels de santé.

14.6 Le rapport de la Mission de concertation pour la rénovation des soins de ville

Consécutivement au « Grenelle », ce rapport, dit « rapport des Sages[52] », commandité par Élisabeth Guigou en janvier lui est remis en juillet. La commande comportait deux axes :
– *la promotion de la qualité au sein du système de soins* : prise en charge des urgences, partage de l'information, formation et évaluation des pratiques ;
– *la rénovation du contrat qui lie les professionnels de soins à l'usager, aux Caisses et à la collectivité* : responsabilités dans la régulation du système de soins, missions des professionnels, contenu de la convention médicale.

Le rapport de la Mission de concertation (extraits)
I. Les métiers de la Santé
I.1 Spécialistes, généralistes et paramédicaux
– *Mieux définir les rôles et missions des divers professionnels* dans l'organisation des soins ; constituer des référentiels métiers et étudier les substitutions possibles.
– *Assigner au généraliste une place privilégiée dans la coordination des soins et l'orientation du patient*, alors qu'en France la fonction de suivi régulier des patients se trouve souvent transférée sur les spécialistes libéraux. *Valoriser cette fonction, en accroissant la valeur de la consultation du généraliste et en rémunérant de façon forfaitaire les engagements de qualité ou des activités d'intérêt général.*
– *Créer un dossier médical de synthèse peut favoriser la coordination* ; le généraliste a davantage de légitimité à tenir ce dossier, hormis certains cas particuliers (pédiatres). *In fine*, le patient choisira le médecin qui en sera chargé.

---

52. Les Sages sont quatre : Bernard Brunhes, consultant, Bernard Glorion, président du CNOM, Stéphane Paul, de l'IGAS (Inspection générale des affaires sociales), et Lise Rochaix, économiste de la santé.

I.2 Démographie

Créer un *observatoire national de la démographie et des métiers de la Santé* ; organisme permanent placé auprès du ministre de la Santé, il coordonnera divers travaux sur la démographie, pilotera des études et orientera la politique d'évolution des métiers de la santé.

I.3 Compétences

– Maintenir et actualiser les compétences, par la formation continue, l'évaluation des procédures et des pratiques.

– Créer une instance d'expertise et de gestion des compétences, rattachée à l'ANAES, étendue à l'ensemble des professions de santé.

– Renforcer les recommandations de bonne pratique ; informer activement les professionnels.

II. Les professionnels, acteurs des politiques de santé et de l'optimisation des dépenses

II.1 L'engagement des professionnels dans les politiques de santé doit se faire sur trois axes :

– La *prévention* : au plan individuel, elle relève de la pratique quotidienne en cabinet et doit être incluse dans le paiement à l'acte. Au plan collectif, elle pourrait faire l'objet d'un engagement conventionnel, rémunéré de façon forfaitaire.

– La *coordination* : développer la place et les fonctions des réseaux ; privilégier ceux à vocation générale plutôt que par pathologie ; formaliser les engagements des professionnels par des chartes et instaurer des modalités de financement globales et/ou pluriannuelles. Hors des réseaux, mener des travaux collectifs pour favoriser différents modes de coordination, en rémunérant le temps passé.

– Les *urgences*, mission de service public : rendre attractive la rémunération par des forfaits concernant l'astreinte et/ou la globalité de chaque période de garde. Envisager la création de *maisons de garde* dotées d'un équipement adapté, limitant les déplacements au domicile des patients.

II.2 L'engagement des professionnels dans l'optimisation des dépenses

– Instaurer des *rémunérations diversifiées en fonction des différents types d'objectifs.* Des forfaits peuvent concerner : l'installation dans des zones déficitaires, les activités d'intérêt collectif (urgences, prévention, coordination), des contrats d'engagement de bonnes pratiques.

– Reconsidérer la prise en charge des cotisations sociales par l'Assurance maladie, « source d'opacité » sur le niveau des rémunérations.

– *Éviter les différentiels de remboursement des assurés relatifs aux engagements spécifiques des praticiens* [*], mais privilégier des compléments forfaitaires selon les types de contrats entre médecins et patients.

[*] *Cas des médecins référents.*

III. La régulation du système : partager les responsabilités

III.1 Instaurer de nouvelles règles du jeu

– **Rôle de l'État** : assurer les fonctions régaliennes de définition des politiques de santé et des moyens à y affecter ; mieux définir le partage des responsabilités entre lui et l'Assurance maladie et ce qui entre dans le champ de la convention.

– **Créer un *Conseil national de Santé***, pour concevoir et mettre en œuvre des politiques stables à long terme. Reprenant les prérogatives de la Conférence nationale de Santé et du Haut Comité de Santé Publique, il aurait pour mission d'*éclairer le Gouvernement, le Parlement et la population sur les choix nécessaires* et d'établir un lien entre la réflexion sur les priorités et la détermination des ressources que la nation y attribue.

– **Rôle de l'Assurance maladie**
  ○ Préserver et réaffirmer ses principes.
  ○ Lui garantir une vraie délégation de compétence pour *assurer son autonomie* et stabiliser ses relations avec les professionnels de santé.
  ○ Renforcer la fonction de tête de réseau de la CNAM-TS par rapport aux échelons régionaux et locaux – donner un rôle pivot aux URCAM (organismes interrégimes).

– **Rebâtir une structure conventionnelle à trois étages**
  ○ *Un premier étage comportant un socle de règles et principes généraux commun à l'ensemble des professions conventionnées* et défini par voie réglementaire.
  ○ *Un second étage distinct pour chaque profession*, voire chaque spécialité, selon leurs caractéristiques et proposant un cadre pluriannuel pour l'évolution de leur activité.
  ○ *Un troisième étage dédié à la conclusion de contrats individuels* de bonne pratique, selon des modèles établis par profession.
  ○ Des incitations au conventionnement du deuxième niveau paraissent nécessaires et seraient indispensables pour accéder au troisième niveau. Cette architecture suppose la suppression du secteur à honoraires libres.

III.2 Les voies de la responsabilité des usagers

– *Le constat* : les modes de responsabilisation utilisés jusqu'ici (avance de frais, ticket modérateur, dépassement d'honoraires, non-remboursement) s'avèrent soit peu efficients, soit discriminants selon les ressources des assurés. Il n'existe ni responsabilisation financière efficace, ni filières d'orientation des patients dans le système de soins.

– *Des propositions* : inciter les assurés à un recours cohérent au système de soins et à la prévention ; informer sur les comportements à risque ; créer un *Institut national de prévention et de promotion de la santé*, susceptible d'agir dans un sens éducatif.

III.3 Objectifs de régulation
- **Rénovation de l'ONDAM**
  - Fixer des objectifs réalistes, pluriannuels, liés aux objectifs de santé publique.
  - *S'appuyer sur un débat public* et sur un effort de pédagogie expliquant les motifs des choix et arbitrages.
  - Établir une loi sur cinq ans, avec ajustements annuels selon le PIB national.
- **Respecter l'objectif de dépenses déléguées (ODD) à l'Assurance maladie**
  - Rendre la CNAM-TS financièrement responsable de l'ODD.
  - Accroître la responsabilité de la CNAM-TS, actuellement limitée aux honoraires et transports, en l'étendant au domaine du médicament.
- **Régionaliser la régulation**
  - *Déconcentrer* la gestion des soins de ville (transfert de responsabilités non économiques aux échelons régionaux) *plutôt que décentraliser* (transfert de décisions sur l'organisation et la régulation).
  - Définir les compétences des régions et prendre en compte leurs caractéristiques épidémiologiques et sociologiques ; assurer un débat démocratique et la fongibilité des enveloppes des secteurs de soins.
  - *Remodeler les institutions régionales* et faire naître une synergie entre les services de l'État et ceux de l'Assurance maladie.

En substance, ce rapport propose une redéfinition des métiers de la santé ; de l'engagement des professionnels dans la politique de santé et l'optimisation des dépenses ; des responsabilités des divers acteurs en termes de régulation du système. Quelques points se recoupent avec certaines conclusions du G7 et du G14, ainsi que les premières séances du « Grenelle » :

• En ce qui concerne les métiers (§ I), l'accent est mis sur *l'indispensable coordination des acteurs*, ce rôle devant revenir prioritairement aux généralistes, nonobstant une nette revalorisation tarifaire. La gestion de la démographie serait attribuée à un organisme permanent et concernerait l'ensemble des professionnels de santé.

• L'engagement des professionnels dans les politiques de santé (§ II) porte sur des *missions de service public, à rémunérer de façon forfaitaire* ; l'optimisation des dépenses dépendrait du rééquilibrage ainsi obtenu entre les activités curatives et préventives.

• Pour la régulation du système (§ III), les auteurs en appellent à la responsabilité de tous les acteurs, ce qui nécessitera d'importantes mesures : clarification des prérogatives respectives de l'État et de l'Assurance maladie ; une *nouvelle architecture conventionnelle à trois étages* ; la responsabilisation des usagers. Enfin, la fixation des objectifs de dépenses devra être liée aux objectifs de santé publique et précédée d'un débat public.

À souligner le fait que, pour les membres de la commission, « les mesures ressenties comme des sanctions n'ont pas fait la preuve de leur efficacité et pénalisent durablement les relations conventionnelles ».

14.7 Les propositions consécutives au « Grenelle » (25 janvier-12 juillet 2001)

À l'issue de la réunion conclusive du 12 juillet, Élisabeth Guigou retient deux axes de mesures concernant soit des décisions prochaines, soit des pistes de travaux :
– *une meilleure reconnaissance du rôle des professionnels libéraux* dans le système de soins : métiers, démographie, compétences, missions de santé publique, coordination des soins ;
– *une meilleure gestion des soins de ville* : relations État-Assurance maladie, articulation des dépenses avec les priorités de santé publique, rénovation du cadre conventionnel.

Puis le 12 octobre, la ministre présente lors d'une conférence de presse treize propositions, résultant en grande partie de celles des groupes de travail et de la Mission de concertation.

Parmi ces treize propositions :

1. Créer un **observatoire de la démographie et des métiers de la santé**, placé auprès des ministres de la Santé et de la Sécurité sociale. Son rôle sera de rassembler, d'expertiser et de diffuser des données relatives à la démographie des professionnels, au contenu de leurs métiers et à leurs évolutions ; de mener des études sur les déséquilibres démographiques dans certaines spécialités ou certains territoires.

2. Mettre en place une **aide à l'installation** dans certaines zones rurales, après une étude en cours dans dix départements ; création d'un comité de pilotage qui devra consulter les instances professionnelles et les collectivités locales sur les modalités.

5. Réformer le dispositif de formation continue. Étendre l'obligation à tous les médecins ; relancer trois conseils nationaux (libéraux, salariés et personnel hospitalier) et un fonds national unique de la FMC, abondé par des dotations publiques (*voir Partie II, Formation continue*).

6. Développer les **recommandations de bonne pratique.** Créer un comité de coordination sur ces recommandations, en concertation avec les sociétés savantes, consultable sur les programmes des agences concernées (ANAES, AFSSAPS), et devant émettre des avis sur leur appropriation par les professionnels.

8. Associer les professionnels libéraux aux politiques de prévention collective. *Créer un comité technique national de prévention*, chargé de coordonner les initiatives et financements des institutions concernées ; *créer un Institut national de prévention et d'éducation pour la Santé (INPES)*. Étudier l'hypothèse de contrats de santé publique à l'intention des professionnels engagés dans des programmes de prévention et de promotion de la santé, et rémunérés de façon forfaitaire.

10. Développer des réseaux pour une meilleure coordination des soins. Recenser les réseaux existants. Harmoniser les divers dispositifs d'agrément et de financement. Créer une enveloppe financière unique, gérée par des guichets régionaux uniques et dispensant des financements pérennes.

11. Redéfinir l'élaboration de la politique de santé. Un débat sur la politique de santé aura lieu chaque année dans le cadre des Conférences de santé, avant celui sur la loi de financement. Un *Haut Conseil de la Santé sera créé* et devra assurer, tout comme la Conférence nationale de Santé, des fonctions d'expertise auprès du Gouvernement. Les priorités seront établies sur un mode pluriannuel.

12. Rénover le cadre conventionnel pour en relancer la dynamique :
• *Mettre en place un socle conventionnel*, soit par une convention-cadre regroupant les dispositions communes aux professionnels libéraux et facilitant leur coordination, soit par un décret.
• *Prendre en compte les engagements individuels*. Une meilleure reconnaissance doit bénéficier aux professionnels qui s'engagent dans la coordination des soins, les urgences ou le suivi qualitatif de leur activité. Ces engagements prendraient la forme de contrats, rémunérés par forfaits.
• *Instaurer un nouveau système de régulation*. Engager des évolutions structurelles des soins de ville dans une optique de qualité et de maîtrise des dépenses ; ce système serait fondé sur des engagements, d'une part, des professionnels, d'autre part, de l'Assurance maladie en matière d'évolution tarifaire et de nomenclature.
• Inscrire dans les conventions des mesures de régulation démographique et des conditions d'installation, ainsi que la consultation du futur Observatoire de la Démographie.

13. Conforter la délégation d'objectifs à l'Assurance maladie :
• Mieux articuler les objectifs arrêtés par le Parlement et leur mise en œuvre dans la convention avec une perspective de financement pluriannuel.
• Clarifier et simplifier les relations entre État et Assurance maladie par un avenant à la convention d'objectifs et de gestion en début d'année et un rapport d'exécution en juillet.

En résumé, il s'agit pour le Gouvernement de faire évoluer les soins de ville selon les principes suivants : qualité des soins par la gestion des compétences ; application de recommandations et évaluation des pratiques ; rénovation du cadre de régulation ; participation des professionnels aux missions de santé publique.

La revalorisation des fonctions du généraliste, proposée dans le rapport des « Sages », est à ce stade éludée. Seules la création d'un Observatoire de la démographie (futur ONDPS) et celle d'un Institut national de prévention et d'éducation pour la Santé (INPES) font l'objet de décisions quasi immédiates. Les autres propositions sont des pistes de travail censées alimenter deux lois en préparation (*voir § 14.8*).

L'accueil des syndicats de généralistes au rapport des « Sages » – Le C à 20 euros

Pour l'UNOF, les treize propositions d'Élisabeth Guigou sont un catalogue de vœux pieux : le système de régulation basé sur les lettres clés flottantes est maintenu et les honoraires sont stagnants[53]. Michel Chassang demande un C à 20 euros et un V à 30 euros ; et de lancer sans plus attendre un mouvement de protestation en trois éléments pour les visites à domicile : inciter les patients à venir au cabinet des médecins ; ne plus effectuer de visite au tarif officiel actuel pour les patients valides ; coter systématiquement les visites au tarif d'urgence, soit 260 francs (39,64 euros) ; il y ajoute une consigne de large utilisation du DE et un préavis de grève illimitée des gardes de nuit à partir du 15 novembre.

À MG France, le ton est différent. Pierre Costes estime que l'architecture conventionnelle proposée (point 12) ouvre la porte aux engagements individuels, susceptibles de mener à un conventionnement sélectif, ce qui affaiblirait le rôle des syndicats. Il rejoint sur ce point la position de la CSMF, pour qui cette éventualité conduirait les praticiens à devenir des « médecins de Caisses ».

Sur le plan tarifaire, MG France a déjà engagé avec l'Assurance maladie depuis septembre un projet d'avenant à visée dite « structurante », qui comporterait une hausse du C de 1 euro (soit un C à 18,5 euros), complétée par un forfait dit de « service médical rendu (SMR) », applicable soit à des actes particuliers répondant à un cahier des charges précis (par exemple, maintien à domicile, actes d'urgence…), soit à une offre de services adaptée aux conditions locales.

L'idée maîtresse de cette orientation est de mettre fin à la course aux actes et de répondre aux aspirations des généralistes de réduire leur temps de travail au moment où la semaine de 35 heures se prépare pour les salariés.

---

53. Le C est à 115 francs, soit 17,53 euros, depuis trois ans et le V à 135 francs, soit 20,58 euros.

Compte tenu du succès attendu de la revendication du C à 20 euros portée par l'UNOF, MG France, après de vives discussions internes, s'y ralliera dans un second temps[54], celle-ci, plébiscitée par la plupart des généralistes, étant perçue plus favorablement que les autres avancées structurelles.

Pour autant, la ministre accepterait une revalorisation en contrepartie d'une amélioration du service médical rendu (ASMR). Elle fait valoir qu'une partie des propositions issues du Grenelle de la santé entreront dans la LFSS de 2002, ouvrant la possibilité de nouvelles rémunérations : actes de prévention entrant dans un programme prioritaire, contrats de santé publique (à négocier avec la CNAM-TS), expérimentations tarifaires pour les gardes dans certaines zones rurales ; et, hors de l'enveloppe de l'ONDAM, financements pérennes pour les réseaux de soins ou aides à l'installation dans les zones déficitaires.

Devant l'absence d'alternative aux lettres clés flottantes et l'opposition persistante de la majorité des syndicats médicaux, Élisabeth Guigou concède un « amendement d'orientation » qui consisterait à proposer aux médecins une exemption individuelle de ce dispositif en contrepartie d'engagements de « bonne pratique » (proposition de MG France). Cette proposition continue de faire renâcler la CSMF, qui refuse de choisir entre la « peste du conventionnement individuel » et le « choléra des lettres clés flottantes ».

14.8 Les lois de l'automne 2001

Le projet de loi « *Droits des* malades et qualité du système de santé » est présenté par Bernard Kouchner en septembre au Conseil des ministres et sera dissocié de la loi dite « de modernisation ». Outre les dispositions concernant les droits des malades et l'office d'indemnisation des accidents médicaux, il comporte les éléments suivants :
– *Réforme de l'Ordre des médecins :* création d'un Conseil régional, instance disciplinaire présidée par un magistrat professionnel, et d'une chambre disciplinaire au niveau national, avec fonction d'appel.
– *Réforme de la FMC.* Institution de trois conseils nationaux (libéraux, hospitaliers, salariés non hospitaliers).
– *Prévention :* remboursement des actes – création de l'Institut national de prévention et d'éducation pour la Santé (INPES).
– *Politique de santé et régionalisation du système.* Instauration d'un débat parlementaire annuel en amont de chaque PLFSS ; remplacement des Conférences conférences régionales de Santé et des Comités

---

54. Entre 1993 et 2001, le tarif du C a augmenté de 15 %, tandis que le SMIC horaire a crû de 25,5 %.

régionaux d'organisation sanitaire par des Conseils régionaux de Santé ;
définition d'une base légale pour les réseaux de soins.

Cette loi est votée début octobre par l'Assemblée nationale, avec l'ajout
de deux amendements :

– la reconnaissance de la gynécologie médicale en tant que spécialité,
sans obligation d'accès par le généraliste ;

– l'usage professionnel des titres d'ostéopathe et de chiropracteur.

Est aussi prévue la mise en place d'un Fonds de promotion et d'information médicale, le FOPIM (voir Partie II, Formation continue).

La loi de financement pour 2002 (LFSS)...

Celle-ci est votée en première lecture début octobre alors que les dépenses
de Sécurité sociale pour 2001 sont en excédent de 9,8 milliards de francs.
Le Gouvernement pavoise, mais l'Assurance maladie conserve un déficit de
5 milliards et les prévisions pour 2002 annoncent un nouveau déficit de l'ordre
de 12 milliards, accentué par une ponction sur les recettes de la CNAM-TS
pour alléger les cotisations patronales (compensation de la mise en place
des 35 heures). Au vu de ces éléments, l'objectif de l'ONDAM est fixé pour
2002 à +3,8 %, par rapport à 2001, soit +3 % pour la médecine de ville et
+4,8 % pour l'hôpital.

... dont des dispositions concernant la médecine de ville
– Les médicaments pourront être prescrits en dénomination commune
internationale (DCI) et les dépenses de promotion auprès des prescripteurs seront taxées.

– Un fonds d'aide à la qualité des soins de ville, décidé en 1999, destiné
à diverses expérimentations, dont celle des réseaux de soins, sera doté
pour 2002 de 500 millions de francs (76,22 millions d'euros).

– La réforme des conventions annoncée est introduite, selon une architecture à trois étages, pour une durée de cinq ans :

° *Un accord-cadre pour tous les professionnels libéraux* sera conclu
entre le CNPS et au moins deux caisses d'Assurance maladie.

° *Une convention par profession* devra définir les tarifs d'actes,
des engagements collectifs et individuels sur l'évolution de l'activité,
l'évaluation des pratiques, le suivi des dépenses, la promotion de
références et de recommandations.

° *Des engagements individuels facultatifs*, portant sur la prévention,
la coordination des soins ou des actions de santé publique, pourront
être rémunérés de façon forfaitaire.

– Les conventions actuelles sont prorogées jusqu'au 31 décembre 2002,
laissant aux partenaires conventionnels un an pour s'adapter aux termes
de la nouvelle loi.

Si Jean-Marie Spaeth, réélu à la tête de la CNAM-TS, se dit en plein accord avec les dispositions précédentes, l'architecture conventionnelle à trois étages est contestée par les syndicats médicaux avant même le vote définitif de la loi.

La CSMF réfute chacun des étages : selon Claude Maffioli, le premier étage est d'ordre réglementaire et régi par l'État, au détriment du principe du contrat conventionnel ; le second reste soumis à « un blocage comptable » ; le troisième est un conventionnement individuel, ouvrant vers une « médecine de Caisse ». La FMF se retire du projet du G7, au motif de la fin programmée du secteur II. MG France se dit formellement opposé « à toute possibilité de contractualisation individuelle entre l'Assurance Maladie ou l'État et le professionnel », qui serait « un recul très grave [...] du rôle de représentation du syndicalisme ».

Au vu de ces réactions, les services du ministère préparent un amendement au PLFSS 2002 qui épargnerait à tout professionnel conventionné l'application de toute mécanique comptable, y compris les lettres clés flottantes[55]. Au bout du compte, le PLFSS sera voté par les députés en deuxième lecture (à seize voix de majorité), avec l'essentiel de l'architecture conventionnelle prévue[56]. L'exemption du système de lettres clés flottantes est confirmée pour les professions qui auront signé une convention, la régulation des dépenses reposant alors sur des accords conventionnels. Enfin, il n'y aurait intervention de l'État qu'en cas de carence conventionnelle.

Aussitôt votée, cette LFSS est contestée par un recours du Sénat en Conseil constitutionnel, au motif que les bases financières de la loi seraient « insincères » et intenables, du fait de l'évolution déjà connue des dépenses de l'Assurance maladie. La loi sera revotée le 21 février 2002, incluant la plupart des innovations proposées.

Concernant les médecins libéraux, restent possibles soit des conventions spécifiques par discipline, soit une convention unique. Le reste de la loi est conforme aux dispositions issues des conclusions d'Élisabeth Guigou (*voir* § 14.7). Au système des « lettres clés flottantes » sont substitués des engagements de modération de l'activité et des accords de bon usage des soins.

---

55. Les centrales de salariés impliquées dans le G7 (devenu G6) soutiennent cet amendement, ayant obtenu satisfaction quant à l'objectif de dépenses de l'hôpital public pour 2002 (les personnels hospitaliers sont fortement syndiqués à FO et à la CGT).

56. Le socle conventionnel définira les obligations respectives des Caisses et des professionnels, des mesures de renforcement de la qualité ou de la coordination des soins, ou encore la promotion d'actions de santé publique. Il ne sera valable pour une profession donnée que si au moins une organisation représentative de celle-ci y adhère. Mais cela ne constitue pas une convention à proprement parler, et chaque professionnel aura la possibilité d'y adhérer ou non.

La loi reconnaît aussi la garde médicale comme un service public, avec rémunération de l'astreinte ; l'organisation sur le terrain est confiée à l'Ordre. Ce dernier sujet, point chaud des revendications des praticiens, devra très vite être mis en œuvre (application au 1er mars 2002) dans l'espoir de calmer la révolte en cours des généralistes (*voir § 14.11*).

Ces deux textes législatifs vont constituer, quelles que soient l'issue du mouvement de contestation des généralistes et les visées des syndicats les plus libéraux, une nouvelle base sur laquelle devra s'édifier le cadre de l'exercice professionnel.

14.9 Le grand ras-le-bol des généralistes

La majeure partie des généralistes, encore échaudés par les mesures drastiques du plan Juppé, ne semble pas réceptive aux conclusions du Grenelle de la santé, pas plus qu'aux évolutions annoncées de la convention médicale. Ils s'estiment touchés par deux difficultés : la stagnation des honoraires et les premiers effets de la décrue de la démographie médicale, sans parler des difficultés chroniques du régime de retraite (ASV).

Sur le plan des honoraires, la diversification de la nomenclature des actes (urgences, maintien à domicile) n'a qu'un effet marginal par rapport à la valeur du C et du V, qui restent la référence de leur travail et de leurs revenus. Alors que l'effet « 35 heures » amène une tendance générale à la réduction du temps de travail, les semaines des généralistes se situent autour de 58 heures[57].

Dans ce contexte, les propos répétés – et non contestés – du président de l'UNOF sur les propositions d'Élisabeth Guigou (*voir supra, § 14.7*) ont un fort impact et le mot d'ordre de grève des gardes de nuit recueille une large adhésion. D'autre part, dans nombre de départements, la décrue du nombre de généralistes, due à la fois aux départs en retraite, aux délais rallongés des jeunes médecins avant installation et à leur désaffection pour la médecine de campagne, entraîne mécaniquement une surcharge de travail pour ceux qui restent en place. Les zones les plus concernées sont évidemment les secteurs ruraux, mais aussi les quartiers suburbains, dits « sensibles », touchés avant même la généralisation de cette décrue ; le relèvement du *numerus clausus* (4 700 pour l'année 2001) reste insuffisant pour remédier à court ou à moyen terme à cette situation critique.

---

57. En ce qui concerne le temps de travail des généralistes, une étude de la CNAM-TS basée sur les relevés de prescription note une nette évolution entre les années 2000 et 2002 dans le sens d'un resserrement de leur activité entre les lundis et les vendredis, au détriment des samedis (–4,9 %) et des dimanches (–23 %). Globalement, le nombre de médecins actifs quotidiennement a baissé de 2,8 %.

Des pistes de solutions sont proposées par la DGS, telles que des aides à l'installation, une régulation des flux de médecins par région au niveau de l'internat rénové (à partir de 2004) et l'encouragement au travail en réseau, mais aucune d'elles ne saurait avoir d'impact à bref délai.

Cela étant, de nombreux médecins de ville, bien que moins touchés sur le plan démographique, sont en accord avec la grève des gardes de nuit initiée par l'UNOF, qu'ils en soient ou non adhérents, et le nombre de grévistes est estimé fin novembre à 80 %. MG France se dit « en phase avec cette revendication tarifaire [...] ».

À compter du 19 novembre, il s'y ajoute une grève des internes (ISNIH) et résidents (ISNAR) des hôpitaux en vue d'obtenir le respect du repos de sécurité après les gardes et l'intégration de celles-ci dans le temps de travail. Cette demande leur sera satisfaite par Bernard Kouchner.

Le durcissement du mouvement face aux « surdités » d'Élisabeth Guigou et de la CNAM-TS

Amplifié par les réquisitions des préfets, le mouvement des généralistes se durcit et l'UNOF stigmatise la « surdité d'Élisabeth Guigou » aux revendications tarifaires. La grève s'étend à partir du 8 décembre aux week-ends et jours fériés et se double d'une grève de la télétransmission des feuilles de soins ; elle ira jusqu'à une grève totale des soins lors des ponts de Noël et de la Saint-Sylvestre, provoquant un fort engorgement des services d'urgence des hôpitaux. Des coordinations locales commencent à se reconstituer, risquant de déborder les syndicats.

Sur le plan conventionnel, MG France poursuit les négociations ; un avenant se dessine, avec le relèvement de la valeur du C à 18,5 euros et des majorations de certaines visites à domicile pour « service médical rendu ». Mais les Caisses se font tirer l'oreille sur cette revalorisation[58], ce qui arrête les négociations à la mi-décembre et amène MG France, dépassé par le mot d'ordre du C à 20 euros, à rejoindre la grève de la télétransmission des feuilles de soins. La révolte a d'ailleurs déjà gagné à ce moment ses propres adhérents. La direction du syndicat lance alors dans tous les départements un service minimal de garde, dans le but « d'assurer à la fois la sécurité de la population et la continuation de la grève » (un accident pour absence de soins urgents serait préjudiciable au mouvement).

Cette initiative tente de faire coup double en ébauchant en même temps une réorganisation des gardes, s'appuyant sur des maisons médicales de

---

58. Cela alors que les dépenses d'honoraires des généralistes pour l'année 2001 sont les seules à s'avérer inférieures à l'objectif prévu (environ 2,3 % au lieu de 3 %).

garde et rémunérant l'astreinte par un forfait de C × 15 pour 24 heures suivies d'un repos compensateur obligatoire.

L'ampleur du mouvement des généralistes

Un sondage réalisé les 3 et 4 janvier 2002 atteste de l'ampleur de l'adhésion des généralistes à ce mouvement. Ils seraient plus de 65 % à y participer (grèves de gardes de nuit, de gardes de jours fériés, de télétransmission…), et notamment 18,3 % d'entre eux envisageraient de se déconventionner (ainsi en Mayenne et en Basse-Normandie).

Autres enseignements de ce sondage : une majorité souhaite une augmentation globale du C (64 %) et une révision de la nomenclature (90 %). Enfin, la palme du syndicat qui défend le mieux la profession revient à l'UNOF (39 % contre 16,5 % pour MG France, alors que seulement 26 % se disent syndiqués).

La lecture de ces chiffres est évidemment différente à l'UNOF et à MG France.

– Pour Michel Chassang, ils confirment la faillite de la convention spécifique et démontrent que les généralistes veulent avant tout une revalorisation de leurs honoraires de base. Il en appelle donc à « retrouver un cadre législatif et conventionnel nouveau, avec une convention unique pour l'ensemble des médecins libéraux ».

– Pierre Costes estime plutôt que « les confrères font la grève contre la vie de chien » et la non-reconnaissance des gardes et du travail administratif, qu'il s'agit d'« un mouvement de fond qui perdurera et que MG France accompagnera tant qu'il ne sera pas réglé » ; pour lui, le succès de l'UNOF tient à ce que son discours plus carré est plus facile à tenir pour une « organisation qui ne porte pas la construction des solutions et n'assume pas le quotidien du contrat conventionnel ». Pierre Costes lit également dans ce sondage la volonté des généralistes de voir leur rémunération diversifiée.

Devant l'ampleur du mouvement, Élisabeth Guigou fait valoir dans un premier temps les mesures déjà prises sur les actes des généralistes (chiffrées à plus de 152 millions d'euros) et qualifie d'« excessives » les revendications tarifaires. Puis, devant la pression, elle reconnaît la légitimité d'une revalorisation « dans le respect de l'équilibre de la Sécurité sociale […] » et renvoie à la CNAM-TS la charge d'une négociation avec les deux syndicats de généralistes.

Face à ce revirement, MG France considère qu'il s'agit d'un feu vert donné à la CNAM-TS et entend demander davantage, soit « un plan d'investissement pour la médecine générale, comprenant de nouvelles formes de rémunération, de nouveaux modes d'organisation de la permanence des soins et une valorisation selon le contenu des actes ».

14.10 L'offre de la CNAM-TS, janvier 2002

Une négociation avec l'Assurance maladie s'ouvre à partir du 10 janvier. Jean-Marie Spaeth, au nom des trois Caisses nationales, présente « un contrat de progrès pour faire de la médecine générale une spécialité à part entière », chiffré à 600 millions d'euros.

Il juge que la fonction du généraliste, déterminante « en termes de coordination des différents métiers de santé, de continuité et de permanence des soins », a évolué « subrepticement, sans être véritablement objectivée ». Cette adaptation de fait, au détriment des conditions de travail, est à l'origine du malaise des généralistes, qui « n'admettent plus, sans reconnaissance ni contrepartie, la part de pénibilité de leur métier ». « Les Caisses sont déterminées à apporter des réponses à ce malaise et à y affecter des moyens conséquents. »

La proposition des Caisses se décline ensuite selon trois types de missions : mission de service public (permanence des soins) ; mission territoriale ; mission de soins proprement dite, qu'il convient de valoriser dans une perspective pluriannuelle.

Face à cette perspective, l'UNOF (avec la CSMF) exige d'emblée le double de l'enveloppe financière annoncée, revendiquant la valeur du C à 20 euros, celle du V à 30 euros, la dénonciation de la convention des généralistes et l'ouverture d'une négociation pour une convention unique. Le cabinet d'Élisabeth Guigou refuse l'augmentation du V à 30 euros. L'UNOF quitte aussitôt les discussions, tandis que sur le terrain fleurissent les coordinations et les pratiques sauvages de majoration des actes, que les syndicats ne peuvent cautionner sans risque.

La négociation se poursuit donc avec MG France pour seul interlocuteur des Caisses, autour de sept propositions incluses dans l'offre de la CNAM-TS :

– le C de base maintenu à 17,53 euros (115 francs) pour les consultations de premier niveau ; consultations courantes d'une durée inférieure à 20 minutes ;

– un C de deuxième niveau (montant envisagé : 30 euros) pour les consultations complexes exigeant plus de 30 minutes, avec un examen approfondi et compte-rendu obligatoire ; il devrait concerner 40 % des actes effectués au cabinet des généralistes ;

– une majoration du V du week-end le samedi après-midi ;

– des majorations d'actes pour les jours fériés et les nuits ;

– l'extension des visites de maintien à domicile à des patients en diffi-culté de déplacement, en plus des personnes en ALD de plus de 75 ans ;
– une revalorisation expérimentale des astreintes de garde ;
– des aides à l'installation dans les zones déficitaires en professionnels de soins.

Le financement de ces propositions serait assuré sur trois ans par l'Assu-rance maladie, complété par le Fonds de modernisation (FORMMEL) et le Fonds d'aide à la qualité des soins de ville (FAQSV).

Une « journée sans toubibs », et au-delà

Les propositions des Caisses tombent à plat chez les médecins libéraux. Une « journée sans toubibs » est programmée pour le 23 janvier à l'initia-tive de la CSMF et du SML, à laquelle adhèrent bientôt les spécialistes exerçant en clinique, les chirurgiens-dentistes, les jeunes médecins (SNJMG, ISNAR), SOS Médecins ; puis le mécontentement s'étend aux professions paramédicales : infirmiers libéraux, kinésithérapeutes... Cette journée est un succès pour ses organisateurs, le nombre de cabinets de généralistes fermés atteignant 90 % dans de nombreuses régions, sondage à l'appui. Certaines instances régionales ou départementales de MG France elles-mêmes (Languedoc-Roussillon, Marseille...) ont donné le mot d'ordre de fermeture, poussées par leurs propres adhérents et dans le but d'appuyer la négociation portée par leurs représentants nationaux.

L'accord signé, crise à MG France

Au lendemain de cette journée de protestation, l'ensemble de l'accord négocié entre MG France et l'Assurance maladie est cependant conclu : la consultation de base passe à 18,5 euros et celle de deuxième niveau à 23 euros (une fois par an et seulement pour les patients en ALD). Le tout représente 307 millions d'euros pour une année, sans compter les fonds spéciaux déjà mentionnés. Sans plus attendre, MG France lève son mot d'ordre de grève des gardes et de la télétransmission des feuilles de soins. Reste à ratifier cet accord, ce qui n'est pas gagné.

L'UNOF refuse l'accord et maintient ses revendications. À sa suite, les syndicats majoritaires[59] renouvellent divers mots d'ordre de grève : fermeture des cabinets médicaux pour les week-ends dès le vendredi soir, poursuite de la grève des gardes de nuit, et ensuite, nouvelle journée sans toubibs le 15 février et manifestation nationale le 10 mars.

De plus, une Coordination nationale (CONAT) se met en place et fédère bientôt une quarantaine de départements ; elle reprend les revendica-tions précédentes et y ajoute la dénonciation de l'accord conventionnel,

---

59. Majoritaires : selon les résultats des élections aux Unions professionnelles de 2000.

la réouverture du secteur II et une refonte du statut social et fiscal du médecin.

En ce qui concerne MG France, la ratification ne coule pas de source. Depuis la fin de l'année 2001, en fait, un sérieux désaccord est apparu en interne, les membres du bureau se trouvant contestés sur leur négociation avec l'Assurance maladie, jugée décalée par rapport aux attentes non seulement de la majorité des généralistes, mais aussi d'une partie significative des adhérents. Une proposition de réorientation stratégique, proposée par Richard Bouton, ancien président, avait été non seulement rejetée, mais avait entraîné son exclusion de la séance du Comité directeur.

La conclusion de l'accord conventionnel pousse Philippe Sopena, ex-vice-président, à s'opposer à sa signature ; reprenant les critiques de plusieurs syndicats départementaux, il juge l'accord « gravement insuffisant », notamment en termes de résultats à court terme, et en appelle à ces syndicats pour obtenir la convocation d'une assemblée générale extraordinaire et la dénonciation de l'accord conventionnel[60].

Face à ces critiques, les négociateurs défendent les aspects positifs de l'accord (avenant n° 8), soutenu par un effort financier jamais vu pour la médecine générale, et qui est rapidement publié au début de février. Une partie des nouveaux tarifs est immédiatement applicable et le « C approfondi », fixé à 23 euros, doit attendre le 1er mars et être suivi d'autres déclinaisons de la lettre clé C.

Chez les médecins de base, l'avenant recueille critiques et incompréhension. Le C approfondi, conditionné par une durée minimale de 20 minutes, est en particulier mal accueilli ; vu comme paperassier, il opère une coupure *a priori* entre acte court et acte long, impossible à mettre en œuvre dans la pratique courante et sans rapport avec l'objet intrinsèque de la consultation.

Une contestation persistante, les syndicats débordés

Les syndicats opposés à l'accord du 24 janvier relancent les mots d'ordre de manifestation. Sur le terrain, les généralistes sont de plus en plus nombreux à appliquer le C à 20 euros et le V à 30 euros, sous le regard favorable d'une opinion publique très sensibilisée. Les organisateurs des coordinations locales mettent en place des « chartes de solidarité », comme dans le Calvados et le Finistère, selon lesquelles les signataires s'engagent à

---

60. Selon ses termes, « le C à 18,5 € constitue tout au plus une remise à niveau […] il ne constitue donc en rien une revalorisation » […] "le C lourd s'est réduit comme une peau de chagrin" à une seule consultation annuelle […] le V reste à un niveau indigne […] les avancées structurelles (gardes, astreintes, visite de nuit…) ne compenseront pas l'insuffisance des revalorisations tarifaires, […] leurs conditions et leur calendrier restant très imprécis ».

une fermeture générale de leurs cabinets dès qu'un seul de leurs collègues serait poursuivi par sa CPAM ; ce qui commence d'ailleurs à se produire, comme à Bayonne ou Nantes.

Face à cette situation, Élisabeth Guigou cherche à maintenir le dialogue avec les représentants syndicaux. Elle insiste sur les avancées déjà obtenues depuis le Grenelle de la santé et le complément de rémunération du dernier avenant conventionnel, soit 350 euros (2 300 francs) mensuels. Elle réfute toute logique de sanction, y compris envers les applications illégales de tarifs, et appelle ses interlocuteurs à entrer dans une logique de dialogue, ce qui suppose d'accepter des compromis. Bernard Kouchner, pour sa part, plaide en faveur du C à 20 euros auprès de Lionel Jospin, mais en vain. Des discussions entre les ministres et les professionnels de santé sont programmées, les 11 février, puis les 4 et 5 mars, lors desquelles le président de l'UNOF maintient ses revendications.

MG France, en marge du mouvement spontané des généralistes

Passé la conclusion de l'avenant n° 8, signé, semble-t-il, à la hâte par le président de MG France, deux lignes divergentes s'affrontent au sein de cette fédération :

– La ligne « conventionniste » de Pierre Costes vise à « restaurer la confiance dans le contrat conventionnel », ce qui consiste à faire reconnaître les missions assurées par les généralistes et obtenir des rémunérations décentes. La rénovation du contrat conventionnel passe, selon son Comité directeur, par la fin du modèle unique d'exercice et la possibilité pour chaque généraliste de choisir différents domaines d'engagement avec leurs rémunérations diversifiées, « à côté de la simple évolution tarifaire ». Pierre Costes souligne également l'importance de l'effort financier consenti par l'Assurance maladie : alors qu'habituellement un avenant tarifaire peut représenter jusqu'à 100 millions d'euros d'investissement, celui signé le 23 janvier « grâce à la mobilisation des professionnels » représente 321 millions d'euros pour la première année et autant pour les deux années qui suivent. « Les généralistes sont attachés à leur convention spécifique [...], les confrères savent bien ce qu'ils veulent, c'est travailler moins et travailler mieux. »

– La ligne « solidaire » du mouvement des généralistes est défendue entre autres par Philippe Sopena, pour qui les éléments de l'avenant n° 8 sont insuffisants pour une revalorisation des actes, et vagues en termes de délais et de réalisation. Cela, estiment ses partisans, met le syndicat en porte-à-faux par rapport aux attentes des praticiens. En conséquence, pour faire cesser les conflits, il faut à court terme un nouvel avenant avec portant le C à 20 euros et un accord sur le V à 30 euros. À ses yeux, l'échec de l'équipe en place est patent, compte tenu de la contestation de sa politique par près de la moitié des départements de la fédération et de sa perte d'audience en dehors. « Le challenge pour MG France consiste [...] à ne pas persister dans son isolement et à se retrouver en phase avec les confrères. Il faut à la fois reconstruire l'unité du syndicat [...] et pour cela, changer de politique et constituer une équipe représentative de la diversité de MG France et suffisamment modifiée pour que les médecins lui fassent confiance. » Philippe Sopena insiste également sur la nécessité de défendre les généralistes qui anticipent sur la pratique du C à 20 euros et sont poursuivis par les CPAM.

Les tenants des deux politiques se retrouveront en deux étapes.

L'assemblée générale extraordinaire du 10 mars 2002, tenue à Lyon – jour de manifestation des professionnels de santé –, est particulièrement houleuse. Une issue est cependant trouvée dans une motion de synthèse par Martial Olivier-Koehret, vice-président, selon laquelle :

– l'assemblée ratifie l'accord conventionnel du 24 janvier par les trois quarts des participants, bien qu'une majorité considère que le mandat du Comité directeur n'a pas été respecté ;

– elle demande la négociation d'un nouvel avenant visant à fixer le C à 20 euros et engage le syndicat à défendre les généralistes qui l'appliquent déjà ;

– une commission est chargée de proposer une réforme des statuts du syndicat, comportant « plus de démocratie et des moyens de contrôle » des décisions du bureau.

Dans ce contexte difficile, les états généraux de MG France à Châtel-Guyon les 23 et 24 mars réunissent à peine une centaine d'adhérents, les moins contestataires. Il en sort un manifeste pour l'amélioration des conditions de vie et d'exercice, en vue des prochaines négociations : recentrage des généralistes sur leur activité de soignants, renforcement des moyens de coordination, aide aux regroupements de professionnels, rémunération directe de l'entreprise médicale, plan de carrière prenant en compte la diversité des activités et l'expérience...

Ce ne sera pas suffisant pour les opposants qui, un mois plus tard, à l'initiative de Philippe Sopena, se constituent en un « courant syndical à vocation majoritaire » appelé « MG France Vigilance et Action » (MG-VA), avec pour but que MG France redevienne « un syndicat sachant allier défense professionnelle et propositions imaginatives ». Ce courant se radicalisera dans son opposition à la ligne de Pierre Costes et finira par faire scission trois ans plus tard.

14.11 La poursuite du mouvement des généralistes malgré l'écoute des ministres

À la veille de la manifestation du 10 mars, Élisabeth Guigou reçoit une vingtaine de généralistes, dont des responsables de coordinations locales. La ministre dit avoir compris « le malaise de cette profession » et « la disproportion ressentie entre le nombre d'heures effectuées et la rémunération totale perçue » ; elle rappelle que « la revalorisation régulière des revenus des libéraux repose sur un équilibre durable des comptes de la Sécurité sociale ». Reconnaissant avoir trop tardé à réagir, elle souligne le travail engagé depuis un an et sa ferme intention d'avancer rapidement sur une série de chantiers : démographie, aides à l'installation, conditions de travail, formation…

Parmi les doléances, outre le rappel des revendications connues, la surcharge de travail et les contraintes administratives reviennent fréquemment, pour une rémunération qui, sans être l'élément prédominant, n'est pas considérée en rapport avec une charge de travail lourde et qui s'accroît au fil du temps. Il s'y ajoute, pour la plupart des praticiens, un faisceau de contraintes, dont les rapports difficiles avec l'Assurance maladie, dans le cadre d'une convention que les plus libéraux acceptent mal. L'état de la démographie médicale est perçu comme une des principales causes de leurs difficultés ; dans les zones rurales, les médecins et les élus alertent l'opinion publique par une pétition nationale et sollicitent les parlementaires.

La manifestation des généralistes réunit le 10 mars à Paris plus de dix mille personnes, coordinations en tête, et des membres de la plupart des professions de santé libérales, soutenus par Force ouvrière et la CFE-CGC (Confédération française de l'encadrement – Confédération générale des cadres).

Le durcissement des CPAM

Dans cette période, environ 10 % des généralistes appliquent systématiquement les tarifs revendiqués du C et du V, ce qui amène les trois Caisses nationales à publier un rappel aux règles conventionnelles, sous peine de sanctions[61] ; au plan local, certaines CPAM n'hésitent pas à menacer les contrevenants avec l'envoi de lettres de mise en garde.

En réaction, la solidarité des confrères s'organise, les représentants syndicaux décident d'assister les généralistes poursuivis, et les membres des coordinations radicalisent le mouvement : manifestations devant les préfectures ou les CPAM, pétitions de soutien par les patients, préparation de lettres de dé-conventionnement, démarches au ministère des Affaires

---

61. Suspension de la prise en charge d'une part des cotisations sociales, mise hors convention plus ou moins durable.

Sociales, menaces de pollution de la campagne présidentielle… Les syndicats contestataires, CSMF et SML, prennent alors le relais par un mot d'ordre
de grève pour les grands week-ends de mai, tandis que les coordinations
préfèrent préparer « la *semaine des 35 heures des généralistes* ». Il s'agit
de faire céder le Gouvernement avant la fin, imminente, de son mandat.

Les coordinations organisent des états généraux de la Santé « partout en
France » et revendiquent de participer aux prochaines négociations conventionnelles aux côtés des syndicats représentatifs.

14.12 État des lieux dans l'attente des élections présidentielles

Changement de têtes à la CSMF et à la CNAM-TS

À la présidence de la CSMF, Michel Chassang, seul candidat, succède
à Claude Maffioli. Sa propre succession à la tête de l'UNOF est assurée
par Michel Combier, précédemment secrétaire adjoint. La Confédération
regroupe alors environ 17,4 % des médecins libéraux français (y compris
quelques hospitaliers à pratique libérale), répartis en 7 % de généralistes et
10 % de spécialistes. Les priorités affichées par Michel Chassang portent
sur la *défense de la médecine libérale* face aux tendances à l'étatisation,
le *maintien de l'unité du corps médical* et la *lutte contre toute maîtrise
comptable* et contrainte abusive vis-à-vis des professionnels. Il affiche
la distance de la Confédération envers tout parti politique, bien que ses
relais habituels se situent dans les partis de droite. Mais quelle que soit
l'issue de l'élection présidentielle, la ligne restera celle définie par le G7 :
une convention unique avec des volets spécifiques (*voir § 14.5*) plutôt que
le système à trois étages voté lors de la dernière loi de financement.

Du rififi à l'Ordre des médecins

Au Conseil national de l'Ordre, la tête vacille, effet indirect du mouvement
de protestation des généralistes. Un protocole d'accord sur l'organisation
des gardes et urgences, élaboré entre l'État, l'Assurance maladie et l'Ordre,
aurait été signé sans concertation interne par le président Bernard Hœrni. Cet
accord est récusé tant par les syndicats médicaux que par une majorité de
Conseils ordinaux départementaux, dont les plus motivés sont des bastions
de la CSMF, du SML et de la FMF. Le motif en est que cet accord instaure
une désignation des médecins de garde par l'Ordre pour les seuls généralistes, alors que le code de déontologie (art. 77) stipule que la permanence
des soins concerne tous les médecins et, surtout, que l'accord conventionnel l'a organisé sur la base du volontariat. Bernard Hœrni et son bureau,
déjà contestés en interne, font l'objet d'une motion de défiance, et divers

conseillers nationaux démissionnent. Un conseiller national, Jean Langlois, est nommé médiateur en vue de proposer des solutions, auxquelles le président s'engage à se soumettre. L'issue de cette crise sera la démission en mai de Bernard Hœrni et de son bureau[62].

Construire le nouvel édifice conventionnel

À la CNAM-TS, fin janvier, Gilles Johanet, démissionnaire, est remplacé par Daniel Lenoir, ex-directeur général de la MSA, qui entend « redonner du sens au dialogue conventionnel[63] ».

Consécutivement à la loi du 6 mars, les discussions commencent entre l'Assurance maladie et les membres du CNPS pour définir le socle conventionnel commun à l'ensemble des professions de santé libérales. Le travail à réaliser s'avère considérable, compte tenu du nombre et des spécificités des professions. Doivent figurer dans cet accord-cadre :
- le fonctionnement du partenariat conventionnel (droits et devoirs des parties, commissions, respect des engagements) ;
- les éléments de protection sociale des professionnels conventionnés, dont la retraite ;
- le partage des informations entre professionnels et financeurs ;
- la coordination interprofessionnelle dans les réseaux de soins ;
- les principes d'organisation de la FMC conventionnelle ;
- les modalités de facturation des prestations (télétransmission, tiers payant, déplacements).

Les représentants de l'UNOF-CSMF et de la FMF abordent cette négociation à reculons, s'opposant au maintien des conventions séparées et au « conventionnement individuel » que pourraient instaurer les contrats optionnels du troisième étage conventionnel.

Dans le même temps, les Caisses entament les discussions sur les conventions des différentes professions, soit le deuxième étage de l'édifice.

---

62. Le Dr André Chassort, ex-secrétaire général adjoint, analysera la situation comme la résultante d'une opposition interne entre rénovateurs (le courant « Glorion ») et conservateurs.

63. Daniel Lenoir prend les rênes de la CNAM-TS alors qu'un rapport signé de J. de Kervasdoué et Rémi Pellet, publié sous l'intitulé *Le Carnet de santé de la France 2000-2002*, souligne la nécessité urgente de « réorganiser l'offre de soins, notamment en développant les réseaux entre spécialités », et de rénover une Assurance maladie au mode de gestion « trop onéreux » ; enfin, réduire l'intervention de l'État, qui « administre sans réfléchir et ignore la vraie demande sanitaire ».

15. Une nouvelle donne politique

15.1 Un nouveau gouvernement et l'apaisement

Jacques Chirac étant réélu président en mai 2002, Jean-François Mattei[64] se voit confier « un ministère de la Santé autonome, bien placé dans la hiérarchie gouvernementale pour résister aux lobbys et à la toute-puissance de Bercy ». À la Santé s'ajoute la Sécurité sociale.

Jean-François Mattei à la Santé : mettre fin à la contestation

Avant sa nomination, Jean-François Mattei critiquait la trop forte implication de l'État, devenu à la fois « garant et gérant de la Santé », et proposait qu'il se limite à ses prérogatives « régaliennes » : prévention, sécurité sanitaire, éducation à la santé, épidémiologie et santé publique. Il souhaitait d'autre part élargir le paritarisme dans les organismes sociaux à des représentants d'usagers et des professionnels de santé, et créer des agences régionales de Santé. La maîtrise des dépenses serait médicalisée et organisée avec les médecins, encadrée par des études coût/efficacité et des processus d'accréditation et d'évaluation. À propos des généralistes, il qualifiait la consultation à 115 francs (soit 17,53 euros) d'« humiliante » et souhaitait que leur formation se déroule plutôt dans les hôpitaux généraux (CHG, centres hospitaliers généraux) qu'en CHU. Les professions de santé devraient également bénéficier d'une « culture commune, en termes de sciences humaines et sociales, d'économie de la santé et de santé publique », propos nouveaux de la part d'un ministre de la Santé.

À son arrivée, Jean-François Mattei hérite d'une situation très tendue et doit s'employer à déminer le terrain pour rétablir une certaine confiance. Les médecins libéraux attendent en urgence une revalorisation et une amnistie.

À l'issue de sa première entrevue avec le nouveau ministre, Michel Chassang, pour la CSMF, se dit assuré que le C passera à 20 euros, comme Jacques Chirac s'y est engagé pendant la campagne présidentielle ; il en fait un préalable à toute négociation. Pierre Costes, reçu également par Jean-François Mattei, n'a pas entendu la même chose. En fait, le ministre précise que si cette revendication lui paraît légitime, elle procède de la négociation conventionnelle, qu'il entend faciliter[65]...

---

64. Jean-François Mattei est professeur de pédiatrie et de génétique, ex-président du groupe parlementaire Démocratie libérale.
65. La CNAM-TS estime à 966 millions d'euros en année pleine le coût des revalorisations du C à 20 euros et du V à 30 euros, alors que les dépenses de l'Assurance maladie s'emballent

Mais cette intention ne suffit pas aux protestataires les plus engagés. De nombreux généralistes de la Mayenne envoient leurs lettres de déconventionnement[66], bientôt suivis par ceux de Seine-Maritime, Finistère, Gironde... La coordination nationale pilote le mouvement et obtient d'être reçue par Jean-François Mattei le 23 mai.

Dans les jours suivants, Jean-François Mattei se déplace à la CNAM-TS et s'accorde avec les trois Caisses nationales en vue de procéder « à la deuxième étape de revalorisation attendue par les généralistes », intention conditionnée par des « engagements significatifs [...] d'une juste utilisation des ressources de l'Assurance maladie ». En clair, les augmentations envisagées devront être financées par des économies sur les prescriptions. Le communiqué est doublé d'une déclaration de Jean-Marie Spaeth, pour qui la contrepartie de l'accord consistera à intensifier les prescriptions de génériques, sans exclure le maintien des lettres clés flottantes. Cette déclaration, concomitante d'incidents musclés lors d'une confrontation entre des généralistes et la direction de la CPAM de Bayonne, relance immédiatement la colère des coordinations et le mot d'ordre de déconventionnement.

Un accord tarifaire en deux temps

Nonobstant ces péripéties, les négociations s'ouvrent début juin, en vue d'un accord collectif entre Caisses et syndicats médicaux, suivi d'engagements individuels des médecins.

C'est donc l'heure du retour de l'ensemble des syndicats représentatifs dans les négociations, ce que salue Pierre Costes au nom de MG France, tout en précisant que celle-ci sera « insuffisante pour régler les problèmes profonds des généralistes ».

Un protocole d'accord est alors signé le 5 juin entre les trois Caisses et les syndicats médicaux, sauf la FMF[67], portant la valeur du C à 20 euros au 1er juillet, avec en contrepartie la prescription des médicaments en DCI

---

depuis le début de l'année (+6,7 % globalement, malgré la stagnation du volume d'honoraires des généralistes).

66. Cent trente et un généralistes de la Mayenne sur 227 envoient leurs lettres le 17 mai, tandis que ceux du Calvados, présents au nombre de 400, vont murer la CPAM de Caen et menacer son directeur, par solidarité avec 18 des leurs, poursuivis pour application du C à 20 euros ; en complément, les généralistes du Calvados enverront 250 lettres de déconventionnement. Le déconventionnement prend effet deux mois après l'envoi des lettres.

67. La FMF campe sur une position libérale stricte : réouverture du secteur II – rejet de la prise en charge des cotisations sociales par l'Assurance maladie, qui « *crée un lien de subordination intolérable des médecins vis-à-vis des Caisses* ».

(facilitant la substitution par les pharmaciens) et la prescription de génériques[68]. Ensuite, la visite sera réévaluée en deux temps : au 1er juillet, le V est fixé comme le C à 20 euros, auxquels s'ajoute une indemnité de déplacement de 3,5 euros ; les visites pour maintien à domicile (MMD, majoration de maintien à domicile) sont rémunérées à 30 euros (31,5 euros à Paris, Lyon et Marseille) et étendues aux patients en incapacité totale et durable. Avant le 1er octobre, cet accord sur la visite sera étendu à toute situation justifiant un soin à domicile ; la notion de MMD disparaîtra et les visites seront tarifées à 20 euros, plus 10 euros de frais de déplacement remboursables aux patients pour les visites justifiées (critères à définir). La réduction du nombre de visites à domicile injustifiées, estimées aux deux tiers du total, permettrait l'autofinancement de l'augmentation du tarif[69]. Un comité paritaire de suivi de l'accord est constitué et définira les mesures d'accompagnement nécessaires, tant auprès des médecins que des patients.

D'autres accords sur les prescriptions suivront. La participation de l'Assurance maladie aux cotisations sociales des médecins sera maintenue pour les médecins du secteur I. Quant aux poursuites déjà engagées par les Caisses pour application illégale de tarifs, elles devraient être abandonnées.

À l'accord tarifaire du 5 juin, J.F. Mattei ajoute la suppression des lettres-clés flottantes (dernier dispositif de sanctions collectives) et des Comités médicaux régionaux, très décriés par les médecins. Il met en place des groupes de travail sur les urgences, la FMC, la démographie des professions de santé et leur sécurité.

15.2 La perspective d'une nouvelle convention

Les sujets de conflits étant déblayés, le terrain est libre pour les préparatifs d'une nouvelle convention médicale, la convention actuelle venant à échéance à la fin de 2002. Cela signifie le retour de l'ensemble des syndicats médicaux, les mots d'ordre de grève des gardes étant levés.

Les coordinations restent sous pression

Les coordinations – non représentatives – maintiennent toutefois leur vigilance, accompagnées par le courant MG-VA, dissident de MG France. Tout en saluant le caractère positif de l'accord, Jean-Paul Hamon, porte-parole de la coordination nationale, signale que « rien n'est réglé » concernant la permanence des soins, le volontariat des gardes, la démographie médicale,

---

68. La prescription en DCI et génériques devrait permettre une économie annuelle de 260 millions d'euros, somme à peu près équivalente au coût du passage du C à 20 euros.

69. Les visites feront l'objet d'un suivi statistique locorégional précis, du fait de disparités importantes d'une région à l'autre.

le statut fiscal et social du médecin, la FMC, ou l'espace de liberté tarifaire...
« La suspension de la grève des gardes ne pourra être envisagée [...] que
lorsque les représentants de la coordination nationale auront été reçus par
le ministre. » Cette question est suspendue à une réécriture d'un protocole
contesté sur l'organisation des gardes, entre l'Ordre, le ministère et l'Assurance maladie (*voir § 14.12*), qui nécessite une modification de l'article 77 du
code de déontologie (passage du principe d'obligation à celui de volontariat).

De nombreux membres des coordinations adhèrent alors à la FMF-G, ce
qui leur permettra de participer aux négociations conventionnelles à venir.

Les projets des syndicats médicaux : diversifier les niveaux de consultation

Les exigences initiales de la CSMF tiennent en trois points : rétablir
un vrai partenariat Caisses-médecins ; instituer une régulation médicalisée ;
revaloriser les actes médicaux « à leur vraie valeur ». En corollaire, renvoyer
hors convention les questions de démographie, de FMC, des urgences et
de permanence des soins « qui regardent l'État ».

Concernant les tarifs d'actes, la CSMF propose de définir des consultations à trois niveaux pour l'ensemble des spécialités, y compris pour
la médecine générale :

– le premier niveau répondrait à une *demande ponctuelle* ou à un suivi
simple, ne s'inscrivant pas dans un projet de soins élaboré ; constituant environ 60 % des consultations du généraliste, il serait rémunéré
à 23 euros ;

– le deuxième concernerait un *acte de synthèse ou de soutien et d'écoute*,
ou encore d'éducation ou de surveillance, évalué à 30 euros et représentant 25 % des actes ;

– le troisième porterait sur une *consultation approfondie*, type dossier
administratif médico-social ou incluant certains soins techniques, au tarif
de 50 euros.

Le coût potentiel de cette « remise à niveau » est chiffré par la CSMF
à 750 millions d'euros, auxquels s'ajouteraient 250 millions consécutifs à
la nouvelle classification des actes techniques spécialisés. Facture globale :
1 milliard d'euros.

La CSMF reprend aussi l'idée de réintégrer plusieurs éléments dans
la valeur de l'acte : les cotisations sociales supportées par les Caisses, en
sorte que les médecins libéraux assurent eux-mêmes leur protection sociale ;
les frais de télétransmission ; les dotations pour la FMC.

Sur la régulation médicalisée, elle cherche à ce que l'objectif de dépenses
ne soit pas « opposable » mais remplacée par des accords de bon usage
des soins, dits « Acbus ».

Ces principes, applicables à tous les médecins libéraux, justifient pour Michel Chassang le retour « aux sources du libéralisme » et à une convention unique. Faute d'accord, la CSMF demanderait la réouverture du secteur II pour tous les médecins.

Le SML affiche les mêmes positions, à une variante près : un tarif de consultation « de première intention », pour tout médecin consulté, généraliste ou spécialiste, et un tarif de « spécialiste consultant », coté C × 2 ou C × 3, cela sans exclure « des espaces de liberté tarifaire ». Dinorino Cabrera suggère aussi un exercice à tarifs opposables jusqu'à 35 heures de travail, et des tarifs libres au-delà…

À MG France, on préfère une distinction entre consultations de soins primaires et consultations d'accès secondaire. L'extension du « C lourd » à d'autres consultations est à envisager, comme par exemple un C à 28 euros pour les enfants de moins de 24 mois, dont bénéficient déjà les pédiatres depuis un accord du 15 juillet 2002. L'extension des forfaits pour différentes tâches (télétransmission, organisation du cabinet, prévention) reste d'actualité.

Les travaux concernant le socle commun aux professions de santé, avant les négociations conventionnelles par branche, se poursuivent entre le CNPS et l'Assurance maladie, avec des projets favorisant la coordination des soins : rémunérations forfaitaires permettant des prises en charge pluridisciplinaires, accès partagé au dossier médical.

C'est le moment où les syndicats de spécialités, sans convention depuis 1996, se rappellent à l'intention des négociateurs, avec des grèves tournantes d'une journée, par spécialité, avec un point culminant commun le 16 octobre.

Le PLFSS pour 2003

Jean-François Mattei fixe le niveau de l'ONDAM de 2003 à +5,3 %, la médecine de ville bénéficiant d'un relèvement à 5,6 %, contre 5 % pour l'hôpital. Pour pallier le déficit de l'Assurance maladie (6 milliards pour 2002), il envisage une prolongation de la contribution au remboursement de la dette sociale et des recettes nouvelles (taxe sur les tabacs, remboursement de dettes de l'État à la CNAM-TS). En complément, des travaux s'engagent entre ministère et assureurs complémentaires sur la définition d'un panier de soins et une prise en charge plus importante par les complémentaires (rapport Chadelat, voir § 15.4).

La prévention verra son budget renforcé ; le PLFSS prévoit l'élargissement des missions du Fonds d'aide à la qualité des soins de ville (FAQSV) et la fin du MICA avec, inversement, la possibilité pour les médecins et infirmiers de reprendre une activité de soins après leur départ en retraite.

Par contre, au vu de l'accélération des dépenses de ville, Jean-François Mattei cherche à freiner les dépenses de médicaments (déremboursements pour service rendu insuffisant, remboursements forfaitaires par groupes de génériques…). Sur ce point, les fonctions des médecins-conseils des Caisses sont étendues aux actions de bon usage des soins par des mesures de sensibilisation auprès des médecins et/ou des patients, et notamment des gros consommateurs de médicaments. Toutes les sanctions collectives datant du plan Juppé seront abandonnées, mais un contrôle sera instauré, par des mesures « applicables aux médecins dont les pratiques abusives sont contraires aux objectifs de bonne pratique ».

Sur les autres dossiers, le ministre annonce une multiplication des maisons médicales de garde et des incitations fiscales pour ceux qui s'installeront en zones déficitaires ou s'investiront dans les réseaux de soins.

Le PLFSS est adopté fin novembre 2002 sans modification majeure.

Par ailleurs, Jean-François Mattei prévoit d'instaurer une nouvelle gouvernance pour l'Assurance maladie et lance dans ce but plusieurs pistes de travail : répartition des rôles entre l'État et les partenaires sociaux – périmètres de prise en charge des régimes de base et complémentaires – « médicalisation » de l'ONDAM en fonction des besoins sanitaires.

15.3 Une convention nouvelle en 2003 ?

Représentativité, crédit syndical et préoccupations des généralistes

Sur la base des chiffres d'adhérents de 2001, trois syndicats obtiennent leur représentativité pour les généralistes : l'UNOF, le SML et MG France (malgré une baisse d'effectifs) se voient confirmés. La FMF ne l'obtient pas, malgré l'adhésion de nombreux membres des coordinations. Côté spécialistes, CSMF, SML, FMF sont confirmés, et un nouveau, Alliance, y accède[70].

Dans le même temps, un sondage réalisé en octobre 2002 à l'initiative de MG-VA, branche contestataire de MG France, apporte quelques enseignements sur l'opinion des généralistes vis-à-vis de leurs représentants ainsi que sur leurs attentes prioritaires. Selon Claude Bronner, président de MG-VA, l'objectif, au-delà de cet état des lieux de la profession, est de tenter d'« arrêter la dégringolade de MG France ou sa marginalisation ».

Selon ce sondage, l'UNOF-CSMF vient en tête en tant que défenseur des généralistes au cours de l'année passée, à 44 % d'opinions favorables,

---

70. Alliance résulte de la réunion du SMIF (Syndicat des médecins indépendants de France) et de l'UCCSF (chirurgiens).

suivie de MG France, à seulement 12,5 % ; 22 % des sondés sont sans opinion, et pour 11 %, aucun syndicat ne les satisfait.

Il apparaît donc que l'UNOF a su mieux adhérer à la révolte des généralistes. La faiblesse des scores de MG France est interprétée comme une suite de son relatif recul lors des élections aux Unions professionnelles de 2000, du peu de popularité du système du médecin référent, voire dans une certaine mesure d'une image de diviseur de la profession, pour avoir signé une convention spécifique aux généralistes.

Quant aux souhaits des répondants, ce sondage met en avant la diminution des charges sociales et fiscales (35 % des sondés), celle des contraintes administratives (20 %), la suppression des gardes obligatoires (16 %) et la réduction du temps de travail. La valeur des honoraires n'est un souci que pour 2 % et le souhait d'un espace de liberté tarifaire ne recueille que 6 % des réponses.

Ce sont donc surtout les conditions de travail qui préoccupent les généralistes interrogés, plus que le niveau ou le mode de rémunération, et que devront prendre en compte les négociateurs de la convention. Cela est à rapprocher du taux d'activité des jeunes généralistes ; une étude de l'INSEE montre en effet que ceux de 30 ans ont une activité de 12 % supérieure à celle de leurs confrères au même âge, dix ans auparavant.

Quelques années plus tard, une étude parue dans une revue de l'Assurance maladie situera ce mouvement des généralistes comme « une étape dans la crise que traversent ces professions depuis près de vingt ans », crise « sans fondements économiques objectifs ni fondements démographiques », mais « une *crise identitaire* doublée d'une crise de régulation qui s'ancrent dans un ensemble de variables touchant le travail, le métier et le médecin lui-même ».

Le débat conventionnel, sous tension persistante

Fin 2002, les discussions conventionnelles se centrent sur les contreparties des revalorisations tarifaires : accords de bon usage sur certaines dépenses, comme les indemnités journalières d'arrêt de travail ou les transports sanitaires (qui augmentent d'environ 14 % par an) ou encore la polymédication des personnes âgées. Les points qui suscitent des oppositions sont, d'une part, l'espace de liberté tarifaire, soutenu par la CSMF, le SML et la FMF, et, d'autre part, la création de forfaits pour les fonctions non curatives des généralistes, avancées par les Caisses sous forme d'une amorce de capitation et soutenues par MG France, mais repoussées par les autres syndicats.

Fin décembre, les négociations traînent en longueur. La date butoir prévue du 31 décembre 2002 est repoussée au 31 mars 2003.

Un protocole d'accord avant une nouvelle convention ?

Cependant, un protocole d'accord est conclu le 10 janvier, incluant pour les généralistes des rémunérations forfaitaires pour la coordination des soins palliatifs à domicile, la revalorisation à 26 euros pour la consultation de synthèse pour les patients en ALD, et à 25 euros pour les consultations obligatoires des nourrissons, comme pour les pédiatres. D'autres compléments forfaitaires de rémunération doivent être prochainement définis : contrats pour l'exercice dans des contextes particuliers (montagne, banlieue ou campagne) ou contrats de santé publique. Un rapprochement des valeurs du C et du Cs pour le C de premier niveau est demandé par l'UNOF, avec un échéancier de convergence. La perspective de trois niveaux de consultation attendra l'année 2005.

Ces avancées à petits pas sont facilitées par les évolutions de l'activité des généralistes : nette réduction de la proportion des visites à domicile depuis la nouvelle tarification, modération générale des prescriptions, sauf celle des génériques, en forte progression. L'économie obtenue est estimée à 310 millions d'euros sur trois mois[71].

Le « niet » des spécialistes, la ligne contractuelle de MG France

Fin mars, les discussions achoppent toujours entre l'Assurance maladie et les syndicats de spécialistes, notamment sur l'espace de liberté tarifaire, malgré la proposition transitoire d'une majoration du Cs dans le cadre d'une médecine coordonnée. L'Umespé (CSMF) appelle ses adhérents à se mobiliser : utilisation large du DE, refus de télétransmission et de toute coopération avec les Caisses.

Les Caisses cherchent aussi à retarder l'échéance des revalorisations prévues dans le protocole du 10 janvier du fait d'un nouveau creusement du déficit (10 milliards d'euros probables pour 2003). La situation se tend : le SML ne signera que si ces revalorisations sont accordées, la FMF dit non à tout, le syndicat Alliance dira oui si les actes des chirurgiens sont réévalués ; les spécialistes de la CSMF refusent « de devenir des spécialistes de Caisses ». Cet échec entraîne la reconduction d'un règlement conventionnel minimal.

---

71. Le nombre de visites à domicile continue de baisser (–27 % en un an), la tendance est de réaménager le temps de travail sur la semaine, en coupant et/ou en écourtant celle-ci, mais la difficulté démographique est là, qui tend à maintenir la charge de travail quotidienne...

En mars, les généralistes ayant opté pour l'option référent sont 6 367, le nombre de patients inclus est de 1,1 million[72] et monte peu à peu. Les chiffres sont certes modestes, mais la satisfaction des référents est manifeste. Par contre, de nouvelles dispositions voisines de celles de l'option sont applicables à tous les généralistes (génériques, permanence des soins, coordination) ; de ce fait, l'option perd de son originalité. L'UNOF, en marge des négociations officielles, pousse d'ailleurs dans ce sens, proposant une consultation annuelle de synthèse et un passage prioritaire par le médecin traitant (sans contrat, ni tiers payant).

De son côté, MG France cherche à compléter le protocole du 10 janvier par un accord de coordination avec les spécialistes. Son président estime que la surcharge actuelle de travail des généralistes les pousse à la complémentarité et que la montée des spécialisations devrait leur permettre de voir renforcées et valorisées leurs fonctions de synthèse et de coordination. Selon lui, « le vieux combat CSMF-MG France à propos de la convention unique ou séparée n'a plus de sens » et « l'apaisement peut permettre de faire avancer les réformes ».

Un avenant conventionnel aux contenus limités

Toutefois, faute d'accord entre les Caisses et les syndicats de spécialistes, aucun accord n'est possible pour une convention unique. Un avenant (n° 12), signé en juin entre MG France et l'Assurance maladie, officialise l'accord du 10 janvier et introduit une diversification des actes et des rémunérations. Certains généralistes font la fine bouche, parlant de « saupoudrage », et les opposants y voient une « accentuation du clivage entre généralistes et spécialistes », mais d'autres manifestent leur satisfaction de voir reconnaître et rémunérer leur rôle en matière de coordination ou de santé publique.

Quant aux membres de la Coordination nationale, adhérant en majorité à la FMF, ils ne s'en satisfont pas et jugent qu'« il n'y a eu aucune réflexion de fond sur le métier de généraliste ».

La convention des généralistes est alors renouvelée pour quatre ans, tout comme l'option du médecin référent, décriée en France alors même qu'elle est à la veille d'être renouvelée en Allemagne.

Au-delà de l'avenant, Pierre Costes juge qu'il reste beaucoup à faire, dans les domaines de la démographie médicale, de la qualité des soins ou de l'inflation des actes des spécialistes. Il souhaite avancer vers « un système de soins articulé sur les soins primaires » et précise que de nombreux cabinets de généralistes fonctionnent en coopération avec des paramédicaux, pharmaciens et biologistes, sans être valorisés. MG France s'emploiera dans cette optique à promouvoir des maisons de santé pluriprofessionnelles.

---

72. Le coût de ce dispositif est évalué à ce moment à 46 millions d'euros.

De leur côté, les syndicats polycatégoriels annoncent une journée de mobilisation pour le 11 juin, dite « journée santé libre », dans laquelle ils tentent d'entraîner leurs adhérents généralistes ; journée que la CSMF entend renouveler chaque semaine de façon à peser sur les décisions de l'Assurance maladie. La CONAT généraliste y adhère par solidarité.

15.4 Réformer l'Assurance maladie et/ou sa gouvernance ?

Après une pause relative sous le précédent Gouvernement, les dépenses de santé reprennent leur progression, malgré le recul très net du nombre de visites et l'augmentation du volume de médicaments génériques prescrits. Dix milliards de déficit de l'Assurance maladie sont annoncés pour 2003 (il s'agit d'euros et non plus de francs). Les tentatives de maîtrise ont été infructueuses et le (faux ?) débat entre maîtrise comptable et maîtrise médicalisée a fait long feu.

Sur ce sujet, Jean-François Mattei, après avoir à peu près pacifié le mouvement des généralistes, a décidé de « remettre de l'ordre dans la maison » et d'entamer une ample réforme de l'Assurance maladie ; dans ce but, il met en place une « commission du service médical rendu » chargée d'évaluer l'efficience des divers postes de dépenses. Les prix des médicaments seront systématiquement révisés par le Comité économique des produits de santé (CEPS) selon des tarifs forfaitaires de remboursement, qui alignent celui de chaque médicament « princeps » sur le tarif du générique le plus prescrit.

Deux rapports viennent étayer le projet de réforme

Le rapport Chadelat[73] propose une assurance maladie généralisée (AMG), regroupant l'assurance maladie obligatoire (AMO) et une assurance complémentaire de base (ACB), facultative, qui pourrait être couplée à une aide pour les personnes à faibles revenus. Ces deux premiers niveaux supposent, en l'absence de nouveaux prélèvements sociaux, de réaliser de substantielles économies, ce qui motive la définition d'un « panier de soins » limité. Il pourrait s'y ajouter une assurance « supplémentaire », totalement libre, ce qui ouvrirait la porte aux assureurs privés.

Le rapport Coulomb[74] envisage de confier à une Conférence nationale de Santé renforcée le soin de proposer un ONDAM basé sur une évaluation des réponses aux besoins sanitaires, c'est-à-dire médicalisé, ce qui n'a pas été réellement fait depuis sa création en 1995. Dans ce but, il fait la part des facteurs incontournables de l'augmentation des dépenses de santé : vieillissement, croissance économique et progrès technique sont

---

73. Jean-François Chadelat appartient à l'Inspection générale des affaires sociales.
74. Alain Coulomb est alors directeur de l'ANAES ; il sera ensuite directeur de la HAS (Haute Autorité de Santé).

censés avoir ensemble une incidence de +3 à +3,5 % annuels ; sur les autres facteurs – organisation des soins, modes de rémunération, responsabilité des acteurs ou évaluation –, le rapport trace des pistes.

En pratique, l'ONDAM national serait décliné en ONDAM régionaux, à partir d'analyses fines des situations des vingt-deux régions.

En contrepoint, un ouvrage collectif de la FNMF, intitulé *La Révolution médicale*, propose de mieux corréler l'action de l'Assurance maladie obligatoire et celle de la Mutualité, et se déclare d'accord avec le rapport Coulomb pour adosser les choix financiers à des priorités sanitaires, développer l'évaluation des pratiques et techniques médicales, et innover dans l'organisation des soins de ville (maisons de santé, cabinets de groupe, etc.), voire mettre en question le paiement à l'acte.

Un projet de loi sur la gouvernance de la santé... et la canicule de 2003

Une grande partie des propositions ci-dessus vient alimenter un projet de loi sur la gouvernance du système de santé. Partant d'un triple constat : « un profond déséquilibre entre le soin et la prévention, une responsabilité de l'État insuffisamment affirmée [...] et une extraordinaire dispersion des acteurs et des efforts », ce projet visera à ce que l'État organise les relations entre ces différents acteurs.

Cette optique sera renforcée par la crise sanitaire due à la canicule en août 2003, causant un pic de mortalité inhabituel des personnes âgées : la gestion par les différents acteurs concernés en sera vivement critiquée, notamment sur le défaut de coordination des intervenants[75]. Le directeur général de la Santé (DGS), Lucien Abenhaïm, démissionnaire « obligé », faisant le bilan de cette crise, soulignera l'opacité et le cloisonnement des systèmes d'information en France, ainsi que le manque chronique de moyens de la DGS (Abenhaïm, 2003).

En conséquence, une loi quinquennale de santé publique est élaborée au cours de l'été 2003, sous l'égide de la même DGS. Elle comporte cent objectifs, dépeints par Jean-François Mattei comme autant d'« indicateurs pour permettre d'évaluer la qualité de notre système global ». Ces objectifs devront être mis en œuvre pour cinq ans sous forme de plans régionaux, ce qui renvoie à la question de l'harmonisation des compétences des structures concernées : Drass, Ddass (direction départementale des Affaires sanitaires et sociales), ARH, URCAM, URML...

---

75. Un rapport de l'IGAS a incriminé à tort les généralistes, alors que la surmortalité a surtout frappé les patients des EHPAD (Etablissement d'hospitalisation pour personnes âgées dépendantes) et que les généralistes qui n'étaient pas en vacances ont répondu présents.

Retour au temps des économies, en attendant la réforme de l'Assurance maladie

Lié à un retournement de l'économie générale du pays, le déficit de l'Assurance maladie s'annonce à nouveau plus important pour 2004, à 14 milliards d'euros. Il s'agit donc encore pour le Gouvernement de freiner les dépenses. Le PLFSS pour 2004 prévoit des contrôles supplémentaires sur les prescriptions et 3 milliards de nouvelles recettes[76], mais se refuse à augmenter la CSG et préfère étaler dans le temps la réforme annoncée de l'Assurance maladie.

L'ONDAM 2004 sera porté à +4 %, répartis en 3,2 % pour la médecine de ville et 4,2 % pour le secteur hospitalier. Un effort particulier sera fait pour les services d'urgence (ouverture de 10 000 postes et de 15 000 lits de suite en cinq ans), la création de 80 maisons médicales de garde en 2005 et l'obligation pour les hôpitaux de développer des réseaux avec les médecins de ville ; s'y ajoute le déploiement de nouveaux hôpitaux locaux, de réseaux gériatriques et de l'hospitalisation à domicile.

Selon Claude Le Pen (1948-2020), économiste de la santé, les mesures du PLFSS 2004 ne permettront pas de retrouver l'équilibre ; une augmentation prochaine de la CSG s'avère nécessaire. Il propose pour les prochaines réformes :
– une franchise annuelle par assuré, ajustée selon les revenus de chacun ;
– le passage à des remboursements d'épisodes de soins – et non d'actes – définis par des protocoles ;
– plus généralement, la « définition explicite de ce qui est pris en charge avec un financement dédié », c'est-à-dire un panier de soins.

15.5 Les options des syndicats médicaux

Un « vent de libéralisme », mais pragmatique...

Dans cette perspective de nouvelles restrictions de dépenses et de règlement conventionnel minimal pour les spécialistes, le camp CSMF-SML-FMF tente de donner une nouvelle assise au libéralisme médical, estimant lire une demande en ce sens dans le mouvement des coordinations.

Les journées hebdomadaires « santé libre » (*voir § 15.3*), conçues comme une sorte de secteur II intermittent, permettent selon Michel Chassang

---

76. Les économies porteront sur des contrôles accrus des arrêts de travail (en forte augmentation depuis 1997), un frein sur les revalorisations d'honoraires, des baisses de remboursements de médicaments, la révision des prises en charge en ALD... et les recettes nouvelles par une hausse de 22 % du forfait hospitalier, des taxes sur le tabac, et sur les dépenses de promotion des laboratoires.

d'effectuer des consultations longues pour les patients qui le souhaitent – à charge pour eux de payer un dépassement en vertu de ce qu'il appelle une « exigence » de leur part. Il table sur cette pratique pour instaurer au sein d'un futur secteur conventionnel unique des « espaces de liberté tarifaires », à proportion de 20 % du temps des médecins.

Cela étant, la CSMF a opéré un revirement au cours de l'été 2003, acceptant une augmentation de 2 euros pour le Cs pour les spécialistes du secteur I (porté à 25 euros), dans le cadre du règlement conventionnel minimum ; cette décision, bien que ne répondant qu'*a minima* aux attentes des spécialistes cliniciens, aurait été prise sous la pression du Gouvernement, désireux de voir revenir la Confédération dans le jeu conventionnel. Michel Chassang prend date en attendant les réformes annoncées de la nomenclature et de l'Assurance maladie.

Le SML, qui a rompu son alliance avec la CSMF en raison de ce revirement, change de tactique et, faute de convention unique, décide d'adhérer à la convention généraliste, pour pouvoir « gérer les affaires courantes », mais aussi demander une convention provisoire pour les spécialistes. De nouveaux états généraux de la Santé sont annoncés pour le 18 octobre.

Les négociations pour une convention des spécialistes s'ouvriront le 26 novembre.

Pour MG France, jouer le jeu conventionnel malgré ses opposants internes

À MG France, Pierre Costes dit viser « une politique […] qui repose sur des accords de bon usage des soins […] et qui concerne chaque métier. C'est la raison de la constitution d'un front MG France-professionnels de santé […] afin qu'il y ait une coordination entre les différents projets d'Acbus proposés par la CNAM-TS… ». Il s'agit de « bonifier l'exercice des généralistes dans un système de santé organisé reposant sur des soins primaires identifiés ». S'il s'est trouvé à un moment dépassé par les revendications tarifaires, Pierre Costes assume le fait de porter une ligne « réformiste » et soutient une « revendication des généralistes sur le temps de travail et l'amélioration de la vie professionnelle ».

Face à MG-VA, qui critique l'absence de dialogue entre les cadres de MG France et leur base, dénonce son « suivisme » envers les Caisses et juge la convention généraliste moribonde, Pierre Costes souligne que le mandat des élus du syndicat ne peut être remis en cause que si ces derniers s'écartent de la ligne définie, ce qui n'est pas le cas. Il précise les axes de réflexion, en vue d'une assemblée générale extraordinaire :
  – conditions d'exercice (permanence des soins, démographie…) ;
  – soins primaires (maisons de garde, maisons de santé) ;

– système de santé (trajectoire des patients, relations entre généralistes, spécialistes et hôpitaux) ;
– gestion du système de soins (régimes obligatoires et complémentaires, médecin référent…).

De leur côté, les tenants de MG-VA estiment être soutenus par un quart des forces de la fédération, mais cherchent leur voie : se faire entendre en interne ou fonder leur propre syndicat. Cherchant à se faire reconnaître en tant que courant au sein de la fédération, ce que Pierre Costes ne peut admettre, ils demandent, avant la réforme de l'Assurance maladie, à débattre de leurs propres propositions :
– *l'adaptation du statut* des professionnels libéraux ;
– la création d'un contrat sanitaire facultatif (mais collectif) définissant les tâches d'intérêt général déléguées aux médecins libéraux et les engagements de la collectivité à leur égard ;
– *la généralisation de la coordination des soins*, avec le choix par les assurés sociaux d'un médecin généraliste traitant, qui tient leur dossier médical et effectue un bilan de santé annuel rémunéré (projet voisin de celui de l'UNOF) ;
– *l'adaptation de la loi sur les coopératives* au secteur de la santé ;
– la diversification de la FMC et le *partage clair entre formation médicale et syndicale* ;
– *la démocratisation de la représentation professionnelle*.
Le choix de ces thèmes semble reprocher un manque d'ambition aux responsables de la ligne majoritaire du syndicat[77].

15.6 Quelle médecine voulons-nous ?

Dans cette période de questionnement est publié un ouvrage de sociologues, historiens et économistes de la santé intitulé *Quelle médecine voulons-nous ?* (Baszanger, 2002). Ces regards de personnalités non médicales ouvrent une prospective sur des évolutions possibles du système de santé et de ses acteurs, compte tenu des enjeux et des choix à faire par la société dans ce qu'elle attend du corps médical.

À propos de la médecine générale, les sociologues Isabelle Baszanger et Martine Bungener mettent en évidence l'ambiguïté de sa position et l'historique de son déficit identitaire (le « pivot » du système de soins *vs* sa position de subordination). Mais divers indices laissent entrevoir une meilleure reconnaissance de son rôle, dans l'optique d'une réponse

---

77. Mais la défiance est sous-tendue par d'autres soupçons : neuf syndicats départementaux obtiendront de la justice un référé obligeant MG France à ouvrir ses livres de compte pour clarifier l'usage de ses fonds…

plus globale et plus humaine aux besoins des patients, rôle d'autant plus nécessaire que la fragmentation des spécialités médicales n'est plus adaptée à des patients vieillissants souvent atteints de polypathologies chroniques.

Selon ces auteurs, le généraliste sera de plus en plus « le nœud d'un réseau », capable d'assurer la continuité de la prise en charge et d'organiser les différents recours, spécialisés ou non, aux moments où ils s'avèrent nécessaires.

Un deuxième ouvrage aborde la question de *La Crise des professions de santé* (de Kervasdoué, 2003). Selon ses auteurs, il s'agit d'une « crise de système, à la fois crise de chacun des acteurs et crise de leurs relations. [...] L'État cherche toujours sous le même réverbère la clé d'une régulation qu'il ne trouve pas. Les caisses d'Assurance maladie voient leur rôle se réduire à des vérifications de droits dont tout le monde dispose... Les professions de santé [n'obtiennent] pas de réponse aux questions qu'elles posent sur leurs rôles respectifs ».

Plus loin : « la crise [des professionnels] n'a pas de fondement économique objectif, dans la mesure où, à part les infirmiers et les kinésithérapeutes, [...] ces professions n'ont pas été les oubliées de la croissance. [...] La crise actuelle n'est pas démographique » car la question n'est pas uniquement quantitative, mais dépend de ce que la société attend de ses professionnels et de la division du travail entre ceux-ci. Les auteurs soulignent « l'absence totale de pensée complexe » chez les politiques dans le domaine de la santé et le fait qu'« au ministère de la Santé, aucun fonctionnaire ne s'occupe de l'organisation de la médecine ».

Cette dernière remarque vise évidemment l'absence de réflexion conceptuelle sur l'organisation du système de santé, trop souvent délaissée au profit de la seule régulation budgétaire, sans véritable hiérarchisation des choix selon des besoins identifiés. Nombre de rapports pertinents sur ces sujets sont restés sans effet ou ont buté sur le conservatisme des professionnels.

16. La réforme de 2004 et ses suites

16.1 La mission du HCAAM
pour une réforme de l'Assurance maladie
et du système de santé

La réforme de fond de l'Assurance maladie est réellement mise à l'étude à partir d'octobre 2003. Le premier temps est un diagnostic effectué par le Haut

Conseil pour l'avenir de l'Assurance maladie (HCAAM), créé à cette époque[78]. Il ne s'agit ni d'étatiser ni de privatiser l'Assurance maladie ; l'objectif assigné est de permettre l'équilibre des comptes en 2007. Les conclusions du rapport sont présentées à Jean-François Mattéi en janvier 2004. Extraits :

Section I : « **les grands équilibres**, » recommandations d'ensemble.

La conservation d'un système d'assurance maladie solidaire et économe en prélèvements obligatoires passe par la conjugaison de trois actions :

• *l'amélioration du fonctionnement du système de soins :* réorganiser le système de soins autour d'un meilleur rapport qualité/prix et d'une meilleure réponse aux besoins [...] ;

• *l'ajustement des conditions de prise en charge :* [...] sans remettre en cause le principe de solidarité [...] ;

• *l'action sur les recettes :* rendre transparents les rapports financiers entre l'État et l'Assurance maladie – clarifier les missions et moyens de chacun.

En conclusion, il faut simultanément :

– *engager la refonte du système de soins pour en améliorer la qualité et en diminuer le coût ;*

– *réexaminer les systèmes de recettes et de prise en charge publique.*

Section II : concernant **l'amélioration du système de soins**, le rapport part d'un constat très critique.

1. Il n'y a pas de gestion suffisamment active et critique du périmètre des biens et services pris en charge par l'Assurance maladie. La grande diversité des actes et biens médicaux [...] implique de faire des choix [...].

---

78. Le HCAAM est une instance de réflexion, de concertation et de propositions. Il est composé de soixante-six membres, issus des organismes, institutions, syndicats, fédérations et associations d'usagers intervenant dans le champ de l'Assurance maladie et le système de soins. La CSMF et MG France y représentent seuls les médecins libéraux. La LFSS du 19 décembre 2005 confirmera ses missions :

• évaluer le système d'assurance maladie et ses évolutions ;

• décrire la situation financière et les perspectives des différents régimes et apprécier les conditions requises pour assurer leur pérennité ;

• veiller à la cohésion du système d'assurance maladie au regard de l'égal accès à des soins de haute qualité et d'un financement juste et équitable ;

• formuler des recommandations ou propositions de réforme de nature à répondre aux objectifs de cohésion sociale et de pérennité financière de ces régimes.

2. Le système de soins et de remboursement n'est pas suffisamment orienté vers la qualité.

La recherche de qualité doit être un moteur : c'est avant tout par des progrès dans l'organisation du système de soins que l'on permettra à tous ses acteurs [...] d'assurer cette exigence.

[...] Il faut engager [...] résolument le système de soins dans une démarche d'évaluation périodique des pratiques professionnelles [...] articulée à une formation professionnelle plus substantielle [...], appuyée par des procédures d'accréditation.

Les tentatives d'organisation de la FMC ont échoué ; l'information sur la prescription de médicaments reste [...] dominée par les industries. Le manque de système d'évaluation [...] ainsi que d'instruments et de règles visant à assurer [...] une qualité des soins [...] et la recherche d'efficience constituent pour l'Assurance maladie un constat de même urgence que celui concernant sa situation financière.

3. Dans cet esprit, l'Assurance maladie doit mieux utiliser ses instruments tarifaires.

Le principe d'opposabilité des tarifs est fondamental [...] – [...] une juste rémunération des actes devrait reposer sur des évaluations rigoureuses des coûts et des conditions d'exercice [...].

4. Le système de soins doit aussi être guidé par des principes d'efficacité dans l'emploi des moyens : mobiliser les justes compétences aux justes niveaux, [...] et guider le malade dans son accès et son cheminement au sein de l'univers soignant.

L'offre [de soins] est aujourd'hui [...] dépourvue de véritable organisation et d'outils de gestion. [...] Il faut [...] imposer de manière concertée des formes d'organisation plus exigeantes [...] pour faire face aux défis techniques, démographiques ou financiers.

5. L'optimisation de la répartition des moyens sur le territoire accuse encore un très grand retard. [...] Un dispositif de régulation plus active de l'installation des professionnels libéraux [...] devrait s'appuyer, d'une part, sur de nouvelles organisations du travail [...], d'autre part, sur une véritable contractualisation avec l'Assurance maladie.

Le cloisonnement existant entre les secteurs hospitalier et libéral constitue le plus grand obstacle à une bonne recomposition de l'offre [...].

6. Il faut mieux articuler, au service du patient, le travail des différents acteurs de la santé.

Le « système » de soins n'est pas articulé comme un système. C'est souvent au patient qu'il revient de coordonner la succession de ceux [...] auxquels il fait appel, [...] ; cette liberté serait mieux exercée par la possibilité de choisir des formes de soins coordonnées, dans lesquelles les prestataires assurent eux-mêmes les liaisons nécessaires. [...] La performance du système de soins ne repose pas seulement sur la qualité de chaque entité de ce système, mais sur la pertinence globale des trajectoires de soins des patients.

La distinction pertinente qui s'impose aujourd'hui, [...] en termes de qualité [...] est celle qui oppose d'une part les soins coordonnés [...] et d'autre part le recours discontinu au système de soins (sans lien organisé entre les épisodes [de soins]).

[...] La qualité de la prise en charge appelle des formes plus structurées, appuyées sur des rôles mieux définis pour les différents intervenants, et qui sauraient dégager [...] la notion de soins primaires. [...] Il s'agit, pour les maladies les plus lourdes, d'un important gisement de qualité médicale et d'efficience du soin.

7. L'information des usagers reste le « parent pauvre » du système de soins.

En conclusion de cette section, [il convient d']*orienter le choix de l'assuré dans le sens de la qualité et de l'efficience des soins. [...], [en] s'accompagnant d'une mobilisation parallèle du personnel soignant.*

Section III : L'analyse de la **gouvernance de l'Assurance maladie**

[...] Des défauts du système sont relevés à différents niveaux :

• L'enchevêtrement des compétences explique en partie et favorise les dérives du système. La conséquence est l'absence de décideur identifié et pleinement responsable.

• La fonction de cadrage financier, confiée aux organismes nationaux depuis 1967 [...], n'a jamais été pleinement assumée ; [...] par le Parlement, ni le Gouvernement, ou l'Assurance maladie [...].

• Le dispositif conventionnel [...] est étroitement cantonné dans son champ et son exercice : [...]. Les conventions sont [...] des « règlements à élaboration conventionnelle » plus que des contrats de long terme passés avec une profession sur des buts précis ou des programmes à conduire en commun.

• Le Haut Conseil constate de graves carences dans les outils de « pilotage » du système.

○ Aucune collaboration efficace entre l'Assurance maladie obligatoire et l'Assurance complémentaire ou aucune participation active des professionnels de santé à la gestion du risque ne sont envisageables sans que soit organisé un large accès aux informations médicalisées sur la consommation de soins.

○ Les outils d'audit et de contrôle de la gestion du système, [...] et de l'efficacité de leurs résultats, sont notoirement insuffisants. Ce qui manque, ce ne sont plus les organismes spécialisés ou les outils juridiques, mais leur mise en œuvre efficace et cohérente, ainsi que la capacité de définir un cap et de s'y tenir dans la durée.

[D'où] l'extrême lenteur de déploiement de certains outils : [...] carte Vitale, dossier médical partagé, [...], nomenclature, [...], FMC, [...] référentiels de bonne pratique.

En conclusion, « [...], il est nécessaire d'examiner les responsabilités en partant de chacune des grandes fonctions fondamentales que doit assurer tout système de soins et d'assurance maladie : fixation du cadre juridique et financier global – organisation du système de soins – gestion du risque – allocation des ressources ».

Un diagnostic sans concession : le « système » de soins n'est pas articulé comme un système

Le constat global de ce rapport est que « le niveau et la dynamique des dépenses [de l'Assurance maladie] la placent désormais en situation de grave difficulté » et qu'il convient « d'améliorer le fonctionnement du système de soins et la coordination de ses acteurs ».

En effet, l'évolution annuelle des dépenses est supérieure de 2 points à celle de la richesse nationale, et les perspectives de déficit, chiffrées à 11 milliards d'euros pour 2004, sont annoncées à 66 milliards d'euros pour 2010.

Second élément, la *qualité n'est pas à la hauteur des investissements* ; l'offre de soins est parfois excessive, éclatée et mal coordonnée, et financée par un système trop passif de prise en charge ; le système génère de nombreuses insatisfactions des professionnels et des usagers ; les essais de maîtrise de la dépense sont restés infructueux.

Il est frappant de noter la faiblesse des tentatives de régulation liée à l'inorganisation et au cloisonnement de ce « non-système », qui entraînent défaut de coordination, de répartition des compétences et des tâches des professionnels, recours des patients sans cohérence et, in fine, défaut de qualité globale des soins et coûts excessifs.

Les propositions qui concernent les généralistes, entre autres, peuvent se résumer ainsi :
– réguler les installations en fonction des besoins des territoires, par le conventionnement ;
– diversifier les modes de paiement selon le coût des actes, la localisation géographique, la pénibilité... ;
– inciter les patients à recourir à des dispositifs de soins coordonnés, *via* différents niveaux de ticket modérateur ;

– réduire les prescriptions de médicaments et d'arrêts de travail jugées excessives ;
– développer l'évaluation des pratiques et une organisation efficace de la FMC.

Les exemples de l'étranger

Un regard sur les réformes en cours à l'étranger permet de relever des préoccupations du même ordre (démographie, déficit, urgences...) en ce qui concerne les généralistes :

– *En Allemagne*, l'instauration d'un ticket modérateur non remboursable de 10 euros par adulte et par trimestre, lors de tout recours, tend à dissuader les assurés de s'adresser directement à un spécialiste, en introduisant une transaction financière, auparavant inexistante. Cette innovation place le généraliste en première ligne, le patient préférant être adressé sans frais au spécialiste par son généraliste. Le législateur tend d'ailleurs à recentrer le système de soins sur le généraliste par la possibilité d'accords avec les Caisses, ce qui en fait une sorte de médecin référent.

– *En Grande-Bretagne*, les patients sont déjà censés s'adresser pour toute demande à un généraliste de leur secteur géographique, qui peut les orienter vers un spécialiste, *via* une inscription sur une liste d'attente. Compte tenu du faible nombre de spécialistes et des délais d'attente (17 à 26 semaines), la réforme a consisté à enjoindre aux généralistes d'assurer eux-mêmes une grande part de l'activité spécialisée, au besoin en se spécialisant eux-mêmes.

Un « *Ségur* » de la Santé et la concertation à venir

À partir de la publication du rapport du HCAAM, une concertation est organisée avec les différents acteurs autour de quatre thèmes :

– *organisation des soins :* répartition de l'offre, coopération ville-hôpital, orientation du patient ;
– *qualité des pratiques :* coordination des soins, bon usage du médicament ;
– *gestion du risque*, en deux groupes : partage des données, abus et gaspillages ;
– *régulation des dépenses*.

Les attentes des syndicats médicaux sont alors relativement proches entre elles et se focalisent désormais sur la nécessité de nouvelles sources de financement, la simplification des structures de l'Assurance maladie et le guidage des patients dans le dispositif de soins. La question même d'une régulation de l'accès direct aux spécialistes ne semble plus entraîner de clivage rédhibitoire entre les différentes centrales.

À l'issue de cette phase, des pistes de travail sont retenues : *aide personnalisée à l'assurance complémentaire ; franchise de 1 euro par consultation ou par boîte de médicament (responsabilisation du patient...) ; modulation des remboursements en fonction du parcours du patient ; création d'une Haute Autorité de santé...* Mais les décisions à venir attendront le prochain remaniement ministériel.

16.2 Le plan de Philippe Douste-Blazy – Xavier Bertrand, mai 2004

En mars, Philippe Douste-Blazy et Xavier Bertrand remplacent Jean-François Mattéi à la Santé et aux Affaires sociales.

Pour Philippe Douste-Blazy, la sauvegarde du système d'Assurance maladie passe par un pilotage au plus haut niveau de l'État. À cet objectif, la CFDT, qui pilote à ce moment la CNAM-TS, ajoute comme condition de réussite que la réforme permette la couverture santé de toute la population. Elle demande également que l'Assurance maladie puisse négocier les conventions sans interférence permanente de l'État et en lien avec les assurances complémentaires. Selon François Chérèque, son secrétaire général, en matière de responsabilisation, « le généraliste a un rôle essentiel à jouer pour éviter la redondance des actes, la surconsommation, l'accès trop systématique aux urgences ».

Les premiers travaux se répartissent ainsi : organisation et qualité du système de soins ; clarification des responsabilités entre l'État et l'Assurance maladie ; responsabilisation des acteurs ; lutte contre les gaspillages.

Le nouveau plan se décline selon trois axes : financement, restructuration, régulation.

Financement :

– *Transfert de l'État à l'Assurance maladie* de 1 milliard d'euros de recettes fiscales.

– *Économies de gestion des Caisses* : 200 millions d'euros et prolongation de la CRDS au-delà de 2014.

– *Assurés sociaux* : augmentation de la CSG ; forfait de 1 euro par consultation ; hausse du forfait hospitalier mais aussi crédit d'impôt pour aider certains assurés à cotiser à une mutuelle.

– *Industrie pharmaceutique* : 2 milliards d'euros attendus par le renforcement des génériques et les déremboursements.

➜ Au total, 9 à 10 milliards d'euros d'économies et 4 à 5 milliards d'euros de recettes nouvelles en année pleine, plus un emprunt de 34 à 45 milliards d'euros pour la CRDS.

Réformes structurelles :

– Création d'une *Union des trois Caisses nationales (UNCAM)*, pilotée par le *directeur de la CNAM-TS nommé par l'État*, et d'un *Conseil d'orientation* comportant des représentants des salariés et du patronat. Rôles : négociation avec les assurances complémentaires et les professionnels de santé – proposition de budget – définition du périmètre de soins remboursables.
– Création d'une union des organismes complémentaires d'Assurance maladie (UNOCAM), associée à la gestion du risque.
– Création d'une *Union nationale des professionnels de santé*, d'une *Haute Autorité de la Santé (HAS)* (chargée de l'évaluation des biens et produits de santé), d'un *Institut des données de santé* et d'un *Observatoire des risques médicaux.*

Régulation :

– *Caisses :* variation possible du taux de remboursement selon le parcours de soins ; modulation du niveau de participation aux charges sociales des médecins ; augmentation des moyens du contrôle médical ; création d'un « comité d'alerte », surveillant l'évolution des dépenses.
– *Assurés :* la carte Vitale deviendra une carte d'identité de santé en 2006 ; dossier médical partagé généralisé en 2006, obligatoire et opposable ; incitation au *passage par un médecin traitant.*
– *Professionnels :* extension des référentiels de pratique ; engagement obligatoire dans un processus d'évaluation ou de FMC d'ici à 2007 ; majoration des tarifs des spécialistes consultants et honoraires libres en accès direct ; droit d'opposition d'une majorité de syndicats à un accord conventionnel.

Sur le plan structurel, cette réforme amarre très nettement l'Assurance maladie à l'État, par l'extension des pouvoirs décisionnels du directeur général de la CNAM-TS et de l'UNCAM (nommé par l'État). La régression du rôle des administrateurs des Caisses suscite des oppositions chez les syndicats de salariés, qui la dénoncent, de même que le poids accru des dépenses et des contrôles sur les assurés sociaux[79].

Philippe Douste-Blazy déclare espérer économiser, sans déremboursement, 15 à 16 milliards d'euros et faire revenir l'Assurance maladie à l'équilibre budgétaire d'ici à 2007, grâce aux mesures « structurelles » que représentent le dossier médical personnalisé et le parcours de soins *via* l'instauration du « médecin traitant », mesures considérées comme susceptibles de modifier les comportements des professionnels et ceux des assurés.

---

79. Contrôle des assurés en arrêt de travail et des patients en ALD (respect des prescriptions de traitement et d'activité et contrôles organisés par l'Assurance maladie).

Concernant la démographie, le *numerus clausus* sera relevé à 7 000 étudiants par an, chiffre qui soulève les protestations de la CSMF et du SML, pour qui le problème tient à la répartition des praticiens entre régions et disciplines, alors que MG France met l'accent sur la réduction du nombre de spécialistes.

Le médecin traitant, ersatz du médecin référent

Le médecin traitant, selon le ministre, doit être ce que « tout le monde dit depuis longtemps : la pierre angulaire du système ».

« Le médecin traitant, *qui ne sera pas forcément un généraliste*, aura une responsabilité vis-à-vis des patients qui l'auront choisi. »

Ce dispositif, tel qu'annoncé, fait l'impasse sur une différenciation des rôles des médecins des différentes disciplines, sur la désignation du coordinateur des soins d'un même patient – ce qui laisse ce dernier, au motif du libre choix, continuer à être le décideur des différents recours, malgré l'avis du HCAAM. Une exception au parcours de soins est d'emblée décidée : celle de l'accès direct au gynécologue, sous la pression du Comité de défense de la gynécologie médicale, toujours actif (*voir § 14.2*).

La philosophie sur laquelle repose l'idée du médecin traitant fera plus tard l'objet d'une forte critique de la part du think tank « Terra Nova[80] ».

À signaler quelques orientations nouvelles dans ce plan :
– la création d'un nouveau cadre incitant à l'exercice regroupé pluriprofessionnel ;
– le remplacement du règlement conventionnel minimal applicable en l'absence de convention, par un « règlement arbitral » d'une durée de cinq ans, avec obligation de renégociation dans les deux ans suivant son entrée en vigueur ;
– le projet d'un contrôle régulier des pratiques professionnelles des médecins, par la Haute Autorité de santé ou un dispositif à définir.

En attendant le vote, les partis politiques se montrent soit réticents (l'UMP), soit opposés (l'UDF et la gauche), soit encore l'estiment insuffisant pour combler le déficit avant la fin de la législature, en 2007.

La réforme de 2004 adoptée :
les incidences pour les généralistes

Moyennant quelques assouplissements au dispositif du médecin traitant, la loi est adoptée par le Parlement le 20 juillet et promulguée le 17 août, pour une mise en application au 1er janvier 2005. Dix points concernent les généralistes :

---

80. « Le vieux modèle auquel se réfère la réforme du médecin traitant ne suffit pas à embrasser les transformations de la médecine ambulatoire. »

1. **Médecin traitant :** chaque assuré de plus de 16 ans déclare à sa Caisse le médecin choisi, généraliste ou spécialiste, libéral ou hospitalier ou médecin de centre de santé ; il est dispensé de ce recours prioritaire en cas d'urgence ou de vacances hors du domicile, ou en cas de pathologie chronique, selon des protocoles à définir ; la tarification du ticket modérateur en cas de recours direct au spécialiste ou de non-déclaration de médecin traitant reste à fixer[81].

2. **L'option médecin référent** reste valide pour les généralistes qui l'avaient choisie.

3. Le **dossier médical personnalisé (DMP) informatisé** sera obligatoire au 1er juillet 2007, l'assuré devra en autoriser l'accès, qui sera interdit aux médecins du travail et aux assureurs privés.

4. La **carte SESAM-Vitale** sera enrichie en 2006 de données administratives du patient, accessibles au médecin consulté ; des données médicales « de base » pourront y figurer.

5. **Prescriptions :** les abus avérés pourront être sanctionnés par amendes ; les praticiens dont les prescriptions d'arrêts de travail ou de transports sanitaires dépasseront significativement la moyenne régionale verront ces prescriptions soumises à des accords préalables.

6. **Affections de longue durée :** le protocole d'accord défini entre médecin traitant et médecin-conseil devra être signé par le patient et présenté à tout médecin consulté pour permettre l'exemption du ticket modérateur.

7. **L'évaluation des pratiques professionnelles (EPP)** devient obligatoire, assortie de sanctions ordinales en cas de manque, publiables par l'Assurance maladie.

8. **Représentation professionnelle :** une Union nationale des professions de santé (UNPS) est créée et sera partenaire de l'UNCAM et de l'Union des complémentaires (UNOCAM) pour les accords interprofessionnels. Les résultats électoraux des URML seront pris en compte pour la représentativité syndicale.

9. **Convention :** deux organisations pourront s'opposer à un accord conventionnel si elles totalisent la majorité absolue des suffrages des médecins ; en cas de blocage de la convention, un règlement conventionnel arbitral tiendra lieu de convention pour cinq ans.

10. **Accès aux soins :** la participation des assurés de 1 euro par consultation (franchise) ne concernera pas les mineurs, les femmes enceintes, ni les bénéficiaires de la CMU. L'accès aux soins des moins fortunés sera facilité par une assurance complémentaire, financée par un crédit d'impôt. Des dispositions nouvelles en matière de prévention (entretien de santé pour adolescents, consultation préventive) devront être insérées dans la convention médicale.

---

81. À ce stade, rien ne présage de la position du Gouvernement ni sur le mode choisi, ni sur la possibilité des assurances complémentaires de couvrir le supplément de frais occasionné ; cette possibilité affaiblirait nettement le rôle incitatif supposé du ticket modérateur.

À cela s'ajoutera la création d'un site web permettant aux médecins d'avoir accès aux données de remboursement de leurs patients.

Nombre de dispositions sont à transcrire dans le cadre conventionnel. Par contre, aucune annonce ne porte sur une incitation à la coordination des soins, ni sur l'articulation entre ville et hôpital. Enfin, l'incertitude demeure quant aux rémunérations : celle relative aux fonctions des médecins traitants (généralistes pour la plupart, malgré les termes de la loi), et le tarif de la consultation du généraliste, espéré égal à celui du spécialiste, soit C = Cs (*voir § 17.1*).

L'accueil fait au dispositif du médecin traitant

– Par les instances professionnelles

La CSMF ne s'estime pas satisfaite : si Michel Chassang se félicite de l'absence de tiers payant et d'abonnement, il demande que le passage du patient par le médecin traitant ne soit pas obligé en cas de pathologie chronique. Donc pas de « médecin référent *bis* ». Pour l'UNOF, la coordination implique de nouvelles tâches pour le généraliste, donc un financement approprié. L'Umespé réclame aussi un supplément d'honoraires pour la coordination et l'extension du C × 2 de consultant à tous les spécialistes.

La FMF est totalement contre ce dispositif, craignant que « le généraliste ne devienne un distributeur de tickets pour spécialistes ».

MG France (y compris MG-VA) se félicite que le dispositif du médecin traitant figure dans la loi et non dans une option conventionnelle ; elle compte pouvoir y faire joindre une valorisation financière.

Le CNOM émet quelques réserves convenues sur la confidentialité du dossier médical et, de façon plus surprenante, sur la définition « trop floue » du médecin de premier recours ainsi que sur l'obligation de l'évaluation. En fait, sous la pression des syndicats médicaux, tout dispositif de sanction sera retiré de la loi.

– Par les médecins de terrain : le médecin traitant, généraliste ou pas ?

L'absence de désignation officielle du généraliste pour assumer ce rôle fait écrire ceci à un généraliste, sous l'intitulé « Épitaphe pour la médecine générale » : « Le médecin traitant d'un patient [...] est au choix généraliste, pédiatre, gynécologue, ophtalmo. [...] La spécificité du généraliste, c'est [...] sa relation basée [...] sur la connaissance approfondie [...] du patient. » « La *confusion des mots et des fonctions* créée par Douste-Blazy est lamentable à un tel niveau de responsabilité. Mais *elle est la conséquence d'un syndicalisme qui*, au nom de l'unité poly-catégorielle du corps médical, *s'est refusé à traiter de la fonction spécifique de chaque acteur.* »

Avant l'instauration du médecin traitant, l'état des relations entre généralistes et spécialistes était vécu diversement selon les praticiens et leur contexte d'exercice. Certains généralistes avaient établi un réseau de relations à leur convenance, parfois limité pour des raisons démographiques. D'autres attestaient de difficultés, surtout dans les grands centres urbains, soulignaient la propension de nombreux spécialistes à déborder de leur domaine, ou refuser toute coordination ; nombre de recours de patients aux spécialistes sans informer leur médecin habituel étaient vus comme la source de ces difficultés.

Un sondage du *Généraliste* réalisé fin septembre auprès d'un panel de généralistes montre qu'une forte majorité (75 % *vs* 21 %) est favorable au principe du médecin traitant, mais aussi à une rémunération spécifique de cette fonction (94 %), quel qu'en soit le mode, forfaitaire ou non. Quant au mode d'incitation des patients à ne pas s'adresser directement au spécialiste, les avis sont partagés, entre augmentation du ticket modérateur (40 %), dépassement d'honoraires non remboursé (24 %) ou les deux (36 %).

Chez les assurés sociaux, une compréhension imparfaite

Un sondage Ipsos (Institut de sondages et d'études par enquête) des 21-22 mai 2004, révélé par la CSMF, établit que 82 % des assurés français recourent déjà habituellement à un généraliste en tant que médecin traitant, avant la mise en place du nouveau dispositif.

Une enquête réalisée par l'Union nationale des associations familiales (UNAF) auprès de 1 200 familles, publiée en janvier 2005, montre que la compréhension du dispositif est très imparfaite. Si la plupart des répondants en ont entendu parler, la fonction de médecin traitant reste floue et suscite beaucoup de questions : quels sont la logique et la finalité de ce dispositif, son degré d'obligation, ses incidences financières ?... Parmi les aspects positifs perçus figurent le frein au nomadisme médical (33,4 % des répondants) et une meilleure prise en charge par la coordination et le suivi (29,4 %). À l'inverse, la notion d'obligation est considérée comme une atteinte à la liberté individuelle (32,1 %), voire de perte de temps ou de chance pour le patient (6,7 %). De nombreux assurés sociaux (20,15 %) voient aussi dans ce système un accroissement inutile des consultations et un surcoût pour l'Assurance maladie s'il faut passer d'abord chez un généraliste avant de consulter un spécialiste.

État des lieux des modes de recours aux spécialistes

Avant même cette réforme, une enquête de l'IRDES de 2004 a fait le point sur les modes de recours : un tiers des consultations de spécialistes résulte d'un accès direct des patients, mais différent selon les spécialités : il est principalement dû à l'initiative des patients chez les dermatologues, ophtalmologues et gynécologues ; chez la plupart des autres, il résulte très majoritairement du conseil d'un médecin.

En termes quantitatifs, trois consultations de spécialité sur dix résultent d'un accès direct, trois découlent du conseil du généraliste, trois font suite au conseil du spécialiste déjà consulté et qui souhaite revoir le patient et moins d'une fait suite au conseil d'un autre spécialiste. Ces diverses modalités varient peu selon le niveau socio-économique des patients, même si le taux de recours direct aux spécialistes est plus élevé parmi les catégories aisées, en particulier les hommes.

16.3 Application de la réforme et retour à une convention unique

Assurance maladie : un nouveau pilotage

L'application de la réforme de 2004 réunit les trois Caisses nationales au sein de l'UNCAM, et détermine de nouveaux responsables :

– Un nouveau directeur est nommé pour cinq ans à la CNAM-TS : Frédéric Van Roekeghem, ex-directeur de cabinet de Philippe Douste-Blazy, qui a piloté la préparation de la réforme.

– La CFDT cumule la présidence de la CNAM-TS avec celle de l'UNCAM, Michel Régereau succédant à Jean-Marie Spaeth.

– Les professions libérales, via l'UNAPL, et de santé, via l'UNPS (dont les médecins), entrent dans le conseil d'administration de l'UNCAM et le patronat y siège de nouveau.

Ces changements interviennent en vue d'une régulation réaffirmée des dépenses, le déficit pour l'année 2004 étant annoncé à 13,2 milliards d'euros (en progression de 5,2 %) et celui de 2005, prévu à 7,9 milliards d'euros. L'ONDAM de 2005 est ramené à +3,2 %, après les +4 % de 2004. Philippe Douste-Blazy croit discerner des changements de comportements de la part des assurés sociaux, qu'une prochaine campagne d'information « grand public » devrait renforcer.

L'Assurance maladie héritera aussi d'une nouvelle facette de la « gestion des risques » : l'accompagnement thérapeutique des patients atteints de pathologies chroniques[82]. Cela inaugure un changement de nature de son rôle par rapport à ses missions antérieures.

---

82. La MSA sera pionnière dans ce domaine dès l'automne 2004, avec un programme expérimental d'éducation thérapeutique destiné aux assurés atteints d'affections cardiovasculaires ; la CNAM-TS suivra avec un « coaching » par téléphone des patients diabétiques, assuré par des infirmiers (dispositif « Sophia ») ; les médecins traitants seront associés, en incitant leurs patients à y adhérer et en remplissant un questionnaire médical initial, rémunéré à

Les étapes complémentaires sont de nouvelles négociations convention-nelles, l'élaboration de référentiels médicaux, le dossier médical informatisé, la nomenclature des actes cliniques et de nouvelles attributions au contrôle médical.

Le Gouvernement table sur cette convention pour atténuer le déficit de l'Assurance maladie de 2004, le pire de l'histoire des comptes sociaux.

Une nouvelle configuration des acteurs de la convention

Cinq syndicats médicaux ont accès à la table des négociations, les quatre anciens (CSMF, FMF, SML et MG France), auxquels s'adjoint Alliance (*voir § 15.3*). Aucune enquête de représentativité préalable n'a été effectuée, du fait que, juridiquement, la convention des généralistes est toujours en vigueur, de même que le règlement conventionnel minimal des spécialistes. Cela étant, le Gouvernement est déterminé à ramener dans le jeu l'ensemble des médecins, ce qui nécessite l'accord des centrales polycatégorielles (CSMF, SML et FMF).

Par ailleurs, selon la nouvelle loi, l'accord final de ces négociations sera soumis à l'approbation des syndicats médicaux ayant réuni une majorité de voix aux dernières élections aux URML, c'est-à-dire l'alliance CSMF-SML.

Face aux syndicats de médecins libéraux, le seul négociateur est le direc-teur de la CNAM-TS, Frédéric Van Roekeghem. Les administrateurs de l'UNCAM sont réduits à un rôle de propositions.

Les attentes des syndicats médicaux

Pour MG France, ces attentes sont définies au cours de son quatrième congrès (Nantes, novembre 2004). Elles consistent d'abord à sauvegarder les acquis de la convention spécifique : budget des médecins référents, majorations pour soins urgents, revalorisations des gardes et astreintes, et maintien de cette convention jusqu'à son terme, 2006. Ensuite, Pierre Costes visera deux objectifs : des parcours de soins basés sur des critères médicaux de qualité et une maîtrise médicalisée supportée par l'ensemble des médecins, à l'inverse de la régulation de 1995, où elle reposait sur les seuls généralistes.

Concernant le médecin traitant, MG France souhaite valoriser financière-ment le généraliste et le « positionner comme spécialiste des soins primaires » : forfait annuel par patient, C à 26 euros, forfait de prévention. Cela devra être complété par des moyens leur permettant d'assumer leur rôle : rémunération du temps de coordination, délégation de tâches à des infirmiers...

---

hauteur de C × 2 ; mais ils n'en seront pas les réalisateurs, et le développement de l'éducation thérapeutique en ville restera longtemps balbutiant.

Chez les syndicats polycatégoriels, la CSMF cherche à concilier les intérêts des médecins de famille et ceux des spécialistes autour du dispositif du médecin traitant, et à revaloriser le secteur I sans brider le secteur II, dans le cadre d'une convention unique. Pour le médecin de famille, guidage du patient, protocoles de soins, information des confrères et tenue du dossier du patient feraient l'objet d'un « contrat de santé publique », rémunéré de 46 à 50 euros ; le médecin consultant (spécialiste ou généraliste) sollicité par un médecin traitant percevrait un C × 2 pour un avis sans suite ou une majoration pour soins coordonnés (MSC) pour des séances successives. Le coût de l'ensemble est chiffré à 250 millions d'euros, que Michel Chassang entend obtenir sur le précédent budget dévolu aux médecins référents, dont il veut la suppression.

La FMF maintient son objectif d'un secteur conventionnel unique à honoraires modulables, et réclame une nouvelle enquête de représentativité, du fait de l'arrivée dans ses rangs depuis 2002 de nombreux généralistes issus des coordinations.

Le SML refuse une rémunération liée au rôle de médecin traitant.

Les thèmes de négociation

Les négociations s'ouvrent à la mi-novembre et concernent d'emblée deux thèmes liés : coordination des soins et liberté tarifaire. Aucun syndicat ne réfute la nécessité d'une coordination, mais les conditions de rémunération les divisent.

En face, l'UNCAM propose une « option de coordination » pour les spécialistes du secteur II : application de tarifs opposables lorsque le patient est adressé par un médecin traitant, en contrepartie de leur revalorisation et d'une prise en charge des cotisations sociales au prorata de leur activité coordonnée ; proposition proche de la celle de la CSMF, pour qui il convient de placer le spécialiste en tant que consultant et surtout de « tourner le dos » aux filières de soins.

Sur la liberté des tarifs hors parcours de soins, deux camps s'opposent. CSMF, SML et FMF la réclament, au motif que les Caisses n'auraient pas à intervenir sur ce que les patients acceptent de payer dans ce cas, tandis que MG France juge cette liberté dangereuse pour l'accès aux soins ; l'UNCAM l'accepterait, à condition d'un plafonnement des dépassements de tarifs.

La conjonction de ces deux sujets fait comprendre qu'une généralisation du parcours de soins rencontre encore de vraies résistances, en raison du transfert d'activité qu'elle entraîne en faveur des futurs médecins traitants, en grande majorité généralistes ; d'autre part, un double système se profile, au cas où les spécialistes traiteraient de façon privilégiée les patients en accès direct.

À la mi-décembre, un accord se dessine.

L'aord conventionnel de décembre 2004

1. *Pour chaque patient en ALD*, le *médecin traitant* qui le suit *recevra 40 euros annuels*, en lieu et place de la rémunération du PIRES (protocole interrégime d'examen spécial) et de la consultation approfondie annuelle. Les déclarations – obligatoires – de choix du médecin traitant par les assurés sont prévues entre janvier et juillet 2005.

2. *Pour les enfants de 0 à 24 mois*, les *généralistes* effectuant une consultation approfondie *pourront coter C + 4 euros, soit 24 euros* non cumulables avec le forfait pédiatrique (C + 5 euros) dédié aux trois examens spécifiques du nourrisson.

3. *L'option référent arrivera à son terme en décembre 2006* ; aucune nouvelle adhésion n'aura lieu à compter de la date de mise en œuvre du médecin traitant ; seuls des renouvellements seront admis. Tout médecin référent pourra être médecin traitant, mais ne percevra, pour 2005 et 2006, que la rémunération du moins onéreux des deux dispositifs.

4. *Dans le parcours de soins*, *pour les praticiens en second recours* (« consultants ») :
   • *soit il s'agit d'un avis ponctuel*, la consultation est alors cotée C × 2 (= 40 euros), sauf pour les psychiatres, C × 2,5 (= 50 euros), au maximum deux fois dans les six mois ;
   • *soit il s'agit de soins itératifs*, avec retour d'information vers le médecin traitant ; dans ce cas, le médecin correspondant applique une *majoration de coordination*, de 2 euros (soit 20 + 2) s'il est généraliste, de 4 euros pour les spécialistes (soit 23 + 4), de 5,4 euros pour les psychiatres (soit 23 + 5,4).

5. *Hors parcours de soins*, *pour les spécialistes du secteur I*, les dépassements seront plafonnés, en volume à 30 % de l'activité totale annuelle, coordonnée ou non, et en valeur, limités à 17,5 % des tarifs opposables en soin coordonnés (soit + 4,725 euros).

6. *Pour les médecins du secteur II*, généralistes ou spécialistes, *l'entrée dans l'option de coordination* est possible, renouvelable tous les cinq ans ; elle *suppose l'application des tarifs opposables*, C × 2 ou MSC. Leurs honoraires globaux ne devront pas comporter plus de 70 % de dépassement par rapport à leurs actes au tarif opposable. Leurs cotisations sociales seront prises en charge par l'Assurance maladie comme en secteur I, seulement pour les actes en tarifs opposables.

7. Les objectifs de maîtrise médicalisée seront définis par avenant chaque année, régionalisés et mis en œuvre par les commissions conventionnelles. L'objectif global annuel d'économies est fixé pour 2005 à 998 millions d'euros.

En résumé, compte tenu de ces dispositions, les modes de recours d'un patient aux spécialistes seraient les suivants :

– recours à un spécialiste sur avis du médecin traitant, soit ponctuel, soit répété, en *tarifs opposables, mais majorés* ;
– recours direct, hors parcours de soins, soit à un spécialiste en secteur I, avec possibilité de *dépassements* (plafonnés en valeur et en volume), soit à un spécialiste en secteur II, en *tarifs libres* (plafonnés en volume). Dans les deux cas, les spécialistes seraient tenus d'accorder à tout patient le même délai de rendez-vous[83].

Au total, le choix reste possible pour tout patient, bien que disposant obligatoirement d'un médecin traitant, d'entrer ou non dans un parcours de soins coordonnés. Enfin, bien que tout assuré social doive déclarer son choix dans les six mois, le dispositif de coordination est de fait limité aux patients en ALD. Les incitations au parcours coordonné sont donc faibles.

En ce qui concerne le médecin traitant, ses attributions sont ainsi définies dans le texte conventionnel : « premier niveau de recours aux soins », de « coordination par la synthèse des informations »[84], permanence des soins et « relation de proximité », éléments que les généralistes définissent comme leur spécificité et que n'assume aucun spécialiste. Les fonctions de la médecine générale sont donc ainsi évoquées sans que soit nommément désigné son responsable majeur. Même si la grande majorité des patients auront le bon sens de les choisir comme médecins traitants, les généralistes devront encore attendre avant de se voir officiellement reconnus dans leurs fonctions essentielles.

Après le ralliement *in extremis* du patronat (Medef) sous la pression du Gouvernement, l'UNCAM se prononce à une courte majorité (18 contre 16) en faveur de l'accord négocié, après avoir regretté la fin programmée du médecin référent et les faveurs concédées aux spécialistes. Une nouvelle convention est donc conclue pour cinq ans, unique, non reconductible, avant même l'échéance ou la résiliation de la convention précédente, et sans enquête de représentativité. L'avis du CNOM, prononcé le 28 janvier 2005, est favorable. Le système conventionnel à trois étages de 2002 est de fait abandonné.

À part cet accord, d'autres sujets sont à traiter : l'évolution des tarifs d'actes, les accords de maîtrise médicalisée et la permanence des soins, dont les tractations sur la rémunération des astreintes traînent depuis trois ans, et pour les assurés, les conditions de la franchise de 1 euro par acte médical.

---

83. Selon une étude de la SFMG, les généralistes ont recours à un avis spécialisé ou à une hospitalisation dans 6,32 % des actes (www.sfmg.org). La DREES (direction de la Recherche, des Études, de l'Évaluation et des Statistiques) relève un taux de 5 % d'orientation vers un spécialiste en juin 2004.

84. Il faut souligner le caractère restrictif de cette notion de coordination, réduite à la synthèse des informations.

Les partenaires conventionnels s'engagent sur environ 1 milliard d'euros d'économies, au moyen d'accords de bon usage des soins (Acbus) et d'engagements sur les prescriptions de médicaments, de biologie ou d'actes techniques. Les revalorisations éventuelles seront gagées sur les économies obtenues, lors d'une « clause de revoyure annuelle ».

Commentaires d'experts sur les nouvelles dispositions conventionnelles

Pour Claude Le Pen, « l'exercice individuel libéral est [...] en recul dans le monde développé [...]. En France, il reste [...] le modèle dominant, mais la réflexion évolue au profit d'un mode d'exercice plus collectif avec une rémunération plus diversifiée ».

Gilles Johanet[85] se dit satisfait de cette réforme pour trois raisons : la coordination des soins, la transparence des informations sanitaires (via le dossier médical) et le fait que l'assuré décide de son parcours de soins. Par contre, « les conditions de la suppression [du médecin référent] ne sont pas un exercice d'intelligence, ni d'équité. [...] Si on peut supprimer une innovation concernant quelques milliers de médecins d'un simple trait de plume, qu'est-ce qui garantit la pérennité des innovations d'aujourd'hui ? ».

Selon Didier Tabuteau[86], fin connaisseur du système de santé, les moyens de régulation des dépenses tels que le ticket modérateur et la liberté tarifaire, outils d'une régulation par la demande, sont à exclure : le premier est par nature inégalitaire, pesant surtout sur les faibles revenus ; la seconde, accrue dans cette convention, sape la base de l'Assurance maladie, qui repose sur des tarifs opposables (Tabuteau, 2006).

La Mutualité aussi voit dans le nouveau dispositif « un système complexe générant des effets pervers » ; elle estime que l'assuré risque d'être « moins bien remboursé, même lorsqu'il joue le jeu du parcours de soins ». Son président, Jean-Pierre Davant, parle de « maquis tarifaire », de « corporatisme des médecins » et conseille aux mutuelles de ne pas rembourser les dépassements honoraires en dehors du parcours de soins ; il sera suivi par la Fédération française des sociétés d'assurances (FFSA).
Ultérieurement, les associations d'assurés (UNAF, FNATH et CISS) dénonceront ces effets pervers – dont les dépassements autorisés aux spécialistes en accès direct – et la complexité du nouveau cadre.

85. Gilles Johanet, ancien directeur de la CNAM-TS à deux reprises, est devenu directeur du pôle santé des AGF.
86. Didier Tabuteau, membre et futur vice-président du Conseil d'État, a été directeur de cabinet de Claude Évin, de Bernard Kouchner puis de Martine Aubry.

16.4 Nouvelle convention, nouvelle contestation

D'emblée, l'accord de décembre 2004 divise les syndicats. Il est accueilli de façon nettement favorable par la CSMF, le SML et Alliance, qui le signent avec quelques réserves, estimant qu'il « ménage les conditions de l'exercice libéral ».

Pour la CSMF, Michel Chassang déclare que cette « convention unique contient pour la première fois un choix explicite de l'Assurance maladie, celui de concentrer tous ses efforts sur le parcours de soins coordonnés [...] qui n'est rien d'autre qu'un réseau de soins, opposé totalement à la filière instaurée par le médecin référent et qui revalorise l'ensemble des acteurs... ». Réseau contre filières, refrain constant des oppositions... Pour Michel Combier, président de l'UNOF, le médecin traitant, qui « sera le plus souvent un généraliste », obtient « une reconnaissance de fait au cœur du système », cette fonction n'entraînant « aucune nouvelle tâche »... L'UNOF a approuvé l'accord par 90 % des voix[87].

Selon le SML, on entre « dans un système de cogestion, un peu à l'allemande » et les médecins sont intéressés à la chasse au gaspillage ; « la convention est évolutive [...] ; en 2007, quand le généraliste sera spécia-liste, il faudra que l'acte de référence, C ou Cs, soit de 23 euros ». Dinorino Cabrera étant récemment élu à la présidence du CNPS, une dizaine de professions de santé, dont MG France, démissionnent de cette instance.

MG France et FMF-G : refus d'agréer l'accord

Par contre, cet accord est inacceptable pour MG France et suscite des réserves chez les généralistes de la FMF (FMF-G) ; le front des opposants s'inverse. Pour Pierre Costes, cette convention « consacre l'augmentation des tarifs et l'ouverture du secteur II pour les spécialistes et transfère sur les généralistes et les patients l'effort de maîtrise » ; le directeur de l'UNCAM a choisi « la CSMF comme partenaire exclusif de sa réforme ». Sans plus attendre, Pierre Costes adresse au ministre une lettre ouverte en lui deman-dant de ne pas agréer ce texte et MG France lance un mot d'ordre de non-retour aux Caisses des formulaires de déclaration de médecin traitant. Son objectif à l'horizon 2007 est de « parvenir à ce que le C soit équivalent au Cs, soit par une augmentation de l'acte, soit à travers des forfaits ».

La FMF-G expose les mêmes arguments[88] : « les généralistes héritent des tâches les plus importantes, sans aucune contrepartie financière. [...] il s'agit d'une réforme faite davantage pour les spécialistes que pour

---

87. L'UNOF le considère comme l'aboutissement de « la charte généralistes-spécialistes qu'elle a réussi à imposer à la CSMF en 1989 ».

88. Jean-Paul Hamon, porte-parole des coordinations et membre de la FMF-G, futur président de la FMF, évoquant la disparition à terme de l'option référent, déclare en visant

les généralistes, à qui on demande d'être les chevilles ouvrières du dispositif »…

Les jeunes généralistes du SNJMG et de l'ISNAR-Img, déjà soucieux de la désaffection des étudiants pour leur discipline, jugent cet accord « injurieux pour les médecins généralistes ».

L'accord rallie aussi contre lui les membres des coordinations, le SNMG et des associations, le CNGE, la SFTG, le collectif Formindep (collectif pour une information médicale indépendante)[89], des associations de FMC… Ces divers groupements, syndicaux ou non, estiment que les généralistes sont sacrifiés par cette convention qui fait d'eux des « médecins sous-traitants ». Et d'illustrer divers points de discrimination :
  – majoration de coordination de 2 euros pour le généraliste, et de 4 euros pour les spécialistes ;
  – consultation pédiatrique à 25 euros pour le généraliste et 30 euros pour le pédiatre ;
  – contraception tarifée à 20 euros chez le généraliste et 27 euros chez le gynécologue.

Surtout la valeur de l'acte quotidien, le « C de base », reste inchangée alors que le Cs augmente, et sa valeur, qui n'est pas que symbolique, reste le critère majeur pour les généralistes. Cette différence de traitement accrue est mal vécue. Les seules perspectives de revalorisation pour les généralistes seront conditionnées par les efforts d'économies à engager sur leurs prescriptions.

À propos de la suppression programmée de l'option médecin référent, une pétition-manifeste lancée par Christian Lehmann et Martin Winckler, généralistes, recueille rapidement 7 000 signatures, tandis que se constitue une association de défense des 8 000 médecins référents, l'Amedref (Association nationale des médecins référents). Une évaluation officielle de l'expérience du médecin référent a été réalisée par l'IGAS, sans jamais être publiée.

Une manifestation le 22 janvier 2005, et des répliques successives

À l'ISNAR-Img, on craint une difficulté supplémentaire pour les nouveaux généralistes à se faire une patientèle, le dispositif du médecin traitant tendant à fidéliser les patients aux médecins déjà installés ; elle appelle à une grève des internes en médecine générale à compter du 17 janvier et

---

Michel Chassang : « C'est la première fois que j'ai vu un président de syndicat conditionner son adhésion à la suppression d'un avantage acquis. »

89. Formindep : collectif pour une information médicale indépendante.

une manifestation à Paris le 22, appel relayé par MG France et le SMG. Cette manifestation réunira un millier de généralistes et s'accompagnera de nombreuses fermetures de cabinets sur l'ensemble du territoire. Pour les manifestants, « le médecin traitant, c'est le généraliste, et seulement lui » et « on ne nous en donne pas les moyens ». Philippe Douste-Blazy recevra les représentants de MG France le 26 janvier, après avoir assisté aux vingt ans de l'UNOF[90] et déploré que « ceux qui combattent [sa réforme] soient ceux qui entendent remettre le généraliste au cœur du système »... De nouvelles journées de protestations sont annoncées par l'ISNAR-Img pour le 5 mars et le 2 avril.

La convention promulguée, recours immédiat et appel à renégocier

Quoi qu'il en soit, la convention de 2005 est promulguée le 3 février et publiée le 11. Elle est doublée d'une campagne de l'Assurance maladie incitant les assurés à choisir un médecin traitant. Neuf généralistes sur dix, dont des médecins référents, seront entrés dans le nouveau dispositif à la mi-avril 2005. Mais la convention fait aussitôt l'objet d'un recours en annulation devant le Conseil d'État par MG France, bientôt suivi par la FMF et un collectif de pédiatres, chacun pour des motifs différents.

MG France, qui entend ne pas en rester là, lance un référendum auprès des 55 000 généralistes sur leur appréciation du texte conventionnel, les appelant à se prononcer pour ou contre la reprise de négociations avec les Caisses. Sur plus de 12 000 réponses, 92 % estiment que, sans revenir sur son principe, le rôle du médecin traitant doit revenir au généraliste, mais que ses conditions d'application doivent être renégociées. D'autres syndicats de généralistes, FMF-G, SMG et SNJMG, demandent aussi de nouvelles négociations.

Pierre Costes insère ce sujet dans une discussion plus large avec le cabinet du Premier ministre : « Si le gouvernement veut un soutien actif des généralistes à sa réforme, il doit ouvrir le chantier de la reconnaissance de la médecine générale [...] dans sa fonction de soins primaires [...] et valorisée comme telle. [...] Nous demandons au gouvernement :

---

90. À l'occasion de cet anniversaire, l'histoire de l'UNOF est présentée par Bernard Rougier, membre de ses instances directrices. Elle y est présentée comme l'héritière de la FNOF, ce qui n'est pas la réalité : la FNOF, en fin de vie, a fusionné avec MG France, le 29 novembre 1987, et lui a légué ses archives. De plus, il n'est pas fait mention du fait que l'UNOF, à sa création, n'avait pas les attributs d'un véritable syndicat, ce qui n'est advenu que quelques années plus tard. Enfin, de nombreux passages témoignent d'une constante hostilité envers MG France, « corporatiste, exploiteur du mécontentement et de la perte de représentation identitaire de la médecine générale », coupable d'une « opposition artificielle entre généralistes et spécialistes » et de la « division des forces syndicales de la médecine générale »...

• une reconnaissance universitaire, avec un corps enseignant [...] titularisé, incluant des chefs de clinique, et ouvrant la voie d'une vraie discipline ;
• la création d'un département Médecine Générale et Santé Publique à la Direction Générale de la Santé (DGS) et à la Direction de l'Hospitalisation et de l'Offre de Soins (DHOS) ;
• une reconnaissance conventionnelle, non seulement avec l'Assurance maladie, mais dans tous types de contrats, dont ceux élaborés avec les mutuelles ;
• une reconnaissance tarifaire : investir sur les soins primaires plusieurs milliards d'Euros, ce qui équivaut au C = Cs ou à des rémunérations forfaitaires [équivalentes]. »

MG France proteste aussi contre la répartition des postes d'internes faite par la Commission nationale des études médicales (CNEM) : 2 200 postes de spécialistes contre 2 100 postes de généralistes. Le signal donné par la Commission va à l'encontre des tendances pourtant bien connues, le déficit de généralistes se traduisant déjà non seulement par une forte inégalité de répartition entre les territoires (pas seulement dans les zones rurales), mais aussi par une surcharge générale de travail des praticiens ; les projections au-delà de 2008 annoncent de façon certaine une aggravation de la situation.

Mandaté spécialement par Philippe Douste-Blazy en novembre 2004, l'ONDPS apportera des propositions à partir de mai 2005 (voir § 16.8).

16.5 Changement de ministres et continuité

Une nouvelle équipe ministérielle

Mai 2005 amène Dominique de Villepin à Matignon, Xavier Bertrand au ministère de la Santé, et Philippe Bas, ministre délégué à la Sécurité sociale et aux Personnes âgées. L'Assurance maladie connaît un déficit majeur de 12 milliards d'euros, dans un contexte de difficultés économiques et d'insuffisance de recettes, alors que l'évolution tendancielle des dépenses est modérée (+3,5 % sur un an). Les deux ministres poursuivront la réforme engagée par leurs prédécesseurs ; l'objectif est de limiter le déficit à 8 milliards d'euros à la fin de 2005.

La hausse du ticket modérateur (+12,5 %) pour l'accès aux soins hors médecin traitant, décidée à partir du 1er juillet, ne sera pas remboursable par les mutuelles. Pour modérer les dépassements d'honoraires, des tractations sont en cours avec la nouvelle UNOCAM, afin d'éviter leur remboursement par les complémentaires ; cela aboutira aux « contrats responsables » pour les médecins du secteur II, applicables au 1er janvier 2006. Avant cette date, les dépassements seront applicables sans véritable limite.

Au vu de ces dispositions, un collectif réunissant la CFDT, l'UNSA, la FNMF, l'UNAF, la FNATH et le CISS (Collectif inter-associatif sur la Santé) proteste et publie le 27 juin 2005 le communiqué suivant[91] : « La convention médicale [...] n'a pas repris l'esprit de la loi. [...] Au lieu d'un parcours de soins, les signataires [...] ont organisé un parcours tarifaire complexe et peu lisible pour les patients, sans donner un contenu réel au dispositif de médecin traitant. [...]. » Ce collectif n'accepte pas le décalage entre la hausse des tarifs, au 1er juillet et la mise en place des « contrats responsables » le 1er janvier 2006, « elles [...] demandent au gouvernement d'intervenir auprès des signataires [...] pour qu'ils repoussent la mise en place des nouveaux tarifs afin d'aligner les deux dates... ». Les mêmes protesteront contre le forfait de 18 euros instauré dans le projet de LFSS 2006 pour les actes techniques qui dépassent 91 euros (soit K 50).

De menus assouplissements seront apportés : élargissement de la notion de médecin traitant aux associés d'un même cabinet ; exemption de sanctions pour les assurés consultant des médecins nouvellement installés ; recours à un médiateur pour les patients subissant des dépassements d'honoraires excessifs.

La mise en œuvre du médecin traitant

Au 1er juillet 2005, date de l'application du nouveau système, le nombre d'assurés sociaux ayant fait le choix d'un médecin traitant approche les 20 millions, soit 40 % des assurés[92]. En octobre, le nombre d'assurés qui se déclarent réfractaires au parcours de soins sera estimé à 11 % (sondage AGF-Ipsos) ; cependant, seulement un tiers des Français déclare qu'ils passeront systématiquement par un généraliste avant d'accéder à un spécialiste, même moins bien remboursés...

En décembre 2005, des précisions seront apportées quant à l'accès direct aux trois spécialités qui conservent cette possibilité : psychiatrie, ophtalmologie et gynécologie médicale, sous l'intitulé « accès spécifique » (sans hausse du ticket modérateur). Cet accès est limité en psychiatrie, aux patients de 16 à 25 ans ; en ophtalmologie, aux troubles de la réfraction et au glaucome ; en gynécologie, à la plupart des motifs de consultation : examens périodiques, contraception, grossesses et IVG.

Ce dernier point fait réagir MG France, pour qui tout acte de même nature devrait être rémunéré au même niveau, quel que soit son prestataire.

Parallèlement, l'Assurance maladie a inauguré depuis mars 2005 un système dit « d'accompagnement » des professionnels de santé, par

---

91. Communiqué paru sur le site web de l'UNAF : www.unaf.fr
92. Ils seront trente-trois millions en décembre.

des visites de délégué(e)s de l'Assurance maladie (les DAM, non-médecins) et/ou d'entretiens « confraternels » avec des médecins-conseils ; ces visites et entretiens visent à réduire diverses prescriptions inappropriées[93]. En pratique, les DAM présentent aux praticiens leur profil statistique de prescriptions et leur rappellent les accords conventionnels relatifs à l'effort de maîtrise médicalisée. La plupart des praticiens visités (50 000 au 1er juillet, selon la CNAM-TS) sont des généralistes qui acceptent ces contacts, même si une partie d'entre eux mettent en défaut la compétence ou la légitimité de ces visiteurs pour commenter leurs pratiques[94].

Dans le même temps, l'UNCAM met l'accent sur les prescriptions de médicaments génériques, en intensifiant l'information des prescripteurs, des pharmaciens et des assurés, et dérembourse 221 médicaments à service médical rendu insuffisant. Sur ce point, l'économiste Claude Le Pen signale que la progression du poste « médicaments » est due en fait à l'évolution des prix, sur lesquels les prescripteurs n'ont aucun pouvoir...

Cependant, Michel Régereau, président de l'UNCAM, reste dubitatif sur l'efficacité des mesures précédentes[95]. Les décisions prises, tant dans le PLFSS que sur le plan conventionnel, lui font craindre « les prémisses d'une Sécurité sociale centrée sur les affections les plus lourdes (ALD), avec la CMU pour les pauvres ». Par ailleurs, les évolutions des dépenses après un an ne montrent pas de baisse significative, sauf la diminution des indemnités journalières. Rappelant que la CFDT a soutenu le projet de réforme, *il dénonce le fait que*, dans sa mise en œuvre, les *spécialistes trouvent un avantage financier à contourner le parcours de soins coordonné*

Les faibles perspectives de revalorisation des actes des généralistes

En octobre 2005, malgré une baisse de revenus de plus de 5 % pour l'année 2004, aucune revalorisation des actes des généralistes n'est en vue, contrairement à la plupart des actes de spécialités. Les seuls points positifs pour 2005 sont le versement du forfait ALD de 40 euros par patient (encore en attente dans de nombreux départements), la hausse de la consultation du nourrisson à 25 euros et les revalorisations des actes

---

93. Il s'agit des arrêts de travail, hypnotiques et anxiolytiques, statines, antibiotiques et prescriptions des ALD (ordonnancier bizone).

94. La vigilance de la CNAM-TS se traduira en 2005 par un contrôle sur 550 000 arrêts de travail et sur les prescriptions des ordonnances en ALD dépassant 700 euros par mois, chez 9 000 médecins (dont 7 000 généralistes).

95. Les négociations étant désormais menées par le directeur général, le président en est réduit à la stricte gestion et aux avis consultatifs de son conseil d'administration.

de garde dans les départements où les accords de régulation existent. Ce qu'attendent les généralistes, c'est pour 72 % d'entre eux une hausse générale du C...

Un an après le début de la réforme, le parcours de soins est accepté par 57 % des généralistes, tandis que la même proportion de spécialistes s'y oppose. Cela n'empêche pas Michel Chassang, pour la CSMF, de déclarer que la nouvelle convention fonctionne bien, que les deux tiers des assurés sociaux (soit 30 millions) ont choisi un médecin traitant (c'est un généraliste, à 99,5 %). Pour lui, les généralistes ont accepté la convention, « même s'ils attendent que l'intendance suive : un contenu médical, une définition de leurs nouvelles missions et des moyens nouveaux ». « Le gouvernement aussi doit jouer le jeu et dégager des marges pour 2006 », c'est-à-dire décider d'un ONDAM suffisamment généreux pour permettre des revalorisations.

Chez les non-signataires, la FMF-G demande une nouvelle enquête de représentativité, réclame la revalorisation du C et se met en ordre de marche pour les élections aux URML de 2006. MG France dénonce la multiplication considérable, et avérée, des actes en C × 2 des spécialistes et l'impossibilité de voir augmenter le C à 25 euros. Selon Pierre Costes, « les généralistes sont là pour maîtriser, les patients pour payer et les spécialistes pour encaisser ».

Dans ce contexte, bien que l'ONDAM de 2005 (+3,8 %) ait été, pour une fois, respecté, le Gouvernement resserre celui de 2006 à +2,5 %, avec pour objectif de réduire le déficit de 8,3 milliards d'euros en 2005 à moins de 6,5 milliards d'euros en 2006. Mais la répartition de cet ONDAM privilégie le secteur hospitalier (+3,4 %), ce qui entraîne l'austérité pour le secteur de ville, ramené à une limitation de +1 %, à répartir entre dépenses de médicament et honoraires...

Le devenir des médecins référents

Reste cependant le devenir des médecins référents. Les signataires de la convention de 2005, CSMF et SML, ont obtenu l'interdiction de nouveaux contrats, malgré les efforts de l'Amedref (voir § 16.4). Cette association, qui représente les 8 000 médecins référents, s'est appuyée sur un « Livre blanc » faisant le bilan des huit années de fonctionnement, et démontre que dans le cadre de cette option les prescriptions de médicaments ont été ramenées au tiers des prescriptions par rapport aux pratiques standard[96]. Cela sans compter les émules de ce concept des médecins référents, qui a inspiré diverses initiatives sur un modèle proche, à la MSA, Groupama et

---

96. Une étude de la CNAM-TS confirmera cet aspect positif : un meilleur engagement dans la maîtrise médicalisée et dans la FMC.

quelques CPAM, et couronnées de succès en termes de qualité des soins et d'économies[97].

Malgré une demande de sa prolongation et d'une vraie solution de convergence avec le dispositif du médecin traitant, cette question restera non réglée jusqu'en 2007, pénalisant les patients et les médecins engagés dans cette option[98]... Sa disparition se fera au prix d'une indemnisation dégressive sur trois ans (2007-2009) des généralistes qui l'avaient choisi.

Ironie de l'histoire, le dispositif du médecin traitant en reprend la plupart des engagements (mais à moindres frais) : prévention, coordination, application de protocoles et de plans de soins ; seul le tiers payant n'y figure pas, sauf pour les patients relevant de la CMU...

Un point d'étape conventionnel

En décembre 2005, les signataires de la convention se retrouvent pour un point d'étape. L'objectif fixé de 998 millions d'économies tarde à être atteint (722 millions seulement à ce stade), d'où un nouveau retard pour d'éventuelles revalorisations. Toutefois, l'année 2005 a été globalement bénéfique pour les revenus des généralistes : +4,5 %[99], tandis que certaines spécialités ont régressé (dermatologues : –3,5 ; cardiologues : –2,2 ; ORL : –3,2 ; rhumatologues : –1,3 %) du fait, semble-t-il, du dispositif du médecin traitant.

Les syndicats signataires, CSMF et SML, demandent un échéancier de hausse du C à 23 euros en 2007, une extension de la majoration de coordination (MSC), hors accès direct, pour les gynécologues, ophtalmologistes et psychiatres, et une majoration des actes du samedi après-midi.

Chez les non-signataires, la FMF veut elle aussi un C à 23 euros indexé sur le coût de la vie et une révision du parcours de soins, jugé « pénalisant pour tout le monde ». MG France exige un « C = Cs tout de suite », aucun acte inférieur à 25 euros, un C × 2 annuel par patient pour le médecin traitant, un retour d'information systématique de la part des spécialistes en cas d'accès direct, l'inclusion du samedi après-midi dans la garde et un financement pérenne pour les maisons médicales de garde. Il s'agit d'afficher le meilleur profil en vue des élections aux URML de mai 2006.

---

97. Ces initiatives étaient réparties en 19 sites ruraux avec la MSA (centrées sur la gérontologie), 3 départements avec Groupama partenaires santé, un réseau médico-social à Rennes Nord et un réseau de soins palliatifs dans les Hautes-Pyrénées.

98. Les difficultés porteront sur le retard ou la non-déclaration de médecin traitant de la part des patients, la diminution de la rémunération forfaitaire ou le retard de remboursement des actes en tiers payant pour les médecins.

99. Effet volume de +2,4 %, plus forfait ALD et consultation du nourrisson.

Au 1er janvier 2006 entrent en vigueur les mesures de restriction à l'accès direct. Ceux des assurés sociaux qui n'ont pas de médecin traitant peuvent se voir appliquer, outre les dépassements de tarifs autorisés (DA), une hausse de 10 % du ticket modérateur (soit 2 euros chez le généraliste, et 2,5 euros chez le spécialiste), excepté chez les psychiatres, ophtalmologues, gynécologues et chez les généralistes nouvellement installés.

16.6 Les chantiers pour 2006

De multiples dossiers en instance auront un impact en 2006 pour les généralistes, outre la démographie (*voir Partie III, § 1.2.2*) :

– Premier bilan du médecin traitant : complexité et paperasserie

Après une année pleine, 35 millions d'assurés, soit 70 %, ont désigné leurs médecins traitants. Certaines associations de patients, regroupées sous l'intitulé « TRT-5[100] (Traitements et recherche thérapeutique-5) », critiquent sévèrement le fonctionnement du parcours de soins pour les patients en ALD : mesures « complexes, inapplicables et inadaptées », notamment les nouveaux protocoles de prise en charge, établis sans référentiels et sources fréquentes de refus par l'Assurance maladie pour motifs administratifs.

Une enquête initiée par le tout nouveau Collège français de médecine générale (CFMG)[101] auprès de plus de 350 généralistes indique l'absence de changements notables dans leur relation avec les patients, mais la conscience d'une responsabilité accrue. À signaler toutefois le fait que 56 % de ces généralistes signalent des conflits avec les patients sur la décision de consulter un spécialiste, ainsi qu'un manque de temps pour satisfaire aux objectifs de prévention[102] et d'éducation sanitaire, ce qu'explique leur stagnation démographique. Surtout, les praticiens se plaignent d'une paperasserie complexe et chronophage, doublée de contrôles tatillons des services médicaux des CPAM.

– Permanence des soins

Sur ce sujet sont à régler le bilan de la sectorisation des gardes, la majoration du samedi après-midi et le financement des maisons médicales de garde.

---

100. TRT-5 réunit entre autres Act Up-Paris, Aides, ARCAT, Sida Info Service, organisations dédiées au SIDA.

101. Ce collège est une première tentative de création, qui sera reprise en 2009-2010, sous le nom de Collège de la médecine générale (CMG). *Voir aussi Partie II, Formation continue, § 8.5.2.*

102. Les thèmes de prévention désignés sont : obésité infantile, risque cardiovasculaire, facteurs de risque de la grossesse, polymédication des personnes âgées, dépistage du cancer du sein.

La sectorisation et l'implication des médecins libéraux sont en voie d'amélioration, malgré la persistance de réquisitions lorsque les tableaux de garde sont incomplets. L'adjonction du samedi après-midi au week-end de garde fait consensus chez les syndicats médicaux, en attendant celle du samedi matin.

Les maisons médicales de garde (MMG), multipliées depuis la grande grève de 2001 (elles sont 300 en 2005) se sont fédérées et affiliées à MG France. Financées pour trois ans à titre expérimental par le FAQSV, leur avenir reste soumis à un arrêté de répartition des fonds, qui tarde... Certaines de ces maisons ferment, d'autres maintiennent provisoirement leur activité grâce à des accords avec des collectivités locales. « Plébiscitées par la population, les professionnels et les élus » selon leur président, elles attendent un mode de financement pérenne. Elles sont néanmoins critiquées par la CSMF, qui y voit une concurrence avec l'activité libérale pendant les horaires de fonctionnement de jour, et par le SML, qui critique le « coût exorbitant » de certaines ; leur affiliation à MG France n'est peut-être pas étrangère à ces critiques.

En mars 2006, Xavier Bertrand s'oppose à la fermeture de certaines d'entre elles. Un rapport de l'Inspection générale des affaires sociales (IGAS) apportera des conclusions mitigées, soulignant leur impact en termes de réimplication des généralistes dans les gardes, mais restant réservé quant à leur effet sur le nombre de visites à domicile et sur le flux des urgences ; ce rapport proposera d'adosser les MMG aux hôpitaux. Un chargé de mission, désigné en mai 2006, devra définir un cahier des charges commun. Leur financement restera néanmoins fragile.

Il restera encore à articuler les centres libéraux de régulation avec le Centre 15, à informer les populations de façon à ne pas engorger celui-ci, à régler le statut des généralistes participant à la régulation au Centre 15 sans les en rendre dépendants (*via* un statut de collaborateur occasionnel du service public), ou encore à maintenir ou non la garde libérale aux heures de la nuit profonde (les appels sont plus rares après minuit, mais plus urgents), ces questions étant à régler avant la fin de 2006.

Début 2007, la situation de la permanence des soins sera nettement améliorée, du fait d'une augmentation du volontariat : plus de 60 % de participation dans 85 % des départements.

– *Refonte de la classification commune des actes médicaux (CCAM)*

Ce dossier épineux pour l'Assurance maladie, déjà entrepris en 2004, a été stoppé, faute d'accord sur la méthode. Pour les généralistes, plus que de « refonte », il faudrait parler de création, compte tenu de la pauvreté de leur nomenclature. Selon la CSMF, les discussions prévoient la définition d'un acte de base unique pour les généralistes et les spécialistes et un projet de hiérarchisation des consultations. MG France redoute de voir arriver une liste démultipliée, à l'allemande, et cherche un consensus des sociétés savantes généralistes sur ce sujet. Les travaux ne commenceront qu'à partir d'avril 2006.

– Élections aux URML de mai 2006 : les enjeux

L'activité propre des URML, qui interfère très peu dans la vie quotidienne des médecins, leur est mal connue. Les six premières années ont été peu productives, en raison des nombreux conflits entre élus ; il a fallu l'arbitrage du Gouvernement pour calmer le jeu. Au cours des six années suivantes, trois domaines ont été effectivement investis : la démarche qualité, l'évaluation des pratiques et le traitement des données transmises par l'Assurance maladie. Par ailleurs, la structuration des URCAM et ARH a permis des concertations régionales et le soutien de projets financés par le FAQSV.

Par contre, le fait que leurs résultats servent de critères de représentativité conventionnelle accentue l'importance des échéances électorales ; en effet, les règles en vigueur depuis la réforme de 2004 stipulent que toute convention médicale doit être signée par un ou plusieurs syndicats réunissant une majorité de voix aux dernières élections. Au cas où les opposants actuels seraient majoritaires dans les urnes, la nouvelle majorité pourrait provoquer une révision[103] de l'actuelle convention.

16.7 Un nouveau bras de fer tarifaire, avant les élections aux URML

Le bilan conventionnel réalisé fin 2005 se prolonge sur la question de la revalorisation des lettres clés. L'UNCAM refuse toute revalorisation immédiate, en raison du déficit des comptes sociaux, mais aussi parce que les revenus des généralistes pour l'année 2005 ont connu une évolution de +3,9 % (liée à une augmentation d'activité, mais grignotée par l'inflation). Elle concède seulement un C à 23 euros pour les consultations d'enfants de 2 à 6 ans (soit en moyenne 10 % de l'activité des généralistes) et 1 euro sur le Cs pour les spécialistes dans le cadre du parcours de soins…

Les syndicats signataires insistent et demandent une augmentation de 1 euro sur le C des généralistes à bref délai, afin d'aborder la période des prochaines élections avec des résultats tangibles. Devant le silence de l'UNCAM et du ministre de la Santé, la CSMF lance une consigne de non-réception des délégués de l'Assurance maladie (DAM) et de refus de siéger dans les commissions conventionnelles, et le SML, celle d'une large utilisation du droit à dépassement (DE) au-delà d'un certain temps hebdomadaire de travail. Mais aucun ne dénonce la convention.

---

103. Cette dernière hypothèse est cependant peu réalisable sur le plan juridique, les textes découlant de la réforme de 2004 étant très restrictifs ; reste le plan du jeu politique…

Chez les opposants (MG France et FMF), on attend le résultat des urnes avant de lancer des consignes ; seule la CONAT appelle à boycotter la carte Vitale. L'égalité du C et du Cs n'est pas en vue, le différentiel s'est en fait accru entre 2000 et 2005.

Au 10 février 2006, aucun accord n'est conclu.

Un accord à l'arraché...
que boudent les généralistes

En fin de compte, l'UNCAM concède sous la pression de Xavier Bertrand le relèvement de 1 euro sur le C au 1er août (ce qui le porte à 21 euros), conclu dans un avenant n° 12 avec la seule CSMF[104]. Le SML refuse, faute d'engagement d'un C à 23 euros en 2007. Sur la convergence entre médecin référent et médecin traitant, rien n'est décidé.

Les opposants, MG France, la FMF-G et Espace généraliste (ex-MG-VA, désormais autonome)[105], dénoncent l'abandon de l'objectif de convergence du C et du Cs (voir § 10.3), ainsi que l'absence de moyens concernant la maîtrise des prescriptions et les actions de prévention à la charge des médecins traitants.

L'avenant n° 12 ne convainc qu'un tiers des généralistes, selon un sondage de mars 2006. Par comparaison à octobre 2005 apparaît une nette inflexion des intentions de vote aux URML, en faveur des opposants à la convention.

Élections aux URML :
un impact sur la convention

La campagne des élections étant lancée, la CSMF promet des avancées complémentaires pour 2007. À l'opposé, MG France entend faire de ce vote un référendum anticonvention, dénonçant les difficultés du parcours de soins et la différence de rémunération qui se creuse entre généralistes et spécialistes[106]. La FMF-G s'appuie sur les succès enregistrés en 2002-2003 (la valeur du C et la permanence des soins), et vise à ce que l'ensemble des opposants passe la barre de 50 % des suffrages. De même pour Espace généraliste. Quant au SML, il espère valoriser son refus de l'avenant n° 12, aux dépens de la CSMF.

---

104. Selon Patrick Hassenteufel, politologue, observateur attentif du syndicalisme médical, cet accord conventionnel pourrait s'interpréter comme une manière, pour les pouvoirs publics, de ne pas affaiblir la CSMF avant les élections aux URML.

105. « Espace généraliste », issu de la scission désormais effective de la mouvance MG-VA de MG France et présidé par Claude Bronner, s'est constitué officiellement en syndicat le 23 septembre 2005, comptant recruter 1 000 adhérents. Transparence et démocratie en sont les maîtres mots, avec pour slogan « Défendre plus et mieux la médecine générale ».

106. Ce différentiel annuel est passé de 38 à 45 % entre 2001 et 2004, selon la CARMF (Caisse autonome de retraite des médecins de France).

Au lendemain de ces élections, fin mai, les opposants à la convention deviennent majoritaires. Pour les généralistes :

– MG France est en tête, à un niveau voisin de celui de l'année 2000 : 31,5 contre 32 % ;

– l'UNOF-CSMF redescend à son étiage de 1994, soit 25,9 % ;

– le SML baisse de 16,3 à 10,4 % ;

– la FMF-G fait une percée à 16,5 % (5,5 % en 2000), confortée par l'apport des coordinations ;

– Espace généraliste réussit son entrée, avec 12,4 % des voix.

Pour les spécialistes :

– la CSMF fait un recul inattendu, passant de plus de 50 % à seulement 38,8 % ;

– la FMF la talonne, avec 35,2 % ;

– le SML recule de 22 % à 15,5 % ;

– l'UCCSF reste stable, à 7,8 %.

Globalement, on peut retenir de ce scrutin la dispersion des voix des généralistes, le recul de la CSMF dans chacun des deux collèges, le regain de crédit de la FMF, après des années de repli, et la percée du nouveau venu, Espace généraliste. Cela dit, ces résultats ne sont pas homogènes sur l'ensemble du territoire[107]. La poussée de la FMF, côté spécialistes, est aussi à relier à une forte insatisfaction face aux récentes réformes et à un désaveu de la CSMF. Celle-ci incrimine l'Assurance maladie, jugée paperassière et trop lente dans la mise en œuvre de la convention, alors que MG France s'appuie sur le rejet de ces dispositions par une majorité de généralistes et renvoie la balle au Gouvernement.

Les présidences d'URML se répartissent à parts égales entre la CSMF et la FMF ; celles des sections généralistes reviennent à MG France dans onze unions, et une à Espace généraliste ; Au plan national, la conférence des présidents d'URML, constituée depuis les élections précédentes et tenue majoritairement par la CSMF, se trouvera contestée par la nouvelle majorité syndicale qui créera une Union nationale des médecins libéraux (UNML).

La balle dans le camp du ministre

Xavier Bertrand reçoit sans attendre chacun des syndicats médicaux, contraint par des comptes sociaux plus dégradés que prévu. Tous les syndicats présentent des revendications tarifaires à bref délai, mais en ordre dispersé. La CSMF plaide pour un renforcement et une simplification du dispositif du médecin traitant. La FMF demande une nouvelle enquête de

---

107. En témoignent par exemple les scores importants de la FMF-G en Basse-Normandie ou ceux d'Espace généraliste en Alsace et en Languedoc-Roussillon, scores qui étoffent les chiffres nationaux, mais sont plus modestes ailleurs.

représentativité et la suppression du parcours de soins. Les syndicats de généralistes veulent clarifier le dispositif : attribuer clairement le rôle du médecin traitant au généraliste, dont c'est la fonction spécifique ; systématiser la pratique de tarifs opposables dès lors que l'assuré se conforme au parcours de soins ; supprimer la différence de rémunération entre disciplines dans le secteur I.

Cependant, le ministre n'est pas prêt à sacrifier l'alliance avec la CSMF, d'autant plus qu'une majorité des généralistes est entrée dans le système du médecin traitant et qu'un consensus des opposants semble peu probable. À court terme, la CSMF obtient confirmation de la revalorisation du C à 21 euros au 1er août, suivie d'un accord sur le V à 31 euros pour le 15 octobre.

16.8 Les dossiers de Santé, avant l'élection présidentielle de 2007

À l'automne 2006, il reste encore huit mois de législature pour parfaire ce qui a été entrepris :
– *Sur le plan conventionnel*, lors du rendez-vous de fin d'année, il s'agira de simplifier administrativement le parcours de soins, de concrétiser les aides à l'installation et de développer l'informatisation des cabinets médicaux et le dossier médical personnalisé.
– *L'évolution des rémunérations* dépendra des contraintes de financement définies par le prochain PLFSS (ramener le déficit de 6,3 à 4 milliards en 2007), mais aussi des travaux attendus sur la CCAM clinique ; l'objectif de l'égalité du C avec le Cs est reconnu par Xavier Bertrand comme « une obligation ».
– *Le sort des maisons médicales de garde*, après un rapport de Jean-Yves Grall, dépend de la définition d'un cadre type de fonctionnement et de financement pour cinq ans.
– *Les aides à l'installation :* encouragement à l'exercice en groupe ou à la création de maisons de santé, bourses aux étudiants de troisième cycle, rémunérations forfaitaires annuelles ou C à 24 euros en zone rurale, manquent encore toutes de textes d'application.
– *Une solution pour l'ASV*, en souffrance depuis des années et qui représente 40 % de la retraite des médecins, reste à trouver.

Les attentes des syndicats médicaux

Dans ce contexte, le jeu des syndicats libéraux est de faire monter les enchères, malgré une faible perspective d'augmentation de l'ONDAM.

Michel Chassang, renouvelé pour quatre ans à la tête de la CSMF, prend acte des promesses de Xavier Bertrand sur le C = Cs, veut voir aboutir la CCAM clinique et obtenir un nouveau relèvement des tarifs pour les généralistes. Côté spécialistes, où les attentes sont fortes (notamment celles des chirurgiens), il soutiendra une progression des tarifs des actes techniques et l'ouverture d'un secteur optionnel.

En face, MG France fait front commun avec la FMF-G, Espace généraliste (EG) et les chirurgiens de l'UCCSF, soutenus par le SMG, le SNJMG et l'ISNAR-Img. Leur majorité syndicale permet de revendiquer une renégociation de l'accord conventionnel, légitimée par la loi de 2004. Pour la FMF-G et Espace généraliste, l'enjeu est d'obtenir la représentativité.

En complément, les associations généralistes, SFMG, SFTG et CNGE réclament l'officialisation de la médecine générale en tant que spécialité, la mise en place rapide de la filière universitaire de médecine générale et la création de cent postes d'enseignants généralistes.

Un ONDAM 2007 très serré

Fin septembre 2006, Xavier Bertrand ayant annoncé un objectif de réduction du déficit de l'Assurance maladie à moins de 4 milliards sans augmenter les recettes[108], place l'ONDAM global à +2,5 % comme en 2005, avec la même répartition entre secteur hospitalier (+3,5 %) et secteur de ville (0,8 %). Dans le détail, Xavier Bertrand assure que, au sein de l'enveloppe de +8 %, la part des médicaments et produits de santé baissera de 2,6 %, ce qui devrait permettre aux honoraires une progression de l'ordre de 3,5 à 4 % ; mais cette part risque déjà d'être consommée par les augmentations de l'été 2006 sur le C et le V.

Cependant, la CSMF n'accepte pas sans difficulté cette perspective. Pour tenter de faire bouger les lignes budgétaires, le syndicat de Michel Chassang lance une pétition en direction des parlementaires sur le thème des « soins de ville en danger », ce qui pousse certains députés à demander une augmentation de l'ONDAM pour ce secteur. Quant au SML, il estime l'objectif de l'ONDAM intenable.

MG France, qui a demandé un « plan Marshall » pour les soins primaires, dénonce l'incohérence entre « un discours de réforme basé sur le médecin traitant et la médecine de proximité » et un ONDAM insuffisant pour atteindre l'objectif assigné. Le syndicat menace de faire appliquer le C à 23 euros dès le 1er janvier suivant, de façon à mettre sur un pied d'égalité tous les médecins conventionnés, en plus de la revendication d'un C × 2 annuel pour l'entrée de tout patient dans le dispositif du médecin traitant. « Les médecins généralistes [...] ne supportent plus d'avoir des contraintes sans moyens en retour, alors qu'il existe toute une partie du corps médical

---

108. Le déficit cumulé de 2003 à 2006 inclus sera évalué à 60,4 milliards d'euros, selon Pierre-Louis Bras, ancien directeur de la Sécurité sociale (2000-2002).

en honoraires libres. » Xavier Bertrand acceptera de porter la part des soins de ville à +1,1 %.

Le droit d'opposition mis en cause

Avec les autres membres du front commun, MG France fait valoir un droit d'opposition à l'avenant n° 14, signé le 9 septembre et qui porte la valeur du V à 31 euros ; démarche en apparence contraire aux intérêts des généralistes, mais qui vise à remettre en chantier la convention, « avec une réflexion très profonde sur le contrat conventionnel ». Le ministre jugera leur démarche irrecevable, car trop tardive ; mais un recours sera déposé en Conseil d'État, de façon à lever toute ambiguïté sur ce droit d'opposition. *A contrario*, un amendement présenté par un sénateur (sans doute sollicité de façon partisane) limitera ce droit aux seuls syndicats disposant de la représentativité, excluant ainsi, au moins provisoirement, la FMF-G et Espace généraliste.

Un bilan conventionnel sous pression

En attendant le rendez-vous conventionnel annuel du 15 décembre 2006, le ministre et les syndicats signataires accusent l'UNCAM de traîner les pieds sur les dossiers à finaliser :

– *Retard sur la mise en œuvre du bonus de consultation en zone rurale*, pourtant voté par le Parlement ; l'UNCAM cherche à y adjoindre des obligations pour les médecins concernés et une minoration de l'ASV pour les zones en pléthore démographique.

– *Enlisement des discussions sur le secteur optionnel*, proposé d'abord aux chirurgiens, mais que les syndicats médicaux veulent pour toutes les disciplines, y compris la médecine générale, sur la base d'engagements de qualité.

– *Désaccord sur la solution de « convergence » du médecin référent* avec le médecin traitant : une option « médecin référent *bis* » est refusée par la CSMF.

– Seul le chantier de la simplification administrative est assez avancé : utilisation de la voie informatique et protocoles de soins préétablis permettant une signature rapide.

CSMF et SML ont pour objectif le passage du C généraliste à 23 euros en deux temps, en 2007.

Xavier Bertrand met alors la pression sur les négociateurs et fixe un délai au 31 janvier 2007 pour aboutir, prévoyant qu'à défaut le Gouvernement prenne la main sur ces dossiers.

Du nouveau dans le monde syndical généraliste

Cependant, à MG France, la page des fondateurs se tourne : Pierre Costes, après six années, ne renouvelle pas son mandat. Martial Olivier-Koehret, ex-vice-président, lui succède en décembre 2006. La ligne sera maintenue ; pour l'heure, MG France n'envisage pas de signer la convention.

D'autre part, la FMF-G et Espace généraliste ont esquissé au cours de l'année 2006 un fort rapprochement, soutenu par le souci commun de la place de la médecine générale dans le système de soins, le soutien à la survie du médecin référent et le souhait de mettre un terme à la « balkanisation » du syndicalisme généraliste. Ils tentent aussi, confortés par les résultats des élections professionnelles, de se donner les meilleures chances de représentativité. La fusion aura lieu en avril 2008, sous le nom d'Union généraliste.

16.9 La suite du processus conventionnel

L'an II du médecin traitant :
un dispositif pratiquement généralisé et stabilisé

En janvier 2007, plus de 80 % des assurés sont inscrits auprès d'un médecin traitant et, à 99,6 %, ont désigné à cet effet un généraliste. Le bilan de la première année, relevé par la CNAM-TS, fait état de 98 % des recours aux spécialistes effectués dans le cadre du parcours de soins « au sens large » ; ces recours se répartissent en 83 % *via* le médecin traitant, 4 % en urgence et 12 % en « accès spécifique » aux ophtalmologues, psychiatres et gynécologues, dont l'accès direct a été maintenu.

Une nouvelle enquête de l'IRDES sur les motifs de choix d'un médecin traitant constate qu'une forte majorité de patients (82 %) perçoit ce dispositif comme obligatoire mais que seulement 22 % en escomptent une meilleure prise en charge. Les choix du médecin traitant recouvrent très largement les recours antérieurs au médecin de famille. Si moins de 4 % déclarent avoir renoncé à des soins de spécialistes pour des motifs directement liés à la réforme, 82 % n'ont pas perçu de changement et seuls 5 % ont estimé être mieux suivis. Enfin, 5 % déclarent préférer rester en dehors de ce dispositif et assumer des dépenses supplémentaires.

En ce qui concerne la répartition des activités entre généralistes et spécialistes, le même bilan ne montre pas d'augmentation globale des actes des généralistes, mais une légère baisse sur un an. Par contre, dans certaines spécialités, la baisse d'activité sur la même période s'avère marquée ; si, selon l'IRDES, les recours directs avant la réforme étaient de l'ordre de 20 à 30 % chez les rhumatologues, 40 % chez les ORL et 60 % chez les dermatologues[109], les baisses d'activité observées sont respectivement de 13, 12 et 18 %, sans que ces derniers chiffres se rapportent formellement à une diminution de l'accès direct. Cette tendance sera confirmée par une enquête réalisée à la demande de l'URML d'Ile-de-France en février 2008. Par contre, le nombre de C × 2 (actes de consultants) s'est accru de 20 %, ce qui suggère une accentuation du « chaînage » généraliste-spécialiste.

À ce stade, il n'est pas possible de savoir si les baisses d'activité observées témoignent ou non de retards à la détection ou d'une prise en charge optimale des pathologies concernées. Par contre, les associations de patients constatent un accès aux soins plus difficile des personnes les plus démunies, en raison, pour les uns, de la disparition du tiers payant pratiqué par les ex-médecins référents, pour les autres, du retard de l'aide à l'acquisition d'une assurance complémentaire. Il s'agit par exemple de personnes attributaires de la CMU, également victimes de refus de soins de la part de certains médecins libéraux (en majorité spécialistes).

Frédéric Van Roekeghem, directeur de la CNAM-TS, se félicite de la mise en place de cette réforme, mais admet que « cela n'a pas changé l'accès et l'organisation du système de soins » ; les effets principaux seraient à venir, par le développement d'un meilleur système d'information (*via* notamment la création de comptes « Ameli » sur le site de l'Assurance maladie) et des objectifs de prévention, « qui donneront un véritable contenu médical au médecin traitant ».

Les orientations conventionnelles

Les orientations affichées par l'UNCAM pour la médecine générale dans cette période sont les suivantes :
  – favoriser l'engagement des médecins traitants dans les programmes de prévention ;
  – placer le médecin traitant au cœur de l'accompagnement des maladies chroniques ;
  – poursuivre le développement du dossier médical personnalisé, par la mise à niveau des équipements informatiques des cabinets ;
  – poursuivre les actions de maîtrise médicalisée sur les arrêts de travail, diverses classes de médicaments et les transports sanitaires ;
  – accompagner l'officialisation de la médecine générale comme spécialité en 2007 :

---

109. Cette baisse d'activité des dermatologues fait surgir dans leurs rangs une critique du dispositif du médecin traitant, selon laquelle celui-ci induirait un retard à la détection des mélanomes cutanés, faute d'accès direct...

    ◦ diversifier les modes de rémunération par des forfaits liés à des engagements ciblés,

    ◦ mettre en œuvre la CCAM clinique.

En matière d'honoraires, les perspectives de revalorisation restent minces, bien que les objectifs d'économie assignés aient été atteints à 75 % pour l'année 2006. La possibilité du C à 23 euros (C = Cs) en 2007 reste très incertaine, malgré la promesse de Xavier Bertrand, même s'il la confirme en tant que porte-parole du candidat Sarkozy à la présidence de la République. En attendant, signataires et non-signataires font pression, chacun à leur manière, pour une augmentation du C. Ainsi dans la Drôme, les généralistes, regroupés en intersyndicale MG France-FMF-Espace généraliste, refusent la télétransmission des feuilles de soins et cotent leurs consultations en Cs et MG France s'engage à défendre tout généraliste qui utiliserait la cotation des autres spécialistes.

D'autre part, l'UNCAM pousse à réduire le nombre de visites à domicile, encore relativement nombreuses dans certaines régions, pour des raisons culturelles (nord de la France) ou de population vieillissante (Limousin). Ce vieillissement appelle cependant des aménagements de nomenclature pour des consultations lourdes à domicile : début février 2007 est lancée dans trois départements une consultation de prévention pour les patients de 70 ans, prise en charge à 100 % et rémunérée C × 2,5, de façon à détecter les facteurs d'évolution vers la dépendance.

Pour les praticiens de zone rurale, un bonus de 20 % de l'activité sera proposé, à titre expérimental, en avril 2007 à des médecins généralistes exerçant en groupe, sous contrat validé par l'Ordre, si les deux tiers de leur activité concernent des patients résidant en zone déficitaire, conditions auxquelles s'ajoute la capacité à accueillir des consultations avancées de spécialistes. Seront concernés environ 1 600 généralistes de secteur I dans 4 600 communes.

D'autres dossiers restent à finaliser : aides à l'installation en zones déficitaires, CCAM clinique ou secteur optionnel.

Un compromis tarifaire, dans l'attente du C = Cs

Un accord se dessine entre les signataires pour augmenter le C de 1 euro au 1er juillet 2007, soit 22 euros, avec poursuite des efforts de maîtrise à hauteur de 700 millions d'euros par des accords individuels sur des thèmes ciblés[110].

---

110. Ces thèmes portent sur le dépistage du cancer du sein, la vaccination antigrippale, l'iatrogénie médicamenteuse, deux classes de médicaments, et le respect de l'ordonnancier bizone.

Le niveau de 23 euros est repoussé par l'UNCAM à 2008, conditionné aux résultats de la maîtrise médicalisée.

Cet accord est contesté, d'une part, par le président de la CNAM-TS, Michel Régereau, au nom de la CFDT, qui souhaite remettre à plat les modes de rémunération des généralistes et introduire une plus grande part forfaitaire ; d'autre part, par les opposants à la convention, dont MG France qui estime que le lien entre revalorisation et engagements médico-économiques indivi- duels « débouche à terme sur le conventionnement sélectif ». L'accord sera néanmoins validé par Philippe Bas (qui succède à Xavier Bertrand comme ministre de la Santé) et publié *in extremis*, début mai, avant le deuxième tour de l'élection présidentielle.

Un différentiel de revenus accentué entre généralistes et spécialistes

Les revenus, ou du moins les « recettes », des années 1998 à 2004 ont davantage augmenté pour les médecins libéraux que pour la moyenne des salariés, bien que la progression se fasse en « marches d'escalier ». Mais selon un prérapport du HCAAM, l'écart s'est creusé entre ceux des généra- listes et des autres spécialistes, du fait de l'apparition des diverses majorations ajoutées aux tarifs de consultation. À partir de 2004, le nombre de cotations en C × 2 chez les spécialistes a été en constante augmentation (de +4,7 % en 2004 à +8,3 % en 2006), ce qui n'est pas une surprise. Globalement, le revenu professionnel disponible avant impôt, charges déduites, s'établis- sait en 2006 à 63 000 euros par an pour les généralistes et 112 000 euros pour les spécialistes (avec de fortes disparités entre disciplines)[111].

Un rapport de l'IGAS publié en avril 2007 révélera que dans la période de 1993 à 2004 la fréquence des dépassements d'honoraires en secteur II a connu une nette augmentation, particulièrement en fréquence chez les chirurgiens et gynécologues (respectivement de 29 et 26 %) et en niveau (leur taux moyen est passé de 25 % en 1990 à 47 % en 2004). Le volume global des dépassements en 2005 atteint 2 milliards d'euros. Par contre, le nombre de généralistes en secteur II a décru, de 22 % en 1990 à 13 % en 2004, l'accès à ce secteur leur étant fermé depuis 1990.

---

111. La question du niveau des revenus des généralistes resurgit régulièrement par compa- raison avec les autres spécialités libérales. Des études comparatives avec d'autres professions, tels les cadres supérieurs, tendent à montrer sur le long terme un niveau comparable, selon lequel les revendications récurrentes ne seraient pas réellement justifiées. Ainsi, une étude de Brigitte Dormont et Anne-Laure Samson pour la DREES (*Études et recherches*, n° 105, février 2005) sur la période 1980-2004. Une lecture attentive permet cependant de relever divers biais de comparaison, portant sur les panels de professionnels comparés, le temps de travail, le niveau de protection sociale, les investissements qualitatifs ou encore l'évolution de la charge de travail au cours des carrières.

L'IGAS dénonce des pratiques qui posent un problème d'accès aux soins, lié à un certain laisser-faire des pouvoirs publics, mais aussi un système inéquitable entre praticiens, « puis qu'il plafonne les revenus des uns tout en maintenant une large liberté tarifaire pour les autres ». Face à cette situation, la CNAM-TS prévoit de se pencher sur les dépassements abusifs et d'agir si besoin par des déconventionnements.

Pour MG France, le fait que la médecine générale accède prochainement au statut de spécialité implique que les généralistes soient traités à l'égal des autres disciplines, y compris pour l'ensemble des actes et rémunérations ; de ce point de vue, par exemple, une majoration de 10 euros, accordée aux endocrinologues pour la première consultation d'un diabétique, est mal accueillie, alors que les généralistes suivent 90 % de ces patients.

Martial Olivier-Koehret, nouveau président, émet d'ailleurs une sévère critique sur les conditions faites au médecin traitant, critique ainsi résumée : « le généraliste coordonne et le spécialiste encaisse ». Qui plus est, « on a installé le médecin traitant et organisé son contournement », ce dont témoignent certains généralistes, qui disent apprendre *a posteriori* par leurs patients qu'ils ont consulté tel ou tel spécialiste, sans retour d'information. Un recours a été déposé par MG France contre l'avenant conventionnel n° 19 qui octroie une « majoration provisoire clinicien » (MPC) aux seuls spécialistes et qui, ajoutée au Cs de base et à la majoration de coordination, porte le montant de la consultation spécialisée à 28 euros.

L'UNOF, quant à elle, semble se satisfaire de la situation et élabore un nouveau projet, dans le sens d'une consolidation du rôle des généralistes :

– réserver la fonction de médecin traitant au « spécialiste en médecine générale » ;

– diversifier les modes de rémunération, avec la possibilité d'un collaborateur salarié ;

– adapter le forfait ALD à toutes les étapes de la vie, sous forme de rendez-vous de santé axé sur la prévention ;

– faire des pôles de santé une alternative aux maisons médicales, jugées trop onéreuses ;

– étendre les tarifs de régulation des urgences au dimanche matin ou aux heures de nuit profonde ;

– accueillir des jeunes médecins à temps partiel dans les cabinets, en prélude à l'installation.

Ce dernier point trouve un écho positif à l'ISNAR-Img, favorable en outre à une rémunération mixte.

16.10 Spécialité de médecine générale et qualification

La discipline généraliste, promue spécialité par un décret de janvier 2004 après la décision de Lionel Jospin en 1998, accède à ce statut en 2007. Cette concrétisation, à part ses effets sur les études, pose quelques questions pratiques :

– Y aura-t-il deux classes de généralistes : anciens et nouveaux diplômés ?

– Les tarifs conventionnels et la nomenclature des spécialités seront-ils accessibles aux généralistes, et lesquels ?

Les milieux syndicaux refusent les deux classes de généralistes, mais MG France craint un refus du Gouvernement d'accorder la spécialité aux cinquante-quatre mille généralistes déjà en exercice. Jacques Rolland, président du CNOM à l'époque et qui soutient la création de la filière universitaire de médecine générale, estime que « tous les médecins régulièrement inscrits au tableau de l'Ordre en tant que médecins généralistes seront qualifiés en médecine générale », mais demande des assurances en ce sens aux pouvoirs publics.

Deux approches du processus de qualification en médecine générale

Le CNOM s'appuie sur une directive européenne de 2005 qui harmonise les cursus universitaires et lance dès le début de 2007 un processus de demande de qualification à l'ensemble des généralistes en exercice. Les Conseils départementaux constituent des commissions locales chargées de vérifier la conformité des pratiques réelles des postulants. Du fait du nombre de médecins inscrits à l'Ordre dans la rubrique « généralistes », mais qui n'exercent pas réellement la médecine générale (MEP en exercice exclusif, angéiologues, échographistes…), il importe que seuls ceux qui l'exercent pleinement soient reconnus comme tels.

Cependant, une mission confiée en novembre 2006 par Xavier Bertrand à Pierre-Jean Lancry, directeur général de la MSA, propose deux voies de qualification, au cas par cas :

– l'une, universitaire, propose une validation des acquis de l'expérience sur dossier ; un jury statue sur la qualification et transmet la décision à l'Ordre, qui l'enregistre ;

– l'autre, strictement ordinale, est basée sur divers critères attestant de l'activité effective : temps d'exercice, formation initiale et continue, travaux personnels et services rendus (réseaux, permanence des soins, santé publique…).

La seconde voie, ordinale et départementale, reçoit un aval de la part du ministère de la Santé, publié le 18 avril 2007. Les enseignants et maîtres de stage généralistes, encadrant les nouveaux diplômés, seront *de facto* qualifiés ; la situation des autres sera examinée, par ordre d'ancienneté.

Pour pallier l'inconvénient des délais, le rapport Lancry propose une nomenclature transitoire, le « Cg », pour permettre aux « vrais généralistes », donc les médecins traitants, d'accéder à un niveau de rémunération équivalent à celui des autres spécialistes. Mais Xavier Bertrand, lié par sa promesse du C à 23 euros, réfute d'emblée cette proposition.

Le processus de qualification des généralistes « ancien modèle », *via* les commissions ordinales départementales, se poursuivra jusqu'en 2010.

Le bilan de Xavier Bertrand
à l'heure de l'élection présidentielle de 2007

De ses trois années, Xavier Bertrand retient la satisfaction d'avoir mis en place la réforme de 2004 et perçu le besoin de reconnaissance des généralistes. Cependant, nombre de décisions ne sont pas encore finalisées, tels la filière universitaire, la mise en place des instances de FMC, de l'EPP, le C bonifié en zones rurales ou encore le C à 23 euros (que, selon lui, l'évolution de l'ONDAM aurait permis avant l'échéance présidentielle).

D'autres sujets restent en attente :
– le soutien à l'installation des jeunes généralistes pour pallier l'insuffisance démographique, alors que ceux-ci aspirent de moins en moins à l'exercice libéral ;
– la permanence des soins, qui attend le rapport de Jean-Yves Grall ;
– les réseaux de soins, qui sont dans l'expectative du fait de la baisse importante des financements au cours de 2006.

Un sujet particulier est celui des remplaçants en médecine générale. De nombreux jeunes médecins ayant terminé leurs études diffèrent le moment de s'installer et prolongent leur situation de remplaçant, souvent jusqu'à l'âge de 40 ans. Au début de 2007, environ 10 000 médecins sont dans cette situation. La question d'un statut propre est alors posée, de façon à leur assurer une protection sociale et un statut fiscal définis.

16.11 Les options en matière de santé
en vue de l'élection présidentielle

Les programmes santé des partis politiques pour 2007

À la même période, les partis affichent leurs orientations qui, pour la plupart, déclarent porter attention à la médecine générale.

Le PS propose, entre autres, la reprise du médecin référent, l'égalité entre C et Cs, le paiement d'un forfait de santé publique, le développement des maisons de santé. Il s'oppose aux dépassements d'honoraires et aux déremboursements. L'UDF veut dépasser la réforme de Douste-Blazy, avec un meilleur retour d'information des spécialistes vers les médecins traitants et une part de rémunération forfaitaire. L'UMP propose le maintien du médecin traitant et un espace de liberté tarifaire conditionné par des pratiques de FMC et d'EPP.

Les principaux candidats s'inspirent de ces programmes

	Nicolas Sarkozy	Ségolène Royal	François Bayrou
Organisation	Agences régionales de santé Cinquième branche de la Sécurité sociale pour la dépendance	Agences régionales de santé Accords conventionnels locaux Renforcement des médecines scolaires et du travail Dispensaires en zones rurales	Régionalisation
Financement	Lutte contre les fraudes et gaspillages Franchise remplaçant le forfait de 1 euro par acte	Cotisations proportionnelles aux capacités, sans franchise Principe de solidarité Tiers payant, carte santé jeunes	Cotisation sociale universelle
Rémunération	Paiement à l'acte et forfaits Espaces de liberté tarifaire Soutien au C = Cs	Salariat ou paiement à l'acte Forfaits de prévention et d'éducation	Paiement à l'acte et forfaits C = Cs
Exercice du médecin généraliste	Délégations de tâches Prévention et éducation Regroupement des médecins Sécurisation des cabinets Réseaux ville-hôpital	Restauration de la médecine de première ligne 500 maisons de santé Prévention et éducation Repenser le dossier médical personnalisé	Le médecin traitant acteur de prévention Maisons de santé pluridisciplinaires Maisons médicales de garde
Démographie	*Numerus clausus* relevé Bourses étudiantes pour installation en territoire déficitaire	*Numerus clausus* relevé Bourses d'études, aides à l'installation, services aux professionnels	*Numerus clausus* relevé Incitations au choix de la MG : revenu étudiant
Santé publique	« Plan Alzheimer » et soins palliatifs	—	—

De ces annonces, on peut souligner les points communs :
– régionalisation de l'organisation de la santé ;
– relèvement du *numerus clausus* ;
– prévention ;
– création de maisons de santé ou de nouvelles formes d'exercice en groupe ;
– diversification des rémunérations et aides financières à l'installation.

Entre les deux tours de l'élection présidentielle, Michel Chassang, soucieux de « poursuivre la confiance retrouvée entre le corps médical et le Gouvernement », énonce pour la CSMF dix propositions marquées au coin de l'unité de la profession, parmi lesquelles :

– une représentativité syndicale unique, impliquant la disparition des sections généraliste et spécialiste au sein des URML ;

– un secteur conventionnel unique pour tout médecin libéral, et une nouvelle hiérarchie des consultations avec la fin de la dualité C et Cs ;

– et, bien entendu, une seule convention médicale.

Il souhaite aussi médicaliser davantage l'ONDAM et le définir sur plusieurs années, responsabiliser les assurés, achever la CCAM clinique, réformer le statut social et fiscal du médecin libéral.

17. L'an I de la spécialité de médecine générale

17.1 La spécialité et ses diverses incidences

Le résultat d'une très longue marche

La création de la spécialité de médecine générale est le fruit des efforts répétés de nombreux militants qui, depuis le premier comité d'omnipraticiens des années 1950, ont « pensé » la discipline et travaillé à sa reconnaissance, malgré de nombreuses résistances. Elle deviendra réalité avec les premiers généralistes titulaires d'un DES de médecine générale à l'automne 2007.

Qu'il s'agisse des syndicalistes, des pionniers de la formation continue ou des initiateurs d'un enseignement universitaire spécifique, les généralistes ou médecins de famille doivent avant tout cette reconnaissance à des membres issus de leurs rangs, conscients de la particularité de leur métier et de son utilité sociale. Ils la doivent également au mouvement international au sein duquel ont été élaborés ses principes fondamentaux, par le groupe de Leeuwenhorst, puis par la WONCA, et aux conventions européennes visant à harmoniser les systèmes de santé.

La spécialité de médecine générale : d'un apparent oxymore à un concept renouvelé

Cette notion de spécialité appliquée à la médecine générale peut surprendre : elle s'apparente à un oxymore, tant les deux termes « généraliste » et « spécialiste » s'opposent dans les représentations courantes. La notion de « spécialité » est historiquement associée à diverses branches de la médecine, plus ou moins circonscrites, perçues à l'origine comme une réduction regrettable du champ d'exercice ; avec l'essor des connaissances et sous l'effet de la réforme de 1958, cette perception s'est trouvée inversée au profit d'une valeur devenue non seulement dominante, mais exclusive, au moins dans le monde hospitalo-universitaire, au point que fut réellement évoquée, vers les années 1980, la disparition de la médecine générale.

Partant de cette sémantique, l'idée de médecine générale est à l'opposé de celle de spécialité, puisqu'elle n'exclut aucun des savoirs médicaux. Cependant, si l'on s'arrête à la notion de compétences particulières, le concept de spécialité peut s'y appliquer, à la condition que celles qui la caractérisent soient clairement reconnues, sans les copier sur les autres spécialités.

Martine Bungener, économiste de la santé et sociologue, a apporté sur ce point une réponse d'une grande pertinence : cette spécialisation désigne une « médecine des interactions », un savoir particulier focalisé « sur les moments d'interaction, sur le transversal, les liens des organes entre eux, d'une pathologie avec une autre. [...] C'est un renversement conceptuel : "général" ne signifie pas "je me disperse sur tout", mais "je me concentre sur ce qui fait lien". [...] Ce faisant, on accède à une autre logique de spécialisation qui ne se fixe pas sur le pointu, mais sur des zones de recouvrement, de frontières, [...] et qui requiert des compétences et des savoirs particuliers qui ne sont pas de moindre qualité ». On pense ici à l'un des principes de la discipline exposés par le CNGE : « la gestion simultanée de plaintes et de pathologies multiples ».

En ce sens, Martine Bungener rejoint un propos de François Grémy qui, à propos de l'enseignement médical en France, soulignait en 1996 au colloque de Caen[112] que : « Tout se passe comme si les hospitalo-universitaires considéraient la médecine générale comme une forme dégradée de la "vraie" médecine – la leur – alors qu'il s'agit d'une autre approche, moins approfondie certes, mais beaucoup plus intégrative du malade, de son corps, de sa personne, de son histoire, de son environnement familial, professionnel et social. »

Une égalité réelle à conquérir

Cela étant, certains compléments restent à obtenir, qu'il s'agisse de la filière universitaire (nombre d'enseignants, titularisations, sièges au Conseil national des universités...) ou d'une valorisation financière, mais aussi et surtout d'une pleine acceptation de sa nature propre et de sa valeur

112. La réforme Debré, un tiers de siècle après, 9-10 décembre 1996.

intrinsèque par les autres membres de la profession médicale (et même chez une partie des généralistes), trop souvent prisonniers d'une vision hiérarchisée des différentes disciplines, celle des généralistes étant perçue comme le bas de l'échelle[113].

Les incidences concrètes du statut de spécialité

— Équivalence tarifaire entre spécialités

L'accès à cette qualification réactualise la question de l'équivalence tarifaire avec les autres spécialités. L'égalité du C et du Cs est soulignée par Martine Bungener comme une revendication face à une « hiérarchisation non dite », attestée par « la longueur des études », les différences de rémunération et surtout les représentations internes au monde médical, selon lesquelles « celui qui est spécialisé est celui qui en sait le plus et le généraliste est celui qui est moins compétent que d'autres ».

À la prétendue hiérarchie des savoirs, les généralistes opposent le fait que si celui de chaque spécialité est censé être approfondi chacun dans un domaine particulier, celui des généralistes, moins approfondi, est nécessairement plus large et polyvalent. Au demeurant, cette distinction s'efface derrière les notions de « transversalité » et de « globalité ».

Toutefois, égalité ne signifie pas similarité. C'est cette différence que retient l'Assurance maladie face aux généralistes qui décident, unilatéralement, de coter leurs consultations en Cs : au regard de la convention, le statut des généralistes n'a pas été modifié, de même que dans les Codes de la Sécurité sociale et de la Santé publique. Cette distorsion entre le nouveau statut de la discipline généraliste et sa traduction dans les textes légaux suscite divers recours juridiques, notamment par Espace généraliste, en vue d'établir une jurisprudence qui réduise cet écart. La démarche ne manque pas de fondements, compte tenu d'un avenant conventionnel de mars 2006 (n° 12) qui stipule : « Les partenaires conventionnels s'engagent à favoriser [...] la convergence des lettres clés C et Cs[114]. »

— Reconnaître les contenus de la discipline généraliste

Une question complémentaire est la reconnaissance des contenus de cette discipline, rendue difficile par la diversité avec laquelle les généralistes perçoivent et pratiquent leur métier. Si ces contenus sont définis dans

---

113. Entendu de la bouche d'un doyen de faculté parisienne, au début des années 2000, s'adressant aux étudiants : « Choisissez une bonne spécialité, vous éviterez d'aller exercer la médecine générale à... Caen ! »

114. En complément, l'avenant n° 23, de mars 2007, évoque une échéance : « *Les parties conviennent de porter en 2008 à 23 € la valeur de la lettre clé C. Ils prévoient de mettre en œuvre cette revalorisation au 1ᵉʳ juin 2008 [...].* » Mais l'égalité revendiquée se fera attendre...

leurs grands principes par les enseignants généralistes (Pouchain, 1996), leur champ d'application évolue en fonction des réformes du système de santé, des pathologies rencontrées, des contextes d'exercice, des choix individuels des praticiens et des modes de recours des patients, ce qui en donne une image imprécise, voire inhomogène.

17.2 De Xavier Bertrand et Philippe Bas à Roselyne Bachelot et Éric Woerth

Nicolas Sarkozy ayant été élu en mai 2007 à la présidence de la République, le ministère de la Santé échoit à Roselyne Bachelot, mais l'Assurance maladie rejoint le ministère du Budget et des Comptes publics, confié à Éric Woerth. Bercy renforce sa tutelle sur la Santé.

La situation financière tendue de l'Assurance maladie

Les premières priorités du nouveau Gouvernement ne concernent pas la Santé, pour laquelle la règle sera la continuité. Mais la situation tendue du budget de l'Assurance maladie (dérapage d'environ 2 milliards d'euros, surtout des soins de ville) mobilise le Comité d'alerte en vue de mesures correctrices urgentes.

Face à cette situation, le directeur de l'UNCAM établit un plan visant à trouver 1,45 milliard d'euros d'économies : baisse de prix d'actes et de médicaments, hausse des forfaits à charge des assurés, participation des mutuelles aux rémunérations forfaitaires des médecins et développement de la chirurgie ambulatoire. Un accord à l'arraché avec les syndicats médicaux portera cependant le C à 22 euros en août. Concernant le parcours de soins, le plan tend à inciter davantage les non-déclarants (22 % des assurés à cette date) à s'inscrire auprès d'un médecin traitant[115] ; ce sont principalement des assurés de 20 à 40 ans, masculins et peu consommateurs de soins, mais aussi des attributaires de la CMU. À part ces derniers, la mesure consiste à abaisser encore le taux de remboursement des non-déclarants[116] de 60 à 50 % du tarif des actes et à renforcer les contrôles sur le « hors parcours ».

Les nouveaux ministres avalisent ces mesures, à compléter dans le cadre de l'ONDAM pour l'année 2008.

---

115. Selon l'IRDES, 14 % des assurés n'ont pas eu l'occasion ou le temps de faire le choix d'un médecin traitant et 5 % seulement s'y refusent réellement.

116. Concernant cette décision, Dominique Polton, directrice de la gestion du risque à la CNAM-TS, estime que « le parcours de soins est un levier d'amélioration de la qualité des soins », dans la mesure où la définition d'une population cible – soit l'ensemble des patients d'un même médecin traitant – permet à l'Assurance maladie « d'apporter [au médecin] des informations dont il ne dispose pas toujours ».

La notion de franchise contestée d'emblée

La mise en place de la franchise à payer par les assurés, annoncée par Nicolas Sarkozy, nécessitera une nouvelle loi, mais se trouve déjà critiquée par Martin Hirsch, nouveau commissaire aux Solidarités actives, et par diverses organisations telles que la FSU, ATTAC, Sud ou le SMG, à l'origine d'une pétition. Cette mesure de « responsabilisation » des assurés serait, selon un expert du Centre national des arts et métiers (CNAM), inefficace, voire dangereuse, en raison du risque de report de consultations à des stades plus tardifs des maladies, donc d'états plus sévères et plus coûteux. De plus, alors que 70 % des dépenses sont concentrées sur 10 % des patients, la faire porter sur tous les assurés, même peu consommateurs de soins, n'aurait pas l'impact escompté (ce que démontre une initiative analogue en Allemagne).

Martin Hirsch propose une alternative, la création d'un « bouclier sanitaire », par un plafonnement annuel des frais de santé supportés par l'assuré, couplé à la suppression des exonérations du ticket modérateur (ALD et autres) ; solution simple, équitable et compatible avec la maîtrise des dépenses. Le HCAAM reprendra cette idée en la généralisant à tout assuré, mais elle sera jugée par le président de la Mutualité irréalisable tant que le remboursement des dépassements tarifaires par les mutuelles sera maintenu[117].

En fait, cette franchise sera non seulement maintenue, mais portée de 1 à 4 euros au maximum, plafonnée à 50 euros par an et par assuré, et son produit sera affecté au plan Alzheimer. En outre, le ministre du Budget proposera de financer la protection sociale sur l'ensemble des revenus et par des taxes nouvelles.

Autres orientations et dossiers en instance

Suite à un rapport critique de la Cour des comptes sur l'état du système de soins, Nicolas Sarkozy émet diverses préconisations :
- limiter la liberté d'installation (celle des infirmiers est déjà en vigueur) ;
- diminuer les prescriptions de médicaments (couplées à 90 % des consultations en France vs 40 % aux Pays-Bas), notamment pour les ALD ;
- remédier aux carences de la permanence des soins de ville, source d'engorgement des urgences hospitalières.

Quant à Roselyne Bachelot, ses premières décisions portent sur l'application du rapport Grall sur la permanence des soins ; la création d'Agences régionales de Santé (ARS), déjà proposée en 1994, pour un « pilotage unifié

---

117. La prise en charge des dépassements tarifaires par les assurances complémentaires favorise en fait leur accroissement. Dans l'hypothèse d'un bouclier sanitaire généralisé, cette prise en charge devrait être supprimée.

du système de santé » ; le C à 23 euros, conditionné par les résultats de la maîtrise des dépenses ; un plan « santé jeunes » avec une consultation annuelle de prévention pour les 16-25 ans. Elle annonce la réunion d'états généraux de la démographie médicale.

Le rapport Grall sur la permanence des soins propose d'en confier la refonte aux futures ARS, ce qui l'exclurait du champ de l'Assurance maladie. Il apporte entre autres l'idée d'adosser des maisons médicales de garde aux services d'urgence des hôpitaux et de supprimer le paiement à l'acte pour cette activité, ce à quoi s'opposent la CSMF et le SML.

Sur les gardes des samedis après-midi et des périodes de ponts, qui suscitent des mouvements de grève dans plusieurs départements, un avenant conventionnel est conclu le 19 décembre, avec une rémunération effective des astreintes en contrepartie d'une nouvelle réduction du nombre de secteurs, surtout aux heures de nuit profonde (ce qui restreint le nombre de médecins à rémunérer). Cet accord est facilité par un réinvestissement progressif des généralistes dans la permanence des soins (43 % de la profession, soit +24 % en deux ans). Ce nouvel avenant (n° 27) est signé par tous les syndicats, unanimes pour une fois[118]. Roselyne Bachelot exigera une réduction encore plus marquée du nombre de secteurs de garde avant son application.

Autres dossiers :
– les objectifs de la *maîtrise médicalisée* pour 2007 ne sont atteints qu'à 59 %, ce qui ne favorisera pas la revalorisation du C prévue au 1er juin 2008 ;
– la mise en place du *dossier médical personnalisé* (DMP) est reportée à 2010, tandis que les médecins ont désormais accès à un site web dédié où ils peuvent trouver les données de remboursement de leurs patients ;
– l'*ASV des médecins*, qui représente 39 % de leur retraite, est menacé de faillite à échéance de 2013, en raison du déficit démographique qui amenuise le rapport cotisants-retraités ; les solutions prévues par le PLFSS de 2006 n'ont pas été suivies de décrets d'application.

17.3 Un PLFSS de rigueur pour 2008

Ce nouveau PLFSS vise à limiter à 8,9 milliards le déficit des régimes de Sécurité sociale pour l'année à venir, sans nouvelles recettes. Le niveau de l'ONDAM est finalement établi à +3,2 % pour les soins de ville comme pour les hôpitaux, couplé à un mécanisme de stabilisation automatique bloquant

---

118. La loi en vigueur permet en effet qu'un avenant puisse être signé par des syndicats même s'ils n'ont pas adhéré à la convention elle-même (ce dont se défendent les opposants).

les dispositions conventionnelles en cas de dérapage. Concernant les revalorisations d'honoraires, un délai d'observation de six mois est fixé entre leur
approbation et leur application, ce qui augure mal de l'augmentation du C.

Autres mesures annoncées concernant les médecins :
– pour les gros prescripteurs, mise sous accord préalable étendu aux
transports sanitaires, puis aux autres prescriptions ;
– pour ceux n'utilisant pas la télétransmission, taxation des feuilles de
soins papier ;
– une régulation locale de la démographie par une « adaptation du
conventionnement » dans les zones en tension, selon les décisions
des partenaires conventionnels ;
– un renforcement de l'obligation d'informer les patients sur les dépassements d'honoraires ;
– des contrats complémentaires optionnels d'amélioration de pratiques
(rémunération à la performance ?) ;
– l'expérimentation pendant cinq ans de rémunérations au forfait, voire
de capitation, en priorité pour les patients sous ALD.

L'UNCAM et la plupart des syndicats médicaux désavouent tous ces
projets : retour de la « maîtrise comptable » pour la CSMF, « rustines »
pour Espace généraliste, « mesures qui ne résoudront ni les problèmes de
démographie, ni le déficit des comptes » pour MG France.

Michel Chassang, nouvellement élu à la tête du CNPS, prévoit d'en
mobiliser les membres pour faire obstacle à ces dispositions. Les jeunes
généralistes, chefs de clinique, SNJMG ou ISNAR-Img, déjà en alerte, font
la grève des gardes et astreintes, notamment en raison des restrictions
possibles de la liberté d'installation. Une manifestation de protestation
est organisée le 11 octobre à Paris, que Roselyne Bachelot s'efforcera de
désamorcer. Les jeunes médecins seront invités aux états généraux de
la démographie médicale, annoncés pour janvier 2008.

Hormis la restriction de conventionnement, cette LFSS est adoptée
fin novembre dans sa quasi-intégralité, y compris les franchises[119] dont
le produit, incorporé dans l'enveloppe de l'ONDAM, ramène de fait l'objectif
de dépenses de +3,2 à +2,3 %. Contestées par les socialistes, elles seront
validées, sous la seule réserve de ne pas entraver le recours aux soins
des plus démunis.

---

119. Ces franchises sont de 1 euro sur les consultations, 0,50 euro par boîte de médicament
et par acte paramédical, 2 euros par transport.

17.4 Les états généraux de l'offre de soins (EGOS)

Initialement prévus pour aborder les questions de démographie, ces états généraux, ouverts en décembre 2007, sont élargis pour englober l'organisation des soins en ville, leur articulation avec l'hôpital et la répartition des médecins sur le territoire[120]. Médecins libéraux, internes, étudiants, professions paramédicales, usagers et élus y sont conviés.

La première phase met en présence deux groupes de concertation, l'un constitué des médecins et étudiants en médecine, l'autre des professions paramédicales. Une seconde phase aura lieu en février 2008 en deux réunions décentralisées, au plus près des acteurs de terrain et des usagers, suivies d'une réunion nationale. Leurs conclusions inspireront un projet de loi prévu pour l'été 2008.

Les objectifs initiaux sont les suivants :
– partager un *diagnostic sur l'organisation des soins de premier recours* autour du médecin généraliste ;
– définir des propositions concernant *la formation, les modalités d'exercice et de rémunération des médecins exerçant en qualité de généralistes* et assumant le rôle de médecins traitants ;
– *définir des pistes de réflexion sur les rémunérations*, tarifaires ou forfaitaires, pouvant être reprises dans la convention.

Ils seront étudiés selon divers axes : refonte de la formation médicale ; définition du premier recours et répartition des compétences ; conditions d'installation et d'exercice ; diversification des modes de rémunération ; répartition territoriale.

Pour la première fois, l'ensemble est clairement articulé autour du premier recours, dans l'idée de sortir de l'hospitalo-centrisme. Des articulations sont prévues en fonction de la graduation des soins, de l'ambulatoire à l'hôpital.

L'accueil des syndicats médicaux

Michel Chassang, pour la CSMF, dit craindre de cette initiative pilotée par l'État un « démantèlement de la médecine libérale ». Le nouveau président du SML, Christian Jeambrun, réfute totalement le rôle de *gatekeeper*.

Quant aux syndicats de généralistes, ils affichent leur satisfaction de voir traiter en priorité leur mode d'exercice.

MG France demande « une définition légale de la médecine générale » dans le Code de Santé publique, et des mesures catégorielles pour une filière universitaire, le rattrapage des revenus, une vraie protection sociale, un plateau technique pour les généralistes et le travail en équipe de soins primaires.

---

120. Ces états généraux sont copilotés par Yvon Berland, président de l'ONDPS, et Annie Podeur, directrice de l'hospitalisation et de l'offre de soins (DHOS).

L'UNOF souhaite « améliorer la place du médecin généraliste traitant au centre d'un réseau de soins de proximité », diversifier les modes d'exercice et organiser pour les étudiants « des stages dans tous les types d'exercice ».

Claude Bronner, pour Espace généraliste, se fait plus radical en demandant de désigner le généraliste comme seul médecin traitant et premier maillon d'une vraie filière de soins, une répartition de 70/30 en faveur des futurs généralistes à l'examen classant du troisième cycle et la mise à niveau des revenus à hauteur de la moyenne des spécialistes (soit un doublement…).

À la FMF-G, Jean-Paul Hamon insiste sur la titularisation de cinquante professeurs et autant de chefs de clinique en trois ans, l'organisation de pôles de santé libéraux pour accueillir les internes et la généralisation d'un forfait médecin traitant.

Les jeunes généralistes, ISNAR-Img et SNJMG, mettent l'accent sur des stages précoces en cabinets des futurs généralistes et l'accompagnement des jeunes à l'installation.

Les premières conclusions des EGOS

À l'issue de la première phase, les propositions suivantes sont émises :
– *l'inscription des missions du médecin généraliste de premier recours* dans le Code de la Santé publique ;
– *la participation de l'État à la création de 100 maisons de santé pluridisciplinaires*, dotées de 50 000 euros chacune, que Nicolas Sarkozy doublera de 100 maisons supplémentaires ;
– *des aménagements juridiques favorisant l'exercice en groupe, la coordination et la délégation de tâches* ;
– *une modulation du* numerus clausus *conventionnel* selon les besoins des régions ;
– *la création de contrats « santé solidarité » (CSS)* pour aider les zones déficitaires en médecins[121] ;
– *l'information des étudiants sur les statuts de collaborateur libéral et/ ou salarié* ;
– *la création d'un guichet unique régional d'information et d'aide à l'installation* dans les futures ARS.

Et en projet : la définition d'un schéma régional d'aménagement de l'offre de soins de premier recours (SROS) ; une meilleure articulation et le renforcement des liens généralistes-spécialistes.

Divers décrets d'application et avenants conventionnels devront être mis en chantier en 2008. Quant à la graduation de l'offre de soins et à

---

121. Le principe des CSS est que les médecins installés en zones surdotées consacrent 5 % de leur temps à aller exercer en zones déficitaires.

l'articulation ville-hôpital, elles seront traitées dans un rapport sur le secteur hospitalier confié au sénateur Gérard Larcher.

Sur la coopération entre professionnels, la HAS édite en avril une recommandation qui part du constat que l'activité libérale « pâtit aujourd'hui du caractère individuel et isolé des conditions d'exercice », et dont les incidences devraient être triples :
– *rénover l'offre de formation* en rapprochant les formations médicale et paramédicale ;
– *modifier le cadre juridique des professions* pour passer d'une définition d'actes à un référentiel de missions ;
– *valoriser les activités de coopération* par la rémunération ou des perspectives de carrière.

Ces orientations satisfont surtout MG France et les jeunes généralistes. La CSMF, réservée, plaidera auprès du président de la République le maintien des réformes de 2004, dont elle a été partenaire.

Vis-à-vis des premières propositions des EGOS, un sondage auprès des généralistes de terrain fait apparaître des opinions partagées[122] :
– 41 % accepteraient que le conventionnement soit limité en zone de surdensité ;
– 45 % souhaitent voir cantonner les maisons de santé aux zones déficitaires sur le plan démographique ;
– 50 % se disent favorables à la délégation de tâches à des infirmiers[123].

Une mission parlementaire sur la démographie médicale

En complément des EGOS, une mission parlementaire sur la régulation de la démographie est confiée au député socialiste Christian Paul afin d'élaborer un pilotage national. Son rapport constate une aggravation de l'inégalité d'accès aux soins et recommande un renforcement des outils de pilotage des soins de premier recours : aides financières, *numerus clausus* régionaux, stages pour les futurs généralistes dans les zones déficitaires et réflexion sur les conditions d'exercice des médecins.

Dans ce but, il conseille de réviser la carte des zones sous-dotées et propose de mettre en cohérence les aides publiques à l'installation ou au maintien des professionnels de santé, en créant un guichet régional unique.

D'autre part, il rejoint la première proposition des EGOS d'« établir une définition législative des soins de premier recours, tenant compte de leur dimension pluridisciplinaire et de leur rôle de santé publique, afin de

---

122. Sondage Stethos auprès d'un panel de 199 généralistes, du 23 février au 1er mars.
123. À noter le fait que les médecins ruraux sont plus favorables que les urbains à la limitation du conventionnement et à la délégation de tâches.

promouvoir une logique de prise en charge globale de la santé d'une population plutôt qu'une logique de distribution de soins ». « Un nouveau statut doit être négocié et défini pour les médecins généralistes », à qui seraient confiés des « mandats de santé publique ».

17.5 Nouvel élargissement du jeu conventionnel

La signature en décembre 2007 d'un avenant conventionnel sur la permanence des soins (*voir § 17.2*) a permis le retour par la petite porte d'une partie des opposants dans le jeu conventionnel, sans adhésion à la convention elle-même[124]. Ce retour a été souhaité par le directeur de l'UNCAM pour aborder des sujets difficiles : encadrement des dépassements d'honoraires et régulation démographique, demandés par Nicolas Sarkozy et devant être portés par l'ensemble de la profession.

Le bilan des dépenses de l'Assurance maladie pour 2007 fait état d'un dépassement de l'ONDAM de 4,8 % des produits de santé délivrés en ville, en raison de prix élevés de nouveaux médicaments et vaccins et d'une augmentation des prescriptions d'origine hospitalière. Par contre, l'accroissement des ventes de génériques, les baisses de prix sur les médicaments courants et la diminution de prescriptions de ville (statines et psychotropes) témoignent des efforts de maîtrise de ces praticiens, ce qui devrait permettre le relèvement de la valeur du C à 23 euros.

Les discussions conventionnelles reprennent fin juin 2008 dans un contexte contraint, du fait d'un nouveau risque de dérapage des dépenses de 700 millions d'euros. Frédéric Van Roekeghem présente à l'UNCAM un plan d'économies de 2 milliards pour 2009, sur huit points : contrats d'amélioration des pratiques individuelles (CAPI) ; régulation de la démographie médicale ; encadrement des dépassements d'honoraires ; permanence des soins ; évaluation des pratiques professionnelles ; réforme de l'ASV ; maîtrise médicalisée ; accord sur le C à 23 euros.

MG France plaide pour un accord rapide sur le C à 23 euros, augmentation compensée par une baisse d'activité annuelle de 5 % chez les généralistes. Pour ce qui est du C = Cs, les pratiques sauvages de cotation en Cs des généralistes de la Drôme (*voir § 16.9*) ont été sanctionnées en mai par le Tribunal des affaires sociales de Valence ; la lenteur des discussions conventionnelles ne laisse pas augurer de cette égalité avant 2009.

---

124. Les généralistes de la FMF, au vu des résultats électoraux des URML de 2006, mais en l'absence d'enquête formelle de représentativité, entrent dans les commissions paritaires sur la base d'un siège pris sur le SML. Cette entorse à la règle incite Frédéric Van Roekeghem à en référer au Conseil d'État, ce qui freine la reprise des discussions.

L'innovation des CAPI, amorce de rémunération forfaitaire

Les CAPI s'inspirent à la fois d'un prototype anglais (paiement à la performance) et d'une expérience menée dans les Côtes d'Armor sur le dépistage des facteurs de risque cardiovasculaire.

Le projet initial de l'UNCAM est plus diversifié et porte sur quatre types d'objectifs : participation à des campagnes de dépistage ; indicateurs de santé ; efficience des dépenses ; participation à la permanence des soins ou à la télétransmission. L'atteinte de 90 à 100 % de ces objectifs sera suivie d'une rémunération d'environ 6 000 euros.

Qualifiés de « contrats de santé publique » par le directeur de l'UNCAM, les CAPI s'adressent à l'ensemble des patientèles des médecins traitants mais, selon un membre de l'IRDES, visent plutôt à optimiser les prescriptions. Décidés unilatéralement par l'UNCAM, ils pourront être conclus directement entre les Caisses et les généralistes. Ceux qui l'accepteront, engagés pour trois ans, devront réaliser leurs objectifs en fonction de divers indicateurs[125] et démontrer une progression.

Ces CAPI rencontrent l'opposition de l'Ordre, qui les considère contraires à la déontologie ; les syndicats médicaux critiquent une intrusion de l'Assurance maladie dans les pratiques des généralistes, source de dépendance et risque d'un conventionnement individuel des médecins, mais aussi prélude à un changement plus ambitieux du mode de rémunération ; la CSMF déposera un recours en Conseil d'État pour vice de forme. Par ailleurs, certains praticiens y dénotent la non-prise en compte de la diversité des patientèles, qui influe sur l'atteinte des objectifs.

Malgré tout, les CAPI seront diffusés à partir de mai 2009 et très vite adoptés (12 500 signatures en deux mois).

Nicolas Sarkozy presse les partenaires conventionnels

Rien ne sera conclu au plan conventionnel avant septembre 2008. Une relance aura lieu en octobre, exigée par Nicolas Sarkozy lui-même.

Sur le sujet pressant de la crise démographique, la liberté d'installation est mise en question : sa limitation est envisagée en zones surdotées. Une autre mesure réside dans les contrats santé solidarité (CSS), issus des EGOS, pour pallier le déficit de médecins dans les zones les plus fortement touchées. Roselyne Bachelot attend surtout des partenaires conventionnels, en plus des efforts de maîtrise, encore insuffisants, des mesures démographiques opérationnelles, avant d'accepter une hausse du C à 23 euros.

---

125. À noter le fait que les indicateurs proposés sont pratiquement les mêmes que ceux antérieurement définis pour les médecins référents : prévention, suivi des pathologies chroniques et maîtrise médicalisée.

Un bilan du parcours de soins à trois ans : continuité et contournements

À propos des effets réels du parcours de soins, après trois années de mise en œuvre du médecin traitant, une étude de l'IRDES relève une modeste baisse des recours directs à certaines spécialités (dermatologie, ORL, cardiologie), compensée par une augmentation de demandes d'avis par les médecins traitants ; mais cette étude note aussi un contournement du dispositif par de nombreux spécialistes qui, malgré un recours direct de patients inscrits chez un médecin traitant (13 %), le déclarent conforme au parcours de soins en cochant sur la feuille de soins la case « urgence »... Le résultat en termes d'économies semble négligeable.

Une étude de la DREES (Direction de la recherche, des études, de l'évaluation et des statistiques) conclut à peu de changements dans le partage des rôles entre médecins traitants et autres spécialistes, mais à une surcharge administrative supplémentaire. D'autre part, une enquête de la CFDT auprès de ses adhérents fait apparaître une opinion favorable à 70 % au principe du médecin traitant, mais très partagée sur la consultation de celui-ci préalable au recours à un spécialiste (48,6 % contre)...

Une enquête du *Généraliste* sur le bilan des trois ans fait globalement le même constat, y ajoutant celui d'un meilleur retour d'information après consultation d'un spécialiste.

Une grande partie des assurés accepte le médecin traitant, mais sans le parcours !

Un PLFSS 2009 plus serré

Le contexte économique étant à nouveau difficile, en raison de la crise financière de 2008, le Gouvernement ne peut se permettre aucun laxisme et projette de supprimer le déficit de la Sécurité sociale à l'horizon 2010. Sont envisagés : une reprise des lettres clés flottantes ; le renforcement de la lutte contre les abus et les fraudes ; une baisse du fonds destiné aux expérimentations (FIQSV, Fonds d'intervention pour la qualité des soins en ville, ex-FAQSV) ; une taxation supplémentaire de l'industrie pharmaceutique.

La discussion parlementaire débute fin octobre, tandis que le déficit 2008 de la Sécurité sociale s'avère plus élevé que prévu[126]. Le chiffre d'évolution proposé pour l'ONDAM 2009 est de +3,1 % pour la médecine de ville, comme pour l'année précédente ; cela signifie que pour espérer une revalorisation, les médecins libéraux devront réduire encore leurs prescriptions, même en tenant compte de celles des hospitaliers réalisées en ville.

---

126. Ce déficit global pour 2008 est de 10 milliards au lieu de 8,9, et celui prévu pour l'année 2009 s'amplifie : 20 milliards d'euros, dont un tiers pour l'Assurance maladie.

Ce PLFSS prévoit que la convention devra comporter, outre la maîtrise médicalisée, les CAPI et des baisses de tarifs d'actes techniques. Hors parcours de soins, les assurés ne seront plus remboursés qu'à 30 % au lieu de 50 % ; les prescripteurs devront respecter des référentiels validés par la HAS pour les actes paramédicaux et certains médicaments ; la télétransmission des feuilles de soins devient obligatoire ; enfin les Caisses pourront sanctionner directement les auteurs d'abus ou de fraude.

Enlisement des discussions conventionnelles

Frédéric Van Roekeghem cherche un accord global incluant la revalorisation du C à 23 euros, cependant gagée par des avancées sur les économies. Début 2009, la discussion sur les contrats santé solidarité (*voir § 17.5*) bute sur un projet de taxe sanctionnant les dépensiers excessifs. Aucun accord ne se dessine et les discussions conventionnelles s'arrêtent, tandis que l'examen de la loi HPST est en cours.

La convention de 2005 prenant fin en février 2010, le Gouvernement prévoit de la prolonger de 12 ou 18 mois, afin de prendre en compte les élections de septembre aux nouvelles unions des professions de santé (URPS, Union régionale des professions de santé). La CSMF et le SML, seuls signataires actuels, s'y opposent[127], de façon à contrecarrer les effets des élections précédentes de 2006, dont ils sont sortis minoritaires, et éviter une nouvelle enquête de représentativité.

Roselyne Bachelot rappelle alors que la réévaluation du C est conditionnée par des mesures fortes « en termes d'accès financier et géographique aux soins ». Cela pousse les syndicats médicaux à reprendre les négociations.

17.6 La loi HPST définit les fonctions du médecin généraliste de premier recours

Le rapport Bernier sur l'offre de soins (septembre 2008) : structurer le premier recours

En marge des aléas de la convention médicale, le problème des inégalités territoriales d'accès aux soins est saisi par les députés. Une mission d'information parlementaire étudie la question de l'accès aux soins, motivée par les difficultés de divers territoires, ruraux ou suburbains ; son rapport présente un constat d'ensemble sévère sur la situation problématique de la médecine de premier recours :

---

127. Les nouvelles dispositions soumettent la représentativité syndicale à l'obtention d'au moins 10 % des suffrages lors de ces élections, ce qui devrait limiter l'éparpillement syndical.

– « La répartition territoriale de l'offre de soins, de plus en plus inégale, crée des difficultés d'accès aux soins de premier recours qui vont s'aggraver à court terme. »

– « Les pouvoirs publics ne disposent pas d'outils efficaces de régulation de l'offre de soins primaires » : absence de pilotage cohérent ; liberté d'installation qui nuit à la régulation territoriale ; formation de professionnels non cohérente avec les besoins de santé ; régulation démographique insuffisante face aux inégalités d'accès aux soins...

Les propositions avancées pour « une stratégie d'aménagement de l'offre de soins de premier recours sur l'ensemble du territoire » incluent, dans les grandes lignes :

– le renforcement des outils de pilotage de l'offre de soins de premier recours ;

– la structuration de cette offre ;

– une réforme de la formation des professionnels de santé en conformité avec les besoins des territoires.

Plus particulièrement, le chapitre sur la structuration de l'offre de soins mentionne la nécessité d'« établir une définition législative des soins de premier recours, de valoriser les missions de santé publique des médecins par des mandats rémunérés au forfait, d'organiser la permanence des soins de façon plus efficiente, [...] d'approfondir la coopération entre professionnels de santé, de promouvoir des pôles de santé [...] sur l'ensemble du territoire et de consolider le maillage hospitalier [...] et d'y adosser l'offre de soins de premier recours ».

Ces propositions dépassent largement les préoccupations relatives aux zones déficitaires en professionnels. Il faut y souligner l'importance du concept de premier recours, maillon manquant dans le système de soins français, qui n'était pratiquement jamais apparu aussi nettement dans les réflexions de notre classe politique.

Un avant-projet de loi
« Santé, patients et territoires »

Préparé par les EGOS et inspiré par le rapport Bernier, ce projet a pour objectif général « d'organiser l'offre de soins, notamment ambulatoire, dans sa répartition sur le territoire et sa modalité d'exercice et de collaboration en fonction des besoins de santé de la population [...] ». Il vise à permettre un accès aux soins facilité pour les plus démunis et plus égalitaire entre les territoires, à rendre les établissements de santé plus performants dans leur gestion et à établir un pilotage unique ville-hôpital par les ARS.

Ce projet devient bientôt « HPST » : hôpital, patients, santé, territoires. Une première version comporte les éléments suivants[128] :

– Définir les *missions du « médecin généraliste de premier recours »* (*voir infra*).

– Réguler *la démographie médicale* selon les territoires.

– Faciliter *les transferts de tâches* entre médecins et paramédicaux.

– Créer des *Agences régionales de Santé (ARS), un Conseil stratégique de santé* et des *Conférences régionales de santé.*

– Remplacer les URML par des *Unions de professionnels de santé libéraux (URPS).*

– Refondre la FMC en *Développement développement professionnel continu (DPC).*

– Sanctionner *les refus de soins* opposés aux patients en CMU *ou les dépassements d'honoraires excessifs.*

– Réformer *l'hôpital :* le directeur, unique patron ; les services, regroupés en pôles.

L'accueil réticent des généralistes au projet de loi et l'avis du CISS (usagers)

Comme dans toute tentative de structuration de la médecine ambulatoire, la CSMF voit dans ce projet étatisation et régulation à tous les étages, annonçant la fin de l'exercice libéral. Le SML s'inquiète de l'étendue des pouvoirs des ARS et la refonte de la FMC. La FMF soutient le projet, mais craint pour la liberté des honoraires (Roselyne Bachelot maintiendra le secteur II). MG France salue une clarification des rôles et missions des généralistes, une impulsion en faveur des coopérations interprofessionnelles, et des modes de rémunération alternatifs, mais émet une réserve, de même qu'Espace généraliste, sur les décrets à venir et les moyens de mise en œuvre.

Quant à l'accueil des praticiens de terrain, il est sous-tendu par une préoccupation majeure en cette période : la surcharge de travail[129]. Une enquête initiée par *Le Généraliste* au début de 2009 montre une opinion partagée : concernant les ARS, une majorité (54,5 %) ne pressent aucun changement, mais plus de 29 % craignent une mise sous tutelle en raison de leurs futurs pouvoirs sur la permanence des soins ou les contrats avec les professionnels ; la perspective de schémas régionaux de l'offre de soins laisse craindre chez un tiers des sondés une atteinte à la liberté d'installation ; les contrats

---

128. Le volet hospitalier de cette loi sera fortement contesté par de nombreux médecins et membres du personnel hospitalier, dénonçant un virage guidé par le concept de l'« hôpital-entreprise » et la perte de la notion de « service public », ce terme ne figurant même plus dans la loi et marquant l'empreinte de l'idéologie néolibérale dans la gestion de la santé.

129. Ce que dénote une enquête de l'Observatoire de la démographie de la région Midi-Pyrénées auprès de plus de deux mille généralistes.

santé solidarité, issus des EGOS, suscitent une réprobation générale. Ces réticences semblent liées à l'intervention renforcée de l'État *via* ses instances régionales.

Lors du vote en première lecture le 18 mars 2009, le projet de loi inclut la création dans les futures URPS de trois collèges de médecins : généralistes, spécialistes cliniques et spécialistes techniques[130]. Des « questions qui fâchent » seront réétudiées au Sénat à partir du 12 mai :

– Les *SROS ambulatoires*, devant « prévoir et susciter les évolutions nécessaires de l'offre de soins... » ; considérés comme de véritables cartes sanitaires, ils ne seraient pas opposables selon la ministre, ce dont doutent les médecins libéraux, sachant que la même mesure est déjà appliquée aux infirmiers.

– La *déclaration de leurs congés par les médecins* : en plus de l'obligation déontologique préexistante (art. 47) d'information à leurs patients, ces informations devraient être déposées dans les Conseils départementaux de l'Ordre et dans les ARS afin de s'assurer de la continuité des soins[131].

– L'*obligation de télétransmission* : engagement conventionnel depuis 2005, cette obligation n'est respectée que par 85 % des généralistes (seulement 46 % à Paris) et faiblement rémunérée ; une taxe sanctionnant les récalcitrants devra être insérée dans la convention, en excluant les visites à domicile, d'éventuelles dérogations et les aléas techniques dus aux matériels informatiques.

– Les *contrats santé solidarité*, prévus initialement à titre incitatif pour remédier aux déficits locaux de médecins, deviendraient obligatoires, sous peine d'une taxe. En fait, cette mesure ne pourra être mise en œuvre que trois ans après la création des SROS ambulatoires, de façon à donner leur chance à des mesures incitatives à l'installation des jeunes médecins[132].

L'ensemble de ces dispositions, qui visent à assurer un meilleur accès aux soins pour les assurés, heurte les tenants d'un strict libéralisme médical, peu enclins à se considérer comme partie intégrante d'un service public ; mais la loi les confirmera.

La loi HPST est définitivement votée les 23 et 24 juin et publiée au *JO* le 22 juillet 2009.

---

130. Ces dernières regrouperont les chirurgiens, obstétriciens et anesthésistes, et constitueront le « Bloc ».

131. Cette mesure découle des suites de l'épisode de canicule de l'été 2003, survenue en période de vacances.

132. Il s'agit de bourses de 1 200 euros par mois pour les étudiants qui s'engageraient à exercer dans les zones déficitaires.

Extraits de la loi HPST, titre II, article 36 (Couty, 2009)

Médecin généraliste de premier recours

Article L. 4130-1. – Les missions du médecin généraliste de premier recours sont notamment les suivantes :

1° Contribuer à l'offre de soins ambulatoire, en assurant pour ses patients *la prévention, le dépistage, le diagnostic, le traitement et le suivi des maladies ainsi que l'éducation pour la santé.* Cette mission peut s'exercer dans les établissements de santé ou médico-sociaux ;

2° *Orienter ses patients* dans le système de soins et le secteur médico-social ;

3° *S'assurer de la coordination des soins* nécessaire à ses patients ;

4° Veiller à l'application individualisée des protocoles et recommandations pour les affections nécessitant des soins prolongés et *contribuer au suivi des maladies chroniques*, en coopération avec les autres professionnels concernés ;

5° S'assurer de la *synthèse des informations* transmises par les différents professionnels de santé ;

6° Contribuer aux actions de *prévention* et de *dépistage* collectifs ;

7° Participer à la mission de service public de *permanence des soins* ;

8° Contribuer à l'accueil et à la *formation des stagiaires* de deuxième et troisième cycles d'études médicales.

Organisation des soins

Article L. 1411-11. – L'accès aux soins de premier recours ainsi que la prise en charge continue des malades sont définis dans le respect des exigences de proximité, qui s'apprécie en termes de distance et de temps de parcours, de qualité et de sécurité. Ils sont organisés par l'Agence régionale de Santé au niveau territorial, conformément au schéma régional d'organisation des soins. Ces soins comprennent :

1° La prévention, le dépistage, le diagnostic, le traitement et le suivi des patients ;

2° La dispensation et l'administration des médicaments, produits et dispositifs médicaux, ainsi que le conseil pharmaceutique ;

3° L'orientation dans le système de soins et le secteur médico-social ;

4° L'éducation pour la santé.

Les professionnels de santé, dont les médecins traitants et les centres de santé, concourent à l'offre de soins de premier recours en collaboration et, le cas échéant, dans le cadre de coopérations organisées avec les établissements et services de santé, sociaux et médico-sociaux.

Article L. 1411-12. – Les soins de second recours, non couverts par l'offre de premier recours, sont organisés dans les mêmes conditions que celles prévues au premier alinéa de l'article précédent.

Les soins de premier recours : un travail de clarification à poursuivre

La principale innovation pour les généralistes est la définition de leurs missions de premier recours, inscrites pour la première fois dans le Code de Santé publique. Introduisant les notions de « premier et de second recours », la loi ébauche une stratification du système de soins, même si le second recours n'est défini que par défaut. Toutefois, la notion de « médecin généraliste de premier recours » ne coïncide pas avec celle de médecin traitant : des médecins non généralistes peuvent être médecins traitants, bien que les assurés aient massivement choisi pour cette dernière fonction un généraliste, à 99,6 %.

À la suite de cette loi, trois chantiers devront être ouverts sous l'égide de la nouvelle Direction générale de l'Offre de soins (DGOS) : définition de la gamme de soins du premier recours ; organisation des conditions d'accessibilité des patients ; organisation des coopérations entre professionnels[133]. Cela répond aux soucis de certains observateurs sur la difficulté à définir une politique des soins ambulatoires.

Expert en soins primaires, Yann Bourgueil souligne à ce sujet la nécessité de rendre visibles les apports de la médecine de premier recours à partir des nombreuses expériences d'organisation et de coopération existantes, de façon à « produire de la connaissance valide sur leur efficacité », ce qui « implique de créer une infrastructure de collecte des données cliniques et économiques dans ce domaine [...] ». Yann Bourgueil et l'IRDES ont publié à cet effet en avril 2009 une étude sur l'organisation des soins primaires dans différents pays.

Trois modèles types d'organisation des soins primaires sont identifiés : normatif hiérarchisé (régulé par l'État) ; professionnel hiérarchisé (le généraliste, pivot du système) ; professionnel non hiérarchisé (organisation laissée à l'initiative des acteurs).

Ce dernier « caractérise les pays ayant accordé une place très importante au médecin généraliste [qui a] reçu la mission de pivot du système de soins en régulant notamment l'accès aux soins spécialisés généralement dispensés à l'hôpital ». Le modèle est dit « professionnel » au sens où « c'est sur la profession de médecins généralistes, qui se voient dotés d'un appareil de formation et de recherche très conséquent, que s'appuie l'organisation des soins ambulatoires ». C'est actuellement le système fonctionnant au

---

133. L'article L. 4011 de la loi prévoit la possibilité pour les professionnels de santé de s'engager dans des protocoles de coopération, en concluant avec les Agences régionales de Santé des contrats pluriannuels d'objectifs et de moyens, permettant des transferts d'activité et de modalités de rémunération spécifiques. Cette disposition donnera lieu à l'organisation de pôles de santé.

Royaume-Uni et aux Pays-Bas, dont nous connaissons à la fois les qualités, en particulier en termes de production de recherche scientifique dans le champ des soins primaires, et les défauts en termes de délai de recours pour les patients.

En France, les soins primaires participent du troisième modèle, non hiérarchisé entre médecins de spécialités différentes, ni même entre secteurs ambulatoire et hospitalier, selon une logique libérale de marché privilégiant une régulation contractuelle entre les participants du système.

La récente décentralisation du système de soins depuis la création des ARS en 2009, de pair avec la dynamique de création des maisons de santé pluri-disciplinaires (*voir Partie III, § 3.4*), puis des communautés professionnelles territoriales de santé (CPTS), tend à le rapprocher d'un modèle dit « professionnel hiérarchisé ».

Dans l'idée d'une clarification des rôles, le rapport de l'ONDPS pour 2006 avait mis en relief l'insuffisance et la fluctuation de la place de la médecine générale dans le système de soins français. Alors que les instances internationales, telles la WONCA et l'OMS, ont élaboré une définition positive et cohérente de cette discipline, en France les définitions institutionnelles ne sont pas concordantes. Divers rapports ont souligné l'insuffisance de la définition du premier recours lors de la réforme du médecin traitant de 2004, soulignant que le statut et la rémunération du généraliste ont pris le pas sur les contenus de cette spécialité. Certes, « les singularités de la médecine générale par rapport aux autres spécialités ont été intégrées dans la définition de la filière universitaire » lors de sa création, mais les textes issus des états généraux de la Santé de 2008 n'induisent pas « une vision évidente et partagée de leurs objectifs et de leur mise en œuvre ». Un travail de clarification est encore à poursuivre.

Une régionalisation de la politique de santé : les Agences régionales de Santé (ARS)

Un second aspect novateur de la loi HPST (si l'on excepte le volet hospitalier, très critiqué) est la création des Agences régionales de Santé (Couty, 2009). Il s'agira en fait d'une « déconcentration » plus que d'une « décentralisation ».

Les Agences régionales de Santé (ARS)

Cette innovation vise à décliner la politique nationale de santé et à l'adapter aux besoins des régions, en unifiant divers organismes de façon à décloisonner et coordonner les actions entreprises[134].

Leurs compétences couvrent la promotion de la santé, la prévention, la veille et la sécurité sanitaire, l'organisation et la régulation des soins hospitaliers et ambulatoires et l'accompagnement médico-social. Elles doivent apporter de la cohérence et de la transversalité dans des politiques jusque-là sectorisées (soins de ville, soins hospitaliers, médico-social...).

Elles regroupent dans un même établissement public les anciennes DRASS, DDASS, ARH et URCAM, ne disposent pas d'enveloppes financières du type de l'ONDAM, mais de subventions de l'État et de l'Assurance maladie. Elles seront mises en service progressivement à partir de 2010[135].

Deux domaines particuliers concerneront les médecins libéraux : la régulation démographique et la permanence des soins. En outre, les ARS auront le pouvoir d'établir des contrats individuels avec les médecins, ce qui suscite des réserves des syndicats médicaux.

En parallèle, sont constituées dans chaque région une Conférence régionale de la Santé et de l'Autonomie (CRSA) et une Union régionale des professions de Santé (URPS), extension de la précédente Union régionale des médecins libéraux.

La création des ARS est la marque d'une progressive étatisation du système de santé au fil des années, plus marquée au niveau régional depuis les années 1990. Il en va différemment au niveau national, où les pouvoirs de la CNAM-TS sur les CPAM sont renforcés depuis la loi Douste-Blazy de 2004.

Commentant cette évolution, Didier Tabuteau[136] considère que la loi HPST apporte une légitimité nouvelle à l'État pour intervenir dans le champ de l'Assurance maladie : après le vote de la CSG (1991) qui la finance en partie par l'impôt, le plan Juppé (1995) qui supprime le choix des administrateurs par l'élection et instaure la loi annuelle de financement, la réforme de 2004 qui donne les pleins pouvoirs au directeur général de l'UNCAM, nommé en Conseil des ministres, la loi HPST institue une organisation territoriale

---

134. Le concept initial a émergé en fait dès 1993 dans le rapport « Santé 2010 » (voir § 11.6), reprenant des projets de décentralisation des années 1980, sous la forme d'« agences régionales des services de santé ».

135. Dans les faits, les ARS, « présentées comme le levier du décloisonnement du système de santé français, sont aussi et surtout au service des impératifs budgétaires », comme l'indique Frédéric Pierru, sociologue de la santé, en 2011.

136. Voir note 327.

basée sur les ARS. Cette évolution modifiera le système conventionnel, les ARS reprenant une partie des prérogatives des conventions médicales.

En janvier 2010, Nicolas Sarkozy cherchera à aller plus loin que la loi HPST pour les soins de premier recours et confiera dans ce but une mission sur une refonte de la médecine libérale au président du CNOM, Michel Legmann (*voir* infra, § *17.11*). En ce qui concerne les souhaits des futurs généralistes, ils aspirent au temps partiel[137], se préoccupent peu du modèle libéral, se disent d'accord pour exercer en milieu semi-rural, souhaitent s'installer en groupe et travailler en équipe et veulent pouvoir faire évoluer leur carrière.

17.7 Reprise de négociations conventionnelles

La loi HPST étant votée, le directeur de l'UNCAM relance les négociations en septembre 2009. Les discussions, censées aboutir au plus tard pour le 10 février 2010, se déroulent dans un contexte économique encore difficile : les prévisions de déficit global de la Sécurité sociale étant montées à 24 milliards d'euros pour 2009, il faudra trouver 2,2 milliards d'économies pour l'Assurance maladie[138], sans aucune recette nouvelle. L'ONDAM 2009 ayant été respecté, celui de 2010 sera de +2,8 %. Concernant les tarifs de consultation, le directeur de l'UNCAM déclare que la revalorisation à 23 euros « pourra être satisfaite dès que l'économie générale sera redevenue favorable en matière de recettes, ce qui devrait se produire en 2011 ».

D'autre part, Roselyne Bachelot entend élargir le nombre des syndicats médicaux participant à la négociation ; mais les représentativités syndicales dépendent désormais des élections aux URPS, prévues en 2010[139]. De plus, celles-ci devront être précédées de la mise en place des ARS, prévue entre avril et juillet (mais les décrets d'application tardent). Les négociations se déroulent donc selon un calendrier incertain.

---

137. Congrès de l'ISNAR-Img, Nantes, janvier 2010.

138. C'est-à-dire : frein sur les honoraires, baisses de prix et de remboursement des biens médicaux, arrivée de nouveaux génériques, contrôles accrus sur les arrêts de travail et les transports sanitaires, augmentation du forfait hospitalier, révision des prises en charge en ALD (qui couvrent dix millions de patients)…

139. Aux termes de la loi HPST, article 23, les conventions devront désormais être signées par « une ou plusieurs organisations représentatives […] ayant réuni aux élections aux URPS […] au moins 30 % des suffrages exprimés au niveau national ». Cela exclut de fait toute possibilité de signature par un seul syndicat monocatégoriel, donc toute convention spécifique aux généralistes.

Les premiers sujets de négociation concernent le secteur optionnel[140], la télémédecine et l'application de divers points de la loi HPST. Quelques innovations voient le jour : un statut pour le médecin remplaçant ; une extension du tiers payant « social » ; la rémunération de consultations de prévention.

17.8 Vide conventionnel et règlement arbitral

À la mi-décembre, Roselyne Bachelot confirme l'attente des élections aux URPS en 2010 pour signer une nouvelle convention. L'échéance de celle de 2005 se situant au 10 février 2010, en l'absence de prorogation, un règlement arbitral devra être élaboré[141], ce qui déclenche aussitôt l'arrêt des négociations par la CSMF.

Frédéric Van Roekeghem tente alors de faire introduire dans ce règlement le protocole sur le secteur optionnel et la taxation des feuilles de soins papier pour les médecins qui n'utilisent pas la télétransmission ; cette taxation sera adoptée dans la LFSS de 2010.

Si l'on additionne le temps de négociation d'une nouvelle convention avec le délai de la mise en œuvre de toute décision tarifaire, porté à neuf mois, l'échéance du C à 23 euros attendra l'année 2012… En outre, le déficit majeur des budgets sociaux (plus de 30 milliards d'euros) annonce un resserrement du contrôle des dépenses.

Une nouvelle fronde des syndicats de généralistes, face à l'immobilisme du Gouvernement

L'atonie des échanges conventionnels d'une part, les atermoiements du Gouvernement de l'autre multiplient les motifs d'insatisfaction des généralistes : non-reconnaissance de fait du statut de spécialistes, stagnation des tarifs de consultation, gestion déplorable de la vaccination antigrippe de l'automne 2009, désaccord sur plusieurs décrets d'application de la loi HPST (déclaration des absences, contrats santé solidarité, taxation des feuilles

---

140. Ce secteur optionnel, conçu initialement pour les chirurgiens, anesthésistes et obstétriciens, vise à encadrer les dépassements d'honoraires, en contrepartie d'engagements de qualité, et prévoit d'autoriser ces praticiens à pratiquer des dépassements pour 70 % de leurs actes, dans la limite de +50 % du tarif opposable, et pouvant être pris en charge par les assurances complémentaires. Il serait ouvert aux spécialistes de plateau technique exerçant en secteur II et aux anciens chefs de clinique du secteur I.

141. Le règlement arbitral, substitut à une convention, a pour seules contraintes de s'inscrire dans le respect de l'ONDAM et d'être soumis à l'aval de la ministre. Il est prévu pour une durée de cinq ans, mais les partenaires conventionnels doivent dans ce cas engager des négociations pour une nouvelle convention dans les deux ans qui suivent son entrée en vigueur. Il deviendra caduc dès que celle-ci sera conclue.

de soins papier, reprise en mains de la FMC par l'État...), sans compter les effets délétères de la situation démographique.

Changement de leader et de ligne à MG France

À MG France, le soutien de Martial Olivier-Koehret à la loi HPST a été fortement contesté. La reconnaissance des missions des généralistes n'existe que dans la loi, et ces derniers n'ont en pratique que des contraintes. Fin 2009, le syndicat porte à sa tête Claude Leicher. MG France prend alors ses distances avec cette loi et appelle à une mobilisation intersyndicale. La ligne du nouveau bureau s'affirme d'emblée comme plus revendicative et met le Gouvernement au pied du mur : appliquer les dispositions votées et les conséquences de la spécialité de médecine générale. Claude Leicher appelle donc les généralistes qui ne l'ont pas encore fait à demander leur qualification (24 000 l'ont obtenue à cette date). Concernant la convention unique de 2005, il estime qu'elle est un échec et que la suivante devra soit comporter des volets spécifiques, soit être à nouveau séparée.

L'intersyndicale des généralistes en colère

Les syndicats monocatégoriels (MG France, Union généraliste, SNJMG) font front commun pour l'accès à la nomenclature des spécialités, dont l'application du C = Cs, plus la majoration de coordination (soit au total 25 euros), que plusieurs tribunaux des affaires sociales ont validée.[142].

Cependant, la CSMF exige l'application de l'avenant n° 23 de la convention précédente, qui prévoyait de porter le C à 23 euros en juin 2007. Le SML demande le droit au Cs pour les MEP, nombreux parmi ses adhérents.

Deux pétitions, à l'initiative d'Union généraliste et du SMG, tentent d'alerter l'opinion sur les difficultés des généralistes ; 5 200 signatures sont recensées au début de février. Un mouvement de grève se dessine chez les généralistes bretons à la mi-février, repris par MG France, Union généraliste et le SNJMG, intersyndicale de la « France des généralistes en colère », avec une grève des télétransmissions le 8 mars contre la taxation des feuilles de soins papier.

Un sondage en février relève que 51 % des généralistes se disent prêts à coter le C à 23 euros en septembre si aucune revalorisation n'est décidée avant l'été, bien que cette question ne résume pas les motifs de protestation.

---

142. À la suite des pratiques délibérées des généralistes de la Drôme de coter leurs consultations en Cs (conformément à leur nouveau statut de spécialistes de 2007), un premier jugement du tribunal de Valence les avait condamnés à revenir au tarif conventionnel du C généraliste. En mars 2009, le jugement en appel du tribunal de Grenoble a conclu en sens inverse et rétabli le droit à coter en Cs suivi par d'autres tribunaux. Cela a provoqué une opposition déterminée de l'UNCAM qui, s'en tenant aux termes de la convention, s'est pourvue en cassation (le pourvoi n'étant pas suspensif, la cotation en Cs a été maintenue par les généralistes).

Le slogan fédérateur semble être « Des actes de reconnaissance, pas des mots ». Le 11 mars, 18 % des cabinets de généralistes seront fermés (50 % en Bretagne) ; une deuxième journée de grève, le 8 avril, sera suivie à 47 %.

De leur côté, la CSMF et le SML appellent d'abord à la grève de la télétransmission des feuilles de soins, puis dans un deuxième temps lancent leur propre bataille tarifaire, le C à 23 euros, le V à 33 euros, dont le C × 2 des consultants à 46 euros, au motif du non-respect des engagements conventionnels.

La réponse de Nicolas Sarkozy : le C à 23 euros et une mission sur la médecine de proximité

Ce mouvement de grogne, qui précède les élections régionales, est suivi de près par Nicolas Sarkozy, qui confie à Élisabeth Hubert une mission d'étude sur la médecine de proximité. Roselyne Bachelot confirme cette décision lors du 5e congrès de MG France à Lille, les 27 et 28 mars 2010, en indiquant que la médecine générale sera un dossier prioritaire pour la seconde partie du quinquennat. Elle annonce alors avoir fixé les élections aux URPS au 29 septembre... ce qui repousse de fait toute revalorisation tarifaire à l'année 2011.

Sur l'application du C = Cs, la Cour de cassation décide le 8 avril d'annuler le jugement de la Cour de Grenoble et invalide cette cotation. Cela ne fait évidemment que renforcer la grogne des généralistes ; Nicolas Sarkozy s'y montre sensible puisqu'au lendemain de ce jugement, il annonce sa décision de revaloriser le C à 23 euros et le droit des généralistes à coter Cs, applicable au 1er janvier 2011. Il y ajoutera l'objectif de ne pas dépasser 3 % d'augmentation annuelle des dépenses. L'ONDAM sera fixé à +2,9 % pour 2011 et +2,8 % pour 2012.

Un règlement arbitral entre en vigueur le 5 mai pour tous les médecins libéraux. Ce texte reprend la majeure partie de la convention de 2005, sauf les avenants annulés par le Conseil d'État et sans l'avenant n° 19 qui excluait les généralistes de la majoration de coordination ; il intègre la revalorisation du C à 23 euros au 1er janvier 2011, quel que soit le niveau des dépenses de l'Assurance maladie, mais la cotation en Cs devra être transcrite par le directeur de l'UNCAM, *via* une modification de la nomenclature.

La décision de Nicolas Sarkozy et sa prise en compte dans le règlement arbitral ne suffisent cependant pas à désarmer les syndicats médicaux, qui entendent continuer leur pression pour son application effective, mais aussi pour modifier les décrets contestés de la loi HPST : la déclaration de congés au Conseil de l'Ordre et les contrats santé solidarité. L'UNCAM continue de traquer les généralistes qui cotent le C comme le Cs (à 23 euros).

Les syndicats de généralistes organiseront une quatrième journée des « généralistes en colère » le 18 juin 2010, mais en ordre dispersé. Roselyne Bachelot annoncera lors d'un congrès de médecine générale, fin juin, la suspension de ces « mesures qui fâchent ».

17.9 Bilan conventionnel et élections aux URPS

Le bilan de la convention de 2005

Ce bilan est mitigé, selon qu'on regarde avant ou après 2007. La CSMF et le SML se satisfont de la première phase, qui a vu la mise en place du médecin traitant dans des conditions conformes à leurs souhaits et la fin du médecin référent. À partir de 2007, la politique de Roselyne Bachelot et la loi HPST ont été source de mesures contraignantes, et les discussions conventionnelles, mises en sommeil.

Par contre, pour les opposants, cette convention de 2005 est un double échec : diminution d'actes et non-valorisation du médecin traitant. Concernant ce dernier, MG France s'indigne : « les concepteurs de la loi d'août 2004 ont pris les choses à l'envers : les tâches des généralistes se sont accrues, notamment les activités de coordination et de synthèse, qui ne sont pas rémunérées », sauf pour les 6 % de patients en ALD. Une autre désillusion résulte du refus opposé par l'État aux syndicats médicaux majoritaires en 2006 de pouvoir faire jouer leur droit de veto aux avenants conventionnels.

Les prochains enjeux des syndicats médicaux

Le premier de ces enjeux est national : il s'agit de la représentativité en vue de la prochaine convention. Depuis 2004, les résultats obtenus par le scrutin des Unions professionnelles ont une incidence concrète, en ce sens que si une structure parvient au score de 30 % dans chacun des trois collèges, elle peut signer seule la convention ; inversement, tout syndicat ou alliance syndicale réunissant plus de 50 % des voix peut s'opposer à un texte conventionnel. Un décret fixe en juin les nouvelles conditions de représentativité : indépendance, nombre d'adhérents, ancienneté minimale de deux ans et au moins 10 % des suffrages dans leur collège d'appartenance.

L'enjeu suivant est régional avec la création des ARS, chargées des schémas régionaux de l'offre de soins (SROS), de la permanence des soins, des contrats d'objectifs et de moyens, des maisons, réseaux et pôles de santé, des nouveaux modes de rémunération ou délégations de tâches, sujets sur lesquels les URPS auront aussi à se prononcer. Les médecins élus devront peser face à ce nouvel organisme.

La campagne des élections aux URPS

Ces nouvelles élections, reportées au 29 septembre 2010, se feront en trois collèges de médecins : généralistes ; chirurgiens, anesthésistes et obstétriciens ; autres spécialistes.

MG France axe sa campagne sur trois thèmes : développement des rémunérations forfaitisées ; maintien de l'ASV ; arrêt du harcèlement des CPAM sur les praticiens cotant des actes en Cs. La fédération intègre dans ses listes des membres du SNJMG, demande un plan d'un milliard pour la médecine générale, en revalorisations d'actes et en forfaits permettant de financer les cabinets et maisons pluridisciplinaires.

Union généraliste se mobilise contre le harcèlement des CPAM vis-à-vis des généralistes et défend les médecins référents spoliés.

La CSMF se donne pour objectif de revenir sur des dispositions contraignantes de la loi HPST qui vont selon elle à l'encontre du libéralisme médical. L'UNOF met en avant des revalorisations tarifaires : un tarif de base à 25 euros identique pour toutes les spécialités, l'extension du forfait ALD, un C × 2 de coordination pour les généralistes, un C × 4 de l'heure pour les régulateurs de la permanence des soins, un « forfait structure » pour les cabinets et la rémunération des missions de prévention.

Le SML s'oppose à diverses mesures de la loi HPST, se positionne sur la question des retraites et sur la défense des médecins à exercice particulier.

Les résultats du scrutin

Ces élections sont marquées par une forte abstention : 47 % de votants. Les résultats, côté généralistes, donnent MG France en tête avec un léger recul par rapport à 2006 (30,2 vs 31,2 %) et la CSMF en légère progression (26,5 vs 25,9 %) ; le SML progresse largement (19,2 % vs 10,4) tandis qu'Union généraliste ne maintient pas les scores cumulés de ses deux composantes de 2006 (18,6 % vs 28,9 %), mais doit pouvoir obtenir sa représentativité. L'élément marquant est donc la percée du SML, tandis que persiste le clivage de l'ensemble des syndicats en deux camps.

Côté spécialistes, le Bloc, regroupement syndical du troisième collège (chirurgiens, anesthésistes et obstétriciens), obtient 58 % des suffrages et peut constituer un allié pour MG France et ses acolytes.

Globalement, aucun syndicat n'atteint 30 % dans les trois collèges, mais le couple CSMF-SML pèse 56 % des voix, ce qui lui accorde dans le jeu conventionnel un droit de veto. Avec la percée du Bloc, cinq syndicats siégeront lors des futures négociations.

17.10 Xavier Bertrand après Roselyne Bachelot

En septembre 2010, Roselyne Bachelot est remplacée par Xavier Bertrand et Nora Berra.

Au moment de son départ, le bilan de Roselyne Bachelot se résume à la création de la loi HPST, dont les effets ne sont pas encore tangibles, de nombreux décrets d'application restant à écrire. Les mesures auxquelles s'opposent les syndicats médicaux ont été suspendues, mais non annulées. Le CAPI pourra être intégré à la future convention médicale, et non plus laissé à la seule discrétion du directeur de l'UNCAM. La crise démographique persiste, les ARS sont tout juste installées, les objectifs des ONDAM ont été à peu près tenus. Le niveau du prochain ONDAM est fixé à +2,8 % et le déficit de l'Assurance maladie attendu pour 2011 est de 11,6 milliards d'euros. Mais la convention médicale est en panne ; la dissension s'est installée entre Roselyne Bachelot et le tandem CSMF-SML, et la régulation des dépassements d'honoraires n'est pas fixée, malgré l'accouchement difficile du secteur optionnel. Cela sans parler du retard de la CCAM clinique, ni du report du C à 23 euros au 1er janvier 2011.

Les priorités de Xavier Bertrand

La première priorité annoncée par Xavier Bertrand est celle de la médecine de proximité. Les autres dossiers pressants sont :

– le dossier médical partagé, devenu « dossier médical personnalisé », dont la mise au point reste laborieuse ;

– le *développement professionnel continu*, géré par un Conseil national unique mais auquel manquent les décrets d'application (*voir Partie II, Formation continue*) ;

– la *démographie médicale*, pour laquelle les incitations à l'installation en zones déficitaires n'ont eu que peu d'effets ; il s'y ajoute la question d'un statut des remplaçants, réclamé par les représentants de ReaGJiR (Regroupement autonome des généralistes jeunes installés et remplaçants) ;

– la *maîtrise des dépenses de l'Assurance maladie* : le déficit est lié depuis la crise bancaire de 2008 à un manque de recettes, mais les ONDAM qui ont suivi ont été respectés par les professionnels de ville.

Nicolas Sarkozy, très présent sur les questions de santé, fait de la médecine de proximité une priorité pour la seconde partie de son quinquennat. En déplacement sur le terrain (à Orbec [Calvados], fin novembre), il promet d'agir sur la formation des étudiants, les modes de rémunération et les conditions d'exercice des praticiens, s'inspirant des conclusions de la mission confiée à Élisabeth Hubert[143] (*voir § 17.12*). Deux cent cinquante maisons de santé pluridisciplinaires supplémentaires pourront bénéficier de financements par l'État à hauteur de 35 % de leur budget avant 2012 et un cadre juridique sera proposé pour la constitution de pôles de santé. Trois niveaux de rémunération sont retenus : rémunération à l'acte (diversifiée) ; complément forfaitaire lié à diverses activités ou contraintes ; rémunération en fonction d'objectifs de santé publique.

17.11 Nouvelles perspectives d'exercice dans un contexte démographique préoccupant

De nouvelles propositions se font jour concernant les conditions d'exercice : maisons et pôles de santé, délégations de tâches, assistants de santé... (*voir Partie III, § 3.4*).

Perspectives de délégations de tâches à des paramédicaux : un processus délicat

La délégation de tâches des médecins, mentionnée dans la loi HPST, est perçue de façon très réservée par les divers professionnels concernés. Chez les généralistes, cependant, des expériences de délégation à des infirmiers ont déjà été engagées avec succès, comme le dispositif Asalée (Action de santé libérale en équipe) depuis 2006, dans les Deux-Sèvres[144]. Cependant, leur développement supposerait qu'il soit pensé autrement que comme un palliatif au manque de médecins de proximité ; il nécessiterait une redéfinition des activités des uns et des autres et une adaptation des modes de rémunération, en complément du paiement à l'acte.

Une « refonte » de la médecine libérale ?

Précisément, le rapport Legmann (Legmann, 2010), commandé par Nicolas Sarkozy et publié en avril 2010, aborde ce sujet. Appuyé sur un état des lieux de l'exercice médical en France, il confirme la crise profonde de la médecine libérale.

Vingt propositions sont énoncées, qui pour la plupart reprennent des évolutions en cours. Parmi les plus innovantes, on peut relever : une découverte précoce de la médecine libérale par les étudiants ; la création d'une fonction de remplaçant-assistant en médecine générale ; la possibilité pour les médecins de participer à l'organisation territoriale de la santé ; le passage

---

143. Élisabeth Hubert, ancienne généraliste et membre de l'UNOF, a été ministre de la Santé en 1995 dans le premier gouvernement d'Alain Juppé.

144. Un master de pratiques avancées en soins infirmiers vient d'être mis en place à l'EHESP et à l'université d'Aix-Marseille, inspiré des exemples britanniques ou québécois.

de la notion de médecin traitant à celle de « structure traitante » ; une implantation de l'université dans les pôles de santé ; la création de fonctions d'assistant de santé et de coordonnateur d'appui ; la diversification des modes de rémunération (paiement à l'acte, forfait, contractualisation).

On ne refondra sans doute pas la médecine libérale sur ces bases-là, mais les contraintes actuelles des praticiens dans leur exercice pourraient constituer un levier pour son évolution, comme l'indiquent les travaux qui suivent.

17.12 Médecine de proximité : regards d'experts et mutation ?

« Singuliers généralistes » : une période charnière...

Au début de 2010, une vaste étude sur le monde de la médecine générale est réalisée par deux sociologues, Géraldine Bloy et François-Xavier Schweyer (Bloy, 2010). Pour l'essentiel, ces auteurs dénotent, outre l'hétérogénéité de ce segment professionnel, la faille historique de leur « non-institution », source de mépris et de méconnaissance de la complexité de leur travail, à la fois par « le CHU, temple de la médecine moderne » et par les institutions sanitaires et politiques. Ces difficultés ont motivé la recherche d'un statut reconnu et une reconstruction autonome de leur identité.

La médecine générale d'aujourd'hui connaît en fait une sorte de métamorphose, liée désormais à son statut universitaire ainsi qu'à un système de santé devenu complexe par l'évolution des savoirs et des techniques. Cette évolution, de même que celle des morbidités de la société (accroissement des pathologies chroniques), tend à modifier la répartition du travail médical, avec pour corollaire le besoin de mieux définir et d'adapter ce métier, au sein de la chaîne des intervenants.

Une période de mutation dans les attentes des généralistes ?

Une enquête par questionnaire du journal Le Généraliste est lancée auprès de ses lecteurs, portant sur leur situation actuelle. Le nombre important de réponses (1 348) donne un reflet assez fiable des opinions de l'ensemble des généralistes[145]. Les points dominants chez les répondants sont les suivants :

---

145. Une réserve cependant : la majorité des répondants exerce dans une ville de moins de 25 000 habitants.

– *Sur les modes de rémunération*, 43 % préfèrent un paiement à l'acte majoritaire, 37 % un système mixte (50 % à l'acte et 50 % pour la coordination et les activités de santé publique) et 20 % le salariat intégral ; 74 % opteraient pour un complément de rémunération pour les efforts de formation et/ou d'évaluation (devenues obligatoires) et 52 % en fonction de l'ancienneté.

– *La pénurie de généralistes* est nettement perçue par 84 % ; trois groupes à peu près égaux se partagent les solutions pour y remédier : le maintien intégral de la liberté d'installation, sa suppression (autorisation selon une carte sanitaire) ou un conventionnement sélectif dans les zones excédentaires (avec une meilleure rémunération dans les zones déficitaires).

– *Sur la délégation de tâches*, 74 % se disent prêts, s'agissant surtout de tâches administratives, de gestes techniques simples ou de dépistages, qui n'entament pas le cœur du métier (diagnostic, prescriptions et suivi).

– *Sur les conditions d'exercice*, un sur deux se dit attiré vers le modèle des maisons de santé pluridisciplinaires.

L'ensemble des réponses reflète non seulement une claire perception des difficultés de la période, mais aussi une ouverture à des évolutions importantes et modernes. Le modèle classique, libéral et individualiste, semble en partie dépassé ; l'exercice coopératif est perçu positivement et, plus généralement, les généralistes souhaitent « davantage de moyens pour travailler mieux ». Concilier une qualité de vie personnelle avec un exercice coopératif est un marqueur de la jeune génération. De même, l'exercice solitaire perd de son attrait : seuls 8,6 % des nouveaux inscrits en 2009 à l'Ordre des médecins ont choisi d'exercer ainsi.

La création du Collège de la médecine générale (CMG), vitrine de la discipline

Après l'accession de la discipline à la spécialité, la quasi-totalité des organisations de médecine générale a fini par se grouper, présentant une façade unique devant les pouvoirs publics. Une première initiative de convergence avait été constituée à partir de 1994 sous l'égide de la Conférence permanente de la médecine générale (CPMG), suivie en 2003 de la constitution d'un premier collège, le Collège français de la médecine générale (CFMG) présidé par Claude Rosenzweig à l'instar du Royal College britannique, créé en 1952, ou hollandais, en 1956. L'initiative est reprise en 2009 par un groupe de travail intitulé VUC (Vers un collège), piloté par Pierre-Louis Druais, ancien président du CNGE, dans un contexte plus favorable. Il est alors devenu possible de réunir autour de la même table l'ensemble des diverses organisations de la discipline.

La création de ce Collège en 2010 a été favorisée par la réforme de la formation continue de 2009, sous l'appellation de Développement professionnel continu (DPC), qui nécessitait la participation d'un collège par discipline médicale. Le président de la HAS, Laurent Degos, l'a soutenue activement, jugeant que la discipline généraliste, traversée par des tendances diverses, avait besoin d'une vision unitaire dans l'idée de « construire ensemble la qualité et la sécurité des soins ».

Le CMG regroupe l'ensemble des organisations qui œuvrent dans le domaine de la médecine générale, réparties selon les champs professionnel (structures syndicales), scientifique (associations savantes), universitaire (enseignants) et associatif (formation continue et divers). Il bénéficie d'un soutien institutionnel et financier par la Direction générale de l'offre de soins. Ses missions sont ainsi définies :
- • fédérer et mobiliser les différentes composantes de la médecine générale ;
- • représenter la spécialité : discipline scientifique et discipline d'exercice ;
- • promouvoir la formation initiale et le développement professionnel continu ;
- • développer la recherche en soins primaires ;
- • contribuer à l'élaboration des protocoles et recommandations en médecine générale.

Ses activités débutent en 2010, notamment avec l'organisation de Congrès scientifiques de médecine générale, qui réunissent chaque année 3 000 à 4 000 généralistes et étudiants.

La mission d'Élisabeth Hubert
sur la médecine de proximité

L'axe général de cette mission était ainsi défini : « Permettre aux Français, en 2020 ou 2030, d'accéder de façon satisfaisante et équitable aux soins de premier recours dispensés par la médecine de proximité ». Le rapport est remis au Président de la République le 26 novembre 2010 (Hubert, 2010).

Élisabeth Hubert prend appui sur l'historique du système de santé français, et souligne dans sa conclusion que « [...] en nous focalisant sur le secteur hospitalier, nous avons peu à peu réduit le champ de la médecine de premier recours [...] oubliant que la prise en charge globale des patients ne pouvait pas être assumée par l'hôpital, ni même par les spécialistes d'organe. [...] nous sommes en voie de faire disparaître l'échelon indispensable pour qu'il en soit ainsi : un maillage harmonieux en médecins généralistes. [...] Ce sont les fondements mêmes de l'égalité républicaine qui sont ainsi attaqués : [...] la disparition de cabinets de généralistes met non seulement en danger la santé des populations, mais signe aussi l'avènement d'une médecine inégalitaire qui ne correspond pas aux aspirations de nos concitoyens [...]. Laisser faire signifie :

– la marginalisation de la médecine générale », scénario déjà répandu dans les métropoles ;
« – l'amplification de l'idée [...] qu'un médecin généraliste est un médecin de seconde zone ;
– une raréfaction [...] non seulement en médecins généralistes, mais également des autres acteurs de la chaîne de soins ;
– un déséquilibre majoré des comptes de l'Assurance maladie, aucun système au monde n'ayant prouvé sa capacité à endiguer des dépenses superflues sans donner un rôle central au médecin généraliste »...

« Agir [...] c'est instituer un vrai débat public sur le rôle et la place de la médecine de proximité, débat quasi inexistant tant l'espace est phagocyté par les exploits, réels, de la technique médicale, les attentes, justifiées, des progrès scientifiques [...] c'est en finir avec un sous-financement chronique de cette activité. »

Les propositions du rapport Hubert

• **Des mesures structurelles à effets acquis dans 8 à 10 ans :**

  ○ une *réforme des études médicales*, axée sur d'autres modèles que celui des CHU, avec des contacts précoces avec les praticiens de médecine générale, et un renforcement de l'encadrement par les enseignants de cette spécialité ;

  ○ le *développement des systèmes d'information* et de la télémédecine, en mettant fin à un développement anarchique qui empêche le partage d'informations.

• **D'autres mesures structurelles à moyen terme :**

  ○ *développer les pratiques coopératives*, en s'appuyant sur la redéfinition des métiers et la formation ;

  ○ *créer les conditions matérielles de l'exercice pluridisciplinaire*, en favorisant développement de regroupements pluriprofessionnels, type maisons et pôles de santé ou autres, accompagné financièrement et durablement par les ARS ;

  ○ *refondre les modes de rémunération*, paiement à l'acte, rémunérations forfaitaires des pratiques coordonnées et financements de structures (secrétariat, équipement...) ;

  ○ *clarifier le rôle des acteurs institutionnels* : celui de l'État et de ses agences (HAS, HCAAM...), de l'Assurance maladie (rénover le contenu des conventions), et des ARS : les doter d'une vraie marge d'autonomie, de moyens humains et financiers, inscrire leur action dans la durée, permettre des contractualisations collectives avec les professionnels de santé.

- **Des mesures conjoncturelles, visant à gérer la crise immédiate :**
  - repenser la permanence des soins, tenant compte de la crise démographique ;
  - sécuriser financièrement les installations et les regroupements ;
  - favoriser les évolutions de carrière et la diversification des modes d'exercice ;
  - améliorer la protection sociale des professionnels libéraux (couverture maternité…) et sécuriser la protection civile ;
  - simplifier le développement professionnel continu selon les spécificités des métiers ;
  - adopter des mesures temporaires pour pallier le déficit de médecins dans certains territoires, dont l'instauration de missions de service public proposées aux internes et aux remplaçants, et des formules d'implication de médecins en activité ou retraités.

L'ensemble des propositions ci-dessus s'inscrit dans la continuité d'évolutions déjà à l'œuvre, qu'elle tend à mieux définir, mais sans en évaluer les coûts. Les investissements nécessaires pour les réaliser risquent cependant de tarder longtemps, du fait du ralentissement économique que connaît la France depuis 2008, sans compter les aléas politiques proprement dits, ou même ceux inhérents à la profession médicale.

18. Au-delà de 2010,
vers une « révolution des soins primaires »

Depuis 2009, les généralistes sont pourvus d'un Collège professionnel qui regroupe l'ensemble de leurs structures et constitue un interlocuteur officiel pour les pouvoirs publics et parapublics. Leurs fonctions majeures sont reconnues par la loi, et le concept des soins primaires entre peu à peu dans les préoccupations des instances publiques.

Une sociologue (Robelet, 2010) note que « le contexte politique et économique est favorable à la médecine générale [...]. Pourtant, ces évolutions n'ont pas fait taire les discours sur sa "crise identitaire" », dont le principal indicateur serait la désaffection des étudiants pour le métier. En effet, le cumul du creux démographique et de la faible attractivité de cet exercice va accentuer l'effet de crise pour la décennie en cours, et au-delà.

Pourtant, les prémisses d'une réorientation de la politique de santé se font jour à partir de 2010, poussées par la nécessité de pallier les déficits des territoires mal dotés et par la montée des pathologies chroniques et du vieillissement de la population. Divers cercles de réflexion émettent des propositions en vue d'une réforme du système de santé (Benamouzig, 2012).

18.1 Les initiatives du ministère de la Santé

Au plan gouvernemental, un « Pacte territoire Santé » sera initié en 2012 par Marisol Touraine dans le but de favoriser l'implantation de professionnels de soins primaires dans les zones déficitaires. Ce pacte incitera à développer le travail en équipe, la télémédecine, les transferts de compétences vers les professionnels paramédicaux et les liaisons avec l'Université. Un Centre de ressources en soins primaires (CdRSP) sera constitué en 2013[146].

Le rapport Cordier, en juin 2013, proposera de « reconsidérer l'organisation du système dans son ensemble », recommandant notamment la création d'un *service territorial de santé*, alliant la constitution d'équipes coordonnées de soins primaires et la continuité ville-hôpital.

Puis, en septembre 2013, Marisol Touraine lancera une stratégie nationale de Santé, dont l'un des points forts visera à « structurer la médecine de parcours à partir des soins de premier recours ». On peut y lire : « Le médecin traitant sera [...] rémunéré pour ses actions de prévention, de coordination des parcours de soins ou de santé publique. »

Ce concept de soins primaires[147] sera défini par la DGOS comme « la porte d'entrée dans le système, qui fournit des soins de proximité, intégrés, continus, accessibles à toute la population, et qui coordonne et intègre des services nécessaires à d'autres niveaux de soins ».

Les apports des organisations généralistes

MG France publiera en 2014 un document intitulé *9 Conditions pour réussir une réforme de notre système de santé*, qui décline les éléments nécessaires à une structuration cohérente de la politique de santé.

En 2015, à la demande de Marisol Touraine, un rapport de Pierre-Louis Druais, alors président du Collège de la médecine générale, émettra un ensemble de propositions pour le projet de loi de santé en cours de discussion au Parlement. Ce rapport soulignera deux caractéristiques du système français : le centrage sur l'hôpital et l'absence de régulation des recours aux soins, qui « ne permettent pas de faire face aux enjeux sanitaires [...] et économiques... ». Parmi les propositions les plus marquantes figureront

---

146. Ce centre proposera une aide aux équipes de soins, concernant des questions organisationnelles ou de pratiques de soins (protocoles).

147. La notion de « soins primaires » a été promue dès 1978 par l'OMS lors de la déclaration d'Alma-Ata en tant que « l'approche la plus complète, efficace et économiquement rationnelle pour améliorer la santé physique et mentale des populations ». Elle apparaît officiellement en France pour la première fois dans la loi HPST de 2009, mais ne s'organisera en fait qu'à partir de la loi de santé de 2016.

la création dans la loi d'un chapitre Médecine générale et soins primaires, regroupant toutes les mesures existantes ou à venir concernant cette discipline ; la hiérarchisation du système de santé autour des soins de santé primaires ; la création d'une Direction des soins de santé primaires au sein du ministère de la Santé.

La loi de santé de 2016 et les nouvelles perspectives

Cette loi mettra l'accent sur la médecine de proximité, par la mise en place d'équipes de soins primaires (ESP), et la constitution de Communautés professionnelles territoriales de santé (CPTS), épaulées par des plateformes territoriales d'appui (PTA). La loi prévoira aussi de simplifier l'accès des patients aux soins de premier recours.

Les conventions médicales concrétiseront une partie de ces orientations. Celle de 2011 apportera aux généralistes le dispositif du revenu sur objectifs de santé publique (ROSP) et soutiendra l'exercice pluriprofessionnel. Celle de 2016 introduira un « forfait patientèle » pour le médecin traitant et un « forfait structure » pour l'équipement du cabinet.

En 2016 sera constituée une Fédération des soins primaires représentant l'ensemble des structures des professions concernées. À partir de juillet 2017, un accord conventionnel interprofessionnel (ACI) permettra la reconnaissance et le développement des équipes de soins primaires, en rendant pérennes les modalités de rémunération par équipe pour mener des actions procédant d'un projet de santé défini.

18.2 Une stratégie de transformation du système de santé

En juillet 2016, le HCAAM émettra l'idée d'un changement de modèle, incluant une organisation structurée des soins de proximité et la fin de l'hospitalo-centrisme. Selon cet avis : « La structuration de la première ligne de prise en charge […] est un enjeu majeur à l'horizon de quinze ans. » De même : « Il convient de passer d'un modèle combinant l'intervention d'organisations hospitalières et de professionnels libéraux exerçant de façon isolée à un modèle valorisant l'intervention coordonnée d'équipes ou de communautés professionnelles fonctionnant en réseau […] dont l'action soit inscrite dans les territoires. »

Un rapport du même HCAAM en 2018 émettra une critique de l'hyperspécialisation et le besoin d'une médecine générale et polyvalente. Il proposera un « changement de paradigme » par rapport au modèle des années 1960-1970 « orienté vers une approche curative et individuelle de la santé », jugé inadapté à la situation actuelle.

Il s'agira de conférer aux soins primaires une organisation structurée par une réforme d'ensemble[148], comportant :

• une *organisation du réseau de proximité* en vue d'un exercice collectif coordonné ;

• un *recentrage des établissements de santé sur leurs missions* techniques, d'urgence et d'expertise ;

• un *principe de gradation des soins et de juste orientation*.

Les valeurs et principes qui fondent l'exercice médical actuel, dont ceux issus de la charte de 1927, seront eux aussi à reconsidérer pour les adapter au XXIe siècle.

Vers un nouvel âge pour la médecine de ville

L'organisation des soins primaires au sein des CPTS instituées par la loi de 2016 sera réalisée à l'initiative des professionnels. Celles-ci constitueront une organisation nouvelle, regroupant l'ensemble des intervenants ambulatoires des champs de la prévention, du sanitaire et du médico-social, sans les établissements de santé ; les généralistes, entre autres, devront y trouver les conditions d'un exercice reconnu et valorisé.

Une fédération des CPTS sera créée en 2017, présidée par Claude Leicher, qui accompagnera les initiateurs de projets et leur apportera une aide méthodologique. Environ 200 projets seront dénombrés en 2018, et le mouvement s'amplifiera rapidement pour atteindre 578 projets en 2020, dont 73 en fonctionnement.

---

148. Ces propositions seront confortées en septembre 2018 dans les orientations du projet Ma Santé 2022, visant à la « transformation du système de santé ».

Partie II

Formation et recherche

PRÉAMBULE

La réforme Debré de 1958, hospitalo-universitaire, vise à doter la médecine française d'un haut niveau scientifique. Dans l'enseignement élitiste qui en est issu, la médecine générale n'existe pas (Druais, 2013).

Pourtant, avant même les années 1970, des médecins généralistes, omnipraticiens, se mobilisent pour faire reconnaître la *discipline* qu'ils exercent. Ils pensent que la médecine de famille, médecine de proximité, centrée sur la personne et non uniquement sur la maladie, est indispensable dans le système de soins. Quelques-uns d'entre eux, membres de groupes Balint ou d'amicales départementales, mettent en place un premier cursus de formation spécifique dans une Faculté expérimentale de la région parisienne. Les mêmes décident de créer la première Société scientifique de médecine générale, la SFMG. On est en 1973.

Existe donc un champ professionnel médical extérieur à l'hôpital, que quelques pionniers cherchent à faire reconnaître en tant que *discipline* avec sa propre pratique ainsi qu'une formation et une recherche spécifiques.

Tout en restant une *discipline professionnelle*, la médecine générale doit devenir une *discipline universitaire* capable de produire des savoirs scientifiques ; la profession[1] d'abord, puis les enseignants généralistes s'y exerceront. Les *producteurs de savoir* ne seront jamais détachés des *consommateurs de savoir*. La définition du contenu de ce champ de pratiques, de ses problématiques, permettra très progressivement de faire reconnaître la *discipline* et d'en spécifier les méthodes de recherche.

Ainsi, très tôt, formation médicale continue (FMC), formation médicale initiale (FMI) et recherche se trouveront imbriquées. Au cours des années 1970, la FMC des généralistes révolutionne les pratiques pédagogiques, bouleversant l'enseignement postuniversitaire proposé par les *producteurs de savoir* hospitaliers. Les généralistes transfèrent ensuite ces méthodes nouvelles dans la FMI, investissant alors l'Université et faisant reconnaître leurs qualités pédagogiques.

---

1. Dans le cadre des associations de FMC, des syndicats ou des sociétés savantes.

Le développement de la recherche, d'abord basé sur les pratiques professionnelles, se consolide en s'appuyant sur des définitions argumentées de la *discipline* de médecine générale situant celle-ci au croisement de savoirs issus de pratiques professionnelles et de travaux de recherche.

L'histoire de la formation spécifique à la médecine générale, celle de la formation continue des généralistes et celle de la recherche, concourant à l'émergence de la discipline, sont rapportées ici.

II.1

LA FORMATION INITIALE
À LA MÉDECINE GÉNÉRALE

Jean-François Huez

« La médecine générale répond, ou tente de répondre, à une certaine demande (de la part du patient). Elle est la seule à pouvoir y répondre. Elle ne peut pas l'éluder. La médecine dans son ensemble ne peut pas l'éluder. Or la disparition de la médecine générale correspondrait à un rejet massif de cette demande. »

Norbert Bensaïd, 1974

Ce texte présente « un panorama historique de la formation initiale du médecin généraliste, de sa naissance à son accomplissement dans le DES de médecine générale, travail de documentation sur la lente maturation de notre discipline et l'inexorable montée en puissance de la médecine générale dans l'Université, due à la foi militante et à la persévérance des généralistes enseignants sur le terrain, fruit d'un travail collectif rapporté dans ce récit où les interventions des différents intervenants (généralistes, étudiants, doyens, ministères, syndicats) sont fidèlement transcrites.

Ce qui est devenu, malheureusement, un incroyable feuilleton est décrit avec à la fois les avancées et les reculs, les atermoiements et les blocages dus aux lobbys universitaires et au manque de courage du pouvoir politique.

C'est la leçon de l'histoire, quel gâchis ! ».

Bernard Bros, 2020

1.7 Un troisième cycle de médecine générale sans examen d'entrée.
La charte de 1980

1.7.1 La loi de 1979 : un troisième cycle de médecine générale
de l'enseignement théorique

1.8 1981-1983 : la mise en œuvre de la réforme s'informe pour tous,
mais à deux vitesses

1.8.1 Une réforme

1.8.2 La « grève des externes », printemps 1983

1.8.3 Les débuts du Collège national des généralistes enseignants
(CNGE)

1.8.4 Sortie de crise : le CSCT

1.8.5 Une application élastique
pour trois ans prises par décret

1.8.6 La commission Rueff, la réforme

LA FORMATION INITIALE
À LA MÉDECINE GÉNÉRALE

**1. De la formation de l'omnipraticien
des années 1950 à la mise en place
du troisième cycle en 1984 :
des études *a minima*** 454

1. De la formation de l'omnipraticien des années 1950 à la mise en place du troisième cycle en 1984 : des études *a minima*

1.1 Dans les années 1950[1]

L'enseignement est dispensé dans 16 facultés et 8 écoles de médecine réparties sur l'ensemble du territoire français. Près de 2 étudiants sur 5 sont formés à Paris, dans la faculté de médecine unique à l'époque.

Cet enseignement prépare au doctorat d'État en médecine ; il ne prépare pas aux spécialités. Il s'étale sur 7 ans : 1 année propédeutique (le certificat d'études en physique, chimie et biologie, dit « PCB ») enseignée en faculté des sciences, puis 6 années en faculté de médecine.

La formation permettant d'obtenir le diplôme de docteur en médecine est donc purement universitaire. En parallèle existent le concours d'externat, ouvrant la voie de la formation hospitalière, puis le concours d'internat[2] pour les anciens externes, ouvrant la voie de la carrière hospitalière. Ces concours, souvent mieux préparés, sont indépendants des examens de faculté (Taïeb, 2017).

---

1. De nombreuses données de ce chapitre sont reprises de *La Hantise du nombre* de Marc-Olivier Déplaude (Déplaude, 2015).
2. Le concours d'internat des hôpitaux a été créé en 1802 pour les hôpitaux de Paris (Hardy-Dubernet, 1998).

L'enseignement, magistral à la faculté, et clinique à l'hôpital le matin, est considéré depuis longtemps comme peu satisfaisant, et par les étudiants, et par les enseignants. Déjà en 1934, deux stages de six mois avaient été introduits pour pallier ces carences, et depuis 1947, les deux stages avaient été fusionnés en un « stage interné » d'un an effectué dans les hôpitaux de seconde catégorie (Delaneau, 1987). Les étudiants non externes, qui deviendront pour la plupart médecins généralistes, effectuent donc en sixième année un stage interné. Ce stage est rétribué en tant que travail à temps plein[3].

En fin de cursus, deux sessions d'examens cliniques sont organisées aux mois de juin et septembre. Durant ces *cliniques*, les étudiants doivent traiter d'un cas « au chevet du malade », dans les disciplines de médecine, chirurgie et gynécologie-obstétrique. L'obtention de ces cliniques et la validation des stages donnent le droit de s'inscrire en thèse.

La réussite aux concours d'externat apporte en fait une formation bien meilleure. Institué depuis 1802, le concours est organisé par les hôpitaux des villes, siège de faculté ou d'école de médecine. L'accès au concours d'externat se fait à partir de la deuxième année (plusieurs sessions sont possibles). Entre 30 et 50 % des étudiants réussissent le concours.

Au bout d'une année, les externes peuvent se présenter au concours d'internat[4] des hôpitaux des villes de faculté. Ils accèdent alors à une formation pratique à plein temps avec responsabilités ; ils sont payés par les hôpitaux. L'internat dure de trois à cinq années, les stages sont effectués dans des services variés. 30 % environ des externes (soit moins de 20 % des promotions) accèdent à l'internat.

L'accès au concours d'internat des hôpitaux non universitaires (dits « hôpitaux périphériques ») se fait après la quatrième année pour les étudiants non externes. Il faut avoir soutenu sa thèse pour se présenter au concours d'internat en psychiatrie (sauf pour les hôpitaux psychiatriques de la Seine).

Les certificats d'études spécialisées (CES) ont été institués en 1947. Ils permettent d'acquérir les diplômes de spécialité ; ce sont des *diplômes d'État* reconnus au niveau national.

---

3. Daniel Pilorgé écrira en 1972 dans *L'Omnipraticien français* : le stage interné s'exerce « dans un hôpital de deuxième catégorie, sans enseignement théorique, et avec un enseignement clinique à tel point inégal, qu'il fait du futur médecin un autodidacte insatisfait, complexé, pénétré de ses insuffisances et redoutant le malade qu'il aura à affronter seul en clientèle. Il reçoit exactement la formation qui fera de lui un officier de santé, sorte d'agent trieur au service des spécialistes et des hospitaliers ».

4. Il comporte un écrit et un oral ; l'oral a souvent été critiqué car suspecté de permettre le favoritisme.

Les facultés peuvent délivrer des *diplômes d'université* permettant d'acquérir des *compétences*, reconnues par l'Ordre des médecins, mais n'ouvrant droit ni au titre, ni aux tarifs des spécialistes (*voir Partie I, 10.3*). Les internes des hôpitaux des villes de faculté obtiennent pour la plupart leur CES par simple équivalence ; les autres étudiants passent des examens et doivent valider les stages hospitaliers correspondants à leur spécialité.

Il existe donc un double système de formation : une filière universitaire et hospitalière sans concours, et une filière noble, l'internat des hôpitaux universitaires. « *Le prestige des concours hospitaliers était tel que les étudiants qui n'avaient pas réussi l'externat (plus de la moitié des étudiants en médecine) souffraient d'une moindre attention de la part des médecins hospitaliers, et que leur formation clinique était considérée comme beaucoup moins bonne que celle des autres étudiants* » (Déplaude, 2015). Ils complètent alors leur formation « sur le tas », à l'occasion des remplacements.

Le doctorat d'État de médecine, formellement identique pour tous, garant de l'unicité du diplôme, mais aussi de la médecine, et obtenu par la soutenance de la thèse, donne – par défaut – le droit d'exercer la médecine générale.

Exercent donc à cette époque en médecine générale trois catégories de praticiens ; d'abord tous les anciens étudiants qui n'ont pas passé les concours ou n'ont pas été admis : ils sont majoritaires. La deuxième catégorie concerne les anciens externes, et la troisième catégorie, les anciens internes[5] (des hôpitaux périphériques ou des hôpitaux des villes de faculté).

1.2 La réforme Debré, 1958

La réforme Debré va permettre à la médecine scientifique de rattraper son retard sur les pays anglo-saxons et de se développer. « L'objectif est de créer rapidement une élite médicale capable d'entraîner vers le haut l'ensemble de la médecine française confrontée à une récente et profonde révolution scientifique » (Rolandin, *Tonus*, 1988).

Un des principaux objectifs de la réforme est de rapprocher et coordonner les activités des hôpitaux et des facultés de médecine situés dans les mêmes villes, permettant la création des centres hospitaliers universitaires (CHU) et l'institution du plein-temps pour les personnels hospitalo-universitaires. Leur statut va leur donner une triple fonction : de soins, d'enseignement et de recherche. Ces médecins n'auront plus alors d'exercice en dehors de

---

5. Ces médecins ont choisi l'omnipratique pour la plupart par défaut, n'ayant pas eu de place dans les hôpitaux ou n'étant pas intéressés par une spécialité. Ils affichent sur leur plaque et leurs ordonnances leur titre d'ancien interne des hôpitaux.

l'hôpital[6]. Les hospitalo-universitaires vont ainsi progressivement se couper définitivement de la pratique « de ville ».

Ce rapprochement hôpitaux-facultés implique une réforme des études médicales. Pour Robert Debré, le père de la réforme : « l'enseignement clinique du futur praticien n'est pas suffisamment soigné, son séjour à l'hôpital n'est pas suffisamment fructueux. Il n'est pas assez exercé au diagnostic et à la thérapeutique clinique » (Debré, 1976).

L'enseignement est alors recentré sur les facultés afin que l'ensemble des étudiants puisse bénéficier d'une formation clinique satisfaisante. En 1960, l'année universitaire passe de 30 à 40 semaines de manière à faciliter les stages hospitaliers, mais la durée totale des études est réduite à 6 ans. Le PCB et la première année sont fusionnés.

L'enseignement clinique s'effectue en petits groupes. Les stages sont organisés à raison de quatre ou cinq matinées par semaine, et les étudiants effectuent à partir de la quatrième année des stages de spécialité sur des journées complètes ; les stages en médecine infantile et en obstétrique sont obligatoires pour tous. En parallèle, le stage interné est réduit à six mois.

Toutefois, les concours qui symbolisent la dualité hôpital-faculté ne sont, sur le fond, pas remis en cause, et l'orientation élitiste persiste avec la réforme. Elle est même recherchée.

Devant les difficultés d'organisation, en particulier de gestion de flux d'étudiants de plus en plus nombreux, une année propédeutique est réorganisée en 1963 dans les facultés de sciences : c'est le certificat préparatoire aux études médicales (CPEM). La formation repasse alors à sept ans.

L'externat est réformé en 1964 : la sélection ne se fait plus sur la base du concours organisé par les hôpitaux, mais en fonction des notes obtenues en faculté les deux ou trois premières années. Toutefois le nombre de postes d'externes continue à être fixé par les hôpitaux en fonction de leurs besoins. La formation clinique apportée par l'externat ne bénéficie donc pas à tous les étudiants.

Le concours d'internat ne subit, lui, aucune transformation importante et reste organisé par les hôpitaux. Toutefois, le choix des stages ne se fait plus par cooptation, mais en fonction de l'ancienneté et du rang de classement.

---

6. Ceci n'exclut pas une part de médecine privée à l'hôpital, « ce qui est tout à fait essentiel si on veut éviter une fonctionnarisation des médecins, si l'on veut que l'hôpital soit largement ouvert sur le dehors, et que le médecin reste en contact avec une clientèle différente de la clientèle hospitalière traditionnelle ». Bernard Chenot, *Archives du ministère de l'Éducation nationale*, 28 septembre 1960.

L'augmentation régulière du nombre des étudiants vient s'opposer à un des objectifs de la réforme : la formation clinique des non-externes. Les stages hospitaliers manquent aussi bien de locaux que d'encadrement. Le nombre des *stagiaires* (étudiants non externes) croît de façon très importante. Une solution pour augmenter les capacités de formation serait de transformer les écoles de médecine[7] situées dans les métropoles régionales en facultés.

Années	Nombre d'étudiants inscrits en CPEM[8]
1963-1964	11 700
1964-1965	14 000
1965-1966	15 200
1966-1967	18 000
1967-1968	24 400

En 1964, à l'occasion de la publication du décret réformant les concours d'externat et d'internat, l'Association générale des étudiants en médecine de Paris, l'Union nationale des étudiants de médecine (qui regroupe les corpos de province) et la Fédération nationale des étudiants en médecine de France (affiliée à l'Unef, Union nationale des étudiants de France) critiquent publiquement le maintien du concours de l'externat.

En 1965, la durée du stage interné est à nouveau rallongée à un an, et ce stage peut être effectué dès le premier semestre de la cinquième année. Cela permet de libérer des terrains de stage dans les CHU, le stage interné étant effectué dans les hôpitaux de seconde catégorie.

Le nombre de diplômes de docteur en médecine délivrés augmente, lui, lentement durant cette décennie :

1958	2 278
1960	2 242
1962	2 672
1964	2 372
1966	2 561
1967	2 717

La réforme Debré a permis de moderniser les hôpitaux ; elle a favorisé la structuration de l'enseignement de la médecine – mais en la basant dorénavant uniquement sur les pathologies hospitalières – et le développement de

---

7. Les écoles de médecine n'ont pas le statut des facultés et ne peuvent pas valider les formations.

8. Source : ministère de l'Éducation nationale, cité dans *La Hantise du nombre*, *op. cit.*

la recherche médicale. Elle a ainsi fait exploser l'essor du domaine technique par rapport à la clinique.

Elle a aussi créé un élitisme à l'hôpital et rompu progressivement la communication entre la médecine « de ville » et la médecine hospitalière.

Un doyen dira en 1988 : « la réforme de 1958 a été une machine à produire des élites médicales ; elle a aussi engendré un lobby hospitalo-universitaire qui a su conquérir une influence politico-médiatique. Proche du pouvoir, exerçant une réelle fascination sur le personnel politique de tout bord, le monde hospitalo-universitaire réussit à faire passer l'idée que l'hôpital est au centre de tout[9] ».

1.3 Une absence de formation initiale spécifique à la médecine générale

Pour les universitaires, la préoccupation de formation concerne les médecins omnipraticiens en exercice ! Le comité interministériel présidé par Robert Debré constate en effet en 1962 que « l'initiation des médecins est faite pour une large partie par les prospectus des fabricants. Un enseignement rationnel est absolument indispensable ». Il est alors proposé d'ouvrir les portes de l'hôpital aux praticiens. Et pour qu'ils puissent y participer, « il faudrait que les médecins en stage hospitalier soient remplacés dans leur cabinet par des étudiants en stage de 6e année[10] ».

Un groupe de travail est chargé début 1965 d'étudier, pour le comité interministériel, l'enseignement clinique dispensé aux étudiants qui ne sont ni externes ni internes. Pour lui, « les cours théoriques sont certes indispensables, mais seule la pratique de la vie hospitalière peut donner la formation technique et humaine nécessaire aux futurs médecins ». Le nombre trop important de stagiaires ne permet pas de les affecter tous à des lits de malades ! Pire, à la fin de leurs études, les futurs médecins « risquent de ne pas savoir pratiquer les soins médicaux élémentaires ». Et devant la nécessité de trouver une « solution valable aux nombreuses difficultés que leur organisation rencontre actuellement » sont proposés des stages l'après-midi, d'une durée allongée, hors CHU avec garanties d'encadrement[11].

Pourtant en 1966, à Stuttgart, lors de la session plénière du comité permanent de médecine de la Communauté européenne, on évoque, dans la formation,

---

9. Jacques Rolland, *Tonus*.

10. Robert de Vernejoul, dans Développement des enseignements postuniversitaires pour les médecins praticiens. Comité interministériel, 11 avril 1962, Archives du ministère de l'Éducation nationale.

11. Rapport au comité interministériel du groupe de travail chargé de l'étude des problèmes de l'enseignement clinique aux étudiants non externes ni internes, Archives du ministère de l'Éducation nationale, 1965.

« la possibilité d'une période d'exercice en milieu médical non indépendant, en milieu hospitalier ou auprès d'un omnipraticien » (Lam, thèse, 1995).

L'Association nationale des étudiants en médecine de France (ANEMF) est créée en 1965 et présidée par Bernard Bros, étudiant à Toulouse. Elle organise en 1966 une première table ronde sur le stage auprès du praticien, puis des colloques sur la nécessité de ce stage les deux années suivantes[12].

Les étudiants sont très inquiets devant l'afflux des nouveaux bacheliers et le manque de personnel enseignant. Les structures craquent, et ils savent qu'ils trouveront difficilement une bonne formation alors qu'ils seront « lâchés dans une espèce de jungle où ils ne pourront compter que sur eux-mêmes ».

En janvier 1968, l'ANEMF manifeste son opposition au projet de réforme des carrières hospitalo-universitaires qui vise à réorganiser l'internat, le rendant très sélectif et encore réservé aux seuls externes. Elle organise une grève de deux jours suivie à 100 % dans dix-sept facultés. Le ministère[13] reçoit alors Bernard Bros qui insiste sur la nécessité de supprimer l'externat et d'étendre la fonction hospitalière à tous les étudiants. Le projet gouvernemental est retiré. L'ANEMF dénonce l'inadaptation des facultés : « il faut que l'université donne des moyens de travail aux étudiants et réponde à leurs questions. Il faut notamment leur apprendre la relation avec les malades, à l'hôpital, sous le contrôle des hospitaliers les plus proches d'eux ». Dans le rapport d'orientation de l'ANEMF, Bernard Bros propose de supprimer ces stages qui consistent « à écouter passivement un enseignement, dans un local hospitalier… Il faut trouver des lieux de formation pratique où le malade est le plus proche de son cadre de vie familial ou communautaire ». Ce sont les consultations externes des hôpitaux, les dispensaires, les polycliniques, les cabinets de groupe, ces « lieux où les malades se rendent librement pour recevoir des soins ». Ces centres de traitement ambulatoire permettraient à l'étudiant de connaître le malade dans la société ; l'étudiant y apprendrait « à suivre le malade et à étendre son action de l'individu au groupe, à la famille ».

1.4 Les effets de mai 68

Le mouvement de contestation se développe surtout en milieu hospitalier. Des débats s'organisent en dehors des organisations syndicales habituelles et vont toucher progressivement tous les aspects de la vie étudiante, des études et de l'organisation hospitalière. En province, toutes les Facultés sont concernées par ce mouvement.

---

12. Le mai « blanc » de 68. Le malaise étudiant préexistait à mai, interview de Bernard Bros pour les 20 ans du mouvement de 68, *Quotidien du médecin*, 1988.

13. Jean-Noël Jeanneney décide alors de suspendre ce projet pourtant accepté en Conseil des ministres. Pour Bernard Bros, « ce mouvement préfigurait l'externat et l'internat pour tous ».

1.4.1 Rédaction collective étudiante et publication de livres blancs

Le comité de synthèse des étudiants en médecine de Paris publie en juin le **Livre blanc de la réforme**, reflet de l'important travail des commissions étudiantes.

En introduction, les étudiants y affirment leur volonté de participer activement à l'élaboration de leur présent et de leur futur, réclamant le « pouvoir étudiant, c'est-à-dire la responsabilité vraie des étudiants », afin d'accéder « à cet apprentissage des responsabilités nécessaires à la sécurité de nos malades ». La responsabilité a bien sûr pour corollaire une rémunération. Ils veulent travailler avec leurs enseignants. Ils veulent garder un contact constant avec le réel, « non seulement celui du malade hospitalisé, mais le réel de la médecine praticienne avec ses problèmes humains, sociaux et économiques ».

Les grandes options de la réforme qu'ils proposent comportent : la création de CHU autonomes avec un programme de base commun, la suppression du mandarinat, la nécessité absolue d'une fonction hospitalière pour tous, à responsabilités graduelles. Une sélection est considérée comme indispensable pour les futurs hospitaliers, universitaires ou chercheurs, mais elle ne se fera pas sur le mode du concours de l'internat. Le problème de l'enseignement postuniversitaire (EPU) et de la collaboration ville-hôpital est posé. Dans le but de former des docteurs en médecine compétents et responsables (généralistes, spécialistes, chercheurs), un schéma d'enseignement est développé avec, d'une part, un bouleversement des principes pédagogiques (enseignement « réflexif », autoenseignement et donc transformation de la relation enseignant-enseigné, orientation professionnelle permanente), et, d'autre part, une transformation profonde des structures d'enseignement. Un cadre évolutif est proposé : 7 années en faculté de médecine, 3 cycles, dont le 3e dure 3 ans minimum. C'est un « cycle de responsabilité hospitalière vraie, diagnostique et thérapeutique, à temps complet, aboutissant à une de ces options : médecine générale, spécialités, ou recherche appliquée, que conclura le diplôme de docteur en médecine ».

Considérant la médecine générale comme une spécialité, ils proposent de « parler de disciplines et non plus de spécialités ». Ils proposent par ailleurs, tout au long des études, une initiation puis une sensibilisation des étudiants qui le désirent aux problèmes posés par la relation médecin-malade.

L'organisation des trois cycles est exposée. Pour le troisième cycle sont prévues dans chaque discipline des options d'une durée minimale de six mois « qui devront être validées pour être considérées comme acquises ». Pour être qualifié dans une discipline, il faudra avoir validé des options obligatoires et des options facultatives choisies sur liste préétablie. Cela permettra à l'étudiant de « développer sa personnalité et ses compétences dans le cadre de la discipline », d'éventuellement changer de discipline, et de favoriser sa mobilité. Le titre de docteur en médecine sera délivré en fin de troisième cycle, une fois la qualification obtenue dans la discipline ; « les travaux effectués par l'étudiant au cours du 3ᵉ cycle tiendront lieu de thèse ».

L'orientation vers les différentes disciplines s'impose en fonction des débouchés offerts. À la fin du troisième cycle, trois possibilités sont envisagées : médecine de ville, poste hospitalier temps plein, poste hospitalier avec fréquentation hospitalière discontinue.

Deux problèmes particuliers sont exposés : la compétence en médecine interne (*voir Annexe 1, 1.1 La spécialité de médecine interne*) et le stage auprès du praticien.

Ce stage « ne devra, de toute façon, qu'être facultatif » ; c'est un complément cependant indispensable à la formation hospitalière, avant le remplacement d'un médecin, ou avant son installation comme praticien. Il apportera des enseignements précieux, cliniques et thérapeutiques, mais surtout psychologiques, sociaux, « voire bureaucratiques et matériels ».

Le Livre blanc des sciences humaines, juin 1968

Parallèlement, Antoine Lazarus[14] signe avec la commission sciences humaines de la faculté de médecine de Paris *Le Livre blanc des sciences humaines*.

Le médecin généraliste y est décrit comme « complexé et méprisé par rapport au spécialiste. Incompétent dans la plupart des problèmes psychologiques qui lui sont posés, il tend à devenir graduellement un officier de santé ».

Pour sortir de l'impasse, la faculté doit réorienter sa formation. Elle ne doit plus porter uniquement sur des problèmes somatiques, « mais doit également aborder tous les problèmes affectifs, sexuels, psychologiques, sociaux auxquels le médecin est habituellement confronté ». L'acte médical devient une prise en charge de l'homme malade dans sa totalité, somatique, psychologique et socio-économique.

Mais l'introduction des sciences psychologiques ne peut être considérée comme un remède miracle. « La psychologie est aussi une technique qui pourra être soit utile, soit nuisible selon l'éthique qui la sous-tendra. » Utile, car permettant au médecin d'aider son patient dans un certain nombre de situations devant lesquelles « il était jusque-là impuissant à lui fournir ne serait-ce qu'un commencement de réponse ». Cette science et cette technique tendront à lui ouvrir l'esprit et l'inviteront à s'intéresser à des problèmes jusqu'alors peu familiers. Nuisible si elle permet au médecin

---

14. Il deviendra professeur de santé publique.

de se défendre de ses malades, de mettre plus facilement une étiquette sur leur trouble, « sur les gens, les idées, les attitudes... ».

Il s'agit donc d'introduire les sciences humaines en médecine, et en même temps d'y « insuffler un esprit révolutionnaire qui pousse le médecin à aider son malade à reconstruire sa personnalité propre, à structurer les éléments qu'il possède déjà en lui et qui sont suffisamment sains pour servir de points d'appui à un nouveau départ, plutôt que de se substituer à lui ».

Le rôle du médecin, se demande la commission, ne consiste-t-il pas à accepter l'ensemble des « demandes » du patient, d'être capable de les comprendre pour, à travers ce dialogue, permettre à son interlocuteur de prendre une claire conscience de sa situation et de choisir en pleine connaissance de cause l'attitude qui lui semble la plus constructive ?

1.4.2 La loi d'orientation du 12 novembre 1968 sur l'enseignement supérieur (loi Faure). L'externat pour tous

Défendue par Edgar Faure, ministre de l'Éducation nationale, elle introduit les principes de participation et de cogestion à l'Université. Elle crée aussi dix unités d'enseignement et de recherche (UER) de médecine à Paris et onze en province[15].

Les facultés accèdent à une autonomie administrative, pédagogique et financière, à l'origine de différences importantes entre elles. En particulier, la loi Faure va permettre la création de la Faculté expérimentale de santé, médecine et biologie à l'université Paris-XIII, à Bobigny.

Toutefois, cette loi maintient en vigueur l'essentiel de l'ordonnance du 30 décembre 1958 concernant la réforme Debré. Les aménagements nécessaires sont renvoyés à des décrets. Par contre, nouveauté, elle associe le ministre de la Santé aux projets déposés par le ministre des Universités. À partir de ce moment, les décisions seront toujours prises en association par les deux ministères. Les jeux et enjeux de pouvoir vont plus tard s'y exercer.

Deux revendications étudiantes importantes sont acceptées par le Gouvernement : l'année préparatoire (CPEM) est reprise par les facultés de médecine et devient la première année du premier cycle des études médicales (PCEM1). Et surtout, en 1969, le concours d'externat est supprimé[16]. L'ensemble des étudiants devra avoir des fonctions hospitalières

---

15. Bordeaux, Clermont-Ferrand, Lille, Lyon (Édouard Herriot), Marseille (La Timone), Montpellier, Nancy, Nantes, Rennes, Strasbourg, Toulouse.

16. Le décret du 18 février 1969 fixe les modalités de la formation clinique : fonction hospitalière obligatoire pendant au moins quatre ans : prises d'observation, exécution d'actes médicaux de pratique courante, service de garde, discussion concernant les malades. L'affectation de l'étudiant à un service ne peut être inférieure à « trois mois et supérieure à un an ».

à partir de la quatrième année : c'est « l'externat pour tous ». L'externe est alors appelé *étudiant hospitalier*.

Cette décision est fortement contestée par nombre d'enseignants et aussi par l'Ordre des médecins, qui considèrent l'externat comme le premier degré de la hiérarchie hospitalière.

Les premier et deuxième cycles s'étalent maintenant sur six ans et constituent un *tronc commun à tous les étudiants*. L'enseignement par discipline est réorganisé sous forme de *certificats intégrés* ; la psychologie médicale est enseignée, ainsi que la psychiatrie.

La suppression du concours de l'externat entraîne une réforme de l'accès à l'internat des CHU. Pour se présenter au concours, il faut avoir validé la quatrième année d'études et accompli au moins onze mois de fonctions hospitalières. L'oral de l'internat est supprimé en 1969, afin de renforcer l'anonymat de la sélection. Les concours resteront toutefois organisés par les CHU jusqu'à la réforme de 1982.

Le remplacement en médecine générale est possible pour tous les étudiants ayant validé le deuxième cycle : l'attestation de validation permet au Conseil de l'Ordre de délivrer une licence de remplacement.

L'étudiant qui arrive en septième année et ne s'est pas présenté ou n'a pas été reçu au concours d'internat doit effectuer une dernière année en « troisième cycle ». Cette année de stage interné comprend deux stages pratiques de six mois en milieu hospitalier *périphérique* durant lesquels les étudiants occupent le plus souvent une fonction d'interne. Le choix du stage se fait sur rang de classement.

Comme précédemment, les *cliniques* (*voir* supra, *1.1*) sont organisées en juin et en septembre. L'obtention de ces examens cliniques et la validation des stages permettent l'inscription en année de thèse.

1.5 Années 1970-1980 :
dix ans de piétinement pour définir un cadre

À cette époque, 62 % des médecins qui obtiennent leur diplôme sont des spécialistes. Avec l'augmentation du nombre des étudiants, le risque existe de voir s'instaurer un déséquilibre démographique entre spécialistes et généralistes, les premiers devenant trop nombreux pour être correctement formés et les seconds se voyant relégués à la pratique d'une sous-médecine.

Pour Daniel Pilorgé, « la formule "l'externat pour tous les étudiants de deuxième cycle" est devenue un leurre ; en réalité, la réforme a transformé tous les étudiants en stagiaires ».

1.5.1 Le Livre blanc du CILAMOG.
Revendication d'un CES de médecine générale

C'est avec ce constat : « 1970, année décisive », que le Comité intersyndical de liaison et d'action des médecins omnipraticiens et des généralistes (CILAMOG, *voir Partie I, § 4.7*) publie son *Livre blanc sur le médecin de famille : avenir ou disparition* sous le patronage de personnalités hospitalo-universitaires (Jean Gosset, Claude Laroche, Paul Milliez).

Ce Livre blanc est signé par des médecins généralistes de la banlieue parisienne qui deviendront membres fondateurs de la SFMG[17]. Il est diffusé à plus de quarante mille exemplaires.

Les principes fondateurs de la médecine générale comme discipline et comme spécialité médicale autonome et spécifique y sont posés.

Les réflexions et l'argumentation concernent la pratique, la place des spécialités, la démographie médicale, les coûts (faibles) générés par la médecine générale. Une petite partie concerne la formation.

Face à la revendication de « reconnaissance de la médecine générale comme spécialité », les auteurs affirment que cette formule supposerait « une formation radicalement différente de celle actuellement dispensée ». Avant tout, ils proposent une réforme de la tarification de l'acte de consultation : le C doit rattraper le Cs du spécialiste, et à terme sera créé un C national, acte de base unitaire de tous les médecins. « Sur le plan psychothérapeutique, et on rejoint là le plan syndical et celui du modèle que représente le praticien en exercice pour l'opinion publique et l'étudiant, le comblement du fossé entre le C et le Cs nous paraît aussi décisif que les modifications pédagogiques. » Par ailleurs, ils déclarent que « la création du Certificat d'études spéciales (CES) de médecine interne[18] est une mesure qui a profondément humilié tous les généralistes en exercice et qui doit être immédiatement abolie » (*voir infra, Annexe 1.1*).

Ils constatent un délai entre la soutenance de thèse et la date d'installation rarement inférieur à trois ans. « Ce délai est utilisé par le jeune médecin à des stages de perfectionnement en milieu hospitalier (officieux puisqu'il n'existe pas d'enseignement officiel en 3e cycle de MG) ou extra-hospitalier (remplacements multipliés à l'image de ce que voudrait être dans le futur le stage chez le praticien). » Et pour tenir compte de ces insuffisances, ils envisagent la création d'un troisième cycle et d'un CES de médecine générale.

---

17. Il s'agit de Georges Mouthon, Lionel Becour, Jean Goedert, Serge Ghozy, et Oscar Rosowsky.

18. Le décret du 18 novembre 1965 autorise la naissance de la spécialité de médecine interne.

En 1972, le Syndicat national des médecins omnipraticiens français (SNMOF, qui se transformera en fédération nationale [FNOF] en 1976) publie, de son côté, un Livre blanc sur le troisième cycle d'études médicales de l'omnipraticien[19]. Les principales propositions concernent un troisième cycle spécifique adapté à la fonction de généraliste, complétant un enseignement de base commun à tous les étudiants. Ce cycle durerait trois ans, et serait rémunéré. L'enseignement pratique s'exercerait dans les hôpitaux non universitaires, avec responsabilité, et chez le praticien sous forme de stage actif. Donnant la qualification en médecine générale, ce troisième cycle spécifique serait obligatoire pour les futurs omnipraticiens et pour les étudiants ayant échoué au CES de spécialité.

En avril 1973, le SNMOF demande la création d'un CES de médecine générale obligatoire.

La fonction de l'omnipraticien dans l'organisation de la santé, pour le SNMOF, est essentielle : « Par ses conditions d'exercice, notamment par l'accès direct et la permanence des soins, il assume la responsabilité la plus importante de son malade (premier diagnostic, orientation, coordination des soins, surveillance, connaissance de l'individu, de sa famille, de son milieu, de son vécu). Il peut assurer une continuité des soins, adapter la thérapeutique au cas particulier de chaque malade [...] donnant ainsi à la médecine un caractère personnel et humain qui répond à un besoin fondamental de l'individu. C'est ce qu'on appelle la médecine de famille ou encore la "médecine globale" ou "de l'homme total". Cette fonction spécifique impose une formation particulière, seule garantie d'une qualité des soins [...]. Sous prétexte d'économies à court terme, on ne saurait empêcher la réalisation d'une telle formation, dont la portée sur le plan strictement économique est inappréciable[20]. »

1.5.2 Le principe du numerus clausus.
La possibilité d'un stage en médecine générale

Le numerus clausus est instauré par la loi du 12 juillet 1971 afin de limiter l'importante augmentation du nombre des étudiants admis en deuxième année de médecine. Le ministère de l'Éducation nationale, jusqu'alors opposé au nom du principe du libre accès de tous à la culture dispensée par l'Université, a dû réviser sa position. Les tensions pour accueillir les étudiants pourraient à moyen terme être soulagées grâce aux investissements dans

---

19. Livre blanc dont la rédaction a été confiée à Bernard Bros, Alain Le Danois (généraliste nantais CSMF), D. Pilorgé (FNOF) et Guy Scharf.

20. D. Pilorgé, *L'Omnipraticien français*, 1972.

la construction de nouveaux CHU. Mais, selon Déplaude, pour les acteurs de l'institution d'un concours à l'entrée des facultés de médecine, il s'agit d'abord « de restaurer l'ordre au sein des facultés de médecine et de maintenir intact le prestige de la profession médicale… Ce prestige repose notamment sur la réputation de difficulté des études médicales, avec un petit nombre d'"élus", et sur le caractère principalement libéral de l'exercice de la médecine ».

Fruit de compromis multiples, l'instauration du *numerus clausus* va permettre dans un premier temps de stabiliser le nombre des étudiants, et à partir de 1978 de le réduire progressivement (*voir Partie I, § 6.2, et Partie III, § 1.1*).

À noter qu'au milieu des années 1970, plus de la moitié des étudiants en médecine se destinent à un exercice spécialisé exclusif.

À partir de 1972, il devient possible légalement d'effectuer un stage en médecine générale. La loi du 13 juillet 1972 (article L. 359-1) prévoit en effet que : « les étudiants en médecine français peuvent être autorisés à effectuer une partie du stage pratique de fin d'études auprès d'un Docteur en Médecine ». Le stage de fin d'études est le *stage interné* et il dure un an. Même si aucune circulaire d'application n'est et ne sera publiée, quelques facultés utiliseront la totalité du stage interné pour former en ambulatoire certains de leurs étudiants (*voir infra, 1.6.2*).

1.5.3 La commission Fougère, 1973-1977

Le ministère de la Santé crée en juillet 1973 une commission chargée d'étudier les « problèmes de la formation et de la promotion du médecin généraliste ». Elle est composée de représentants des pouvoirs publics et de la profession médicale. Cette commission prend le nom de « commission Fougère », du nom de son président Louis Fougère, conseiller d'État. Y participent entre autres quatre généralistes du SNMOF[21].

Louis Fougère remet son premier rapport en décembre 1975 : la commission soutient l'institution d'une formation spécifique pour les futurs généralistes à l'issue du deuxième cycle.

Une autre commission, la commission Rapin, a été chargée par le ministère de l'Enseignement supérieur de réfléchir à la formation des médecins spécialistes. Son rapport est aussi présenté au public en 1975, et fait un double constat : d'une part la répartition des rôles entre médecins spécialistes et généralistes doit être revue, d'autre part la croissance du nombre de spécialistes doit être contenue. Le généraliste doit retrouver sa fonction initiale de premier recours du malade, le spécialiste n'intervenant

---

21. Jean Bidegaray, Bernard Bros, Jean Bouyer, Gilles Daubinet.

que dans un deuxième temps. La commission propose de modifier la formation des spécialistes en en réduisant le nombre et en unifiant leur formation. Pour former les spécialistes, une seule filière de formation doit être organisée : l'internat.

En octobre 1974, Bernard Bros, invité à Marseille aux Assises nationales du plein temps hospitalier et universitaire sur le thème « Le praticien et l'enseignement médical », évoque « *l'angoisse de milliers de praticiens auxquels on veut opposer la médecine scientifique à la médecine praticienne en dévaluant cette dernière* ». Poursuivant sur la formation initiale : « *l'extension des fonctions hospitalières à tous les étudiants au cours du deuxième cycle aurait marqué un grand progrès si les possibilités matérielles de formation l'avaient permis. On sait hélas les difficultés de certains CHU ! (...)* Quelquefois, ce qui devait être l'externat pour tous est devenu le stage pour tous ».

Que peut apporter spécifiquement le généraliste à la formation médicale[22] ?

Louis Velluet [*] fait le constat suivant : la réintroduction du modèle généraliste dans les structures hospitalo-universitaires s'accompagne d'apports spécifiques :
– la prise en charge des premières angoisses du jeune médecin « et ce n'est pas là un de ses moindres intérêts » ;
– la nécessaire « mise en garde contre les certitudes parfois excessivement triomphantes de notre médecine scientifique » ;
– le rappel que le malade est « un individu distinct susceptible de ressentir des émotions et non un robot qu'on démonte et dont on remplace les pièces » ;
– l'acceptation du patient comme un égal aussi impliqué que possible dans sa propre prise en charge ;
– enfin l'accent mis sur la notion de durée, sur le fait qu'il existe pour chaque malade un avant et un après qu'on ne peut dissocier de l'émergence et de la résolution de ce que nous appelons la maladie.

[*] *Voir infra, § 1.6.2.*

Les propositions des commissions Fougère et Rapin sont reprises et affinées à partir de 1976 par la commission Fougère, nouvelle mouture, chargée de proposer une réforme globale des études médicales. Louis Fougère affirme alors que « toutes les parties intéressées jugent de la même manière notre système actuel de formation médicale : part trop importante faite aux sciences fondamentales dans le premier cycle [...], insuffisance

---

22. Louis Velluet, *Revue de médecine psychosomatique*, 1976.

quantitative et souvent même qualitative des stages hospitaliers au cours du 2e cycle, spécialité excessive d'un enseignement dispensé en CHU [...], mauvais fonctionnement du stage interné ».

En janvier 1977, le « père de la réforme de 1958 », Robert Debré, se pose la question de la revalorisation de la formation des praticiens de ville, « sans dévaloriser celle des hospitaliers ». Il déclare au *Quotidien du médecin* : « Il faut faire une large place à la médecine générale car les choses doivent toujours être vues de manière synthétique. L'enseignement de cette médecine courante qui ne se rencontre plus guère à l'hôpital pourra se faire de deux façons dans le cadre des CHU. D'une part en transformant de nombreux lits hospitaliers en hôpitaux de jour et en consultations externes. D'autre part en utilisant les centres de médecine préventive et autres structures extrahospitalières consacrées à la protection de la santé et aux soins légers. »

1.5.4 Le Conseil de l'Europe incite à une formation spécifique. Résolution 77-30

La résolution du Conseil de l'Europe du 28 septembre 1977 (résolution 77-30) « L'omnipraticien, comment le former, comment susciter cette vocation ? »

Le Conseil de l'Europe émet une *résolution non contraignante* qui va contribuer à *soutenir l'introduction d'une formation spécifique à la médecine générale dans les facultés de médecine* françaises.

Il importe de transformer la formation : « La formation médicale porte non seulement sur les sciences fondamentales et cliniques, mais également sur les sciences sociales et psychologiques, l'anthropologie, l'économie et bien d'autres disciplines. »

La résolution recommande une formation spécifique du praticien qui nécessite des ressources. Elle définit les objectifs *a minima* de la formation de base et de la formation spécifique en médecine générale. Elle fait le lien avec la formation continue, soulignant que la formation continue est « étroitement liée à la recherche en matière de santé [...]. Elle doit être particulièrement développée par une grande collaboration entre services hospitaliers et services de soins primaires ».

Cette résolution positionne aussi les enseignants : « de nombreux médecins spécialistes et universitaires participeront à l'enseignement de la médecine générale. Toutefois, les principaux enseignants seront les omnipraticiens eux-mêmes [...]. Tous les enseignants de médecine générale, y compris les professeurs d'université, doivent, pour être efficaces, conserver une activité pratique. [...] Il est indispensable que la profession médicale, les gouvernements et les universités reconnaissent la médecine générale comme une discipline autonome ».

Les orientations sont claires, mais, dans ce texte, aucune échéance n'est fixée.

1.5.5 La modification des concours d'internat se profile, sans condition de préadmissibilité

En février 1979, les ministères rendent public un avant-projet de loi annonçant en particulier la modification des concours d'internat : ils seraient organisés à l'échelle régionale en regroupant plusieurs CHU. Les notes des examens de deuxième cycle permettraient un classement des étudiants permettant aux meilleurs de s'y présenter. Par ailleurs, des quotas seraient définis pour chaque diplôme d'études spécialisées (DES), les DES remplaçant alors les certificats (CES).

Il s'agit de la première tentative d'introduction d'un classement et d'une validation en fin de deuxième cycle, autorisant l'admission au concours d'internat.

L'ANEMF conteste ce principe de préadmissibilité, car il ferait apparaître les futurs médecins généralistes comme les étudiants les plus mal classés. Il rallongerait la durée des études pour tous les futurs internes puisqu'il ne serait plus possible de se présenter avant la fin du deuxième cycle, toutes épreuves et stages validés. L'association craint aussi de voir disparaître le système de préparation privée au concours d'internat, les *conférences d'internat*. L'ANEMF défend donc le principe d'un accès libre et volontaire aux concours ; elle est soutenue par la CSMF, la FMF et l'Ordre. Les doyens et la FNOF s'y opposent, car la préadmissibilité au concours permet de revaloriser l'enseignement universitaire, et pour les futurs généralistes de choisir leurs stages en fonction de leur rang de classement et non après que les internes de spécialité ont fait leur choix.

Début avril, une coordination nationale des étudiants en médecine réussit à organiser une manifestation rassemblant, d'après *le Quotidien du médecin*, près de dix mille étudiants contre le projet. Le Gouvernement, déterminé à faire passer la réforme, retire cette condition de préadmissibilité.

1.6 Des généralistes éclairés posent les premières fondations de la discipline de médecine générale

Une expérimentation à Bobigny puis multisite, un début de structuration des enseignants généralistes sous l'impulsion de la Société française de médecine générale.

1.6.1 En Europe, l'émergence des formations spécifiques et le groupe de Leeuwenhorst

C'est après la Seconde Guerre mondiale qu'émerge une formation spécifique à la médecine générale, en Grande-Bretagne tout d'abord, avec la création du National Health Service (NHS) en 1948. La médecine générale est devenue, après un long combat et un lobbying intensif du Royal College of General Practitioners (RCGP), une discipline universitaire à part entière, au même rang que les autres spécialités. En 1963 est créée la première chaire de médecine générale à Glasgow, en Écosse. D'autres pays introduisent un enseignement spécifique : les Pays-Bas, certains États d'Allemagne fédérale, la Yougoslavie, la Belgique néerlandophone, les pays scandinaves. Dans les années 1960, ces pays accueillent les premiers professeurs de médecine générale. Aux États-Unis et au Canada, la médecine générale devient la *médecine de famille* en 1969.

En 1972, la World Organization of National Colleges, Academies and Academic Associations of General Practitioners/Family Physicians (WONCA) voit le jour. La mission de cette organisation mondiale des médecins généralistes, médecins de famille est de promouvoir et de développer la discipline pour obtenir et maintenir un haut niveau d'éducation, de formation, de recherche, de pratique clinique au bénéfice individuel des patients et de la communauté (*voir Recherche, Annexe 1*).

En France, la diffusion du programme de troisième cycle pour la formation de l'omnipraticien élaboré en mars 1973 par le SNMOF dans *Le Livre blanc sur le troisième cycle* permet d'organiser des tables rondes entre universitaires et praticiens.

En 1974, le groupe de Leeuwenhorst constitué de quinze médecins généralistes provenant de onze pays européens différents se met d'accord sur la première définition de la médecine générale en Europe (*voir Partie I, Introduction*).

Première définition du rôle du médecin généraliste en Europe

« Le médecin généraliste est un diplômé en médecine qui fournit des soins primaires, personnalisés et continus, aux personnes, aux familles et à la population, indépendamment de l'âge, du sexe et de la maladie. C'est la synthèse de ces fonctions qui est unique. Il prend en charge ses patients au sein de son cabinet médical, à domicile, ou parfois même en clinique ou à l'hôpital. Il tente d'établir un diagnostic précoce. Il inclut et intègre des facteurs physiques, psychologiques et sociaux dans la gestion de la santé et des maladies. Cela se ressentira dans les soins fournis aux patients. Il prendra une décision initiale pour chaque problème qui se présentera à lui en tant que médecin. Il assurera la continuité des soins pour ses patients atteints d'affections chroniques, récurrentes ou terminales. Des contacts prolongés lui permettent de rassembler l'information selon un rythme adapté au patient, et de construire une relation basée sur la confiance, qui peut être utilisée à des fins professionnelles. Il pratiquera la médecine en collaboration avec d'autres collègues médicaux et non médicaux. Il saura quand et comment intervenir pour traiter, prévenir, éduquer et promouvoir la santé de ses patients et de leurs familles. Il reconnaîtra sa responsabilité professionnelle envers la communauté. »

Anne-Marie Reynolds, enseignante en troisième cycle à Bobigny, vice-présidente de la SFMG, est la seule représentante française dans ce premier groupe de travail des sociétés scientifiques de médecine générale européennes. (*voir Formation continue, § 5.3, et Recherche, annexe 1*).

Pour Louis Velluet, un des premiers généralistes enseignants à Bobigny, « il y avait quelque chose, qui était subconscient, et qui se passait en même temps en Europe. Les gens en avaient assez de cette dictature des grands professeurs qui sont censés tout savoir, qui modèlent les gens, qui les forment ou les déforment [...]. Donc au même moment se crée le mouvement de Leeuwenhorst. Cela veut dire que dans tous les pays d'Europe, il y avait ce besoin de réhabiliter la médecine générale, de préciser ce que c'est[23] ».

« Les premières années de la recherche pédagogique effectuées parallèlement et mises en place presque en même temps en 1971-1972 d'une part à Bobigny (3e cycle de médecine générale), d'autre part en Europe (conférence de Leeuwenhorst), ont fait apparaître un consensus général d'emblée quant à la description des principes fondamentaux de l'activité professionnelle du Médecin de famille et des objectifs spécifiques qui en découlent. » Mais lorsqu'il s'est agi d'aller au-delà de ce consensus, les difficultés sont apparues : il existe une différenciation « dans l'espace même de la pratique et de l'enseignement de la médecine de famille [...] qui évoque celle dont témoigne le partage de territoire entre psychologie d'une part et psychologie médicale d'autre part[24] ».

À Bobigny, un département autonome d'enseignement et de recherche sera créé en 1980-1981 par Louis Velluet et Anne-Marie Reynolds. Au même

---

23. Véronique Delaunoy-Henry. Entretien avec Louis Velluet le 9 juin 2016. Thèse.
24. En d'autres termes, entre somaticiens (prise en charge du patient par le médecin essentiellement sur le plan somatique) et psychosomaticiens qui prennent en compte la globalité de la personne.

moment, le groupe de Leeuwenhorst traversera une grave crise d'identité centrée sur l'importance de la psychologie médicale et de la clinique.

1.6.2 Des expériences d'enseignement théorique et pratique de la discipline se mettent en place

Le diplôme universitaire de formation supérieure en médecine générale (Dufor) de Bobigny

La première et la plus emblématique de ces expériences est la formation à la médecine générale à l'UER Paris-XIII, et le diplôme de formation supérieure en médecine générale créé à Bobigny en 1973.

À l'instigation du doyen Pierre Cornillot, une Faculté expérimentale, rattachée à l'Université de Paris-XIII, la « Faculté de santé, médecine et biologie » est créée fin 1968, proche de l'hôpital franco-musulman à Bobigny. Pierre Cornillot veut réviser la conception « surannée » qui considère que, dans la plupart des pays, le généraliste est le médecin le moins qualifié professionnellement. Il veut restructurer la fonction médicale spécifique du généraliste, et donc sa formation : préformation solide s'appuyant sur des méthodes pédagogiques actives, puis un troisième cycle associant activités pratiques, confrontations et recherche des informations.

En 1971, ce doyen, qui ne voulait absolument pas s'adresser à « ces gens supposés savoir, les grands professeurs, les psychiatres... », noue des contacts avec des médecins généralistes engagés dans une réflexion théorique sur la spécificité de leur pratique : la mouvance syndicaliste généraliste (médecins du district parisien, groupe proche du SNMOF) avec Jean de Butler d'un côté, et de l'autre la formation psychologique médicale avec des membres de la Société médicale Balint (SMB). Il fait passer un message à tous les médecins généralistes de la Seine-Saint-Denis : une vingtaine de praticiens y répond. Autour de Jean de Butler, un petit groupe va travailler pendant 2 jours, avec en particulier Louis Velluet, Anne-Marie Reynolds, Claude Grunberg, Gérard Véry. La construction du programme va s'étaler sur 18 mois ; s'ajoutent à l'équipe initiale François Berton, Jacques Pezé, Jean-Loup Rouy.

Le Dufor est mis en place en octobre 1973, ouvert aux étudiants de la faculté qui ont participé au curriculum de deuxième cycle intégrant la médecine générale et à ceux d'autres UER. Il comporte 3 années :

– La première année, l'enseignement théorique a pour but de montrer le champ d'intervention du généraliste et de rendre le futur médecin autonome ; il comporte 8 à 12 heures par semaine pendant 20 semaines. Cinq modules sont proposés : l'appel d'urgence en médecine générale, la médecine générale quotidienne, la thérapeutique appliquée, la relation médecin-malade, et des études d'observation de malades (préparation

des *cliniques* sur dossiers programmés). L'enseignement pratique est effectué de trois façons : le stage interné, obligatoire pour tous les étudiants de septième année, d'une durée minimale de 6 mois sans pouvoir dépasser 1 an, le remplacement en médecine générale, « mise en situation professionnelle autonome », et les ministages permettant à l'étudiant de découvrir d'autres types d'exercice, comme médecin scolaire ou médecin-conseil de la sécurité sociale, mais aussi l'apprentissage de gestes ou de techniques.
– La deuxième année, l'enseignement théorique représente six heures par semaine pendant trente semaines et commence à préparer le futur médecin généraliste à l'installation. Huit modules différents : dermatologie pratique, pathologie génitale et sexuelle, gériatrie pratique, le terrain et l'environnement, législation-installation-gestion, études d'observation de malades, groupes d'analyse de cas type Balint. L'enseignement pratique se fait à travers les remplacements en médecine générale, mais aussi à travers la participation aux activités du SAMU (service d'aide médicale d'urgence) et des urgences ;
– La troisième année est consacrée à la rédaction de la thèse d'exercice. Les sujets de médecine générale sont encouragés. Durant cette année le futur médecin généraliste doit aussi rédiger un mémoire de médecine générale, ce qui lui permet d'obtenir le diplôme, le Dufor.

La première promotion comporte une vingtaine d'étudiants. « Les années suivantes cela a gonflé, parce que ça s'est su, et plein de gens voulaient devenir généralistes… C'était un programme autour de l'échange, où ils nous ont appris ce que eux avaient mis 10 ans à comprendre… certaines choses et des subtilités… la façon d'écouter les gens », déclare Jean-Luc Gallais, étudiant de cette promotion. Les premiers groupes Balint de formation débutent en 1974-1975.

Cet enseignement dispensé sur trois ans sera développé jusqu'en 1984, date de la mise en place de l'*internat de médecine générale*, internat qui sera remplacé trois ans plus tard par le *résidanat de médecine générale*. Un projet pédagogique tendant à harmoniser la formation de médecine générale en Europe sera établi entre les UER de Bobigny, la Faculté de Woluwe (Université catholique de Louvain, Belgique), puis avec les Facultés d'Anvers (Belgique) et Paris-Sud (Kremlin-Bicêtre), de 1979 à 1984. Il proposera un programme commun d'études de médecine générale destiné à être inséré dans le curriculum au cours des six premières années, conforme à la résolution 77-30 du Conseil européen[25].

---

25. Ce projet répondra aussi à la loi du 23 décembre 1982, mise en place en 1984, décidant de l'organisation d'une formation spécifique terminale pour les médecins généralistes. *Revue d'éducation médicale*, 1985.

D'autres facultés s'organisent, soit en créant un certificat optionnel de médecine praticienne en DCEM4 (quatrième année du deuxième cycle des études médicales) (Bordeaux, Grenoble, Lyon, Marseille, Paris-Kremlin-Bicêtre, puis Tours en 1978), soit en mettant en place un troisième cycle de médecine générale de durée variable (un à trois ans), avec stage auprès du praticien et enseignement théorique sous forme de tables rondes (Créteil, Nancy, Nantes, Rennes, Lille).

Selon Jean-Luc Truelle, neurologue, enseignant angevin investi dans la formation à la médecine générale interrogé en 1978 dans *Panorama du médecin*, « le principe du stage auprès du praticien (a été) retenu pour la première fois en 1972 dans des textes régissant les études médicales. 1975 a été une année charnière, car près d'une dizaine de facultés ont alors mis en place un stage auprès du praticien : parmi elles, Nice, Angers, Tours, Lille, Nancy, Bichat et Créteil. Elles avaient été précédées par Bobigny en 1970, Kremlin-Bicêtre en 1971, Rennes, Lyon sud et Besançon en 1973 ».

Quelques étudiants effectuent donc, en septième et dernière année, leur stage interné chez un praticien. Ils ne sont pas rémunérés, mais ce stage est reconnu dans leur cursus de formation. Les modalités varient de quelques semaines à plusieurs mois, stages dans lesquels ils sont passifs ou peuvent effectuer quelques journées de remplacement, accompagnés ou non de journées de travail en séminaire avec les maîtres de stage. Les remplacements réguliers sur les lieux de stage représentent leurs seuls revenus.

Jean de Butler fait toutefois remarquer que ces expériences ont vu le jour, pour certaines, « sous l'influence de motivations parfaitement étrangères à l'enseignement de la médecine générale, de la part de certains doyens confrontés à l'impossibilité d'assurer des fonctions de stage interné à tous leurs étudiants. La tentation fut grande de se débarrasser de leur responsabilité en la confiant à des praticiens hâtivement promus maîtres de stage [...]. Nos confrères reçurent le plus souvent [cette mission] avec beaucoup de sérieux, et assurèrent, sur le tas, des prestations enseignantes de bon niveau, rarement reconnues à leur juste valeur ».

Quelle structure pour organiser la formation à la médecine générale dans les facultés ?

À Bobigny, faculté expérimentale, un institut universitaire de médecine générale a été créé en 1973.

Dans quelques rares UER, la structure choisie est le « département ». Il permet d'intervenir dans les trois cycles des études médicales et de développer une recherche spécifique.

– À Paris-Bichat, un *département du troisième cycle de médecine générale* est créé en 1973 par convention entre l'université et des praticiens du GOFIMEC[26].

– À Paris-Kremlin-Bicêtre, c'est un *département de médecine de famille* qui est créé en 1976. Il organise l'enseignement du troisième cycle de médecine générale et la recherche dans ce domaine.

– À Paris-Créteil, un *département de médecine de famille* est aussi créé en 1976. Mais c'est le seul département universitaire coordonné par un médecin généraliste, Jean-Pierre Wainstein, qui en restera le directeur jusqu'à la fin des années 1990. Auparavant, un certificat optionnel d'introduction à l'exercice de la médecine générale avait été mis en place en 1974. Et l'année suivante, un certificat de troisième cycle de médecine générale avait été proposé de façon facultative aux étudiants pendant l'année de stage interné.

– Un *département du troisième cycle de médecine praticienne* est créé en 1977 à Bordeaux. Il est dirigé par un interniste, Jacques Beylot, et codirigé par René Chassaigne, généraliste très impliqué dans la FMC.

– À Lille, un troisième cycle sans structure est créé en 1976 sous l'impulsion de Bernard Devulder, interniste, avec le soutien des généralistes. Il prendra le nom de *département du résidanat* à la fin des années 1980[27].

1.6.3 *Les débuts de la SFMG*[28]

Cette société est créée en 1973. Elle a pour but, selon ses statuts, de promouvoir la médecine générale. La création de la SFMG est concomitante de la mise en place du Dufor et concerne quasiment les mêmes personnes : des médecins qui s'interrogent sur leurs pratiques et tentent de se former à une approche globale du malade. La fréquentation des premiers groupes Balint les avait marqués : Louis Velluet (participant au groupe animé par Léon Chertok), François Berton (secrétaire de la société Balint), Oscar Rosowsky (futur secrétaire général adjoint de la société Balint) participaient aux réunions préparatoires au Dufor.

Début 1973, lors d'une réunion à Bobigny, avec Jean de Butler, Oscar Rosowsky, Jean de Couliboeuf, Louis Velluet raconte : « Guy Scharf arrive et nous interrompt tous en disant : vous savez c'est formidable, on vient de créer une Société de Médecine Générale allemande. Il était épanoui. » Oscar Rosowsky décide alors de rédiger les statuts de la toute nouvelle SFMG qui sont déposés à la préfecture de Bobigny : Jean de Couliboeuf en est le président, Jean de Butler le vice-président chargé des questions

---

26. Groupement des organismes de formation et d'information médicale continue, créé en 1973, présidé par Albert Hercek. Cet organisme participera à la création de l'UNAFORMEC en 1978.

27. *Voir infra*, § 2.2.2, l'histoire particulière de la formation lilloise.

28. SFMG, *voir aussi Formation continue*, § 5.1, *et Recherche*, § 1.2.

d'enseignement initial ; Anne-Marie Reynolds est vice-présidente chargée des relations internationales, Louis Velluet est secrétaire général, futur rédacteur en chef des *Cahiers de la SFMG* de 1976 à 1979.

Des tensions au sein de la SFMG entre « scientifiques » (Claude Grunberg) et psychosomaticiens vont entraîner quelques années plus tard le départ d'Anne-Marie Reynolds et Louis Velluet ; ils créeront l'Atelier français de médecine générale (AFMG) en 1979 (*voir Formation continue, § 5.1, et Recherche, § 1.5.2*).

La SFMG est rapidement très active. Elle réunit dès 1973 une première conférence nationale des maîtres de stage et enseignants de médecine générale à partir des premières expériences en cours. Elle y projette la création d'un « département, collège ou institut de médecine générale » dans chaque université, ainsi que des postes de maîtres de conférences agrégés.

En décembre 1974, elle diffuse un rapport sur *la formation professionnelle du médecin généraliste en France*. La SFMG y affirme la nécessité que la collectivité généraliste dans son ensemble participe à cette formation d'une part, et la nécessité de la création d'un troisième cycle obligatoire dans tous les CHU d'autre part. Le rapport propose des modalités pratiques de création et de fonctionnement. Le rapporteur est Oscar Rosowsky, président délégué de la SFMG.

Début 1975, la SFMG organise une conférence des généralistes européens à Versailles. Tous les participants s'y accordent : le généraliste enseignant doit continuer à exercer dans son cabinet, au moins à mi-temps. Un Institut français pour l'étude et le développement de la médecine générale (IFEMG)[29] est créé à l'automne.

La session de printemps de la SFMG de juin 1977 à Monaco a pour thème « Qui enseignera la médecine générale en 1980 ? ». Elle réunit un ensemble de participants ayant un rôle moteur, épars sur tout le territoire[30].

Ce moment décisif aboutit à la publication en 1978 du guide pratique : *Le Maître de stage*. Le rôle des collèges généralistes au sein des UER y est précisé : « Il est indispensable que des accords contractuels et

---

29. Cet institut, faute de moyens, n'a pu organiser que trois séminaires. La suite sera reprise par l'UNAFORMEC, mieux dotée financièrement. Ne pas confondre cet institut avec IFED-MG (*voir infra, Annexe 4*).

30. Cinquante participants dont Jehan de Butler, René Chassaigne (Bordeaux), Jean de Couliboeuf (SFMG), André Esnault (Rennes), Claude Fabre (Lille), Jean-Luc Gallais (SFMG), Claude Grunberg (Bobigny), Albert Hercek (FMC, Bichat), Philippe Jacot (SFMG), Philippe Jaury (Bobigny), Charles Jean-Girard (FMC, Cannes), Jean Laroze (SNMOF), Anne-Marie Reynolds (SFMG, Bobigny), Oscar Rosowsky (SFMG), Guy Scharf (FMC Lorraine), Louis Velluet (SFMG, Bobigny), Gérard Véry (SFMG, Bobigny)…

réciproques lient les maîtres de stage et les U.E.R. médicales qui leur confient des stagiaires. » Ces contrats doivent être négociés entre les UER et une structure de généralistes indépendante « en attendant le jour où notre discipline sera représentée dans l'université au même titre que les autres ». La Faculté devra alors recruter les enseignants nécessaires qui « se regroupe-ront, en son sein, en un collège de médecine générale, collège qui a autorité pour organiser les enseignements et les stages sous le contrôle du doyen, dépositaire de l'autorité universitaire ». S'il n'existe pas de représentation catégorielle de ce type au sein de l'UER, « les maîtres de stage se regroupe-ront en dehors d'elle. Les activités d'enseignement étant de nature différente des engagements syndicaux ou ordinaux, il est souhaitable que les struc-tures soient distinctes. Par contre, des amicales locales, des groupements de formation continue peuvent constituer le point de départ de collèges de généralistes enseignants ».

1.7 Un troisième cycle de médecine générale sans examen d'entrée. La charte de 1980

1.7.1 La loi de 1979 : un troisième cycle de médecine générale de deux ans avec des étudiants appelés résidents

La réforme des études médicales (*voir* supra, *1.5.4*) entre en discussion en juin 1979 à l'Assemblée nationale. Un amendement est voté contre l'avis du Gouvernement : il réintroduit la notion de classement, obligeant tous les étudiants de sixième année à passer, avant l'entrée dans le troisième cycle, un examen avec classement dont les résultats seraient pris en compte pour l'admissibilité à l'internat, les étudiants désirant devenir spécialistes étant astreints à passer en sus d'autres épreuves. Le classe-ment permettrait également l'affectation des futurs résidents à leurs diffé-rents postes.

Le Sénat, dans un premier temps, accepte cette idée *d'examen validant de fin de deuxième cycle.* Il refuse en revanche toute idée de classement qui risque de faire apparaître une sélection « par l'échec » des futurs généralistes et d'accroître les inégalités parmi eux puisque les mieux classés choisiraient les services les plus formateurs.

En fin de compte, la ministre de la Santé, Simone Veil, s'oppose en séance publique à toute forme d'examen terminal de deuxième cycle, laissant aux UER la faculté d'instituer leurs propres examens terminaux. Le 28 juin 1979, elle déclare : « Le Gouvernement est tout à fait hostile à l'instauration, à ce moment des études, de tout examen, mais surtout d'un examen de classement. »

Le 6 juillet 1979, le Parlement vote la loi Veil-Barrot[31] qui reprend une partie des conclusions du rapport Fougère pour les futurs généralistes. Elle instaure un troisième cycle obligatoire spécifique de médecine générale de deux ans dans lequel les étudiants auront la qualité de « résident », à l'instar de l'appellation utilisée en Amérique du Nord. Pour les spécialistes sera mis en place un concours d'internat régionalisé (8 régions comprenant chacune 1 à 4 CHU) avec des épreuves exclusivement écrites et anonymes. Tous les étudiants pourront néanmoins se présenter à l'internat. Les fonctions et la rémunération des résidents seront analogues à celles des internes.

Pour accéder au résidanat, l'étudiant en médecine devra avoir validé la quatrième année de deuxième cycle et s'inscrire au cycle spécifique de médecine générale. *S'il désire passer ou repasser l'internat, il ne pourra pas s'inscrire en résidanat.* La formation théorique et pratique sera donnée à temps plein, à raison de onze demi-journées par semaine.

Le résidanat sera organisé à l'échelon de chaque faculté et non par région. La formation théorique sera organisée dans chaque UER suivant des modalités déterminées par le Conseil d'université ; elle portera sur des matières en relation avec l'activité de la médecine générale, et devra être organisée avec la participation des médecins généralistes.

La formation pratique comportera un volet hospitalier et un volet extrahospitalier. La formation hospitalière sera assurée sous l'autorité du chef du service lieu de stage qui donnera son appréciation après chaque semestre au directeur de l'UER. Le stage extrahospitalier s'effectuera auprès d'un praticien ou auprès d'un organisme de santé publique ou de recherche. « À l'issue du résidanat, l'étudiant qui aura satisfait au contrôle des connaissances et qui aura accompli de manière satisfaisante sa formation hospitalière et son stage extrahospitalier recevra un certificat de résidanat. Au cas où le travail du résident aura été jugé insuffisant, une période de six mois supplémentaires non payés pourra lui être imposée afin de parfaire sa formation » (Delaneau, 1987).

Des collèges régionaux et nationaux préconisés dans le rapport Fougère, réunissant des représentants des universitaires, médecins hospitaliers, praticiens en exercice, étudiants de troisième cycle, devront être créés, placés sous la responsabilité des directeurs d'UER. Ils devront apporter des réponses concrètes aux problèmes de démographie médicale, et pour le troisième cycle, de désignation des maîtres de stage chez le praticien et

---

31. Claude Got, à l'époque agrégé de médecine, non titulaire de chaire, est nommé par Simone Veil comme conseiller technique pour mener à bien la réforme des études médicales, contre une partie des médecins hospitalo-universitaires. Il proposera à son successeur Jacques Barrot l'appellation de *résident* pour obtenir l'adhésion des syndicats d'internes et fera en sorte que la rémunération des internes et des résidents soit de même niveau (entretien du 25 mai 2016).

des attachés d'enseignement dans les structures hospitalières, d'élaboration des programmes d'enseignement et de participation des praticiens au contrôle des connaissances.

En fait, ces collèges ne verront pas le jour, mais des commissions régionales d'habilitation seront créées plus tard.

Les organisations généralistes critiquent cette loi, jugeant qu'elle entérine la sélection des futurs généralistes par l'échec et ne peut revaloriser la discipline. *Elles demandent à nouveau la restauration d'un classement en fin de deuxième cycle qui permettrait aux résidents de choisir leurs stages dans les mêmes conditions que les internes.*

L'une des critiques les plus fréquemment formulées est que, sous couvert d'une amélioration de la formation, la réforme crée, en fait, deux classes de praticiens, les spécialistes d'un côté, les « officiers de santé » de l'autre.

La diffusion du contenu du décret d'application ne rassure pas les responsables étudiants. Pour l'ANEMF, « la voie royale que représentait l'internat va se transformer en une voie impériale et les résidents ne seront, en fait, que des "super-externes" ». Cette opinion est partagée par l'UNEF, qui souligne en plus le caractère « incomplet » du décret. Tout se passe, en fait, comme si « la formation du résident était incluse dans celle de l'interne, et ne possédait pas en elle-même de spécificité ».

Et pourtant, cette réforme présente un point très original : la participation du généraliste à l'enseignement de son futur confrère. « Mais se limitera-t-elle au stage chez le praticien ? » demande Jean-Yves Nau en mai 1980 dans le journal *Le Monde*.

1.7.2 La « charte de 1980 »

Les décrets d'application de la loi de juillet 1979 sont préparés par des commissions interministérielles. Mais une structure de rencontre participe aussi à cette préparation ; elle est « chargée de l'harmonisation entre la formation médicale initiale (FMI) et la formation médicale continue (FMC) », missionnée par le secrétariat d'État à l'Enseignement supérieur. Elle comporte cinq hospitalo-universitaires (dont Jean-Pierre Grilliat de Nancy, secrétaire national des responsables de FMC, André Gouazé, doyen de Tours, président de la Conférence des doyens, Bernard Devulder, chargé du troisième cycle de MG à Lille), et six médecins hospitaliers ou généralistes appartenant à l'Union nationale des associations de formation médicale continue (UNAFORMEC, créée en 1978) dont Albert Hercek, André Cholal, Pierre Ageorges, Claude Grumberg. Elle est présidée par André Gouazé. Les syndicats n'y ont pas été invités, en particulier les quatre généralistes de la commission Fougère.

Ce groupe de travail va émettre des avis qui seront secondairement soumis aux responsables universitaires de FMC, à la Conférence des doyens et aux instances de l'UNAFORMEC qui en approuveront le rapport.

Ce rapport deviendra la « charte de 1980 » dans l'expression d'André Gouazé, et elle tiendra un rôle de tout premier plan, en particulier, dans l'acceptation des doyens, dix ans plus tard, pour nommer les premiers enseignants généralistes à l'université. Ses termes seront repris dans un certain nombre de communiqués de la Conférence des doyens.

Le législateur s'inspirera largement de ces propositions en ce qui concerne ses principes fondamentaux.

« La charte de 1980 » entre universitaires et UNAFORMEC

L'accord se fait sur deux notions fondamentales :
– La formation médicale continue (FMC) est de la responsabilité conjointe de la profession et de l'université.
– Le troisième cycle de médecine générale est de la responsabilité de l'université, celle-ci acceptant et souhaitant une ouverture réfléchie et mesurée permettant la participation dans ce domaine des médecins généralistes et des médecins hospitaliers non universitaires[32].

Il en résulte que la FMC continuerait à être gérée par les associations professionnelles, en dehors de l'Université, mais les universitaires y garderaient une place, contrairement à ce qui se passe dans le reste de l'Europe. Par contre, c'est l'Université qui continuerait à gérer la FMI des futurs généralistes, mais elle accepterait qu'y participent d'une part des généralistes enseignants, d'autre part des hospitaliers impliqués dans cette formation.

Le groupe se réunira régulièrement les années suivantes. La position de l'UNAFORMEC qui défend une gestion associative de la formation continue en y refusant les syndicats depuis sa création s'en trouvera renforcée.

L'UNAFORMEC crée alors en son sein une commission pédagogique pour la formation initiale sous la responsabilité d'André Cholal, et organise en juin 1980 la 7e conférence des maîtres de stage et enseignants en médecine générale. La SFMG, qui a organisé les précédentes conférences, en a permis la tenue, mais elle ne l'organise pas, et n'en organisera plus.

Quarante-deux UER y sont représentées. *Cette conférence nationale se positionne comme le seul organisme professionnel apte à mettre en place des enseignements de médecine générale.* L'UNAFORMEC rassemble alors,

---

32. Minutes de la Conférence des doyens, 13 novembre 1984.

de fait, de nombreuses associations de FMC ; elle a des contacts hospitaliers et universitaires, et dispose de moyens financiers importants, liés à une subvention annuelle du ministère de la Santé.

L'assemblée reconnaît que, dans la perspective de la réforme, le recrutement des maîtres de stage peut être facilité à partir des associations de FMC, mais ce n'est pas un critère obligatoire. Elle demande que l'installation de collèges de généralistes dans chaque UER soit soutenue par les doyens et dotée de moyens. La définition de la médecine générale (ou médecine de famille) est à nouveau précisée : elle concerne des médecins travaillant « sur le terrain, en ville », et elle est pratiquée par des médecins généralistes, ce qui exclut les médecins hospitaliers et en particulier les internistes. Il faut éviter la captation par la médecine interne, hospitalière en particulier.

La place prépondérante donnée à l'UNAFORMEC dans la désignation des maîtres de stage inquiète alors les pionniers de Bobigny Jean de Butler et Anne-Marie Reynolds qui posent dans *Le Généraliste* la question du contenu disciplinaire : « Il n'est pas évident qu'en faisant rentrer des généralistes à l'Université vous fassiez pénétrer la médecine générale ! »

1.7.3 Organisation du stage chez le praticien et contenu de l'enseignement théorique

La loi relative aux études médicales et pharmaceutiques parue le 7 juillet 1979 au *JO* est suivie des décrets du 18 août et du 23 décembre 1980.

L'arrêté du 15 avril 1981, publié en toute fin de mandat, organise le stage chez le praticien en application de la loi de 1972[33]. Le praticien maître de stage doit exercer depuis au moins trois ans et être habilité par le directeur de l'UER, responsable de l'affectation des étudiants. Un contrat est signé entre le directeur de l'UER et le maître de stage. Le stage peut être effectué à temps plein, avec un seul stagiaire sur une durée de trois mois, mais il y sera impossible de prendre un autre stagiaire les trois mois suivants ; *durant ce temps, le résident est dégagé des obligations hospitalières.* Si le stage se déroule à temps partiel, il peut se faire au cours d'un ou de plusieurs semestres pendant lesquels stage et fonction hospitalière se cumulent, selon des modalités approuvées par le directeur de l'hôpital.

La présence du résident aux consultations et aux visites du maître de stage et l'exécution d'actes médicaux sont subordonnées au consentement du patient et à l'accord du maître de stage. De plus, le stagiaire ne peut exécuter d'actes médicaux que si ceux-ci entrent dans la compétence du maître de stage. *Le résident*, qu'il effectue un stage à temps

---

33. C'est en gros cette organisation qui sera reprise lors de la mise en place de la *réforme de 1984*.

plein ou à temps partiel, *ne peut percevoir de rémunération*, ni du maître de stage, ni des malades. En revanche, *le principe de la rémunération du maître de stage est adopté*. À l'issue du stage, le maître de stage adresse un rapport sur le déroulement et les aptitudes du stagiaire au directeur de l'UER. Les modalités des stages extrahospitaliers auprès des organismes de santé publique et de recherche sont comparables à celles du stage chez le praticien.

Cet arrêté organise aussi l'enseignement théorique : 120 à 150 heures d'enseignement modulaire. Un enseignant agrégé chargé de coordonner les enseignements théoriques et pratiques constitue une commission qui donne son avis sur le contenu de la formation théorique. Cette commission comprend des universitaires, des médecins hospitaliers, et des médecins généralistes pour moitié ; l'un d'eux est chargé de la pédagogie spécifique.

L'enseignement théorique de médecine générale porte notamment sur :
– les situations fréquentes et exemplaires ;
– des notions complémentaires dans les domaines de la cancérologie, la nutrition, la gynécologie, la psychiatrie, ou l'alcoologie ;
– les attitudes devant les urgences ;
– la gestion et l'économie de la santé ;
– l'administration du cabinet et la déontologie ;
– l'initiation à la FMC ;
– la recherche en médecine générale.
La plupart des UER adopteront cet arrêté comme base de leur programme d'enseignement.

À propos des derniers décrets liés à la loi Veil, André Gouazé explicitera en mai 1981 la position de la Conférence des doyens : « L'Université a une volonté d'ouverture cohérente, mesurée et réfléchie. » Le troisième cycle doit être considéré comme une école d'application. « Le groupe de travail chargé de l'harmonisation entre la FMI et la FMC a tenté de définir le cadre d'intégration de généralistes. » D'abord existeront les médecins de famille contractuels, maîtres de stage et attachés d'enseignement clinique qui participent, à la faculté et à l'hôpital, à l'enseignement de la médecine de famille dans les deuxième et troisième cycles ; puis les chargés d'enseignement clinique qui participeront à la définition des objectifs pédagogiques et à l'évaluation. Enfin les médecins de famille permanents universitaires seront chargés de la coordination de cet enseignement ; ils seront médecins universitaires temporaires, employés à temps partiel. Toutes ces fonctions seront remises en question périodiquement : tous les ans pour les maîtres de stage et attachés d'enseignement, tous les deux ans pour les chargés d'enseignement, tous les trois ans pour les personnels universitaires « sans possibilité de renouvellement consécutif supérieur à six années ». Et André Gouazé ajoute : « Il est probable que dans l'avenir les formations initiale et permanente auront tendance à se confondre. »

Les textes laissaient prévoir le début du résidanat pour octobre 1983. Les événements qui vont suivre ne le permettront pas.

1.8 1981-1984. Réforme de la réforme : l'internat pour tous, mais à deux vitesses

La réforme des études médicales a été votée en juillet 1979. Elle a instauré un troisième cycle obligatoire spécifique de médecine générale de deux ans dans lequel les étudiants auront la qualité de *résident. Pour accéder au résidanat, l'étudiant devra avoir validé le DCEM4 et s'inscrire au cycle spécifique de médecine générale, ce qui sera impossible s'il désire passer ou repasser l'internat.* La formation théorique et pratique sera effectuée sur onze demi-journées par semaine. La formation théorique, organisée dans chaque UER, portera sur des matières en relation avec l'activité de la médecine générale, et devra être organisée avec la participation des médecins généralistes. La formation pratique comportera un volet hospitalier et un volet extrahospitalier. Le stage extrahospitalier s'effectuera auprès d'un praticien ou d'un organisme de santé publique ou de recherche. À l'issue du résidanat, l'étudiant recevra un certificat de résidanat.

Les décrets et arrêtés d'application ont été publiés jusqu'en avril 1981, et le résidanat doit débuter en octobre 1983.

1.8.1 Une réforme de la réforme

En mai 1981, alternance politique : François Mitterrand est élu président de la République ; la gauche est aussi au pouvoir à l'Assemblée nationale.

Un rapport sur la réforme des études médicales est aussitôt demandé au conseiller du ministre de la Santé, Jacques Roux (microbiologiste, épidémiologiste). Il le remet le 1er septembre, et préconise une **nouvelle loi avec pour principe *l'internat pour tous*** : tous les étudiants de troisième cycle porteront le titre d'interne quelle que soit leur filière, afin de lutter contre l'élitisme, et tous les étudiants passeront un examen classant en fin de deuxième cycle afin de valoriser la médecine générale. Autre principe, la régionalisation de l'internat ; les examens, classants, seront organisés dans chacune des 21 régions, et non plus 8 (afin de protéger les « petits » CHU). Enfin, 2 nouvelles filières d'internat seront créées : santé publique et recherche médicale.

L'application de la réforme des études médicales prévue initialement pour octobre 1983 est reportée d'un an. Le Gouvernement considère en effet « qu'une réforme véritable implique de porter les moyens de l'hôpital à la hauteur de ses missions d'enseignement et, d'autre part, de rénover profondément la pédagogie des deux premiers cycles des études médicales afin de préparer et d'inciter les étudiants à s'orienter ultérieurement vers la médecine générale, la recherche, la santé publique ou une carrière de spécialiste ».

Aussi, ajoute le communiqué, le régime actuel de l'internat propre à chaque CHU et celui des CES seront maintenus en 1983.

En décembre 1981, Jack Ralite, ministre de la Santé, souligne à l'Assemblée nationale les aspects positifs de la loi de 1979 : « On parlait enfin de la formation du médecin généraliste ; cette réforme [...] résolvait une contradiction choquante selon laquelle, hormis les étudiants futurs généralistes qui étaient considérés comme les derniers de la classe, les autres étudiants étaient en stage à un poste de responsabilité rémunéré, mais sans contact avec le milieu universitaire, alors que d'autres, qui avaient ce contact, n'avaient pas de stage rémunéré ni de responsabilité. » Mais les aspects « dangereux » de cette loi concernent pour lui la mise en place de deux médecines, « celle des spécialistes de haut niveau par le mécanisme de l'internat qualifiant (aspect très positif) et une médecine générale au rabais », même s'il y avait création d'un résidanat[34].

Un second rapport a été demandé à Maurice Seligmann (immunologiste, chercheur) par le ministère de l'Éducation nationale ; il est remis au ministre en janvier 1982. Outre une présélection à l'entrée des études, après le baccalauréat (contraire au principe égalitaire d'entrée dans l'enseignement supérieur), il reprend le principe d'internat pour tous et une orientation vers quatre filières : médecine générale, santé publique, recherche et médecine spécialisée, celle-ci comportant quatre options (spécialités médicales, chirurgicales, psychiatrie et biologie). *En fin de deuxième cycle, un* examen classant validant *serait institué* afin, d'une part, de valider le deuxième cycle et, d'autre part, de classer les étudiants qui, selon leur rang, pourraient choisir la filière dans laquelle ils poursuivront leurs études. Cet examen deviendrait examen classant national proposant émulation et brassage aux étudiants. Pour respecter les choix individuels, des « coefficients de motivation » seraient introduits : chaque étudiant se verrait alors attribuer plusieurs classements, correspondant à chacune des options choisies.

---

34. Réforme des études médicales, questions à Jack Ralite, ministre de la Santé, *JO* du 11 décembre 1981, p. 4670.

Les groupes de travail de Jacques Roux et Maurice Seligmann vont alors unifier leur réflexion.

Craintes et tensions étudiantes

Selon certains étudiants ou jeunes médecins, l'examen unique validant et classant imposera « un bachotage véritable pour tous les étudiants ». Par ailleurs, le choix multirégional risquera de contraindre au déplacement les plus mal classés des médecins en formation qui veulent vivre et travailler au pays avec leur famille.

En mai 1982, à Lille, une grève est votée par trois cents étudiants pour protester contre le projet gouvernemental. « Ce projet est la copie conforme de celui de Mme Veil et de M. Barrot, contre lequel nous avons lutté. » La grève va durer douze jours ; les étudiants sont présents dans les services hospitaliers, mais ils émargent sur des cahiers syndicaux qui remplacent les registres de présence. Plusieurs actions « dures » sont décidées : retenue de l'assesseur du doyen dans son bureau, ou du président de l'université. Une cinquantaine d'étudiants envahissent un peu plus tard le rectorat d'académie.

Le bureau national de l'UNEF-ID (Union nationale des étudiants de France indépendante et démocratique) affirme, notamment, son opposition au *numerus clausus*, à toute présélection, et aux examens avec classement en fin de deuxième cycle. L'UNEF (ex-Renouveau) regrette que cette réforme transforme les études médicales en un vaste bachotage de la première année au troisième cycle. « La déception que nous ressentons est à la mesure de nos espoirs. »

La Confédération nationale des étudiants de France (CNEF), d'obédience giscardienne, créée pour contrecarrer l'influence de l'UNEF, critique ce projet « dangereux pour l'exercice de la médecine tel que les Français le souhaitent ». Elle critique son égalitarisme qui attribue le même statut et la même rémunération à tous les étudiants, et se demande si l'instauration de la filière de santé publique ne constitue pas « les prémices de la nationalisation de la prévention ».

Le projet de loi critiqué à l'Assemblée

Le projet de loi est présenté le 27 septembre 1982. L'entrée dans le troisième cycle reposera surtout sur des épreuves de résolution de problèmes de diagnostic et de thérapeutique dont la préparation entraînera « une pédagogie du raisonnement et pas seulement un exercice de mémoire pour tous les étudiants ». L'Université n'abandonnera pas cette tâche essentielle à des organismes privés « comme c'est aujourd'hui le cas pour les concours hospitaliers[35] ».

---

35. Alain Savary, ministre de l'Éducation nationale. Réforme des études médicales et pharmaceutiques. Discussion, après déclaration d'urgence, d'un projet de loi. *JO* du 27 septembre 1982, p. 5117.

Les étudiants reçus à l'examen classant validant pourront, s'ils le désirent, participer à un concours facultatif organisé dans le cadre des interrégions et donnant accès aux filières de spécialités, de santé publique et de recherche. L'examen classant validant et le concours interrégional se dérouleront selon des protocoles identiques ne demandant de la part des étudiants qu'une seule et même préparation. Les étudiants pourront se présenter deux années successives aux concours de trois interrégions ; les épreuves des concours seront issues d'une banque nationale, assurant ainsi l'égalité des chances des candidats quelle que soit leur région d'origine.

L'ouverture d'une authentique filière de médecine générale doit contribuer à la valorisation et à la reconnaissance de « cette forme essentielle de la pratique médicale » selon Alain Savary. La formation, théorique et pratique, à temps plein, sera d'une durée de deux ans. Les stages se feront en milieu « bien encadré », hospitalier et extrahospitalier, avec un semestre au moins dans le CHU. « Enfin la reconnaissance de la médecine générale comme une discipline spécifique sera attestée par la qualification qui figurera dans le document annexé au diplôme de docteur en médecine[36]. »

Les critiques, à l'Assemblée, ne se font pas attendre. La première concerne le titre d'interne. « Le seul, le vrai concours ressenti comme noble et valorisant sera à l'évidence celui qui ouvrira, en un deuxième temps, l'accès aux spécialités réellement reconnues comme telles. Les étudiants non reçus aux concours de spécialité seront automatiquement rejetés vers la filière de médecine générale, aboutissant à la sélection par l'échec. Dès ce concours de spécialité, une hiérarchie s'instaurera. »

En ce qui concerne la formation pratique, les futurs spécialistes seront formés par de vrais spécialistes et en CHU ; les médecins généralistes seront formés, eux, surtout dans les hôpitaux généraux, dans des services de médecine interne. « Les services de médecine interne sont très souvent spécialisés, ce qui est quelquefois un avantage. Mais il n'existe pratiquement pas de formateurs spécifiques à la médecine générale, que beaucoup d'entre nous persistent à considérer comme une entité réelle, spécifique, originale, à la fois globale et particulière. À cet égard, l'expérience très intéressante des maîtres de stage issus de la société de médecine générale[37] mérite d'être discutée et éventuellement développée. »

---

36. *Ibid.*, p. 5116, A. Savary. Une formation uniquement hospitalière permettra, selon le ministre, de qualifier les étudiants pour une pratique ambulatoire. La formation ambulatoire ne lui paraît pas nécessaire, encore moins indispensable.

37. Le député Couqueberg, médecin généraliste, fait ici référence aux expériences effectuées dans beaucoup de facultés françaises, rassemblées et théorisées par la SFMG jusqu'en 1976.

Un semestre au CHU est prévu, comme dans le texte de 1979. Mais « nul n'ignore que l'on a atteint dans ce domaine la limite supérieure des capacités d'accueil des stagiaires[38] ».

Des manifestations s'organisent du côté de la médecine hospitalière et libérale face aux autres réformes envisagées par le gouvernement de gauche : la départementalisation et la suppression du secteur privé à l'hôpital.

En réaction au projet de loi, une réaction étudiante sans lendemain se produit en novembre 1982 à Rouen.

La SFMG réclame un véritable statut universitaire pour les généralistes enseignants, plutôt qu'un statut d'enseignant associé (EA), et s'interroge sur le futur contenu de cet enseignement. Elle constate aussi que le statut des maîtres de stage n'est pas défini clairement.

L'UNEF dénonce la hiérarchie entre la formation des spécialistes et celle des généralistes qui apparaissent comme *les recalés des spécialistes*. L'ANEMF, longtemps en pointe sur ce dossier, n'intervient que sur la formation en amont : elle regrette le système de sélection de fin de première année et l'absence de « médicalisation » de l'enseignement des deux premiers cycles.

Albert Hercek pour l'UNAFORMEC déplore que la seule obligation de cette loi concerne l'obligation faite aux internes de médecine générale (IMG) d'accomplir un semestre en CHU, « alors que les stages en milieu extrahospitalier ne sont qu'une possibilité offerte. L'inverse aurait semblé plus cohérent ».

L'Assemblée vote pour un examen classant validant

L'Assemblée nationale adopte le *23 décembre 1982 la loi relative aux études médicales et pharmaceutiques* dans laquelle *un examen classant validant (ECV) est mis en place en fin de deuxième cycle.*

« Les étudiants reçus :
– *sont admis dans la filière de médecine générale* et choisissent leur poste[39] selon leur rang de classement,
– *peuvent se présenter* au concours d'accès aux filières de spécialité, de santé publique et de recherche ».

Les médecins praticiens non universitaires sont associés à la formation des internes et à la détermination des objectifs pédagogiques. Une filière universitaire de médecine générale est prévue, de même que des passerelles entre filières ; *les stages auprès de praticiens agréés sont possibles mais pas obligatoires.* Pour évaluer les besoins de santé de la population et

---

38. *Ibid.* René Haby, UDF (Union pour la démocratie française), *JO* du 27 septembre 1982, p. 5126.

39. Ces étudiants s'appelleront donc *internes* et occuperont des postes hospitaliers.

décider de l'agrément des services formateurs, sont créées des commissions régionales, des commissions techniques et pédagogiques interrégionales, et une commission nationale.

Un rapport sur « un allongement éventuel à 3 ans du 3e cycle de médecine générale » sera communiqué à l'Assemblée « dans un délai de 3 ans ».

La mise en application de la loi est prévue en octobre 1984 ; les décrets doivent suivre.

1.8.2 La « grève des externes », printemps 1983

Le malaise des étudiants

Depuis quelques années, un malaise s'est installé chez les étudiants en médecine : ils s'inquiètent des mutations de la profession médicale et des possibilités d'installation devant l'augmentation importante de la démographie médicale. Ils savent que 80 % d'entre eux seront praticiens de ville et, pour les deux tiers, généralistes, alors qu'ils se considèrent mal formés à cet exercice (*Pratiques*, 1983).

Lorsqu'ils réalisent l'applicabilité de la réforme pour la rentrée 1984, ils sont pris « d'une peur panique », face aux nouvelles dispositions de la loi et principalement face à l'examen classant validant qu'ils vont appeler obligatoire (ECVO). *Il faudra choisir sa filière en sixième année, il ne sera plus possible d'être spécialiste sans passer l'internat (en raison de la suppression des CES).* Les études vont être rallongées d'un an pour les généralistes. Ceux qui ont choisi la médecine générale se demandent l'intérêt qu'ils auront à « potasser le concours » (pour être bien classés) alors qu'ils considèrent qu'effectuer de réels stages formateurs serait, pour eux, indispensable. De plus, aucune mesure transitoire n'a été annoncée par le Gouvernement.

De nombreux étudiants critiquent très vivement la lenteur des ministères à rendre publiques les modalités exactes de cet examen. « La situation est telle que les étudiants aujourd'hui inscrits en cinquième année ne connaissent rien à l'examen qu'ils devront passer en décembre prochain et pour lequel on a bouleversé l'ordre prévu des épreuves de sixième année. » De plus, ils craignent que le nombre des places offertes en aval soit insuffisant par rapport aux effectifs et que l'examen ne se transforme en un goulet d'étranglement d'autant plus inacceptable qu'un concours existe déjà entre la première et la deuxième année d'études et que les cinq années suivantes sont truffées d'épreuves difficiles.

La politique du ministre de la Santé est considérée par certains étudiants comme une volonté de faire disparaître la médecine libérale. Ils vont s'organiser à travers l'ANEMF, qui regroupe plus ou moins les *corpos*[40]

---

40. Les *corpos* sont des associations d'étudiants organisées dans chaque faculté.

sur chaque Faculté. De l'autre côté, les syndicats étudiants déçus du virage de la gauche marqué par « l'austérité[41] » considèrent cette réforme comme incohérente et bien timide pour une transformation du système de santé.

Les deux syndicats UNEF (ID et Renouveau) avaient projeté vainement une grève avant le vote de la loi en décembre. Ils savaient que les mouvements de grève de l'année précédente chez les internes et les chefs de service avaient permis de démythifier la grève médicale qui, précédemment, apparaissait comme une faute vis-à-vis des malades. L'UNEF indépendante et démocratique (UNEF-ID) est alors dirigée par des proches du Parti socialiste et du Parti communiste international (PCI) qui veulent en découdre avec Jack Ralite et avec l'évolution de la politique gouvernementale. Ses membres prendront une place importante dans les comités de grève, tout en évitant de se positionner en tant que syndicalistes.

La grève des externes : février-mai 1983

La grève prend naissance à Paris, à Saint-Antoine, fief de l'UNEF-ID, mi-février et se diffuse très rapidement grâce au déplacement en province des étudiants parisiens. Elle durera plus de trois mois. En deux semaines, le mouvement se répand sur toute la France, très structuré. Des comités de grève (CG) sont créés dans chaque faculté, ainsi que des comités d'action et des comités de presse. Au sein des CG sont élus les représentants du Comité inter-CHU national (CICN). Le CICN se réunit en alternance dans les divers CHU à Paris et en province. Une certaine démocratie est respectée, deux référendums seront organisés pour dégager les grandes orientations du mouvement. Mais les minorités ont du mal à s'exprimer, et rapidement, Bobigny, Créteil et Kremlin-Bicêtre[42] sont exclus. La discussion sur le fond est impossible, mais c'est l'occasion pour un certain nombre d'étudiants de commencer à s'interroger sur le système de santé, la pratique généraliste, la formation Balint.

Les comités d'action, locaux et centralisés, vont développer des trésors d'imagination pour faire connaître la grève au grand public : actions spectaculaires, d'abord non violentes (blocages puis quêtes aux péages d'autoroute), drôles (souris blanches dans une préfecture), populaires (parcmètres plâtrés) ; des actions plus dures s'en suivront (investissement de la Sécurité sociale, blocage du métro).

---

41. Un an après la prise du pouvoir, F. Mitterrand a été contraint en juin 1982 à faire une pause dans les réformes afin de les « digérer » et de stabiliser la situation budgétaire. Dix années d'« austérité » s'en sont suivies.

42. Ces facultés étaient les pionnières à Paris de l'introduction de la médecine générale à l'université, et leurs enseignants généralistes étaient partisans de l'examen classant et validant.

Fait exceptionnel, les chefs de service, le corps professoral et les doyens soutiennent ce mouvement ! En effet, chaque *segment* du corps médical est touché par la réforme, que ce soit la départementalisation pour la réorganisation des services hospitaliers ou la suppression du secteur privé à l'hôpital.

Mi-mars se déclenche la grève des internes et chefs de clinique dont les motivations sont très différentes : ils voient dans la création de ce nouveau cadre de réforme des études la perspective de constitution d'une vaste catégorie de *sous-officiers de santé*. Ces sous-médecins seraient maintenus en incapacité d'accéder aux postes de responsabilité, et bloqueraient de fait les postes pour les générations suivantes. De plus, la majorité des chefs de clinique qui quittent les hôpitaux à l'issue de leur clinicat, parce qu'aucun débouché n'a pu leur y être proposé, « s'établissent en médecine de ville, où ils entrent en compétition avec des praticiens moins longuement formés mais plus anciennement installés ». Ils souhaitent donc aussi une bonification tarifaire.

La manifestation organisée le 15 mars 1983 rassemble 15 000 à 20 000 personnes et regroupe les étudiants avec les internes et chefs de clinique. Les 2 groupes sont totalement assimilés par les médias, qui s'intéressent plus aux revendications des hospitaliers, desservant ainsi le mouvement étudiant.

Le 11 avril, le Gouvernement renonce à l'examen classant validant, mais refuse de céder sur le principe d'un concours unique pour l'accès aux spécialités. Un examen sanctionnera la fin du deuxième cycle.

Afin de réfléchir à des « principes généraux pour une filière universitaire de médecine générale », sur la proposition de Santé et socialisme proche du PS, la SFTG, la SFMG, le SMG et l'UNAFORMEC se réunissent. Les discussions partent de la charte de 1980. *L'acceptation par les autres organisations d'un statut temporaire d'associé pour les généralo-universitaires entraîne le départ de la SFMG qui défend le statut de titulaire et refuse tout compromis.* Début mai, la CSMF se raccroche à ce projet de plateforme, puis la FMF[43].

Pour toutes ces organisations, la responsabilité de l'enseignement doit revenir à des médecins généralistes dans le cadre universitaire sous l'autorité du doyen. Le généraliste enseignant doit rester médecin généraliste à part entière. Le contenu et les méthodes d'enseignement doivent être définis par une structure responsable au sein de l'UER appelée commission de

---

43. « Péripéties à suivre : propositions pour une filière universitaire de médecine générale ou de famille », *Pratiques*, (58) : 65, juillet-août 1983.

troisième cycle de médecine générale composée en majorité de généralistes ; la responsabilité de l'enseignement doit être confiée à un généraliste, la responsabilité de l'internat à un hospitalier. Les médecins généralistes enseignants doivent avoir un statut universitaire.

À la demande des étudiants du CICN, la revue Le Généraliste organise début mai une rencontre entre des étudiants, pour la plupart futurs généralistes, et les signataires de cette plateforme. Les étudiants l'adoptent peu après et le CICN réclamera ensuite la participation effective des généralistes à l'enseignement.

Le 29 avril, cinq médiateurs sont nommés pour « rechercher un accord mettant un terme à la grève, donner leur avis sur le fonctionnement des hôpitaux publics, les carrières médicales hospitalières et universitaires et les études médicales, et faire toutes suggestions sur des réformes éventuelles ». Ces médiateurs sont : Jean Dausset, Prix Nobel de médecine en 1980, Maurice Tubiana, directeur de l'institut Gustave-Roussy, Jean Rey, doyen de Necker[44], et deux conseillers d'État. Ils s'emploient à dissiper les inquiétudes des étudiants vis-à-vis de l'avenir en réduisant le risque d'élimination en cours d'études et proposent d'ultimes aménagements sans céder sur le principe du concours unique pour l'accès aux spécialités.

Le mouvement des internes et chefs de clinique prend fin le 2 mai, l'essentiel de leurs revendications ayant été satisfait.

Vis-à-vis des étudiants qui avaient organisé une nouvelle manifestation nationale le 28 avril, les médiateurs font de nouvelles propositions le 11 mai : le programme du certificat de synthèse clinique et thérapeutique (CSCT), proposé afin de valider le deuxième cycle, ne sera pas identique à celui des concours d'internat (empêchant de transformer le CSCT ultérieurement en examen classant) ; pour le concours de spécialité, les coefficients de motivation seront remplacés par un système d'épreuves optionnelles ; le nombre de postes en recherche ou santé publique sera faible ; *aucun examen terminal ne sera institué pour valider le troisième cycle.*

La grève des étudiants se termine fin mai.

1.8.3 Les débuts du Collège national des généralistes enseignants (CNGE)

Jean de Butler écrit en mai 1983 : « La loi du 23 décembre 1982 a marqué la fin de la période des expériences en ouvrant celle de l'obligation.

---

44. Conseiller auprès du ministre de l'Enseignement supérieur, il facilitera les nominations d'enseignants de médecine générale au début des années 1990.

Désormais, la formation des généralistes ne sera plus réductible à la formation commune de tous les médecins. »

Il découle de cette décision législative « un problème non résolu, celui de la définition du contenu, des modalités, et du fondement universitaire de cette nouvelle filière "spécialisée" [...]. L'existence d'une discipline professionnelle originale, avec ses nécessités propres de formation est reconnue officiellement. Malheureusement, il ne semble pas que la nécessité d'une reconnaissance universitaire de notre discipline soit admise de la même manière tant sur le plan de l'enseignement que sur celui de la recherche. »

Une rencontre d'enseignants, impliqués depuis longtemps, venant de Bordeaux, Montpellier, Nancy et Tours... ou Bicêtre, Bichat, Bobigny et Créteil, aboutit le 19 juin 1983 à la création du CNGE[45]. Cette création vise à réunir dans une structure de type loi de 1901 tous les maîtres de stage et enseignants impliqués dans le troisième cycle. Cette structure se veut *indépendante d'une part de l'université, et d'autre part des structures professionnelles* que sont les syndicats et l'Ordre.

Les objectifs prioritaires du CNGE sont d'obtenir des décrets d'application conformes à la loi de décembre 1982, notamment la création d'une section de médecine générale au Conseil supérieur des universités (CSU) et le recrutement d'enseignants praticiens qui exercent réellement cette discipline, d'en promouvoir la qualité et la pertinence, et d'assurer la formation des enseignants nécessaires.

Des collèges régionaux sont créés. Jehan de Butler, qui était jusqu'alors numéro 2 de la SFMG, devient le premier président du CNGE. *Les oppositions au sein de la SFMG entre ceux qui voulaient investir l'Université avec les compromis nécessaires (les créateurs du Collège) et ceux qui les refusaient sont ainsi réglées* : ils se séparent.

Le CNGE juge indispensable qu'un corpus de connaissances soit progressivement constitué, corpus traduisant l'originalité de la discipline, à l'image des ouvrages anglais et canadiens de référence. Le secrétaire d'État à la santé Edmond Hervé reçoit les responsables du CNGE et leur commande une note sur les objectifs d'enseignement et un projet de statut de l'enseignant universitaire qui lui seront remis dans les semaines suivantes et deviendront des références pour les années à venir.

Par ailleurs, le CNGE adhérera à l'UNAFORMEC « afin de faciliter la formation et les activités de recherche de ses membres ». Les rencontres nationales des généralistes enseignants organisées par l'UNAFORMEC pendant

---

45. L'appellation est alors : Collège des enseignants de médecine générale. Puis, rapidement, elle va se transformer en Collège national des généralistes enseignants (CNGE).

les quatre années qui suivent permettront de créer de nombreux liens entre les enseignants sur le plan national. Le CNGE s'investira aussi dans l'école de Riom qui sera créée par l'UNAFORMEC en 1986.

En janvier 1987, trois ans et demi après la première, se tiendra la seconde assemblée générale du CNGE. Bien que l'association n'ait pas été très active, plus de 25 collèges régionaux de généralistes enseignants et maîtres de stage se seront constitués sur les 42 UFR du territoire. Un nouveau bureau provisoire décidera alors de relancer l'activité de l'association jugée comme indispensable. Jean de Butler sera reconduit à la présidence et devra organiser la prochaine assemblée générale prévue à la rentrée universitaire de 1987 (*voir infra, Annexe 2.1 Le développement du Collège : 1983-1999*).

1.8.4 Sortie de crise : le CSCT, suivi d'un stage propédeutique

Le 4 août 1983, le rapport des médiateurs est rendu public : des adaptations sont nécessaires, mais « la création d'un internat de médecine générale accessible à tous les étudiants constitue un progrès ». Le CSCT, nouvelle appellation de l'examen de fin de deuxième cycle, a pour objet de « vérifier, avant le début de l'internat de médecine générale, l'aptitude des étudiants à exercer des fonctions de responsabilité clinique. Il s'agit de s'assurer que les connaissances de base permettent d'avoir de bons réflexes dans diverses éventualités cliniques ».

La mise en place du CSCT ne peut être que progressive, et « l'examen n'aura sa véritable signification que lorsque tout l'enseignement du deuxième cycle aura tenu compte de son existence ». Le certificat devra donc être considéré comme évolutif et remanié chaque année.

L'examen de fin de deuxième cycle est donc maintenu, mais il n'est plus fait référence à un hypothétique classement des étudiants. De plus, les réflexions des médiateurs poussent les pouvoirs publics à s'engager sur la voie des mesures transitoires. Le recul est manifeste vis-à-vis de l'examen de fin de sixième année ; il cède la place à un projet de validation par l'ensemble des stages et des certificats obtenus antérieurement et par le CSCT, apparemment moins exigeant.

Les médiateurs ont réussi à imposer aux étudiants le principe du concours unique permettant l'accès aux différentes spécialités. *Le premier stage, « propédeutique », sera commun à tous les internes, et les épreuves du concours se situeront pendant ce semestre.* Il prendra le nom de semestre indifférencié.

Le troisième cycle de médecine générale s'effectuera donc sur deux années et consistera en une formation à plein temps essentiellement hospitalière, l'étudiant étant mis en situation de responsabilité diagnostique et thérapeutique. *Avec la disparition de l'examen classant validant, la création d'un troisième cycle de médecine générale, dont l'accès aurait été identique aux autres filières de formation médicale, imaginé depuis plus de dix ans, et inscrit dans les textes législatifs, est rendue impossible par la grève de 1983. Il faudra attendre 2004 pour qu'une véritable filière universitaire se mette en place.*

Pierre Ageorges pour l'UNAFORMEC fait alors des propositions pour que la réforme des études médicales atteigne son objectif. Elle part du constat que « les universités médicales n'ont jamais vraiment formé de médecins généralistes : elles délivrent et sanctionnent un enseignement théorique qui donne droit au titre de docteur en médecine et au certificat de spécialité. La formation pratique et professionnelle se fait ailleurs ». L'UNAFORMEC soutient le développement en France du mouvement issu du groupe de Leeuwenhorst qui consiste à « faire prendre conscience aux responsables politiques, universitaires et professionnels que la médecine de famille n'est pas seulement un mode d'exercice, mais que le savoir et le savoir-faire des médecins de famille doivent pouvoir s'écrire, se théoriser, et ainsi se transmettre ». Elle propose donc « de renforcer la crédibilité, la pertinence et l'efficacité du stage chez le praticien qui constitue le premier terrain formateur, d'intégrer aux équipes enseignantes des médecins de famille dès la troisième année, que les futurs médecins de famille enseignants devront rester, à tiers ou à mi-temps, des médecins de famille exerçant hors de l'hôpital, de préparer en commun – médecins de famille et médecins hospitaliers – les programmes de formation pour les futurs médecins généralistes. Cela en créant au sein de l'Université un département dont ce sera la mission dans le cadre de la filière de médecine générale prévue par la loi ». Elle veut créer un centre national de formation et de recherche destiné aux enseignants de la médecine de famille afin de rassembler les différents concepts disciplinaires.

1.8.5 Une application élastique de la loi : des mesures transitoires pour trois ans prises par décret

Le décret définissant le statut des internes en médecine et en pharmacie est publié le 7 septembre 1983. Il répond à certaines des revendications des internes lors de leur grève. Sur le plan juridique, l'interne a un statut de « praticien en formation spécialisée », dont les obligations normales[46] de service sont fixées à onze demi-journées par semaine.

Il existera bien plusieurs filières d'internat : médecine générale, médecine spécialisée, santé publique et recherche médicale. Une fois nommé, l'interne relèvera de l'établissement public hospitalier auquel il est rattaché. Une protection sociale nouvelle concernera tous les internes. Les conditions de rémunération et de couverture sociale sont fixées. Les internes seront affiliés au régime général de la Sécurité sociale, et disposeront d'un véritable statut[47].

Le secrétariat d'État à la Santé précise que, quelle que soit sa filière, « l'interne sera à la fois étudiant en troisième cycle, ce qui le mènera au doctorat d'État », et « praticien en formation, assurant des fonctions de prévention, de diagnostic et de soins ». Le décret est applicable aux internes qui seront nommés au terme de l'année universitaire 1983-1984 et certaines dispositions sont applicables immédiatement comme l'amélioration de la couverture sociale, de la reconnaissance du droit syndical, de l'assouplissement des conditions de mise en disponibilité temporaire.

La commission interministérielle tripartite mise en place dès la fin de la grève tient de nombreuses réunions. Y siègent pour les étudiants, en présence de représentants des ministères, le CICN, l'ANEMF, les deux UNEF et le CLEF ; mais quelques points ne trouvant pas de résolution, ces réunions de concertation sont suspendues en décembre au moment où le secrétaire d'État à la Santé met en place la *Commission de la médecine générale*. Cette commission, outre les instances gouvernementales, est composée de représentants de la profession[48].

Aucune solution définitive à la réforme des études médicales ne peut être trouvée à court terme. *Devant ce constat, le Gouvernement fait passer dans la loi sur l'enseignement supérieur du 26 janvier 1984[49] l'article 68 qui permet, pendant une période de trois ans, de prendre par décret des mesures transitoires applicables jusqu'au 1er octobre 1987.*

Ces mesures transitoires auront pour objet de préciser la nature et de fixer les conditions d'organisation de l'examen de fin de deuxième

---

46. Le régime des gardes et astreintes sera déterminé par arrêté.

47. Un congé sans rémunération, d'une durée d'un an, pour raison de santé, pourra être accordé. La mise en disponibilité pourra être accordée pendant un an, renouvelable une fois pour : accident ou maladie grave du conjoint ou d'un enfant, études ou recherches présentant un intérêt général, stage de formation en France ou à l'étranger ou convenances personnelles. Enfin le droit syndical est reconnu aux internes.

48. Six membres de la CSMF (dont Jean Laroze pour la FNOF), 4 de la FMF, et 2 du SMG (dont Pierre Rabany, son président).

49. Cette loi, par ailleurs, remplace les Unités d'enseignement et de recherche (UER) par des Unités de formation et de recherche (UFR).

cycle, de déterminer les conditions d'accès, par voie de concours, aux filières de médecine spécialisée, de santé publique et de recherche, et de déterminer les conditions de choix de postes des internes de médecine générale.

L'entrée en vigueur de la réforme est prévue pour la rentrée 1984.

Cette transformation profonde des études médicales s'inscrira dans les mémoires comme « la réforme de 1984 » : la loi a été votée en 1982, mais sa mise en place ne sera effective que le 1er octobre 1984.

1.8.6 La commission Rueff, le décret organisant à titre transitoire le troisième cycle

Le ministre de l'Éducation nationale, Alain Savary, installe, après celle d'Edmond Hervé, une autre commission sur la médecine générale qui se réunit pour la première fois en février 1984. Présidée par Bernard Rueff, hépatologue, son rapporteur est un généraliste du SMG, Patrick Nochy. Elle comporte 35 membres : des hospitalo-universitaires, hospitaliers, 3 étudiants, des généralistes dont beaucoup d'enseignants[50]. Le rapport doit être rédigé en trois mois afin de proposer des objectifs généraux et intermédiaires pour l'enseignement, et aussi d'inspirer les arrêtés pédagogiques. Le contenu de l'enseignement recueille facilement un consensus. Mais la définition de la place et du statut des généralistes enseignants et les méthodes d'évaluation sont plus conflictuelles. L'obtention d'un statut universitaire partage de nouveau cette assemblée.

En mars 1984, les doyens et les présidents de commission médicale consultative de CHU, opposés à « la précipitation apportée à la mise en place de multiples réformes simultanées lourdes et complexes » proposent une étape intermédiaire, dans le cadre de mesures transitoires jusqu'au 1er octobre 1987. Ils confirment par ailleurs leur adhésion en particulier au troisième cycle spécifique de médecine générale dès le 1er octobre 1984, la disparition des CES, et l'internat des spécialités avec concours qualifiant à partir d'octobre 1984. Ils soulignent que la mise en place de la réforme va nommer des « internes au profil très différent des internes actuels » qui n'auront ni la compétence ni la vocation à s'intégrer aux équipes de soins spécialisés. Ils soulignent aussi que les commissions du troisième cycle de médecine générale font des propositions constructives dans de nombreux établissements. Des séminaires ont lieu, et une synthèse est faite en octobre 1983 à l'hôpital Lariboisière.

---

50. En particulier Bernard Bros, Jehan de Butler, Michel Doumenc.

Le décret du 9 juillet 1984 fixe « à titre transitoire » l'organisation du troisième cycle des études médicales. Pour accéder à la filière de médecine générale, l'étudiant doit avoir validé sa dernière année de deuxième cycle et avoir réussi le CSCT.

La formation des internes de médecine générale durera deux ans, y compris le *stage indifférencié* du premier semestre. Durant ce stage commun, tous les internes recevront une formation théorique et pratique spécifique à l'apprentissage de leurs nouvelles fonctions. Les orientations et la formation théorique seront fixées par le Conseil d'UFR. Le stage sera effectué dans la région sanitaire, soit dans les CHR (centres hospitaliers régionaux) faisant partie d'un CHU, soit dans des hôpitaux conventionnés. *À l'issue de ce stage, les internes pourront passer le concours unique* qui comprendra des épreuves communes (80 % de la note) et des épreuves spécialisées optionnelles (20 % de la note). Les internes seront alors affectés, selon le cas, dans l'une des quatre filières d'internat.

Les internes de médecine générale (IMG) auront un enseignement théorique de 150 à 200 heures de cours réparties sur les deux années. Les programmes précis doivent être fixés par les UFR.

Des médecins généralistes pourront participer à l'enseignement. Cet enseignement est destiné à replacer les connaissances acquises dans la pratique généraliste et à les adapter aux besoins de la médecine de famille. Les méthodes pédagogiques devront être adaptées : *travail en petits groupes avec participation active des étudiants sans cours magistraux.*

La formation pratique se composera de stages hospitaliers et extrahospitaliers. Pour les stages hospitaliers, les postes mis au choix devront avoir bénéficié d'un agrément à définir ultérieurement. Les internes choisiront par ancienneté de fonction mais *les IMG, à ancienneté égale, choisiront après les internes des autres filières.* Deux types de stages extrahospitaliers sont prévus : les stages auprès du praticien et les autres stages. *Les modalités du stage auprès du praticien seront définies ultérieurement.*

Le diplôme de docteur en médecine, avec la mention de la qualification en médecine générale portée sur un document annexe, sera délivré aux IMG ayant effectué la durée totale d'internat, satisfait au contrôle des connaissances au fur et à mesure des enseignements théoriques, accompli et validé la formation pratique hospitalière et extrahospitalière, et soutenu, lors du dernier semestre d'internat, une thèse.

Ce décret est immédiatement qualifié par *Le Généraliste* de « projet scélérat ». En effet, le stage auprès du praticien n'est toujours pas obligatoire et les internes de médecine générale choisissent leurs postes *après* ceux des autres filières.

Le rapport Rueff-Nochy, publié après la sortie de ce décret,
ne donne pas de recette miracle

Il constate, deux mois avant la rentrée universitaire, que rien n'est réglé : répartition des internes dans les services, stage auprès du praticien et enseignement théorique. *L'orientation vers la médecine générale se fait par l'échec*[51].

Le stage auprès du praticien doit être plus actif. Le stagiaire devrait pouvoir travailler à la place du praticien, ce à quoi, jusqu'à maintenant, le Conseil de l'Ordre s'est opposé. Les maîtres de stage devraient être associés à la définition de l'enseignement théorique, proposer des sujets de thèse et participer au fonctionnement de la commission ou du Département de médecine générale. Les plus actifs devraient pouvoir être nommés chargés d'enseignement, voire professeurs associés. « La carrière du généraliste enseignant est un vrai problème qu'il faudra bien résoudre si l'on veut que la réforme aboutisse. » Le rapport constate que la législation peut permettre un statut contractuel renouvelable pour les enseignants généralistes universitaires, mais de durée limitée. *Il propose la création d'une sous-section de médecine générale dans le Conseil supérieur des universités (CSU).*

La délivrance du diplôme de docteur en médecine dépend de la soutenance de la thèse, dont « le directeur peut être un enseignant non titulaire ».

En ce qui concerne la structure de fonctionnement du troisième cycle, le rapport ne se prononce pas sur le choix de commission ou de département, mais il est clair que le département dispose de plus d'autonomie que la commission (même s'il relève *in fine* d'un conseil de gestion), et surtout, il a vocation à faire de la recherche et pas seulement de l'enseignement. Par contre, il existe un consensus pour que la présidence de cette structure soit assurée par le doyen ou son représentant, qui ne sera pas obligatoirement un hospitalo-universitaire.

Dans sa conclusion, le rapport ouvre des perspectives : « Il n'est pas impossible qu'à cette occasion l'Université s'ouvre sur le monde extérieur. Si les généralistes et les médecins des hôpitaux obtiennent des statuts d'enseignant, avec de réelles responsabilités, peut-être verrons-nous dans quelques UFR travailler ensemble généralistes, hospitaliers, et hospitalo-universitaires. »

La conférence des doyens, analysant ce rapport quelques mois plus tard, se prononcera pour la commission plutôt que le département en tant que structure de fonctionnement, et refusera l'idée de création d'une sous-section au CSU. Elle se dira intéressée à l'idée « que les candidatures soient

---

51. Échec au concours d'internat qui force de très nombreux étudiants à rester dans le troisième cycle de médecine générale auquel ils ont accédé en validant leur deuxième cycle et le CSCT (certificat de synthèse clinique et thérapeutique).

examinées par un rapporteur appartenant à une des sous-sections actuelles, en privilégiant tout naturellement la médecine interne ». Les enseignants associés seraient alors nommés sur des postes affectés aux établissements qui en auraient fait la demande *dans le cadre de la révision des effectifs*. Cette nomination rentrerait alors dans le cadre des nominations de tous les enseignants de l'établissement : la faculté ferait une demande de nouveau poste auprès du ministère, transmise au CSU. Cette demande serait effectuée dans les mêmes temps que les demandes de postes pour les autres spécialités. Comme ce sont des postes d'enseignant *associé, ils ne seraient pas sur le même plan que les enseignants titulaires* et ne viendraient pas en concurrence avec les demandes propres de l'établissement.

2. 1984-1990 : le troisième cycle de médecine générale, de l'internat au résidanat, une formation essentiellement hospitalière

La réforme des études médicales commence à s'appliquer en octobre 1984 : tous les étudiants reçus au CSCT, nouveaux internes, entrent en fonction à l'hôpital pendant un semestre qu'on dénomme *indifférencié*. À l'issue du stage, ils pourront passer le concours unique qui leur permettra d'être affectés dans l'une des quatre filières d'internat. Ceux qui poursuivent l'internat de médecine générale (par choix ou parce qu'ils n'ont pas obtenu la filière spécialisée qui les intéresse après passage d'un ou de deux concours) auront une formation de deux ans, semestre indifférencié compris. La formation théorique aura le même volume horaire que celui prévu dans la loi de 1979 ; des médecins généralistes pourront y participer. Les stages pratiques seront essentiellement hospitaliers, et *un stage chez le praticien est prévu mais non défini*. À l'issue de la formation, les IMG obtiendront une mention de la qualification en médecine générale sur un document annexe à leur diplôme de doctorat.

Pendant une période de trois ans, le Gouvernement pourra prendre par décret des mesures transitoires applicables jusqu'au 1er octobre 1987, date à laquelle un bilan de la réforme devra être effectué.

2.1 1984-1986 : difficile mise en place de la réforme, premières adaptations

2.1.1 Les premiers pas de la réforme : une mise en place chaotique

Le doyen de la faculté Cochin-Port-Royal, Georges Cremer[52], regrette l'abandon du projet d'un examen interrégional de fin de deuxième cycle, en particulier pour l'émulation qu'aurait permis la mise en compétition des facultés, facteur pour lui d'amélioration de l'enseignement. Il dénonce l'autoritarisme ministériel dans la mise en place de la réforme, et ne trouve positifs que deux points : les deux années de stage pratique hospitalier pour tous les futurs généralistes, le stage chez le praticien étant « une très heureuse initiative à condition qu'il soit judicieusement choisi, correctement organisé ». Le deuxième point positif concerne la formation à la recherche des responsables hospitalo-universitaires.

Dès ce premier semestre, la Conférence des doyens dénonce les difficultés liées à la philosophie générale de la réforme, celle de 79 ou celle de 82, privilégiant la pédagogie sur le fonctionnement des services, car « une bonne formation sur le terrain passe par une certaine adéquation avec les nécessités du service ».

Pour les participants au séminaire de médecine rurale qui s'ouvre en novembre 1984 à Rodez (voir Partie I, § 8.2), les généralistes ne doivent pas se leurrer en voyant le troisième cycle porté de 1 à 2 ans : « il s'agit d'un simple alignement sur les normes européennes », mais cette réforme peut quand même représenter une chance de revalorisation de l'exercice. Il convient donc de participer activement à sa mise en place.

Dès le mois de décembre, l'ANEMF dénonce la dégradation de la formation des généralistes. L'internat pour tous est un leurre, et seule la création d'une formation spécifique, d'un titre spécifique acquérant au fil des années ses titres de noblesse au même titre que l'internat de CHU, revalorisera la médecine générale. L'arrivée des nouveaux internes dans les services hospitaliers entraîne effectivement une discrimination entre internes de spécialité et internes de médecine générale, et l'ANEMF constate que « cela ne marche pas, et ne marchera probablement jamais ».

---

52. Profondément libéral, Georges Cremer aura des responsabilités au Comité national d'évaluation (CNE) comme vice-président en 1998 lors de l'évaluation des troisièmes cycles de médecine générale dans les facultés.

2.1.2 Les formateurs s'organisent

Janvier 1985, à l'initiative de la Conférence des doyens, se réunissent à Bichat les différents acteurs hospitalo-universitaires, hospitaliers et généralistes impliqués dans le troisième cycle de médecine générale, pour un séminaire pédagogique. C'est la première réunion de ce qui deviendra « le secrétariat des coordonnateurs de troisième cycle de médecine générale » (*voir infra, § 3.4.1*). Sont aussi présents des responsables universitaires de FMC, des présidents de comité médical consultatif de CHU ou d'hôpitaux généraux, les présidents de la CSMF et de la FMF, de l'UNAFORMEC, et un représentant du Conseil de l'Ordre. Un communiqué engageant l'ensemble des participants reprend les thèmes et les termes défendus par la Conférence des doyens dans sa *charte de 1980*. Il y est, entre autres, bien précisé le rôle simplement consultatif des conseils régionaux de FMC dans la désignation par les doyens des praticiens participant à l'enseignement du troisième cycle.

Le mois suivant, l'UNAFORMEC (André Cholal) organise avec les associations de FMC de la CSMF et de la FMF le premier séminaire de formation et de réflexion des généralistes enseignants et maîtres de stage. Y participent des syndicalistes médicaux, des représentants de la Conférence des doyens et des ministères. Des membres de la SFMG sont aussi présents comme Gérard Véry, André Flachs ou Jean de Butler.

Il s'agit d'une part de former à la pédagogie et familiariser au fonctionnement universitaire des enseignants dans toutes les universités, et d'autre part de former des maîtres de stage. La centaine de médecins présents auront pour tâche de répercuter cette formation au sein de leurs UFR, sachant qu'il faut 20 à 30 généralistes enseignants et 3 fois plus de maîtres de stage par faculté. Il est alors réglementairement possible de créer des centres de formation dans chaque département géographique grâce à l'autonomie laissée aux UFR.

La première journée du séminaire, avec les interventions de François de Paillerets, doyen de Bichat, secrétaire de la Conférence des doyens, et de Jean de Butler, permet de cerner le rôle du doyen, ses pouvoirs et ses limites. Le point est fait sur les expériences dans les différentes UFR. La deuxième journée permet des mises en situation : un candidat enseignant face à un groupe de confrères tenant le rôle des étudiants. Cet exercice permet de modéliser le travail en binôme d'enseignants et d'inciter à la formation pédagogique et documentaire.

Les critères de sélection du généraliste maître de stage trouvent un consensus relatif : 3 à 5 ans d'ancienneté, participation régulière à la FMC, formation spécifique à la maîtrise de stage, et volontariat. Les doyens et les responsables de FMC voudraient que le conseil régional de FMC ait la plus grande place, tant sur leur sélection que sur l'évaluation des stages. Albert Hercek, coprésident de l'UNAFORMEC, pense, lui, que c'est le rapport de stage de l'étudiant qui peut jouer un rôle important aussi bien dans l'évaluation que dans la redéfinition des objectifs pédagogiques.

Pour l'UNAFORMEC, selon André Cholal, la Commission de la médecine générale « est et sera la plus qualifiée » pour effectuer l'évaluation à deux ans de la réforme. « Cet enseignement doit permettre de donner aux étudiants la notion de la nécessaire remise en cause des connaissances et de la pratique. »

Un arrêté sur l'organisation du troisième cycle de médecine générale doit être publié prochainement par le ministère de l'Éducation, apportant des précisions au décret du 9 juillet 1984. Les recommandations de la commission Rueff (*voir* supra, *§ 1.8.6*) n'ont pas été suivies, en particulier les aspects organisationnels du troisième cycle, les doyens étant en position de force dans la négociation avec le ministère[53].

Une grande souplesse devrait être laissée aux UFR pour organiser le troisième cycle. L'enseignement serait ainsi coordonné soit au sein d'une commission, soit au sein d'un département. Chaque commission ou conseil de département comporterait, outre l'enseignant coordonnateur, cinq collèges : hospitalo-universitaires, praticiens hospitaliers, maîtres de stage, généralistes participant à l'enseignement théorique, et étudiants.

Jean-François Girard, conseiller du ministre, indique à *Panorama du médecin* que la rémunération des enseignants généralistes pour l'année 1984-1985 sera bien versée, et aura 2 sources différentes : 200 heures complémentaires (HC) par UFR afin de rémunérer les enseignants, et une partie des droits d'inscription des étudiants afin de financer 300 autres heures. Une HC équivaut à 130 francs de l'époque. Il en avait été annoncé 1 000 par UFR précédemment !

La création du nouvel internat de médecine générale représente une charge budgétaire supplémentaire importante pour l'État. En effet, les internes (IMG) ne sont plus rémunérés comme faisant fonction d'interne (FFI), mais avec un salaire d'interne. La prolongation de l'internat de région sanitaire[54] s'ajoute

---

53. Par exemple, selon Patrick Nochy, les membres des différents collèges qui composeront les départements ou commissions de médecine générale dans chaque faculté ne seront pas élus par la catégorie qu'ils représentent, mais nommés par le doyen. *Panorama du médecin*, 1985.

54. La réforme de l'internat de 1982 créant l'internat pour tous entraîne la disparition des internes de région sanitaire (IRS). Le décret du 25 juillet 1983 va dispenser de *scolarité* les IRS dans les mêmes conditions que les internes de CHU afin qu'ils puissent éventuellement obtenir le CES de leur spécialité. Le dernier concours d'internat de région sanitaire est organisé en 1983. Le titre d'interne de région sanitaire nécessite un exercice de trois années.

à ce budget (et empêche parallèlement la libération de postes pour les IMG). Et puis, l'autorisation à rentrer dans l'internat de médecine générale tout en préparant un *second* concours de spécialité représente une année *perdue* qui est aussi imputée sur les dépenses hospitalières. *Ces augmentations budgétaires amènent les ministères à réduire les salaires des nouveaux internes la première année*[55].

Concernant le stage auprès du praticien, la Conférence des doyens note que les IMG qui choisissent de l'effectuer à temps plein garderont leur couverture sociale, mais perdront leur rémunération hospitalière. Elle souligne que « ce dernier point, qui est d'ailleurs peut-être contraire aux textes, laisse à penser que tous les stages extrahospitaliers à temps plein seront difficiles à organiser ».

La mise en place de la réforme va ainsi bloquer le développement du stage long chez le praticien, alors que beaucoup de facultés l'avaient autorisé depuis une dizaine d'années : il n'est plus question que de *30 à 50 demi-journées de stage*. Marie-France Le Goaziou, future enseignante associée, qui accueillait à Lyon des stagiaires pendant 6 mois à raison de 6 demi-journées par semaine, écrit aux différents ministres concernés : « L'aumône de 40 demi-journées chez un généraliste ne peut prétendre être formatrice. » Plusieurs maîtres de stage très investis (stages de 6 mois ou de 1 an dans leurs cabinets) se plaignent pareillement.

2.1.3 Les internes « Canada Dry » !

En mars 1985, l'Association générale des étudiants en santé de Paris (AGE Santé, liée à l'UNEF), tout en soulignant l'importance de l'enseignement de la médecine générale au sein des UFR, déplore l'accueil « désastreux » fait aux nouveaux internes « indifférenciés ». Nombre d'entre eux se sont vu confier des responsabilités dérisoires, les transformant en internes Canada Dry[56]. Certains doyens se sont heureusement distingués, comme à Bobigny, Bichat, Kremlin-Bicêtre et la Pitié-Salpêtrière pour ce qui concerne la région parisienne.

Pourtant, un constat s'impose : la filière de médecine générale est désertée ; « tout le monde tente l'internat de spécialité », et « on fait médecine générale si on rate le reste ».

Par ailleurs, le financement de l'enseignement assuré par les généralistes préoccupe l'UNEF puisqu'une partie des droits d'inscription va servir

In Le Blog de la FNIAAIHRS (Fédération nationale des internes, assistants, anciens internes des hôpitaux de régions sanitaires).

55. C. Got. *Le Généraliste*, 1985.

56. Boisson qui se donne les allures d'une boisson alcoolisée et en fait ne l'est pas... et trompe son monde.

à leur rémunération (375 francs sur les 1 040 francs que représente l'inscription dans ce nouveau troisième cycle, alors que la scolarité en D4 est de 290 francs). L'UNEF remarque aussi que les nouveaux internes de spécialité se sont aperçus que leurs salaires étaient de 30 à 40 % inférieurs à la rémunération des internes « ancien régime ».

La présidente de l'UNOF, Antoinette Vienet-Galerne, considère que les généralistes « doivent faire l'effort de consacrer une part de leur temps personnel à prendre des responsabilités supplémentaires pour cette réforme. C'est un des enjeux de la profession ». Elle a donc demandé aux représentants départementaux de la CSMF et de l'UNOF de prendre contact avec tous les doyens. Un communiqué émanant du président de la Conférence, André Gouazé, incite les doyens « à accueillir les représentants des syndicats représentatifs pour qu'ils prennent leur place au sein des différentes structures du troisième cycle ». Pour Antoinette Vienet-Galerne, il est nécessaire de faire rentrer la médecine générale à l'Université parce qu'il y a une rupture totale de la *communauté médicale*. Elle souligne toutefois le manque de moyens et de budget.

N'ayant pas de structure propre à défendre leurs revendications, les internes issus de la réforme commencent à s'organiser. Le Syndicat national des internes de médecine générale (SNIMG) est créé le 15 mars 1985 : il regroupe des organisations locales, et se présente comme une émanation directe de l'ANEMF.

2.1.4 Discrimination salariale chez les internes et hiérarchisation des disciplines

Le 20 mars, les internes de spécialité (IMS [internes en médecine spécialisée]) *nouvelle formule* et les internes de CHU *ancienne formule* entament pour trois jours une grève totale des soins et des urgences avec des revendications portant sur une revalorisation des salaires ainsi que sur les possibilités d'accès au clinicat. Il s'agit d'une revalorisation différenciée, car ils considèrent « que le bonus doit bénéficier à ceux qui ont passé un concours sélectif et qui l'ont réussi ». « Nous ne voulons pas que notre titre d'ancien interne du CHU soit galvaudé. Ce titre, nous avons énormément travaillé pour l'obtenir et nous y tenons ; [nous n'aimerions] pas qu'un jour le grand public ne fasse pas la différence entre le titre d'ancien interne de médecine générale des hôpitaux de l'Île-de-France et celui d'ancien interne des hôpitaux de Paris. » Ils appliquent le même raisonnement à leur deuxième revendication : l'accès pour les internes de spécialité au poste de chef de clinique. « Si nous désirons devenir chefs de clinique, c'est avant tout pour améliorer notre formation, ne serait-ce que pendant deux ou trois ans. Mais c'est aussi, pourquoi le nier, pour pouvoir se prévaloir du titre d'ancien chef de clinique. Dans le cadre de la médecine libérale, c'est un atout non négligeable[57]. » Ils ont le soutien de l'intersyndicale des médecins hospitaliers et de la CSMF.

La réaction de l'ensemble du mouvement généraliste est spontanément unanime.

Antoinette Vienet-Galerne pour l'UNOF considère que les IMG « doivent bénéficier comme les internes en spécialité des 40 % qui ont été amputés sur les rémunérations ». Elle les invite à créer un syndicat propre et propose sa logistique.

Philippe Sopena pour l'USM constate que le principe de l'internat pour tous est bafoué. Il demande une revalorisation « substantielle mais réaliste de la rémunération de la fonction d'interne dans son ensemble », fondée sur le principe : « à fonction et nombre d'années de formation identiques, salaire égal ». Et puis, « que deviendrait la revalorisation de la médecine générale, tarte à la crème de tous nos politiques, si, dès la faculté, et alors même qu'ils occupent les mêmes fonctions auprès des mêmes malades, certains devaient être rémunérés 50 % de plus que les autres sous prétexte qu'ils ont choisi de passer un concours leur permettant d'être spécialistes ? » ; ils confondent « les critères de réussite à un concours et les critères de compétences ».

Le Mouvement d'action des généralistes proteste lui aussi contre cette nouvelle forme de ségrégation vis-à-vis des futurs généralistes : la « réforme a été vidée de sa substance par l'opposition systématique du monde hospitalo-universitaire [...] elle officialise à présent la sélection des médecins généra-listes par l'échec [...]. Chaque spécialité a su préserver sa démographie en laissant le trop-plein se déverser dans la médecine générale ».

C'est, ralliés secondairement par la CSMF, que le SNMG, le SMG, le SML et l'UNAFORMEC[58] dénoncent « la ségrégation entre les internes », l'éloigne-ment de la reconnaissance de la médecine générale, la non-reconnaissance des compétences, des responsabilités identiques et de la complémentarité de fonction entre les internes *nouveau régime*.

Bien que le Premier ministre se soit engagé à n'autoriser aucune discri-mination de revenus entre IMS et IMG à fonction égale, *l'arrêté du 15 avril 1985 entérine la différence de rémunération*. Pendant le semestre indifférencié, le salaire de base reste le même pour tous les internes nouveau régime, mais au second semestre, une prime sera accordée pour les internes « placés sur des postes agréés pour une spécialité » : en plus du salaire mensuel, ils perce-vront une indemnité de 1 500 francs, alors que les autres n'auront droit qu'à

---

57. Franck Nouchi, « Nous sommes pour l'élitisme républicain », *Le Monde*, 1985.
58. C'est le début du *front du refus* de 1985.

650 francs. Le ministère des Affaires sociales indique toutefois que « certains internes de médecine générale pourraient se trouver dans des situations leur permettant de toucher une indemnité comparable à celle des internes de spécialité », à condition de définir des critères permettant de connaître ces situations spéciales. Les IMS ont donc très rapidement obtenu satisfaction.

Le CICN (présidé par Patrice Louville) parle de « discrimination sans précédent ». Il existe toutefois d'importantes différences de positionnement entre les organisations représentant les IMG sur leur conception de la médecine générale et la symbolique de la revalorisation. Faisant allusion au SNIMG qui admet une rémunération plus élevée pour les internes de spécialité, Antoinette Vienet-Galerne estime qu'« un syndicat d'internes de médecine générale n'a de sens que s'il regroupe des internes ayant choisi la médecine générale pour leur exercice futur, et non des internes ayant échoué au concours de l'internat de spécialité et qui attendent de le repasser ». Le SNIMG précisera sa position fin mai en demandant la possibilité de postuler, après concours, à une place de médecin dans un centre hospitalier, afin de pratiquer en médecine interne.

Ainsi, pendant de longues années, le troisième cycle de médecine générale sera marqué d'une forte ambiguïté : y sont formés une majorité de futurs médecins qui n'exerceront pas ou ne pratiqueront pas la discipline généraliste.

Le CICN annonce début mai sa dissolution et la création d'un comité inter-CHU de réflexion sur les études médicales (CICREM) ; un de ses objectifs est de préparer la discussion sur la révision de la loi, programmée pour 1987. Le CICN déplore en particulier l'insuffisance du nombre d'heures complémentaires dédiées au paiement des praticiens assurant l'enseignement théorique : « 200 heures, c'est ridicule. La profession jugeait nécessaires 1 000 à 1 500 heures par an [...] et on attend toujours un décret instaurant un statut pour les généralistes enseignants ! »

Parallèlement se crée l'Union nationale autonome des nouveaux internes en médecine (UNANIM) présidée par François de Lamotte, qui regroupe cinq syndicats régionaux d'internes. Elle défend une égalité salariale entre tous les internes.

Il est important de noter que, pour l'année 1985, lors du premier concours d'accès aux filières de spécialité, au cours du semestre indifférencié, 3 000 des 7 500 internes « nouveau régime » ne se sont pas présentés.
Ce sont donc 3 000 IMG qui font d'emblée le choix de la médecine générale, ou au moins le choix de ne pas être spécialistes !

Le front commun des syndicats et de l'UNAFORMEC contre la différence salariale entre les internes se met en place. L'UNAFORMEC considère « qu'à travers l'argent, on fausse tout le problème. On ne donne
ni les moyens nécessaires à une bonne mise en place de la réforme, ni
les moyens d'un choix volontariste pour beaucoup d'internes en médecine
générale ».

La SFMG veut mener un combat pour que cette réforme qui n'est qu'une
« restauration » soit détruite. L'USM propose dans une action commune de
tous les syndicats de généralistes le dépôt d'un recours en Conseil d'État
car « la différence salariale est en contradiction avec les principes de la loi
de réforme du troisième cycle ».

En juin, l'UNANIM élabore une plateforme de revendications. Outre
la rémunération identique pour tous les internes, elle réclame que les gardes
soient rémunérées à partir de la première, et non de la seconde. Les postes
doivent être formateurs : responsabilité diagnostique et thérapeutique réelle,
et encadrement médical avec formation spécifique sur le lieu de stage.
Trente pour cent des postes, surtout en région parisienne, ne répondraient
pas à ces critères. Des inégalités au niveau du logement ou de la nourriture
existent.

De plus, l'UNANIM demande la reconnaissance de la valeur pédagogique du stage chez le praticien et sa mise en application ; le nombre
de demi-journées nécessaires par semaine et par mois n'est toujours
pas précisé. Elle regrette que l'interne ait par ailleurs pendant ce stage
peu de responsabilités[59]. Soutenant la demande de moyens et de postes
pour l'enseignement théorique de médecine générale, l'UNANIM évoque
« l'opposition (et même la méfiance) de certains chefs de service vis-à-vis
d'un enseignement fait par des généralistes ». Concernant la validation
du troisième cycle, elle réclame l'application du décret de juillet 1984,
et refuse donc un examen final. Le « carnet de l'interne » proposé par
le ministère pour évaluer l'interne de façon continue pendant tout le cycle
est mal accueilli par les intéressés, et considéré comme « gravement infan-
tilisant ».

Enfin, l'UNANIM réclame, non sans ambiguïté, « la possibilité pour
toutes les filières d'effectuer un post-internat, l'accès immédiat des IMG au
concours de recrutement des praticiens hospitaliers et la revalorisation de
la médecine générale dans l'exercice professionnel par la formation continue
et par le droit à la promotion sociale et financière ».

---

59. La passivité de ce stage en cabinet de médecine générale sera régulièrement dénoncée
par les syndicats et par les internes dans les évaluations, jusqu'à l'instauration du stage de
six mois.

Le 17 juin 1985, l'UNANIM, le CICREM, le SML, le SNMG, l'USM, le MAG et le CNGE déposent un recours au Conseil d'État et demandent l'annulation de l'arrêté du 15 avril qui entérine les différences de salaire. La réponse ne sera donnée qu'en 1989 !

Le SNIMG, qui a accepté la différence de rémunération entre les IMG et les IMS, estime que les indemnités doivent être justifiées selon la qualification des postes. Il suggère « d'ouvrir l'hôpital aux généralistes ».

Ce syndicat a lancé un référendum pour connaître l'opinion des internes sur la réforme mais n'a récolté que 10 % de réponses. Cinquante pour cent des répondants acceptent l'inégalité de rémunération, illustrant *l'autodépréciation des futurs généralistes* (Bloy, 2011). Soixante-dix pour cent considèrent le remplacement comme le meilleur moyen pour approcher la médecine générale dans sa pratique quotidienne et « se préparer à affronter la clientèle de ville ». Ce même pourcentage souhaite effectuer un stage auprès du praticien « qui servirait de tremplin au remplacement ». Soixante pour cent des répondants envisagent de ne pas assister aux cours. « Le plus urgent est de trouver des postes réellement formateurs. »

Le SNIMG demande aussi la possibilité pour les étudiants de DCEM4 ayant obtenu le CSCT et la validation de leur deuxième cycle d'effectuer des remplacements[60]. Enfin, il juge indispensable de « penser aux généralistes qui ne veulent ou ne peuvent pas pratiquer en ville et qui s'orientent plutôt vers l'hôpital[61] » ; ils devraient « pouvoir être affectés à des postes de consultants en médecine générale ou d'hospitaliers en médecine interne ».

2.1.5 Introduction officielle
d'un début de contenu théorique

L'arrêté portant organisation du troisième cycle de médecine générale, annoncé en début d'année, est enfin publié le *6 septembre 1985*. Il réaffirme une durée de formation de deux ans (comprenant le premier semestre d'internat indifférencié), avec formation théorique et pratique dispensée à temps plein.

Un contenu pour l'enseignement théorique est défini, fortement inspiré de la réflexion de la mouvance généraliste.

---

60. Problématique qui va persister très longtemps : peut-on effectuer des remplacements de médecine générale avant d'avoir participé à la formation dédiée ?
61. La discipline n'était alors pas définie de façon consensuelle comme discipline extra-hospitalière.

Les domaines sur lesquels porte l'enseignement du troisième cycle sont pour la première fois définis officiellement :
- médecine générale et son champ d'application ;
- gestes et techniques en médecine générale ;
- situations courantes en médecine générale ;
- études des conditions spécifiques de travail en médecine générale ;
- exercice professionnel et place du médecin généraliste dans le système de santé ;
- préparation à la recherche en médecine générale ;
- préparation à l'épidémiologie, à la documentation et aux modalités de la FMC ;
- actualisation des connaissances de thérapeutique appliquées à la médecine générale.

L'enseignement dure de 150 à 200 heures réparties sur les deux années du cycle. Il est organisé sous forme de modules de vingt-cinq heures. Une liste précisant les thèmes d'enseignement est annexée.

En ce qui concerne la formation pratique, l'arrêté stipule la participation aux gardes dès le premier semestre, et la possibilité de formation dans des services de *pédiatrie, gynécologie-obstétrique, psychiatrie, long ou moyen séjour ou de tout autre service agréé pour le DES*. L'interne peut exercer ses fonctions en consultation externe ou dans un hôpital de jour. Un stage de six mois au CHU est obligatoire.

La formation pratique extra-hospitalière comprend « des stages qui peuvent être effectués auprès d'un maître de stage sous la forme de 30 à 50 demi-journées », ou « dans un organisme de soins, de prévention, d'action sociale ou de sécurité sociale ». Ces stages peuvent être effectués soit *à temps plein, soit à temps partiel*, et leur durée maximale s'étale sur six mois. Pour être admis à soutenir sa thèse, l'interne doit avoir accompli au moins trois semestres[62].

Pour Antoinette Vienet-Galerne, la médecine générale devient ainsi une *entité universitaire*, mais la formation ne dure que deux ans (la plus courte formation des internats de spécialités est de trois ans). Le stage chez le praticien n'est toujours pas obligatoire, et peut s'exercer de façon morcelée. Une (trop) faible rémunération du maître de stage est prévue. Le nombre d'heures d'enseignement est peu important et l'agrément des postes formateurs n'est pas critérié.

Pour Jean de Butler, « cette réforme est fondée sur l'internat ; les internes de médecine générale sont d'abord des internes hospitaliers totalement

---

62. Arrêté du 6 septembre 1985 in textes et règlements en usage à l'université, Jean-Yves Chambonet, *op. cit.*

soumis au chef de service et au directeur de l'hôpital », ce qui pose d'importants problèmes pour la formation spécifique (enseignement et stage praticien), en particulier dans la région parisienne où l'internat est organisé sur le plan régional pour les onze UFR[63]. Pour lui, l'arrêté ne peut être appliqué que par des généralistes enseignants, mais tant qu'ils « n'ont pas de statut, cette tâche revient aux hospitalo-universitaires ! ».

Et puis, alors qu'enfin un texte de loi commence à évoquer le contenu de la formation, la profession se met à douter. Pour Philippe Sopena, le discours qu'ont tenu les ministres « n'est plus très crédible » ; parmi les obstacles à la lenteur de la mise en place de la réforme, il évoque une difficulté d'enseigner la médecine générale si on n'a pas réfléchi suffisamment sur sa spécificité : « elle est difficilement évaluable, elle varie selon ceux qui l'exercent ; sa pratique n'est pas univoque ». De son côté, Georges Pradoura, vice-président du MAG, s'interroge, à la suite du colloque d'octobre organisé par l'Institut des sciences de la santé consacré à la formation en thérapeutique du généraliste, sur le contenu de la formation initiale. Devant l'affirmation « qu'il ne peut y avoir de formation continue que s'il y a eu une formation initiale », il se met à douter : « mais alors, qu'est-ce que la médecine générale ? Qu'est-ce que la formation initiale du généraliste[64] ? ».

2.1.6 Former les futurs généralistes en dehors de l'université ?

Une proposition provocatrice :
créer une université autonome de médecine générale
Pierre Ageorges, secrétaire national de l'UNAFORMEC, analyse pendant l'été 1985 dans *Le Monde* les conséquences de la réforme. Pour lui, deux tendances et deux logiques se sont opposées pendant la longue période de gestation :
– La première, « professionnelle », se référant à l'acquis positif de l'expérience britannique, consistait « à impliquer la profession à tous les niveaux : responsabilité légale, terrain de formation, enseignement théorique [...]. En effet les situations médicales rencontrées ainsi que les champs non explorés de la médecine de famille imposent qu'elle soit l'objet d'une recherche, d'un enseignement spécifique, d'une formation à partir des conditions réelles d'exercice ». À ce propos, il rappelle que

---

63. Pour les internes, le choix de stage tous les semestres concerne l'ensemble des hôpitaux de l'Île-de-France, contrairement aux choix en régions qui peuvent concerner au maximum les hôpitaux rattachés à 2 ou 3 UFR.

64. Il illustre ainsi l'absence de consensus sur les concepts définissant la discipline.

le futur médecin généraliste britannique passe un an auprès d'un maître de stage généraliste.

– La deuxième tendance développait une logique « hospitalo-universitaire ». Ce troisième cycle professionnel doit être poursuivi sous la responsabilité exclusive de l'Université ; le lieu de formation est l'hôpital. Mais ces deux années de plus passées à l'hôpital risquent d'accentuer chez le jeune médecin des *réflexes hospitalo-centristes*. Dans ce cas de figure, « la revalorisation de la médecine de famille est assurée par l'acquisition du titre, au caractère toujours glorieux, d'interne des hôpitaux ».

Pierre Ageorges signale toutefois que les deux camps en présence « n'étaient constitués ni uniquement d'un côté de médecins généralistes et ni de l'autre que de médecins hospitalo-universitaires ».

Poursuivant son analyse, il dresse un constat désabusé : « Cette réforme est en application depuis octobre 1984. [...] La loi met ce troisième cycle professionnel sous la responsabilité du doyen de l'UFR. [...] Le terrain de formation est l'hôpital. Mais ces internes de médecine de famille ont déjà perdu leurs lauriers avant de les avoir gagnés, lauriers sur lesquels beaucoup comptaient pourtant pour revaloriser la médecine de famille, car, ne passant pas par le "prestigieux concours", ils sont déjà appelés par certains les "internes Canada Dry"... Le temps du stage auprès d'un médecin de famille est très réduit et facultatif, et l'enseignement compte cent cinquante ou deux cents heures de formation théorique réparties sur les deux années du cycle, dont la moitié seulement consacrée à la médecine de famille. Quant aux moyens financiers, il n'existe pas de ligne budgétaire propre à ce troisième cycle...

Dès lors que peut faire cette réforme ? La profession se sent-elle encore concernée ? Les médecins de famille, qui restent désormais les seuls à croire à la spécificité de leur pratique, vont-ils malgré tout relever le défi ? Pour cela il leur faudra encore compter sur leur militantisme. Certains doyens volontaristes vont, disent-ils, gratter ici et là des heures supplémentaires pour faire fonctionner ce troisième cycle. Il sera intéressant dans cinq à dix ans d'évaluer les différentes UFR... *À moins que les patients ne réclament, pour la médecine de famille, la création d'une université libre.* »

Devenu président délégué de l'UNAFORMEC, Pierre Ageorges, considérant que la réforme est surtout faite pour les spécialistes, propose la *création d'une université autonome de médecine générale*. En effet, le système de formation se trouve déséquilibré à trois niveaux : sur le contenu de l'enseignement de la médecine de famille, sur la recherche en médecine ambulatoire, et sur le projet pédagogique, c'est-à-dire « le contenu scientifique pertinent pour les besoins du futur professionnel ». Pour lui, il est très difficile d'arriver à former des *professionnels types*, c'est-à-dire un « généraliste calé sur toutes les spécialités et capable d'évaluer [...] chaque spécialité et chaque spécialiste pour son malade ». Et selon lui, « 8 généralistes sur 10 ne sont pas capables de gérer une pathologie complexe » et subissent l'opinion des spécialistes. Face à un problème compliqué, les IMG auront le choix entre trois comportements en sortant de la faculté : soit un réflexe hospitalo-centriste, soit ils se débrouilleront avec un spécialiste, soit ils le résoudront seuls, mais « étant donné leur formation, ce ne sera pas très confortable, et ils ne seront pas très à l'aise ».

Présentant un peu plus tard sa réflexion comme « n'étant pas une manœuvre antiuniversitaire », il propose de créer en fait une université autonome de médecine générale conforme à la loi de réforme de l'enseignement supérieur du 26 janvier 1984. Elle dépendrait du ministère de l'Éducation nationale et s'inscrirait dans un projet expérimental. Elle pourrait « former des généralistes capables de gérer le secteur ambulatoire de façon plus rationnelle, de devenir de meilleurs utilisateurs de l'argent [...] Si cette université se crée, il faudra qu'un étudiant en médecine ait plus de difficulté à devenir généraliste que spécialiste. On n'aura plus besoin alors de parler de revalorisation de la médecine générale ». La maîtrise de stage constituera un aspect très important de la formation « qui ne doit pas être du compagnonnage[65] ». Il faudra des critères de recrutement, une formation pédagogique et une évaluation des maîtres de stage.

Le syndicat autonome des enseignants de médecine (SAE) se déclare totalement opposé à cette idée. Pierre Canlorbe, pédiatre, son secrétaire général, souligne que « la médecine générale, c'est l'addition de différentes pathologies enseignées au cours des études médicales, [...] et pour bien apprendre à gérer une multi-pathologie, il faut faire des stages dans les différents services ». Pour lui, la réforme améliore la formation en donnant des responsabilités aux étudiants, et il rappelle son opposition à l'internat pour tous.

Pascal Pierret, généraliste tourangeau membre de l'UNAFORMEC et du CNGE, s'insurge contre ce positionnement : « combien de temps faudra-t-il encore dire, redire et redire, avec la patience du fermier qui sait que cochons et dindons ne grandissent pas sous la même mamelle, que la médecine générale n'est pas l'addition des différentes spécialités... » et il invite Pierre Canlorbe à venir passer trois jours dans son cabinet. Il n'obtient pas de réponse.

Le conseiller du ministre de l'Éducation, Jean-François Girard, est lui aussi défavorable à une université autonome gérée par les généralistes : le caractère multidisciplinaire et le renouvellement très rapide des connaissances sont des dimensions propres à l'université actuelle et il « voit mal

---

65. La notion de compagnonnage renvoie à un rapport de maître à élève. Les interrogations pédagogiques sur les limites de ce modèle commencent à se faire jour en France.

qu'elles soient assurées dans une université autonome gérée par des professionnels ». Il est par contre favorable à ce que les professionnels tiennent un rôle plus important. Concernant leur statut, il indique toutefois le blocage de la loi de 1958, un professeur de médecine devant « obligatoirement » avoir une activité hospitalière[66].

Le nouveau président de l'UNAFORMEC, Jean-François Armogathe, psychiatre, précise en décembre 1985 que le bureau ne s'est pas encore prononcé sur le projet d'université autonome. L'objectif est de faire des médecins prêts à exercer dès la fin du troisième cycle : niveau élevé dans le contenu et la forme de l'enseignement impliquant totalement les généralistes, et partenariat dans la prise de décision entre la faculté et la profession. L'enseignement ne peut être que pluridisciplinaire, incluant les sciences humaines et l'économie.

Bien conscient de la situation, le président de la Conférence des doyens pense qu'il existe un risque pour l'université de perdre la responsabilité du troisième cycle de médecine générale, d'autres pays européens en ayant fait l'expérience. Pour lui, l'université française doit faire la preuve d'un esprit d'ouverture : « il faut accueillir les généralistes en leur donnant la place qui est la leur, pas davantage, mais pas moins ».

Création d'une école de formation de formateurs soutenue par l'industrie pharmaceutique : conséquence indirecte de cette proposition ?

La création de l'école de Riom par l'UNAFORMEC en 1986, première école de formation de formateurs dans la communauté généraliste, en dehors de l'Université, porteuse d'une réflexion collective sur la pédagogie, illustre les interrogations et tensions qui traversent l'époque : formation spécifique dans ou à l'extérieur de l'université, place des syndicats dans la formation, définition de la spécificité de la médecine générale (d'exercice ou disciplinaire ?), rôle et place des organisations dans ce contexte[67] ? (*voir infra, annexe 3*).

---

66. Mais il donnera plus tard, en tant que directeur général de la Santé, les clés d'interprétation de la loi de 1958 pouvant permettre la nomination d'enseignants associés de médecine générale.

67. L'école de Riom sera créée en 1986 par l'UNAFORMEC et le CNGE avec le financement de laboratoires pharmaceutiques. L'UNAFORMEC se trouvera neuf ans plus tard exclue de sa gestion.

Le CNGE existera pendant des années grâce aux subsides de ces laboratoires (écriture de « La différence », éditions de revues). La SFMG qui a fait un choix de tout ou rien (pas d'investissement dans l'université si des enseignants titulaires ne sont pas nommés) se retrouvera relativement marginalisée…

2.1.7 L'organisation du troisième cycle

Quelle structure pour organiser le troisième cycle ?

Le décret du 30 décembre 1985, modifiant celui de juillet 1984, apporte des précisions sur de nombreux points d'organisation et de statuts, en particulier l'installation d'une commission ou d'un département du troisième cycle de médecine générale.

Tous les deux sont placés sous la responsabilité du doyen qui nomme l'enseignant coordonnateur. Le département possède une autonomie pédagogique et financière plus importante que la commission : il peut organiser la recherche disciplinaire. Le coordonnateur du département siège au conseil d'UFR, pas celui de la commission. Et, alors que les membres de la commission sont nommés par le doyen, le conseil du département est l'émanation de l'ensemble des personnels enseignants participant à son activité, et donc élu.

L'arrêté de septembre 1985 avait toutefois défini la composition de ces structures : l'enseignant coordonnateur, des enseignants hospitalo-universitaires dont au moins un professeur, des praticiens des hôpitaux généraux, des généralistes participant à l'enseignement, des maîtres de stage, des internes et des étudiants hospitaliers ; la présence de membres du conseil régional de FMC était alors statutaire et obligatoire. La répartition en nombre dans chaque catégorie n'était pas définie.

Département ou commission du troisième cycle de médecine générale : quelle structure dans les UFR ?

En cette fin d'année 1985, la connaissance des choix de structure effectués par les différentes UFR ne paraît pas précise, même au sein de la Conférence des doyens : « un bref tour d'horizon permet de dire qu'il semble que seulement 3 établissements aient choisi la formule départementale : Bordeaux, Créteil et Lille ».

En fait, cinq UFR ont déjà fait le choix du département.

– À Bordeaux, le département du troisième cycle de médecine praticienne a été créé en 1976. Il évoluera vers un département de médecine générale authentique et deviendra l'unique département universitaire répondant à l'article 25 de la loi du 26 janvier 1984, mais cela seulement en… 1998 !

– À Créteil, le département de médecine de famille s'est transformé en 1984 en département d'enseignement et de recherche en médecine générale, toujours coordonné par un généraliste, assisté de deux coordonnateurs adjoints, un hospitalo-universitaire et un hospitalier. Dans son conseil, généralistes et hospitaliers sont répartis à parité.

– Pour ce qui concerne Lille, un troisième cycle sans structure avait été mis en place en 1976. Un département de formation et de recherche en médecine générale sans réel statut au sein de l'UFR est installé début 1985, mais stoppé très rapidement. Le département ne fonctionnera en fait pas avant les années 2000 (*voir infra*, § 2.2.2).

Deux autres UFR parisiennes avaient déclaré un département dans les années 1970.

– Au Kremlin-Bicêtre, une commission du 3ᵉ cycle a été ajoutée en 1984 au département de médecine de famille. L'objectif est de construire un département universitaire à l'image des départements de spécialité.

– À l'inverse, le département du troisième cycle de médecine générale de Bichat, lui, se transforme en commission en 1984.

– Quant à l'Institut universitaire de médecine générale de Bobigny, il laisse la place à un département de médecine générale en 1984, « mais ses premiers statuts n'ont semble-t-il été votés que vers 1990 […]. En réalité, il s'agit de statuts virtuels, ce département ne s'étant jamais réuni[68] ».

Les moyens financiers ou pédagogiques propres à ces structures font défaut quasiment partout.

Mais, que le cadre pédagogique et organisationnel de ces enseignements soit inexistant ou bien structuré, le problème de fond reste le même : celui du contenu de l'enseignement, et celui de sa compréhension par les étudiants. Ceux-ci semblent en effet plus préoccupés par leurs responsabilités dans les services hospitaliers que par la formation « spécifique » qui leur est proposée, et cela dans toutes les facultés. Pour régler ce problème d'absentéisme aux séances d'enseignement, l'obligation de présence va se généraliser peu à peu.

La première année de la réforme

Un an après la réforme, les syndicats d'internes font un constat de profonde carence sur le stage chez le praticien.

Pour le SNIMG, le stage chez le praticien, « véritable clou de la réforme », le seul moyen de revalorisation de la médecine générale, est inexistant alors qu'il devrait être obligatoire. Par ailleurs, « peu de stages hospitaliers de médecine générale sont vraiment qualifiants » et le SNIMG projette la « création d'un corps de praticiens hospitaliers à temps partiel permettant l'accès de jeunes généralistes à l'hôpital ».

Le CICREM regrette, lui, que le décret du 30 décembre dernier, pris sans aucune concertation, accentue la pesanteur de la réglementation organisant le troisième cycle, et ne règle pas les problèmes quotidiens, en particulier l'organisation du stage auprès du praticien.

---

68. Selon le rapport du Comité national d'évaluation. *Voir infra*, § 3.4.2.

Deuxième séminaire national des généralistes enseignants

Pour les enseignants généralistes réunis à Orly par l'UNAFORMEC fin janvier 1986, l'enseignement spécifique marque tout de même des points. Sont présents lors de ce deuxième séminaire national soixante-treize généralistes enseignants représentant toutes les UFR sauf Paris-Lariboisière et Paris-Ouest. La formation des formateurs concerne bien sûr la pédagogie, mais aussi les nouvelles techniques pédagogiques (vidéo, jeux de rôle, glace sans tain…). La nécessité d'un fonds documentaire disciplinaire, disponible pour tous, est pointée : liste des thèses de médecine générale, recueil et classement des articles de presse sur la discipline et la pédagogie.

Par ailleurs, ces enseignants constatent que la majorité d'entre eux n'a pas été payée, et ils déplorent à nouveau la « main mise des hospitalo-universitaires dans les commissions de médecine générale ».

L'ANEMF, qu'on n'avait pas entendue depuis longtemps, illustre bien l'ambiguïté de cette nouvelle réforme en reprochant à certains syndicats, dont l'UNOF, de mal défendre la médecine générale. L'association, qui s'oppose à l'allongement des études, estime que la formation doit être effectuée par les généralistes en deuxième et troisième cycles, que le stage praticien doit être obligatoire, et, ne semblant pas en comprendre la finalité, affirme que le concours de fin de deuxième cycle est inutile pour la revalorisation de la médecine générale. *Elle assimile la médecine générale à la médecine libérale* et craint que certains syndicats en deviennent les *fossoyeurs*. L'UNOF réaffirme en réponse que le troisième cycle est un acquis considérable, qui reconnaît la spécificité « de notre exercice », et maintient que, « l'examen classant et validant en fin de 2e cycle ayant été purement et simplement supprimé, la conséquence en a été de transformer la filière de médecine générale en une filière de l'échec ».

Une réunion organisée par l'UNAFORMEC avec des représentants du syndicalisme médical, du MAG et des responsables des mouvements étudiants aboutit assez logiquement à la reconnaissance de la *nécessité d'une sélection à l'entrée du 3e cycle, unique pour tous les étudiants, donnant accès à toutes les filières spécialisées, y compris la médecine générale. C'est un revirement important des étudiants qui avaient fait grève quelques années auparavant pour obtenir l'inverse !*

2.2 Mars 1986, changement de majorité à l'assemblée : mise en place annoncée du résidanat, suppression de « l'internat pour tous »

La loi du 6 juillet 1979 a instauré un troisième cycle obligatoire de médecine générale de deux ans dans lequel les étudiants devaient avoir la qualité de *résident*.

La loi du 23 décembre 1982 a mis en place un examen classant et validant en fin de deuxième cycle, et a créé l'internat pour tous. Elle prévoyait que, dans les cinq ans suivant sa promulgation, le Gouvernement présenterait un bilan de son application au Parlement. Dans une très longue grève, les étudiants ont contesté le principe de l'examen classant et validant ; il a été mis en veilleuse, mais pas supprimé de la loi.

Depuis le mois d'octobre 1984, les étudiants effectuent leur entrée en troisième cycle après avoir validé la formation du deuxième cycle. Tous les étudiants désormais appelés *internes* effectuent un stage indifférencié de six mois au cours duquel ceux qui le désirent peuvent se présenter au concours d'internat afin de se former dans une spécialité.

Le Gouvernement doit, pendant une période de trois ans, prendre par décret des mesures transitoires applicables jusqu'au 1er octobre 1987. Le bilan de la loi de 1982, mise en application en octobre 1984 devra donc être effectué avant décembre 1987.

Mais une *réforme de la dernière réforme des études médicales* est déjà annoncée pour la fin de l'année par la nouvelle majorité !

2.2.1 Un parfum de revanche.
La directive européenne obligeant au stage de six mois

En effet, pour le nouveau gouvernement, le titre d'interne ne peut être donné d'office à tous les futurs médecins. De plus, le principe d'une double filière de formation en médecine générale est envisagé : une partie des généralistes, qui seraient appelés *internistes*, issus du concours d'internat, effectueraient leur internat dans les services de médecine interne des CHU. Les autres ne passeraient pas de concours, et seraient formés dans le cadre d'un *résidanat*.

Les internes désapprouvent. Pour le CICREM (Patrice Louville), les futurs généralistes devenus des résidents sous-payés ne serviront qu'à faire tourner les hôpitaux généraux, sans garantie de formation : c'est bien une régression ; et puis la médecine interne est une spécialité dont le champ d'action est tout à fait différent de celui de la médecine générale.

L'UNAFORMEC de son côté ne se déclare pas opposée *a priori* à ce projet de double filière. Pour son nouveau secrétaire général Alain Métrop, la création d'une *élite* de généralistes pourrait entraîner une émulation et améliorer la qualité de l'ensemble des généralistes, mais cela à trois conditions : la création d'un vrai *troisième cycle d'application professionnelle*, la validation des compétences *en fin de formation* (introduisant donc la possibilité d'échec pour l'étudiant), et un choix de la médecine générale positivement motivé (c'est le retour de l'examen classant et validant !). La *sélection de l'élite* devrait alors se faire en fin de troisième cycle sur les compétences acquises dans la pratique, et non sur les connaissances seules, ces médecins devant rester des médecins de premier recours. Et les généralistes actuellement en exercice devraient aussi y avoir accès selon certaines modalités : participation à la FMC, à l'enseignement, à la recherche…

Les idées-forces de l'avant-projet de loi sont présentées à la Conférence des doyens par Alain Pompidou, conseiller de la ministre de la Santé Michèle Barzach : la conformité avec les directives européennes exige le maintien d'une formation hospitalo-universitaire de deux ans minimum en troisième cycle pour tous les étudiants ; le titre d'interne serait exclusivement réservé aux étudiants reçus au concours d'internat ; le titre de résident serait donné aux anciens internes de médecine générale. Les résidents auraient alors l'assurance d'un statut avec fonction et rémunération hospitalière, et la vraisemblable possibilité d'acquérir par un cursus à temps partiel, après les deux années, des certifications recoupant les actuelles *capacités*.

La filière de santé publique deviendrait accessible à tous les internes ; la filière recherche serait supprimée, mais « l'année recherche » serait renforcée.

La profession demande le retour de l'examen de fin de deuxième cycle

Au niveau professionnel, le MAG constate l'opposition du monde universitaire à une revalorisation authentique de la médecine générale. S'inspirant des propositions du CNGE, il propose le retour à l'examen classant et validant qui, seul, permet *un choix volontaire*, authentique des étudiants vers la médecine générale. Il propose aussi la qualification des services hospitaliers formateurs, un stage revalorisé auprès du praticien, un enseignement théorique qui ne reposerait pas sur la simple bonne volonté ou l'improvisation d'enseignants généralistes non reconnus. Le mouvement affirme que la reconnaissance politique de la discipline passe par la création au sein du Conseil supérieur des universités (CSU) d'une section de médecine générale. Il demande des moyens, une recherche à partir des cabinets ambulatoires des généralistes, et des statuts pour les enseignants. Et comme l'étudiant doit connaître la médecine générale avant l'examen classant, la discipline doit être présente en deuxième cycle.

De son côté, à la suite du congrès de la WONCA à Londres en juin, la SFMG admet que les programmes des premier et deuxième cycles et le programme du concours d'internat peuvent constituer le corpus nécessaire et suffisant du tronc commun de formation nécessaire à tous les étudiants. Mais cette société savante plaide ensuite pour un examen d'accès au troisième cycle validant et classant permettant, de plus, une régulation des flux et supprimant « l'inacceptable sélection des généralistes par l'échec ». L'étudiant pourrait s'y présenter autant de fois qu'il le souhaite, et le difficile problème des recalés disparaîtrait puisque l'obtention d'une note moyenne en deuxième cycle permettrait d'obtenir un *diplôme universitaire excluant les fonctions soignantes*. La SFMG rappelle que de nombreux pays (Grande-Bretagne, Pays-Bas, Scandinavie, Canada, États-Unis, Australie) ont des formations fondées sur ces principes. *Tous ces pays ont construit un corpus de connaissances et de recherche suffisamment élaboré et distinct de celui de la médecine interne.*

Circulaire, décrets et... directive européenne

La circulaire du ministère de la Santé relative à l'internat de médecine et à l'organisation du stage chez le praticien est publiée le 30 juin 1986. Elle précise, pour la formation hospitalière, qu'elle s'effectue sur quatre semestres, dont au moins un semestre dans un service rattaché à un CHU. Pour le stage auprès du praticien, elle en trace le cadre juridique, pédagogique, déontologique et financier : ce stage est obligatoire et devra devenir le pivot de la formation « lorsque sa mise en œuvre sera plus largement réalisée ». Il dure de 30 à 50 demi-journées réparties sur un semestre dans la limite de 2 demi-journées par semaine. Le problème de la rémunération de l'IMG est ainsi réglé, le temps du stage auprès du praticien étant totalement inclus dans un semestre de stage hospitalier. Le maître de stage est, lui, rémunéré 110 francs par demi-journée de quatre heures. Une convention de stage sera passée entre le doyen, le directeur de l'hôpital de rattachement de l'interne, éventuellement le directeur de la DRASS, le maître de stage, et l'interne. La présence du stagiaire dans les consultations est subordonnée à l'accord du patient. L'interne est soumis au secret professionnel et ne peut recevoir de rémunération spécifique à ce stage. Un rapport est rédigé par le maître de stage permettant l'évaluation. *Il s'agit donc d'un stage obligatoire, court, discontinu, dans lequel, l'interne est passif !*

Juillet 1986, le Conseil des ministres de la CEE adopte une directive concernant la formation des médecins généralistes

Contrairement à la résolution de 1977, il ne s'agit plus d'incitations à faire, mais d'obligations : *au 1er janvier 1995, les nouveaux médecins qui voudront exercer en tant que généralistes dans le cadre d'un régime de Sécurité sociale*

devront être titulaires d'un diplôme sanctionnant une formation spécifique de médecine générale !
La directive précise que cette formation :
– n'est accessible qu'après six années d'études ;
– dure au moins deux ans ;
– est de nature pratique plus que théorique : six mois au moins en milieu hospitalier et « six mois au moins dans le cadre d'une pratique de médecine générale agréée » ou d'un centre de soins primaires ; six mois au maximum peuvent être effectués dans d'autres établissements s'occupant de médecine générale ;
– comporte une participation personnelle du candidat à l'activité professionnelle et aux responsabilités.

Cela signifie que la formation spécifique organisée autour de stages en milieu hospitalier et auprès du praticien deviendra obligatoire pour les *résidents entrés en troisième cycle en 1993.*
Le stage de six mois en médecine générale va donc devenir obligatoire.

Par ailleurs, le projet Erasmus (fondé sur la libre circulation en Europe et la reconnaissance mutuelle des diplômes) doit permettre aux étudiants de suivre un cycle de formation dans un autre pays de la communauté sans qu'ils en soient pénalisés.

Le vice-président de la SFMG, Jean-Luc Gallais, se dit optimiste pour l'avenir de la médecine générale et sa représentation dans toutes les structures en France : « une seule étape est maintenant nécessaire et suffisante : l'inscription de la médecine générale sur la liste des disciplines représentées au CSU ».

Le décret du 7 novembre 1986 supprime la représentation des internes de médecine générale dans les commissions médicales consultatives (CMC) des CHU, alors qu'ils représentent la majorité des internes des hôpitaux. L'UNANIM et le SNIMG déposent un recours en Conseil d'État contre ce décret, exigeant que soit rétablie leur représentation dans les CMC.

Le dernier décret modifiant celui du 9 juillet 1984 date du 3 décembre 1986 ; il est relatif à l'organisation du troisième cycle, et cherche à simplifier et rationaliser, entre autres, les changements d'orientation des internes, les stages à effectuer avant une inscription définitive en DES… *Une disposition choque particulièrement* : « les internes affectés dans une filière spécialisée ou de santé publique ou de recherche qui désirent effectuer un stage agréé dans la filière de médecine générale choisiront, en fonction de leur ancienneté et leur rang de classement… *avant* les internes de la filière de médecine générale ».

2.2.2 État de la structuration de la réforme dans les facultés

Ne disposant pas de données solides, la Commission nationale de médecine interne, discipline qui se vit comme très impliquée et responsable de la formation des généralistes, demande à Jacques Beylot, interniste, directeur du département du troisième cycle de médecine omnipraticienne de Bordeaux, une présentation de la formation à la médecine générale en France. Celui-ci lance alors une enquête auprès des responsables du troisième cycle, qu'ils soient internistes ou non. Bien qu'avertie secondairement du projet, la Conférence des doyens décide d'en soutenir les réponses auprès des collègues de toutes les UFR. Ce travail deviendra le *rapport Beylot*. Il permettra de colliger des données obtenues à partir des responsables administratifs des facultés (impliqués en fait de façon très variable selon les établissements) et des responsables universitaires du troisième cycle de médecine générale. Ces données sont différentes mais complémentaires des résultats des enquêtes effectuées par les généralistes (*voir infra, note de bas de page n° 77*).

Fin 1986, les résultats de cette enquête (ci-dessous) sont présentés aux formateurs généralistes ; l'UNAFORMEC veut créer une unité de pensée.

C'est le troisième séminaire national des généralistes enseignants, sous l'égide de l'UNAFORMEC.

Sept cents généralistes participent à l'enseignement et deux mille cinq cents reçoivent des étudiants dans leurs cabinets. Cet investissement de plus en plus important doit *pousser la profession « à prendre une posture universitaire, c'est-à-dire à générer de la connaissance dans (son) champ d'activité et la diffuser avec toute la rigueur voulue. Cela pousse à une obligatoire théorisation de la médecine générale »*.

Le nombre d'IMG est très variable entre les UFR : une centaine à Brest et près de 700 à Lille. Lyon et Marseille ont plus de 500 étudiants.

Le manque de moyens est criant : en financement, en locaux, en secrétariat, en matériel pédagogique. Le nombre d'heures complémentaires attribué par le ministère a été augmenté en 1986, mais insuffisamment. Les moyens de fonctionnement des commissions sont pratiquement inexistants, en dehors de Bordeaux.

De plus, le pouvoir universitaire local fait que les généralistes ne participent pas suffisamment à la coordination. Toutefois, dans près de la moitié des UFR, un ou plusieurs médecins généralistes ont un rôle très actif de coordination ou d'assistance.

Pour l'organisateur du séminaire, André Cholal, l'objectif prioritaire est de créer entre tous les acteurs généralistes de la réforme une unité de pensée. Une définition du généraliste idéal est proposée : « Homme ou femme de décision qui tient compte des éléments biomédicaux et psychosociaux du patient, de synthèse, de relation et de communication, d'évaluation, d'adaptation, de gestion de son patient. Les limites de ce professionnel sont définies par ses possibilités techniques, les fonctions mieux assurées par d'autres professionnels et la rareté de certains problèmes rencontrés. »

Parmi les débats de ce séminaire figurent les réflexions suivantes.

Le stage chez le praticien reste la pierre angulaire de la formation pratique : il doit être rendu obligatoire, durer au moins cinquante demi-journées (dont une partie en continu) et être placé le plus tôt possible dans le troisième cycle.

Les domaines et les grands thèmes de l'enseignement théorique ont été définis dans l'arrêté de septembre 1985, ce qui a permis l'élaboration d'un programme d'enseignement (contenu et objectifs). Mais la validation dans la majorité des UFR est considérée comme déficiente, assurée uniquement par le contrôle de la présence des étudiants.

L'évaluation du troisième cycle doit être formative[69], explorant les connaissances, les aptitudes et les comportements, permettant à l'étudiant de repérer ses manques et d'y remédier.

Un quatrième cycle de formation[70] ouvert à tous les généralistes est même évoqué : il permettrait d'acquérir des compétences supplémentaires.

La place du Collège des généralistes enseignants n'a bien sûr rien de réglementaire, mais il permet de regrouper les praticiens intéressés sous forme associative : le collège local ou régional va devenir progressivement un lieu de réflexion et de réalisation pédagogique qui fait des propositions à la Commission du troisième cycle. En 1986, le collège existe dans dix-neuf UFR, et organise des formations de formateurs localement.

Le manque d'attrait des étudiants pour la discipline est en partie expliqué par le fait qu'ils n'ont jamais rencontré la médecine générale, « monde abstrait, inconfortable et angoissant ». Tout particulièrement, la fréquentation des séances d'enseignement par les étudiants pose problème : en moyenne 50 % d'une promotion. C'est mieux qu'en deuxième cycle (30 % !), mais très insatisfaisant. L'explication est multifactorielle : préparation de l'internat pendant la première année pour de nombreux étudiants, difficultés à se

---

69. Permettant de favoriser la progression des apprentissages et de renseigner étudiant et enseignant sur les acquis et les éléments à améliorer.

70. Le secrétaire national adjoint de l'UNAFORMEC, Pascal Pierret, proposera un peu plus tard aux médecins généralistes un quatrième cycle universitaire qui comprendrait la FMC actuelle améliorée, la formation à la méthodologie de la recherche et la formation pédagogique.

libérer du service hospitalier, pas de rencontre préalable avec l'exercice généraliste et donc une faible perception de l'utilité d'un tel enseignement, préparation de certificats universitaires facultatifs et... méthodes d'enseignement inadaptées. Pour motiver les étudiants, « un enseignement original, interactif, attractif et différent dans le fond comme dans la forme de ce qu'ils ont connu à l'université ou à l'hôpital s'impose ».

Lille : une difficile ouverture du monde interniste hospitalo-universitaire

Bernard Devulder, médecin interniste lillois, a fait partie, en tant que responsable du troisième cycle de médecine générale pour la Conférence des doyens, du groupe qui a élaboré la « charte de 1980 » (voir 1.7.2.).

À Lille, il a lancé une formation théorique et pratique de troisième cycle en 1976 dans le cadre d'une commission pluripartite d'études et de recherches pédagogiques (CERP). Cette formation était facultative, sans examen final, avec des séminaires animés par 1 médecin hospitalo-universitaire et 2 ou 3 généralistes ; ils étaient peu fréquentés par les étudiants. Par contre, le stage auprès du praticien comportait 3 demi-journées par semaine réparties sur deux mois, ou 1 journée par semaine, ou 1 semaine complète ; ce stage était, lui, très apprécié des étudiants.

Dans les mêmes années, Bernard Devulder a mis en place un diplôme de formation supérieure en médecine générale de deux ans. Une trentaine de généralistes s'y sont inscrits : un ensemble de problèmes médicaux était analysé par spécialité, et l'enseignement était effectué par des universitaires essentiellement. L'objectif indirect était de former des praticiens qui pourraient s'impliquer dans l'enseignement et de s'assurer de leur qualité.

Un département de formation et de recherche en médecine générale a été mis en place dans la suite de la CERP. Son conseil était composé de 11 hospitaliers (dont 6 universitaires), de 9 généralistes et de 4 internes. Il ne semble pas avoir eu de réel statut au sein de l'UFR.

En 1984, les stages sont arrêtés au prétexte de l'imprécision et de l'ambiguïté des textes gouvernementaux, mais aussi du fait du nombre très important d'étudiants de troisième cycle à gérer. Et puis, « ... les IMG auraient dû sacrifier une partie de leur stage hospitalier pour suivre l'enseignement auprès des généralistes », ce qui ne « convenait pas aux directeurs des hôpitaux ! ». Les cent cinquante maîtres de stage devront attendre la rentrée 1986-1987 pour retrouver des stagiaires[71].

Parallèlement, une soixantaine de généralistes inscrits au diplôme ou adhérents à la FMC (NORFORMED, Fédération des associations de FMC

---

71. Lille. Le stage auprès du praticien a fait les frais de l'imprécision des textes. *Panorama du médecin*, 1986.

de la région Nord-Pas-de-Calais ; UNAFORMEC locale) ont été invités à préparer un programme d'enseignement qui sera décliné pour les IMG à partir d'octobre 1985 sous la houlette de Bernard Devulder. Des formations pédagogiques ont été organisées avec Alain Bernadou[72]. Tout l'été, des enseignements en binômes ont été préparés avec des spécialistes du CHU.

À la rentrée 1985-1986, ce programme est appliqué sous forme d'enseignements dirigés (ED), obligatoires, évalués, dont le compte-rendu est adressé aux enseignants. Il est repris à la rentrée de l'année suivante.

En janvier 1987, c'est le clash ! Porté par la dynamique nationale[73], un *Collège régional des généralistes enseignants et maîtres de stage du Nord-Pas-de-Calais* est créé et annoncé à la presse. Il fédère les praticiens depuis longtemps impliqués dans la formation, et pour certains très isolés. Il se définit comme une force de propositions et veut aider le système actuel à évoluer.

Le doyen André Fourrier et le coordonnateur Bernard Devulder, qui disent ne pas en avoir été prévenus, interprètent la situation comme une remise en cause du « climat de confiance et des principes de collaboration » qui avaient présidé antérieurement. Pour Bernard Devulder, le collège est « une dissidence, une subversion, un complot, une illégalité ». Les enseignements dirigés sont interrompus le 1er février. Les stages chez le praticien pourront être effectués « dans le strict respect des conventions qui devront être signées individuellement ».

Pour le doyen Fourrier, « la trop grande liberté laissée aux enseignants généralistes » du fait de la non-intégration des hospitalo-universitaires dans la réalisation de l'enseignement théorique en est la cause. La procédure d'évaluation mise en place « a été mal acceptée par les généralistes ». La création du Collège, annoncé comme l'interlocuteur unique « pratiquement sans en avoir informé la faculté », a entraîné la décision d'arrêt des enseignements.

Pour Philippe Hebbinckuys, enseignant généraliste à la faculté depuis dix ans et président du bureau provisoire de l'association, c'est une catastrophe locale, et, dans l'espoir d'un déblocage rapide, il affirme que « seul le département a une valeur légale ». Il explique le rôle de l'association et regrette que l'information, en fait uniquement transmise par oral, n'ait pas été suivie d'un écrit. Un de ses collègues explicite : « s'il a été parlé de contre-pouvoir, c'est par rapport à l'autoritarisme d'un coordonnateur dont les ambitions et les méthodes se révèlent insupportables et intolérables ».

Pour Pierre Lecluse et Raymond Glantenet[74], enseignants généralistes, le monde hospitalo-universitaire n'a pas admis la place qu'ils ont progressivement occupée. Et puis ce conflit se mélangeait avec la perte de l'hégémonie locale de la CSMF, les universitaires locaux étant opposés à MG France, syndicat catégoriel.

---

72. Hospitalo-universitaire de Paris-Broussais très investi dans la pédagogie, il est intervenu à l'école de Riom et dans plusieurs facultés pour former des généralistes.

73. À l'initiative de généralistes enseignants par ailleurs membres du syndicat MG France, récemment créé.

74. Interview de Pierre Lecluse et Raymond Glantenet, 12 octobre 2016.

En avril, les cours reprennent, mais ils sont facultatifs, et rapidement les IMG les désertent. C'est l'occasion d'une reprise en main totale par les hospitalo-universitaires. Seuls quelques cours concernant l'exercice professionnel resteront confiés à Pierre Lecluse.

En 1990, Bernard Devulder sera élu doyen, et, par nécessité, le département de formation et de recherche en médecine générale sera officiellement créé, mais sans moyens ni matériel.
Le clash durera jusqu'en 1998[75].

2.2.3 Printemps 1987 :
défense de « l'internat pour tous »… sans succès

Le conseiller à l'enseignement supérieur, René Mornex, doyen de Lyon, estime que le projet de réforme va rétablir un *véritable* internat de CHU. Rien n'est changé pour la formation des généralistes, « sauf l'intitulé de leur fonction au bénéfice du mot "résident" qui lève toute ambiguïté », le terme « interne » reconnaissant, lui, un concours et une formation de quatre ans.

Les réactions ne se font pas attendre. L'UNANIM affirme que « l'internat pour tous est le principal acquis de la loi de décembre 1982 ». Elle se déclare prête à mobiliser les internes.

Début avril, des étudiants de Paris-Necker sortent dans la rue et appellent la population à les soutenir pour la défense de la médecine générale, distribuant tracts et… préservatifs. Un Comité national inter-CHU (CNIC) se crée pour coordonner les actions, et une grève nationale de vingt-quatre heures reconductible débute le 8 avril. Le 16, une première manifestation avec 2 500 étudiants se déroule à Paris. Le mot d'ordre est la « défense de l'internat pour tous ». Des actions comme le plâtrage de statues et parcmètres parisiens tentent de donner de la visibilité au mouvement. Les étudiants refusent une nouvelle dévalorisation de la médecine générale ; ils critiquent la mise en place d'une formation à deux vitesses, et s'insurgent contre la disparition de l'internat pour tous. Une nouvelle manifestation nationale est organisée à Paris le 29 avril avec 7 000 étudiants fortement motivés. Mais le ministère refuse de les recevoir.

Le journal *Le Monde* s'interroge en juin : « Que contestent donc 80 % des étudiants[76] interrogés par référendum ? Tout d'abord, la loi de 1982

---

75. Bernard Gay affirme dans son interview du 19 octobre 2016 que le changement a été provoqué par les évaluations menées par le Comité national d'évaluation avec visites sur sites, particulièrement défavorable pour Lille (*voir infra*, § 3.4.2).
76. Onze mille étudiants ont répondu, soit près de la moitié des inscrits de PCEM2 à DCEM4.

prévoyait que, dans les cinq ans suivant sa promulgation, le Gouvernement présenterait un bilan de son application au Parlement. Avec logique, les étudiants demandent que ce bilan soit effectué avant de décider la modification de tel ou tel article de la loi. Depuis octobre 1984, de nombreux malades sont pris en charge par des internes en médecine générale dans les hôpitaux publics. Qui s'en est plaint ? D'après le doyen Mornex, il apparaît qu'après deux ans de réalité, la place et les services rendus par les internes en médecine générale sont reconnus de manière très positive. »

Les organisations de généralistes soutiennent le mouvement : SNMG (médecins de groupe), USM, UNAFORMEC. Même des médecins hospitaliers et des spécialistes libéraux défendent l'internat de médecine générale. La SFTG, jugeant cette réforme « stérilisante, voire avilissante », demande une égalité de formation et de choix de l'IMG avec l'IMS.

Pour la SFMG, « tout se passe comme si on voulait contester à la médecine générale sa spécificité et son importance en la dévalorisant dès la formation initiale ». Jean-Luc Gallais, vice-président, se positionne un peu différemment : il existe une différence de contenus et de trajectoires universitaires entre ceux qui font l'effort de passer et réussir le concours, et ceux qui s'en abstiennent ou le ratent. Pour lui, l'égalité ne se décrète pas, elle se mérite et se conquiert. Jean-Luc Gallais relève de plus l'ambiguïté du discours étudiant : la grève en 1983 pour supprimer l'examen classant et validant, et aujourd'hui un intérêt déclaré pour la médecine générale, alors que l'attitude des étudiants rapportée dans le rapport de Jacques Beylot[77] sur le troisième cycle de médecine générale ne conforte pas du tout cet intérêt.

L'UNOF, elle, soutient les étudiants... tout en acceptant le terme de résident, mais à la condition que certaines dispositions soient prises : sensibilisation à la médecine générale dès le début des études, même statut et même rémunération dans les deux formations, stage chez le praticien en continu de six mois, statut véritable pour le généraliste enseignant. Autres conditions : *l'impossibilité de préparer le concours d'internat de spécialité pendant le troisième cycle de médecine générale, l'obligation pour les étudiants de spécialité ayant échoué de refaire le cursus de résidanat, le remplacement de généralistes réservé aux étudiants en médecine générale.*

---

77. Rapport Beylot sur les moyens à la disposition du troisième cycle de médecine générale, 1986 (*voir supra*, § 2.2.2). Ce rapport montre en effet l'absentéisme des étudiants dans la formation spécifique et leur opposition à être évalués pour ce cycle ! Il souligne par ailleurs l'aspect dérisoire des moyens affectés au troisième cycle, « à l'exception de quelques cas rares », une bonne harmonisation des programmes au niveau national, mais avec un volume très variable, une organisation souvent décentralisée avec un faible investissement des hospitalo-universitaires dans ces unités décentralisées. Il se demande enfin si, dans la formation des futurs généralistes, ce sont bien les généralistes les plus aptes à assurer cet enseignement.

Auxquels s'ajoute un concours d'assistanat[78] après le troisième cycle, ouvert aussi aux généralistes en exercice, pour une possibilité de carrière hospitalière dans de « réels services de médecine générale ».

Début mai, 10 facultés parisiennes sur 11 (sauf Paris-Ouest) sont en grève de cours et de stage. En province, seules cinq facultés sont touchées[79].

À ce stade du projet, René Mornex affirme devant les doyens que les résidents auront les mêmes dispositions statutaires et de rémunération que les internes ; le dispositif de concours interrégional restera en place, la suppression des filières de recherche et santé publique permettra de simplifier le choix qui se fera selon le rang de classement. Reste un point non encore arbitré : « les rapports entre la voie du résidanat et la voie de l'internat, dont le titre à donner aux étudiants en semestre indifférencié, et les exigences pour ceux collés au concours ». Par ailleurs, le Gouvernement s'est engagé à étendre le stage auprès du praticien et à instituer un statut des maîtres de stage et des enseignants généralistes.

Le projet gouvernemental a le soutien du syndicat autonome des enseignants en médecine, du syndicat des professeurs hospitalo-universitaires, ou encore de l'intersyndicat national des chefs de clinique assistants... qui avaient été très impliqués dans la grève de 1983 ! Le SNIMG, quant à lui, estime que ce projet « est le seul moyen d'entretenir et améliorer la formation spécifique en médecine générale en instaurant un résidanat de qualité ».

Troisième manifestation nationale le 12 mai avec huit mille étudiants ; la mobilisation s'est étendue[80] et vingt-deux CHU sont en grève. Le CNIC a *trois revendications : un terme juridique unique pour désigner tous les étudiants du troisième cycle, un bilan sur la loi en vigueur[81] (conformément à l'article 8 de la loi de 1983) et le maintien du concours national d'accès aux spécialités.*

Malgré cette mobilisation, dès le lendemain, le Conseil des ministres adopte l'avant-projet de loi avec trois dispositions principales : suppression définitive de l'examen classant validant de la loi de 1982 mis en veilleuse à la suite des grèves de 1983, formation spécifique « théorique et pratique

---

78. Le décret définissant l'assistanat, alors critiqué par de nombreux médecins hospitaliers, n'est pas un texte d'application de la réforme des études mais de la réforme hospitalière. Il ne modifie donc pas la formation des médecins, mais crée une nouvelle catégorie de praticiens contractuels pour faire fonctionner les hôpitaux généraux. Qui s'en plaint ? *Le Monde*, 4 juin 1987.

79. Il s'agit de Marseille, Toulouse, Nice, Rennes, Angers et Rouen.

80. Amiens, Dijon, Lille, Limoges, Lyon, Montpellier, Nancy, Nantes, Reims et Saint-Étienne.

81. De très nombreuses organisations réclament ce bilan prévu par la loi du 23 décembre 1982.

de qualité » de deux ans pour les futurs médecins généralistes appelés résidents, mêmes dispositions statutaires et de rémunération pour résidents et internes.

Le samedi 16 mai, un étudiant de Cochin proche du CNIC prend contact avec son doyen Georges Cremer et demande une entrevue à la Conférence des doyens. Dès le lendemain, quatre doyens dont le président Gouazé rencontrent une douzaine d'étudiants parisiens et provinciaux qui les informent « qu'ils se sont faits à la distinction d'appellation interne ou résident, mais voudraient avoir la certitude que cette distinction n'aboutisse pas à une dérive défavorable aux résidents ». Ils proposent donc la modification d'un article de l'avant-projet afin de leur donner une vraie garantie. Par ailleurs, les doyens s'engagent à ce que les examens prévus fin mai soient suspendus.

Mais la rencontre des étudiants avec le ministère le surlendemain aboutit à un blocage. Le ministère en profite quand même pour annoncer que les étudiants ont accepté la « clarification » interne-résident[82].

Le syndicat autonome des enseignants de médecine (SAE) soutient bien sûr ce projet qui « préserve la qualité de la formation de tous les médecins » selon deux voies spécifiques dont la réunion sous un même titre ne pouvait être « qu'une source de confusion dommageable pour tous, médecins et malades ». La Conférence des doyens constate avec satisfaction que les conditions de la formation des futurs généralistes sont confirmées.

Les étudiants n'obtiennent pas le retrait du texte qui passe à l'assemblée début juin. Quelques jours auparavant, ils avaient terminé leur mouvement par un sit-in à Paris au Champ-de-Mars. Durant 4 jours, un vaste débat avait permis à de nombreuses personnalités de discuter de la place des études médicales dans la politique gouvernementale de santé, mais aussi de la sécurité sociale et du système de santé.

2.2.4 Le résidanat entériné. Réquisitoire du CNGE

Lors de la discussion de la loi, l'Assemblée vote le 11 juin la possibilité pour un étudiant de *se présenter au concours d'internat de spécialité soit en fin de DCEM4, soit au cours de l'une des deux années suivantes.* Cet amendement, voté contre l'avis du Gouvernement, revient « à accroître d'un an la durée de la préparation à l'internat. Comment être assurés, dans ces conditions, demande Michèle Barzach à l'Assemblée, que les résidents se consacreront totalement à leur formation de futurs généralistes ? ».

---

82. Le 20 mai, Angers, Rouen, Broussais et Necker arrêtent la grève. Elle se durcit toutefois dans quelques facultés. Minutes de la Conférence des doyens, 1987.

À la suite du débat parlementaire, *outre la disparition de l'internat pour tous, la qualification en médecine générale est supprimée.* La loi est définitivement adoptée le 30 juillet 1987. Son application, initialement prévue pour le 1ᵉʳ octobre, sera reportée d'une année à la suite des grèves. *À la rentrée 1987, les futurs médecins généralistes auront donc encore le titre d'interne* !

Pour Patrice Louville, président de l'UNANIM, cette loi a « comme motivation avouée la hiérarchisation des futurs généralistes et spécialistes ». Il reconnaît que l'examen classant de fin de second cycle refusé par les étudiants en 1983 se trouve « presque réclamé par ceux de 1987 ! C'était une erreur de jeunesse ». Pour lui, le débat doit continuer.

Un *conseil national de résistance* s'organise dans le but d'élaborer un contre-projet de loi de la réforme des études médicales. Y participent : le CNIC, l'UNANIM, MG France, le SMG, et le SNMG, l'Intersyndicale nationale des médecins hospitaliers (INMH), la Fédération européenne des médecins salariés et la CGC, la SFMG, la SFTG, le CNGE. Cette loi est aussi jugée comme se plaçant en contradiction avec les directives européennes.

Le président du CNGE, Jean de Butler, adresse dans une lettre ouverte à Michèle Barzach et Jacques Valade un véritable réquisitoire.

Rappelant les dispositions prises depuis longtemps par plusieurs pays occidentaux (Royaume-Uni, Pays-Bas, États-Unis), la Résolution européenne de 1977 et la Loi française de décembre 1982 sur le troisième cycle, rappelant également les conclusions toutes récentes du Comité des Sages, Jean de Butler écrit :

« Ce texte [...] vient couronner une série de mesures convergentes qui, depuis plus de cinq ans, ont pour principale conséquence d'exclure de la recherche, de l'enseignement et de la formation médicale toutes les disciplines dont le lieu naturel d'observation, d'expérimentation, d'exercice et d'enseignement se situe en dehors du milieu hospitalier, singulièrement la médecine générale. »

Ciblant en fait les divers gouvernements qui se sont succédé depuis la loi de 1982, il en dénonce la continuité dans les erreurs, malgré les alternances politiques : « ce dispositif de régulation de l'accès aux cycles terminaux des études et de formation professionnelle, qui représente une véritable provocation vis-à-vis de la médecine générale, ravalée au rang de sous-produit de la formation spécialisée et hospitalière, apparemment seule digne de votre attention. Toutes les mesures prises depuis 1982 [...] concourent à sa disqualification :

• confusion entre les modalités d'accès à la formation spécialisée et celles du recrutement des personnels hospitaliers de haut niveau [...] ;
• absence de sélection à l'entrée du 3ᵉ cycle de médecine générale, contrairement à celle du 3ᵉ cycle de spécialité ;

• détournement progressif de l'objectif de l'enseignement de 2e cycle, devenu au fil des années une propédeutique à la formation spécialisée au lieu d'être une véritable formation médicale de base ;

• maintien, au mépris de la santé publique, de la possibilité pour les étudiants ayant validé leur 2e cycle d'effectuer des remplacements en médecine générale, alors qu'ils doivent avoir validé la majeure partie de leur formation spécialisée pour pouvoir effectuer des remplacements dans la discipline correspondante ;

• réglementation parfaitement irréaliste des stages chez le praticien en 3e cycle, compte tenu de la possibilité qu'ont les étudiants d'effectuer des remplacements en toute autonomie [...] et réglementation discriminatoire de ces stages par rapport aux stages hospitaliers effectués au cours de ce même cycle ;

• impossibilité pratique d'organiser une véritable préparation à l'exercice de la médecine générale au cours d'un 3e cycle consacré principalement à des fonctions hospitalières qui [...] réalisent en fait une contre-formation [...] ;

• absence de filière de recrutement d'enseignants de médecine générale, avec les mêmes obligations et les mêmes droits que les enseignants des autres disciplines médicales, c'est-à-dire pratiquant des soins aux patients, de la recherche et de l'enseignement dans le cadre de leur discipline [...] ;

• absence de toute précision dans le projet de décret évoqué sur l'organisation de l'enseignement théorique de la médecine générale et sur ses conditions de validation [...].

Tout concourt ainsi à dégrader la formation universitaire des généralistes, qui n'ont d'autre issue que de s'évader d'un métier qu'ils n'ont pas appris... ».

Et de conclure : « Les choix faits par la France en matière de formation à la médecine générale, en contradiction avec la signature [...] de la Résolution 77/30 [...] de la Communauté Européenne [...], ont déjà perdu toute crédibilité. [...] Vous disposez des dossiers nécessaires [...] Il vous suffit d'avoir la volonté politique de le faire, au faible risque de déplaire à quelques amis, et à presque tous vos conseillers. [...]. »

Ce propos n'influera en rien les dispositions Barzach-Valade.

En mars 1988, l'UNANIM réclamera le gel de cette réforme, craignant pour les résidents le retour des invectives internes *Canada Dry* de la part des collègues futurs spécialistes. Elle s'inquiétera aussi de la disparition de la qualification en médecine générale.

En complément, Patrice Louville et Didier Seyler, membres de l'UNANIM, réclameront une réforme de l'ensemble du cursus, dénonçant la faillite d'un enseignement hospitalo-centriste exclusif, et la nécessité d'une motivation positive pour la médecine générale avant le choix du mode d'exercice. Ils adopteront les revendications des praticiens impliqués dans l'enseignement, mettant l'accent sur la spécificité de la démarche diagnostique et thérapeutique du généraliste, et la formation aux pathologies *non hospitalières*. Les ordonnances de 1958 devront être aménagées pour permettre la nomination d'enseignants à des postes universitaires. Enfin, souhaitant que les erreurs de 1982 ne soient pas reproduites, l'UNANIM souhaitera la mise en place de modalités d'orientation identiques pour toutes les filières du troisième cycle, et la suppression du concours d'accès aux spécialités.

Les quatrièmes journées annuelles des généralistes enseignants organisées par l'UNAFORMEC fin octobre 1987 à Orly permettent de présenter la pédagogie par objectifs

Malgré les obstacles et les interrogations sur l'avenir, les généralistes enseignants soutenus par l'UNAFORMEC (et les moyens financiers dont la structure dispose) poursuivent leur formation.

Bernard Bros y présente d'abord un rapport sur les objectifs de la maîtrise de stage. La terminologie y est précisée : objectifs généraux décrivant ce que l'étudiant doit être capable de faire à l'issue du stage, objectifs spécifiques liés à la demande ou à la situation du patient. Ainsi, par exemple, l'étudiant devra être « capable de prendre des décisions diagnostiques, thérapeutiques, médico-administratives et médico-sociales adaptées à son patient et à son environnement, dans le cadre d'un exercice extra-hospitalier et sous sa propre responsabilité, [...] de susciter et coordonner l'action des différents intervenants nécessaires au patient sur les plans diagnostique, thérapeutique et préventif ». Et, spécifiquement, pour une demande de contraception, l'étudiant sera capable « de prendre en compte par l'interrogatoire les habitudes, les antécédents, et l'environnement, adapter les modalités de l'examen clinique, planifier les examens complémentaires et proposer une contraception tenant compte du mode de vie, des désirs et des besoins de la patiente, l'informer sur les MST et le SIDA, savoir faire les frottis et poser un stérilet, rédiger une ordonnance en l'expliquant, assurer la surveillance au long cours… ».

Pour atteindre ces objectifs, tous les maîtres de stage doivent avoir une formation pédagogique, les règlements doivent évoluer afin de permettre progressivement un assistanat contrôlé. *Le constat est fait que le stage et l'enseignement théorique sont complémentaires dans leurs objectifs, communs pour beaucoup.* La définition des objectifs permet de déterminer les moyens et autorise l'évaluation.

Un deuxième rapport est présenté à l'Assemblée : il concerne la place de la médecine générale dans le deuxième cycle et fait des propositions de stage et de contenus d'enseignement. Cela concernerait bien sûr tous les étudiants.

Enfin, le constat est fait des énormes progrès de l'ensemble des généralistes enseignants en matière de programme, de formation pédagogique, de recherche dans les collèges régionaux.

Par contre, la problématique de l'évaluation et de la validation du troisième cycle n'est toujours pas résolue.

La création d'un département de médecine générale dans deux nouvelles facultés, à Marseille et à Tours, est annoncée. Ces créations se révéleront particulièrement problématiques (*voir infra, encadré « L'éphémère et officieuse création d'un département de médecine générale à Tours » dans § 2.3.3 Conclusions de la commission Lachaux : la médecine générale reconnue comme discipline « d'exercice »*).

La formation spécifique à la médecine générale régresse

Le décret fixant l'organisation du troisième cycle des études médicales du 7 avril 1988 (en application de la loi de juillet 1987) concernera les étudiants s'inscrivant pour la première fois en troisième cycle au 1er octobre.

Le CSCT sera organisé à raison de deux sessions annuelles en DCEM4. *L'examen classant et validant sera supprimé définitivement.* Le résidanat durera deux ans. Les résidents devront faire au moins un semestre dans les services d'un CHU et exercer des fonctions extrahospitalières auprès d'un généraliste agréé ou dans des organismes et laboratoires agréés. *Un enseignant sera responsable du résidanat, et ce coordonnateur pourra être un généraliste. Le stage auprès du praticien pourra être effectué à temps plein ou temps partiel, la durée étant laissée à l'appréciation des UFR. Le résident y aura un rôle actif.* Le maître de stage devra exercer depuis au moins trois ans.

Le principe de la qualification disciplinaire avait été supprimé, mais « un document annexé au diplôme attestera que l'intéressé a reçu une formation spécifique en médecine générale ».

En ce qui concerne la filière d'internat, recherche et santé publique ont bien sûr disparu. Les disciplines d'internat deviendront donc : spécialités médicales, spécialités chirurgicales, biologie médicale et psychiatrie.

Ce texte ouvre la possibilité d'effectuer des stages extrahospitaliers. *Il ne précise toujours pas la durée du stage auprès du praticien.*

Il est donc prévu que la nouvelle réforme soit mise en place en octobre 1988.

L'UNANIM et l'USM ont l'intention de déposer un recours contre ce décret en Conseil d'État. MG France et l'INMH veulent s'y associer.

L'arrêté du 29 avril 1988 portant organisation du troisième cycle de médecine générale, publié juste avant les élections présidentielles, semble faire encore plus régresser la formation de futurs généralistes : les structures de coordination du troisième cycle telles que proposées en 1985 disparaissent. Les « départements de formation et de recherche » sont supprimés ! C'est au conseil d'UFR de décider de la structure de coordination et d'évaluation du troisième cycle de médecine générale à installer. Elle sera dirigée par l'enseignant coordonnateur et comprendra des représentants des médecins hospitaliers, des généralistes participant à l'enseignement et des résidents. La durée de l'enseignement sera toujours de 150 à 200 heures sur les 2 années. Les modalités des enseignements et les règles de leur validation seront fixées par les conseils d'UFR sur proposition de la structure de coordination. Il sera encore moins facile d'expérimenter ou d'innover dans des facultés peu ouvertes ou opposées à l'introduction d'un enseignement spécifique.

Des diplômes d'études spécialisées complémentaires (DESC) seront proposés aux titulaires de DES.

Une association pour le gel des décrets et la concertation (AGDC) est mise en place par des membres de l'ex-CNCI. Ils s'élèvent contre la disposition obligeant les étudiants à valider l'ensemble des certificats de deuxième cycle avant d'exercer des fonctions d'interne, alors qu'auparavant la non-validation d'un certificat était autorisée : cela deviendra la problématique de la *dette de certificat*. La suppression de la qualification de médecine générale remplacée par un document annexé au diplôme de docteur en médecine les interroge sur la compatibilité avec les directives européennes.

Toutefois, une rencontre avec le futur ministre de la Santé, Claude Évin, les rend optimistes.

L'UNANIM demande un moratoire : « ces textes ne doivent pas être appliqués au 1er octobre 1988 ». Le bilan de la réforme prévu par la loi de 1982 n'est toujours pas effectué, et l'UNANIM demande à participer à l'élaboration d'une nouvelle réforme. Les textes sont trop précis, et il convient d'arrêter de mettre du réglementaire dans le législatif. Par ailleurs, l'ordonnance de 1958 doit être revue sur certains points afin de permettre aux généralistes « de devenir des enseignants de médecine à part entière ».

2.3 Mai 1988 : retour de la gauche à l'Assemblée, mais l'internat pour tous ne sera pas rétabli

2.3.1 Bilan prévu de la loi de 1982.
La remise en cause annoncée du résidanat… enterrée !

Le nouveau gouvernement fait rapidement des annonces :
– il maintient la « dette » d'un certificat de deuxième cycle pour cette année, ce qui satisfait les étudiants ;

– sa volonté de « promouvoir la médecine générale » sera affirmée en rétablissant la qualification en médecine générale et les départements de formation et de recherche ;

– il va mettre en place une mission afin d'effectuer le bilan de la loi de décembre 1982.

Mais, contrairement aux engagements pris avant les élections, le nouveau Gouvernement ne projette pas le rétablissement de l'internat de médecine générale !

L'AGDC (étudiants), l'UNANIM (internes nouveau régime), l'INMH (médecins hospitaliers) et MG France (médecins généralistes) réalisent en juin 1988 un *front syndical*, regroupant pour la première fois des générations et des modes d'exercice différents, afin d'obtenir l'amélioration de la formation des généralistes au cours du troisième cycle. Les réactions de ces organisations devant ces annonces sont nuancées, mais globalement positives. Pour MG France, jeune syndicat catégoriel, les études médicales représentent un enjeu essentiel. Pour les médecins hospitaliers, les généralistes doivent avoir une assise hospitalière[83].

L'ANEMF est, elle aussi, satisfaite des choix effectués, mais elle met en garde contre « la tentation de rétablir l'examen classant et validant » !

Mise en place de la commission Lachaux et rétablissement de la qualification en médecine générale.

Conformément aux déclarations gouvernementales, une mission est bien mise en place en novembre, portant sur la place de la médecine générale dans le système de soins et dans celui de la formation. Présidée par André Lachaux, conseiller à la Cour des comptes, la mission est composée de Jacques Beylot (interniste à Bordeaux et auteur du rapport de 1986 sur l'internat en médecine générale), Bernard Bros (généraliste, ancien syndicaliste étudiant, membre de l'UNAFORMEC et de MG France), Jean-Michel Chabot (médecin de santé publique à Paris), Michel Doumenc (généraliste enseignant à la faculté Kremlin-Bicêtre), Patrick Nochy (généraliste à Gennevilliers, attaché à l'hôpital Bichat en médecine interne) et Jean Toulouse (interniste à Nevers). *La commission Lachaux fera donc le bilan de l'application de la loi de 1982 et devra remettre son rapport à la fin février 1989.*

Au Parlement, la discussion sur le troisième cycle débute en décembre : les députés se sont entendus pour ne pas remettre en cause le résidanat et

---

83. La médecine générale peut indifféremment s'exercer en ambulatoire ou à l'hôpital, à cette époque ; sa définition est loin d'être consensuelle entre tous les médecins.

les ministres ne veulent pas « ranimer une guerre idéologique ». Toutefois, le 3 décembre 1988, *les députés rétablissent la qualification en médecine générale : elle empêchera un médecin spécialiste d'exercer la médecine générale sans avoir validé au préalable une formation complémentaire spécifique.* Le titre d'« ancien interne en médecine générale » est créé : les promotions d'IMG de 1984 à 1987 pourront s'en prévaloir ! Le principe de la *dette* d'un certificat, quant à lui, n'est pas prorogé : il est supprimé. La rémunération des résidents sera identique à celle des internes à la rentrée 1989. *A contrario*, la possibilité de réorientation vers une filière de formation différente de la formation initiale après trois années d'exercice professionnel, prévue dans la loi de 1982, disparaît. Pour un généraliste qui désirerait changer d'orientation, il faudra se présenter au concours d'internat.

Un amendement prévoit la présentation au Parlement, avant le 30 juin 1989, d'un bilan des dispositions législatives actuelles concernant la formation médicale, l'entrée dans le troisième cycle, et « la nécessité d'adaptation dans le cadre de la poursuite de la revalorisation de la médecine générale ».

Le résidanat, conçu par le précédent Gouvernement, sera donc mis en place par la gauche revenue au pouvoir ! Les étudiants de la promotion d'octobre 1988 entrant en troisième cycle, après avoir effectué leur semestre indifférencié, prendront le titre de résident *!*

La commission Lachaux poursuit son travail, et ses conclusions sont très attendues ! Elle reçoit en janvier l'UNANIM qui insiste sur la nécessité d'établir un mode d'accès unique au troisième cycle, sans *numerus clausus* global, afin de mettre toutes les formations à égalité : suppression du concours d'internat et mise en place d'un examen classant.

L'UNOF défend avec la CSMF l'examen classant et validant de fin de deuxième cycle. Elle demande des moyens et une validation crédible pour la médecine générale qui « a une spécificité propre équivalente à celle des autres disciplines ». Elle insiste sur la sensibilisation à la médecine générale en deuxième cycle. Elle soutient par ailleurs la mise en place d'un postinternat, et souhaite permettre aux généralistes ayant exercé depuis au moins cinq ans de pouvoir s'engager dans une carrière de médecine spécialisée.

2.3.2 La structuration du cadre se poursuit

La recherche, fondement d'une discipline universitaire

La SFMG soulève la question de la recherche en médecine générale comme fondement de tout enseignement universitaire et comme objectif du troisième cycle. « Il n'est plus possible de continuer à improviser dans ce domaine de l'enseignement supérieur car le bilan négatif du 3e cycle est connu de tous » ! Oscar Rosowsky, ancien président de la SFMG, développera à ce propos une argumentation décodant la succession des réformes depuis 1958, « sous l'aspect d'un rejet de la médecine générale aux marges de la profession ». Il y pose la question « d'un sacrifice tacite mais socialement réglé sous le couvert du législateur ». L'exclusion des médecins généralistes des voies d'accès à la recherche universitaire y est décrite à partir de la lecture des textes du *Journal officiel*.

Selon son analyse, une ouverture a été apportée par la loi du 23 décembre 1982 relative aux études médicales : « tous les internes auront la possibilité d'acquérir une formation par la recherche [...]. L'interne pourra être mis en disponibilité [...] pour des études ou recherches présentant un intérêt général » pour une année, renouvelée éventuellement une fois. Cela laisse la possibilité à l'interne d'acquérir des maîtrises, puis des diplômes d'études approfondies, aboutissant aux filières de recherche. L'accès devient alors possible au diplôme d'habilitation à diriger des recherches (HDR) permettant de candidater au corps des professeurs d'université. Mais « le manque de substrat, d'un corpus concret structuré et fondé sur des travaux de pertinence contrôlable se faisait cruellement sentir ». Il fallait à ce moment que soient créées à l'intention des praticiens de ville des carrières de chercheurs et d'enseignants à temps partiel. « En l'absence de recherche, et en l'absence de mesures institutionnelles, la porte qui s'était entrebâillée à l'université pour la médecine générale nous fut claquée au nez, au cri de Canada Dry ». On revenait au renvoi de la médecine générale « dans la zone limitrophe des disciplines seulement "associées" aux activités universitaires ».

Et Oscar Rosowsky de conclure : « La part des obligations qui nous revient a été accomplie : la preuve d'une démarche scientifique possible en médecine générale a été établie, et l'outil de classification[84] permettant enfin l'observation et l'étude pertinente des données cliniques dont il est fait usage a été fondé[85] » (*voir Recherche, § 1.2*).

L'Institut français pour l'étude et le développement
de la médecine générale (IFED-MG) voit le jour

Cet institut est créé par Jean de Butler, Claude Grunberg et Albert Hercek, tout comme l'école de Riom, et la revue *Exercer* ; son ambition est de publier des données issues de la médecine générale. Il reçoit le soutien financier de laboratoires pharmaceutiques (six millions de francs).

---

84. « Dictionnaire des résultats de consultation en médecine générale », *Documents de recherche en médecine générale*, numéro spécial 47-48, SFMG, décembre 1996.

85. Oscar Rosowsky, « La médecine générale aux marges de l'université médicale, un sacrifice rituel ? », SFMG, 1990.

Il a pour objectif de favoriser l'étude de la médecine générale, son développement, sa recherche et son enseignement. Ses principales activités s'articulent autour de réflexions et de travaux sur la discipline, de l'expertise de la médecine générale dans les séminaires de formation et les congrès (*voir* infra, *Annexe 4*).

Un statut pour les formateurs

Le CNGE, analysant les besoins en maîtres de stage, considère que *les actuelles promotions de 4 000 futurs généralistes n'en représenteront plus que 2 000 dans huit ans du fait du* numerus clausus. Il considère donc que les 2 000 maîtres de stage nécessaires au futur stage de six mois sont déjà recrutés par la profession. Et « chaque niveau de responsabilité de ceux qui participent à l'enseignement représente une charge de travail et un niveau de formation justifiant un statut dans le cadre universitaire. C'est donc la véritable promotion de ce statut que le CNGE s'est donnée comme priorité absolue ».

Des « Propositions pour un statut d'enseignant de médecine générale » sont alors adressées à tous les responsables politiques et universitaires concernés. Très inspirés de la « charte de 1980 », les statuts des maîtres de stage, des attachés d'enseignement et des chargés d'enseignement prévoient une nomination par périodes renouvelables. Mais pour les responsables et ou coordonnateurs des départements de médecine générale, il est proposé « un statut universitaire de rang A superposable à celui des autres disciplines médicales, et une nomination dans les conditions du droit commun universitaire ».

Des membres du bureau explicitent et justifient le rôle que s'est donné le CNGE (*voir Annexe 2*). Devenir chercheur et enseignant en médecine générale procède d'une démarche personnelle exigeante[86]. Le CNGE, pour « améliorer la formation initiale des médecins généralistes en collaboration étroite avec l'université », veut créer « une avant-garde dans le corps des généralistes, et former des médecins généralistes de qualité ». Ce qui motive alors ces praticiens est lié au sentiment d'avoir subi une formation inadaptée, à la frustration d'appartenir à une *spécialité d'exercice* sous-évaluée et déconsidérée, et ils pensent que cela peut changer, à condition de prendre en charge eux-mêmes ce changement.

Une des fonctions du CNGE est d'être garant et représentatif du niveau de qualité de ses membres. Il peut prétendre au rôle d'interlocuteur reconnu du monde universitaire. Et le CNGE de rappeler sa justification essentielle :

---

86. L'engagement dans la formation amène en fait des exigences multiples : sacrifices financiers, personnels, efforts de formation médicale et pédagogique, adhésion à un projet communautaire pour l'amélioration de la qualité des soins, acceptation de responsabilités personnelles.

« permettre à ses membres de partager leurs travaux de recherche, de définir et d'enrichir un corpus de connaissances propres et, par une écriture collective, de contribuer à la diffusion du progrès scientifique en médecine générale ».

Jean-Luc Gallais (SFMG) avait précédemment repris les travaux d'André Flachs (SFMG, généraliste enseignant à Caen), montrant l'investissement en temps que représente pour un généraliste en exercice l'engagement dans la formation : temps de préparation individuel et collectif, séance d'enseignement de 2 à 3 heures, puis temps d'évaluation. Il montrait que la rémunération (150 francs l'heure) était extrêmement faible si on la rapportait aux heures de travail effectives (12,50 francs l'heure).

Les conditions requises pour occuper la fonction de maître de stage

Elles sont précisées dans l'arrêté du 17 février 1989. Il faut être installé depuis au moins trois ans. L'agrément est prononcé par le directeur de l'UFR pour une durée de trois ans renouvelable, après avis du conseil départemental de l'Ordre, des organismes représentatifs de FMC, et de la structure de coordination de l'enseignement et de l'évaluation du troisième cycle. S'y rajoute un avis particulier : celui du conseil de l'UFR siégeant en formation restreinte aux enseignants, dont les généralistes ne font pas partie.

Dans une interview au *Généraliste*, Jean-François Girard, devenu directeur général de la santé, considère que le troisième cycle de médecine générale à l'Université est irréversible, et que les hospitalo-universitaires ont fait un grand pas pour donner une place à la médecine générale à l'intérieur de l'Université. Il sait que la généralisation de la formation doit être effective à l'échéance de 1995 au plus tard (directive européenne) : « Il faudra bien, parallèlement à l'allongement d'un an de la durée du cycle qui doit être de 3 années, mettre en place le stage à plein temps de 6 mois chez le praticien. » Dans ce cadre, le statut et la rémunération du résident sont en question.

Par contre, la rémunération des chargés d'enseignement se précise, alignée sur le taux de rémunération des heures supplémentaires (cours : 255 francs, TD [travaux dirigés] : 170 francs).

À la suite d'un nouveau et bref mouvement revendicatif, les internes obtiennent du Gouvernement une augmentation de la rémunération des gardes, la reconnaissance des astreintes, la création d'un postinternat en hôpital général, et la validation de la spécialité par la remise d'un diplôme.

Évaluation du troisième cycle
de médecine générale en 1988

La commission Lachaux procède à une évaluation interne et aussi externe. Elle effectue donc des déplacements sur site, et fait un certain nombre de constats :

– la quasi-totalité des UFR ont choisi comme structure de troisième cycle la commission, pas le département ;

– 10 000 étudiants se répartissent de façon très inégale sur le territoire. Le nombre de maîtres de stage était de 1 990 en 1986 ; ils sont 2 544 fin 1988, répartis eux aussi très différemment : 135 à Angers, par exemple, pour 183 étudiants et 36 pour 696 étudiants à Lyon ;

– l'agrément des stages hospitaliers pose problème, alors que c'est un « des éléments moteurs de la formation » : 22 UFR considèrent n'y avoir aucun rôle. Les directions régionales de l'action sociale et sanitaire (DRASS) qui sont responsables de l'organisation des choix entretiennent des rapports très variables avec les UFR. Ce sont des rapports d'inexistence pour ce qui concerne les UFR parisiennes (Paris-Ouest excepté, puisque c'est cette UFR qui organise les choix pour toute l'Île-de-France). Les critères d'agrément utilisés concernent : l'encadrement médical, la qualification du responsable clinique, l'activité du service et la participation de l'équipe à l'enseignement. À noter qu'une dérogation peut permettre d'effectuer la totalité de la formation en hôpital général, évitant ainsi à quelques internes le stage en CHU ;

– le volume de l'enseignement théorique varie de 50 à plus de 200 heures[87], mais le contenu peut être très différent d'un établissement à un autre, le plus souvent décidé par la structure, qu'elle soit une commission ou un département. Les cours magistraux ont pratiquement disparu au profit des tables rondes et des cas cliniques. L'enseignement est effectué en prépondérance par des généralistes (100 % à Nice, mais 50 % à Nancy) ;

– le stage chez le praticien est organisé dans toutes les UFR, mais, bien que légalement obligatoire, il est *encore facultatif* à Lille libre[88], Lyon et Necker. Le stage extrahospitalier autre que chez le praticien n'existe qu'à Bichat, Nancy, Marseille, Nice, Reims et Tours, et il n'intéresse qu'un très petit nombre d'étudiants ;

– vingt-six facultés laissent la possibilité de « participer à l'élaboration de la thèse » à un généraliste[89].

---

87. 50 heures à Necker, Montpellier, Rouen, Paris Ouest ; plus de 200 heures à Bobigny, Lariboisière, Limoges, Marseille ou Nice.

88. Dépendant de l'Université catholique de Lille

89. Cela signifie qu'il peut diriger une thèse d'exercice.

2.3.3 Conclusions de la commission Lachaux : la médecine générale reconnue comme discipline « d'exercice »

Le retour de l'examen classant et validant

Les conclusions de la commission Lachaux sont rendues publiques en juin 1989 avec quatre mois de retard, mais elles ne deviendront officielles qu'en octobre ! Elles contiennent trente-six propositions dont certaines concernent le deuxième cycle.

Les rapporteurs veulent en premier lieu « préserver l'unité de la médecine ». La médecine générale, « c'est d'abord *un mode d'exercice de la médecine[90]* ». La clinique doit retrouver une place de premier plan, et il convient de rapprocher médecine de ville et médecine hospitalière.

La principale proposition concerne l'accès au troisième cycle. La validation du deuxième cycle doit impliquer la totalité des enseignements théoriques existants et être complétée par une vérification de « l'acquisition des qualités nécessaires pour assurer des responsabilités diagnostiques et thérapeutiques ». Une épreuve obligatoire nationale de classement suivrait immédiatement ce contrôle des connaissances. Les étudiants insatisfaits de leur rang de classement et ayant validé leur deuxième cycle auraient la possibilité de redoubler le DCEM4 et de se représenter l'année suivante. Ce projet comporte une *sélection effective grâce à l'examen de validation, et la médecine générale est placée au même niveau que la médecine spécialisée grâce à l'examen classant.*

La commission estime que la durée actuelle de ce troisième cycle doit passer à quatre ans. Par contre, les appellations d'interne et de résident n'ont pas à être modifiées.

Le stage chez le praticien doit être actif dès la première année du résidanat ; il ne peut plus être un simple stage d'observation (stage qu'il convient de repousser en deuxième cycle). La licence de remplacement devrait être délivrée après la validation de deux semestres hospitaliers et l'accomplissement de ce stage. Les termes de la directive européenne permettent de prévoir un stage de six mois, bien sûr en cabinet médical, mais aussi dans « d'autres structures où sont dispensés des soins primaires ». La commission évoque alors des services hospitaliers de porte, d'urgence…

L'autonomie des universités est respectée pour ce qui concerne l'enseignement théorique, et il convient pour les rapporteurs de rechercher qualité

---

90. Cette prise de position est à rapprocher de celle des doyens qui considèrent pareillement la médecine générale comme une *discipline d'exercice*. Ce n'est donc pas, pour eux, une vraie spécialité.

et complémentarité entre les contributions des hospitalo-universitaires, des hospitaliers et des généralistes.

Le statut du généraliste enseignant devrait être celui de médecin de famille contractuel pour les maîtres de stage, les attachés et les chargés d'enseignement. Les généralistes chargés de la coordination de l'enseignement, médecins de famille à statut universitaire, seraient nommés par le ministère sur proposition du conseil d'UFR. Les fonctions devraient être remises en question périodiquement, tous les 3 à 4 ans.

La commission n'utilise pas les expressions comme *MG-pivot du système* ou *MG-pierre angulaire*, expressions qu'elle considère comme galvaudées depuis des années. Mais les notions de niveaux de soins ou de *gate keeper* ne sont, elles, pas du tout introduites dans le texte, les rapporteurs repoussant toute solution qui entraverait même *a minima* le libre choix du malade, écartant ainsi un usage pertinent des ressources du système de soins.

C'est par la compétence qu'il est question de revaloriser le blason des généralistes, et donc la qualité du service rendu. L'implication dans les urgences 24 h/24 est soulignée. L'assistanat de médecine générale[91] étant jugé insuffisant, la commission propose de le remplacer par « un post-résidanat d'une durée de 3 ans qu'on pourrait appeler internat de médecine générale[92] ». Autre voie de promotion : la santé publique, avec la création d'une capacité, et des missions rémunérées forfaitairement confiées à ces praticiens.

L'examen validant et classant est donc de retour dans les propositions de la mission Lachaux !

L'intersyndicale nationale des internes des hôpitaux réagit immédiatement à ces menaces sur le concours d'internat en menaçant à son tour de descendre dans la rue.

Le président de la Conférence des doyens considère que la formule proposée par la commission Lachaux pour entrer dans le troisième cycle « n'est pas sans risques », mais qu'elle donne la direction « pour un avenir aussi rapproché que possible ». L'intérêt du département de médecine générale comme structure (donnant la possibilité d'intervenir en premier et deuxième cycle) lui semble important, mais « il ne doit pas être mis en concurrence avec la commission : il doit en constituer une cellule de soutien pédagogique » !

---

91. Possibilité pour l'interne de médecine générale de poursuivre une activité hospitalière pendant un temps limité.

92. Cette proposition rejoint celle des internistes en 1986, lors de la première cohabitation gouvernementale.

L'éphémère et officieuse création d'un département de médecine générale à Tours

Des stages chez le praticien ont été expérimentés dès 1974, et un certificat optionnel de médecine générale a vu le jour en 1978 à Tours. Une commission de coordination et d'évaluation du troisième cycle de médecine générale a été mise en place en 1981, et en 1985, le stage chez le praticien avait une durée exceptionnellement longue de 52 demi-journées.

En août 1988, une trentaine de généralistes enseignants, pour certains investis depuis longtemps, créent sous l'impulsion de Pascal Pierret un département de médecine générale en troisième cycle avec ses locaux et ses moyens propres, dans cette faculté dont le doyen est André Gouazé.

Ce département fonctionne comme un vrai département, mais il est officieux : les généralistes participent au conseil d'UFR, à la commission de pédagogie ; un petit groupe met en place les objectifs de formation du troisième cycle. Le département fonctionne, en fait, en parallèle de la commission du troisième cycle facultaire ; il a été créé sans l'approbation des responsables de la faculté, et ceci malgré les nombreuses tentatives de dissuasion qu'ont effectuées les responsables du CNGE auprès de Pascal Pierret et de ses collègues.

À l'occasion de l'enquête sur site effectuée par la mission Lachaux, la faculté découvre cette activité ! La direction considère alors que les généralistes prennent trop d'importance dans l'institution. En mai 1989, les cinq généralistes enseignants les plus investis sont brutalement licenciés. Il s'agit en particulier de Pascal Pierret (par ailleurs secrétaire général adjoint de l'Una-formec), Guy Clément (président de l'Ucaformec, regroupant les associations de FMC du centre), et François Paré (qui deviendra enseignant associé à Angers).

Pour Guy Clément, « c'était une erreur, parce que l'ensemble de la commu-nauté universitaire n'était pas prêt à accepter ce département qui fonctionnait avec une certaine autonomie, illusoire en définitive ». Mais pour Pascal Pierret, le CHU « ne constitue pas la meilleure voie pour former de bons généra-listes ». Il veut réagir contre « cette oppression des médecins de famille par la communauté hospitalière qui les considère comme de la piétaille ».

De nouveaux statuts seront écrits par la faculté. Un département officiel sera créé en juin 1990, codirigé par un hospitalo-universitaire et un généraliste, futur maître de conférences (associé), Emmanuel Roubertie, qui sera nommé en 1991.

Les suites du rapport Lachaux

En juillet 1990, un rapport sera déposé sur le bureau de l'Assemblée, inspiré de la commission Lachaux. Il liste les dispositions législatives et réglementaires régissant les études médicales que le Gouvernement veut faire évoluer : *suppression du semestre indifférencié*[93] et donc avancement de la date du concours d'internat en mai ou juin ; *transformation des sept concours interrégionaux actuels en concours unique* ; *autorisation du remplacement en médecine générale à l'issue de 2 semestres et 15 demi-journées de stage* chez un praticien. D'autres mesures réglementaires permettraient la nomination d'enseignants associés de médecine générale, un dans chacune des UFR ; les départements d'enseignement et de recherche seraient rétablis et la présidence des structures ouverte aux généralistes enseignants.

Par ailleurs, des stages en milieu professionnel devraient se développer en deuxième cycle afin que les étudiants puissent se familiariser avec la médecine praticienne et choisir leur orientation en connaissance de cause, et des modules de santé publique seraient introduits ; le stage chez le praticien devrait devenir actif, durant plus longtemps ; un statut d'attaché d'enseignement devrait être créé.

Il n'est pas question, dans ce rapport, d'instaurer une épreuve nationale de classement à l'entrée du troisième cycle, pas plus que de créer un internat de médecine générale d'une durée de quatre ans, comme suggéré par la commission Lachaux. « L'opposition des syndicats de médecins, des internistes et des étudiants est trop vive », selon Jean Rey, conseiller du ministre de l'Éducation nationale Lionel Jospin.

À l'occasion du premier congrès scientifique européen de médecine générale en novembre 1989, Jean Rey annonce la création prochaine d'une filière universitaire de médecine générale « d'ailleurs inscrite dans la loi de 1982 », avec la création de quinze postes d'enseignants par an pendant trois ans, soit un par UFR.

3. 1989-1999 : installation d'un cadre de formation, instauration du stage de six mois, approfondissement du contenu disciplinaire

3.1 La formation à la médecine générale au début des années 1990

Le secrétariat des responsables de troisième cycle de médecine générale, structure émanant de la Conférence des doyens et dont les prémices datent

---

93. Il est intéressant de noter à propos de cette suppression que, lors de la réunion de juin de la Conférence des doyens, réfléchissant aux conséquences sur le DCEM4 de la suppression de ce semestre indifférencié, Bernard Devulder estime qu'il n'y a que deux solutions logiques : soit le retour à l'examen classant validant (avec suppression de l'internat), soit le retour au système ancien de l'internat par CHU.

de 1985 (*voir* supra, *2.1.1*), se réunit en novembre 1990 à Bordeaux. Toutes les facultés y sont représentées, et certaines par des enseignants généralistes. Les enquêtes d'évaluation de ce troisième cycle[94] sont rediscutées avec un même constat : les stages hospitaliers sont très formateurs du fait de l'apprentissage de la responsabilité médicale. Par contre, le stage auprès du praticien est jugé trop court et trop passif ; l'enseignement théorique est, lui, de qualité inégale, et il représente seulement une centaine d'heures pour les deux années en moyenne, avec quand même un programme homogène partout. Les stages en deuxième cycle y sont évoqués, et Bordeaux présente son expérience concernant « la présence de médecins généralistes dans les stages hospitaliers » dont s'inspireront quelques facultés ultérieurement.

Le mois suivant, les premières rencontres nationales du CNGE sont organisées à Paris, en présence d'André Gouazé pour la Conférence des doyens, Jean-François Girard, directeur général de la santé, Jean Rey et Bruno Varet, conseillers ministériels, et Jean-François Armogathe, président de l'Unaformec. Deux cents adhérents y assistent, et pour la première fois sont présentées des communications brèves suivies d'une discussion. Ces communications portent sur le contenu de la formation, l'évaluation, le travail d'écriture du CNGE, la recherche et la pédagogie du CNGE.

En mai 1991, le 43ᵉ Congrès international de médecine générale est organisé à Paris par l'Unaformec et la Société internationale de médecine générale (SIMG, Albert Hercek fait partie de son comité directeur). Des laboratoires pharmaceutiques financent la manifestation. Le ministre délégué à la Santé est présent, les doyens sont absents.

De nombreux généralistes enseignants sont intéressés par le contenu de leur discipline. C'est l'occasion d'aborder l'apport des sciences humaines dans la pratique médicale avec Jean Broussier[95], généraliste à Lille, et David Lebreton, anthropologue, ou l'évaluation médicale avec Jean-François Armogathe[96], qui différencie bien l'évaluation des techniques et des stratégies, qu'elles soient diagnostiques et thérapeutiques, de l'évaluation de la qualité des soins.

---

94. Rapport Beylot (*voir* supra, § *2.2.3*).

95. Jean Broussier présentera un dossier d'enseignant associé, non soutenu par son doyen à Lille, qui sera refusé par le CNU.

96. Jean-François Armogathe, ancien président de l'UNAFORMEC, est l'auteur d'un rapport sur l'évaluation médicale, publié en 1989 (*voir Formation continue, Annexe sur l'évaluation des soins*).

Un bilan de l'organisation du troisième cycle dans les UFR

Selon ce bilan, les étudiants qui effectuent un troisième cycle qualifiant en médecine générale en 1992 représentent 50 % des étudiants en médecine. Ceux d'entre eux qui sont motivés pour la médecine générale réussissent à faire un parcours adapté.

Mais les enseignements théoriques ne constituent, dans de nombreuses UFR, qu'un prolongement des certificats spécialisés du deuxième cycle, auquel s'ajoutent des informations sur l'installation et la gestion. L'évaluation de ces enseignements est rarement effectuée.

Les stages chez le praticien de 30 demi-journées sont devenus une réalité dans l'ensemble des facultés, mais l'absence de prise de responsabilité, liée à l'article 72 du code de déontologie interdisant l'assistanat, entraîne une passivité de l'étudiant en stage. Passivité qui contraste avec la responsabilité dans les stages de 6 mois en médecine hospitalière et la possibilité de faire des remplacements sans contrôle ni contrainte.

Une enquête en région parisienne révèle que près des trois quarts des étudiants effectuent leur troisième cycle de médecine générale contre leur gré, beaucoup se destinant à une tout autre profession que celle de généraliste !

À la demande du doyen Gouazé, l'AUFEMO[97] **enquête en 1993 sur le résidanat (période 1992-1993). Trente-sept UFR sont interrogées ; elles répondent toutes.**

– 13 facultés déclarent un département : Bobigny, Bordeaux, Cochin, Créteil, Kremlin-Bicêtre, Lille 2, Lille libre, Marseille, Necker, Nice, Pitié, Reims, Tours. Pour l'ensemble des structures, 5 sont dirigées par un généraliste enseignant, 27 par un hospitalo-universitaire et 4 sont cocoordonnées.

– Les départements disposent à 92 % d'un personnel affecté contre 67 % lorsque n'existe qu'une commission.

– Des moyens budgétaires sont affectés (HC exclues) dans 76 % des UFR, allant du simple au triple, et gérés dans 61 % des UFR par l'UFR. Seulement 5 départements et 5 commissions s'autogèrent.

– *Les stages extrahospitaliers ne sont mis en place que dans 8 UFR (en PMI ou Ddass, médecine du travail, ou laboratoires).*

---

97. L'association AUFEMO (Administration universitaire francophone et européenne en médecine ou odontologie) regroupe les secrétaires généraux et les responsables administratifs des facultés de médecine et d'odontologie. Elle a été créée en 1982, regroupant alors uniquement les secrétaires généraux des facultés, et s'est ouverte plus largement en 1988. Gilbert Vicente, de Strasbourg, deviendra président de l'association en 1994.

Le CNGE effectue de son côté, en 1993-1994[98] une enquête auprès de ses membres dans les 42 UFR (31 en province, 11 à Paris), certaines sont regroupées dans la même ville universitaire (Lyon 3, Bordeaux 3, Toulouse 2). Il y a donc 37 structures qui organisent un enseignement de médecine générale :
– 11 départements et 26 commissions, 5 coordonnateurs généralistes, 21 coordonnateurs hospitalo-universitaires, 10 cocoordinateurs[99]. Les chiffres diffèrent légèrement de l'AUFEMO et sont peut-être liés à des déclarations *militantes* pour quelques-uns des répondeurs.
– Le nombre d'heures d'enseignement théorique ne correspond pas avec les données de l'AUFEMO, mais il a nettement augmenté depuis 5 ans. La sensibilisation en premier et deuxième cycle marque une réelle amélioration.
– Les généralistes sont absents des conseils de faculté ; ils ont peu de possibilités d'intervention sur l'agrément des stages hospitaliers (les généralistes ne sont pas membres de droit de la commission d'agrément). Ils organisent essentiellement l'enseignement et son contenu, les stages auprès des praticiens, et la formation des maîtres de stage.

3.2 « Les médecins généralistes profs de fac vont arriver[100] »

3.2.1 Une ligne budgétaire est dégagée

En septembre 1990, le Premier ministre, Michel Rocard, accepte qu'une ligne budgétaire supplémentaire permette la création de quinze postes de professeurs de médecine générale associés pour 1991. Le symbole est important et *Panorama du médecin* publie en première page : « Révolution culturelle : des généralistes professeurs. C'est le début de la filière disciplinaire ».

Le CNGE représente cette année-là 2 500 à 3 000 personnes qui sont considérées par son nouveau président François Bécret, généraliste à Rouen, comme les « fers de lance des médecins généralistes ». Le CNGE soutient en effet la promotion « d'une partie du corps social » des généralistes, considérant que « si certaines parties progressent, il y a de fortes chances pour qu'elles aident à faire progresser l'ensemble ». Mais il est aussi conscient que le faible nombre[101] des praticiens impliqués et ce positionnement *élitiste* risquent d'entraîner une rupture avec l'ensemble de la profession.

---

98. B. Gay : Résultats de l'enquête du CNGE sur le stage extrahospitalier 1993-1994 ; cette enquête sera à nouveau effectuée en 1994-1995.
99. Comme dans l'enquête de l'AUFEMO, le flou persiste sur une réponse.
100. Titre de première page du *Généraliste*, 2 octobre 1990.
101. Environ 5 % des praticiens actifs en ambulatoire.

Le CNGE avait défini précédemment ses critères de nomination au poste de professeur : au moins dix ans d'exercice, investissement dans l'enseignement théorique et accueil des stagiaires ; il doit diriger des thèses, participer à la recherche et aux publications, et avoir une activité de formation médicale continue. Surtout, *il doit faire preuve de la réalité d'une équipe autour de lui.* Les professeurs devront exercer leur métier de généraliste au moins à mi-temps ; leur statut devra être celui de professeur de rang A.

Depuis, les revendications statutaires du CNGE se sont affinées, en particulier pour les responsables ou coordonnateurs de département : statut de médecin généraliste permanent universitaire temps plein ou demi-temps plein, superposable à celui des autres disciplines, relevant d'une section de référence au CSU, titularisable dans les conditions du droit commun universitaire. « Le demi-temps correspond à une activité universitaire de 2 à 3 demi-journées par semaine, le temps plein de 4 à 5 demi-journées[102]. »

Dans la presse professionnelle, les noms des 15 facultés et des enseignants qui y seront sélectionnés intriguent : le choix concernera-t-il les facultés reconnues en matière d'enseignement de la médecine générale comme Bobigny, Bichat, Créteil, ou Bordeaux… ? Quels seront les critères de sélection pour les nommés ? Le CNGE insiste auprès des doyens sur la notion d'équipe autour d'enseignants investis depuis longtemps.

Pour Bernard Bros (devenu membre de l'Unaformec et investi comme généraliste enseignant à Toulouse), c'est « un événement, l'aboutissement d'une longue marche », et il y voit « la reconnaissance du travail effectué par plusieurs dizaines de médecins de famille en France ». Il estime qu'à terme, « 44 professeurs associés de médecine générale seront suffisants ». Il est en effet prévu la nomination sur 3 ans d'un professeur par UFR, dont la charge de travail équivaudra à un quart-temps. Le CNGE souhaite, lui, qu'à la suite de ces premières nominations de professeurs, 4 à 6 enseignants généralistes de rang B (maîtres de conférences des universités) soient rapidement nommés dans chaque UFR.

3.2.2 Réactions immédiates de doute ou d'opposition

Mais à la Conférence des doyens s'installe une opposition au principe même de nomination d'enseignants généralistes. La situation est tendue puisque certains doyens accélèrent la mise en place de départements dans leurs facultés pour en confier la direction à des hospitalo-universitaires ; ils interdisent ainsi la place à un généraliste nommé, comme à Marseille.

---

102. Les hospitalo-universitaires travaillent, en tant que biappartenants, avec un statut de temps plein hospitalier et de temps plein universitaire. Un temps plein universitaire ne correspond en fait pour les PU-PH (professeurs des universités-praticiens hospitaliers) qu'à un mi-temps. Un mi-temps universitaire correspond alors à un quart-temps.

Philippe Bonet (généraliste à Nantes), responsable du secteur « formation à l'enseignement de la médecine générale » à l'Unaformec, et son président Jean-François Armogathe s'en alarment. Le CNGE, plus conciliant, considère que « ce qui importe, ce n'est pas tant la structure, commission ou département, que le pouvoir réel que l'on va laisser aux généralistes professeurs ». Et il souligne la « volonté politique réelle de créer une véritable filière de médecine générale ".

Bernard Devulder, devenu doyen, se dit de son côté perplexe : à Lille, cent cinquante médecins généralistes sont associés à l'enseignement, du chargé de cours au maître de stage : « ce sont des gens dévoués et compétents, indispensables à la formation ». Mais, « mettre en vedette l'un d'entre eux apparaît comme une décision démagogique, un faux-semblant, une carotte donnée à quelques médecins généralistes ». Et Bernard Devulder ne veut en aucun cas, comme il le dit lui-même, « nuire à la promotion de la médecine générale[103] ! ».

Pour Philippe Sopena, vice-président de MG France, ce projet de nomination n'est pas négligeable, mais il fait partie d'un tout qui est encore loin d'être achevé : il y a toujours la sélection par l'échec, et la médecine générale n'est toujours pas reconnue comme une discipline à part entière. Il voudrait aussi que les professeurs associés soient choisis « par les médecins généralistes qui collaborent déjà à l'université, et non par les doyens qui proposent ensuite leur nomination au ministre ».

L'UNOF craint des tentatives de détournement, « notamment de la part de certains doyens », et, tout en se félicitant de la concrétisation des projets du rapport Lachaux, doute de la pérennisation, pour les généralistes, de ce « désir de devenir prof ! ».

Alors, peu de temps avant le passage de la loi au Parlement, l'Unaformec, la CSMF, la FMF et MG France demandent, dans une reprise du *front du refus*[104] de 1985, au Gouvernement de « tout mettre en œuvre pour permettre l'instauration d'une filière universitaire de médecine générale » comme préalable logique à la nomination d'enseignants. En clair, ils réclament d'abord l'accession au troisième cycle de médecine générale dans des conditions identiques à celles imposées aux étudiants des autres disciplines. Ils veulent aussi une définition claire des statuts des départements de médecine générale, considérant que les commissions n'en sont que les pâles copies.

---

103. Lorsque se profilera la possibilité d'une nomination à Lille, en 1992, il ne soutiendra pas le dossier de Jean Broussier.

104. *Voir supra, § 2.1.4 : Discrimination salariale chez les internes et hiérarchisation des disciplines.*

3.2.3 Une discipline réduite
à l'appellation de « discipline d'exercice »
pour convaincre les doyens

Pour François Bécret, « c'est long, mais ça avance » ! Sa position est nuancée, car il est convaincu « qu'on n'obtiendra pas tout, tout de suite ». Il sait qu'une bonne partie des doyens n'est pas favorable.

En effet, chez les doyens, la réflexion est houleuse : certains constatent que le texte en projet exclut les praticiens hospitaliers (PH), contrairement à la loi de 1982 qui leur donnait la possibilité de postuler à condition de renoncer à leur secteur privé ! D'autres se déclarent très fermement opposés au principe même de la nomination de professeurs en médecine générale. André Gouazé rappelle alors que l'enjeu est de conserver la médecine générale dans l'université.

Les problèmes sont donc de principe pour certains, ou liés au libellé du titre, mais aussi liés à la procédure pour beaucoup. Les généralistes ne peuvent en effet pas répondre aux critères normalement pris en compte par le CNU[105].

La position du ministère se veut rassurante pour les doyens qui craindraient de voir diminuer les emplois dans leur faculté : le recrutement se fera sur des crédits et non sur des postes ! Et les nominations seront faites par le CNU, seule instance habilitée à le faire.

Les doyens favorables insistent, eux, sur la nécessité de ne pas se couper de la profession, reconnaissant que « nous sommes les seuls en Europe à ne pas avoir de professeurs de médecine générale ».

Jean Rey annonce alors que les fiches des candidats seront spécifiques pour les enseignants associés généralistes (différentes même de celles des *professeurs associés* du contingent national). Il rappelle la très importante différence entre *associés* et *titulaires* quant au contrat, et quant au salaire.

En janvier 1991, lors de réunions avec les présidents des sections et sous-sections du CNU, la majorité de la Conférence des doyens devient hostile à ces nominations. *Le concept de médecine générale discipline d'exercice professionnel* fait toutefois consensus et il est réaffirmé. Cette conception renvoie à l'unicité de la médecine et évoque la mise en pratique d'un même savoir dans un autre lieu : la médecine générale a le même contenu théorique que celui des spécialités, mais avec des conditions d'applications particulières (*voir infra, § 4.1.6 : La médecine générale, une discipline : en 2002 paraît sa définition européenne*).

---

105. Structure qui a remplacé le CSU en 1987. Le CSU avait remplacé le Conseil supérieur des corps universitaires (CSCU) en 1983.

Et puis, fait nouveau, est introduite la notion de niveaux de titre : professeur ou maître de conférences associé, le second étant le prérequis exigé pour l'admission au premier en régime normal.

Cette idée sera reprise par Jean Rey, précisant que la durée maximale de chacune des fonctions serait de 6 ans, celle des deux fonctions cumulées, de 9 ans. L'examen des dossiers ne pourra se faire avant juin 1991. Des mesures transitoires permettront durant 2 à 3 ans à quelques personnalités exceptionnelles d'accéder directement au titre de professeurs.

Le bureau de la Conférence des doyens, non unanime, considère que cette évolution est importante et devient acceptable sous condition qu'elle s'inscrive très clairement dans le concept de la discipline d'exercice professionnel, justifiant la participation d'une équipe d'enseignants généralistes animée par un maître de conférences de médecine générale. Les critères de nomination doivent être définis par le CNU.

En avril 1991, la Conférence se retrouve unanime sur le « concept de médecine générale, discipline d'exercice professionnel en médecine ambulatoire, exercice marqué avant tout par la prise de décision en solitaire ». Elle estime alors que les retombées de la réforme du troisième cycle sont positives et « elle envisage favorablement la nomination de maîtres de conférences associés (n'excluant) pas la possibilité de promouvoir quelques personnalités reconnues au plan national au rang de professeur associé ».

Pour une nouvelle lecture de la loi Debré

Jean-François Girard a développé une argumentation juridique pour nommer des enseignants associés en médecine générale.

L'ordonnance du 30 décembre 1958 stipule :

« Art. 1 : [...] les facultés ou écoles et les centres hospitaliers organisent conjointement l'ensemble de leurs services en centres de soins, d'enseignement et de recherche [...] qui prennent le nom de "centres hospitaliers et universitaires (CHU)".

Art. 3 : [...] les études médicales théoriques et pratiques sont organisées par les facultés et écoles nationales. Elles doivent permettre aux étudiants de participer effectivement à l'activité hospitalière.

Art 5 : Les membres du personnel médical et scientifique [...] exercent conjointement les fonctions universitaires et hospitalières [...] ils consacrent à leurs fonctions hospitalières, à l'enseignement et à la recherche la totalité de leur activité professionnelle sous réserve de dérogations [...].

Art. 6 : [...] des conventions peuvent être conclues [...] avec d'autres hôpitaux ou organismes publics ou privés susceptibles d'être associés aux diverses missions [...]. »

Il en conclut que tout universitaire doit être un professionnel hospitalier, mais qu'il existe des dérogations et que la convention qui lie Université et professionnels peut être passée avec d'autres milieux que le milieu hospitalier. L'article 6 de l'ordonnance de 58 peut donc suffire à introduire les enseignants généralistes à la faculté.

3.2.4 Les premières nominations d'enseignants associés[106]

Pour *Le Généraliste*, la parution au *JO* du décret relatif aux professeurs associés et aux maîtres de conférences associés à mi-temps en médecine générale le 21 septembre 1991 est un événement considérable.

Peuvent être recrutées des personnalités françaises ou étrangères justifiant depuis au moins 3 ans d'une activité professionnelle principale effective, autre qu'une activité d'enseignement, en rapport avec la discipline concernée. Pour être recrutés en tant que *maîtres de conférences associés des universités* à mi-temps, les médecins généralistes doivent avoir assuré pendant au moins 3 ans des services d'enseignement rémunérés à la vacation dans un établissement d'enseignement supérieur. Pour être recrutés en tant que *professeurs associés d'université*, ils doivent justifier de trois années de fonction en qualité de maître de conférences associé à mi-temps. Une période transitoire de 3 ans à compter de la parution du décret permettra de recruter des généralistes qui ne remplissent pas les conditions exigées.

Pour ce recrutement, c'est l'avis du CNU, siégeant en formation restreinte aux présidents de sections et sous-sections, qui sera requis. L'avis préalable de l'instance de coordination et d'évaluation du troisième cycle de médecine générale de l'UFR est nécessaire pour permettre au conseil d'UFR de proposer le dossier.

Les professeurs sont nommés pour une durée qui ne peut être inférieure à 6 mois et supérieure à deux fois 3 ans. Les maîtres de conférences sont nommés pour une durée maximale de 3 ans renouvelable une fois. La durée totale des fonctions ne peut excéder 9 ans.

Rien n'est précisé quant à la rémunération !

Quarante-cinq nominations d'enseignants associés projetées de 1991 à 1993

Sur la vingtaine de demandes transmises par les doyens au ministère, 12 candidats sont retenus sur les 15 possibles et leurs dossiers sont immédiatement soumis au CNU. On attendait donc 12 nominations pour

---

106. Les enseignants universitaires de médecine générale auront un statut d'enseignants associés, et non un statut de titulaires.

l'année 1991, mais il n'y en aura que 8, dont 4 professeurs... et ne sortent pas tous les noms attendus !

Quatre professeurs sont nommés par décret[107] : Albert Hercek (Bichat, qui voit ainsi son combat de trente ans reconnu), Jean-Pierre Voilquin (Nancy, très investi dans la FMC Lorraine avec Guy Scharf), Hervé de Gabory (Bordeaux, proche de Jacques Beylot), et Jean-Louis Moulin (Limoges).

Les quatre maîtres de conférences sont nommés, eux, par arrêté[108] : Jean-Pierre Wainsten (Créteil, directeur du département de médecine générale), Patrick de la Selle (Paris-Pitié-Salpêtrière), Emmanuel Roubertie (Tours), Jean-François Huez (Angers).

En fait, la présentation et la discussion des candidatures au CNU se sont déroulées dans une atmosphère tendue, les internistes se déclarant à nouveau défavorables à la nomination de professeurs associés de médecine générale.

Aucun universitaire ne fait de commentaire officiel. François Bécret pour le CNGE considère « que c'est une déclaration de guerre », et « qu'une partie des personnes nommées n'a pas le niveau universitaire requis[109] ». Circulent des bruits de nominations *politiques* liées aux différentes composantes de la gauche.

L'UNAFORMEC considère ces nominations comme injustes et scandaleuses : Jean de Butler et François Bécret n'y sont pas, pas plus que Michel Doumenc – très investi à Paris-Kremlin-Bicêtre et nouveau responsable généraliste de l'Agence nationale pour l'évaluation, (ANDEM) – ou Bernard Bros à Toulouse, ou encore Charles Jean-Girard (président de l'Institut des hautes études en médecine générale pour la faculté de Nice).

Le nouveau président de l'Unaformec, Charles Honnorat (généraliste, Rennes), qui tendait une main chaleureuse à l'Université pour accroître la coopération et aboutir à un partenariat étroit, considère « qu'aujourd'hui, nous savons que nous n'avons pas de réflexion commune ».

Pourtant, Jean de Butler aux Journées nationales 1991 du CNGE affirme : « 9 ans après la loi de 1982, 7 ans après la mise en place du 3ᵉ cycle de médecine générale, le gouvernement a mis en place, de la maîtrise de stage au professorat, un dispositif cohérent d'association de médecins praticiens non universitaires à la formation des internes... Il s'agit d'une première étape destinée à franchir les difficultés nées de routines, d'incompréhensions, voire d'intérêts contradictoires ».

L'année suivante, au CNU d'avril 1992, l'atmosphère est moins tendue, même si les internistes restent défavorables à la nomination de professeurs.

---

107. Décret du 5 novembre 1991.
108. Arrêté du 6 décembre 1991.
109. Dans Wallach Daniel, *Numerus Clausus*, 2011.

Pour les maîtres de conférences, il y a 6 candidatures pour 3 possibilités. Les dossiers sont considérés comme vides et mal présentés. Un seul dossier est retenu : celui de Jean-Pierre Gaume (Besançon). Pour les postes de professeurs, il y a 6 candidatures pour 6 possibilités, mais seules 4 vont être retenues : Jean de Butler (Bobigny), Charles Jean-Girard (Nice), Paul André Befort (Strasbourg), Joseph Biot (Lyon). Au total, 5 enseignants seulement ont été nommés.

« Ce qui a surtout compté, c'est la reconnaissance d'actions personnelles dans le domaine de la FMC et au sein du 3e cycle », commente André Gouazé. En effet, deux de ces professeurs sont nommés pour une durée inférieure à trois ans du fait de leur âge.

Pour François Bécret, la réalité du travail fourni par les généralistes enseignants est mieux prise en compte, et il constate que, dans une forte minorité d'UFR, on accepte désormais le principe d'un enseignement de la médecine générale dans les premier et deuxième cycles. Toutefois, le problème majeur, selon lui, est qu'on n'a pas tenu compte des équipes en place, « en particulier des personnalités qui justifiaient sûrement d'être nommées ». Il exprime sa déception de ne pas avoir été lui-même nommé, malgré une volonté locale de son doyen d'UFR. Il annonce son intention de ne pas se représenter à la présidence du CNGE.

Le CNU se réunira à nouveau en avril 1993. Seront nommés huit maîtres de conférences associés : Michel Bourgeois à Marseille, Jean-Yves Chambonet à Nantes, François Gargot à Poitiers, Serge Gilberg à Paris-Necker, Pierre Meyer à Reims, Claude Rosenzweig à Rennes, Roger Saffroy à Nancy et Philippe Van Es à Paris-Broussais. Il n'y aura qu'une nomination de professeur associé : Michel Doumenc au Kremlin-Bicêtre.

Mais le total ne dépassera pas trente-trois nominations en 1997
Les 45 nominations sur trois années annoncées à partir de 1991, avec un « nommé » par UFR, se sont réduites à 22. Des raisons budgétaires sont en cause, mais le déficit est aussi lié aux obstacles persistants au sein du CNU : certains doyens ne sont pas favorables à l'arrivée de généralistes libéraux dans les rangs universitaires. En 1994, le nouveau conseiller du ministre, Claude Griscelli (pédiatre, généticien), constatant devant la Conférence des doyens qu'il n'y a pas de possibilité budgétaire de création de postes d'enseignants associés, insiste fortement pour que les hospitalo-universitaires s'impliquent davantage dans l'enseignement du troisième cycle de médecine générale, y compris au niveau de la responsabilité de cet enseignement qui « devrait revenir à un interniste ».

En avril, il s'agit de renouveler dans leurs fonctions les nommés de 1991. Le CNU promeut Jean-François Huez, Emmanuel Roubertie et Jean-Pierre

Wainstein au poste de professeur pour 3 ans. Du fait de cette promotion, des postes de maîtres de conférences sont libérés : Max Budowski (Paris-Saint-Louis-Lariboisière) et Robert Chometon (Saint-Étienne) sont alors nommés. Dans les facultés de Lyon et Nice (un passage en retraite et un décès), les postes ne sont pas reconduits. Un poste a donc été supprimé par rapport à l'année précédente !

L'année 1995 ne verra pas non plus de nouvelle création de poste, et ce malgré les promesses et écrits des différents décideurs politiques de doter toutes les UFR d'un enseignant, maintenant, en 5 ans.

Toutefois, Marie-France Le Goaziou est nommée en août maître de conférences associée à Lyon à partir du poste de Jean de Butler, en âge de retraite universitaire. Ce sera la première et bien tardive nomination d'une femme à ce poste !

En 1996, le budget est dégagé pour 16 postes d'enseignants associés ! Le CNGE avait effectué en 1994 un travail de lobbying intense : lettres aux ministres et à nombre de parlementaires. « Il s'en est suivi des dizaines de questions écrites à l'assemblée qui ont amené à réfléchir nos ministres de tutelle », explique Albert Hercek[110]. En fait, seuls 7 nouveaux généralistes seront nommés : François Bécret est nommé maître de conférences associé à Rouen, avec Bernard Gay à Bordeaux, Philippe Bail à Brest, Guy Salfati à Dijon, Bernard Wolf à Bobigny, Hector Falcoff à Cochin, et Claude Rougeron à Paris Ouest.

En 1997, c'est au tour de Bernard Bros d'être nommé maître de conférences à Toulouse, avec 7 autres collègues : Pierre Atlan à Paris-Saint-Antoine, Anne-Marie Magnier à Paris-Pitié-Salpêtrière, Jean Brami à Paris-Broussais, Gilbert Alin à Nancy, Jean-Pierre Dubois à Lyon, Jean-Paul Mouillaud à Clermond-Ferrand et Daniel Buchon à Limoges. Robert Chometon à Saint-Étienne est promu professeur associé.

À cette date, le nombre de professeurs associés est de 8, celui des maîtres de conférences associés est de 25. Quatre professeurs ont cessé leur activité universitaire (1 décès, 1 non-renouvellement, 2 départs en retraite).

Huit UFR ne disposent pas (ou plus) d'enseignant associé de médecine générale : Amiens, Bordeaux (2 UFR sur 3), Caen, Grenoble, Lille (2 UFR sur 2), Lyon (2 UFR sur 4), Montpellier et Nice.

---

110. À la suite de cette campagne, fin 1994, le ministre de l'Enseignement supérieur François Fillon promet pour le printemps 1995 de nouvelles nominations. En fait, il n'en sera rien, et il faudra attendre l'année suivante.

3.3 Mettre fin à la ségrégation généralistes-spécialistes ? Le concours d'internat en question

En avril 1991, le ministère propose aux doyens un projet de calendrier pour l'entrée en troisième cycle à appliquer à partir de 1994 : passage du CSCT en février, et non plus à la fin de l'année universitaire, avec un rattrapage en avril-mai, épreuves d'internat début juin se déroulant sur une dizaine de jours, et prise de fonction d'interne le 1er novembre. *Le semestre indifférencié serait ainsi supprimé*, et les variations du nombre d'internes présents entre les semestres d'hiver et d'été seraient réduites.

3.3.1 Un concours peu sélectif, antipédagogique, qui dévalorise la médecine générale

Pour la Conférence des doyens « le système actuel d'orientation des étudiants vers les troisièmes cycles des études médicales reste inadapté parce qu'il induit pour la médecine générale une orientation par l'échec ». Le concours d'internat dans sa structure actuelle lui paraît obsolète « car il interdit toute pédagogie de qualité adaptée à la formation de tous les futurs médecins ». La Conférence propose donc de modifier dans l'avenir la docimologie du concours : suppression des QCM[111], augmentation du nombre d'épreuves par dossier, introduction de questions rédactionnelles courtes. Pour André Gouazé, « le concours d'internat de spécialités a fait la preuve qu'il va à l'encontre d'une pédagogie intelligente et d'une valorisation de la médecine générale ».

Dix ans après la réforme, de plus en plus de voix se font entendre pour demander la suppression de l'internat. Le secrétaire général du Comité national de concours de l'internat (CNCI), Jean-Michel Chabot, résume ainsi la problématique : à l'heure de l'ancien concours, 5 à 20 % des étudiants d'une promotion le préparaient ; dix ans plus tard, ce sont 50 à 95 % des étudiants ! Le pourcentage des admis, du fait de la baisse du *numerus clausus* et de l'augmentation du nombre de postes proposés, est passé à 60 % ! Plus de la moitié des candidats sont reçus ! Quelle est la valeur d'un tel concours ? Jean-Michel Chabot signale toutefois qu'à l'époque des CES on relevait déjà 50 % de spécialistes par promotion en additionnant internes et CES.

La fonction régulatrice du concours est aussi interrogée, puisque deux logiques se juxtaposent : celle qui consiste à fournir des médecins aux hôpitaux et celle du contrôle de la démographie des spécialistes en ville.

---

111. Questions à choix multiples.

Pour Jean-Michel Chabot, « il n'y a pas d'autre choix que l'examen classant ou le concours d'internat », et reprendre l'examen classant ne serait envisageable que si « ses modalités n'imposaient pas aux 30 à 60 % qui jusqu'ici préféraient y échapper une préparation qui soit une régression intellectuelle ».

Les doyens redisent leurs critiques : « le concours n'a rien d'élitiste, entraîne des frais considérables et interdit toute initiative pédagogique intelligente dans les facultés : les étudiants apprennent les recueils de QCM, et se désinvestissent de la clinique en fuyant les stages les plus formateurs, car les plus prenants ».

Le ministre de la Santé, Bernard Kouchner, médecin de formation, condamne le principe du concours : « il n'est plus possible d'accepter que les seuls recalés au concours de l'internat deviennent des généralistes sur la simple base d'un enseignement médicotechnique qui ne les prépare pas à leurs responsabilités futures ».

De son côté, l'Intersyndicale nationale des internes des hôpitaux vante les qualités du nouvel internat. Stabilisé depuis quelques années, il apporte en effet selon le syndicat une formation de qualité, dans des services formateurs, avec des responsabilités pour tous les internes.

3.3.2 La solution, le classement à l'entrée en troisième cycle !

Le Syndicat national des jeunes médecins généralistes (SNJMG), créé en mars 1991[112], dont le président est Didier Seyler et le vice-président Philippe Boisnault, prend position sur les études médicales. Il préconise en deuxième cycle une intégration de l'enseignement de médecine générale à chaque discipline et des stages extrahospitaliers accrédités, évalués et rémunérés en cabinet de médecine générale, en centre de santé, mais aussi en option chez un spécialiste. Un diplôme de fin de deuxième cycle permettrait, par équivalence, d'accéder à d'autres filières, et ce syndicat soutient la suppression du concours de spécialité. Il demande donc un mode d'accès unique au troisième cycle par une épreuve classante. Par contre, il s'oppose à l'allongement des études au-delà de 8 ans et refuse « un quelconque allongement du résidanat à l'hôpital ». Jugeant la pratique du remplacement formatrice, il demande qu'il soit englobé dans le résidanat « dès le 2e semestre, pris sur le temps des fonctions hospitalières ». Projetant l'application de la directive

---

112. Les cinq membres fondateurs du SNJMG ont fait le diagnostic que les préoccupations générales des résidents, des jeunes généralistes à l'hôpital et des jeunes généralistes en ville (remplaçants et jeunes installés), étaient communes : comment parfaire sa formation à l'orée de son activité professionnelle et comment gérer ses débuts dans cette activité professionnelle ? Ils ont créé une structure unitaire non fédérative, se référant au quadruple axiome suivant : indépendance politique, indépendance syndicale, indépendance financière, transparence.

européenne, il envisage l'intégration du remplacement dans le stage de soins primaires de 6 mois.

Le nouveau président de la Conférence des doyens, Bernard Guiraud-Chaumeil, neurologue à Toulouse, n'est « pas très content de l'internat actuel », mais il considère qu'il a pour vertu de motiver les étudiants et que l'examen classant validant est peut-être une piste à prendre pour motiver aussi les futurs généralistes.

De nouvelles modifications du concours sont en cours, et devront être définitivement mises en place à la rentrée 1994-1995 : le concours sera découpé en deux zones géographiques[113] au lieu de sept, et les épreuves auront lieu en juin. *Le semestre indifférencié sera donc supprimé*, ce qui permettra d'épurer le troisième cycle de médecine générale des *bêtes à concours* qui avaient passé l'internat et en attendaient pendant six mois les résultats avant de choisir une spécialité.

Bernard Devulder, en mars 1996, est doyen de l'UFR de Lille. Il est aussi président du Haut Conseil de la réforme hospitalière. Pour lui, la formation de deuxième cycle n'est pas axée sur la formation des généralistes : « il existe une très grande perversion, directement corrélée à la pédagogie et à la docimologie du concours d'internat. Pour nombre de doyens, c'est le taux de réussite à l'internat qui compte... car les internes, donc les spécialistes, sont meilleurs que les généralistes ». Avec la sélectivité du concours de fin de PCEM1, « dès la 2ᵉ année, nous avons affaire à une sorte d'élite parmi les étudiants de France... Il faut en arriver progressivement à la suppression du concours d'internat, organisation d'un élitisme qui n'a pas de sens, puisque, parmi cette élite, il y aura un étudiant sur deux meilleur que l'autre ».

Il fait alors une proposition qu'il sait différente du projet de la Conférence des doyens : établir un contrôle continu des connaissances et des évaluations de stages, avec un classement de fin de deuxième cycle. Cette épreuve classante devrait « tenir compte de la détermination ou de la motivation des candidats quant à leur exercice futur ». Les étudiants classés en rang utile pour devenir médecins et motivés se retrouveraient pendant deux ans dans un tronc commun de troisième cycle où ils seraient tous *résidents* et effectueraient des stages chez le praticien. Ceux qui choisiraient la médecine générale effectueraient alors une année « d'initiation à la profession de médecin généraliste ». Les autres passeraient un concours d'accès à la spécialisation... Les carrières non prescriptives seraient regroupées pour aboutir à un corps professionnel de médecins non prescripteurs.

---

113. Une zone nord et une zone sud.

La Conférence des doyens propose sa réforme le mois suivant. Il n'est pas question de supprimer le concours « devant l'opposition résolue et unanime des étudiants ». Il serait maintenu sous forme d'une épreuve d'orientation « nationale, classante, non validante, obligatoire et à programme unique, par filières préchoisies dans un ordre préférentiel par les étudiants ». Cette épreuve prendrait en compte les évaluations des facultés et conférerait à tous les étudiants le titre d'internes. Ce concours serait divisé en deux zones. La validation du deuxième cycle serait du ressort des facultés à travers le CSCT. L'épreuve comporterait autant de places que d'inscrits, la motivation au travail étant « accrue par le rôle déterminant du classement dans le choix des filières, des sous-spécialités, des régions d'exercice, des villes… ». Le programme serait identique pour toutes les filières. Le choix se ferait en fonction des préchoix des candidats et de leur classement. Les postes de spécialité seraient choisis au niveau national, ceux de médecine générale par « région, interrégion ou de façon nationale ». Une révision des programmes serait effectuée dans le sens d'une vision plus globale et intégrée de la médecine et d'une meilleure préparation à la prise de responsabilités. Le concours ne serait pas obligatoire, et la fin du deuxième cycle serait couronnée d'un diplôme de « docteur ès sciences médicales sans droit d'exercice[114] ».

Le troisième cycle de médecine générale devrait être révisé, avec une définition des missions du généraliste. Il aurait une durée de 3 ans, avec 6 mois à 1 an de stage chez le praticien, intégrant les remplacements.

Pour le CNGE, cette spécialisation par filière pourrait être sanctionnée par un diplôme d'exercice délivré par la profession, à l'instar des Québécois. *Cette procédure de certification porterait sur les compétences et non sur les connaissances.*

En octobre 1996, les ministres de tutelle confient à Jean-François Mattei et Jean-Claude Étienne une mission d'analyse de la formation initiale des médecins. Il s'agit de « dresser la liste des problèmes ». Le constat est fait du désarroi des jeunes lié non seulement aux réformes, mais aussi au fait qu'ils ne sont pas préparés à l'exercice : « nous nous sommes progressivement laissés aller à des techniques de plus en plus pointues au détriment d'une approche globale de l'homme et son environnement ».

Le Gouvernement ayant changé au printemps 1997, les deux auteurs, auxquels s'ajoute Jean-Michel Chabot, publient leur rapport en octobre 1997 : *De la médecine à la santé.* Ils plaident pour la création d'universités de santé, remplacent les premières années par un Deug (diplôme d'études universitaires

---

114. Les étudiants pourraient alors se diriger vers des emplois dans la presse, dans les laboratoires pharmaceutiques.

générales) santé ouvert à d'autres futurs professionnels de santé, panachent des modules obligatoires et optionnels en deuxième cycle, introduisent les stages dans la validation de fin de cycle et créent un diplôme de fin de deuxième cycle ouvrant sur un troisième cycle non soignant. Le troisième cycle « de médecine générale et de soins primaires d'urgence[115] » durerait trois ans. Pour eux, le concours d'internat doit persister : « si vous diminuez le nombre de spécialistes, vous diminuez le nombre d'internes et les CHU ne fonctionnent plus. La solution est évidente : il faut que les généralistes soient internes ». On peut éviter que les futurs généralistes soient les derniers des classements « si la filière de médecine générale devient une filière indépendante choisie par l'étudiant et valorisante pour lui ».

Patrice Queneau, doyen à Saint-Étienne, président en exercice du conseil scientifique et pédagogique du concours de l'internat (CSPCI), propose, lui, des concours régionaux ou interrégionaux « à l'issue desquels les étudiants feraient plusieurs choix de stages dans un cadre régional ». Dans le classement serait prise en compte une part des notes de faculté du deuxième cycle. Seraient abordés dans ces épreuves les cinquante ou quatre-vingts grands problèmes que les futurs médecins seraient amenés à rencontrer dans leur pratique. Il évoque la possibilité d'améliorer l'adéquation entre les aspirations et les possibilités offertes, il imagine des entretiens de motivation, introduit des épreuves orales permettant de tester la réactivité de l'étudiant devant un problème posé… Il insiste sur l'idée d'être animé par un souci de justice et de ne pas revenir au mandarinat. Il faut que les postes proposés soient davantage axés sur les besoins de la population que sur ceux des hôpitaux.

Fin 1997, le CNGE redit sa position : le système de l'examen classant met toutes les spécialités au même niveau. Et en réponse à l'argument régulièrement avancé que, ne connaissant pas la médecine générale, ce seront les étudiants les plus mal classés qui la choisiront, le CNGE se dit « confiant car le regard de l'ensemble de la société sur la médecine générale est en train de changer ».

3.4 Le cadre de la formation vu par l'université

3.4.1 Le secrétariat des responsables du troisième cycle de médecine générale (1989-2002)

Ce « secrétariat » est une structure au départ informelle émanant de la Conférence des doyens. Jean-Pierre Grilliat (Nancy) a pour missions, en février 1989, de le créer et de l'animer. L'objectif de cette structure est

---

115. À l'image de ce qui a été mis en place au Québec ou aux Pays-Bas.

de débattre de l'ensemble des problématiques de la médecine générale afin de susciter des idées à envoyer au ministère en vue de modifications législatives éventuelles. Par ailleurs, pour les administrations des facultés, ce secrétariat facilite la transmission des informations. Il fonctionnera avec deux réunions plénières par an jusqu'en 1998.

En mars 1992 à Cochin, Michel Detilleux, interniste, accueille 20 hospitalo-universitaires, 20 hospitaliers et 20 généralistes. Ils élaborent des recommandations concernant les critères d'habilitation des services des hôpitaux généraux ; ils développent la notion de masse critique (nombre minimal de résidents) non seulement pour le fonctionnement des services, mais aussi pour la formation des résidents. Ils plaident pour une meilleure articulation du résidanat avec le stage auprès du praticien et les autres stages extrahospitaliers, et élaborent déjà une *maquette de stages* comportant un semestre « dans un service de médecine générale », un dans un service d'urgence, un autre relevant de l'entité mère-enfant, et enfin un semestre dans un service de médecine spécialisée. L'idée d'une *troisième année facultative* expérimentale est avancée.

Les journées de Nancy en novembre 1992 sont organisées par Jean-Pierre Grilliat pour les responsables du troisième cycle de médecine générale et pour les responsables universitaires de FMC. Cinquante-quatre participants pour le troisième cycle[116]. Il est là question de rendre le stage auprès du praticien plus actif : les réticences du Conseil de l'Ordre pour la reconnaissance d'un assistanat ne paraissent pas insurmontables ; la rémunération du stage pose plus de problèmes.

Cette communauté considère qu'il y a un « danger à ne pas voir se motiver plus d'hospitalo-universitaires » dans l'enseignement théorique de ce troisième cycle.

En février 1993, Jean-Pierre Grilliat propose à la Conférence des doyens de confier la responsabilité de la structure à un « triumvirat » comportant Michel Detilleux, Louis Michel Wolf, interniste à Rouen, et un professeur associé de médecine générale. Albert Hercek puis Michel Doumenc (fin 1994) partageront cette responsabilité.

Les journées de Marseille en novembre 1993 font le bilan des expériences consistant à introduire l'enseignement de la médecine générale au cours du deuxième cycle. Pour les doyens, les premier et deuxième cycles « doivent représenter un tronc commun à tous les futurs médecins, la différenciation ne se faisant qu'au début du 3ᵉ cycle ». Les expériences rapportées, stage

---

116. 25 hospitalo-universitaires, 29 généralistes enseignants dont 7 enseignants associés.

auprès du praticien de courte durée ou présence de praticiens généralistes dans les services hospitaliers, sont interprétées comme se situant « dans une perspective de sensibilisation et d'information, et non pas de transmission de connaissances au sens traditionnel du terme ».

Pour Michel Detilleux, deux courants émergent à l'issue de cette réunion : un courant dur de militants généralistes qui « veulent à tout prix une reconnaissance de la spécialité de médecine générale en tant que telle et veulent l'intégration de cours obligatoires de médecine générale au même titre que la cardiologie ». Le second, courant doux, « veut changer, dans la tête des étudiants, l'approche du malade par la spécificité de la médecine générale dans le cadre général de la médecine ». Pour Michel Detilleux, on n'a pas besoin d'être un bon militant pour être un bon enseignant. Il utilise aussi l'argument que reprendront nombre d'hospitalo-universitaires dans les années qui suivront, regrettant « un certain corporatisme enfermé des généralistes qui renouvelle, à l'instar des spécialistes, l'erreur du cloisonnement conservateur ».

Après l'enseignement, ce sont les stages de deuxième cycle qui sont interrogés à Grenoble en 1996 : leurs objectifs, leurs modalités et leur évaluation.

Les journées d'Angers en 1998 vont marquer un tournant. Elles suivent de peu la publication des travaux du CNE (*voir* infra, *§ 3.4.3*). Toutes les facultés sont représentées. Jean Rey, le conseiller du ministre, qui a fait en sorte que les nominations de 1991 puissent se faire, est présent. Devant un amphithéâtre plein, Serge Gilberg, professeur associé de médecine générale à Paris-Necker affirme que les besoins des départements de médecine générale ne sont pas satisfaits par la situation actuelle d'à peine un enseignant associé par faculté. Reprenant la revendication du CNGE émise dix ans plus tôt, il demande un *triplement* du nombre de postes.

3.4.2 Colloque de Caen[117] : « La réforme Debré un tiers de siècle après » (1996)

En décembre 1996 se réunissent à Caen des médecins hospitalo-universitaires, des chercheurs, des directeurs d'établissements dans un colloque présidé par Jean Dausset afin de réfléchir aux retombées de la réforme Debré. Un document[118], « Quelle santé, quelle médecine, quels médecins voulons-nous pour le xxie siècle en France et en Europe ? »,

---

117. François Grémy Ehesp, 1997.
118. Il est signé de Claude Béraud, François Grémy, Bernard Grenier, André Grimaldi, Jean de Kervasdoué, Gérard Lévy.

expose les propositions issues de ce colloque, dont l'ambition est de donner des orientations fortes.

La formation médicale doit être *revue de fond en comble* :

– « Quitter le ghetto idéologique, technologique et scientiste où s'enfonce la profession », adapter la profession aux divers métiers de la profession médicale, donner aux enseignants une formation qui les prépare à leur métier, organiser le suivi individuel de chaque étudiant.

– « Des écoles universitaires de médecine dotées d'autonomie et encouragées à l'initiative, mais évaluées régulièrement et soumises à accréditation périodique. »

– « Un curriculum profondément remanié dans ses méthodes, dans son contenu, mais plus encore dans sa philosophie, c'est-à-dire le modèle professionnel et social qu'il véhicule » : concours d'entrée avec recherche de critères plus adaptés au futur milieu médical, *suppression du concours actuel d'internat*, renoncement à « une formation théorique massive hors contexte suivie d'une phase d'application, pour développer une formation avec immersion très précoce [...] où les dimensions nosologique, épidémiologique, biologique, psychologique, sociale et économique sont intégrées de façon simultanée et progressive au cours de la formation ».

– L'abord de la mémorisation nécessaire nécessite de nouvelles approches : « utilisation de faits et concepts dans la solution de problèmes en favorisant esprit critique et curiosité, vigilance quant à la crédibilité de l'information recueillie », gestion de « l'inévitable ignorance ». À côté de la compétence strictement professionnelle, il importe de « donner à l'étudiant la ou les culture(s) nécessaire(s) » et lui apprendre à justifier « toute décision qu'il sera amené à suggérer ou à prendre ».

– Ouverture large « de la formation des futurs médecins à des enseignants non médecins ».

– Création d'« Instituts de pédagogie médicale ».

– Enfin, il faut ouvrir la démographie médicale sur les besoins de la population.

Les auteurs veulent développer la recherche clinique, qu'ils considèrent comme « le grand échec de la réforme de 1958 ». Il importe de l'enseigner et de développer « une culture de la variabilité ». La recherche en *sciences humaines et en humanités* est indispensable en médecine clinique et plus encore en santé publique. Ils veulent aussi développer l'évaluation. L'évaluation[119] « des interventions médicales, de la qualité du système de soins, de l'organisation des interventions, des programmes de santé, des décisions des politiques de santé » va se développer, et la recherche

---

119. 1996 est l'année de création de l'ANAES, qui succède à l'ANDEM avec de plus vastes ambitions (*voir Recherche, § 4, et Formation continue, Annexe Évaluation*).

évaluative fait appel « non seulement aux chercheurs professionnels et aux hospitalo-universitaires, mais aussi aux professionnels de terrain ».

3.4.3 Rapport du Comité national d'évaluation sur le troisième cycle (1998)

Le CNE[120] décide en 1996 de procéder à l'évaluation du troisième cycle de médecine générale dans toutes les universités françaises. Cette évaluation « conduit à faire un bilan national (construit sur un état des lieux effectué site par site) qui devrait permettre de réfléchir à la mise en place de cursus homogènes au niveau européen, sans procédure supranationale d'accréditation ni définition de standards ».

Un groupe de travail en a préparé la méthodologie[121] : recherche documentaire et auditions de personnalités (Jean de Butler, Jean-Michel Chabot, Bernard Gay, Claudine Hertzlich, sociologue au CNRS, Philippe Lazar, directeur de l'Inserm, les conseillers ministériels Gérard Lévy et Bruno Varet, Gilbert Vicente de l'AUFEMO).

Le retour des rapports d'évaluation interne subit de nombreux retards liés à la négligence, mais aussi à l'impression d'inutilité pour certaines facultés, aux dysfonctionnements doyen-responsables du troisième cycle, à la dilution des responsabilités entraînant une délégation au personnel administratif, ou même « dans certains cas, à une hostilité individuelle ». Le Comité décide alors de lancer une enquête auprès des résidents : 3 000 d'entre eux sont enquêtés à leur adresse personnelle. L'évaluation externe concerne une vingtaine de sites : la totalité des 11 UFR de la région parisienne du fait de caractéristiques différentes du reste du territoire (en particulier les stages hospitaliers), et 9 en province, choisies sur des critères de taille, de qualité du troisième cycle, etc.[122]. Huit experts sont désignés par le président du CNE, 4 hospitalo-universitaires, 4 enseignants de médecine générale[123]. Les visites d'expertise sont conduites par 2 experts et 1 membre du CNE. Un rapport d'évaluation dégage les points forts et les points faibles. Deux réunions de bilan permettent de trouver un accord sur les quelques écarts de cotations

120. Comité national d'évaluation des établissements publics à caractère scientifique, culturel et professionnel, autorité administrative indépendante entrée en 2007 dans l'Agence d'évaluation de la recherche et de l'enseignement supérieur (Aeres).

121. Robert Flamand, G. Cremer et Michel Fardeau ; Jacques Beylot consultant du Comité ; Michel Detilleux, Marie-France Le Goaziou, Claudine Blum-Boisgard, santé publique ANDEM, et le rapporteur : Marie-Odile Ottenwaelter.

122. Lille, Montpellier, Nancy, Nice, Rennes, Saint-Étienne, Strasbourg, Toulouse et Tours.

123. Hospitalo-universitaires désignés : Jean-Luc Debru, interniste à Grenoble, Jean-Yves Grolleau, interniste à Nantes, Jean Jouquan, interniste à Brest, François de Paillerets, pédiatre à Bichat. Les enseignants de médecine générale sont : Paul-André Befort, Strasbourg, Michel Doumenc, Paris-Kremlin-Bicêtre, Jean-François Huez, Angers, Jean-Pierre Wainsten, Paris-Créteil.

relevés. L'introduction récente du cinquième semestre (stage de six mois chez le praticien) est réinterrogée ensuite.

Le rapport final est publié en septembre 1998[124]. Il constate que 43 UFR de médecine, dans 38 sites, assurent la formation des résidents, essentiellement dans leur faculté d'origine, à la différence des internes de spécialité. Il constate également une évolution significative de la structure chargée de la formation : passant de 6 départements en 1989 à 17 en 1996 et 22 en 1998. Les locaux vont de l'extrême pénurie à la relative abondance ; certains sites disposent de moyens propres, mais avec de grandes disparités sur le plan financier.

La formation théorique est assurée dans la grande majorité des cas par les généralistes, parfois aidés par des intervenants extérieurs. Les enseignements sont généralement centrés sur les situations fréquemment rencontrées en pratique courante et utilisent des méthodes pédagogiques souvent déroutantes pour des étudiants habitués à l'exposé magistral. D'importants remaniements sont en cours depuis l'introduction du « stage de 6 mois en structures de soins primaires » afin d'instaurer une complémentarité stages-enseignements théoriques.

La formation pratique hospitalière a dû être recadrée, car trop souvent les résidents effectuaient des stages très spécialisés ou des stages refusés par les internes de spécialités. La circulaire du 10 mai 1996 a alors préconisé d'agréer en grand nombre les services de pédiatrie, de médecine, de gynéco-obstétrique et d'urgence, mais aussi de psychiatrie, de réadaptation, de soins de suite ou de maladies infectieuses ; elle a conseillé d'écarter les services très spécialisés et les services de soins de longue durée, sauf s'ils présentaient un fort encadrement pédagogique. Par ailleurs, les résidents ne doivent effectuer qu'un seul stage en CHU. L'adéquation entre le nombre de postes ouverts dans les services agréés et le nombre d'étudiants à répartir en stage est plus ou moins étroite, certaines facultés la rendant parfaite afin de faciliter l'implication des formateurs hospitaliers, toujours certains de cette façon d'avoir un stagiaire.

L'organisation de la formation hospitalière en Île-de-France est pour la première fois décrite. C'est le doyen de la faculté de Paris-Ouest qui assiste à la procédure d'agrément, sans aucun lien avec les commissions ou départements des 11 UFR parisiennes. L'adéquation ci-dessus n'est pas respectée, la modalité de choix est le tirage au sort, l'obligation de ne faire qu'un stage en CHU n'est pas respectée (2, 3, voire 4 stages pour certains résidents). Il n'y a pas de maquette définie, et les résidents peuvent revenir dans le même service ou la même spécialité. Il n'y a pas de contrôle sur le caractère formateur des services, et la répartition des postes privilégie

---

124. CNE, rapport d'évaluation, 1998.

l'affectation en CHU. Les commissions ou départements de médecine générale ignorent où sont affectés leurs étudiants, et l'absence de sectorisation entre les UFR et les groupes d'hôpitaux rend difficile la participation des résidents aux séances d'enseignement théorique.

La mise en place du « semestre à plein temps dans des structures extrahospitalières dont 4 mois au moins auprès d'un médecin généraliste » est récente, puisqu'elle a débuté en novembre 1997. L'enquête a toutefois pu constater que, « malgré une mise en œuvre précipitée, dans un cadre réglementaire mal stabilisé, avec des moyens budgétaires qui n'étaient initialement pas garantis, le stage apparaît comme une réussite ». Les étudiants en ont une image favorable, les maîtres de stage ont été formés, et les patients l'acceptent facilement. Le principal problème concerne le nombre insuffisant de maîtres de stage, mais aussi le manque de stages hors cabinet (PMI, médecine du travail, Sécurité sociale...).

La validation du troisième cycle s'effectue sur chaque élément de la formation : stages hospitaliers (l'invalidation concerne des étudiants présentant de graves problèmes psychologiques), stage chez le praticien (un livret de stage a été élaboré), et formation théorique, évaluée seulement sur l'assiduité (quelques facultés exigent un mémoire). L'évaluation des compétences est envisagée dans quelques sites.

La thèse peut être soutenue après la validation du troisième semestre, mais en fait moins de 20 % des étudiants terminent leur troisième cycle thésés. La plupart du temps, les sujets de thèse n'ont pas de rapport avec la médecine générale.

La sensibilisation à la médecine générale en premier et deuxième cycle est effectuée rarement et « timidement » ; elle est pourtant considérée par le Comité comme indispensable : « les vocations pour l'exercice généraliste seraient beaucoup plus nombreuses, et le recrutement des futurs praticiens cesserait de se faire majoritairement par l'échec ».

Les relations institutionnelles entre résidanat et formation médicale continue sont rares, et de nombreuses facultés n'ont pas encore de département de médecine générale.

Le CNE a aussi voulu identifier les activités de recherche en médecine générale et n'en a trouvé que très peu. Il pose la question de la définition de la médecine générale : discipline universitaire ou exercice professionnel ? « Le champ de la médecine générale reste flou, ce qui impose tout un travail de construction d'une authentique épistémologie pour faire émerger une recherche clinique ou épidémiologique qui lui soit propre. »

Dans ses conclusions, le Comité national d'évaluation insiste sur :
« – la nécessité que les pouvoirs publics, tant ceux de l'Éducation nationale que ceux de la Santé, définissent au préalable les missions

des médecins généralistes, et de là, un profil de compétences attendues, qui puisse servir de référence aux formations mises en place par
les facultés ;
– la nécessité de repenser la formation du 3e cycle de médecine générale en
l'envisageant dans sa globalité et la centrant sur l'acquisition des compétences professionnelles ;
– la nécessité de mettre en œuvre des modalités de validation qui permettront de s'assurer que les étudiants ont acquis les compétences nécessaires à l'exercice de la médecine générale et de les aider par là même
à s'autoévaluer. Il importe de poursuivre la réflexion sur la mise en place
d'une certification finale ;
– la nécessité de former les généralistes aux sciences sociales et
humaines, avec le concours de différents enseignants de l'Université, et
de les initier à la recherche clinique et épidémiologique par une formation
méthodologique et la participation à des travaux de recherche notamment
à l'occasion de leur thèse ».

La publication du rapport du CNE sera mal ressentie, en particulier
dans les facultés parisiennes. Elle entraînera une prise de conscience par
les enseignants généralistes parisiens de leur absence d'investissement dans
ce qui est, à cette époque, l'essentiel en temps de la formation des résidents,
c'est-à-dire le stage hospitalier.

La publication de l'évaluation comparative de l'ensemble des facultés aura
aussi des effets institutionnels, aidant certains doyens à réaliser la pauvreté
des moyens matériels et humains qu'ils mettent à disposition du troisième
cycle de médecine générale. Certains proposeront très rapidement la participation des enseignants généralistes au Conseil de faculté. Ils prendront
conscience de l'intérêt à soutenir les demandes de nomination d'enseignants associés par le CNU dans des procédures qui ne concurrencent pas
les besoins de leur CHU en postes de spécialité.

3.5 La lente réforme des programmes des premiers et deuxièmes cycles : l'introduction des sciences humaines et sociales, l'ouverture à la médecine générale

3.5.1 L'introduction des sciences humaines et sociales dans les études de médecine

En 1991, Lionel Jospin est ministre de l'Éducation nationale. Une orientation claire et allant dans le sens européen se dessine pour *diversifier
les études médicales et donner plus de poids aux sciences humaines dans
l'enseignement*. Un arrêté concernant le contenu des programmes des trois
premières années proposera, en fin de première année, une épreuve de

culture générale comptant pour 10 % de la note globale du concours. Un enseignement en épistémologie, en éthique et déontologie, en psychologie, et un enseignement des langues étrangères, de la démographie médicale, de l'économie de la santé et sur l'organisation des systèmes de santé sont prévus. Ces enseignements pourront aboutir à des certificats de maîtrise. Des questions d'ordre juridique et éthique seront intégrées au concours de l'internat.

L'arrêté du 18 mars 1992 introduit officiellement les sciences humaines dans la formation des médecins.

Une minorité de facultés (six, dont Créteil, Tours, Saint-Étienne...) se lancent dès la rentrée 1992 dans l'enseignement des sciences humaines en médecine, bien que l'application effective de l'arrêté soit prévue pour 1993.

La plupart des facultés optent pour des matières comme l'épistémologie ou l'histoire des sciences, mais le contenu varie d'une faculté à l'autre. Aucun moyen supplémentaire n'a été mis à la disposition des UFR pour mener cet enseignement, ce qui déclenche le mécontentement de nombre de doyens. La question de l'évaluation est posée, alors que l'admission en PCEM2 peut tenir à quelques dixièmes de points[125].

Les sciences humaines et sociales ont, pour les généralistes enseignants, une place fondamentale aux côtés de la biomédecine. Ils considèrent qu'elles doivent être partie prenante de la réforme. Pour le conseiller à l'enseignement supérieur et la recherche, Claude Griscelli, le généraliste universitaire peut participer à l'élaboration du programme, mais il n'est pas question qu'il enseigne lui-même les sciences humaines : « un tel enseignement que nous voulons de haut niveau ne peut être dispensé que par des sociologues, des démographes, ou des psychologues, bref, des spécialistes en la matière ». Quelques facultés de médecine vont alors engager dans leur corps enseignant des non-médecins : philosophes, anthropologues, économistes.

3.5.2 Réformer le deuxième cycle

Le président de la Conférence des doyens, Bernard Guiraud-Chaumeil, considère que le contenu des premier et deuxième cycles doit porter d'une part sur l'*immuable* que sont pour lui le colloque singulier, le rapport privilégié avec le patient, la relation d'écoute et de confiance réciproque, la clinique restant le point essentiel et majeur. Mais il doit aussi porter sur *le savoir médical utile et évolutif*. Sa conception de la médecine générale est claire : tous les futurs médecins doivent être formés, dans un premier temps, à être

---

125. Du fait du concours dans le cadre du *numerus clausus*.

des généralistes : « *il n'y a pas de malade spécifique à la médecine générale :* il y a un médecin de famille qui le voit en premier et sait le diriger[126] » !

Le SNJMG rédige en septembre 1994 un mémorandum visant à obtenir la révision de l'enseignement de la médecine générale à l'Université. La médecine générale n'attire pas les étudiants parce que les étudiants ne la connaissent pas, surtout ceux qui sont bien portants, c'est-à-dire le plus grand nombre ! Et ils n'auront pas l'occasion de la découvrir ensuite pendant leurs études. Le SNJMG souhaite donc que cette discipline retrouve droit de cité dans les deuxième et troisième cycles, qu'elle soit reconnue comme une discipline à part entière, sachant qu'un étudiant sur deux deviendra médecin généraliste. Il faut donc un module d'enseignement de quelques heures spécifique à la médecine générale dans toutes les facultés. Le stage chez le praticien en deuxième cycle doit être obligatoire pour tous. Les lieux de stage doivent être accrédités. La fin du deuxième cycle doit être validée par un diplôme permettant à certains étudiants de s'orienter vers des cycles non médicaux ou non soignants. Du coup, tous les candidats au troisième cycle passeraient un concours leur permettant de choisir une des disciplines, ce concours devant être régional.

À la rentrée 1994-1995, le nombre d'étudiants est à nouveau en augmentation : 20 000 inscrits en PCEM1 en 1992, 30 000 en 1994, soit 50 % d'augmentation en 2 ans ! Pourtant, le chiffre du *numerus clausus* est, lui, au plus bas : 3 500 étudiants seront admis en deuxième année. L'attrait pour les études de médecine est toujours important, lié au métier en lui-même, et aussi à la situation sociale des années 1990 : la crainte du chômage. Une autre cause d'augmentation est le grand nombre de redoublants.

Des innovations pédagogiques sont prévues pour cette année : *20 % de la note du concours de première année devrait reposer sur les sciences humaines.* Les doyens ont par ailleurs la volonté de renforcer la formation en stage hospitalier. Un décret prévoira des contrats entre la faculté et les médecins hospitaliers, avec un engagement pédagogique et une validation plus précise des stages qui dépassera la simple présence.

3.5.3 Une Commission des études médicales

Les deux ministères de tutelle veulent ouvrir la discussion avec les syndicats sur les grandes lignes de la réforme du second cycle qualifiée de *réformette.* Une réunion en décembre 1994 avec MG France, FMF, SNJMG et ANEMF n'apporte rien car leur priorité est le stage de six mois en médecine générale qui aurait dû être effectif dès le 1er janvier 1995 !

---

126. Le médecin généraliste, dans cette conception, trie et oriente.

Début janvier 1995, cette commission rassemble à la même table CSMF, SML, MG France, FMF, CNGE, SFMG et des représentants des ministères ainsi que le président de la Conférence des doyens. Elle veut une réforme complète et cinq pistes de travail sont lancées : *numerus clausus* et démographie entre généralistes et spécialistes, création d'une filière spécifique à la médecine générale, amélioration du contenu des études, instauration de passerelles entre les différentes disciplines et articulation entre FMI et FMC. Elle souhaite une réforme du concours d'internat et prévoit de s'élargir... aux représentants des spécialistes, des internes et chefs de clinique et des étudiants.

Philippe Douste-Blazy, secrétaire d'État à la Santé, annonce alors un bouclage rapide du dossier sur le stage de six mois car la commission serait arrivée à un accord quasi unanime. Il ne reste à résoudre que les questions de responsabilité et de rémunération pour le stagiaire et pour le maître de stage. Mais l'UNOF se déclare très circonspecte devant l'importance de la facture qui en résultera, alors qu'actuellement la moitié des maîtres de stage de troisième cycle ne sont pas payés.

Le CNGE, de son côté, pousse un cri d'alarme : les facultés françaises ne sont actuellement pas en conformité avec la réglementation. Le volume de l'enseignement théorique du troisième cycle qui devrait être compris entre 150 et 200 heures n'est appliqué que dans 4 facultés ; seule la moitié des UFR dispose d'un enseignant associé ; plus du quart des UFR proposent des stages chez le praticien d'une durée inférieure aux 30 demi-journées ! Il faudrait davantage de moyens alors que les paiements actuels des maîtres de stage, lorsqu'ils sont effectués, le sont à hauteur de 72 %, faute de crédits ministériels !

Le SNJMG a enquêté lors des choix de stage de troisième cycle de novembre 1994 auprès des résidents de 15 régions[127]. 70 % de ces étudiants étaient favorables à un stage de médecine générale en ville, en situation de responsabilité clinique et thérapeutique. Ils soutenaient à 55 % le déplacement du stage actuel (passif) en deuxième cycle, et *se prononçaient à 58 % contre l'allongement du résidanat à trois ans*. À noter que la moitié des résidents interrogés n'avaient pas passé le concours de spécialités ; ils avaient donc choisi délibérément la médecine générale... mais laquelle[128] ?

---

127. Amiens, Besançon, Bordeaux, Lille, Lyon, Marseille, Nantes, Nice, Paris, Reims, Rennes, Toulouse, Tours. Ils représentent 63 % des résidents de ces régions et 40 % de l'ensemble des résidents français.

128. Hospitalière ou ambulatoire ? La confusion est de plus en plus grande dans les projets de carrière des résidents, entretenue par l'absence de consensus sur sa définition.

3.5.4 Des textes incitant au changement du contenu et de la pédagogie

En mai 1995, avant le changement d'équipe ministérielle, comme souvent, des textes sont publiés au *Journal officiel* : l'arrêté du 2 mai 1995 et surtout la circulaire de la direction de l'Enseignement supérieur et de la DGS du 9 mai 1995, qui brosse les grandes lignes de la réforme du deuxième cycle avec la définition des thèmes prioritaires à inclure dans les programmes pour les quatre années à venir. Cette circulaire souligne la nécessité de stages pratiques en PCEM2 et DCEM1 « incluant la pratique de la médecine générale » avec un enseignement ayant pour objectifs d'établir une relation avec le malade, de poser des questions pertinentes, de recueillir les signes d'examen et en faire la synthèse...

La circulaire signée le 9 mai 1995 est envoyée à tous les présidents d'Université et directeurs d'UFR afin de préparer la réforme pour la rentrée. Les textes ne sont pas complets, deux arrêtés seulement ayant été publiés au *Journal officiel* avant le changement de gouvernement.

Le texte met en place un système d'évaluation des stages : contrats pédagogiques avec objectifs précis, carnet de stage avec inscription des validations. Quatre cents heures de stage en PCEM2 et DCEM1 doivent être validées pour s'inscrire en DCEM2.

Pendant les quatre années du deuxième cycle, l'enseignement devra privilégier le raisonnement médical clinique et l'apprentissage des résolutions de situations cliniques... et non prétendre au tout savoir de l'étudiant. L'évaluation se fera à trois niveaux : validation de l'enseignement théorique par épreuves écrites, validation du carnet de stages hospitaliers assortie d'une épreuve clinique comptant pour 25 % de la note ; examen pratique final dans le cadre du CSCT comptant pour au moins 20 % de la note de validation.

Les stages d'une durée de 2 à 4 mois toucheront obligatoirement les disciplines de pédiatrie, gynécologie-obstétrique, chirurgie, médecine interne ou gériatrie.

Si possible, un enseignant coordonnateur du troisième cycle de médecine générale « assisté dans sa mission par des médecins généralistes enseignants associés ou vacataires » devrait être nommé en vue de veiller à l'approche généraliste de chaque spécialité, à l'organisation tous les deux ans d'un séminaire de médecine générale, et à « la cohérence entre les enseignements de deuxième cycle et le résidanat ». Des séminaires de deux jours, proposés tous les deux ans, porteront en particulier sur la gérontologie, le traitement de la douleur et les soins palliatifs, les infections nosocomiales, la médecine d'urgence.

Le texte souligne l'aspect formateur des gardes et propose aussi un *stage obligatoire de 20 demi-journées à effectuer en DCEM2 ou DCEM3 en médecine générale.*

L'arrêté du 4 mars 1997 précisera les grandes orientations de la deuxième partie du deuxième cycle des études médicales. Concernant l'enseignement théorique, la pratique de la médecine générale y apparaîtra comme un thème prioritaire obligatoire... tout en ne figurant pas dans les matières d'enseignement. *Cet arrêté prévoira tout de même un stage d'initiation auprès d'un médecin généraliste.*

En 1997, 19 UFR sur 44 auront organisé un stage en premier ou deuxième cycle, obligatoire dans 11 UFR, d'une durée variant de 1 à 20 demi-journées.

3.6 Mise en place du stage de six mois en médecine générale (1993-1997)

3.6.1 Des obstacles et des freins à lever. Un début de définition de la discipline

La circulaire du 5 avril 1993 émanant de la Commission santé de la Communauté européenne applicable au 1er janvier 1995 prévoit un *stage de six mois en milieu de soins primaires* pour les futurs généralistes. Elle vient confirmer la directive européenne de 1986 et *la France a obligation de se conformer à cette prescription.*

Jean de Butler remarque que la formulation concerne « un stage en milieu de soins primaires ». Il souhaite que ce stage « se déroule vraiment au cabinet du médecin généraliste ».

En 1993, un stage court chez le praticien est effectué, dans toutes les UFR, « par la plupart des résidents[129] ». Il dure de 30 à 50 demi-journées. Le passage au stage de six mois en cabinet nécessitera une importante réflexion pour sa mise en place. Les Universités, les pouvoirs publics, les établissements hospitaliers, l'Ordre des médecins, les Caisses d'Assurance maladie, les étudiants... et les médecins généralistes vont devoir résoudre les difficultés que pose l'application de cette circulaire.

---

129. Des doyens disent valider des formations sans stage chez le praticien, faute d'un nombre suffisant de lieux de stage.

La direction générale de la Santé (DGS) s'oriente d'abord vers un semestre optionnel dans un troisième cycle de 4 ou 5 semestres, avec trois mois chez le praticien et trois mois en centre de soins primaires[130].

Le conseiller technique du ministère de l'Enseignement supérieur et de la Recherche (MESR), Claude Griscelli, évoque, pour promouvoir un stage actif, des stages chez différents médecins volontaires pour de courtes périodes : généraliste, bien sûr, mais aussi pédiatre, gynécologue, gastro-entérologue... « cette idée me semble plus réaliste et plus attractive que ce que prévoit la directive européenne » ! Il reprend aussi l'idée du SNJMG de lier le stage avec le remplacement. Toutefois, la question du financement du stage reste entière.

Le président du conseil national de l'Ordre, Bernard Glorion, se dit plutôt favorable, mais... « avec quelques réserves » : une information éclairée et un consentement du malade doivent être le prélude à l'intervention du stagiaire. Celui-ci ne doit pas effectuer les gestes que le praticien ne souhaite pas faire. Et puis surtout, Bernard Glorion craint l'assistanat déguisé : « un médecin bien équipé prenant un stagiaire dans un bureau adjacent, alors qu'il continue de consulter lui-même [...] Il nous faut formuler les limites d'un tel stage [...] en principe, le statut libéral rend le praticien maître de ses actes, et il ne doit pas déléguer [...] Il me semble difficile que le stagiaire soit habilité à prescrire, sinon sous contrôle ».

Lors des rencontres du CNGE à Strasbourg qui ont pour thème « La maîtrise de stage : de son histoire à son avenir », en décembre 1993, une table ronde est consacrée au stage de six mois. La DGS annonce qu'elle va se mettre en règle très rapidement avec la circulaire du 5 avril 1993 qui stipule que ce stage doit avoir une durée d'au moins six mois, et doit être un stage actif. Le Conseil de l'Ordre est prêt (enfin !) à assouplir sa position vis-à-vis de l'activité des stagiaires par le biais de conventions entre l'Ordre, les facultés et les maîtres de stage. La Caisse nationale d'assurance maladie (CNAM-TS) se déclare très favorable à trouver des solutions permettant au stagiaire d'être en situation véritablement active, y compris au plan de la rémunération.

Début 1994 à la réunion mensuelle de la Conférence, les doyens s'inquiètent de voir « rogner » les deux ans de résidanat hospitalier car il y aurait alors moins de jeunes médecins pour faire tourner les hôpitaux. Pour

130. Terme d'acceptation floue incluant la PMI, la médecine scolaire, les dispensaires, les centres de santé municipaux ou mutualistes (qui ne sont pas considérés par une partie des enseignants généralistes comme pratiquant la *vraie* médecine générale, puisque ne pratiquant pas de visites à domicile et exerçant en mode salarié).

Bernard Devulder, ce serait l'occasion pour étendre à trois ans le troisième cycle.

Pour Bernard Guiraud-Chaumeil, qui a succédé à André Gouazé, il n'est pas raisonnable de rester six mois chez le même praticien : « Je suis personnellement pour la multiplication des rencontres. Ensuite, il faut s'assurer d'une évaluation pour savoir ce que l'on fait. »

Des propositions d'organisation du stage

Un séminaire interrégional du Grand Ouest[131] se tient en présence d'Albert Hercek, maintenant président du CNGE, en juin 1994. Des bases *idéales* du stage sont posées : l'étudiant choisirait un maître de stage qui deviendrait son référent et le responsable pédagogique de l'unité fonctionnelle de son stage. Un entretien préalable permettrait de tenir compte des prérequis, de choisir les terrains de stage hors cabinet, de déterminer les modalités pratiques de rotation entre les terrains de stage. Ce référent évaluerait pédagogiquement l'étudiant dans sa progression à la prise de responsabilité. Un carnet de stage élaboré serait l'outil du suivi.

En novembre une plateforme syndicale présente une liste de propositions communes sur le stage. Elle regroupe le SNJMG, le SNMG, l'ANEMF, l'USMCS (Union syndicale des médecins de centres de santé). S'y ajoute la CPMG à laquelle participe le CNGE. Pour cette plateforme, le stage de six mois s'effectue en pratique ambulatoire de médecine générale ; il peut être effectué dès le deuxième semestre du troisième cycle. Il se déroule dans différents lieux (cabinets, centres de santé, et accessoirement centres de Médecins du monde ou Médecins sans frontières, centres de PMI…) et permet la découverte des différents modes d'exercice. Sont définis le rôle du référent pédagogique, l'activité du résident en stage et la progression dans sa prise de responsabilité. *Le devenir des honoraires dégagés par l'activité du résident est précisé : participation aux frais de fonctionnement du cabinet et au financement de la formation pratique en médecine générale.*

L'actuel stage chez le praticien est « anticipé en deuxième cycle pour tous les étudiants ».

Parallèlement, l'UNOF fait des propositions qui se trouvent en léger décalage : stage praticien en deuxième cycle *facultatif*, et pour le troisième cycle, le stage de six mois se fait « chez le praticien, individuel ou en groupe, dans une PMI ou tout autre centre de soins primaires ».

---

131. Angers, Caen, Nantes, Rennes et Rouen, organisé à Rennes.

C'est à cette époque que la question d'une définition consensuelle de la discipline de médecine générale obtient un début de réponse.

Lors de la réunion inaugurale de la WONCA Europe à Strasbourg en 1995, Bernard Gay présente les *principes de la discipline de médecine générale-médecine de famille*[132] :
– une approche centrée sur le patient ;
– une orientation vers le contexte familial et communautaire ;
– un champ d'activités défini par les besoins et demandes du patient ;
– une réponse à la majorité des problèmes de santé non sélectionnés et complexes ;
– une démarche diagnostique orientée par la faible prévalence des maladies graves ;
– une intervention au stade précoce des maladies ;
– la gestion simultanée de plaintes et pathologies multiples ;
– la capacité de suivi au long cours ;
– l'aptitude à la coordination des soins ;
– l'efficience.

Trois caractéristiques concernent la discipline de médecine générale et non plus les seules activités professionnelles comme dans la définition du groupe de Leeuwenhorst : *la démarche diagnostique orientée par la faible prévalence des maladies graves, l'intervention au stade précoce des maladies et la gestion simultanée des plaintes et des pathologies multiples.*
De plus, la discipline s'intéresse aux personnes (et pas seulement aux organes ou aux pathologies), et est orientée vers la normalité[133].

Sur proposition du Comité de coordination de l'enseignement médical (CCEM), est créé dans les facultés en 1995 un service commun dénommé « département de médecine générale (DMG) ».

Ces DMG sont *codirigés* par un hospitalo-universitaire, le plus souvent interniste, officiellement qualifié de *coordonnateur universitaire* et par un médecin généraliste nommé, enseignant associé de médecine générale, assumant l'organisation, la gestion des stages et la formation des futurs généralistes. L'organisation en départements pérennes, dotés de locaux et

---

132. B. Gay, « What Are the Basic Principles to Define General Practice », Presentation to Inaugural Meeting of European Society of General Practice/Family Medicine, Strasbourg, 1995.

133. Beaucoup de patients consultent alors qu'ils ne sont pas ou peu malades : demandes de certificat, craintes d'une évolution défavorable de symptômes d'apparence banale, actes de prévention primaire (conseils, information, vaccins...) ou secondaire (dépistage).

d'un minimum de moyens et de personnels propres, est progressivement étendue à toutes les facultés, de manière timide et hétérogène.

Début janvier 1996, le syndicat MG France se félicite des chiffres proposés par la Commission nationale des études médicales : 2 000 postes d'internes de spécialité contre 2 100 postes de résidents ; il souhaite une amplification les années suivantes. Le Gouvernement n'a pas encore entériné cette proposition. Et le syndicat de rappeler la nécessité et l'urgence de la création d'une véritable filière de médecine générale avec la fin du concours d'internat actuel et la mise en œuvre du stage actif de six mois.

3.6.2 Le résidanat allongé de six mois

Les ordonnances du 24 avril 1996 portent le *résidanat à deux ans et demi en instaurant un stage de six mois auprès de généralistes agréés.*

C'est au troisième congrès de MG France, en novembre 1996, qu'est d'abord révélé par Bernard Guiraud-Chaumeil le contenu du décret non encore publié concernant le cinquième stage de résident prévu par les ordonnances. Ce stage de six mois sera payé par l'université, et les maîtres de stage remplissant une mission universitaire d'accueil devront respecter un cahier des charges avec objectifs de formation et évaluation.

Et lors des septièmes rencontres du CNGE à Toulouse en décembre, Bernard Guiraud-Chaumeil plaide pour une formation spécifique de ces maîtres de stage, futurs universitaires : « Ce n'est pas parce qu'on est généraliste qu'on est maître de stage ! » Pour lui, il faut définir les objectifs de formation et choisir des maîtres de stage formés à ces objectifs.

On apprend aussi que le stage de 6 mois comprendra 46 demi-journées d'enseignement théorique et en comportera 26 autres dans des lieux d'accueil en rapport avec la médecine générale (pharmacie, médecin-conseil, PMI...), sans précision sur les moyens complémentaires apportés.

Le 16 mai 1997, les décrets et arrêtés[134] relatifs au « stage pratique de six mois des résidents du troisième cycle de médecine générale auprès des praticiens généralistes agréés » définissent ce que devra être ce stage. Il sera organisé en deuxième, troisième ou quatrième semestre de résidanat et pourra se dérouler sur plusieurs sites auprès de médecins généralistes agréés, de façon continue sur la durée du semestre ou être partagé pendant deux mois avec des structures telles que PMI, médecine scolaire, dispensaires ou centres agréés *à l'exclusion des services hospitaliers*. Une formation théorique hebdomadaire sera incluse. Une convention de stage contiendra le projet pédagogique et les objectifs. Un rapport sera demandé à l'étudiant

---

134. Préparés par le gouvernement Juppé.

et au maître de stage en fin de semestre. Le suivi sera assuré par le responsable du département de médecine générale. Une progression pédagogique sera prévue : phase d'observation, de « semi-activité » puis d'activité. Trois actes par jour en moyenne par semestre seront effectués. Les honoraires des actes effectués par le résident reviendront au maître de stage qui touchera en complément des honoraires pédagogiques. Le stagiaire sera rémunéré[135] sur la base du statut des internes et résidents. Mais il n'y aura pas de moyens supplémentaires dégagés dans l'UFR.

Pendant l'été, une concertation se tient entre les pouvoirs publics, l'université, les généralistes enseignants ainsi que les syndicats MG France, UNOF et SNJMG. Les problèmes listés précédemment sont résolus avec une grande célérité. Pour que le premier stage puisse être mis en place dans les temps, une circulaire ministérielle permet d'anticiper les dispositions réglementaires.

La circulaire du 24 septembre 1997 introduit une plus grande souplesse : le stage pourra être effectué à partir du deuxième *jusqu'au cinquième* semestre. Cela permet bien sûr le lancement du stage dès la rentrée, mais aussi de tenter de résoudre les problèmes de gestion des effectifs hospitaliers avec les variations hiver-été. Deux logiques vont alors s'affronter, particulièrement en région parisienne où les effectifs des internes et résidents de l'ensemble des UFR sont gérés par la Drass : celle du fonctionnement des hôpitaux et celle de la formation dans les cabinets médicaux !

Autre modification : plusieurs maîtres de stage (jusqu'à trois) pourront accueillir un résident, l'un d'eux sera le coordonnateur. Le stagiaire devra effectuer deux mois ou deux fois un mois en structure de soins primaires. La possibilité de stage auprès des services médicaux des caisses d'Assurance maladie (CPAM, MSA) est introduite. Les circuits de paiement des résidents sont précisés.

Le CNGE appelle alors les responsables à être vigilants sur la gestion des flux entre semestre d'hiver et semestre d'été, et sur la nature et la qualité formative des postes hospitaliers offerts aux résidents. Le montant de la rémunération pédagogique des maîtres de stage par l'université (3 500 francs bruts mensuels) est considéré, en particulier par l'UNOF, comme insuffisant pour inciter massivement les généralistes à accueillir des stagiaires : « Cela risque de dissuader nombre de généralistes. »

---

135. Rémunéré par l'hôpital de rattachement qui se fera ensuite rembourser par la Drass sur budget d'État.

Un comité d'évaluation est mis en place sous la responsabilité du secrétariat du troisième cycle de médecine générale (*voir supra, § 3.4.1*) dont un des trois responsables est Michel Detilleux. Pour lui, presque tout reste à faire, en particulier l'évaluation du stage, et celle de la qualité des stagiaires formés. Parallèlement, évaluer et mettre au point des critères de recrutement des maîtres de stage restent à accomplir. Il pense que les critères de l'Union européenne des médecins omnipraticiens pourraient servir de base de travail.

Le CNGE est d'accord pour le démarrage du stage... mais « pour une période de rodage et d'évaluation au terme de laquelle les maîtres de stage devront obtenir une rémunération et un statut dignes de l'enjeu ». Pour Bernard Gay, nouveau président du CNGE, il est important de prouver que ça peut marcher. Il est vrai que la baisse de la rémunération a fait baisser la motivation de certains praticiens, et la non-reconnaissance d'un statut universitaire pour le maître de stage ne facilite rien.

3.6.3 Novembre 1997 : premiers stages de six mois en médecine générale

Ce stage va donc pouvoir démarrer dès le premier semestre de l'année 1997-1998 pour les résidents entrant en cinquième semestre. La France aura ainsi respecté ses engagements de mise en place du stage pour les étudiants qui étaient entrés en troisième cycle au 1er janvier 1995. C'est une belle pirouette.

Le SNJMG est présent au choix dans douze villes, dont Paris. Il relève trois types de problèmes : des modalités de choix des stages très hétérogènes, une mauvaise information des résidents sur les modalités pratiques du stage, et le flou sur les conditions nouvelles d'octroi de la licence de remplacement.

Un nouveau syndicat, l'Intersyndicale nationale autonome des résidents (ISNAR-Img), s'est constitué au décours de la grève des internes et chefs de clinique du printemps 1997[136]. Il s'étonne de la place octroyée au SNJMG

---

136. Contestation de la convention de 1997 faisant suite aux ordonnances Juppé et signée par MG France (*voir Partie I, § 13.3*). Les internes, chefs de clinique et résidents réclament une modification de la convention, se déclarant fermement opposés à un contrôle des dépenses sur une base purement financière. L'ISNIH signe rapidement un accord avec J. Barrot qui allonge de 3 à 7 ans le moratoire sur les sanctions financières en cas de dépassement des dépenses médicales. Les médecins en formation veulent plus et la grève totale des soins non urgents de début mars va se poursuivre jusque début avril.

Les résidents ne se reconnaissent pas dans ce mouvement, et surtout ne se sentent pas pris en compte : seuls les internes de spécialité sont concernés dans les discussions ! Il n'existe pas de structure nationale qui puisse leur permettre de défendre leurs revendications. Sept villes (Angers, Clermont-Ferrand, Lille, Lyon, Paris, Saint-Étienne et Tours) se réunissent et fondent l'ISNAR-Img qui s'établit d'abord à Paris où est organisé le premier conseil d'administration. Fin 1997, onze villes adhéreront à l'ISNAR-Img.

dans les discussions précédant la publication de la circulaire de septembre. En effet, l'ISNAR-Img rappelle que ce syndicat représente les assistants en médecine générale, les remplaçants, les médecins installés depuis moins de trois ans, et… les résidents (mais essentiellement ceux de la région parisienne).

Alors que beaucoup de doyens considéraient sa mise en place comme impossible, que même les étudiants se demandaient comment leurs enseignants allaient bien pouvoir l'organiser, le stage est un succès quelques semaines après le début de ce nouveau semestre. Il est effectif dans tous les établissements avec 900 résidents. On en attend 1 700 pour le prochain semestre. Vingt-cinq facultés proposent le stage chez un même praticien ; dans 2 facultés, le stage dure quatre mois et est complété de deux autres mois en structure de soins primaires, 2 UFR ont choisi la formule de 2 fois trois mois, et 8 panachent ces diverses formules. Le stage se déroule en 8 demi-journées par semaine, et 28 UFR organisent 2 demi-journées dans d'autres lieux.

En novembre 1997, les 2 500 à 3 000 maîtres de stage suffisent à l'organisation, mais il faudra suivre l'augmentation du nombre de résidents et « il se pose un problème de recrutement », selon Bernard Gay. Le président du CNGE estime toutefois que « dans les années à venir, les indicateurs montreront l'impact de cette réforme dans la pratique médicale ».

Le décret du 13 mars 1998 fixe les conditions du remplacement : *pour effectuer un remplacement en médecine générale en tant qu'étudiant*, il faut être inscrit en troisième cycle de médecine générale, avoir accompli deux semestres de formation, et *avoir accompli le stage auprès du praticien*.

3.6.4 Première évaluation de la mise en place du stage. La perspective d'un sixième semestre

Une première rencontre nationale de maîtres de stage est organisée à Paris-Lariboisière par le CNGE en juin 1998 : les conseillers ministériels santé (Gérard Lévy, ancien doyen de Caen) et enseignement supérieur (Jean Rey) sont présents ainsi que Michel Dutilleux pour le secrétariat des coordonnateurs.

Le CNGE reconnaît que la mise en place du stage a été hâtive, mais se dit satisfait de l'accueil des étudiants « bon dans l'ensemble », de l'attitude des Universités, et de la réaction des maîtres de stage. Toutefois, le recrutement est un problème, d'autant plus qu'il semble difficile de se contenter d'un maître de stage par stagiaire. En effet, la charge de travail est importante pour un praticien et les étudiants préfèrent comparer les types de pratique sur deux ou trois lieux. Le Collège reconnaît que les critères de recrutement sont purement administratifs, et il a choisi, comme l'Université, de s'aligner sur les critères de l'UEMO. Ces critères concernent la formation pédagogique du médecin ; le CNGE propose d'y ajouter une définition d'ordre scientifique concernant la pratique et la rigueur de la démarche médicale du maître de stage. Ces critères ne peuvent être obligatoires actuellement, mais rentreront à terme dans les droits et devoirs de l'enseignant généraliste.

La répartition inégale des résidents en fonction des semestres d'hiver et d'été est un motif de différends avec les Drass, en particulier en région parisienne. Un compromis va consister à faire passer deux tiers des résidents en semestre d'hiver chez le praticien, et un tiers l'été, afin d'en laisser un nombre suffisant pour le fonctionnement des services hospitaliers.

En conclusion de cette rencontre, le CNGE maintient quatre points forts : évaluation à 6 mois et à 1 an du stage, définition des critères de recrutement des maîtres de stage, rémunération adaptée, et statut universitaire pour les maîtres de stage.

Le thème des neuvièmes rencontres du CNGE à Dijon en décembre 1998 sera l'évaluation de ce stage de six mois.

La perspective d'un semestre supplémentaire, *un sixième semestre*, commence à se profiler pour les responsables du CNGE : la recommandation de la circulaire européenne de 1993 est une formation en médecine générale d'au moins six semestres, alors qu'en France, un cinquième semestre, comprenant enfin un premier semestre de stage en médecine ambulatoire, vient tout juste d'être mis en place.

Les variations de flux entre les semestres d'hiver et d'été, liées depuis dix ans au semestre indifférencié maintenant supprimé, ne sont bien sûr pas atténuées par l'instauration du cinquième semestre. Il en résulte des difficultés pour l'organisation des services hospitaliers, mais aussi pour les cabinets de médecine générale qui peuvent se retrouver avec ou sans stagiaire.

La perspective d'un sixième semestre permettrait aux résidents qui projettent un exercice hospitalier de compléter leur formation ; il en serait de même pour ceux qui souhaiteraient une carrière salariée en structure médicale[137], effectuant alors un stage dans des structures extra-hospitalières correspondantes. Et surtout, il permettrait pour tous les autres *un deuxième stage en médecine générale.* La pratique de remplacements, tutorés par un maître de stage coordonnateur, auprès de médecins volontaires constitue-rait la partie pratique de ce nouveau stage dont la formation théorique serait thématisée ou pratiquée en groupes de pairs pour développer des analyses de pratique. Des périodes seraient dégagées pour la recherche.

---

137. Telle que médecine de PMI, médecine scolaire ou universitaire, médecine pénitentiaire.

4. La filière universitaire de médecine générale se met en place, 1999-2009

4.1 La réforme des études en marche : l'internat pour tous en 2004

4.1.1 La réforme, une arlésienne ?

Le « retour » du projet d'examen classant a été annoncé en 1997 par Gérard Lévy, conseiller du ministre de la Santé, et la perspective d'une entrée en troisième cycle ne dévalorisant pas d'emblée les futurs généralistes s'est à nouveau ouverte.

Les ministères de l'Éducation et de la Santé travaillent à une nouvelle réforme des études médicales dont les détails n'ont pas encore été présentés.

L'UNOF en profite pour faire en 1998 des propositions. L'internat doit être remplacé par un examen classant, validant, *coefficienté* par le choix des disciplines. Cet examen, régional, compterait *la médecine de famille* au même titre que les autres spécialités. Le troisième cycle devrait être composé à 60 % de généralistes ; il durerait trois ans, et « incorporerait » des enseignements complémentaires en gériatrie, pédiatrie, obstétrique, psychiatrie, ophtalmologie et ORL, pas forcément délivrés en milieu hospitalier. Les enseignants généralistes devraient devenir des « professeurs à part entière ». Et puis, l'UNOF envisage la mise en place « d'un concours sélectif et élitiste en fin de cycle » comprenant la médecine générale, et ouvrant à « la voie royale : la recherche et l'enseignement ». Le syndicat suggère aussi des pistes pour faire entrer la médecine générale à l'hôpital[138] : développer le temps partiel, créer dans tous les hôpitaux un service d'accueil et d'urgence, ou service porte, placé sous la responsabilité d'un médecin de famille, ou créer un département de médecine de famille interservices[139].

Le nouveau président de la Conférence des doyens, Jacques Roland, radiologue à Nancy, souhaite que les généralistes cessent d'être sélectionnés par l'échec ; pour lui, les stages hospitaliers en deuxième cycle sont sacrifiés au profit de la préparation à l'internat. Plusieurs pistes seraient envisageables : examen classant ou sélection sur dossiers ? Il soutient fondamentalement la présence d'enseignants de médecine générale dans les établissements hospitalo-universitaires parce qu'ils prennent « une part d'enseignement qu'ils sont les seuls à pouvoir dispenser en traduisant

---

138. Cette notion est alors débattue entre les généralistes.

139. Le concours de fin de troisième cycle viserait alors à sélectionner une élite généraliste hospitalière et universitaire. Il ne semble pas que ce syndicat ait développé ces propositions ultérieurement.

une sensibilité bien spécifique ». Il signale par ailleurs que le stage de six mois en médecine générale semble problématique pour un certain nombre de doyens.

La journée de réflexion de l'ISNAR-Img de février 1998 est l'occasion pour Gérard Lévy de préciser le projet gouvernemental : les études devraient être sanctionnées par un examen validant doublé d'un concours classant pour le passage en troisième cycle durant lui-même trois ans. L'ISNAR-Img donne son accord à condition que soit organisée une maquette de stages incluant la gynécologie, la pédiatrie, la médecine d'urgence et la médecine polyvalente. Par ailleurs, concernant les choix semestriels de stage, les résidents voudraient obtenir une *inadéquation* de l'ordre de 10 % : le nombre de postes proposés au choix serait alors de 10 % supérieur au nombre de postulants ; cela permettrait d'éviter que les derniers étudiants à choisir n'aient l'obligation de prendre les derniers postes restants sans disposer d'aucun choix.

Un projet de réforme des deuxième et troisième cycles

En juin 1998, les conseillers ministériels dévoilent la réforme Jospin qui pourrait entrer progressivement en vigueur de 1999 à 2003.
Une rénovation des deuxième et troisième cycles est prévue, et le premier cycle « fera ultérieurement l'objet de propositions de réorganisation ».

Pour Jean Rey et Gérard Lévy, l'année de DCEM4 est « une année sacrifiée au bachotage préinternat ». Constatant « la juxtaposition de modèles réduits de spécialités », ils veulent réorganiser les enseignements autour de grands thèmes transversaux pour ne plus « saucissonner l'être humain ». Il s'agit aussi d'intégrer l'enseignement des sciences fondamentales et de la clinique tout au long du deuxième cycle. Communication, santé publique, sociologie, droit, éthique et environnement, de même que télémédecine et réseaux informatiques doivent compléter les enseignements. Ces mesures concernant le deuxième cycle pourraient entrer en vigueur dès la rentrée 1999.

La validation de ce deuxième cycle comporterait un examen remplaçant le CSCT. Ce serait un examen validant national composé de QCM pour lequel un taux de réussite à 80 % serait exigé. En cas d'échec, l'étudiant redoublerait le DCEM4. En cas de réussite, ce diplôme donnerait droit à la poursuite des études médicales ou à l'inscription dans des formations à bac+5. Toutefois, les rédacteurs du projet s'attendent à des problèmes logistiques… et à une réaction de rejet de la part des étudiants, considérés comme souvent conservateurs.

Pour l'accès au troisième cycle, les rédacteurs proposent « de faire dépendre le choix d'une filière (médecine générale comprise) d'un classement fondé, pour l'essentiel, sur le contrôle continu des connaissances durant le deuxième cycle, et pour une part de 30 à 40 % sur les notes obtenues à une épreuve nationale ». Cette épreuve aurait pour but d'établir un classement au niveau interrégional. Elle comprendrait une dizaine de questions sous forme de dossiers. Ce système, outre la remise de la médecine générale sur un pied d'égalité, la revalorisation de l'enseignement et la réduction du bachotage, permettrait d'augmenter la mobilité au sein de l'Hexagone et de faciliter l'accès des ressortissants de l'Union européenne. Les premières épreuves pourraient être organisées en 2002.

Et puis, il faut que la formation des futurs généralistes « les prépare à prendre en charge une série d'actes actuellement confiés aux spécialistes ». La durée du troisième cycle de médecine générale passerait à trois ans, pour permettre le passage en stages de gynéco-obstétrique, pédiatrie et urgences. Le contenu de l'enseignement devrait aussi s'enrichir de notions d'économie de santé, gestion, sensibilisation à la FMC, au travail en réseau ou en PMI. Les connaissances seraient contrôlées ainsi que l'assiduité aux enseignements ; la rédaction d'un mémoire serait demandée.
Une procédure d'agrément des services formateurs « plus contraignante » qu'actuellement devrait être proposée.

Les réactions à ces propositions sont mitigées. Bernard Gay, pour le CNGE, considère que le plan comporte des aspects très positifs : « L'ensemble de ces mesures va dans le sens d'un repositionnement de la médecine générale dans le système de soins. » Le doyen Roland n'est pas mécontent non plus. Mais Patrice Queneau, président de l'Association pédagogique nationale pour l'enseignement de la thérapeutique (Apnet), s'insurge contre la suppression envisagée du CSCT. Bernard Devulder estime, lui, aberrant de créer une épreuve nationale d'entrée dans le troisième cycle tant que les inégalités entre les UFR n'auront pas été corrigées : le nombre d'enseignants n'est pas le même à Paris qu'à Lille !

Du côté des étudiants, le SNJMG applaudit à la suppression du concours d'internat transformé en *internat pour tous*, et à la création d'un diplôme de fin de deuxième cycle, mais il s'oppose à la suppression du CSCT. L'ISNAR-Img exprime un certain degré de satisfaction, mais s'interroge par ailleurs sur la place faite à la médecine libérale « qui apparaît indispensable dans l'enseignement des deuxième et troisième cycles dans la mesure où 80 % des futurs praticiens iront dans le monde libéral[140] ».

---

140. Ce syndicat acceptait alors la définition de la médecine générale en tant que discipline d'exercice, exercice effectué le plus souvent sur un mode libéral.

Mars 1999 : rien n'est encore mis en place

Les pouvoirs publics semblent avoir ajourné la réforme, alors qu'officiellement elle est prête depuis plus d'un an. Le Gouvernement dit ne faire qu'attendre « l'ouverture d'une fenêtre législative ».

Le président de la Conférence des doyens Jacques Roland s'alarme des blocages ministériels, mais aussi de l'attitude d'étudiants et de professionnels « qui rament à contre-courant ou font du surplace ». Il considère comme fondamental le projet de réforme des études : « Il faut authentifier la spécialité de médecine générale, en faire une discipline universitaire et optimiser les études. » Cela a commencé par la mise en place des départements de médecine générale dans les facultés, et ils se généralisent. Les nominations d'enseignants se multiplient, et il reste à améliorer leur statut par la reconnaissance scientifique de la discipline. Mais aujourd'hui, « on s'occupe plus de définir le champ d'action de la médecine générale que de faire fructifier ce champ ! ». Pour Jacques Roland, *les facultés doivent amener les généralistes vers les équipes de recherche.*

Il plaide pour un troisième cycle à trois ans, soutient les conseillers Jean Rey et Félix Reyes qui ont inspiré la réforme, Gérard Lévy et Bruno Varet qui l'ont travaillée, mais constate que « dans les faits, cette réforme est retardée [...]. La concertation a été trop longue et peut-être même trop large, ce qui a multiplié les obstacles ». Il craint de voir le Gouvernement reculer et trouve l'attitude des principaux acteurs de la discipline bien frileuse. Il souligne par ailleurs la conscience qu'ont les doyens des « enjeux des problèmes de santé publique des années 2020, là où les besoins médicaux seront augmentés pour une population vieillissante ».

CNGE, ANEMF, ISNAR-Img, les syndicats MG France, UNOF et SNJMG se réunissent avec Jacques Roland dans le but d'agir contre ce blocage.

4.1.2 Le 30 juin 1999, annonce de la reconnaissance de la discipline. Définition de la médecine générale

Lors de la conclusion des états généraux de la santé, le 30 juin 1999 (*voir Partie I, § 13.7*), Lionel Jospin annonce : « *La médecine générale sera reconnue comme une spécialité* au même titre que les autres et sa formation sera portée à trois ans. Tout en étant mieux formés, seront donc généralistes les médecins qui en auront fait le choix. C'est ainsi que la médecine générale sera reconnue à sa juste valeur et qu'elle pourra tenir toute sa place dans le monde médical[141]. »

---

141. Pour B. Gay : « Même si le vent de l'histoire portait la médecine générale vers sa reconnaissance, il fallait une volonté politique, en rupture avec le lobby hospitalo-universitaire, pour permettre de passer de l'intention à l'action. »

Mais l'annonce par son ministre de l'Éducation nationale, quelque temps plus tard, de la création de la mission Carpentier concernant la réforme du premier cycle apparaît comme un nouveau moyen d'en retarder la mise en place ; de nombreuses critiques avaient souligné l'importance, pour une réforme de cette ampleur, de commencer par le premier cycle.

Les annonces se précisent,
la définition de la médecine générale aussi

L'ISNAR-Img, forte de l'obtention toute récente de la reconnaissance de sa représentativité vis-à-vis des résidents, organise à Vichy son premier congrès national en janvier 2000 ; deux cent cinquante participants venus d'une vingtaine de villes y participent. Les conseillers ministériels les informent que *le troisième cycle sera allongé de six mois dès la rentrée 2000, et que l'internat pour tous, classant les étudiants en fin de deuxième cycle, verra le jour à la rentrée 2004, date à laquelle le DES en médecine générale sera créé.*

Le ministre de l'Éducation nationale, Claude Allègre, et son conseiller, Jean Rey, reçoivent un mois plus tard le syndicat MG France et lui annoncent la présentation de la loi de réforme à l'Assemblée pour le printemps, comportant la réforme du premier cycle et légalisant la durée du troisième cycle de médecine générale, celle-ci devenant une spécialité ; la réforme du deuxième cycle ne nécessitera qu'un arrêté à paraître très prochainement. Ils annoncent la nomination de dix nouveaux professeurs associés en avril[142], et surtout la nomination de professeurs de médecine générale temps plein (titulaires) avant la fin de l'année.

En effet, le ministère réfléchit à la création d'un corps de professeurs des universités généralistes[143]. « On ne peut envisager la réforme de l'internat sans filière universitaire dotée d'enseignants titulaires, observe Bernard Gay, et on ne peut envisager la nomination de PU-PH à temps plein dans la mesure où il faut que les enseignants gardent une activité libérale[144]. »

Créer un corps de « généralo-universitaires » revient à *toucher* à la loi Debré. Une piste consisterait à nommer une première *fournée* de PU-PH en les dispensant des trois années nécessaires de carrière hospitalière, et en les contraignant à abandonner leur exercice libéral. Il faudrait alors

142. Il y aura en fait pour l'année 2000 10 créations de postes qui, rajoutés aux 5 postes laissés vacants, permettront la nomination de 15 maîtres de conférences et le passage de 6 enseignants au poste de professeur associé.

143. Les enjeux de cette création révèlent une réelle discordance entre les syndicats et le CNGE. La question de la définition de la discipline reste posée : médecine générale s'exerçant en soins primaires en ambulatoire ou médecine non spécialisée s'exerçant en soins primaires ou secondaires, et donc à l'hôpital ?

144. Ou plutôt *ambulatoire*.

créer des services de médecine générale à l'hôpital ! Pour Jacques Roland, c'est un contresens, pour Bernard Gay aussi. Une option pourrait alors être la création d'un statut de professeur universitaire, praticien ambulatoire et hospitalier (PU-PAH).

Les interprétations sur la définition de la médecine générale font débat dans le milieu généraliste. Pour Richard Bouton, le président de MG France, la place de ces généralistes serait toute trouvée dans les services de consultations externes où « ils pourraient aider à la régulation de l'activité hospitalière et au désengorgement des services d'urgence ». De son côté, Jacques Roland y voit l'intérêt de faire tomber les barrières ville-hôpital : l'extension des services externes serait « un formidable terrain de stage ».

Jean-François Baudry, président de la FMF-G, dans un questionnement sur la réhabilitation de la médecine générale, développe une position du même type : les étudiants « ne peuvent pratiquement plus faire de stage dans des services de médecine générale » et l'enseignement, hospitalier, est dispensé par des spécialistes. Le stage chez le généraliste est une excellente idée, mais il ne peut pas se développer faute de moyens. Le deuxième cycle doit donc former tous les étudiants à la médecine générale. Et Jean-François Baudry de conclure : « Il faut donc qu'il y ait des services de médecine générale dans les CHU, dirigés par des généralistes, et dans l'immédiat et en attendant les effets de la réforme, par des internistes. »

La définition de la médecine générale qu'a publiée l'OMS en 1998 situe clairement *cette discipline dans un champ extra-hospitalier, celui des soins primaires*, et se trouve en contradiction avec les projets et de Richard Bouton[145] et de Jean-François Baudry.

Définition cadre de l'Organisation mondiale de la santé (OMS) Europe 1998[146]

« *Les caractéristiques de la médecine générale-médecine de famille* sont :
  – *générale* : pas de sélection des problèmes de santé au niveau de la population générale, pas d'exclusion en fonction de l'âge, du sexe, de la race, de la religion ou d'autres catégories de problèmes de santé, accès facile sans limites géographiques, culturelles, administratives ou barrières financières ;

---

145. R. Bouton a depuis longtemps soutenu l'intégration de généralistes dans les hôpitaux, en désaccord sur ce point avec de nombreux membres de MG France...

146. La définition européenne de la médecine générale-médecine de famille, WONCA Europe 2002.

> – *continue* : centrée sur la personne, soins de santé longitudinaux pendant une période substantielle de la vie, non limités à un épisode de maladie ;
> – *globale* : des soins intégrés impliquant la promotion de la santé, la prévention des maladies, les soins curatifs, de réhabilitation et de support, les aspects physiques, psychologiques et sociaux, les aspects cliniques, humains et éthiques de la relation médecin-patient ;
> – *coordonnée* : gestion des soins dès le premier contact, renvoi vers les services spécialisés, information au patient sur les services disponibles, gestion et coordination des soins ;
> – *collaboratrice* : travail en équipes multidisciplinaires, délégation des soins quand cela est approprié, tout en assurant le leadership ;
> – *orientée vers la famille* : s'adressant aux problèmes individuels dans le contexte des circonstances familiales, des réseaux sociaux et culturels, des circonstances liées à l'emploi et au lieu de vie ;
> – *orientée vers la communauté* : considérant les problèmes individuels dans un contexte qui prend en compte les besoins en santé de la communauté, les autres professions et les organisations. »

La loi de réforme des études médicales sera adoptée par le Conseil des ministres le 24 mai 2000. Rattachée au projet de modernisation sociale, elle sera présentée à l'Assemblée fin janvier 2001 (*voir infra*, § 4.1.4).

La réforme de la deuxième partie du deuxième cycle des études médicales (arrêté du 10 octobre 2000 modifiant celui du 4 mars 1997) concerne les étudiants de DCEM2 à DCEM4. Elle va permettre de créer des enseignements transversaux (de la naissance à la sénescence, le cancer, l'inflammation…), en parallèle à des modules spécialisés dont le contenu serait réduit au minimum[147].

Ce projet est considéré par Alexander Grimaud, président de l'ISNAR-Img, comme « la porte ouverte à un enseignement plus intelligent », permettant d'organiser une réflexion pédagogique dans chaque établissement pour que la transversalité soit effective.

La Commission pédagogique nationale des études médicales rédige en novembre un programme qui mettra fin à la distinction entre enseignement du deuxième cycle et programme de l'internat ; c'est une avancée majeure,

---

147. Un débat s'engage alors entre les enseignants de médecine générale : faut-il un module spécifique « médecine générale » ou bien insuffler dans les modules transversaux une approche de soins de santé primaires ? C'est cette dernière approche que B. Gay défend et il met en place à Bordeaux une participation aux différents modules.

Il convient de souligner l'importance de la présence des soins de santé primaires dans le deuxième cycle, à la fois en termes utilitaires pour la formation (initiation à la sémiologie précoce), et en termes structurels pour la discipline, car « la médecine générale deviendra vraiment une discipline lorsqu'elle sera présente dans les premiers cycles ».

revalorisant l'enseignement au lit du malade et au sein des facultés. L'ANEMF s'en félicite, mais elle souligne que doit être impérativement mise en place sur le terrain une réelle refonte de la pédagogie et des modes d'enseignement : acquisition active des connaissances et intégration des enseignements théoriques aux stages hospitaliers. Ce « travail intelligent » éloigné du bachotage ne pourra être effectif que si les modalités des questionnements de l'internat évoluent elles aussi vers des « épreuves intelligentes ».

Propositions de maquette en troisième cycle

Concernant la maquette[148] du troisième cycle qui doit entrer en vigueur à la rentrée 2001, l'ISNAR-Img propose une formation axée sur six semestres : aux cinq semestres actuels – médecine polyvalente, médecine d'urgence, pôle mère-enfant, soins primaires et choix hospitalier libre –, le syndicat propose d'ajouter un sixième semestre « perfectionnement et recherche ». Il demande aussi, avec la mise en place de la maquette, une mise en place progressive d'une procédure d'agrément des stages.

De son côté, le CNGE, qui organise son *premier congrès* à Brest fin novembre avec trois cents participants, présente ses propositions : « La maquette doit répondre à la nécessité d'un programme coordonné sur les trois années du cursus. » Le troisième cycle s'articule autour de trois volets : enseignement théorique, formation pratique et validation.

L'enseignement théorique viendrait compléter les notions générales du deuxième cycle par un contenu spécifique ; il se déroulerait sous forme d'ED, pour une durée totale de deux cents heures.

Les thèmes concerneraient :
- le patient en milieu ambulatoire ;
- l'éducation pour la santé, la prévention et le dépistage ;
- les situations de premier recours ;
- les situations fréquentes en fonction des différents âges de la vie ;
- la prise en charge longitudinale des maladies chroniques ;
- les outils décisionnels ;
- les compétences relationnelles ;
- les gestes et techniques ;
- les notions de santé publique ;
- la recherche en soins primaires ;
- la gestion de l'entreprise médicale.

---

148. La maquette du troisième cycle permet de modéliser la formation (pratique, théorique) et son évaluation. La maquette décrit la qualité des stages que l'étudiant doit effectuer pendant sa formation : les stages obligatoires et ceux dits « libres ».

La formation pratique comporterait six semestres : un semestre en service hospitalier à recrutement polyvalent adulte, un autre dans un service d'accueil d'urgences, dans un service de consultations ou à recrutement polyvalent d'enfants, dans un service de gynécologie ou de psychiatrie, un semestre en médecine générale et un semestre au choix en fonction du projet professionnel de l'interne, sous forme d'assistanat tutoré en milieu ambulatoire.

La validation des stages et des ED serait définie par le responsable du DES[149] ; un mémoire concernant un travail de recherche serait effectué au cours du troisième cycle. « Une épreuve finale de certification attesterait des capacités du futur généraliste à répondre aux demandes de soins primaires. » La soutenance de la thèse pourrait avoir lieu au cours du cinquième semestre. La remise du diplôme d'études spécialisées de médecine générale (DES) interviendrait à la fin de ces épreuves. L'évaluation des lieux de stage, devenue indispensable, accompagnerait le processus.

Au-delà des discussions sur la maquette du troisième cycle, l'idée se dégage de la création d'un clinicat de médecine générale avec un corps d'assistants en ambulatoire qui serait équivalent à celui des chefs de clinique assistants des hôpitaux. Cela entraînerait *une ouverture des facultés de médecine sur le monde extra-hospitalier*.

Il y a maintenant au moins un enseignant généraliste associé par UFR, et de plus en plus d'associés deviennent directeurs de leurs départements. « Cela veut dire que l'université fait confiance à la médecine générale », selon Bernard Gay qui remarque aussi le changement d'époque : « Après une phase de militantisme où certains d'entre nous se battaient pour la reconnaissance de la médecine générale à la fac, parfois avec une certaine véhémence, nous sommes passés à l'idée qu'il fallait s'ouvrir à l'ensemble de la profession. »

La situation des enseignants associés qui doivent cesser leur activité au bout de neuf ans, comme la loi le leur impose, est considérée comme un gâchis, et pose question. Pour Bernard Gay, la titularisation des enseignants est une solution, partagée par de plus en plus d'hospitalo-universitaires, et le « statut de médecin ambulatoire et universitaire est envisageable ». Et il poursuit : « Par souci de compétence, les enseignants généralistes vont être amenés à concourir à des épreuves de titres et travaux, ce qui les poussera à faire de la recherche et à publier[150]. »

---

149. L'imprécision témoigne de la difficulté à proposer une approche commune à toutes les UFR tellement les différences dans la mise en place, en particulier du stage de six mois, sont importantes.

150. La viabilité de la triple fonction soins-enseignement-recherche, non encore exercée par les enseignants généralistes, ne se posera dans les faits que plus tard.

4.1.3 Internes et résidents en grève : la fin de la ségrégation ?

Une grève est lancée par les internes de spécialité en avril 2000 : ils réclament le droit « au repos de sécurité » et veulent être reconnus comme des médecins à part entière, et non de la main-d'œuvre en formation à bon marché. Ils se posent aussi des questions sur les remplacements, leur carrière, la réforme des études...

Seize villes de faculté sur 22 sont en grève des gardes le 21 avril et menacent d'un débrayage total. Les résidents les rejoignent. Le nombre des internes est alors proche de 10 000, celui des résidents de 6 000.

Les trois syndicats, ISNAR-Img, ISNIH et SNJMG, ont des revendications communes concernant la revalorisation des gardes et le repos de sécurité[151]. De plus, le SNJMG et l'ISNAR-Img soutiennent le projet d'examen classant. L'ISNIH, de son côté, a volontairement renoncé aux revendications concernant les études, mais ne se dit pas opposée à « une meilleure formation pour les généralistes ».

Par contre, des divergences existent : pour le SNJMG, certains résidents sont pénalisés par les mesures concernant la licence de remplacement (retards de mise en place du stage de six mois, ou stage effectué tardivement). L'ISNIH demande des créations de postes, et ses revendications sont ciblées sur la reconnaissance du travail des internes en tant que médecins hospitaliers. De son côté, le SNJMG demande des créations de postes de « praticiens hospitaliers généralistes » pour les services d'urgence et de gériatrie, voulant « une meilleure coordination des soins ville-hôpital et donc un décloisonnement des activités des uns en libéral et des autres en milieu hospitalier ».

Le 26 avril, l'ISNAR-Img se déclare satisfaite par les négociations : augmentation du salaire en juin, paiement du travail le week-end hors garde et principe du repos de sécurité au lendemain d'une garde. L'ISNIH veut obtenir des engagements plus précis et reconduit le mouvement jusqu'au 2 mai. En mai, les externes se mettent à leur tour en grève, encouragés par les succès de leurs aînés, réclamant un statut pour les étudiants de quatrième année, 20 % d'augmentation du salaire mensuel et un doublement du tarif des gardes. Ils se prévalent du soutien de la Conférence des doyens, du SNJMG et des étudiants en pharmacie.

Un nouveau mouvement sans précédent[152] réunit internes et résidents fin 2001. Ils réclament l'application immédiate d'un repos de sécurité total

---

151. Le repos de sécurité doit être inscrit dans le statut du résident, comme cela a été fait pour les médecins hospitaliers. Il avait été promis en 1999 par le Gouvernement.

152. Sans précédent du fait du rapprochement que ce combat syndical a entraîné entre internes et résidents. Il est possible que cette proximité ait facilité l'acceptation ultérieure par les internes de la suppression de l'internat.

après 24 heures de garde et rejettent la proposition d'un repos *clinique* de 11 heures. Ils sont en grève des gardes et des astreintes depuis le 19 novembre. Dix jours plus tard, une première journée de grève totale est suivie par 80 à 100 % des internes, selon leurs représentants. Le Gouvernement propose que les jours de repos soient pris *sur les congés annuels*. Début décembre, au lendemain de l'échec des négociations avec Bernard Kouchner, ministre délégué à la Santé, le mouvement se durcit, avec une manifestation nationale de plusieurs milliers d'étudiants et un appel à une grève totale des soins. À Paris, une manifestation à l'appel des quatre syndicats d'internes, ISNIH, SNJMG, ISNAR-Img et la Fédération nationale des syndicats d'internes en pharmacie et biologie médicale (FNSIP-BM), réunit entre 4 000 et 5 000 personnes. Très remontés contre Bernard Kouchner, les internes observent également une journée de grève totale des soins.

Début 2002, après un mois et demi de grève dure, l'ISNAR-Img et la FNSIP signent un protocole d'accord avec le ministère sur le repos de sécurité. L'arrêté paraîtra au *Journal officiel* en septembre.

Le repos de sécurité est par ailleurs inscrit au statut des internes[153].

4.1.4 La réforme est adoptée : ce sera « l'internat pour tous » en 2004. Création du DES

L'Assemblée nationale adopte le 11 janvier 2001[154] en première lecture l'article 17 de la loi de modernisation sociale qui réforme le concours d'internat. *Le concours d'internat est supprimé et remplacé par un examen national classant que devront passer tous les étudiants*[155]. « Le choix des disciplines et du centre hospitalier universitaire de rattachement sera subordonné au rang de classement aux épreuves », précise le texte de loi qui doit être suivi de nombreux décrets d'application.

La réforme du deuxième cycle entrera en vigueur à la prochaine rentrée universitaire ; les nouveaux arrivants en DCEM2 passeront ainsi les premières épreuves classantes en 2004.

L'ISNAR-Img considère que « l'examen validant classant est un très bon système car il garantit une réelle qualité au niveau national ». L'ANEMF se déclare « totalement sur la même longueur d'onde que l'ISNAR-Img » et l'ISNIH dénonce immédiatement « le nivellement par le bas » qui ne résout rien aux problèmes de formation des généralistes. Mais la protestation est faible.

---

153. Promesse faite aux résidents suite à la grève d'avril 2000 (*voir* supra).
154. Elle passera au Sénat en mars.
155. Le CSCT, lui, est préservé.

Par contre, les propositions du CNGE concernant le troisième cycle d'assistanat tutoré et de certification[156] sont fortement contestées par l'ISNAR-Img lors de son deuxième congrès : l'assistanat tutoré, « c'est l'utilisation d'un stagiaire à des fins de remplacement ». Elle n'en voit pas l'intérêt pédagogique ni les modalités. Pour l'ISNAR-Img, d'autres lieux que le cabinet du généraliste peuvent permettre la formation : les centres médico-psycho-pédagogiques (CMPP), les centres d'hygiène alimentaire et alcoolique (CHAA), la médecine scolaire, les plannings familiaux, les PMI.

Et ces futurs généralistes sont sûrs d'une chose : « le généraliste de demain aura des comptes à rendre à la société », ce qui pose la question de l'évaluation de la qualité formatrice et pédagogique des stages hospitaliers ou ambulatoires et des enseignants. Bernard Gay, invité à ce congrès, répond que les « formateurs doivent être supervisés par leurs pairs ». Et pour les médecins formés, les internes de médecine générale, l'évaluation, c'est la certification : « il ne faut pas vivre cela comme un examen sanctionnant mais comme quelque chose qui atteste de la capacité du médecin à répondre à ce que la société attend de lui ». Pour Jacques Roland, lui aussi présent, la certification pourrait prendre la forme du suivi des stages par un tuteur.

Le SNJMG soutient l'internat pour tous, mais il craint que le nouveau semestre ne s'apparente à un nouvel apport de médecins bon marché pour les services hospitaliers ou à un « service obligatoire de remplacement » *avec l'assistanat tutoré*. Il s'oppose de plus à la mise en place de mesures coercitives à l'installation.

Les internes de spécialité et le Sénat contestent la réforme, mais le Gouvernement affirme qu'il ne cédera pas sur le projet d'*internat pour tous*.

En mars, Gérard Lévy fait le point après plusieurs rencontres avec les étudiants, les enseignants et les doyens. Le consensus est total en ce qui concerne l'enseignement théorique ; pour les stages, le conseiller retient la nécessité d'un stage couplé du pôle mère-enfant, et d'un stage en psychiatrie. Pour le sixième semestre, les dérives possibles du remplacement tutoré entraînent des réserves de sa part. D'autres options sont possibles, et il annonce la publication d'un arrêté pour juin.

En ce qui concerne la filière disciplinaire, « les internes de médecine générale apparaîtront en 2004. En 2007 sortiront les premiers chefs de clinique en médecine générale ». Gérard Lévy se dit ouvert à la possibilité

---

156. La notion de « certification » correspond à celle d'« évaluation » de fin de formation : l'université certifie la qualité de l'interne formé (*voir infra, citation de BernardGay*). Plus tard sera développée par le CNGE la notion d'« évaluation des compétences de l'interne », et plus spécifiquement d'évaluation de son niveau de compétences. La recertification concernerait alors les médecins en exercice.

d'avoir des professeurs des universités qui auraient leur exercice en ville. Il envisage, malgré l'opposition des étudiants exprimée lors de leur dernier congrès, la certification, tout en ayant la volonté de l'appliquer aussi à toutes les spécialités.

Quant aux modalités du concours, il annonce un examen validant de fin de deuxième cycle additionnant tous les contrôles continus de stage (ce qui permet le contrôle de l'activité clinique) et d'enseignement avec la délivrance d'un diplôme. Le concours lui-même comporterait deux types d'épreuves : la première consisterait à examiner un dossier clinique avec justification du diagnostic, de la demande d'examens complémentaires, de la thérapeutique choisie et de l'information donnée au patient et à ses proches ; la seconde épreuve serait un commentaire critique d'articles médicaux. Les conférences d'internat devraient donc disparaître puisque le concours classant porterait sur l'ensemble des connaissances du deuxième cycle, et pas sur un programme spécifique.

À la rentrée 2001, le ministre de l'Éducation nationale, Jack Lang, présente la nouvelle maquette du résidanat. C'est en effet cette année que doit débuter le troisième cycle rallongé d'un semestre et totalement rénové. Il y aura *quatre stages obligatoires* : *médecine générale adulte, gynécologie et pédiatrie, médecine d'urgence, stage chez le praticien libéral, et deux stages au choix du résident.* L'arrêté, qui avait été annoncé pour juin, devrait être publié incessamment.

La création d'un diplôme de fin de deuxième cycle sous forme de mastère ne pose, selon lui, pas de problème d'application, mais « il convient de travailler pour en valoriser la signification vis-à-vis des débouchés potentiels ». Les doutes sur sa mise en place ne font que s'accentuer[157].

Par ailleurs, Jack Lang annonce que cette année sera celle du desserrement du *numerus clausus* qui augmentera de 600 places (250 l'année précédente), passant à 4 700 places.

Le troisième cycle de médecine générale prolongé à trois ans

L'arrêté du 19 octobre 2001 arrive à temps ! Il détermine le contenu du troisième cycle de médecine générale, futur diplôme d'études spécialisées, et le prolonge à trois ans.

Il concernera les résidents qui rentrent en premier semestre de troisième cycle quelques jours plus tard, au 1er novembre.

Trois semestres devront obligatoirement être effectués dans des services agréés pour la médecine générale : médecine d'adultes (médecine générale, médecine interne, médecine polyvalente, gériatrie de court séjour), un autre en

---

157. Ce diplôme ne verra pas le jour.

gynécologie et pédiatrie, un troisième en médecine d'urgence. Le semestre auprès du praticien sera maintenu, et ce pour une durée minimale de quatre mois. Il sera toujours possible de l'effectuer en partie dans un dispensaire, un service de PMI, de santé scolaire, en centre de santé ou « tout autre centre de soins primaires délivrés par des généralistes à l'exclusion des services hospitaliers ».

Deux semestres seront laissés au choix du résident en accord avec le directeur du DMG ; l'un des deux stages devra se faire « préférentiellement en ambulatoire ».

La formation à la prise en charge psychologique et psychiatrique des patients deviendra obligatoire et devra être réalisée parallèlement aux autres stages, dans des lieux, y compris ambulatoires, agréés pour la médecine générale. La durée cumulée de ces stages sera de six mois.

La mise en place de la nouvelle maquette du résidanat, qui correspond au futur DES de médecine générale, s'effectue ainsi trois ans avant l'instauration de ce DES afin de donner le temps aux universitaires et hospitaliers de s'organiser pour la rentrée 2004-2005.

La rentrée 2002 est marquée par une nouveauté en première année : les futures sages-femmes doivent désormais passer par la première année de médecine. Quatorze facultés accueillent aussi de futurs kinésithérapeutes. Cela préfigure un tronc commun pour les professions de santé (avec les futurs médecins, dentistes et pharmaciens). Le *numerus clausus* admet cette année cinq mille cent étudiants ; l'objectif des doyens est un retour à six mille.

Jacques Roland précise sa pensée[158] sur le statut de titulaire : « 90 % de la médecine générale appartient au monde libéral et ambulatoire, et il semble raisonnable que neuf professeurs de médecine générale sur 10 puissent être des praticiens libéraux... Et puis, pourquoi pas des professeurs de médecine générale en gériatrie ou aux urgences ? Ne soyons pas doctrinaires et inventons quelque chose d'ouvert. »

Fin 2002, on attend deux décrets sur l'examen classant et un troisième sur le DES. Le sixième semestre n'est toujours pas défini : sera-t-il « préférentiellement », comme signifié dans l'arrêté d'octobre 2001, ou « majoritairement » ambulatoire, comme le demandent les intéressés ?

---

158. Pensée qui correspond à la définition d'une médecine générale « discipline d'exercice ».

La création d'un DES de gynécologie médicale, obtenu après quatre années de mobilisation par le Comité de défense de cette discipline contestée[159], réclame 119 postes par an pour maintenir ses effectifs. Cela risquerait de diminuer les possibilités de formation en gynécologie des futurs obstétriciens, mais aussi des futurs généralistes. L'ISNIH, les chefs de clinique, mais aussi l'ISNAR-Img et l'ANEMF s'en inquiètent. Ce DES obtiendra en fait 16 places en 2004 et 20 en 2005.

Le décret du 16 janvier 2004 crée le DES de médecine générale ; la médecine générale devient une spécialité !

Ce décret précise que des épreuves classantes anonymes vont permettre à tous les *candidats d'obtenir une qualification accolée à leur statut d'interne. Les futurs généralistes seront internes, et c'est le terme même de résident qui est amené à disparaître.*

Le décret précise que l'enseignant coordinateur est assisté soit par un département de médecine générale créé par l'université, soit par une commission de coordination et d'évaluation du DES de médecine générale.

Pour Bernard Gay, devenu président délégué du CNGE, ce texte, « qui s'est fait attendre, est conforme aux négociations que nous avons conduites avec les pouvoirs publics [...] Nous devrions bénéficier du montant financier nécessaire pour réaliser le deuxième stage en ambulatoire ». Ce stage doit démarrer en mai 2004.

L'appellation « spécialiste en médecine générale » pose des questions. Ainsi François Baumann, président fondateur de la SFTG, préférerait un C = Cs. Il craint que « la médecine générale fascinée par le modèle hospitalo-universitaire ne se coule dans ce moule fait pour d'autres ». D'autres, tel Philippe Van Es, enseignant à Broussais et lui aussi membre de la SFTG, n'évacuent pas totalement « le risque d'une théorisation excessive de la médecine générale chez ses enseignants ».

4.1.5 L'accès au troisième cycle par les épreuves classantes

L'arrêté du 29 janvier 2004 organise les épreuves classantes d'accès au troisième cycle des études médicales, cela dès l'année 2004-2005.

Ces épreuves classantes nationales (ECN) ont pour objectif de répartir les étudiants qui entrent en troisième cycle en fonction de quotas de postes

---

159. Pierre Costes, le président de MG France, conteste la création de cette « supposée nouvelle spécialité à l'utilité discutable » (*Le Généraliste*, 14 février 2003). Référence au mouvement « Touche pas à mon gynéco » (*voir Partie I, § 14.2*)

d'internes dans les différentes disciplines. Ces disciplines ou filières[160] concernent un DES ou un ensemble de DES. En effet, il faut *dorénavant prévoir le même nombre de places que de candidats car tous les candidats ayant validé le deuxième cycle doivent avoir une place dans le troisième.* Des candidats européens peuvent s'y ajouter.

Les épreuves auront lieu simultanément dans 7 interrégions et comporteront 3 épreuves rédactionnelles composées chacune de 3 dossiers cliniques. Le jury sera composé de 249 PU-PH ou MCU-PH (maîtres de conférences des universités-praticiens hospitaliers), avec une double correction. Une banque nationale des questions sera créée. L'épreuve de *lecture critique* annoncée précédemment a été supprimée car les étudiants n'y ont pas été préparés.

La liste des candidats classés sera publiée au bulletin officiel. Le choix sera organisé en septembre, précédé d'un préchoix informatisé permettant d'opter à la fois pour la discipline et l'affectation géographique. Il sera possible de modifier ce préchoix ou d'y renoncer après déclaration au ministère.

Le choix présentiel s'effectuera dans un *amphithéâtre de garnison*. L'affectation définitive nécessitera que l'étudiant ait validé son deuxième cycle.

Par ailleurs, les internes de médecine générale (IMG) ont, de façon dérogatoire, obtenu la possibilité de rester dans leur faculté d'origine.

La Commission nationale des études médicales décide de mettre au choix 2 119 postes pour les spécialités et 1 581 pour la médecine générale. Pierre-Louis Druais, président du CNGE[161], s'emporte : « On déshabille les besoins de soins primaires pour combler les manques actuels de certaines spécialités. Cela ne va pas dans le sens de l'équilibre souhaité. » D'ailleurs, aucun enseignant généraliste ne siège dans les jurys de *l'examen classant validant, dont l'appellation va se transformer en examen national classant (ENC).* Le CNGE, l'ISNAR-Img et la Conférence des doyens demandent un rendez-vous avec le ministre de la Santé Philippe Douste-Blazy pour comprendre cette absence qui sera justifiée par le statut d'associé et non de titulaire des enseignants ; toutefois, la répartition des postes d'internes sera rééquilibrée secondairement au profit de la médecine générale.

En septembre 2004, sur les 1 841 postes offerts en médecine générale lors des ENC qui remplacent pour la première fois l'internat, seuls 641 sont

---

160. Il y a les disciplines médicales, les disciplines chirurgicales, la filière de médecine générale, la psychiatrie…
161. De 2002 à 2010 (*voir infra*, Annexe 2 : CNGE).

choisis ! Six cents étudiants ont préféré renoncer et se représenter l'année suivante.

L'ISNAR-Img explique ce rejet apparent par l'absence de connaissance de la médecine ambulatoire par les externes. « Il faut créer une véritable filière universitaire avec professeurs, maîtres de conférences et chefs de clinique ambulatoires intervenant en deuxième cycle. »

4.1.6 La médecine générale, une discipline : en 2002 paraît sa définition européenne

Pendant longtemps, la définition de la médecine générale reste floue. Une première conception propose la juxtaposition d'une partie de chaque spécialité, le tout constituant alors un ensemble homogène ; la médecine générale serait alors une *spécialité patchwork* dont le savoir serait issu d'une compilation d'un petit peu de savoir sur tout. Une autre conception, au nom de l'unicité de la médecine, évoque la mise en pratique d'un même savoir dans un autre lieu : la médecine générale serait alors une *discipline d'exercice*, avec le même contenu théorique que celui des spécialités, mais avec des conditions d'application particulières.

Ces conceptions réductrices ne reconnaissent pas l'identité de la médecine générale et son contenu spécifique à travers des démarches diagnostiques et des stratégies thérapeutiques particulières à la pratique de soins primaires.

En 2002 est publiée la définition européenne de la médecine générale-médecine de famille par la WONCA Europe. C'est un événement considérable.

Cette déclaration consensuelle définit la discipline ainsi que les tâches professionnelles ; elle décrit les compétences professionnelles essentielles requises pour un médecin généraliste. Le document précise pour la première fois les éléments constituant cette discipline académique et fournit une représentation officielle des services que les médecins généralistes devraient fournir aux patients en Europe. « Les définitions de ce document permettent le développement de programmes de formation, de recherche et d'assurance de qualité pour s'assurer que la médecine générale-médecine de famille se développera et couvrira les besoins en soins de santé de la population du 21e siècle. »

Différentes approches ont conduit à la production de cette nouvelle définition. Le groupe de Leeuwenhorst avait défini les paramètres de la discipline en décrivant les types de tâches que doit accomplir le médecin (*voir* supra, § 1.6.1). Bernard Gay, qui fait partie des six signataires de la définition de la WONCA[162], avait essayé en 1995 de définir les principes fondamentaux de la discipline (*voir* supra, *§ 3.6.1*). Ces approches ne sont pas mutuellement exclusives, et la toute nouvelle définition prend en compte les principes de base de la discipline, les tâches essentielles du médecin généraliste-médecin de famille au sein du système de santé, et l'influence de ce système sur l'accès à la médecine générale-médecine de famille.

Définition européenne de la discipline 2002 : les caractéristiques de la médecine générale-médecine de famille

« – Elle est habituellement le premier contact avec le système de soins, permettant un accès ouvert et non limité aux usagers, prenant en compte tous les problèmes de santé, indépendamment de l'âge, du sexe, ou de toutes autres caractéristiques de la personne concernée.

– Elle utilise de façon efficiente les ressources du système de santé par la coordination des soins, le travail avec d'autres professionnels de soins primaires et la gestion du recours aux autres spécialités, se plaçant si nécessaire en défenseur du patient.

– Elle développe une approche centrée sur la personne dans ses dimensions individuelle, familiale et communautaire.

– Elle utilise un mode de consultation spécifique qui construit dans la durée une relation médecin-patient basée sur une communication appropriée.

– Elle a la responsabilité d'assurer des soins continus et longitudinaux, selon les besoins du patient.

– Elle base sa démarche décisionnelle spécifique sur la prévalence et l'incidence des maladies en soins primaires.

– Elle gère simultanément les problèmes de santé aigus et chroniques de chaque patient.

– Elle intervient à un stade précoce et indifférencié du développement des maladies, qui pourraient éventuellement requérir une intervention rapide.

– Elle favorise la promotion et l'éducation pour la santé par une intervention appropriée et efficace.

– Elle a une responsabilité spécifique de santé publique dans la communauté.

– Elle répond aux problèmes de santé dans leurs dimensions physique, psychologique, sociale, culturelle et existentielle. »

La discipline académique va enfin pouvoir s'affirmer.

---

162. Avec Justin Allen, Royaume-Uni, président d'EURACT (Académie européenne des enseignants en médecine générale) ; Harry Crebolder, Maastricht ; Jan Heyrman, Liège ; Igor Svab, Ljubljana ; Paul Ram, Maastricht.

4.1.7 Quel contenu, quelle organisation pour le sixième semestre ?

Le CNGE a proposé en 2000 l'*assistanat tutoré* ; il permettrait un deuxième stage en ambulatoire comme le recommandait la Circulaire européenne de 1993. L'interne y serait mis en autonomie avec prise de responsabilité ; il réaliserait un minimum d'actes seul sous la supervision d'un tuteur.

L'ISNAR-Img a imaginé de son côté la création de Services universitaires de médecine générale ambulatoire (SUMGA) avec une équipe médicale désirant travailler en réseau. Des cabinets de médecine générale seraient rassemblés sur une même zone géographique ; des spécialistes ou des médecins effectuant de la médecine sociale ou humanitaire pourraient y être associés. L'interne aurait une activité principalement de soins en remplaçant à tour de rôle un des médecins de l'équipe. À tout moment, il pourrait avoir recours à un médecin du SUMGA ; des temps de relecture de la pratique, avec analyse des mécanismes décisionnels seraient organisés. Il pourrait assister à des consultations spécialisées et serait salarié. Une réflexion devrait être menée concernant le devenir des honoraires perçus par les étudiants.

À la rentrée 2001, des dissensions se créent autour du sixième semestre, car le projet ministériel d'un stage *préférentiellement en ambulatoire* fait craindre à l'ISNAR-Img, soutenue par l'ANEMF, le CNGE et la Conférence des doyens qu'il serve surtout à pourvoir aux besoins des services hospitaliers du fait de la réduction du temps de travail de la réforme Aubry[163] à l'hôpital.

Chacun réalise aussi que la mise en place du sixième semestre nécessitera une rallonge budgétaire pour la rémunération des maîtres de stage et celle des stagiaires[164].

Le recrutement de nouveaux maîtres de stage ne peut se faire qu'avec le soutien de la profession. Le CNGE veut s'appuyer « non sur une élite de généralistes enseignants, mais sur toute la profession ». Le sixième semestre serait un stage en autonomie professionnelle, dans lequel le stagiaire deviendrait non un frein, mais « une aide pour optimiser le travail du généraliste, comme les internes font fonctionner les services hospitaliers ». Seraient créées des unités pédagogiques locales (UPL) soit dans un cabinet de groupe, soit dans un groupe de cabinets. Des modalités pédagogiques encadreraient leurs activités : groupes de pairs de FMC, tutorat, réunions entre internes. Le recrutement des maîtres de stage serait lié aux critères de

---

163. Les *trente-cinq heures*.

164. Lors du stage ambulatoire, les résidents sont rémunérés grâce à un financement provenant de la Drass *via* le centre hospitalier, alors que le stage hospitalier est financé par l'hôpital pour lequel ils travaillent sur son budget global.

l'UEMO définis en 1994 : généraliste en exercice, compétence scientifique attestée par la participation à des travaux de recherche ou à des groupes de FMC, formation à la pédagogie, et environnement professionnel favorable à la formation.

Le 6 décembre 2002, considérant l'imprécision du texte régissant l'organisation du troisème cycle, la Conférence des doyens représentée par Bernard Nemitz, doyen d'Amiens, le CNGE, MG France, la CSMF/UNOF et l'ISNAR-Img prennent position sur le sixième semestre. L'objectif de ce stage est de permettre une meilleure préparation à l'exercice professionnel, mais sa mise en œuvre doit être adaptée avec souplesse aux situations individuelles. Des résidents salariés seraient intégrés dans des structures de médecine générale reconnues par la Faculté comme terrains de stage à caractère universitaire, avec une fonction de soins en médecine générale ambulatoire, un encadrement pédagogique assuré par des généralistes formés, agréés, rémunérés et régulièrement évalués. Les honoraires perçus permettraient de payer les charges de la structure d'accueil du résident en rapport avec son activité, l'affectation du complément restant à déterminer. Les étudiants ayant un projet professionnel particulier, validé par le département de médecine générale, pourraient être autorisés à effectuer un stage dans une (ou des) structure(s) adaptée(s) au projet. Plus généralement, pour le bon déroulement du troisième cycle de médecine générale, les organisations soulignent le rôle essentiel des tuteurs formés, agréés, rémunérés et évalués. Elles abordent la nécessité d'analyser la compatibilité avec le remplacement[165] dans sa forme actuelle, et considèrent comme indispensable un renforcement de l'articulation entre ARH, DRASS, hôpitaux et Facultés de médecine pour obtenir dans chaque région une meilleure *adéquation* des postes.

La formation des résidents n'est pas homogène sur le territoire national

L'AUFEMO publie un état des lieux des expériences introduites dans l'organisation du résidanat en 2003 : il mentionne partout des difficultés d'application de la maquette :

– pour le semestre en gynécologie-pédiatrie, beaucoup d'hospitaliers refusent de perdre le bénéfice apporté par les trois premiers mois de formation qui rend les résidents aptes à prendre des gardes, puisqu'ils doivent ensuite rejoindre une autre spécialité. Les résidents effectuent donc le plus souvent soit un stage de pédiatrie, soit un stage de gynécologie, et non un stage mixte[166] ;

---

165. Ce stage devant être effectué avant de se lancer dans les remplacements.
166. Qui existe tout de même à Rennes par exemple.

– dans quelques facultés il n'y a pas de maquette encore instituée, comme à Strasbourg.

Quelques facultés projettent le sixième semestre avec des stages « en structure » plutôt qu'en cabinet de médecine ambulatoire : service médical des départements, médecine scolaire, SOS Médecins, Médecins du monde, établissements de soins palliatifs... comme à Marseille ou Montpellier.
Le stage de formation à la prise en charge psychologique et psychiatrique des patients se met en place seulement dans quelques facultés, comme à Angers et Besançon.

En avril 2003, les conseillers Philippe Thibault (ministère de la Santé) et Michel Desnos (ministère de la Jeunesse) demandent à Bernard Nemitz de réunir à nouveau résidents et enseignants de médecine générale et d'envisager les conditions de mise en œuvre de ce semestre. Ils incitent à l'expérimentation dès mai 2004.

Le groupe de travail mis en place le 6 mai[167] rend sa réponse en juillet. Il préconise la création de SUMGA, dans lequel se déroulerait le *stage autonome en soins primaires ambulatoires supervisé* (SASPAS). Les objectifs pédagogiques concerneraient la gestion des consultations et des visites, la réflexion sur la pratique, l'interdisciplinarité et la recherche en médecine générale. L'interne consulterait en lieu et place du maître de stage, pouvant recourir à la supervision directe par téléphone ou sur place par un maître de stage du SUMGA. La supervision indirecte se ferait par révision des dossiers à distance des consultations. L'interne effectuerait six à douze actes par demi-journée. Il ne devrait pas travailler plus de deux jours consécutifs chez le même praticien pour éviter le *remplacement déguisé*. Sur les onze demi-journées par semaine, deux seraient consacrées à la formation universitaire. Le rapport propose également l'adaptation au *projet professionnel* de l'interne.

Les réunions au ministère s'enchaînent en septembre, avec les internes et la Conférence des doyens. Les problèmes budgétaires sont au premier plan.
Quelques départements de médecine générale mettent en place dès novembre 2003[168] un SASPAS expérimental, ce qui permettra au CNGE

---

167. Quatre doyens y participent, Jean-Luc Debru de Grenoble, Patrice Deteix de Clermont-Ferrand, Jean-Paul Francke de Lille II et Roger Gil de Poitiers. Les autres membres sont, entre autres, Michel Detilleux ; Pierre-Louis Druais, Serge Gilberg et M.-F. Le Goaziou pour le CNGE ; Olivier Marchand pour l'ISNAR-Img ; Patricia Mercier pour MG France ; Max Budowski pour l'UNOF ; Gilbert Vicente pour l'AUFEMO. Le SNIMG est invité.

168. Angers, Brest, Clermont-Ferrand, Dijon, Grenoble, Limoges, Lyon, Nantes, Nice, Rennes, Rouen, Strasbourg.

d'en peaufiner la mise en place officielle pour le semestre suivant, et de faire émerger la notion de *redevance pédagogique*[169].

La circulaire relative à l'organisation du stage autonome en soins primaires ambulatoire supervisé (SASPAS) est publiée le 26 avril 2004 et diffusée en urgence auprès des DRASS, des préfets et des UFR le 30 avril (pour un démarrage des stages le 1er mai !). Sa rédaction a été inspirée du rapport du groupe Nemitz rendu en juillet et satisfait les protagonistes.

D'autres stages répondant au projet personnel d'un résident ou d'un interne peuvent être envisagés : PMI, médecine scolaire, médecine humanitaire, médecine pénitentiaire. Le projet présenté par l'interne doit alors être validé par le directeur du DMG et le directeur d'UFR.

Le terme de SUMGA utilisé dans le rapport Nemitz n'est pas repris officiellement. Pas plus que l'appellation *directeur d'enseignement clinique* proposée par le CNGE. Et surtout, la circulaire ne prévoit ce stage que pour 30 % des étudiants pour le semestre à venir.

L'arrêté du 30 juin 2004 relatif à l'organisation, au déroulement et à la validation des stages des internes prévoit un carnet de validation de stage, les conditions des choix des stages, l'organisation des stages dits « hors subdivision[170] » et des stages à l'étranger.

4.2 Les douloureuses marches suivantes : le clinicat et la titularisation des enseignants

4.2.1 La colère des enseignants. 2006 : option de médecine générale au CNU

L'examen classant national de 2005 ne fait pas recette pour la médecine générale pour la deuxième année de sa création : 1 000 postes[171] environ

---

169. L'activité de l'interne en SASPAS constitue un apport en temps et en argent pour le maître de stage, qui justifie une contrepartie, dite « redevance pédagogique », sous diverses formes (tutorat, enseignement en deuxième cycle, recherche, thèses…). Les internes ont fortement craint que ce stage ne soit utilisé pour leur faire faire, sans encadrement pédagogique, des actes dont les honoraires seraient totalement encaissés par les maîtres de stage ; le stage deviendrait alors un *remplacement déguisé*. La création de la *redevance pédagogique* a fortement atténué ces craintes.

170. À chaque subdivision territoriale correspondent, de façon générale, un CHU et une UFR de médecine. Les stages sont organisés dans les hôpitaux, dans les structures de soin, et dans les cabinets médicaux de ce territoire. Mais les stages sont possibles dans d'autres territoires : ils sont alors dénommés *hors subdivision*.

171. En fait, 981 sur les 2 400 postes mis au choix pour l'année 2005, et c'étaient 609 postes sur 1 841 pour l'ECN de 2004. Soit 40 % de postes d'IMG non pourvus.

ne sont pas pourvus. C'est une catastrophe démographique qui s'annonce pour le nouveau président de l'ISNAR-Img Matthieu Schuers[172]. Le déficit est deux fois plus important qu'en 2004 ! Sachant qu'environ 4 500 médecins généralistes par an cesseront leur activité pendant les dix années à venir, et que moins de 40 % des IMG envisagent de s'installer en ville, la situation est très grave, et appelle des mesures d'urgence.

Le CNGE réclame un vrai plan de secours : stage en deuxième cycle, réintroduction dans les modules transversaux de deuxième cycle, et mise en place de la filière avec la création d'une sous-section au CNU.

Le ministre de la Santé, Xavier Bertrand, refusant de le recevoir, le CNGE lui adresse une lettre ouverte qui obtient le soutien de l'UNOF, de la FMF-G, et du SNIMG. L'effet sera positif, et Pierre-Louis Druais, tout en reconnaissant n'avoir eu aucune assurance ni promesse, enregistre les informations fournies : le budget pour le stage de deuxième cycle a été dégagé, et le ministère « n'a pas d'opposition de principe » à la création d'une section ou d'une sous-section de médecine générale au CNU, non plus qu'à la « réflexion sur les titularisations » des enseignants.

Toutefois, très insatisfait de la situation, le CNGE met en ligne une pétition « Préservons la médecine générale et son enseignement » dès le début de l'année 2006. Mi-janvier, mille trois cents signatures ont été recueillies, dont celles des présidents de MG France, de l'UNOF, de la FMF, la présidente de la SFTG et des responsables de l'Unaformec. « Vingt ans après son entrée à la faculté, la médecine générale peut-elle encore servir de caution à un système qui ne la tolère qu'assise ? Et encore, sur des strapontins... Les 1 500 postes de médecine générale boudés par les étudiants ces deux dernières années sont autant de témoignages qui prouvent combien le sort de la discipline et celui de la profession sont indissociables », s'exclame Jean Paillard dans *Le Généraliste.*

Un nouveau syndicat, le Syndicat national des enseignants de médecine générale (SNEMG), est créé début avril 2006 par le CNGE dans le but de défendre et promouvoir l'enseignement et les enseignants, laissant ainsi à ce dernier sa position exclusivement académique. Sa première assemblée générale réunit 300 des 4 000 enseignants à Vincennes et élit Vincent Renard, enseignant à Créteil, à la présidence[173]. Les axes de revendications concernent la revalorisation financière et statutaire des enseignants cliniciens ambulatoires

---

172. Avec le changement de statut et de titre des résidents devenus internes, l'ISNAR devient en mars 2004 l'Intersyndicale nationale autonome représentative des internes de médecine générale (ISNAR-Img). Elle fédère alors 24 villes sur les 26 UFR, et revendique 3 000 adhérents sur les 5 600 de la rentrée 2004 (Mari-Turret, 2004).

173. Vincent Renard, généraliste enseignant, impliqué précédemment dans la mise en place de la formation professionnelle conventionnelle pour MG France (*voir Formation continue, § 11.2*), membre fondateur du SNEMG.

(ECA) que sont les maîtres de stage, et la création de la filière universitaire de médecine générale (FUMG), au point mort depuis la création du DES en 2004.

Tout l'été se tiennent des réunions avec les conseillers ministériels (*voir infra, Annexe 1 : Médecine générale – Médecine interne*). Malgré une relance des ministères, avec remise de propositions concrètes élaborées par le CNGE et le SNEMG sur les solutions juridiques et administratives[174], il faut attendre octobre pour obtenir une réunion qui conclura à la mise en place concrète de la filière éventuellement en 2007-2008, sans aucune garantie ni sur les moyens, ni sur le calendrier.

Toutefois, **l'arrêté du 25 octobre 2006 crée l'option de médecine générale au sein du Conseil national des universités.**

La spécialité de médecine générale est intégrée au CNU dans la sous-section 53-01[175] (médecine interne, gériatrie et biologie du vieillissement, médecine générale et addictologie). L'arrêté est signé par les trois ministres de tutelle qui annoncent « un acte fondateur de la reconnaissance universitaire de la spécialité de médecine générale ». Ils signalent que les réunions de concertation avec les enseignants généralistes vont se poursuivre « afin de mettre en place les dispositions statutaires précisant les modalités de recrutement des chefs de clinique ainsi que des maîtres de conférences et professeurs titulaires ». Ils rajoutent que « des mesures dérogatoires transitoires d'intégration d'enseignants associés contribueront à assurer la montée en charge progressive du nombre de titulaires au sein du CNU. Des postes de chefs de clinique seront ouverts dès la rentrée 2007 ».

Les réactions de la profession montrent un enthousiasme mesuré ! L'UNOF salue la création de la filière, mais souligne qu'elle doit s'accompagner de « la reconnaissance de cette spécialité de proximité dont l'exercice principal s'effectue en dehors du secteur hospitalier ». MG France estime que l'arrêté appelle d'autres décisions. Et pour leur part, le SNEMG et l'ISNAR-Img prennent acte, mais rappellent que la mise en place concrète de la filière universitaire de médecine générale (FUMG) par l'intégration d'enseignants titulaires et la création de postes de chefs de clinique n'est toujours pas programmée.

La concertation menée jusqu'alors aurait permis une issue rapide, la mise en place de la FUMG bénéficiant du soutien des organisations syndicales médicales, du conseil de l'Ordre, du ministère de la Santé… Mais le ministère de l'Enseignement supérieur et de la Recherche traîne des pieds. La médecine interne n'est plus un frein, mais qu'en est-il de l'ensemble du lobby hospitalo-universitaire ?

---

174. *Voir infra* : projet de centre universitaire de médecine générale par le CNGE, note 181.

175. La section 53 est présidée par Jacques Beylot et son vice-président est Jean-Charles Piette, interniste à Paris.

4.2.2 Grève des enseignants et des internes de médecine générale. Rapport de l'IGAENR et de l'IGAS : création de la filière

Le retard à la création de la filière universitaire et son faible nombre d'enseignants sont interprétés par les enseignants de la discipline comme une des raisons du manque d'attrait pour les étudiants. Lassé d'attendre, le SNEMG envoie aux ministères concernés un préavis de grève le 31 octobre et appelle tous les enseignants à se mobiliser. Le 7 novembre, l'ISNAR-Img déclare soutenir officiellement le mouvement, et le 9 débute une grève des enseignants et des maîtres de stage dans les UFR, sans limitation de durée.

Vincent Renard pour le SNEMG demande la titularisation de cent vingt enseignants associés, la création de deux cent cinquante nouveaux postes d'associés et la revalorisation des ECA, « sinon, la filière ne sera rien d'autre qu'une option vide ».

Le 24 novembre, premier jour du congrès du CNGE à Poitiers[176], 31 facultés sur 34[177] ont voté la grève totale des enseignements, de l'encadrement des stages et du travail administratif dans les DMG. « Cette grève exprime une angoisse massive sur le sort de la discipline universitaire », souligne Vincent Renard. Trois ans après la création du DES, deux mille postes de médecine générale n'ont pas été choisis par les internes !

L'ISNAR-Img soutient le mouvement, vingt villes s'étant prononcées positivement, et pose le principe d'une journée d'action le 7 décembre avec grève des internes.

L'annonce de l'instauration du stage chez le praticien en deuxième cycle est faite pendant le Congrès par les conseillers du ministre de la Santé, Francis Brunelle et Sandrine Buscail, ex-présidente du SNJMG.

Cet arrêté est signé le 23 novembre 2006[178]. Le stage en médecine générale en deuxième cycle a pour objectifs de :

« – appréhender les conditions de l'exercice de la médecine générale en cabinet et la prise en charge globale du patient en liaison avec l'ensemble des professionnels ;

---

176. Le thème du Congrès est en 2006 : la recherche en soins primaires, du master Recherche à la publication.

177. Caen, Marseille et Rennes n'ont pas suivi le mot d'ordre (24 novembre 2006). Elles se rallieront en décembre.

178. Il donne la possibilité d'effectuer ce stage aussi en première et deuxième années du deuxième cycle, et vient en complément de l'arrêté encore peu appliqué du 4 mars 1997 qui ne concernait que la deuxième partie de ce cycle.

– appréhender la relation médecin-patient en médecine générale ambulatoire, la place du médecin généraliste au sein du système de santé ;
– se familiariser avec la démarche clinique en médecine générale libérale[179] ;
– se familiariser avec la démarche de prévention et les enjeux de santé publique ;
– appréhender les notions d'éthique, de droit et de responsabilité médicale en médecine générale libérale ;
– comprendre les modalités de gestion d'un cabinet ».

Françis Brunelle annonce par ailleurs qu'une mission a été confiée à l'Inspection générale des affaires sociales (IGAS) et à l'Inspection générale de l'administration de l'éducation nationale et de la recherche (IGAENR), afin de contribuer à « bâtir un dispositif statutaire permettant le recrutement d'enseignants titulaires et non titulaires en médecine générale ». Le rapport devra être remis très rapidement. Parallèlement, le conseiller rappelle que la situation des trois mille cinq cents maîtres de stage et la création des postes de chefs de clinique doivent être envisagées avec des mesures spécifiques.

Ces annonces décevantes pour les syndicats entraînent une amplification de la grève jusqu'à la journée d'action du 7 décembre, et c'est l'ensemble des trente-quatre facultés qui manifestent le 7 décembre. Toutefois, l'effort de mobilisation est inégal sur le territoire.

L'attitude de certains doyens semble alors activer le conflit : ils envisagent, comme à Nice ou Strasbourg, de réaffecter les étudiants en stage ambulatoire dans des stages hospitaliers jusqu'à la fin du semestre, ou de réquisitionner les maîtres de stage comme à Paris 6. En réponse, les internes de Besançon ont voté la grève des gardes hospitalières tous les mardis.

L'ensemble des syndicats de médecins généralistes soutient le mouvement, les étudiants de l'ANEMF aussi. La manifestation organisée à Paris est un succès et une délégation est reçue par le conseiller Thibault. Une rencontre officielle est proposée pour janvier. Le SNEMG décide la reprise des stages pour le 18 décembre, tout en poursuivant l'arrêt des autres activités.

Lors de la rencontre du 11 janvier 2007, les ministères s'engagent à créer vingt postes de chefs de clinique pour la rentrée 2007-2008 et à titulariser dix généralistes enseignants par an pendant trois ans. C'est une réponse *a minima* des pouvoirs publics, mais elle fait lever le nouveau préavis de grève déposé par l'ISNAR-Img. Une réunion est prévue un mois plus tard lorsque auront été remis les rapports des deux inspections générales.

---

179. On voit ici que les notions de « soins ambulatoires », de « médecine de première ligne » ou de « soins primaires » ne sont pas acceptées. C'est le statut *libéral* du médecin qui particularise encore la médecine générale.

Le rapport de l'IGAENR et de l'IGAS « Création de la filière universitaire de médecine générale » est remis le 16 février.

Il reconnaît l'urgence à organiser le clinicat pour les internes qui termineront leur DES à l'automne 2007 Les chefs de clinique « doivent pratiquer la médecine générale là où elle s'exerce, ce qui exclut le cadre hospitalier ». Leur implantation devrait se concentrer dans les départements de médecine générale disposant déjà d'une activité de recherche significative. Leur statut serait celui de chef de clinique des universités-assistants de médecine générale (CCU-AMG), dérogatoire vis-à-vis de la biappartenance hospitalo-universitaire des ordonnances de 1958. Le ministère envisage la création d'un corps d'enseignants titulaires professeurs des universités-praticiens de médecine générale (PU-PMG) et de maîtres de conférences (MCU-PMG). Les rapporteurs insistent aussi sur l'effort budgétaire indispensable pour favoriser les recrutements des futurs titulaires et des associés.

Pour Bernard Gavid[180], éditorialiste à *La Revue du praticien – Médecine générale,* « après 25 ans d'investissement militant, les généralistes enseignants aperçoivent enfin le bout du tunnel ». Pour le CNGE, le rapport « met en évidence des notions maintenant acceptées par tout le monde, mais témoigne, en revanche, d'une appréhension de la médecine ambulatoire selon une logique encore très hospitalo-centrée ». Le projet de Centre universitaire de médecine générale[181] proposé par le Collège n'a en effet pas été accepté.

Un appel du SNEMG au président de la République

Deux mois après les élections présidentielles de 2007, le 7 juillet, devant l'immobilisme de la situation, le SNEMG publie cette fois un appel au président de la République, Nicolas Sarkozy, qui avait manifesté avant son élection son adhésion à la mise en place de la filière. Cet appel est signé de tous les enseignants associés de médecine générale. Il demande, pour permettre le fonctionnement des DMG, de nommer comme associés les trente-deux enseignants jugés aptes par le CNU[182], et donc de revenir

---

180. Il est aussi professeur associé de médecine générale à Poitiers

181. Pour la mise en place de la filière, le CNGE avait peaufiné en 2005-2006 un projet de Centre universitaire de médecine générale (CUMG), dans la conception de bi-appartenance université/ville. Remarquant que, dans la loi Debré, ce qui transforme le CHR en CHU, c'est la signature d'une convention avec l'université, les promoteurs du CUMG, entourés de juristes, avaient voulu créer en médecine ambulatoire une entité juridique qui puisse passer convention avec l'université ; ils proposaient que l'argent des actes effectués dans le CUMG abonde un fonds qui rémunérerait en salaire la part soins des bi-appartenants de médecine générale y travaillant, l'autre part étant réglée par l'université. Le CNGE envisageait alors la création en 5 ans d'1 CUMG par interrégion.

182. Lors de sa session de printemps, la sous-section 53-01 s'est réunie pour juger des demandes de nouveaux postes d'enseignants associés de médecine générale (*voir infra,* Annexe 2 § 2.3).

sur la décision « stupéfiante et incompréhensible » de ne créer que six nouveaux postes en 2007. Il demande aussi de publier en urgence le décret, négocié et prêt depuis avril, concernant les statuts transitoires des futurs titulaires et chefs de clinique de médecine générale, indispensable pour leur nomination et leur entrée en fonction à la rentrée prochaine ; les ministres du gouvernement précédent s'y étaient engagés. Enfin, il demande d'accorder la reconnaissance universitaire et la revalorisation aux maîtres de stage qui encadrent les futurs généralistes, sans statut et sans revalorisation depuis dix ans, situation absurde reconnue par les rapports des Inspections générales.

La ministre de l'Enseignement supérieur et de la Recherche, Valérie Pécresse, annonce début septembre pour l'année 2008 la création de 20 postes de chefs de clinique, la transformation de 14 postes de maîtres de conférences associés en postes de professeurs associés, et la budgétisation de 16 nouveaux postes de maîtres de conférences associés. Cet effort est salué par le CNGE et le SNEMG. Par ailleurs, les crédits nécessaires au démarrage du stage en deuxième cycle ont été transférés aux DRASS : le stage pourra démarrer dès la rentrée 2007 sur la base du volontariat, et un quart des étudiants pourra en bénéficier.

Une revalorisation de 12 % de la rémunération des maîtres de stage (ECA pour le CNGE) interviendra le 1er janvier 2008.

4.2.3 Les premiers chefs de clinique de médecine générale

Jean-Yves Chambonet[183] avait proposé en 2002, avec un groupe d'enseignants du CNGE, que « les chefs de clinique de médecine générale (CCMG) soient issus du pool des actuels maîtres de stage ». Ils auraient de multiples tâches en troisième cycle, mais aussi dans les deux premiers cycles. Les critères de recrutement étaient au minimum ceux de l'UEMO : au moins cinq ans d'un exercice à temps plein en ambulatoire, avec accueil de stagiaires, formation à la pédagogie et aux fonctions tutoriales, une direction de thèse dans la discipline et des signatures d'articles scientifiques. Les nominations seraient soumises à l'avis de la sous-section de médecine générale-médecine de famille du CNU après aval du conseil du DMG et à celui de l'université de rattachement. Ces fonctions pourraient avoir une durée minimale de quatre ans, renouvelable en fonction du profil de carrière. Ce serait la première étape pour devenir maître de conférences des universités-praticien *libéral* de médecine générale (MCU-PMG), puis professeur des universités-praticien *libéral* de médecine générale (PU-PMG).

183. Maître de conférences associé à Nantes, membre du bureau du CNGE.

Ce projet considérait que, la formation étant très courte (un seul semestre pendant l'internat en situation), le futur CCMG devait d'abord exercer quelques années avant de prendre des fonctions universitaires. Mais il ne tenait pas compte de la réalité des filières universitaires existantes, le clinicat prenant effet pour toutes les disciplines à la fin de la période d'internat.

Le Gouvernement a promis en janvier 2007, à la fin de la grève des enseignants et des internes, la nomination de vingt chefs de clinique. Les inspections générales des ministères, dans leur rapport, recommandent un statut *universitaire et ambulatoire*. Le CNGE réclame alors, en cohérence avec son projet de centre universitaire de médecine générale (*CUMG, voir* supra), le *salariat pour la part* soins *de l'activité des chefs de clinique*, et en *aucun cas* le paiement à l'acte. En effet, il craint que les chefs de clinique (CC) ne puissent assurer, faute de temps, la part de recherche et d'enseignement inhérente à leur poste. Les associés peinent déjà à trouver un équilibre fragile entre leur activité de soignant (et son équilibre budgétaire) et leur engagement universitaire, et il n'est pas acceptable de contraindre les futurs CC à vivre une situation que leurs homologues des autres spécialités ne subissent pas. De plus, cette activité de soins ne pourra se faire qu'aux dépens du site (cabinet médical) qui hébergera le chef de clinique.

Novembre 2007 : seize nominations de chefs
de clinique de médecine générale associés
Pour la rentrée de novembre 2007, le ministère ouvre vingt postes, fléchés dans vingt villes, essentiellement du nord de la France[184].

Pour Pierre-Louis Druais, il y a « des freins très forts de la part des structures, en particulier de la Conférence des doyens, qui veut que ce clinicat débute à l'hôpital ». Les enseignants associés de médecine générale font le constat que « l'attribution des postes ne repose pas sur une analyse des critères de qualité des projets potentiels, mais sur des choix dictés par des manœuvres ambitieuses à l'insu des départements eux-mêmes[185] ». Même pour Jacques Beylot, les postes sont « répartis de manière assez arbitraire dans les UFR ».

Devant les incertitudes concernant leur statut, quatre postulants au clinicat se désistent. Seize candidats vont alors être nommés chefs de

---

184. Florent Verfaillie à Amiens, Céline Bouton à Angers, François Maitre à Besançon, Sébastien Cadier à Brest, Nicolas Kowalski à Caen, Julien Lebreton à Créteil, François Dumont à Dijon, Benjamin Deneuville à Lille, David Costa à Montpellier, Maud Jourdain et Cédric Rat à Nantes, David Darmon à Nice, Laurent Rigal à Paris-Descartes, Célia Bornet à Poitiers, Anne Malouly à Reims, Nicolas Chauvel à Rennes.

185. Certains doyens choisissent de positionner de futurs chercheurs satisfaisant les projets de leur faculté, sans concertation avec leur département de médecine générale.

clinique de médecine générale sur un statut d'*associé*. Ils témoigneront de cette « modalité inédite proposée aux candidats 17 jours avant leur prise de fonction : exercice en médecine générale comme collaborateur libéral et activité universitaire salariée ». Il s'agit de 12 hommes et 4 femmes. Onze d'entre eux viennent de terminer leur internat ; 6 avaient obtenu un master 2 recherche durant leur troisième cycle.

Les négociations du SNEMG et de l'ISNAR-Img avec le ministère de la Santé et les services de l'assurance-maladie aboutissent, mi-novembre, à un montage transitoire à scénarios multiples, considéré comme par le SNEMG comme « du bricolage ». Il est prévu une activité de quatre demi-journées au cabinet et six demi-journées consacrées à l'enseignement et la recherche. La rémunération de l'activité de soins sera équivalente à celle des chefs de clinique des hôpitaux[186]. Les CCMG exerceront avec le statut de collaborateur libéral[187] en cabinet, soit avec un enseignant associé, soit avec un médecin installé. Un contrat avec l'URCAM devra être signé pour toucher les honoraires. Les généralistes qui les accueilleront, appelés *les hébergeurs*, devraient percevoir une indemnité compensatrice pour perte de ressources, au terme d'une évaluation à un an. Le contrat sera signé pour deux ans, renouvelable une fois.

Le CNGE n'a accepté ce statut que dans le but d'avoir ensuite des chefs de clinique *titulaires*, afin de construire la filière de médecine générale. Constatant la diversité des statuts, et analysant la place des doyens, avec ses risques, dans les décisions ministérielles de répartition des postes, les enseignants associés, avec le CNGE, tentent de reprendre la main en élaborant des critères de recrutement et en proposant un cadre commun aux différentes UFR pour les nouveaux CCMG.

Selon les coordinateurs interrégionaux du DES de médecine générale (*voir infra*, § 4.3.2), en juin 2008 :
    – Le clinicat doit bénéficier d'un cadre précis : activité de soins de médecine générale ambulatoire, activité de recherche définie sur projet, en rapport avec les soins primaires, préalablement établi avec le soutien et l'engagement du DMG, activité d'enseignement progressive en fonction de la formation pédagogique suivie et de l'expérience professionnelle acquise.
    – Chaque DMG est responsable des conditions offertes aux chefs de clinique : elles sont des critères forts d'attribution de postes. L'intégration

---

186. Le complément de rémunération étant versé par l'URCAM avec décalage dans le temps.

187. Le statut de collaborateur libéral qui existait déjà chez les dentistes et les avocats est depuis peu ouvert à toutes les professions libérales, et donc aux médecins. Il permet une prise de fonction allégée dans les cabinets libéraux.

> au sein d'équipes de recherche labellisées est indispensable, le rôle des DMG est de fournir un environnement favorable à la recherche (aide à la recherche de financement, publications, etc.).
> – Les modalités de choix des postes, le mode et les critères de recrutement doivent être précisés, en particulier les règles de publications d'articles dans les revues nationales et internationales.
> – Les chefs de clinique de médecine générale doivent pouvoir bénéficier d'un stage à l'étranger assurant leur mobilité.

Un premier bilan à un an[188] effectué par les CC montre que tous ont eu une activité de soins, 12 en cabinet de médecine générale en tant que collaborateurs libéraux, 2 en tant que remplaçants, mais l'un d'entre eux travaillait encore à l'hôpital. Quelques-uns n'étaient pas satisfaits de leur condition pour la part *soins*, avec des déplacements importants et une activité éclatée sur plusieurs sites. Leur implication dans l'enseignement était très variable ; ils participaient à l'évaluation, à la direction de thèses, et 4 avaient accueilli des étudiants en stage. Ils ont tous eu une activité de recherche, 5 d'entre eux ayant publié ; ils travaillaient au sein d'une unité Inserm (5), dans un laboratoire universitaire (4), ou auprès d'une société savante (3).

Lors des rentrées suivantes : nominations peu nombreuses de chefs de clinique des universités de médecine générale

Pour 2008, au mois d'avril, il n'était prévu que sept créations de postes, alors qu'avait été promis un chef de clinique dans chaque faculté. En fait, vingt postes vont être ouverts, mais seulement dix-sept nouveaux chefs de clinique[189] seront nommés à la rentrée.

La loi HPST (ou loi Bachelot) qui a été promulguée le 21 juillet 2009 précise que leur nombre ne peut descendre sous le chiffre de cinquante nouveaux nommés chaque année pendant quatre ans. Le décret définissant leur statut, paru le 28 juillet, permettra la nomination des premiers chefs de clinique des universités de médecine générale (CCUMG).

Mais en septembre, l'ISNAR-Img s'alarme, car seule une quinzaine de nouveaux CCUMG seront à leur poste, et six candidats se retrouvent déjà

---

188. Ils ne sont plus que quinze, car l'un d'entre eux n'envisage pas l'exercice de la médecine générale.

189. José Philippe Moreno Besançon, Benoit Chiron Brest, Hélène Vaillant-Roussel Clermont, Baptiste Motte Lille Catho, Laure Guillot Limoges, Jonathan Cohen-Scali Montpellier, Cédric Berbé Nancy, Gladys Ibanez Paris 6, Julien Gelly Paris 7, Guillaume Coindard Paris sud, Olivier Saint-Lary PIFO (Paris-Île-de-France-Ouest), Olivier Perrot Rennes, Matthieu Schuers Rouen, Paul Frappé Saint-Étienne, Juliette Chambe Strasbourg, Marie Eve Rouge Toulouse, Cécile Renoux Tours.

sans poste ! Pour l'ISNAR-Img, « les doyens, qui semblent les seuls à ne pas avoir compris les enjeux de la FUMG, ne font manifestement rien pour respecter la loi » et n'utilisent pas les budgets alloués à la médecine générale. Effectivement, quinze CCUMG seulement seront nommés à la rentrée 2009.

Parallèlement, le fait de laisser nommer des chefs de clinique sans titularisation des enseignants associés inquiète certains membres du CNGE : « nous allons vers une filière de médecine générale gérée par des enseignants issus de l'internat et du clinicat, qui n'auront comme expérience professionnelle ambulatoire que les 2 journées de soins en cabinet de médecine générale au cours de leur clinicat de 2 ans, au maximum de 4 ans. Ce qui revient à faire enseigner la médecine générale ambulatoire par des enseignants qui auront une formation essentiellement hospitalière ».

Les CC, de leur côté, laissés dans l'incertitude de leur avenir, se constituent en association extérieure au CNGE : l'Association nationale des chefs de clinique de médecine générale. Une certaine suspicion s'installe. En 2009, ils adhèrent à une structure de remplaçants et de jeunes médecins généralistes ReaGJiR[190] et en constituent la troisième composante.

En 2010 sont mis en place de nouveaux contrats avec les Agences régionales de santé (ARS) créées par la loi Bachelot, qui vont leur garantir un niveau de revenu identique à celui des chefs de clinique hospitaliers.

En 2011 sera nommée la première maîtresse de conférences universitaire de médecine générale, Gladys Ibanez, à l'université Pierre-et-Marie-Curie à Paris. L'année suivante verra la possibilité de prolongation du clinicat *via* un statut de chef de clinique associé (CCA).

4.2.4 Un statut de titulaire pour les généralistes enseignants. Commission d'intégration

Des rencontres entre la médecine interne et la médecine générale ont été initiées par Bernard Gay lors de sa présidence du CNGE[191] et sont poursuivies par son successeur Pierre-Louis Druais.

Rapidement, la question des modalités de l'intégration de la discipline dans le CNU se pose et en février 2004, lors d'une rencontre entre internistes

---

190. Créé en janvier 2008, ce syndicat regroupe et représente les remplaçants en médecine générale, les médecins généralistes installés depuis moins de cinq ans et les jeunes universitaires de médecine générale (chefs de clinique, maîtres de stage des universités, enseignants de médecine générale). Fédération de syndicats régionaux, la structure accompagne et défend l'exercice du métier par ces trois types de professionnels et milite pour la construction d'un système de santé à l'image des jeunes généralistes : innovant, collaboratif, humain et solidaire.

191. Les premières rencontres ont officiellement démarré lors du congrès du CNGE à Grenoble en 2003.

et membres du bureau du CNGE[192], les participants envisagent la création « à terme » d'une sous-section ou d'une option de médecine générale au sein du CNU placée au sein de la même section que la médecine interne (*voir* infra, *Annexe 1,1.6*).

Le ministère de l'Enseignement supérieur et de la Recherche (MESR) organise plusieurs réunions de travail en 2005 pour réfléchir aux modalités de titularisation et au statut des chefs de clinique de médecine générale. Jacques Beylot y participe en qualité de président de la sous-section 53-01 du CNU, accompagné d'un autre interniste Jean-Charles Piette. Ces réunions se poursuivent l'année suivante sans que soit résolu le problème entre la coexistence d'un statut universitaire de plus en plus envisagé comme mono-appartenant[193] et la poursuite d'une activité de soins en ambulatoire.

Le conseiller Thibault, convaincu de la nécessité d'un ancrage de la filière au sein du CNU décide, avec l'accord de J. Beylot, de l'ouverture d'une option de médecine générale au sein de la sous-section 53-01 en signant l'arrêté du 25 octobre 2006.

Décembre 2007 : la loi crée un corps de professeurs de médecine générale

Le dossier de la titularisation reste encore en suspens, retardé aussi par le changement d'équipe gouvernementale. Pierre-Louis Fagniez, conseiller de la ministre de l'Enseignement supérieur Valérie Pécresse, estime alors que toute nouvelle disposition doit s'appuyer sur une loi qui devra être spécifique à ces futurs enseignants.

Un projet de loi est présenté au Sénat par Francis Giraud ; cette loi *crée un corps de professeurs de médecine générale*. Elle est votée à l'unanimité au Sénat le 12 décembre 2007. Le CNGE fait alors pression par une lettre aux députés, « pour que le vote à l'Assemblée s'effectue dans les plus brefs délais ». Il est effectif à l'Assemblée nationale le 29 janvier, et la loi est publiée au *JO* du 9 février 2008.

Elle définit la spécificité des dispositions propres aux personnels enseignants de médecine générale qui « consacrent à leurs fonctions de soins en médecine générale, à l'enseignement et à la recherche la totalité de leur activité professionnelle ». Elle crée effectivement un corps de « mono-appartenants » qui « exercent leur activité de soins primaires en médecine ambulatoire ». La loi prévoit qu'un décret en Conseil d'État en fixe les modalités d'application.

Les responsables du CNGE considèrent que leurs demandes ont été entendues. La ministre assure que la finalisation du projet de décret se

---

192. Rencontre au siège du CNGE avec Daniel Séréni et J. Beylot pour la médecine interne, B. Gay, P.L. Druais, S. Gilberg et Patrick Chevallier pour le CNGE.

193. Contrairement à tous les hospitalo-universitaires qui sont biappartenants : ils « appartiennent » à l'hôpital et à l'université.

fera dans la concertation, et plusieurs réunions de travail ont à nouveau lieu au MESR.

Le 28 juillet 2008, est signé le décret portant dispositions relatives aux personnels enseignants des universités, titulaires et non titulaires, de médecine générale. Il ne répond que partiellement aux attentes puisqu'il ne définit que le volet universitaire et ne dit rien des conditions d'exercice du volet « soins » en ambulatoire.

Mais ce décret annonce aussi la mise en place en 2009 d'une Commission d'intégration permettant la nomination des premiers enseignants titulaires de médecine générale.

L'arrêté du 17 novembre 2008 fixe la composition, les attributions et les règles de fonctionnement de la Commission nationale d'intégration (CNI) des enseignants associés de médecine générale dans le corps d'enseignants titulaires de médecine générale. La commission fonctionnera jusqu'en 2017 (huit ans) ; elle sera présidée par le directeur chargé des Ressources Humaines au MESR, et se réunira sur convocation de son président. Fin décembre, les membres de la CNI sont nommés[194].

Mais dans une phase de restriction budgétaire, aucune création de poste n'est prévue par le ministère. Il est donc demandé à chaque doyen lors de la *révision des effectifs* 2009 de n'envisager l'ouverture de postes en médecine générale que par des *redéploiements* de postes, donc aux dépens des autres disciplines. Jacques Beylot craint, comme les responsables du CNGE, la renaissance d'une guerre entre les tenants des disciplines « nobles » et... les autres. Il craint que la médecine interne soit amputée de façon préférentielle de ses propres moyens, au nom de sa solidarité et de cette histoire commune avec la médecine générale.

L'arrêté du 29 avril 2009 fixe la procédure de recrutement des professeurs et maîtres de conférences des universités de médecine générale et des chefs de clinique des universités de médecine générale. Il permettra d'ouvrir les *recrutements d'enseignants dans la procédure normale*. En juin 2009, trente-huit enseignants sont considérés comme intégrables par la CNI. Mais les doyens des Universités concernées n'ont pas tous, loin de là, commencé à procéder au *redéploiement* des postes d'enseignants[195].

---

194. Il s'agit de Christian Thuillez doyen à Rouen, Jean Luc Dumas doyen à Bobigny ; et, sur proposition du CNU de médecine interne, sont nommés deux internistes Pierre-Jean Weiller, Marseille, et Jean Jouquan, Brest, et deux enseignants associés de médecine générale : Charles Honnorat, Rennes, et Gérard Bourrel, Montpellier. En 2009, G. Bourrel sera titularisé, et Claude Attali enseignant à Créteil remplacera C. Honnorat en âge de retraite.

195. Pour les petites facultés qui disposent déjà de peu de postes d'enseignants, le *redéploiement* va consister à chercher des postes non plus au sein de la faculté, mais dans

Et au bout du compte, ce ne sont que *dix enseignants associés qui sont titularisés en septembre*[196]. Ce nombre est bien en deçà des objectifs de la loi HPST qui prévoit la création de vingt postes de professeur titulaire par an pendant quatre ans dès la rentrée 2009-2010.

D'autres nominations, dans le même contexte de redéploiement auront lieu en 2010.

4.3 Vers un contenu professionnalisant pour le DES

Le diplôme d'études spéciales de médecine générale est installé depuis la rentrée 2004, autorisé par la suppression du concours de l'internat, et l'allongement du troisième cycle de médecine générale à trois ans, en conformité avec les circulaires européennes.

En 2007, pour la première fois, des internes qualifiés en médecine générale ont eu la possibilité de rentrer dans la filière universitaire en postulant pour une place de chef de clinique de médecine générale.

Les trois années de la formation se sont enrichies en contenu avec la définition européenne de la discipline, et en pratique avec la maquette de stage et la possibilité d'effectuer deux stages en ambulatoire dont le nouveau stage en sixième semestre, le SASPAS. Elles se sont enrichies aussi d'un changement d'approche pédagogique avec *l'approche par compétences* qui va progressivement remplacer la *pédagogie par objectifs*.

Pour autant, rien n'est stabilisé ! Les choix d'entrée en troisième cycle des étudiants, au moment de l'amphithéâtre de garnison, ne s'orientent pas d'emblée vers la discipline de médecine générale, et la formation est loin d'être homogène sur le territoire. L'augmentation « colossale » du nombre d'internes à former dans les prochaines années n'autorise pas de repos pour les recrutements de formateurs, et les protagonistes, internes comme enseignants, doivent sans cesse s'adapter.

4.3.1 Les épreuves classantes nationales

L'examen national classant a été mis en place[197] en juin 2004, mais son appellation a alors changé, le transformant en *épreuves classantes nationales anonymes*[198] : *tous les candidats* en sortiront avec *le titre d'interne et obtien-*

---

l'université ! Ces postes viendront compléter le budget déjà alloué en tant qu'enseignant associé

196. Bernard Gay à Bordeaux, Jacques Luet à Caen, Raymond Glantenet à Lille, Jean-Pierre Dubois à Lyon, Gérard Bourrel à Montpellier, Pierre-Louis Druais à Paris-Ouest, Serge Gilberg à Paris V, Michel Nougarède à Paris VII, Claude Attali à Paris-Créteil et Stéphane Oustric à Toulouse.

197. Suite à la loi du 17 janvier 2002.

198. Cette appellation est retrouvée dans tous les textes officiels. En fait, ces *épreuves* ne constituent ni un examen, puisqu'aucune note minimale n'est requise, ni un concours,

dront une qualification dans une spécialité, quelle que soit la valeur de leur travail.

Dans l'*amphi de garnison* où se déroule le premier choix, un étudiant classé dans les cent premiers choisit la médecine générale : *il se fait alors huer.*

Les deux premières années, mille postes réservés à la médecine générale ne sont pas choisis[199], les étudiants préférant redoubler leur DCEM4 plutôt que de choisir un poste en médecine générale. En 2008, six cent neuf postes restent encore vacants. Malgré ces chiffres inquiétants, la Direction de la Recherche, des Études, de l'Évaluation et des Statistiques (DREES) considère que « la situation de la médecine générale continue à s'améliorer ». De fait, 51 % des nouveaux entrants en troisième cycle ont pris un poste dans la discipline médecine générale, alors qu'ils n'étaient que 49 % en 2007 et 42 % en 2006 (*voir* supra, *§ 4.1.5*).

En 2009, six cent douze postes sont à nouveau délaissés, alors que la moitié des postes totaux est proposée pour le DES de médecine générale. Pour éviter que les étudiants redoublent plutôt que s'engager dans la filière, une solution, répète l'ISNAR-Img, serait de proposer à tous les étudiants le stage en deuxième cycle chez le généraliste. Mais on en est loin. Une part de la responsabilité est portée par les DMG et les blocages éventuels de leurs facultés[200]. Mais elle est aussi liée à la difficulté à recruter suffisamment de maîtres de stage dans certaines régions.

Classement des facultés aux ECN :
une course au meilleur rang reniant déjà la tentative de réforme

En 2004, les étudiants de l'ANEMF avaient élaboré une base de travail interne qui n'était pas conçue pour être publiée. Ils l'ont depuis améliorée, et proposent pour la première fois un palmarès des facultés aux ECN en 2009. Pour le président de la Conférence des doyens, Patrice Deteix, de Clermont-Ferrand, ce classement est le seul outil qui permette d'apprécier les résultats des facultés.

La mise en place de la réforme de la deuxième partie du deuxième cycle, sanctionnée par l'ECN, voulait non seulement faire apprendre la pathologie, mais aussi la faire comprendre. Le raisonnement devenait un outil majeur

---

puisque le nombre de places offertes dépasse celui des candidats ! Tous les étudiants qui se présentent sont admis et peuvent choisir un poste suivant leur rang de classement. Pourtant, dans le langage commun et dans la presse, c'est l'appellation examen classant national qui va persister (ECN).

199. En 2006 trois cent vingt postes, et en 2007 quatre cent cinquante-deux postes ne seront pas choisis.

200. Du fait du faible investissement de certains responsables de DMG, de mauvaises relations entre le département et la direction facultaire, ou d'un manque de soutien facultaire.

des décisions. Mais le type d'évaluation mis en place pour les épreuves a privilégié le *par cœur* au détriment de *la réflexion médicale pertinente*. Un double circuit de formation s'est alors réinstallé : enseignements facultaires d'un côté, formations privées nombreuses et structurées, en particulier en région parisienne, de l'autre. Pour aider leurs étudiants à la préparation de ce *concours*, certains doyens ont même recréé des *conférences d'internat* dans leurs facultés.

Et le jour du concours, les étudiants savent qu'il vaut mieux « écrire tout ce que l'on sait, même si cela ne concerne pas le cas précis étudié[201] ». Pour eux, « la notation à l'ECN reste le moins mauvais système ».

Pour gommer ces *effets pervers*, une commission de réflexion pédagogique, pilotée par Patrice Deteix, est installée.

Une meilleure visibilité du choix de filière : trente spécialités à choisir

Les épreuves de 2010 sont l'occasion d'appliquer une des premières mesures de la loi HPST : la filiarisation des études de médecine. La filiarisation consiste à définir au niveau national, spécialité par spécialité, un nombre maximum d'inscrits en fonction des besoins au sein des territoires de santé. Elle diffère des mesures liées à l'augmentation du *numerus clausus* car elle distingue les besoins en praticiens par spécialité. La variation du *numerus clausus* concerne, quant à elle, l'effectif global d'étudiants en médecine, et à partir de 1998 les conséquences de sa remontée se font sentir avec l'augmentation brutale d'étudiants à former dans les troisièmes cycles.

Les étudiants ont donc désormais la possibilité de choisir parmi trente spécialités contre onze disciplines auparavant. Jusqu'en 2009, les internes choisissaient entre médecine générale, chirurgie, spécialités médicales, anesthésie-réanimation, biologie médicale, gynécologie obstétricale ou médicale, médecine du travail, santé publique, pédiatrie et psychiatrie. Dorénavant, ils doivent décider de leur future spécialité dès l'amphi de garnison, avec un grand avantage : ils ont une visibilité sur les postes offerts, et donc sur les formations accessibles.

En 2010, la médecine générale semble attirer plus, avec des postes pourvus plus précocement dans le classement : sur les 1 400 premiers étudiants à choisir une spécialité, 110 choisissent la médecine générale, et le premier à faire ce choix est classé dix-huitième. Certaines villes sont très rapidement choisies, comme Paris, Grenoble, Lyon, Lille ou Nantes, d'autres le sont moins, comme Reims, Dijon, Caen ou Rouen. Toutefois, le nombre de postes de médecine générale non pourvus est encore majeur : 668 (sur 7 403).

---

201. Une part de la préparation à l'ECN fait comprendre aux étudiants l'intérêt de citer des *mots-clés* afin de gagner des points.

4.3.2 Le diplôme d'études spéciales de médecine générale

La coordination du diplôme et les interrégions

Le décret de janvier 2004 a prévu, pour homogénéiser la mise en place de chacun des DES et des DESC[202], des *structures de coordination des enseignements et des contrôles de connaissances.* Chaque diplôme sera coordonné par la Conférence interrégionale des doyens, et par une commission interrégionale de coordination, composée des coordonnateurs locaux spécialistes de la discipline, eux-mêmes assistés d'une commission ou d'un département spécifique[203]. La *commission interrégionale* sera présidée par un *coordonnateur* dont les modalités de désignation seront fixées par décret. Les propositions seront transmises aux doyens et au conseil d'UFR.

Depuis 1992, les EA avaient pris l'habitude de se rencontrer lors des réunions du *Secrétariat des coordonnateurs de troisième cycle de médecine générale* (*voir* supra, *3.4.1*) deux fois par an. Après son arrêt d'activité, ils ont continué à se rencontrer dans des facultés parisiennes. Ces réunions permettent d'informer la communauté des EA, de la former aux règles universitaires souvent inconnues des nouveaux nommés et d'aider à l'homogénéisation du contenu de la formation.

La réunion de février 2004 est l'occasion de demander aux régions de réfléchir à la désignation du *coordonnateur interrégional* (CIR) : il devrait être généraliste enseignant associé, nommé depuis un certain temps et coordonnateur dans sa propre UFR. À l'automne, les coordonnateurs interrégionaux de 5 des 8 interrégions ont été élus[204], et le groupe des EA va décider de poursuivre ce mode de désignation ; cela permettra d'éviter une nomination directe par la Conférence interrégionale des doyens. Il faudra plus d'un an pour que toutes les interrégions désignent leur coordonnateur.

---

202. Diplôme d'études spéciales complémentaires, dont certains sont accessibles pour les généralistes, comme la médecine d'urgence ou la gériatrie.

203. Cela donne la *possibilité de créer dans toutes les facultés des départements universitaires de médecine générale.*

204. Huit interrégions sont créées par décret en 2004. Ont été élus : pour l'Île-de-France : S. Gilberg, interrégion Est : Jean Noël Beis, Ouest : J. F. Huez, Sud-Ouest : B. Gay, Rhône-Alpes : M.-F. Le Goaziou. Seront ensuite élus pour l'interrégion Nord-Est : R. Glantenet, Sud : Jean-Baptiste Sautron. L'interrégion Antilles Guyane ne disposant pas d'enseignant généraliste, et dépendant sur le plan organisationnel en partie de l'université de Bordeaux, sera coordonnée pendant plusieurs années par J. Beylot et B. Gay. En 2005, M.-F. Le Goaziou n'est toujours pas reconnue par les doyens de Lyon comme coordonnatrice interrégionale.

Dès 2004, nombre d'internes choisissent le DES de médecine générale dans le but d'effectuer un DESC, leur projet de carrière concernant en particulier la médecine d'urgence, la gériatrie, la médecine légale ou la médecine du sport. La crainte des enseignants est que le DES ne devienne qu'une voie de passage pour les DESC, renforçant par ailleurs le déficit en futurs généralistes.

Sur le plan pédagogique, les DMG qui ont totalement « basculé » la formation sur le tuteur (en adoptant l'*approche par compétences*) utilisent les technologies de l'information et de la communication pour l'enseignement (TICE), ainsi que le *portfolio électronique*[205]. Dans ces facultés, le tutorat transforme le maître de stage en « enseignant réflexif ».

Propositions des coordonnateurs interrégionaux afin d'améliorer le fonctionnement du DES : de nombreux problèmes d'interpréta d'interprétation des textes, dans les administrations des facultés ou dans les départements de médecine générale, amènent les coordonnateurs interrégionaux à rédiger en 2008 un document proposant des améliorations au fonctionnement du DES. Elles concernent la maquette du DES, le stage ambulatoire de niveau 2 (SASPAS), le stage en CHU limité à un seul passage[206], l'interdiction nuancée d'effectuer deux stages dans la même spécialité, la place des stages hors filière, et le cadre jusqu'alors très flou, du *projet professionnel* (*voir* supra, § 4.1.2 et 4.1.7).

Cadre du projet professionnel :
– Le stage effectué au cours du sixième semestre peut être réalisé en SASPAS, dans un autre lieu de stage agréé pour la médecine générale, ou hors filière. Il repose sur le projet personnel de l'interne et sur le projet pédagogique de la structure d'accueil.
– Il est nécessaire de définir précisément le cadre du projet professionnel (critères pour un stage professionnalisant) et le mode de financement : ligne de crédit, circuit de financement.
– Le bureau du DMG ou une commission *ad hoc* du DMG décide de l'acceptation ou non du projet, sur dossier. La demande doit être déposée six mois à l'avance. Comme le stage *hors subdivision*, ce stage est fléché et échappe au choix selon le rang de classement.
Il faut être vigilant pour éviter le risque de dérive et de cursus personnalisé qui ne respecterait pas la polyvalence nécessaire à une formation en soins primaires.

---

205. Sorte de portefeuille dans lequel sont compilés les documents élaborés pendant la formation. Le CNGE a mis en place cet outil qui va être utilisé par une partie des DMG.
206. Interdisant ainsi un deuxième stage en CHU (*voir* supra, *rapport CNE § 3.4.3*).

Les règles des stages *hors subdivision* sont précisées. Les stages à l'étranger sont rarement demandés et ne sont pas rémunérés ; ils sont acceptés en fonction du projet pédagogique de la structure d'accueil.

L'enseignement du DES comprend deux cents heures, sur programme détaillé. Il repose sur l'autoapprentissage à partir de situations cliniques contextualisées, et « peut s'appuyer sur le portfolio et le tutorat pour les facultés qui l'ont mis en place ».

En ce qui concerne les DESC, ce document rappelle que la validation des stages de la maquette de médecine générale est prioritaire sur celle des stages de DESC, le complément devant être réalisé en postinternat.

Les règles de validation sont précisées ; elle est prononcée après réunion d'un jury si nécessaire par le coordonnateur interrégional.

La validation repose sur les traces d'apprentissage présentées dans le portfolio (recherches effectuées et présentations lors des stages, écritures cliniques, scripts, mémoire de recherche, participation à la FMC, aux congrès, etc.). Elles doivent attester de l'acquisition des compétences pour exercer la médecine générale.

Les stages ambulatoires
Le sixième semestre

En 2005, après deux années de mise en place, le sixième semestre montre une grande variété de situations selon les universités. Le SASPAS doit être choisi « préférentiellement », mais il ne dispose d'un budget que pour 30 % des internes. La loi stipule que toutes les facultés doivent le proposer, mais certaines, aux dires des IMG, « veulent que tous les 6e semestres soient des SASPAS, alors que d'autres n'offrent quasiment que des stages hospitaliers ». Et pourtant, ce stage satisfait les internes qui l'ont expérimenté, mais il n'est réalisé que par 17 % des promotions, chiffre très en dessous de l'objectif initial de 30 %.

Une enquête du CNGE en 2007 recueillant les réponses de la moitié des DMG montre que les objectifs de formation en SASPAS sont surtout liés à l'exercice en autonomie, l'activité supervisée, le suivi de patients au long cours, l'organisation du cabinet, l'articulation avec les autres professionnels de santé et la recherche. Ce stage diffère franchement du stage de *niveau 1*, et du remplacement et s'accompagne de méthodes pédagogiques spécifiques.

En 2009, environ 30 % des internes ont la possibilité d'effectuer un SASPAS.

Le stage en deuxième cycle

L'arrêté du 18 juin 2009 définit le cadre de ce stage, douze ans après le texte de 1997 (*voir* supra, *§ 3.5.4*). Il comportera un minimum de six semaines à temps plein, ou trois mois à mi-temps, ou soixante demi-journées.

Ses objectifs concernent les conditions de l'exercice de la médecine générale en structure ambulatoire, la prise en charge globale du patient en liaison avec l'ensemble des professionnels, la relation médecin-patient et la place du médecin généraliste au sein du système de santé. L'étudiant pourra se familiariser avec la démarche clinique, la sémiologie des stades précoces des maladies et des maladies prévalentes en ambulatoire, avec la démarche de prévention et les enjeux de santé publique. Il pourra appréhender les notions spécifiques d'éthique, de droit et de responsabilité médicale, et comprendre les modalités de gestion d'une structure ambulatoire (cabinet individuel, groupe médical ou centre de santé).

Selon une enquête de l'ANEMF de 2009, la mise en place du stage est effective dans trente-deux facultés sur trente-six[207], mais comme le nombre de maîtres de stage n'est pas suffisant pour accueillir tous les externes, il n'est effectué que par une partie des étudiants, ou n'a qu'une durée très raccourcie, alors qu'elle devrait égaler celle des stages à l'hôpital. Dans bien des endroits, il s'agit « d'un stage de découverte à mi-temps » plutôt que d'un véritable stage d'externe.

Selon le CNGE, le stage long a été mis en place dans vingt-deux facultés, avec une durée équivalente aux stages hospitaliers dans dix-sept d'entre elles, et il est proposé seulement à une partie des étudiants. On est donc loin d'une situation satisfaisante dans toutes les facultés permettant réellement à tous les étudiants de rencontrer la discipline de médecine générale avant la fin de leur deuxième cycle.

4.3.3 L'ISNAR-Img, soutien des IMG et partenaire de la réforme

En octobre 2007, les internes et étudiants en médecine demandent le retrait définitif des deux articles du projet de loi de financement de la sécurité sociale 2008 qui prévoient, pour parer à la pénurie de médecins constatée dans certaines régions, de freiner l'installation des praticiens dans des zones déjà bien dotées.

Après une semaine de grève des gardes suivie d'un mois de grève dure, et suite à la mobilisation de vingt mille jeunes professionnels de santé dans la rue, les structures jeunes[208] obtiennent le retrait des articles contestés et la mise en place des États généraux de l'organisation de la santé.

---

207. Ce n'est pas le cas à Paris VI, Paris XI Kremlin-Bicêtre, Paris XII Bobigny, et Rouen.
208. L'ANEMF, l'ISNAR-Img, l'Intersyndicale des chefs de clinique assistants, l'ISNIH, et le SNJMG.

Durant cette grève, les internes subissent de la part de leur hiérarchie de nombreuses pressions, comme la menace de non-validation de leur stage ou de non-attribution d'un poste d'assistant, nécessaires à l'obtention d'un diplôme d'études spécialisées complémentaires (DESC). En mars 2008, l'ISNAR-Img remet donc à la direction des hôpitaux des propositions destinées à garantir l'exercice du droit de grève, avec un préavis de cinq jours, et le respect du principe de non-assignation pour les gardes ou les astreintes, sauf incompatibilité avec les règles de sécurité.

Lors de son congrès national à Reims en 2009, qui réunit sept cents internes, l'ISNAR-Img salue la création de la Commission nationale de l'internat et du postinternat[209]. Placée sous l'égide des deux ministères, elle réunira doyens, enseignants de toutes spécialités, représentants des internes et des chefs de clinique. L'objectif est l'amélioration du cursus qui mène à l'exercice.

L'ISNAR-Img, après avoir mené une enquête nationale, projette déjà de voir prolongé le DES de médecine générale à quatre ans. Pour ce syndicat, cela permettrait de valoriser la discipline, à l'égal des autres DES, d'améliorer la formation, de réaliser des projets professionnels, et d'inciter à l'installation par une meilleure connaissance du métier. Le syndicat veut une réelle professionnalisation avec un socle commun de formation aux soins primaires. Et puis, les structures de soins pluridisciplinaires attirent le syndicat qui considère « que le paiement à l'acte n'est pas adapté à une prise en charge globale et coordonnée ».

Le syndicat constate par ailleurs « les grandes disparités dans les modalités de l'enseignement dispensé par chaque Université ». Le constat est le même pour la certification : les critères requis pour la validation du DES sont très hétérogènes suivant les facultés, pour un diplôme qui se veut national. Les coordonnateurs interrégionaux du DES de médecine générale ont encore du travail.

Le nouveau **décret du 25 juin 2010** qui définit le fonctionnement du troisième cycle des études médicales met en place la filiarisation[210]. Par ailleurs, il officialise la possibilité de choix en surnombre pour les internes enceintes, une des mesures proposées et soutenues par l'ISNAR-Img depuis longtemps. La nouvelle maquette du DES se rapproche maintenant d'une *maquette réellement professionnalisante avec l'ouverture des stages de gynécologie/pédiatrie et du stage libre à l'ambulatoire.*

---

209. Ses missions sont superposables à celles de la Commission pédagogique nationale des études médicales pour les premier et deuxième cycles.

210. *Voir supra*, § 4.3.1 : une meilleure visibilité de choix de filière : trente spécialités à choisir.

Ce décret modifie les conditions d'attribution de l'année de recherche en supprimant la notion de classement aux ECN dans les critères d'attribution pour valoriser le projet professionnel de l'interne. Un nombre plus important d'IMG pourra en bénéficier.

4.4 En guise de conclusion

4.4.1 Dans les années qui vont suivre, la médecine générale universitaire va jouir d'un nouvel essor

Essor remarquable quant à l'offre de formation aux internes, en particulier en stages ambulatoires, organisés par un nombre limité d'enseignants facultaires, et un nombre de maîtres de stage toujours plus important, traduisant une implication forte des praticiens ambulatoires dans la formation[211].

Selon « *l'état des lieux de la médecine générale universitaire au premier janvier 2011*[212] », il y avait pour l'année 2010 :

– 20 enseignants titulaires : 17 PU et 3 MCU. 16 DMG n'avaient pas d'enseignant titulaire ;

– 163 enseignants associés dont 68 PA et 95 MCA ;

– 67 CCUMG. Seule la faculté de Bordeaux n'avait pas de chef de clinique[213] ;

– 1 095 attachés et chargés d'enseignement intervenaient dans le troisième cycle.

Concernant les stages :

– deuxième cycle, le stage long n'était mis en place que dans 22 DMG : 17 proposaient un stage long conforme aux exigences réglementaires et 5 d'une durée inférieure. Au moins 2 485 étudiants devaient réaliser le stage long en 2010-2011 ;

– chez le praticien en troisième cycle (stage de niveau 1), 2 480 internes l'avaient réalisé entre novembre 2009 et octobre 2010, essentiellement en T2 (54 %). 2 801 postes étaient disponibles pour la période 2010-2011.

211. Dans certaines UFR, le quart de la population généraliste sera engagé en 2018 dans la maîtrise de stage.

212. Enquête effectuée par le CNGE auprès des directeurs et coordonnateurs de départements de médecine générale (Sylvain Cazard, *État des lieux de la médecine générale universitaire au premier janvier 2011. Thèse*, 2014).

213. Les raisons évoquées par le DMG bordelais sont liées à une absence de candidat et de structure de soins permettant l'exercice du chef de clinique, mais surtout à une analyse politique sur le danger de la situation actuelle faisant craindre que la filière de médecine générale soit gérée par des enseignants issus de l'internat et du clinicat sans rapport réel avec la discipline.

Vingt-six DMG exigeaient la production de traces écrites d'apprentissage pour permettre la validation de ce stage ;
– Saspas (stage de niveau 2), 944 internes l'avaient réalisé sur la même période. Mille cent deux postes étaient disponibles pour la période 2010-2011. Vingt et un DMG exigeaient également la production de traces d'apprentissage pour la validation de ce semestre. Environ 30 % des promotions pouvaient effectuer ce stage ;
– on comptait 5 388 ECA, dont au moins 5 073 en fonction. Parmi eux, 1 479 exerçaient en deuxième cycle et au moins 4 793 dans le troisième cycle, certains assumant les deux fonctions ;
– le tutorat individuel était mis en place dans seulement 23 DMG. Six cent quatre-vingt-huit tuteurs étaient dénombrés et la majorité d'entre eux avaient reçu une formation pédagogique d'au moins quarante-huit heures. Vingt DMG rémunéraient leurs tuteurs, pour l'essentiel en *heures complémentaires* ;
– le type de mémoire demandé était toujours très hétérogène en fonction des DMG ;
– 1 619 étudiants avaient validé leur DES en 2010.

Les chiffres des stages ambulatoires évolueront ensuite ainsi pour l'année universitaire 2017-2018[214] **:**
– stage deuxième cycle, 7 327 stages effectués par 86 % des étudiants ;
– stage de niveau 1 en troisième cycle : 4 487 stages effectués par 100 % des internes, dont 55 % en T1 ;
– Saspas : 2 341 stages effectués par 55 % des internes ;
– pôle femme-enfant : 658 stages effectués par 21 % des internes.

4.4.2 Reconnaissance de la discipline dans les différentes UFR, à des rythmes souvent différents

Le changement de paradigme pédagogique[215] prendra du temps à s'installer, mais il va progressivement conquérir l'adhésion des enseignants. Il va permettre en effet *d'intégrer méthode pédagogique et principes de la discipline.* Les étudiants seront réticents, refusant pour certains d'adhérer à des travaux qu'ils jugeront trop scolaires. Ils seront réticents, car accepter de faire ce *saut qualitatif* est très impliquant au niveau personnel et d'autant plus difficile que *l'approche par compétences* est très éloignée de la transmission/

---

214. Chiffres publiés par le SNEMG et le CNGE suite au recueil (effectué depuis 2011 dans toutes les facultés) le 17 décembre 2019.

215. Abandon d'une approche positiviste (formation par objectifs) des années 1980-1990 pour une approche constructiviste (apprentissage contextualisé) depuis le début des années 2000.

restitution du savoir qu'ils ont connue pendant la majeure partie de leurs études.

La diminution constatée du nombre de généralistes en exercice, confrontée au nombre croissant d'étudiants formés dans le DES de médecine générale, va devenir un autre enjeu de développement pour la filière : rendre la discipline plus attrayante en donnant aux IMG le goût d'une pratique ambulatoire, et donc faire en sorte qu'ils prennent la relève en s'installant, plutôt que d'effectuer des remplacements pendant de longues années ou de s'engager dans une autre pratique. Le choix très tardif de la discipline dans l'ordre de classement des ECN remontera dans les premiers rangs dix ans plus tard : choisir la discipline avec son volet universitaire (chef de clinique, mais avec une rare possibilité de carrière) va aussi devenir plus attrayant.

Le développement de la recherche, « impérieuse nécessité », sera conforté par la présence de chefs de clinique de plus en plus nombreux et il permettra d'asseoir la crédibilité de la discipline. Il sera toutefois longtemps encore interrogé par la question de la définition de la recherche en médecine générale (voir Recherche, § 8).

L'acceptation par l'ensemble de la communauté généraliste de l'intégration de la médecine générale dans les soins primaires – on ne peut pratiquer la médecine générale à l'hôpital et cette pratique correspond à des principes énoncés en 2002 –, puis le développement du travailler ensemble avec les spécialistes ambulatoires d'autres disciplines, les collègues paramédicaux mais aussi sociaux sur un territoire, amèneront les généralo-universitaires à évoquer non plus les soins primaires, mais les soins de santé primaires. Au sein de l'université médicale se développeront quelques départements de soins de santé primaires associant sages-femmes, infirmières, kinésithérapeutes et médecins.

Le frein au développement de la discipline apporté par la communauté hospitalo-universitaire élitiste va progressivement disparaître. Mais l'idéologie hospitalo-centriste va perdurer et perturber le développement équilibré des soins de santé primaires et des autres soins secondaires et tertiaires. Bien faire comprendre la spécificité des soins de première ligne restera une difficulté majeure.

La place dans la formation médicale de la médecine polyvalente (exercée dans les hôpitaux, ne disposant pas de filière de formation propre et obligeant ses futurs praticiens à se former dans le DES de médecine générale) tardera à être définie. La question de la gouvernance des hôpitaux de proximité, ex-hôpitaux locaux (gouvernance des médecins généralistes et des soins de santé primaires ou gouvernance du pouvoir hospitalo-universitaire ?), devra être réglée. Il en est de même pour la place des urgences, la réappropriation de la permanence de soins par la formation semblant nécessaire.

« Que font les généralistes à la faculté ? » se demande Géraldine Bloy, sociologue[216], en 2010. Elle déplore « qu'aucune enquête approfondie n'ait été menée à ce jour », et a basé son chapitre sur une revue de la littérature de l'époque.

L'histoire esquissée dans ce chapitre pourra donner de la matière à de nouvelles analyses.

---

216. BLOY (Géraldine), « Analyse d'une implantation improbable », dans *Singuliers généralistes. Sociologie de la médecine générale*, Rennes, 2010.

ANNEXE 1

MÉDECINE GÉNÉRALE – MÉDECINE INTERNE

Les relations entre médecine générale et médecine interne sont complexes dès les années 1970, du fait de l'inexistence de l'une dans la formation universitaire, et de la reconnaissance de l'autre au niveau disciplinaire et hospitalier.

Les années 1980 voient se développer des formations expérimentales avec de faibles moyens ; on parle de *formation spécifique du futur généraliste*. Dans les années 1990, la médecine générale est reconnue comme *discipline d'exercice*. Et ce n'est que difficilement, au cours des années 2000, que la médecine générale acquiert un statut de discipline disposant d'un contenu et de procédures propres, dont le champ d'activité se développe en soins primaires, objet de recherches et d'enseignement.

Pour le sociologue Michel Arliaud, la mise en place des CHU, avec la réforme Debré de 1958, a consacré la domination intellectuelle et sociale de la médecine spécialisée, en particulier de la médecine hospitalière. Le manque de reconnaissance de la médecine générale au sein d'un système de soins hospitalo-centré a amplifié la difficulté à clarifier sa place par rapport aux autres spécialités médicales. « Les généralistes ont alors fait l'expérience de l'illégitimité et ont souffert d'une représentation qui les a situés à la périphérie de l'institution médicale, et en a fait, malgré leur supériorité numérique, un peuple vague sans véritable identité commune » (Arliaud, 1987).

À partir de 1959, la médecine générale disparaît donc en tant que telle des programmes d'enseignement. Du fait du monopole octroyé aux formes hospitalières[1] de la pratique médicale, la médecine générale se retrouve

---

1. Excluant la pratique ambulatoire.

exclue du champ académique de la recherche et de l'enseignement. La discipline n'a alors pas de définition consensuelle, et comme elle ne fait l'objet d'aucune recherche, son corpus théorique ne peut s'ébaucher à l'instar de celui des spécialités médicales ; il ne peut par conséquent pas être enseigné.

La médecine interne est reconnue au niveau disciplinaire et hospitalier au milieu des années 1960. De son côté, la *qualification* en médecine générale ne le sera qu'en 1989, sans définition précise.

L'état de la formation médicale initiale dispensée quasi exclusivement dans les hôpitaux, donc en soins secondaires ou tertiaires, la formation dans le troisième cycle de médecine générale de nombreux médecins qui, ne s'y destinant pas, deviendront hospitaliers, et la hiérarchie du savoir hospitalo-universitaire vont entraîner une relation complexe entre les disciplines de médecine générale et de médecine interne, soutenue par la confusion des appellations.

Cette relation évoluera progressivement pour se normaliser dans la première décennie 2000.

Pour une reconnaissance par le reste de la communauté hospitalo-universitaire, il faudra attendre au moins la décennie suivante.

1.1 La spécialité de médecine interne

Le décret du 18 novembre 1965 crée la spécialité de médecine interne. Elle a été fondée par Claude Laroche et Pierre Godeau, qui étaient « désireux de faire émerger face à une médecine hyperspécialisée une filière de soins, d'enseignement et de recherche fondée sur la "prise en charge globale[2]" du malade ». La médecine interne se définit comme « une spécialité de démarches diagnostiques plus ou moins difficiles et de la prise en charge de patients adultes âgés ou non, souffrant de polypathologies ou de maladies générales[3] ». Les internistes sont souvent considérés par leurs collègues spécialistes comme de *super médecins généralistes*, travaillant essentiellement en milieu hospitalier. En fait, ils veulent se situer « en relais de la médecine générale et de la médecine spécialisée d'organe ».

2. Pour les internistes, cette notion de « prise en charge globale » du malade s'entend « par opposition aux spécialités d'organe qui ne prennent en charge que les problèmes et maladies liés à un organe ou appareil ». Il est donc question de *globalité somatique*. Pour la médecine générale, il s'agit d'une prise en charge bio-psycho-sociale renvoyant à cette époque au modèle d'Engel ; la globalité du malade s'envisage alors bien au-delà des problèmes strictement biomédicaux.

3. Selon Daniel Séréni, à l'initiative de Fred Siguier et de son école, avec en particulier Pierre Godeau, les internistes se sont particulièrement intéressés à ce que Fred Siguier appelait « les maladies vedettes » ou plus communément les maladies systémiques ou générales (*Le Livre blanc de la médecine interne*).

Le CES de médecine interne se met en place, et cette même année 1965, *l'agrégation de* médecine interne *remplace l'agrégation de* médecine générale et thérapeutique.

La qualification et la compétence en médecine interne sont reconnues par l'Ordre des médecins en 1970. Cette reconnaissance satisfait les rédacteurs du Livre blanc de la réforme en 1968 (*voir Formation initiale, § 1.4*). C'est en effet une condition d'intégration dans le marché commun au niveau de la reconnaissance des diplômes, et il fallait obtenir cette qualification. « Cependant une telle compétence, pour éviter à tout prix l'existence de deux secteurs de médecine générale de qualité différente, devra être réservée à une minorité », écrivaient-ils, c'est-à-dire accordée après une longue fréquentation hospitalière multidisciplinaire, ce qui est inenvisageable en troisième cycle. La médecine interne doit donc pour eux rester purement hospitalière, et ces rédacteurs n'imaginent à aucun moment une discipline spécifique de médecine générale[4].

En 1970, les auteurs du Livre blanc sur le médecin de famille s'insurgent, eux : « La création du CES de médecine interne est une mesure qui a profondément humilié tous les généralistes en exercice et qui doit être immédiatement abolie. » En parallèle, Georges Valingot réclame alors la création d'un CES de médecine générale.

Cette négation de la médecine générale en tant que discipline est soutenue par la ministre de la Santé de l'époque, Simone Veil[5], qui s'oppose publiquement à l'idée d'enseignants généralistes universitaires.

Dans les hôpitaux, des internistes comme Jacques Beylot se proposent comme les interlocuteurs des généralistes, « voire leurs alliés au sein des facultés. Ainsi naissent entre 1975 et 1977 dans certaines UFR les premières commissions ou départements de médecine générale » (*voir supra, § 1-6*).

1.2 Des premières définitions de la médecine générale...

Le problème de la définition de la médecine générale traverse les trois dernières décennies du XXᵉ siècle...

Pour beaucoup, la médecine générale se définit en négatif « ce qui n'est pas... » ou en complément des spécialités, sans contenu disciplinaire en

---

4. Ils n'ont, rappelons-le, envisagé le stage auprès du praticien que comme un stage *facultatif* pour les futurs généralistes.

5. De 1974 à 1979.

propre. Les membres de la SFMG s'insurgent. En juin 1976, Philippe Jacot écrit : « La médecine générale existe. Elle a un champ d'action spécifique. Il appartient aux généralistes d'être souverains dans leur discipline. Qu'on le sache, la médecine générale n'est plus un territoire colonisé livré aux appétits politiques et universitaires. » Dans un autre article issu du même numéro, Jean de Couliboeuf écrit : « La médecine générale constitue un champ spécifique de la médecine, qui ne peut être considéré comme un aspect dégradé de la médecine hospitalo-universitaire, ni comme un de ses sous-produits. C'est une médecine différente dans ses démarches, qui trouve occasionnellement à l'hôpital un complément. »

Dans les *Cahiers de la SFMG*, en 1979, Louis Velluet explicite :

Médecins de famille, omnipraticiens, médecins généralistes…, « ces change-ments d'appellation progressifs correspondaient à la nécessité de faire connaître l'identité de la médecine générale et de la faire reconnaître. Ils traduisaient la persistance d'une pratique non définie par ceux qui l'exerçaient, mais vécue néanmoins comme quelque chose d'essentiel et de constant à travers les années.

Il importait donc de nommer ce qui n'était plus reconnu.

À mesure que les sciences humaines s'individualisaient et portaient leurs investigations sur tous les aspects de la vie sociale et individuelle, y compris dans le domaine médical, les généralistes faisaient de mieux en mieux le lien entre les notions théoriques qu'elles mettaient en lumière et le résultat de leur réflexion personnelle à partir des réalités quotidiennes.

Il ne fait maintenant plus de doute pour les praticiens que médecine interne et médecine générale sont deux disciplines distinctes et parfaitement carac-térisées, même si cette notion ne pénètre encore que difficilement les milieux officiels, l'université ou l'hôpital.

Le doute est d'autant moins possible que des définitions précises ont été élaborées à partir des travaux tant de Braun en Autriche que ceux, plus connus actuellement du fait de leur solidité théorique, de Balint en Angleterre. En ce qui concerne Michael Balint, on commence à percevoir l'importance du rôle que ses hypothèses de base ont joué dans la redéfinition de la médecine de famille ; les travaux de Robert N. Braun sont par contre encore peu connus, et il faut souligner au passage l'intérêt pour ceux qui s'intéressent à l'histoire de notre discipline de la publication de la première traduction française de son Précis de Médecine Générale[6] » (*voir Recherche, § 1.1 et 1.2, Les travaux de Robert N. Braun*).

---

6. Louis Velluet, *Cahiers de la SFMG*, 1979, p. 8-9.

1.3 ... qui n'atteignent pas l'hôpital !

La médecine générale hospitalière n'a pas de définition ; elle est là, là où la médecine n'est pas spécialisée.

Il existe au début des années 1970 trois types d'établissements hospitaliers : les CHU, les CHR autres que CHU, et les hôpitaux du praticien et autres hôpitaux locaux, publics ou privés. Beaucoup de services hospitaliers non spécialisés ont gardé leur appellation de *services de médecine générale* et sont souvent dirigés par des médecins spécialisés. Ils ne pratiquent pas encore la « *médecine polyvalente*[7] ».

Pour la SFMG, la réorganisation de ces services pourrait permettre une meilleure formation des futurs généralistes.

« Dans les services d'hospitalisation de médecine interne et de médecine générale, la quasi-totalité des malades devrait trouver place. Une telle structure restitue au malade et à la médecine, donc à l'enseignement, sa globalité, évite des hospitalisations abusives ou abusivement prolongées dans des services inadaptés, permet de larges échanges au lit du malade entre les différents spécialistes. [...] Ces hôpitaux pourront être ainsi des lieux de rencontre, de dialogue et d'inter-formation privilégiés. »

« Les hôpitaux du praticien représentent tous les établissements locaux, à infrastructure légère [*voir Partie III, § 3.5*]. Leur nombre, après recensement des cliniques privées, devra être considérablement augmenté afin que ces hôpitaux puissent être les établissements d'accueil de la majorité des cas pathologiques qui ne peuvent être correctement diagnostiqués ou traités à domicile sans un minimum d'environnement technique et de surveillance permanente, véritables substituts du domicile du malade ; les praticiens de ville y assureront eux-mêmes les soins de leurs patients, en étroite liaison avec des personnels d'encadrement permettant la permanence des soins et de l'enseignement, mais eux-mêmes étant, chaque fois que cela est possible, employés à temps partiel. Ces établissements seraient le lieu idéal de formation des généralistes, les activités des étudiants en fin d'études pouvant s'y partager entre des responsabilités hospitalières et des fonctions d'assistant en clientèle. À un degré moindre, certains CHR pourraient offrir les mêmes possibilités[8]. »

Jean de Butler écrit que la spécialisation croissante des chefs de service marquera une réorientation des actuels services de médecine générale,

---

7. Dont la définition pourrait correspondre à une médecine non spécialisée hospitalière : le médecin polyvalent exerce en structure hospitalière de deuxième niveau (soins secondaires) dans des services de court séjour, d'accueil des urgences, de soins de suite et réadaptation, de psychiatrie...

8. SFMG, *Le Maître de stage. Guide pratique*, 1978, 2e éd., 2004.

« même si la volonté de diminuer l'atomisation des spécialités se fait au profit de la médecine interne, qui n'est pas la médecine générale ».

1.4 L'interniste, « un généraliste consultant »

La spécialité de médecine interne que défend le ministère de l'Éducation nationale dans les années 1979-1980 doit pouvoir s'exercer en ville, mais de leur côté, les étudiants continuent à insister pour qu'elle reste une spécialité hospitalière afin de ne pas créer un corps de super généralistes.

En 1983, Jean Pasquier, interniste à Lyon, précise dans *Le Concours médical* quelles sont, pour lui, les affinités entre internistes et généralistes : l'interniste a une responsabilité particulière vis-à-vis de la formation du généraliste, justifiée par le type de connaissance qu'il peut transmettre, à mi-distance entre le spécialiste et l'omnipraticien. Il différencie « le praticien, celui qui travaille en première ligne, et le consultant qui a un exercice plus lent et plus approfondi ». Pour lui, l'interniste tient la place du généraliste consultant. Les connaissances qu'il peut apporter se rapportent aux troubles de l'état général des patients, à la polypathologie, aux interférences entre les maladies, notamment chez les personnes âgées, et à la capacité de synthèse.

Dans le troisième cycle, Jean Pasquier envisage la place des internistes dans la formation *spécifique* du généraliste avec les omnipraticiens, mais aussi avec les médecins des hôpitaux généraux.

Les doyens ont une analyse proche, mais ils ont aussi conscience des tensions qu'impliquerait une telle reconnaissance de la médecine interne : « S'il est vrai que les internistes paraissent avoir vocation à assumer des responsabilités importantes dans le troisième cycle de médecine générale, cette notion n'a pas été formalisée [*voir* supra, *la charte de 1980, § 1.7.2 ; Formation continue, § 4.1*] afin d'introduire le maximum de souplesse lors de l'application sur le terrain. »

La *qualification* en médecine générale est obtenue fin 1988, mais la *formation spécifique* est loin d'être uniforme dans toutes les facultés, et nombre de futurs généralistes n'en auront reçu que des bribes.

Un effet non prévu de cette qualification est d'accentuer la confusion : les étudiants inscrits en troisième cycle de médecine générale, qui au cours de leurs 2 années de formation, comportant 4 semestres hospitaliers et seulement un stage de 30 à 50 demi-journées auprès d'un praticien, deviennent ainsi[9] des médecins hospitaliers *qualifiés* en médecine générale ; leur nombre va proportionnellement et quantitativement augmenter. Certains

---

9. À mesure que le nombre des médecins à former va diminuer sous l'effet de la diminution du *numerus clausus*, la pratique généraliste étant peu attirante, le choix de la médecine

deviendront « assistants » généralistes. Des services de médecine polyvalente vont se créer à l'hôpital et des services dits « de médecine générale » vont aussi persister.

En 1989, la commission Lachaux, à laquelle participent deux internistes et trois généralistes[10], considère que « c'est par la compétence qu'il est question de revaloriser le blason des généralistes, et donc la qualité du service rendu ». L'assistanat de médecine générale étant jugé insuffisant, la commission propose de le remplacer par « un post-résidanat d'une durée de 3 ans qu'on pourrait appeler internat de médecine générale ».
L'accès à ces fonctions d'interne pourrait être réservé à des étudiants classés dans la première moitié du tableau. C'est parmi ces anciens internes que pourraient être recrutés les médecins qui seraient affectés aux urgences, à l'hospitalisation à domicile, ou dans les services de médecine générale. Ces propositions ne verront pas le jour.

La mise en place des commissions et départements de médecine générale depuis le milieu des années 1970 et surtout début des années 1980 (*voir supra, § 1.6.2*) a permis progressivement à des internistes de s'investir dans la formation des futurs médecins généralistes en devenant coordonnateurs ou directeurs de ces structures. Il s'installe alors « une espèce de concurrence entre la médecine interne qui veut occuper le terrain et les généralistes qui affirment que c'est à eux de le faire[11] ».
À partir de 1995 (*voir supra, § 3.6.1*), les départements universitaires de médecine générale se multiplient, disposant progressivement de locaux, de personnel administratif et pour certains de budgets propres. Les universitaires coordonnateurs ou directeurs de ces départements, en majorité internistes[12], pensent que c'est à eux que revient la tâche d'enseigner la médecine générale à la faculté. À l'occasion de chaque congrès de la Société nationale française de médecine interne, ou lors des séminaires pédagogiques, ces internistes coresponsables dans leurs UFR d'un département de médecine générale confrontent leurs problèmes, leurs difficultés et leurs initiatives.

---

hospitalière et de la médecine salariée se développera au sortir du troisième cycle de médecine générale.
    10. J. Beylot et Jean Toulouse pour les internistes et B. Bros, M. Doumenc et P. Nochy pour les généralistes (*voir supra, Formation initiale, § 2-3*).
    11. B. Gay, interview du 19 octobre 2016.
    12. Ainsi à Besançon, Bordeaux, Brest, Caen, Clermont, Grenoble, Lille, Marseille, Montpellier, Nancy, Nantes, Nice, Paris-Ouest, Paris-VI, Paris-VII, Poitiers, Reims, Rennes, Rouen, Strasbourg, d'après BEYLOT (Jacques), « Médecine générale, médecine interne. Des combats aux enjeux partagés », *La Revue de médecine interne*, vol. 30, n° 4, 2009.

Parallèlement, la création par la Conférence des doyens d'un *secrétariat des responsables du troisième cycle de médecine générale* en 1989 (*voir supra, § 3.4.1*) permettra dans la décennie suivante aux internistes investis et aux généralistes enseignants de se rencontrer et d'échanger sur la mise en place progressive de la formation, renforçant ainsi les connaissances interindividuelles.

En 1991, les prémices de la filière universitaire de médecine générale se manifestent par la nomination des premiers enseignants associés, fortement contestée pour les postes de professeurs par les internistes (*voir supra, Formation initiale, § 3.2.4*).

Et en 1994, le président de la Conférence des doyens, Bernard Guiraud-Chaumeil, exprime bien l'ambiguïté de la situation : « Ma bataille va être de trouver pour le deuxième cycle un universitaire qui soit un "monsieur Médecine générale", de même niveau de formation que tout professeur [...]. Ce qui me choque, c'est que les professeurs associés de médecine générale ne sont pas perçus par le reste de l'université comme des professeurs de même niveau qu'eux. Je n'ai pas perdu espoir en la médecine interne qui signifie tout de même médecine globale : elle peut être à l'origine de l'universitaire qui réfléchira dans chaque faculté à la spécificité de la médecine générale. » Et il poursuit : « La médecine interne n'a pas su prendre assez de poids et de force dans la formation, et elle est aujourd'hui considérée comme une spécialité. »

1.5 Les définitions et la place des disciplines s'éclaircissent

Les « caractéristiques de la médecine générale – médecine de famille » qui situent clairement la médecine générale dans le champ des soins primaires sont publiées en 1998 (*voir supra, § 3.6.1*). La question d'une définition consensuelle de la médecine générale obtient un début de réponse.

En septembre 2000, à l'initiative de Philippe Arlet, interniste à Toulouse et coordonnateur du département de médecine générale, et de Robert Nicodème, généraliste enseignant toulousain, une réunion de représentants des deux disciplines est organisée. Pour Bernard Gay, alors président du CNGE, les deux disciplines sont « plus dans une notion de collaboration que de convergence », mais il est « nécessaire de donner plus de cohérence à ce qu'il est possible de faire ensemble ». La question de « qui exerce la médecine générale à l'hôpital, à quel niveau de recours, et avec quelle formation ? » semble vraiment d'actualité. Pour Philippe Arlet, « il faut encourager la possibilité d'avoir dans le service de médecine interne ou d'accueil médical des généralistes vacataires à temps partiel ». En ce qui concerne la formation, pour Bernard Gay, « l'apport de l'interniste dans l'enseignement de la médecine générale permet d'avoir une approche plus transversale dans l'étude de l'être humain ; [...] les internistes peuvent s'avérer de très bonnes ressources pour les généralistes enseignants ». Et puis, pour Philippe Arlet, « les internistes peuvent apporter aux généralistes en matière de recherche une expérience, des habitudes, et une méthodologie ». Un groupe de travail informel est alors créé « pour réfléchir à leur avenir commun ».

La suppression de l'internat, en 2001, et son remplacement par l'examen national classant introduisent officiellement la discipline de médecine générale ; l'allongement du troisième cycle à trois ans annonce la mise en place du DES de médecine générale en 2004.

Le Syndicat des internistes français, soutenu par toutes les composantes de la médecine interne, organise en février 2001 une journée de réflexion et d'échanges entre responsables de la médecine interne et ceux de la médecine générale. Le mode d'exercice des uns et des autres est ressenti comme fondamentalement différent. « Les généralistes sont et veulent rester les médecins de famille, les médecins de la prévention, les médecins qui reçoivent les malades au cabinet mais peuvent aussi se déplacer à leur domicile, s'occupent des urgences, de la petite chirurgie, des enfants... » Pour leur part, « les internistes aujourd'hui voient essentiellement leur mode d'exercice au niveau hospitalier, même si ce dernier n'est pas exclusif et s'ils peuvent partager leur temps avec un cabinet de ville. Les internistes entendent rester des médecins de deuxième, voire de troisième recours ».

Ainsi, « il est extrêmement clair que médecine générale et médecine interne sont deux exercices professionnels[13] de la médecine totalement distincts[14] ». Il existe toutefois des interfaces, ce pour quoi un groupe de travail composé de généralistes et d'internistes[15] se constitue. Il se réunit à quatre reprises. Une attente particulière des généralistes concerne le partage d'expérience des internistes « pour la création d'une société savante et l'initiation d'une recherche clinique organisée de niveau national en médecine générale ».

Des expériences sont menées en 2002 et 2003 dans trois facultés : des modules d'enseignement d'une journée réunissent les internes en DES de médecine interne de ces régions et des résidents de médecine générale.

---

13. Il n'est pas ici question de *disciplines* différentes, la reconnaissance de la médecine générale ne se faisant que sur la notion de « spécialité d'exercice ».

14. Selon Bernard Gay, une grande avancée a été effectuée « lorsque nous avons fait admettre au doyen Devulder que la médecine interne était une médecine de soins tertiaires en milieu hospitalier et la médecine générale une médecine de soins primaires en ambulatoire ».

15. Marie-Laure Alby, Max Budowski, Carson et BernardGay pour les généralistes, Jacques Beylot, Olivier Blétry, Hubert Courtois, Bernard Devulder, Daniel Séréni et Jean-Marc Ziza pour les internistes.

En Gironde, la conception d'un clinicat de médecine générale et la recherche en médecine générale sont envisagées. De plus, les médecins internistes s'engagent à accueillir prioritairement, au cours des enseignements initiaux du DES, de futurs généralistes.

Ces rencontres sont interrompues pendant plus d'un an, dans l'attente de la publication des textes officiels concernant le contenu pédagogique et le déroulement du DES de médecine générale, le contenu du sixième semestre, le décret relatif à l'organisation du troisième cycle des études médicales... Le dialogue n'est cependant jamais interrompu, Pierre-Louis Druais participant en juin 2003 à la présentation de la maquette du DES de médecine interne au ministère de l'Éducation nationale, et Hubert Courtois, interniste, étant de même présent lors de la présentation de la maquette du DES de médecine générale.

Les secondes Assises francophones « Convergences médecine générale-médecine interne » se tiennent à Toulouse en avril 2003. Les internistes se définissent maintenant selon Philippe Arlet comme « des consultants de deuxième, troisième ou quatrième recours », et pour Daniel Séréni, président du Collège national professionnel des internistes, comme « un médecin avant tout hospitalier prenant en charge globalement le patient, spécialisé dans sa non-spécialité d'organe ». Le nouveau président du CNGE, Pierre-Louis Druais, affirme l'importance de « continuer à travailler ensemble comme nous l'avons fait pour la maquette de nos DES respectifs. Sur le plan du savoir, des tronçons de programme peuvent être communs[16] ».

1.6 Vers l'intégration de la spécialité de médecine générale dans la sous-section de médecine interne au CNU

Daniel Séréni participe en novembre 2003 à la table ronde organisée à la fin du congrès du CNGE à Grenoble sur les rapports entre les deux disciplines. Une nouvelle rencontre a lieu en février 2004 avec six participants[17] qui en signent le compte-rendu :

– Les passerelles entre les deux disciplines sont évoquées. Une passerelle pourrait permettre à certains futurs DES de médecine générale d'orienter leur choix professionnel en collaboration avec la médecine

---

16. Ces assises sont organisées par le collège des internistes de Midi-Pyrénées, la Société de médecine de Toulouse et le département de médecine générale. Sont présents les internistes Philippe Arlet et Daniel Séréni, et Pierre-Louis Druais (CNGE), François Baumann (SFTG).

17. Sont présents : Patrick Chevallier, Pierre-Louis Druais, Bernard Gay, et Serge Gilberg pour le CNGE, et Daniel Séréni, et Jacques Beylot, président de la sous-section 53-01 « médecine interne ; gériatrie et biologie du vieillissement » du CNU. Les propositions sont bien sûr le résultat d'un compromis qui ne reflète pas totalement la position de chacun des interlocuteurs.

interne, permettant aux internistes de conforter leurs effectifs d'*assistants* dont ils manquent et manqueront encore dans les années à venir. En réciproque, les DES de médecine interne pourraient effectuer un stage en médecine ambulatoire.

– Les membres du groupe réinsistent auprès des responsables des commissions ou départements de médecine générale pour que les expériences d'enseignements communs se multiplient ; mais « ils s'interrogent sur les forces de résistance qui semblent encore s'exercer à ce sujet… ».

– Les structures et coordinations du DES de médecine générale sont en forte majorité dirigées par des hospitalo-universitaires très souvent internistes, avec parfois des codirections. Les membres du CNGE demandent à voir ces directions passer peu à peu sous la responsabilité d'enseignants de médecine générale. Pour Jacques Beylot, la *coordination* du DES de médecine générale doit évidemment être confiée à un généraliste enseignant, interlocuteur du doyen et du président du Comité de coordination des études médicales. Mais, pour ce qui concerne la *direction* des structures, il est important pour les internistes « de tenir compte de chaque réalité locale ». Le CNGE accepte un transfert progressif et *en douceur* de ces responsabilités.

– Pour le CNGE, le statut des enseignants de médecine générale doit évoluer vers une titularisation universitaire avec un statut de professeur universitaire-praticien ambulatoire (PU-PA). Les critères de nomination pris en compte par le groupe du CNU (présidents et vice-présidents de section) pour la nomination des enseignants associés sont alors : les services rendus sur le plan pédagogique, les publications, la participation à la valorisation de la discipline, la validation des acquis. Pour Jacques Beylot, « il n'est pas normal de voir des enseignants de médecine générale proposés à la nomination par des professeurs de biochimie, de biologie cellulaire ou de chirurgie… voire de médecine interne ». *Toutes les nominations ou promotions devraient relever de la responsabilité de leurs pairs.* La création *à terme* d'une sous-section de médecine générale au sein du CNU est alors envisagée. La nomination des membres de cette sous-section et des futurs professeurs ne pourra, selon Jacques Beylot, qu'être dérogatoire pendant un certain temps ; il lui semble impossible d'exiger de ces collègues le même prérequis (thèse d'université et habilitation à diriger des recherches) que dans les autres disciplines. En accord avec cette proposition, le CNGE exprime qu'il lui « semblerait naturel que cette sous-section, lorsqu'elle verra le jour, fasse partie de la même section que celle de médecine interne et que ces deux sous-sections établissent entre elles des liens étroits ». Et c'est en sa qualité de président de la sous-section (et de la 53e section) que Jacques Beylot propose d'accompagner le CNGE au MESR pour discuter des problèmes soulevés par cette création dont il soutiendra le principe.

– D'autres propositions sont faites : rencontres dans le cadre des congrès respectifs ou de congrès « communs », publications des uns et des autres dans leurs revues respectives, éditoriaux dans la revue *Exercer* ou dans *La Revue de médecine interne*.

Et c'est ainsi qu'à l'automne 2004, dans *Exercer*, un éditorial est publié, signé par Bernard Gay, Daniel Séréni, Jacques Beylot, et Pierre-Louis Druais : « La mise en place du DES de médecine générale à la rentrée 2004 fait évoluer le paysage médical : la présence d'internes de médecine générale va modifier les relations entre les disciplines et ouvrir des perspectives. Médecine générale et médecine interne sont liées par la polyvalence de leur activité et la proximité de leurs interventions, mais leurs rapports depuis la mise en place du troisième cycle de médecine générale en 1985 n'ont pas toujours été faciles. Aujourd'hui, la situation est claire, et les ambiguïtés sont levées. »

L'arrêté du 25 octobre 2006 crée enfin l'option de médecine générale au sein du Conseil national des universités. La spécialité de médecine générale est intégrée au CNU dans la sous-section 53-01[18] (médecine interne, gériatrie et biologie du vieillissement, médecine générale et addictologie). Cet arrêté est signé par les trois ministres de tutelle qui annoncent « un acte fondateur de la reconnaissance universitaire de la spécialité de médecine générale ».

---

18. La section 53 (option médecine générale) est présidée par J. Beylot et son vice-président est J.-C. Piette, interniste à Paris.

L'ÉVOLUTION DU COLLÈGE NATIONAL
DES GÉNÉRALISTES ENSEIGNANTS

La présidence de la structure

Jean de Butler préside le CNGE de 1983 à 1989.

François Bécret le remplace de 1989 à 1992. Le bureau du collège décide du regroupement en un lieu unique du CNGE, de l'Ifed-MG, de la revue *Exercer*, du secrétariat de rédaction du *Traité de médecine générale* en préparation, et de l'école de Riom.

En 1992, Albert Hercek est élu ; il démissionne de ses responsabilités à l'Ifed-MG, mais garde la direction de la publication d'*Exercer*. Il est reconduit à la présidence en décembre 1994.

Bernard Gay le remplace fin 1996 jusqu'en 2002. Pierre-Louis Druais préside de 2002 à 2010.

Vincent Renard lui succède fin 2010.

2.1 Le développement du Collège : 1983-1999

Créé en 1983, le CNGE s'est fondu dans l'Unaformec qui disposait de moyens organisationnels et financiers importants (*voir* supra, *§ 1.8.3*). Son président Jean de Butler a continué à être considéré par la presse professionnelle comme un membre de la SFMG (dont il avait été le vice-président depuis sa création).

En 1987, un nouveau bureau, provisoire, décide de relancer l'activité de cette association qu'il considère comme indispensable. Le CNGE transforme alors ses conditions d'adhésion : collective lorsque existe un collège régional, individuelle pour un enseignant sans collège dans son UFR, ou dont le collège n'adhérerait pas au CNGE. Jean de Butler est reconduit à la présidence.

L'assemblée générale organisée l'année suivante à Paris rassemble les représentants de vingt-six UFR. Le bureau lance un appel solennel pour la création d'un statut de généraliste enseignant à des députés, ministres, sénateurs et présidents d'université. Des questions sont posées à l'Assemblée nationale et des rencontres organisées avec les décideurs. C'est le début d'un lobbying qui sera utilisé activement à plusieurs reprises les années suivantes. Le CNGE s'en justifiera cinq ans plus tard : le lobbying est « une réalité universelle silencieuse, mais qui exerce une influence discrète et efficace auprès des décideurs. Groupe de pression, il doit être éthique et respectable ».

2.1.1 Le projet d'écriture de la discipline prend forme

Il est primordial de décrire, d'analyser puis d'écrire le contenu de l'exercice. Le Collège lance des séminaires d'écriture financés par l'Ifed-MG (*voir* infra, Annexe 4).

Écrire la différence : 1988

Les promoteurs[1] des séminaires *Écrire la différence* veulent montrer que les généralistes sont capables de mener une observation rigoureuse de leurs pratiques afin d'écrire et de décrire leur exercice. Ils veulent participer à l'évolution de la pensée médicale en diffusant un savoir issu de leur expérience clinique.

Ils font le pari de l'écriture collective, constatant que *les pratiques des généralistes ont des points communs, et qu'il existe souvent des solutions semblables aux problèmes soumis par les patients*. L'analyse logique et collective de l'exercice permet alors une théorisation validée par les faits. « La technique d'écriture collective permet de *confronter les points de vue des généralistes aux données de la littérature et de formuler la différence.* » La *différence*, pour ces promoteurs, est liée à « l'indispensable savoir issu de la clinique hospitalière, et celui acquis en plus à la lumière des particularités de l'exercice quotidien ».

La diffusion de ces articles est assurée par leur publication dans le tabloïd *Panorama du médecin*.

---

1. Denis Pouchain est le coordonnateur du groupe ; y participent François Bécret, Didier Bry, Claude Clément, Jean de Butler, François Gargot, B. Gay, A. Hercek, Jacques Juillard, François Liard, Alain Métrop, P. Pierret, Claude Rosenzweig, Guy Salfati, Jean-Pierre Voilquin et B. Wolf.

La méthode d'élaboration des articles est particulière : seize généralistes doivent élaborer seize textes lors d'un séminaire *fermé* de sept jours. Les auteurs sont volontaires, leurs conditions d'exercice sont variées. Ils travaillent par *groupes imposés* de quatre (pour quatre sujets imposés). Ces sujets sont proposés par des généralistes enseignants et choisis en fonction de leur pertinence vis-à-vis de la pratique. Une documentation française et étrangère est adressée à chaque auteur trois mois avant le séminaire. Au cours du séminaire, les auteurs vont rédiger collectivement les textes à partir des données de la littérature, de l'observation de la pratique et de la réflexion collective. Ces textes doivent être documentés et pertinents pour l'exercice quotidien. L'ensemble des seize participants constitue le comité de lecture : ils donnent leur accord autant sur le fond que sur la forme.

La revue Exercer : 1989

Après l'édition de la brochure *Écrire la différence*, en mai 1989 des membres de l'Ifed-MG et du CNGE décident de lancer une revue. Ce sera : *Exercer : réflexions sur la pratique, l'étude et la recherche en médecine générale*.

Le directeur de la publication est Albert Hercek, Denis Pouchain en est le rédacteur en chef[2]. Un comité de lecture est créé. Le financement est assuré par l'industrie pharmaceutique. L'IFED-MG en a d'abord seul la responsabilité jusqu'en 1993 puis la partage avec le CNGE[3].

La diffusion est assurée par les visiteurs médicaux par portage direct dans les cabinets des généralistes.

Un objectif de la revue est de continuer à écrire et conceptualiser la pratique :

« *Les médecins généralistes rêvent d'écrire ce qui fait la spécificité de leurs pratiques, de publier leurs travaux de recherche, de construire un enseignement sur ces bases, et de disposer d'un support écrit pour diffuser leur expression.* » Constatant qu'il n'y a pas une mais des expressions de la médecine générale, ses rédacteurs affirment qu'il n'y a pas une mais des écritures de la discipline. La démarche de la SFMG est respectée : « Il y a des généralistes qui ont choisi la voie rigoureuse de la recherche spécifique. » Mais il y a aussi ceux, les membres impliqués dans ce projet du CNGE, qui dans un cadre réflexif

---

2. F. Bécret, Jean de Butler, André Cholal, P. Pierret et Bernard Védrine constituent le reste du comité de rédaction.

3. Pour Albert Hercek, le CNGE devient alors « partenaire de l'IFED-MG ».

et collectif prennent le chemin de l'écriture pédagogique afin de bâtir leur enseignement ; et puis ceux qui, isolés ou regroupés dans les associations, « réfléchissent, élaborent, créent, inventent ».

Constatant que les difficultés des généralistes tiennent en partie aux conditions le plus souvent hospitalières dans lesquelles sont élaborées les règles de conduite qui leur sont proposées, et que ces conditions diffèrent de celles de l'exercice de la médecine générale, ils considèrent que ces différences suffisent à expliquer leur manque d'efficacité ou de fiabilité. Mais « cette différence n'est ni universelle, ni homogène ».

L'expérience de l'écriture collective montre beaucoup de diversité et parfois des divergences. Les analyser ouvre des voies de recherche.
Les thèmes sont choisis en fonction de leur fréquence ou de leur exemplarité. Il s'agit de problèmes de pratique quotidienne, intitulés à partir de la demande du patient et non en termes de nosologie classique, ou de problèmes à résoudre. La description de la clinique et de la décision médicale s'intéresse surtout aux modalités (présentation, abord, résolution ou suivi). Les auteurs admettent toutefois que la recherche du consensus large dans le groupe d'écriture restreint l'originalité ou la créativité des auteurs.
Les articles visent à fournir un support pertinent à l'enseignement de la médecine générale. La méthodologie du travail d'écriture et celle de la préparation d'une séance d'enseignement sont proches : recherche bibliographique, détermination des objectifs, élaboration du contenu et utilisation des situations cliniques.

En six mois, la revue passe à vingt-quatre pages, se diversifie et s'ouvre à l'écriture individuelle et aux travaux de recherche français et étrangers.

En 1995, Albert Hercek, face aux interrogations d'une forte minorité d'adhérents, explicite la place des laboratoires pharmaceutiques. Il justifie le *partenariat exemplaire* mis en œuvre dans la continuité depuis les années 1980, en particulier pour la formation des formateurs en FMC et en FMI[4]. La revue est maintenant distribuée à vingt mille exemplaires par les visiteurs médicaux[5].

En 1997, la direction de la publication est reprise par Jean de Butler. Les bibliographies s'enrichissent, avec de plus en plus d'articles originaux écrits par des généralistes publiés dans des revues, françaises le plus souvent.

---

4. Renvoyant ainsi aux financements reçus par l'UNAFORMEC et le CNGE.
5. Les médecins qui ne reçoivent pas les visiteurs médicaux en sont donc privés.

Denis Pouchain cesse ses fonctions de rédacteur en chef en 2001. Selon lui, *Exercer* a été un des supports écrits de l'aventure « sociale » de la médecine générale « qui est passée en 15 ans du statut de discipline d'exercice à celui de discipline universitaire ». Elle a été le creuset des premières publications des généralistes, et l'outil initiatique du *Traité de médecine générale* publié en 1996. Pour lui, « les principes et fonctions de la médecine générale reconnus dans toute l'Europe sont nés de la réflexion collective initiée par et dans la revue ».

À partir de 2002 le CNGE publie et diffuse seul la revue avec une nouvelle équipe. Le numéro 65 paraît après un an de réflexion avec une maquette modernisée. Bernard Gay en est alors directeur de la publication et rédacteur en chef[6]. *Exercer* devient *la revue scientifique et pédagogique de médecine générale*. Toutefois la ligne éditoriale ne change pas : des articles de médecine générale, écrits par des généralistes. Elle devient disponible sur abonnement.

Médecine générale. Concepts et pratiques : *1996*

Cet ouvrage est le fruit d'un travail rédactionnel collectif initié en 1988 et intensifié depuis 1993. Il est coordonné par Denis Pouchain avec Claude Attali (Créteil), Jean de Butler, Guy Clément (Créteil), Bernard Gay, Joëlle Molina (Aix-Marseille), Patrick Olombel (Rouen), Jean-Loup Rouy. Une centaine d'enseignants, appartenant à la plupart des facultés, ont collaboré à la rédaction de la majorité des textes.

Ce traité de plus de 1 000 pages est découpé en 2 grands chapitres :
– Le chapitre *Concepts* décrit, explique et illustre les principes essentiels de la médecine générale, le champ et les fonctions de la discipline. Il décrit les patients qui consultent, les facteurs déterminants de la relation médecin-malade, les aspects situés hors du champ biomédical et technique, les notions fondamentales sur les démarches diagnostiques et les stratégies thérapeutiques particulières, les connaissances utiles à la pratique.
– Le chapitre *Pratiques* analyse les 150 situations cliniques les plus fréquemment rencontrées en consultation ou en visite. Les situations sont abordées à partir du symptôme, de la plainte, ou du patient atteint

---

6. Le comité de rédaction est alors composé de François Bécret, François Garnier (Angers), Albert Hercek, Dominique Huas (Tours), Marie-France Le Goaziou, Daniel Léonard (Lille), Denis Pouchain, Claude Rougeron (Paris)

d'une maladie, et non à partir de la maladie elle-même. Ces 150 situations recouvrent plus de 90 % de la demande de soins primaires.

Ainsi, chaque concept peut être illustré par une ou plusieurs situations cliniques et chaque situation clinique par un ou plusieurs concepts.

Pour Bernard Guiraud-Chaumeil, président de la Conférence des doyens : « C'est un livre document, qui permet d'initier et de faire comprendre ce qu'est la médecine générale dans les vingt dernières années de ce siècle. C'est un livre didactique qui fait avancer l'enseignement de la médecine générale dans nos facultés… »

Enseigner, *la lettre des enseignants de médecine générale : 1993-1999*

À la demande de l'assemblée générale du CNGE (*voir* infra, *Rencontres nationales*) est créée en 1993 une lettre institutionnelle adressée quatre fois par an aux enseignants et formateurs en médecine générale. Elle informe sur les décisions du bureau, les problèmes et réalisations des collèges régionaux ; elle se veut une *tribune libre et responsable*.

Le directeur de la publication en est Albert Hercek, le directeur de la rédaction Claude Rosenzweig (Rennes). Le financement est assuré par un partenariat avec un laboratoire pharmaceutique, conforme aux obligations de la loi « anti-cadeaux » de janvier 1993. Le conseil d'administration du CNGE précise : « À condition que cela se fasse dans le cadre d'un accord de partenariat d'une éthique irréprochable, il n'est pas "honteux" de bénéficier de subsides provenant de l'industrie pharmaceutique. » Il regrette toutefois que « les cotisations d'adhésion seules ne permettent aucune action d'envergure ».

La lettre cesse de paraître en 1999.

2.1.2. *Les Rencontres nationales des enseignants de médecine générale : 1990-1999*

Ces rencontres sont organisées en alternance à Paris et en région.

Les premières Rencontres se tiennent à Paris en décembre 1990 en présence du président de la Conférence des doyens, du directeur de la DGS, et des conseillers ministériels. Une quinzaine de communications y sont présentées et discutées.

L'année suivante à Lyon est l'occasion aussi de présenter les premiers enseignants associés tout nouvellement nommés (*voir* supra, *§ 3.2.4*).

En 1992 à Bichat, vingt-cinq communications abordent le contenu de l'enseignement et la *recherche sur la pratique* : repères pour une anthropologie médicale, médecine de famille, malade chronique, éthique et déontologie, dépendance, relation médecin-malade... C'est le début d'un nécessaire investissement européen marqué par la naissance d'une Académie européenne des enseignants en médecine générale (*Euract, voir Recherche, Annexe 1*) et le lancement en janvier 1993 de l'*European Journal of General Practice*, revue officielle de la WONCA Europe.

En 1993, le CNGE regroupe 21 enseignants associés, 903 généralistes enseignants et 2 139 maîtres de stage ; une décennie après sa création, il fédère 33 collèges régionaux sur 36.

Alors que 4 UFR organisent des stages en premier cycle, 11 en deuxième cycle et 1 dans les 2 cycles, un groupe de travail national du CNGE[7] présente à Strasbourg ses « réflexions sur l'évolution du stage de la deuxième année du premier cycle à la deuxième année du troisième cycle ». Il fait le constat que, dans les premier et deuxième cycles, l'homme malade est découpé et présenté en différents appareils, que l'enseignement est dispensé par des spécialistes universitaires exerçant en milieu hospitalier. Les étudiants sont formés à la responsabilité partagée et protégés par l'institution ; ils sont *rarement initiés aux prises de décision en situation d'incertitude, de risque calculé, d'utilisation du temps comme aide au diagnostic*.

Ce groupe demande l'intervention de généralistes dès la deuxième année du premier cycle afin d'enseigner les bases de la discipline aux futurs médecins généralistes, les préparant ainsi au troisième cycle conçu alors comme une application pratique. Le stage auprès du praticien doit servir de support pédagogique à l'enseignement théorique, quelle que soit l'année d'études dans laquelle il est mis en place.

Les cinquièmes journées, à Necker, fin 1994, proposent aux participants de regrouper certaines communications en ateliers de présentation ou en ateliers de production. Cent trente généralistes représentant toutes les UFR sont présents.

Un nouveau groupe de travail dirigé par Jean de Butler avec Guy Clément, Jean-Luc Gallais, Bernard Gay et Jean-Loup Rouy définit *la médecine générale comme une discipline clinique justifiée par les besoins des patients.* C'est une discipline scientifique définie par son champ d'activité et des fonctions spécifiques. Sa préoccupation prioritaire est le patient plus que la maladie. Pour mettre en œuvre ces fonctions, le généraliste exerce des tâches qui

---

7. Composé de : Jean-Pierre Wainstein, Claude Attali, Sylvie Aulanier, Max Budowski, Jean de Butler, Jean-François Huez, Jean-François Massé, Jean-Pierre Martel, Denis Pouchain, Claude Rosenzweig, Emmanuel Roubertie, Claude Rougeron.

nécessitent des compétences particulières. Ces compétences nécessitent l'*acquisition de connaissances, d'habiletés et d'attitudes* dont certaines sont spécifiques à la médecine générale. L'objectif général de la formation est de permettre à l'étudiant d'acquérir les compétences nécessaires pour résoudre les problèmes qu'il rencontrera dans sa pratique professionnelle. Les problèmes sont identifiés à partir des besoins et demandes des patients et leur résolution découle des fonctions de la médecine générale.

Une programmation des enseignements dans les trois cycles est développée. *Le troisième cycle y est présenté comme un cycle de formation professionnelle spécifique, contrairement au troisième cycle des études d'enseignement supérieur qui est consacré à la recherche et à l'enseignement.* Il s'agit plutôt d'une école d'application du savoir à la pratique, mais pour garder sa vocation initiale, le troisième cycle reste centré sur la recherche et débouche sur un travail de thèse.

Les rencontres de Rennes fin 1995 sont centrées sur l'évaluation de la compétence professionnelle des résidents et l'évaluation des formations de médecine générale.

La veille de ces rencontres ont été organisées « les premières journées francophones » d'échanges entre maîtres de stage et enseignants. Des médecins belges, libanais, luxembourgeois, québécois et roumains y participent.

Les rencontres de Toulouse en 1996 sont centrées sur les thèses et la recherche dans la discipline (*voir Recherche, § 6*). Jean de Butler, ex-professeur associé, président honoraire du CNGE, rappelle la place de la thèse de doctorat d'État. Contrairement aux thèses de doctorat de troisième cycle qui concernent des travaux de recherche, la thèse de doctorat d'État qualifie « la plénitude des capacités universitaires ». Il s'agit d'une qualification d'exercice, et Jean de Butler plaide pour « rendre toute sa crédibilité au doctorat d'état en médecine et à la thèse qui en est la caution scientifique ». Afin de rendre les travaux de thèse repérables, inventoriés et diffusés, le CNGE crée un répertoire national des thèses de médecine générale.

La recherche dans la discipline concerne aussi la recherche pédagogique.

Recherche pédagogique : enseigner l'approche centrée sur le patient

Jean-Loup Rouy et Bernard Gay proposent une recherche en trois étapes :
– La première est de connaître les notions de base de la pédagogie par objectifs. Elle permet de définir et hiérarchiser les priorités de formation en fonction des besoins des apprenants. Les objectifs pédagogiques

précisent ce que l'apprenant sera capable de faire à l'issue de la formation ; les objectifs de formation indiquent ce qu'il sera capable de faire en
situation professionnelle. Cette approche est centrée sur le formé, mais
son aspect assez formaliste peut en limiter l'utilisation.

– La deuxième étape concerne l'adaptation des outils pédagogiques à
l'enseignement de la médecine générale. Au-delà de l'enseignement magistral, les méthodes interactives ont tout leur intérêt : travail sur les situations
cliniques, utilisation du jeu de rôle, de la vignette, de supports vidéo.
La recherche vise à standardiser les méthodes pédagogiques et faciliter
leur utilisation par les formateurs.

– La troisième étape vise à utiliser de nouveaux outils pédagogiques
avec des méthodes permettant un degré de plus dans l'implication
des étudiants : l'approche par résolution de problèmes dans lesquels
la pédagogie par *consommation* de savoir laisse la place à une pédagogie
par *production* de savoir en est un exemple. Un autre outil concerne
une évaluation centrée sur le formé, procédure de certification utilisée par
les Québécois : il s'agit de l'examen clinique objectif structuré[8] (Ecos).

Le stage de six mois en médecine générale offre par ailleurs un terrain d'observation et de recherche préférentiel pour expérimenter le passage de l'étudiant
de la compétence (ce qu'il est capable de faire) à celui de la performance
(ce qu'il fait en pratique).

Un premier référentiel métier

En décembre 1997, l'enseignement de la médecine générale dans
les deux premiers cycles est le thème des rencontres à Paris-Ouest.

Marianne Samuelson y présente le *référentiel métier* du médecin généraliste, outil de la construction de la compétence du futur généraliste[9]. Il a été
élaboré par le collège de Basse-Normandie, soutenu par un cabinet conseil
en ingénierie de formation. Il est présenté comme *une étape*, permettant
la stabilisation nécessaire de la conception du métier de généraliste, dans
l'objectif de l'enseigner.

---

8. Développées au Québec initialement, ces procédures d'évaluation des compétences des futurs médecins généralistes reposent sur une mise en situation des étudiants
devant des rencontres simulées concernant des problématiques de santé présentées dans
le cadre de « stations ». Le futur professionnel doit alors en un temps limité, réagir à une problématique posée par un scénario rédigé par les enseignants. Le nombre de stations permet
d'évaluer les compétences du futur médecin généraliste. La découverte de cette technique
a été réalisée au cours des premières séances de l'école de Riom. Elle a été utilisée dans
un certain nombre de facultés de médecine de France. Son intérêt est considérable mais elle
nécessite des moyens matériels et financiers très importants.

9. Ce référentiel sera repris par une partie de la profession, alors qu'un autre référentiel
de compétences est élaboré par MG Form dans le cadre des activités de FMC (*voir Formation
continue, § 8.3*). Un troisième référentiel sera bâti en 2009 (*voir infra, § 2.3*).

L'approche par compétences

Les dernières rencontres, en 1999, sont d'abord centrées sur le stage de six mois à Dijon. Puis la question de la *certification (valider les formations, évaluer les compétences)* est abordée à Paris, à la Sorbonne. Philippe Bail y présente les apports conceptuels et les procédures mises en place dans son département de médecine générale (Brest). Jean Jouquan, interniste cosignataire de la présentation, s'est formé au Québec sur l'approche par compétences et soutient le changement de paradigme pédagogique opéré dans sa faculté : paradigme d'apprentissage dans lequel « l'évaluation est enchâssée dans les situations d'apprentissage ».

2.2 Vers la création d'un collège académique de médecine générale : 1999-2004

L'objectif général du CNGE est maintenant d'« authentifier la médecine générale comme une discipline scientifique avec un statut universitaire ».

La gestion de l'école de Riom et la diffusion des documents produits par les généralistes enseignants du collège[10] sont confiées à une filiale : « CNGE Productions ». Le CNGE concentre ses forces pour s'investir dans la recherche, et développer un pôle international.

En 1999, le CNGE est composé de 37 collèges régionaux. Quarante et un enseignants associés sont en fonction. Au total, plus de 4 000 médecins généralistes sont impliqués dans la formation de leurs futurs confrères.

Le CNGE a obtenu une prorogation du mandat de professeur associé au-delà de la limite des neuf ans. Un décret en préparation pour l'été 2002 va permettre un renouvellement à la demande des départements et des UFR, par périodes de trois ans, sans limitation ultérieure du nombre de mandats.

Les créations de postes s'accélèrent ; il y en a eu 6 en 1998, 5 en 1999, 10 pour l'année 2000, et 16 en 2001[11]. À terme, le CNGE compte bien arriver à la création de 4 postes d'enseignants associés dans chacune des 43 UFR.

---

10. Les productions écrites du CNGE : le traité *Médecine générale. Concepts et pratiques* (1 100 p.), le *Répertoire national des thèses de médecine générale*, le *Recueil des textes législatifs*, le *Guide pratique du maître de stage*, la revue *Exercer*, la revue *Enseigner*, les livrets de communications des rencontres nationales.

11. État des nominations d'enseignants associés de médecine générale. Document CNGE 2004.

2.2.1 Le CNGE, société savante de médecine générale

En 2000, les rencontres nationales du CNGE sont remplacées par les congrès du CNGE. Le premier congrès se tiendra à Brest.

Après Brest, le deuxième congrès en 2001 à Rouen a pour thème la qualité des soins, ce qui, pour Bernard Gay, signifie avant tout qualité de la formation et qualité de ceux que l'on forme. Il est possible d'expérimenter dans les domaines de l'évaluation des étudiants, du tutorat et du sixième semestre, et comme toutes les facultés ne sont pas investies au même niveau, le CNGE encourage le plus d'expériences possible pour que ce nouveau troisième cycle s'améliore dans la perspective de l'internat pour tous prévu pour 2004 (voir supra, § 4.1.4).

Le CNGE se dote de nouveaux statuts afin d'acquérir une stature de société savante.

La cotisation au Collège devient individuelle et nominative et augmente de façon importante permettant aux adhérents de bénéficier de l'abonnement aux revues, de réductions à l'école de Riom… et d'assurer une plus grande indépendance de la structure vis-à-vis des financeurs. Mais les adhésions ne suffiront pas, et il faudra développer parallèlement un multipartenariat financier afin d'augmenter les productions et travaux de recherche (CNGE Productions) et pérenniser l'école de formation du CNGE, ex-école de Riom (voir Annexe 3).

Pour optimiser la formation des futurs généralistes, le CNGE veut confier le suivi de chaque étudiant à un tuteur afin de l'aider à réussir son projet professionnel. « Il s'agit d'un travail d'évaluation, de conseil, de guide, mené de concert avec l'étudiant. » Ce tutorat est d'autant plus primordial qu'à l'horizon 2005, avec l'examen classant, l'étudiant ne connaîtra parfois rien de l'endroit où il effectuera son troisième cycle[12].

Dès 2002, le tutorat est mis en place de façon expérimentale dans la moitié des facultés, sans financement. Trois cents médecins sont formés à cette fonction par le CNGE.

Lors du congrès de Paris fin 2002, la proximité de l'instauration de l'internat de médecine générale avec un sixième semestre de stage et la création du DES sont au cœur des débats. Les moyens accordés à la nouvelle formation sont notoirement insuffisants : 78 enseignants associés, soit moins de 2 par

---

12. Il ne pourra plus choisir préférentiellement de rester dans sa faculté d'origine comme en 2004.

faculté, un millier de chargés d'enseignement et 4 000 maîtres de stage. « Quatre enseignants associés dans chacune des 43 UFR nous semblent un minimum, répète Bernard Gay, et il faudra revoir le mode de rémunération dans le troisième cycle où nous ne fonctionnons qu'avec des heures complémentaires pour payer vacataires et chargés d'enseignement, ces heures ayant régulièrement diminué et n'étant pas forcément octroyées à la médecine générale. »

En 2003, Pierre-Louis Druais, nouveau président du CNGE, fait remarquer que ces 78 professeurs et maîtres de conférences associés (à mi-temps) assument les charges administratives au sein des DMG ; avec l'aide des chargés d'enseignement et des maîtres de stage, *ils assurent la formation de 60 % des étudiants inscrits dans les 43 UFR.* Il demande la création de nouveaux postes, la modification du statut des chargés d'enseignement et maîtres de stage, et la dotation pour les DMG de moyens similaires à ceux des autres disciplines dont des enseignants titulaires exerçant parallèlement leur pratique en milieu ambulatoire.

Onze maîtres de conférences associés sont nommés cette année, 10 maîtres de conférences sont promus professeurs, et 2 professeurs sont renommés après trois ans d'interruption.

2.2.2 Nouvelles parutions d'ouvrages de médecine générale

Abrégé de médecine générale. Connaissances et pratiques, *2003*[13]

L'objectif de cet abrégé est de développer et d'harmoniser le contenu de l'enseignement du DES, et d'expliciter la prise en charge des patients en soins primaires.

Tous les enseignants associés ont été sollicités pour l'écriture. Le manuel dans sa partie « Pratiques » propose de nombreuses situations cliniques commentées qui offrent un outil d'apprentissage et d'autoévaluation. L'essentiel des thèmes du programme d'enseignement du DES y est traité ; les gestes techniques, l'installation et la gestion du cabinet en ont été exclus.

> « Cet abrégé de médecine générale marque de façon ostensible le nouvel élan de la médecine générale, à la fois en tant que spécialité clinique reconnue par un diplôme d'études supérieures, et en tant que discipline ayant, elle aussi, un collège d'enseignement, des départements facultaires, et des enseignants

---

13. Bernard Gay, Marie-France Le Goaziou, Max Budowski, Pierre-Louis Druais, Serge Gilberg.

de premier ordre […]. Pendant longtemps, les disciplines "hors les murs" ont beaucoup souffert. C'est la volonté conjointe des médecins généralistes, de leurs représentants, de leur Collège, en bref de toute leur force qui, assurée de l'aide des facultés de médecine, de leurs doyens, et de leur conférence nationale, rend possible maintenant l'ouverture de cette discipline vers de nouvelles frontières ».

Bernard Charpentier, président de la Conférence des doyens, préface de l'*Abrégé de médecine générale*.

Cas cliniques en médecine générale*, 2004*

L'année suivante, Serge Gilberg et Henri Partouche font paraître *Cas cliniques en médecine générale*[14]. Ils veulent exposer concrètement la démarche diagnostique et thérapeutique en soins primaires « afin de délimiter les réels domaines de compétence du généraliste ». Pour eux, le cas clinique, dans les spécialités, se cible très vite sur un organe particulier ; en médecine générale, il s'inscrit dans une problématique transversale. Se pose alors au praticien qui débrouille la plainte la question de la gravité et de l'urgence, et celle d'une problématique d'origine organique ou psychologique et « quelle que soit la problématique, il la prend en charge ».

2.2.3 Perspective d'harmonisation lors des congrès suivants

Le quatrième congrès à Grenoble en 2003 s'intéresse aux semestres ambulatoires et au tutorat.

Un groupe médecine générale-médecine interne est créé pour travailler sur l'articulation entre les deux spécialités qui sont maintenant bien définies. Au cours d'un séminaire professionnel des internistes, en septembre 2004, il apparaîtra logique à tous les participants que la coordination du DES de médecine générale soit confiée aux généralistes enseignants[15] (*voir supra, Annexe 1, § 1.6*).

Le congrès de Lille de 2004 réunit plus de 350 des 1 000 adhérents que compte le CNGE. Sur le thème de l'évaluation des enseignements et des enseignants, Pierre-Louis Druais veut un document de cadrage sur la coordination entre UFR et en interrégions : « Nous devons parvenir à une cohérence interne et externe du DES. »

---

14. Treize auteurs, tous enseignants ou chargés d'enseignement de médecine générale, ont contribué à l'écriture des 47 « cas ». La relecture a été effectuée par 15 médecins dont 13 spécialistes d'autres disciplines.

15. GAY (Bernard), SÉRÉNI (Daniel), BEYLOT (Jacques), DRUAIS (Pierre-Louis), « Le rapprochement entre médecine interne et médecine générale », *Exercer*, 2004.

2.3 Le CNGE consolide ses activités : 2004-2010

La formation des formateurs, scientifique,
pédagogique et à la recherche, considérée comme prioritaire

En 2005, CNGE Formation, structure maintenant dirigée par Vincent Renard, propose une orientation en trois axes : d'abord le perfectionnement d'un corpus scientifique partagé, avec des formations biomédicales et des formations transversales structurant l'exercice (éducation du patient, éthique, décision, EBM[16]) ; la déclinaison, ensuite, des principes qui permettent la qualité et la cohérence des options pédagogiques, à partir des théories de l'apprentissage et de l'évaluation authentique[17] ; enfin, la formalisation de la formation à la recherche, fondement de la discipline et de sa reconnaissance universitaire.

La revue Exercer devient La Revue française
de médecine générale

Début 2008, la revue change de présentation, de maquette, a un nouveau contenu davantage centré sur la recherche et la pédagogie ; la ligne éditoriale veut répondre aux standards des publications scientifiques. Le directeur de la revue est maintenant Pierre-Louis Druais, et Denis Pouchain fait son retour à la rédaction en chef. La revue se dote d'un comité de lecture.

Exercer veut développer une culture de la publication scientifique. L'abonnement devient payant en janvier 2009, condition nécessaire à l'indexation de la revue au niveau international.

Productions de documents pédagogiques liés à « l'approche par compétences »

Le CNGE publie en 2002 un *Guide du maître de stage universitaire*, repris en 2009 sous le titre de *Guide de l'enseignant clinicien ambulatoire* ; il publie aussi le *Guide de l'enseignant clinicien en SASPAS*.

En 2008, un groupe de travail constitué par Claude Attali publie en juin 2011 la synthèse de ses travaux : *Compétences et niveaux de compétences en médecine générale*[18], dont deux articles seront tirés ultérieurement : « Définitions et descriptions des compétences en médecine générale » et « Les niveaux de compétences ». Le premier permet d'identifier et définir

---

16. *Evidence-based medicine* (voir Recherche, § 4 et 6.4).

17. L'évaluation authentique examine directement les performances des étudiants en situation (de soins ou plus largement dans l'ensemble de l'éventail de la pratique généraliste).

18. Travail préliminaire réalisé sous la direction de Claude Attali par Philippe Bail, Laurence Compagnon, Christian Ghasarossian, J.-F. Huez, Claude Piriou, Bertrand Stalnikiewicz, Yves Zerbib.

les six compétences pour exercer la médecine générale[19] : leur contenu est décrit précisément à partir de la littérature et à partir d'un consensus d'enseignants experts de la discipline. Le deuxième, « Les niveaux de compétences (Compagnon, 2013) », permet de déterminer les étapes de développement de ces six compétences, et de définir les niveaux de compétences attendus à chaque étape et en fin de cursus.

Relations facilitées avec la médecine interne dans le cadre de la sous-section du CNU

Depuis quelques années, le CNGE apportait une contribution aux nominations des enseignants associés. La création de l'option médecine générale au sein de la section 53-01 du CNU en 2006 permet une formalisation de la procédure. Les impétrants acceptent progressivement que leur dossier, envoyé par leurs doyens au ministère, soit parallèlement évalué par leurs pairs, les coordonnateurs interrégionaux. Jean-Noël Beis coordonne cette procédure, critériée selon la qualité du dossier et les besoins des UFR. L'analyse est ensuite partagée avec les internistes responsables de la sous-section 53-01 qui élaborent la liste de ceux qui « apparaissent dignes d'être nommés ou promus », liste présentée ensuite devant le groupe des présidents et vice-présidents de section du CNU. Jacques Beylot écrit en 2009 : « J'ai eu la satisfaction pendant ces trois dernières années de voir toutes nos propositions approuvées par mes pairs, le nombre des nommés restant malheureusement très en deçà des besoins exprimés. »

En 2007, 16 enseignants sont nommés : 8 initialement, puis 8 autres « grâce à l'aide sans faille de Jacques Beylot », selon le CNGE.

En avril 2008, le ministère annonce la création de seulement huit postes de MCA du fait des restrictions budgétaires. Pour Vincent Renard les généralistes enseignants ont l'impression d'être sacrifiés, et dans leur activité de soins, puisque c'est plus rentable de rester dans son cabinet à faire des actes que de venir à la faculté[20], et dans leur reconnaissance, faute de titularisation.

En 2009, 24 généralistes sont nommés sur des postes de MCA. Ce n'est pas encore le seuil des 50 par an prévu par la loi HPST, mais pour Vincent Renard, c'est une heureuse surprise. Le SNEMG estime cependant que « la situation va rester très difficile, notamment dans les facultés où

---

19. *Voir* infra, *la « marguerite » des compétences, Corpus théorique, § 3.* (Compagnon, 2013).

20. Pour être nommé sur un poste d'enseignant, l'impétrant doit faire preuve de son investissement dans l'enseignement, l'évaluation, l'organisation et la direction de thèse dans les années précédentes. Il a dû délaisser une part de son activité en cabinet de soins, et ne toucher parallèlement qu'une rémunération facultaire plus faible.

le nombre d'IMG va largement augmenter », comme à Montpellier ou Nice où la progression dépasse 60 %.

Recrutement des maîtres de stage,
adaptation progressive aux besoins

En septembre 2008, l'ISNAR-Img lance avec l'ANEMF une campagne de recrutement de maîtres de stage soutenue par la ministre de la Santé, Roselyne Bachelot. Les deux organisations présentent le stage comme un *compagnonnage*, ce en quoi ils divergent profondément de la position du CNGE qui s'est investi depuis une dizaine d'années dans son nouveau paradigme pédagogique de l'approche par compétences[21].

Le SNEMG, maintenant présidé par Sébastien Leruste, considère qu'en 2010, les besoins sont sensiblement couverts, avec plus de 3 500 maîtres de stage pour 2 000 internes. Ils sont pourtant inégalement répartis sur le plan géographique avec des zones à faible densité médicale en milieu rural, mais aussi dans les grandes villes.

Deux ans plus tard, en avril 2010, les deux syndicats lancent une nouvelle campagne de sensibilisation soutenue par les ministères, avec l'aide de l'UNOF, MG France, Union généraliste ainsi que des DMG.

Les prévisions d'augmentation du *numerus clausus* vont jusqu'à 8 000 étudiants pendant plusieurs années, faisant envisager un doublement du nombre d'internes dans la prochaine décennie et peut-être un triplement pour 2019.

Il faut donc prévoir de doubler les capacités d'encadrement pour répondre à la demande, soit 8 000 généralistes enseignants, selon Vincent Renard, devenu vice-président du CNGE.

Un nouveau référentiel métier
et compétences des médecins généralistes

À la demande d'Yves Matillon, conseiller auprès de Roselyne Bachelot, un « référentiel métier[22] » a été élaboré. Il paraît en mars 2009.

Jusqu'alors, seuls les sages-femmes et les chirurgiens disposaient d'un référentiel métier. Les travaux ont duré une année et la synthèse a été réalisée entre les enseignants, les structures de FMC et les membres des communautés scientifiques et sociétés savantes de médecine générale. Pierre-Louis Druais en a piloté l'élaboration avec Claude Attali, en charge

---

21. L'approche par compétences est une vraie bascule pédagogique, qui structure l'enseignement de la médecine générale. Ce n'est plus l'enseignement passif des maîtres par identification, mais un apprentissage dynamique par construction des savoirs.

22. *Référentiel métier et compétences des médecins généralistes*, élaboré sous l'égide du Collège national des généralistes enseignants, mars 2009. Voir aussi « Socle historique des référentiels métier et compétences en médecine générale », *Exercer*, n° 91, 2010, p. 41-46.

pour le CNGE du dossier certification des compétences[23]. Dix-sept situations « exemplaires » ont été clairement identifiées, ce qui a permis de couvrir l'ensemble des compétences et de dépeindre le contenu du métier. Dans le document élaboré, une deuxième partie décrit les ressources en connaissances et en compétences.

La diffusion du référentiel est assurée d'une part grâce à sa consultation libre sur le site du CNGE, et aussi par une édition papier à quarante mille exemplaires.

Les derniers congrès de la décennie : approfondissement du contenu et fréquentation en hausse

Le congrès de novembre 2008 qui se déroule à Angers est un peu particulier. Il est organisé par une équipe locale qui refuse le *soutien* de l'industrie du médicament ; il n'y a donc pas d'exposition de stands pharmaceutiques, ce qui supprime de fait un retour financier à la structure nationale. Alors que la direction du CNGE pariait sur une certaine désaffection puisqu'un congrès recherche organisé à Lyon (*voir Recherche, § 6.1*) avait attiré de nombreux participants, ce huitième congrès du CNGE est un succès avec 170 présentations et plus de 450 congressistes, pour un thème quasi complètement orienté sur la pédagogie, avec le bilan à quatre ans du DES, et en particulier la thèse.

Et pour la première fois depuis la création du CNGE en 1983, une ministre de la République marque de sa présence le dernier jour du congrès.

Le congrès de Toulouse en 2009 voit encore augmenter le nombre de participants et de présentations : 180 ateliers, communications orales ou posters, plus de 500 participants. Le référentiel métier et compétences, présenté quelques mois auparavant à Nice, est travaillé en ateliers et une nouvelle diffusion de son contenu effectué lors d'une assemblée plénière. La profession ne s'en est pas encore emparée, mais il est indispensable pour le CNGE que les enseignants répercutent ce travail sur la formation des étudiants.

En 2010, lors du congrès de Rouen (600 participants), Vincent Renard est élu à la présidence du CNGE.

---

23. Ont participé au groupe de travail : Pierre Louis Druais, Claude Attali, Paul Frappé, chef de clinique, Marie-Hélène Certain et Jean-Michel Séjourné (MG Form), Pierre Le Mauff (CNGE), Emmanuel Gallot (ISNAR-Img), Jean-Luc Gallais (SFMG), Anne-Marie Magnier (SFTG), Élisabeth Rousselot-Marche et M. Budowski (Formunof).

ANNEXE 3

L'ÉCOLE DE RIOM[1]

Devant la nécessité de former un grand nombre d'enseignants et de maîtres de stage afin de répondre aux obligations nouvelles entraînées par la réforme du troisième cycle de 1984 (*voir supra*, *§ 2.1.7*), Jean de Butler, Albert Hercek, Claude Grunberg et Jean-Loup Rouy commencent à élaborer un programme de formation. Pierre Ageorges et Alain Métrop, de l'Unaformec[2], les rejoignent.

Le ministère refusant, faute de moyens, d'en soutenir la mise en œuvre, ils se tournent vers l'industrie pharmaceutique, et les laboratoires qui sponsorisaient l'Unaformec pour le financement de la formation continue (FMC) acceptent « tout naturellement » de soutenir la FMI. Albert Hercek négocie les modalités du partenariat, avec l'accord de son bureau.

L'école de Riom est créée en 1986 par l'Unaformec, deux laboratoires pharmaceutiques[3] et le CNGE. Roger Meylan, représentant du laboratoire MSD, très proche d'Albert Hercek, sera un soutien indispensable pendant la première décennie de l'école[4].

Les premières années, c'est l'Unaformec qui signe les contrats avec le laboratoire. À partir de 1991, le CNGE cosignera et, en 1995, il se

---

1. Beaucoup de données sur l'école de Riom jusqu'en 1995 sont tirées de la thèse de Michel de Guibert, 1996.

2. Dont A. Hercek est encore le coprésident.

3. Laboratoires Merck, Sharp et Dohme (MSD) et Chibret. Selon Jean-Loup Rouy, le laboratoire « décide ainsi de valoriser sa propre image de marque en même temps que celle des généralistes », entretien avec Yves Gervais, 20 juin 2016

4. A. Hercek présidera aux deux premières années de fonctionnement, André Cholal aux deux suivantes. Philippe Bonet (UNAFORMEC) sera coresponsable avec C. Jean-Girard en 1990, puis en 1991 et 1992 avec J.-L. Rouy (CNGE). Ce dernier deviendra directeur pédagogique, avec Gilbert Alin (UNAFORMEC) comme directeur technique les deux années suivantes.

retrouvera seul signataire[5]. L'Unaformec investira alors avec d'autres moyens la formation des formateurs de FMC, le CNGE celle des formateurs de FMI.

La formation est organisée en fin de semaine, les samedi et dimanche, dans les locaux de formation des visiteurs médicaux des laboratoires pharmaceutiques à Riom, près de Clermont-Ferrand, d'où l'appellation d'*école de Riom*.

Cette école a pour mission de proposer une formation pédagogique de base, et d'adapter la pédagogie des sciences de la santé à la formation de futurs médecins généralistes. Elle doit aussi étudier les fonctions complémentaires de la médecine générale (psychologique, sociale, d'éducation, de prévention…), contribuer à l'évaluation des pratiques ambulatoires et former à la recherche en médecine générale. Cette école professionnelle est ouverte à tous, notamment aux enseignants, aux maîtres de stage, aux animateurs de FMC et aux chercheurs (Petibon, 2004).

En 1986, 3 séminaires de 3 jours sont organisés dans le but de former à la rédaction et à l'étude de documents propres à la médecine générale (organisation d'une bibliothèque, écriture d'objectifs pédagogiques, direction de thèses de médecine générale…). 120 généralistes enseignants y participent. Les frais d'hébergement et de transport sont pris en charge par l'Ifed-MG et les laboratoires. Dans chacun des séminaires, il existe 3 niveaux de formation adaptés à l'expérience et à la compétence pédagogique des participants.

En 1987, 6 sessions sont organisées pour plus de 300 généralistes. L'année suivante, un module plus approfondi propose des thèmes comme : « enseigner la relation médecin-malade, se documenter pour enseigner, la communication orale adaptée à l'enseignement, la démarche intellectuelle en médecine générale, l'évaluation des enseignements ».

Dès cette époque, la Conférence des doyens s'interroge sur cette initiative de l'Unaformec « quelque peu choquante » ; elle a été informée après son lancement, et défend une position claire : « la politique d'ouverture sur la profession a […] comme principe de base le maintien du troisième cycle sous l'entière responsabilité de l'Université ». Les responsables de l'Unaformec proposent alors d'étudier la possibilité d'intégrer l'expérience de Riom au sein de l'université.

---

5. A. Hercek est alors président du CNGE ; c'est lui qui détient les clés du financement par les laboratoires pharmaceutiques. Selon B. Gay, « il faut souligner ici le "hold-up" réalisé par Albert Herceck au détriment de l'UNAFORMEC. Du fait de la proximité entre A. Hercek et R. Meylan, le financement de l'École de Riom est allé au CNGE, dans la logique de l'IFED-MG », entretien avec Yves Gervais le 19 octobre 2016.

L'année suivante, le module de formation aux moyens et méthodes pédagogiques est animé par Alain Bernadou, PU-PH à Paris-Broussais. La Conférence des doyens ne s'oppose pas à sa présence.

De 1986 à 1991, le centre va recevoir plus de 1 800 généralistes. Certains étant venus plusieurs fois, ce sont en fait 750 participants différents qui passent 48 heures à Riom, soit en moyenne 15 à 20 enseignants par faculté.

À partir de 1991, pour la première fois, se déroulent des « ateliers de production » dont l'objectif est de concevoir et réaliser des outils d'évaluation et de matériel pédagogique.

En mars 1992 : l'Unaformec étudie donc une possible collaboration avec l'Université dans la réalisation de filières d'animateurs et de formateurs à l'enseignement de la médecine générale. Fin 1992, les dirigeants du CNGE s'alarment du fait que l'ambiguïté de la naissance de l'école n'ait pas encore été levée : c'est toujours un organisme de FMC, l'Unaformec, qui gère, oriente, décide et dispose des fonds. Le CNGE veut assumer la respon-sabilité pédagogique des enseignements, à commencer par la formation initiale. Il souhaite mettre en place un conseil scientifique, en liaison avec l'Université, une évaluation interne et externe, une analyse pluridisciplinaire de la pratique en médecine générale avec ses retombées sur les contenus. Il souhaite renforcer les contacts avec les collèges locaux, les départements universitaires de pédagogie et les collèges enseignants d'autres pays, en particulier francophones (Québec, Belgique).

Le partenariat entre laboratoires pharmaceutiques, Unaformec et CNGE se poursuit en 1992, mais l'école de Riom se concentre sur la forma-tion initiale. Outre l'aspect pédagogique, c'est le *contenu* qui représente, selon Jean-Loup Rouy, la *matière* à enseigner : « Comprendre la médecine générale, comment elle fonctionne, quelles sont ses connaissances propres. Quel est son champ d'application, quelle est son évolution prévisible… ? » Des modules sur l'enseignement des sciences humaines, la santé publique, la systémique familiale sont introduits.

À partir de 1993, l'école de Riom est relocalisée en région parisienne, à la Défense[6]. En mai, un séminaire réunit à Évreux, dans les nouveaux locaux de l'UNAFORMEC, des représentants de cette association, du CNGE et de l'Université. Pour les hospitalo-universitaires présents, les données de base de la pédagogie sont des outils opérationnels valables pour toutes les disci-plines. Pour les généralistes, leur discipline « présente des contours moins délimités et moins codifiés que les disciplines de spécialité ; elle implique

---

6. La nouvelle législation concernant les relations entre industrie pharmaceutique et prati-ciens (*JO* du 27 janvier 1993) n'est pas étrangère à ces réorganisations.

souvent un abord pluridisciplinaire, et nécessite un enseignement permettant d'intégrer des comportements[7]. Il est alors utile d'avoir une pédagogie par objectifs, qui impose une réflexion conjointe contenu-pédagogie ». Pour Jean-Loup Rouy, « les façons d'enseigner la médecine générale font l'objet d'une réflexion qui évolue en même temps que s'élabore le concept théorique de la médecine générale. Les deux processus sont liés ».

L'école s'oriente donc vers une réflexion sur la pratique en médecine générale. Elle se rapproche aussi de l'Université et commence un processus de validation de ses modules. Des formateurs de Riom interviennent dans le diplôme interuniversitaire (DIU) *Méthodes et évaluation de l'enseignement médical* de Paris-Necker, Bichat et Lyon-Claude-Bernard. Trois modules de formation de Riom donnent lieu à équivalence avec ceux du DIU et réciproquement.

L'école devient progressivement une *école professionnelle de médecine générale*, même si la formation pédagogique y reste prépondérante. La rencontre et la confrontation des participants sont essentielles. Les objectifs se diversifient ; à côté de la formation pédagogique de base, il s'agit d'adapter la pédagogie des sciences de la santé à la formation des futurs généralistes[8]. Les fonctions de la médecine générale sont explorées ; s'y ajoutent une réflexion sur le fond concernant la *fonction de soins*, la formation au contenu théorique et scientifique de la médecine générale, la contribution à l'évaluation des pratiques ambulatoires, et la formation à la recherche et à la direction de thèse.

Des généralistes belges, suisses et roumains participent aux sessions à partir de 1993.

En 1995, l'école de Riom est dirigée par le CNGE. Jean-Loup Rouy en est le directeur pédagogique. Elle s'ouvre à d'autres secteurs de la médecine générale : en plus du CNGE, de l'Unaformec et de l'université, son comité pédagogique comprend dorénavant MG Form, la SFTG et la SFMG[9]. Ces structures interviendront dans la conception des programmes.

L'école va délivrer des attestations de validation de cursus. En contrepartie, les participants seront amenés à participer financièrement au fonctionnement

---

7. En plus des connaissances (le savoir), il importe d'intégrer des comportements liés aux habiletés (le savoir-faire) et aux attitudes (le savoir-être).

8. Approche par objectifs, outils de mesure et d'évaluation en pédagogie, technologies d'information et de communication, supervision dans la formation...

9. Francis Abramovici (UNAFORMEC), Alain Bernadou (Université), Jean de Butler (Université), Jean-Michel Chabot (université), Jean-Yves Chambonet (CNGE), Gérard Duroux (UNAFORMEC), Serge Gilberg (SFTG), Jean François Massé (MG-Form), François Morel (SFMG), Denis Pouchain (CNGE).

de l'école, à l'instar de tout diplôme de type universitaire. Et en 1996, pour la première fois, l'école remet, à la fin du cursus, des certificats d'aptitude à l'enseignement de la médecine générale, à la recherche et à l'évaluation des pratiques, ou à la maîtrise de stage. Onze candidats se verront décerner cette attestation. Présentant un mémoire concernant leur projet pédagogique devant un jury, ils seront ainsi validés par leurs pairs, la formation n'ayant pas d'équivalence de diplôme universitaire. Le premier à être certifié par l'école est Pierre-Louis Druais[10] (Paris-Ouest).

L'école de Riom se transforme en « CNGE Formation » en 2004.

---

10. Il sera élu président du CNGE en 2002.

L'INSTITUT FRANÇAIS POUR L'ÉTUDE
ET LE DÉVELOPPEMENT DE LA MÉDECINE GÉNÉRALE
(IFED-MG)

Cet institut est créé en 1988 par Albert Hercek, Jean de Butler et Claude Grunberg. Albert Hercek est son premier directeur. L'institut est subventionné par les laboratoires MSD-Chibret.

Ses buts sont d'aider la recherche, de susciter et d'initier l'enseignement de la discipline et de la promouvoir. Ses moyens sont importants : en 1989, six millions de francs. Selon son directeur, c'est « une plate-forme où les hommes et les structures peuvent se rencontrer sur les grands problèmes de la médecine générale ».

L'Institut soutient aussi l'organisation de démarches de consensus et le développement d'actions de formation à la maîtrise de stage.

En novembre 1989, l'Ifed-MG prend en charge l'organisation du premier congrès scientifique de médecine générale (*voir Recherche, § 3.1*).

Surtout, l'Institut finance les séminaires d'écriture du CNGE *Écrire la différence*. La diffusion de cette production est d'abord organisée avec le tabloïd *Panorama du médecin*, puis à partir de la toute nouvelle revue *Exercer* (*voir supra, Annexe 2.1.2*).

En novembre 1992, Albert Hercek est remplacé par Jean de Butler.

L'Ifed-MG organise pendant la décennie suivante des colloques sur thèmes qui se déclinent chaque année dans plusieurs villes en France : ces réunions se veulent « transcourantales », s'adressant à des responsables de FMC, des universitaires, des membres de l'Ordre, ou des cadres des Caisses de Sécurité sociale.

Les thèmes sont larges : « Les sciences humaines » (1990), « La médecine générale aujourd'hui et demain » (1991), « La médecine générale, observatoire de la santé » (1992), « La médecine générale, personnalisation et coordination des soins », permettant d'aborder la philosophie, la sociologie, la psychologie, la religion, l'anthropologie, mais aussi les progrès scientifiques et leurs applications techniques, les réalités économiques et l'évaluation des procédures et des pratiques et la santé publique *vs* santé individuelle.

En février 1995, l'Ifed-MG organise les Rencontres nationales de la médecine générale, avec le parrainage de la Conférence permanente de la médecine générale, sous l'égide du CNGE.

L'Institut continue de favoriser en région, autour de la présentation de travaux de recherche effectués dans le champ de la médecine générale, les rencontres des acteurs sanitaires et sociaux et des représentants de la presse professionnelle.

Les rencontres de 1996 répondent à l'urgence de la mise en place du stage de six mois en médecine générale en proposant un thème centré sur les objectifs, l'organisation, et les difficultés pour le tutorat dans ce cadre.

En 2010, l'Ifed-MG est cofondateur du CMG. Il cessera ses activités en 2017.

Tableau chronologique de la Formation médicale initiale des généralistes

Dates	Initiatives des professionnels	Commissions	Lois et décrets	Applications
1958			Réforme Debré	Centres hospitalo-universitaires et plein-temps hospitalier
1964			Réforme de l'externat	Admission à partir des notes facultaires
1969			Suppression du concours d'externat Réforme des deux premiers cycles Le concours de l'internat persiste organisé par CHU Stage interné de septième année pour les non-spécialistes	*Externat pour tous* Tronc commun pour tous les étudiants puis concours d'internat Deux semestres en hôpital périphérique Remplacement pour tous en médecine générale après validation du deuxième cycle
1972			Stage en médecine générale *possible* pendant le stage interné	
1973	Livre blanc du SNMOF sur le troisième cycle des études de l'omnipraticien Revendication d'un CES de MG SFMG : première conférence nationale enseignants et maîtres de stage de MG	Commission Fougère (1973-1977)		Création du Dufor à Bobigny, faculté expérimentale
1975				Stage auprès du praticien expérimental dans plus de dix facultés (supprimé en 1982) Création de départements de MG[1]
1978	SFMG : publication du guide du « maître de stage »			

1. Paris-Bichat, Paris-Kremlin-Bicêtre, Paris-Créteil, Bordeaux et Lille.

Date	Colonne 2	Colonne 3	Colonne 4	Colonne 5
1979			Troisième cycle de MG sans examen d'entrée Projet de résidanat (deux ans)	
1980	Accord universitaires – Unaformec sur la FMC et la FMI Unaformec : septième conférence des maîtres de stage et enseignants			

Dates	Initiatives des professionnels	Commissions	Lois et décrets	Applications
1982			Réforme des études *L'internat pour tous* en perspective	Création pour 1984 du troisième cycle de MG (deux ans) Projet d'un examen classant validant (ECV) en fin de deuxième cycle
1983	Création du CNGE			Grève des externes faisant « repousser » l'ECV
1984		Commission Rueff-Nochy		Validation du deuxième cycle par le CSCT Le troisième cycle de MG porté à deux ans[2] *Internat pour tous*
1985	Unaformec : premier séminaire des généralistes enseignants et maîtres de stage		Définition des grands thèmes de l'enseignement théorique de MG	Commissions du troisième cycle ou départements de MG Secrétariat des coordonnateurs du troisième cycle de MG[3]
1986	Création de l'école de Riom		Directive européenne *obligeant* à un semestre de stage en troisième cycle de MG (1995 au plus tard)	
1987	Diffusion de la *pédagogie par objectifs*		Suppression de l'internat pour tous et de l'examen classant validant (*définitive*)	*Résidanat* de MG
1988		Commission Lachaux	Rétablissement de la qualification en médecine générale	La MG reconnue comme *discipline d'exercice*
1990	CNGE : premières rencontres nationales			
1991				Premières nominations d'enseignants (associés) de MG
1992				Introduction des sciences humaines dans la formation médicale

---

2. Quatre semestres hospitaliers, stage bref auprès du praticien, premier semestre indifférencié.

3. Hospitalo-universitaires, hospitaliers et généralistes.

1993				Stage de 30 à 50 demi-journées en MG (presque partout) en troisième cycle
1995	CNGE : les *principes de la médecine générale*		Stage « obligatoire » de MG en deuxième cycle	
1997	Création de l'ISNAR		Résidanat allongé de six mois avec le *stage obligatoire en MG*	
1998		Rapport du CNE sur le troisième cycle		Remplacement possible après deux semestres et le stage chez le praticien

Dates	Initiatives des professionnels	Commissions	Lois et décrets	Applications
1999				Annonce du Premier ministre : la médecine générale sera reconnue comme une spécialité
2000	CNGE premier congrès national : nouveau paradigme pédagogique : *l'approche par compétences*			
2001			Suppression du concours d'internat, projet d'examen national classant *troisième cycle de MG à trois ans*	Maquette du résidanat avec deux semestres laissés au choix[4]
2002	Définition européenne de la médecine générale/médecine de famille			
2004	L'ISNAR se transforme en ISNAR-Img		La médecine générale devient une spécialité Création du SASPAS	Internat pour tous[5] : premières ECN[6] Création du DES de MG
2006			Création d'une option médecine générale au CNU (sous-section 53-01)	Stage chez le praticien en deuxième cycle de durée égale aux autres stages hospitaliers
2007			Création d'un corps de professeurs de médecine générale mono-appartenants	Premiers chefs de clinique associés de médecine générale
2008				Nomination de chefs de clinique universitaire de médecine générale
2009				Commission nationale d'intégration permettant de nommer les dix premiers enseignants titulaires[7]

---

4. Dont un des stages « préférentiellement » en ambulatoire.
5. Disparition progressive du terme de *résident*.
6. Épreuves classantes nationales.
7. Ouverte jusqu'en 2017.

| 2011 | | | | Nomination de la première maîtresse de conférences universitaire de médecine générale |

II.2

LA FORMATION CONTINUE DES GÉNÉRALISTES

Yves Gervais
Philippe Van Es

« Informer ne signifie pas former »
(Guy Scharf)
* * *
« Savoir ne suffit pas.
Encore faut-il pouvoir se servir de ce que l'on sait
et savoir pour quelles raisons, et en vue de quoi l'on s'en sert.
Derrière le savoir, le sens ;
Derrière le contenu, la valeur. »
(Cynthia Fleury)

LA FORMATION CONTINUE DES GÉNÉRALISTES

INTRODUCTION[1]

La première nécessité de la formation continue des médecins (FMC) est de faire face au renouvellement des connaissances et des techniques, dont l'accélération caractérise notre époque, ainsi qu'à l'évolution des morbidités. Une deuxième nécessité s'avère être d'ordre éthique, qualitatif et économique : assurer à l'ensemble de la population des soins de qualité au plus juste coût, alors que leur poids financier s'avère de plus en plus lourd.

Mais la FMC s'insère également dans une évolution illustrée en France par la loi du 16 juillet 1971 sur la formation permanente. Pour Jacques Delors, son inspirateur, celle-ci répond à quatre finalités : aider l'homme à faire face aux changements, lutter contre l'inégalité des chances, renforcer l'autonomie des personnes, rénover le système éducatif.

Pour les généralistes, du fait de leur position en première ligne du système de soins et des particularités de leur discipline, une prise en mains par eux-mêmes s'est avérée nécessaire, en rupture avec l'Université, pour élaborer une FMC en cohérence avec les réalités de leur métier et d'en faire un vecteur de réidentification professionnelle. Ce mouvement a accompagné la mise en œuvre d'une formation initiale appropriée et la reconnaissance (encore insuffisante) de leur discipline.

L'élaboration d'un dispositif de FMC approprié à leurs besoins est un long parcours encore inachevé, reflet des évolutions qui ont marqué le système de soins, les enjeux professionnels et les politiques de santé. Dans ce contexte mouvementé, cette FMC s'est laborieusement développée, en tension entre centralisation et proximité, volontariat et obligation, partage des rôles entre Université et professionnels, autonomie et tutelle.

---

1. *Avertissement : dans ce document ne seront pas abordés les contenus de formation.*

Sa construction est dominée par quatre sujets : des objectifs et méthodes adaptés, l'apport de financements, son institutionnalisation, sa place dans la vie des généralistes[2].

Un peu de préhistoire !

Avant l'époque actuelle, des pratiques de formation continue ont émergé en France avec l'ère de la médecine dite « moderne ». Le XIXᵉ siècle a vu ainsi la naissance de deux mouvements :
• la création de la presse médicale, avec par exemple la *Gazette médicale de Strasbourg* en 1840, dont le but était de « répandre le mouvement scientifique qui s'opère » ;
• le groupement de médecins en associations dans un but de formation. Citons la Société de médecine de Strasbourg, créée en 1848, dont les membres (hospitaliers et praticiens) se réunissaient une fois par semaine afin « d'échanger le savoir », ou la Société de médecine du Loiret, créée en 1896, qui fonctionne toujours ; ces associations témoignent de la volonté des professionnels d'assumer la responsabilité de leur perfectionnement.
En 1932, les Assises de médecine mettent en place un système de formation, non universitaire, assez décentralisé.

Il faut attendre l'après-guerre et l'arrivée massive de nouvelles connaissances médicales pour que des initiatives universitaires de mise à jour des connaissances apparaissent, sous le nom d'enseignements postuniversitaires (EPU), le premier à l'hôpital de la Salpêtrière : les Entretiens de Bichat. Créés en 1947 par deux professeurs revenant d'un voyage aux États-Unis où ils avaient découvert ce concept, ils rassemblent à Paris des médecins de tout bord venant recycler leurs connaissances au contact d'hospitaliers. Ensuite, plusieurs réalisations semblables voient le jour dans des Facultés de province.

Dans les années 1950-1970,
des EPU surtout centrés sur la médecine hospitalière
Parallèlement, l'Université organise des EPU sous forme de conférences, auxquelles 10 à 12 % des médecins assistent. À partir de 1950, les Facultés de Nancy et de Tours, promues Facultés pilotes, mettent en place une semaine annuelle de stage clinique : cours magistraux ou tables rondes, visites en salles, présentation de malades. Au décours de

---

2. Pour de plus amples développements, voir Pierre Gallois (dir.), *La Formation médicale continue. Principes, organisation, objectifs, méthodes et évaluation*, Paris, Flammarion, 1997.

la réforme Debré (1958), un groupe de travail du ministère de l'Éducation nationale se préoccupe de la formation des omnipraticiens qui n'ont été ni externes ni internes, et propose de les accueillir dans des stages hospitaliers.

Par ailleurs, l'EPU revêt différents aspects : classique, à la Faculté ; de type facultaire (hors de la faculté) ; associatif, autour du généraliste[3]. Ces initiatives se poursuivent, comme celles de l'Union médicale postuniversitaire (UMPU), créée en 1966 et toujours active en 1988, qui réunit mensuellement autour de chaque hôpital parisien les médecins de ville du secteur avec des hospitaliers.

En 1962, la CSMF précise les modalités d'EPU à l'intention des praticiens : ils doivent être attrayants et accessibles « intellectuellement et matériellement ». Centrés sur les hôpitaux urbains ou ruraux ou sur les sociétés médicales locales, cet enseignement doit recourir aux moyens pédagogiques modernes (tables rondes, petits colloques, moyens audiovisuels…) et réserver un rôle actif aux praticiens dans leur élaboration et leur réalisation : « chaque sujet comportant […] un aspect propre à l'exercice pratique […] qu'un praticien confirmé est particulièrement apte à exposer. […] L'EPU doit aller vers le praticien : déplacement d'universitaires vers les villes secondaires, dont les médecins hospitaliers urbains peuvent prendre le relais pour assurer à leur tour […] l'EPU des praticiens des petites villes et des campagnes. […] Mais cette mise en condition […] du médecin […] serait stérile si toutes les méthodes d'EPU n'aboutissaient […] à l'enseignement au lit du malade et à la fréquentation hospitalière des praticiens ».

L'État lui-même n'est pas indifférent à ce sujet. Le ministère de la Santé confie une première commission en 1963 au Pr Jean Bernard, qui propose alors un système centralisé, organisé par l'Université et obligatoire. Une seconde commission, présidée par le Pr Paul Milliez, prend en compte le développement du mouvement associatif et l'émergence des méthodes pédagogiques modernes.

---

3. Le schéma habituel est le suivant : une « vedette » spécialiste, un buffet offert par un laboratoire pharmaceutique, en échange de messages promotionnels sur leurs produits.

2. Le développement d'associations locales de formation continue à partir de 1950

2.1 Les omnipraticiens soucieux de perfectionnement postuniversitaire (PPU)

Parallèlement au système universitaire, de nombreuses associations locales se forment dès les années 1950, à l'initiative de généralistes en exercice, qui se réunissent par petits groupes afin d'échanger entre eux, le plus souvent avec la contribution d'un spécialiste. C'est le cas de l'Association de médecine rurale (AMR), fondée en 1952, qui organise des journées médicales et suscite des associations de praticiens, d'abord à l'échelle du département[4], puis du canton. L'AMR se montre soucieuse d'accessibilité, déplorant que les EPU existants soient « trop loin, trop longs, trop chers » pour les médecins ruraux.

De son côté, l'Ordre organise entre 1960 et 1970 un EPU télévisé programmé les dimanches matin.

Vers les années 1970, les EPU sont critiqués. Selon Albert Hercek, « … de 1945 à 1970, ce sont […] les facultés de médecine qui organisent les enseignements postuniversitaires (EPU). Mais la divergence grandissante d'identité professionnelle entre les hospitalo-universitaires et les généralistes, l'éloignement des centres hospitalo-universitaires par rapport aux lieux d'exercice des praticiens, la discontinuité des conférences et la forme magistrale des cours totalement inadaptée aux réalités de l'exercice pratique, créent une discordance entre les matières enseignées et les besoins de formation des […] praticiens ».

2.2 L'émergence d'une conception nouvelle : et vint Guy Scharf !

Tandis qu'émerge une prise de conscience par les généralistes de leurs propres besoins, une nouvelle conception voit le jour vers l'année 1970 : la *responsabilité du professionnel dans sa formation, et la promotion de l'individu par cette formation.*

Guy Scharf est le principal promoteur de cette véritable révolution, en défendant l'initiative des professionnels et la pédagogie pour adultes inspirée des travaux de Jean-Jacques Guilbert à l'OMS. Il explique sa démarche par sa propre expérience : « […] mes études ne m'ont absolument pas préparé à

---

4. L'association des médecins du Mâconnais, créée en 1961 et membre influent de l'AMR, déploiera une grande diversité de formations, auxquelles contribueront directement les omnipraticiens eux-mêmes, permettant ainsi l'adaptation des formations aux spécificités de l'exercice généraliste.

ce terrible métier de médecin généraliste. La formation médicale continue est donc indispensable, je la considère [...] comme l'affaire exclusive des généralistes, à tous les niveaux : conception, organisation, méthodologie. Avec la collaboration de l'Université, mais pas n'importe quels universitaires. [...] Je suis entré en lutte ouverte contre ceux qui considèrent le généraliste comme un perpétuel assisté ».

Le changement de sigle, FMC au lieu d'EPU, manifeste qu'il ne s'agit plus d'un enseignement traditionnel, mais d'une formation de professionnels, *privilégiant l'adaptation des compétences plutôt que l'acquisition de connaissances.*

Les premières réalisations de ce type ont lieu en Lorraine, comme l'explique Guy Scharf en 1976[5] :

« Tout est parti, il y a sept ans, d'un manifeste que j'ai envoyé à 400 médecins généralistes lorrains. À mes frais. [...] J'y exposais mes conceptions en matière de FMC et je demandais à mes confrères s'ils étaient d'accord pour que nous mettions sur pied, nous-mêmes, notre perfectionnement postuniversitaire. Une vingtaine m'a répondu. Et nous avons démarré. Vous connaissez le mot du philosophe Alain : "Il faut d'abord continuer ; on peut commencer ensuite." [...] Actuellement, notre association groupe 120 généralistes. »

« ... je suis parti d'une triple critique de l'EPU. Celui-ci [...] souffre d'une insuffisance à trois niveaux : insuffisance de lieu, de temps, et de méthodologie [...].

– Premièrement, l'EPU est centralisé au siège des facultés, si bien que beaucoup de médecins ruraux ont à parcourir, pour s'y rendre, 100 à 200 kilomètres ou plus. Résultat : ils n'y vont pas. Alors que ce sont précisément les MG isolés qui en auraient le plus besoin.

– Insuffisance de temps : une séance d'EPU par mois, pendant au mieux huit mois de l'année, c'est évidemment trop peu.

– Troisième critique : le généraliste a besoin, non d'enseignement, mais de perfectionnement. Et la méthode pédagogique utilisée doit être différente d'un enseignement pour étudiants. Il est stupide de s'imaginer, par exemple, que le généraliste qui prend des notes les relira. On sait très bien qu'il n'aura jamais le temps de le faire [...]. Sans compter que sa mémoire n'est en rien comparable à celle d'un garçon ou d'une fille de vingt ans... ».

« Nous avons commencé par décentraliser [...]. Une fois par mois a lieu une conférence magistrale, [...] visant à l'acquisition de connaissances nouvelles, à la mise à jour de connaissances acquises... Nous avons aussi des séminaires et des stages cliniques. Les séminaires groupent, deux fois

5. G. Scharf crée en 1969 l'Association médicale mosellane de perfectionnement postuniversitaire (AMMPPU), toujours active aujourd'hui.

par mois, une dizaine de généralistes. [...] Chaque thème est abordé pendant trois mois, et [...] pendant toute l'année universitaire. [...] Les stages cliniques dans les hôpitaux [...] sont de véritables groupes d'information, [...] où l'hospitalier nous expose éventuellement des erreurs diagnostiques faites par des généralistes, mais à l'occasion desquelles, réciproquement, nous lui expliquons pourquoi cette erreur, dans les conditions où nous travaillons, a été possible [...]. »

« Toute communication de connaissances doit avant tout se référer à l'activité quotidienne du médecin. Encore faut-il que les "demandeurs", les MG soient très activement associés à l'élaboration de l'activité enseignante. [...] Sinon, le stage ou le séminaire finit par être [...] une miniconférence, où l'appel à la mémorisation est fait dans les formes les plus classiques. Avec un résultat médiocre. »
« ... La FMC ne doit plus être pensée [...] comme une aumône faite par l'université au Tiers-État que constituent les MG, mais comme une activité qui demande une formation pratique [...], et une évaluation des besoins des utilisateurs, des objectifs à atteindre et de la réalisation effective de ces objectifs. »

Ce propos éclaire parfaitement la démarche de Guy Scharf et les trois principes sur lesquels la FMC se construit au cours des années suivantes : organisation décentralisée (proximité), formation réellement continue, formation personnalisée, avec pour finalité ultime « augmenter la qualité des soins ».
– *Sur le plan de l'organisation*, les conditions nécessaires sont la prise en charge par des généralistes pour eux-mêmes et un fonctionnement associatif structuré. La loi de 1901 en fournit le cadre ; un local en dehors des centres hospitaliers s'impose.
– En termes de *méthodologie* : « Ce qu'on nous demande, ce n'est pas seulement le savoir, mais la compétence. » La méthode pédagogique doit être différente de celle d'un enseignement aux étudiants : une *pédagogie pour adultes* est nécessaire, différente de la transmission des connaissances délivrée par la Faculté. Les spécialistes ne sont là que comme personnes-ressources.
– Quant au *financement*, il est minimal dans l'EPU (un professeur conférencier, un laboratoire pour l'intendance). En FMC, il associe cotisations des participants, subventions des collectivités locales et conventions avec des laboratoires pharmaceutiques.

Guy Scharf, soucieux de « décoloniser » la FMC, déploie une énergie considérable pour diffuser ces concepts. Il s'oppose à l'obligation, considérée comme contre-productive.

Guy Scharf (1913-1983)

Guy Scharf est né en 1913 à Gura Humora, dans la Roumanie actuelle. Les Scharf font partie de la communauté israélite et de l'« intelligentsia » locale. Il fait de brillantes études au lycée ; mais, les juifs n'ayant pas accès à l'Universitél'université, il ne peut y entreprendre les études de médecine. Il s'expatrie en France, effectue cette formation à Tours, puis à Strasbourg.

À 24 ans, il soutient sa thèse. Dissuadé de retourner en Roumanie au vu de la situation politique de 1937, il s'engage dans l'armée afin d'obtenir la nationalité française. Mobilisé en 1939 comme médecin militaire, après l'armistice il entre dans la Résistance. Puis il s'installe en 1949 à Woippy, en Moselle.

Le Dr Scharf est véritablement, durant une trentaine d'années, l'exemple même du médecin de famille.

« Pour moi le médecin de famille moderne est un homme qui doit tout prendre en charge. Il ne s'agit pas de s'occuper de tel ou tel organe : c'est l'homme qui nous intéresse… Nous n'avons pas besoin de médecins savants, mais de médecins efficaces » : une conception qui l'amènera à définir et à mettre en œuvre la FMC.

Il prend sa retraite en 1978. En 1983, en voyage d'études à Cuba, il décède d'un infarctus.

À l'annonce de sa mort, le bureau de l'Unaformec diffuse ce communiqué : « Avec le décès de Guy Scharf, nous avons perdu [...] à la fois l'intelligence militante et le compagnon bâtisseur. (II) a été la conscience du mouvement associatif, celui grâce auquel les idées défendues par une poignée d'entre nous il y a quinze ans ont pu prendre vie sur tout le territoire au sein des groupes de FMC… »

3. 1960-1980 : un mouvement de convergence vers un organisme national de FMC

3.1 Des EPU à la FMC

Les années 1960-1980 voient le développement d'une FMC de proximité, diversifiée selon les besoins des participants. Un véritable tissu associatif se crée dans tout l'Hexagone.

Un autre courant professionnel émerge, sous la double influence des syndicats médicaux CSMF et FMF et des associations de FMC, et vise à mettre en place une politique professionnelle au plan national, en créant l'Association médicale d'enseignement postuniversitaire (Amepu) en 1964 (peu active avant 1972).

Le syndicat des omnipraticiens (SNMOF) se préoccupe également depuis sa fondation (1954) d'un EPU accessible aux 28 000 omnipraticiens français[6]. L'EPU idéal devait à ses yeux être *obligatoire, décentralisé, gratuit, indemnisé* et d'une durée de 1 ou 2 semaines tous les 2 à 5 ans ; il était vu comme condition de la revalorisation de l'omnipraticien, mais restait axé sur la mise à jour des connaissances. Puis, inspiré par Guy Scharf, le SNMOF diffuse ses thèses ; il taxe les EPU d'« académisme et de mercantilisme », dont il fait porter la responsabilité aux universitaires. En avril 1973, il réunit les dirigeants d'une vingtaine d'associations de FMC pour un bilan des réalisations, qui s'avèrent riches et diverses, mais faiblement structurées, sauf en Moselle et en Languedoc. Nombre d'associations locales cherchent à se relier. Cette réunion se conclut par la création d'un éphémère Comité national omnipraticien de FMC, sans pouvoir s'accorder sur « la spécificité de la FMC de l'omnipraticien ».

Plus tard, la commission FMC du SNMOF affinera sa conception, qu'elle tentera de faire valoir : *une FMC conçue et organisée par les omnipraticiens eux-mêmes, facultative, décentralisée, personnalisée*, incluse dans le temps de travail *et accompagnée d'une incitation morale et matérielle.*

3.2 Deux fédérations nationales de FMC

Par ailleurs, au début de 1973, huit associations de FMC lancent un appel à une réflexion commune. En réponse, douze praticiens membres d'associations locales se réunissent et créent le 7 mai le Groupement des organismes de formation et d'information médicale continue (GOFIMEC), constitué majoritairement de généralistes. Guy Scharf y contribue, de même qu'Albert Hercek[7], qui en devient le président. Le GOFIMEC défend *l'autonomie des associations, la responsabilité des professionnels de base, et s'oppose à l'ingérence syndicale dans la formation.*

Au cours du même mois, la CSMF et la FMF organisent des assises de la FMC en mai 1973, suivies en octobre de la création d'une deuxième organisation nationale, d'obédience syndicale, qui regroupe aussi nombre d'associations locales : l'Association nationale pour la formation médicale continue (ASFORMED).

---

6. Cet EPU pourrait prendre diverses formes : cours du soir, journées avec exposés d'hospitaliers, enseignement par correspondance, bibliothèque permanente, financement par les laboratoires pharmaceutiques...

7. A. Hercek (1937-2011) était médecin généraliste à Asnières (92).

> ### Confédération (CSMF) et fédération (FMF) définissent les objectifs de l'ASFORMED
>
> Elles suscitent le regroupement au sein de l'ASFORMED de nombreuses associations locales de praticiens afin de faire bénéficier de la loi Delors[8] l'ensemble de la profession. « Cette loi donne la possibilité d'étendre considérablement les actions de formation en ajoutant des ressources nouvelles aux moyens trop limités dont disposent actuellement les praticiens.
> Les fonds d'assurance formation n'ont pas pour but essentiel de recevoir des subventions de l'État, mais de recueillir les ressources créées par la loi par des conventions à conclure [...] entre les organisations nationales représentatives de la profession, et les caisses nationales d'Assurance-maladie et plus généralement les organismes sociaux [...]. »
>
> ... « la CSMF et la FMF confieront [...] à l'ASFORMED le soin de répartir les ressources réunies entre toutes les associations ou groupes [...] adhérents, [...] pour financer les actions de formation convenues entre les représentants des praticiens et les dispensateurs de formation (médecins hospitalo-universitaires, médecins hospitaliers, médecins consultants, etc. ».
> « [...] seule une aide financière massive, collectée au niveau national et distribuée au profit des actions de formation permettrait d'attirer la majorité des médecins vers la pratique régulière du perfectionnement ».

L'ASFORMED crée un Fonds d'assurance formation (FAF), agréé le 16 avril 1974, destiné à recevoir des financements de la FMC. Mais bien qu'officiellement reconnu, ce FAF restera vide jusqu'en 1982.

Guy Scharf, membre la SFMG (créée aussi en 1973), observe attentivement ce mouvement de structuration, y voyant l'occasion d'élaborer une doctrine pédagogique adaptée et de multiplier les financements de la FMC. Il reste néanmoins vigilant sur le risque de dérives, soit du GOFIMEC, où figurent des « antisyndicalistes primaires », soit de l'ASFORMED, dont la direction est constituée en majorité d'hommes que caractérise « l'absence totale d'expérience de FMC »[9], à côté de quelques autres ayant fait leurs preuves... Également membre du GOFIMEC, Guy Scharf veille à ce que les omnipraticiens, « véritable tiers-état de la médecine », cessent d'être infantilisés et que « les efforts soient faits pour qu'en matière de FMC, règne le "pouvoir omnipraticien" ». Il invite aussi à dépasser différents obstacles au développement de la FMC :

---

8. Les organisations syndicales sont chargées par le Code du travail (livre III, art. 13) de promouvoir la formation professionnelle.

9. G. Scharf vise certains universitaires, qu'il qualifie d'« autocrates paternalistes », incompétents en pédagogie d'adultes.

– *les pratiques persistantes d'EPU classique* ;

– *l'indigence pédagogique* d'une grande partie des universitaires ;

– *la passivité des généralistes*, souvent infantilisés devant les universitaires ;

– *l'argent*, qui devra être démultiplié et trouvé bien au-delà des subsides de l'industrie pharmaceutique ;

– *le temps*, l'activité du généraliste étant à cette époque jugée démentielle, sans compter que le pratiquant régulier de FMC n'en retire aucune promotion…

La FMC du praticien devrait, à son avis, « être conçue […] afin d'inciter la masse critique de 60 % des médecins concernés à pratiquer d'authentiques activités en vue de maintenir et augmenter leur compétence ». Cette compétence repose sur trois piliers : savoir, savoir-faire et savoir-être, qui seront les axes majeurs des formations à venir.

Guy Scharf publie en 1977 un manuel pratique de FMC[10], qui fera école dans les associations de généralistes.

3.3 Les perspectives de l'État pour la formation continue

En 1973, Michel Poniatowski, ministre de la Santé, envisage la création d'un « Comité national pour la coordination de l'Enseignement médical continu », suite à un vœu de l'Ordre. Ce comité comporterait des représentants de l'administration, de l'Ordre, des syndicats, des associations et de la Sécurité sociale. Placé sous la tutelle du ministre de la Santé et de la Sécurité sociale, les deux tiers de son conseil d'administration seraient nommés par l'État[11]. Il devra définir les modalités d'un « enseignement médical continu de haut niveau » et « rechercher les moyens financiers nécessaires », dont ceux de l'Assurance maladie.

Ce projet va cependant à l'encontre de la loi Delors de 1971, qui prévoit d'en confier l'organisation aux professions, par voie de convention.

Les années 1974-1975 voient l'ASFORMED et le GOFIMEC s'affronter, avant de se rapprocher et de constituer en mai 1976 un comité de liaison, tandis que le ministère définit un cadre qui entérine les options de la profession : formation volontaire[12], intégrée dans le temps de travail, organisée et élaborée par la profession, finançable par des cotisations des médecins, mais

---

10. Ce manuel est inspiré d'un ouvrage du Pr C. Iandolo, médecin romain.

11. Le GOFIMEC se prononce en faveur de ce comité, négligeant, semble-t-il, le contrôle potentiel du ministère.

12. Peu avant, le Pr De Vernejoul, universitaire haut placé, déclarait que la FMC devait être « obligatoire, nationale et universitaire ».

aussi par l'État, l'Assurance maladie ou autre source, y compris l'industrie pharmaceutique.

Alors que le ministère souhaite confier les fonds publics à une structure tripartite (Gouvernement, Caisses, profession), l'entente entre l'ASFORMED et le GOFIMEC évite cette disposition et obtient de les gérer au moyen de conventions bilatérales, préservant l'indépendance de la profession.

3.4 Vers un regroupement national

Les conceptions des deux organisations se précisent. Pour l'ASFORMED, présidée par Pierre Gallois[13], l'efficacité de la FMC repose sur le volontariat, la décentralisation et la prise en charge par les professionnels eux-mêmes, mais aussi sur une organisation coordonnée aux niveaux départemental, régional et national. Depuis sa création, l'ASFORMED œuvre à structurer les associations, dialoguer avec les pouvoirs publics, définir une politique de FMC, former des animateurs locaux et établir des contacts au niveau européen. Une enquête auprès des quatre-vingt et une associations adhérentes témoigne de la grande diversité des formes de FMC, ainsi que d'une « presque totale dépendance du financement vis-à-vis de l'industrie pharmaceutique ».

Quant au GOFIMEC, sous la houlette d'Albert Hercek, il se fonde sur le volontariat des praticiens et l'autonomie des associations, avec pour corollaire la décentralisation, la continuité de la formation, la promotion du praticien. Axé sur la pédagogie, le GOFIMEC crée en 1975 un institut de formation des animateurs chargé de l'organisation de séminaires, suscite des conventions avec certains CHU et contribue à créer en 1976 un comité d'interformation permanente des professions de santé ; il organise en 1977 un colloque international consacré au perfectionnement postuniversitaire (PPU).

Les philosophies des deux organisations sont très proches, à part leurs positions envers le syndicalisme.

4. La création de l'UNAFORMEC

4.1 La décision du Gouvernement et l'action de Simone Veil

C'est alors que Valéry Giscard d'Estaing, aux entretiens de Bichat de 1977, prenant acte « du niveau insuffisant de la FMC [...] », propose une aide de l'État « si la profession en fait la demande ». La condition exigée est

---

13. P. Gallois est un ancien consultant du centre hospitalier de Mâcon.

le regroupement des associations nationales. Le 22 décembre, Raymond Barre, Premier ministre, admet que la FMC est l'affaire de la profession organisée et non exclusivement celle de l'Université. En 1978, Simone Veil, ministre de la Santé, obtient la réunion des deux associations en une structure unique, l'Union nationale des associations de formation médicale continue (UNAFORMEC), à laquelle elle attribue une subvention d'un million de francs, à répartir entre « séminaires de formation sur des objectifs de santé publique (prévention) et formation des responsables et animateurs des associations ».

La nouvelle structure participe ès qualités à un Comité technique national de la FMC où elle est majoritaire (seize membres), aux côtés de représentants des pouvoirs publics, des syndicats médicaux, de l'Université et de l'Ordre ; elle décide des thèmes de FMC finançables.

En 1980, des responsables de l'UNAFORMEC, à la suite de rencontres avec la commission de FMC de la Conférence des doyens de Facultés, signent une charte conjointe sur l'harmonisation des formations initiale et continue, précisant notamment que la FMC est « de la responsabilité conjointe de la profession et de l'Université[14] ».

L'UNAFORMEC, premier bilan à un an

Dotée de deux coprésidents, Pierre Gallois et Albert Hercek, issus des deux associations préexistantes, l'UNAFORMEC se définit elle-même comme une plaque tournante et non comme un groupement intégré, le processus unitaire n'étant pas achevé.

Au terme du premier bilan, en mars 1979, le contrat passé l'an dernier avec le ministère de la Santé a été tenu : 6 séminaires nationaux, 30 séminaires régionaux et 1 séminaire national sur l'hypertension artérielle (HTA) ont été mis sur pied pour susciter une nouvelle génération d'animateurs et de responsables (800 ont été formés). Les séminaires ont surtout visé à une ouverture sur la pédagogie, d'autres ont porté sur les problèmes organisationnels ou l'animation de groupe.

« On peut sans doute parler de réussite partielle, si l'on se réfère non à l'intérêt suscité, partout élevé, mais aux retombées effectives sur l'émergence d'animateurs nouveaux, la mise en pratique des méthodes préconisées et l'évolution de l'assiduité. Cela peut aller de l'absence de tout changement décelable à des améliorations remarquables. Il faudra à l'avenir décentraliser encore davantage et mieux répondre au désir de perfectionnement des confrères ayant bénéficié d'un premier séminaire de formation. »

---

14. L'UNAFORMEC débattra aussi avec la Conférence des doyens des conditions de la formation initiale des généralistes et de leur propre participation à cet enseignement (voir Partie II, Formation initiale, § 1.7.2).

Les premières activités de l'UNAFORMEC ont prolongé celles des deux composantes : formation à l'animation de groupe et à la pédagogie d'adultes par objectifs[15].

Les débuts de l'UNAFORMEC et sa représentativité, concomitants avec une croissance exponentielle du nombre d'associations locales[16] sont salués par Guy Scharf comme prometteurs d'un bel avenir par l'expansion du « perfectionnement postuniversitaire », mais aussi comme « une des armes essentielles de la défense professionnelle ». L'UNAFORMEC, seule autonome parmi les organisations européennes équivalentes, est un levier qui est « en train de décoloniser ce qui n'aurait jamais dû nous échapper, notre FMC... » et qui lui confère de fortes responsabilités pour mener à bien ce développement.

Guy Scharf appelle cependant l'UNAFORMEC à la vigilance sur plusieurs risques : captation de la FMC par des « notables généralistes » peu soucieux de sortir des anciens EPU ; dévoiement d'une pédagogie adaptée aux adultes ; dépendance financière de l'industrie pharmaceutique ; retour de l'ancien « colonialisme intellectuel » de certaines Facultés de médecine...

4.2 Le rapport Gallois et les perspectives de FMC

Commandé en juin 1980 par Jacques Barrot, ministre des Affaires sociales, ce rapport de Pierre Gallois (Gallois, 1981), qui porte sur l'organisation du système de soins, aborde le rôle de la formation, initiale ou continue, en tant que condition de « l'adaptation des praticiens aux besoins actuels et nouveaux du système ». Compte tenu de l'évolution des connaissances scientifiques et de la double responsabilité du médecin vis-à-vis de son malade et de la collectivité, la FMC « est un devoir personnel et collectif » et « un instrument majeur de régulation du système de soins ».

Partant de la situation en cours, Pierre Gallois souligne les évolutions nécessaires de la FMC :

– Aller vers *une information validée et pertinente* ; évoluer de l'information à une formation basée sur une identification des besoins et des méthodes actives.

– Consolider l'organisation, en *soutenant la formation d'associations locales de proximité*, en coordonnant régionalement les organismes

---

15. Diverses méthodes pédagogiques ont été adaptées et introduites. Cette activité se poursuivra à partir de 1986 avec la création de l'école de Riom.

16. On recensait 150 associations en 1970, il y en aura 830 en 1986, plus de 1 200 en 1994. Leur taille varie de la petite association à l'échelle d'un canton ou d'un quartier, regroupant 10 à 20 membres, à l'association départementale de 100 à 500 adhérents, généralistes ou pluridisciplinaires.

concernés, en *définissant une politique nationale* avec les pouvoirs publics et les instances professionnelles.

– Développer des *moyens incitatifs et financiers*, afin d'intégrer la FMC dans la vie professionnelle.

– *Définir les responsabilités des différents acteurs* (associations, Université, Ordre et syndicats) et les grandes options, de façon à insérer la FMC dans la politique de santé.

Au total, Pierre Gallois prône une FMC reposant sur la responsabilité active des praticiens, insérée dans la vie professionnelle et dans les objectifs majeurs du système de soins.

4.3 Les relations entre syndicalisme médical et associations de FMC : tensions et rôles respectifs

La FNOF, après le SNMOF à partir de 1976, poursuit sa réflexion sur une formation spécifique aux généralistes. Son président, Jean Bouyer, s'inquiète de la montée en puissance de la « *troisième force* » que constitue l'UNAFORMEC et incite la FNOF à redéfinir son positionnement sur la FMC.

Cela aboutit en 1980 à une répartition des rôles entre UNAFORMEC et syndicats : à la première, la formation continue à caractère scientifique, aux seconds, la formation professionnelle. L'année suivante, le 16 juillet 1981, une réunion conjointe de l'Ordre, des syndicats et de l'UNAFORMEC précise « les finalités de la formation continue des médecins : entretenir, actualiser, développer les connaissances et les comportements, permettre l'adaptation des praticiens à tout objectif nouveau du système de santé, participer à l'élaboration et à l'évaluation des connaissances, des méthodes et des filières de soins et former les médecins à l'exercice de leurs responsabilités, individuelles et collectives ». Il s'agit donc de bien plus qu'un simple recyclage ; la FMC a pour but d'assurer la qualité de l'exercice professionnel et son adaptation aux besoins des patients.

La question de la responsabilité des syndicats envers la FMC (financement et gestion) par rapport à celle des associations (conception et réalisation des actions) est provisoirement tranchée en 1982 par Jack Ralite, ministre de la Santé, qui oriente le financement de l'État vers le FAF, organisme syndical, et met fin au financement direct de l'UNAFORMEC.

Parallèlement, les syndicats obtiennent un financement de la FMC par l'Assurance maladie, au terme de négociations difficiles, destiné pour moitié à l'UNAFORMEC, pour moitié aux syndicats pour la formation de leurs cadres. En 1983, une nouvelle convention entre syndicats et associations confirme les responsabilités réciproques dans le cadre de la FMC ; la CSMF et la FMF créeront en 1984 leurs propres associations de formation de cadres syndi-caux[17].

5. Les autres associations nationales généralistes de FMC

La fin des années 1970 voit l'émergence de nouvelles organisations qui participent au mouvement de réidentification des généralistes. Parmi elles, la SFMG, la SFTG, l'AFMG, le mouvement balintien et le groupe Repères. Ces organisations ont en commun, au-delà de leurs spécificités, de proposer des formations conçues selon les spécificités de l'exercice généraliste, d'y faire intervenir les généralistes les plus compétents et d'élargir le champ aux nouveaux domaines de la santé.

5.1 La Société française de médecine générale (SFMG)

Fondée en 1973, la SFMG s'inscrit dans la prise de conscience par des généralistes de la spécificité de leur discipline. Elle fait suite au Comité de liaison initié en 1970 par Oscar Rosowsky et quelques autres (*voir Partie I, § 4.7*). Dans les premiers temps, ses membres fonctionnent comme un laboratoire d'idées, plantent les jalons des concepts généralistes et lancent des travaux de recherche, et en parallèle élaborent la première expérience d'enseignement du troisième cycle de médecine générale à la Faculté de Bobigny (*voir Formation initiale, § 1.6.3*).

Reconnue société savante par l'Ordre en 1993, elle comptera plus de quatre cent cinquante médecins vers l'année 2000.

La SFMG définit ainsi en 1973 sa doctrine de formation continue : « La FMC du généraliste repose avant tout sur l'observation méthodique de sa propre activité, jointe à une information sélective et critique » (art. 4).

Axée principalement sur des travaux de recherche (*voir Recherche, § 1.2 et 1.3*), son activité en FMC reste limitée à la diffusion de ses concepts, au dépistage organisé, à l'informatique médicale, à l'épidémiologie et aux groupes de pairs.

Après la création de l'UNAFORMEC, une coopération sera instaurée entre celle-ci et la SFMG au cours des années 1980-1985 : en 1980, confé-rence des maîtres de stage et enseignants généralistes ; en 1985, formation des généralistes enseignants (*voir Formation initiale, § 1.6.3*).

---

17. Respectivement l'Association confédérale pour la formation des médecins (ACFM) et l'Association fédérale pour la formation des médecins (AFFM).

Une de ses publications phare est en 1997 le document *Actes et fonctions du médecin généraliste dans leurs dimensions médicales et sociales*, document d'une portée considérable, tant pour les milieux institutionnels que pour la communauté généraliste et même le grand public.

Un autre axe de réflexion est un travail de synthèse entre bio- et psycho-médecine, prolongé par la constitution du Groupe anthropo-socio-psychologique (GASP), « qui a pour objectif en 2000 de mettre à disposition de la communauté généraliste les moyens nécessaires à l'intégration de données pertinentes des sciences humaines dans sa stratégie décision-nelle[18] ».

L'innovation des groupes de pairs, méthode originale de FMC et d'évaluation

> Introduite par Philippe Jacot, cofondateur de la SFMG, cette méthode s'inspire d'initiatives en cours en Grande-Bretagne et aux Pays-Bas au début des années 1980. Le postulat de base a été formulé par Michael Balint dès 1960 : « Il existe un clivage entre la science médicale telle qu'elle est pratiquée dans les hôpitaux et la pratique générale qui se fait dans le cabinet du médecin. »
>
> Un groupe de pairs réunit régulièrement cinq à douze généralistes en exercice, sans hiérarchie et sans contrôle d'un tiers, pendant au moins huit séances par an. Au sein du groupe, sont tirés au hasard des dossiers de patients, de façon à décrire des situations réellement observées.
> Un deuxième temps est consacré à l'évaluation des paramètres utilisés par les médecins (échanges avec les correspondants, qualité des informations et des soins, questions financières…).
> Un troisième temps est réservé à des échanges libres (bibliographie, cas difficiles, etc.).
> Cette pratique peut bénéficier d'une labellisation par un comité de la SFMG, à partir des rapports de séances et des émargements des participants, qui permet l'attribution à ces derniers d'un crédit d'heures de FMC.

Au-delà de la réflexion sur les pratiques, ces groupes ont pour effet de créer un renforcement identitaire chez les participants, par la mise en évidence des similarités de leurs pratiques face à des situations comparables. Selon Jean de Butler, un de leurs premiers leaders : « Lorsque plusieurs praticiens, mettant en commun leurs expériences, réalisent qu'ils enfreignent tous les règles qu'ils ont reçues des mêmes autorités

---

18. Groupe constitué en réponse à un appel d'offres du Réseau national de Santé publique (RNSP) (Delaunoy-Henry, 2017, thèse).

universitaires, une prise de conscience de l'originalité de leur discipline peut se faire. »

5.2 La Société de formation thérapeutique du généraliste (SFTG)

Créée à Paris en 1977 par les Drs François Baumann et Pierre Guillet, la SFTG s'inscrit dès son origine en réaction au type de FMC proposé par les amicales de médecins parisiens[19]. Les premiers statuts définissent ainsi son objet : « Promouvoir la formation du médecin généraliste dans tous les domaines de son activité : formation professionnelle, formation thérapeutique, recherche médicale, épidémiologie. » Le premier objectif était la formation continue du généraliste en thérapeutique, dans une stricte indépendance vis-à-vis de l'industrie pharmaceutique et de la tutelle hospitalo-universitaire.

Les statuts élargiront en 1995 l'objet de l'association pour y introduire les sciences humaines et sociales et la santé publique, puis l'évaluation des pratiques professionnelles et « tous domaines en rapport avec la profession du généraliste ».

Ses grandes options se sont ainsi affirmées, au cours de son expansion, selon sa charte fondatrice :

– *Humaniser la santé* : accompagner l'individu dans son histoire et son cadre de vie.

– *Développer la compétence du médecin de famille* : rendre au praticien la compétence technique et humaine [...] à laquelle a été substitué un recours excessif à des explorations spécialisées.

– *Élargir les champs d'action du généraliste* (épidémiologie, recherche, prévention, enseignement, coopérations...).

– *Élaborer le contenu et le discours de médecine générale.*

– *Réintégrer la vie sociale* : articuler la médecine aux autres aspects de la vie sociale (éducation, habitat, travail, loisirs...).

– *Enseigner et former* : participer à la formation initiale des étudiants et utiliser les méthodes pédagogiques nécessaires à une formation continue adaptée[20].

La charte (version de 2008) insiste également sur le principe d'indépendance « dans le respect de l'éthique, des droits et de l'intérêt du patient. [...]

---

19. Ces amicales sont des associations d'arrondissement dont le mode principal de FMC consiste en séances comportant un thème, un spécialiste et un laboratoire financeur et promoteur de ses produits.

20. Parmi les premiers enseignants de médecine générale nommés figurera une forte proportion de membres de la SFTG.

La SFTG est indépendante de l'industrie des produits de santé pour son fonctionnement et dans ses interventions. La SFTG est indépendante de toute structure syndicale, universitaire ou commerciale ». Elle vise également à « renforcer le rôle d'acteur de santé publique du médecin généraliste », et à mener de front recherche, formation continue, amélioration des pratiques.

La SFTG acquiert peu à peu un rayonnement national avec l'affiliation de nombreux groupes locaux[21]. Utilisant les méthodes interactives, ses séminaires sont marqués par le souci d'innovation et la confrontation des pratiques.

Le département Sciences humaines et sociales est à l'origine de nombreux travaux :
– *Éthique* : Groupe de réflexion sur l'éthique médicale au quotidien (GREMQ), lieu de confrontations entre généralistes, psychiatres, psychanalystes, philosophes et juristes.
– *Psychanalyse/psychosomatique* : journées de rencontres généralistes/psychanalystes, les outils de la psychanalyse éclairant la pratique généraliste.
– *Santé, maladie et représentations* : recherches à partir des apports de philosophes, sociologues, anthropologues sur les représentations de la santé et de la maladie.
– *Anthropologie et médecine* : comprendre les logiques en jeu dans la relation médecin-patient et la place du généraliste dans le système de santé et au sein de la société.
– *Théâtre* : travail entre détente, formation, créativité et recherche pédagogique, sur le « rôle » assumé par le médecin dans la « scène » que constitue son cabinet.

Le département Recherche, depuis 1987, mène des travaux dans le but de consolider les bases scientifiques de la discipline et de contribuer à l'organisation rationnelle du système de soins, en priorité le premier recours, au regard de la qualité, de la sécurité et de l'équité des soins. Les recherches sont menées en partenariat avec les départements universitaires de médecine générale et/ou des équipes labellisées (laboratoires universitaires, unités Inserm).

La SFTG participe au Comité d'interface Inserm – Médecine générale (créé en 2000) et au Collège de la médecine générale (créé en 2010). Elle

---

21. Notamment en Avignon, à Angers, Châlons, Nantes, Lille, Grenoble, Perpignan, Soissons, dans les Mauges (49), en Essonne-Val-de-Marne et plusieurs groupes à Paris.

est membre de l'European Society for Quality and Safety in Family Practice (EQUIP).

À l'occasion de ses colloques nationaux[22], la SFTG aborde des sujets cruciaux pour le développement de la médecine générale, notamment en santé publique. En 2004, elle organise les *états généraux de la FMC indépendante*, auxquels s'associent d'autres acteurs, comme le collectif Formindep (Association pour une formation et une information médicales indépendantes)[23].

5.3 L'Atelier français de médecine générale (AFMG) et le courant balintien

Fondé en 1979 par Anne-Marie Reynolds et Louis Velluet, issus du courant balintien de la SFMG, l'AFMG occupe une place originale, bien que discrète, dans le champ de la FMC. Il développe en fait des activités de « formation-recherche » (*voir Recherche, § 1.5.2*).

Ses séminaires relèvent d'une conception originale : formation à la relation thérapeutique en médecine générale à partir de cas réels écrits et présentés par les participants, sur un thème de pratique courante prédéfini, et soumis à la discussion des membres présents ; dans un second temps, le formateur en souligne les éléments les plus signifiants. Cette démarche représente une sorte de transposition du fonctionnement des groupes Balint, à laquelle s'ajoutent des éléments de théorisation.

Ces séminaires ont donné lieu chacun, pendant trente ans, à la publication d'un document, sous la rubrique « Atelier de pédagogie ». Une autre série de publications relate les contenus de « Journées de communications » thématiques.

Autre mode de formation, la Table ronde, élaborée par Louis Velluet et Anne-Marie Reynolds dans le cadre de l'expérience de Bobigny (*voir*

---

22. 1989 Quelles formations pour le généraliste des années ? ; 1990 Médecine générale et Santé publique ; 1993 Le médecin généraliste, pivot du système de santé ? suivi de la publication du document « Médecins généralistes, acteurs de santé publique » ; 1997 Indépendance et expertise ; 1999 L'informatisation du cabinet médical du futur ; 2003 La course à la DCI : "à vos marques® prêts, partez !" ; 2006 Médecine générale, l'heure des choix ; 2007 L'information santé des patients ; 2009 Les surtraitements ; 2012, avec le groupe Princeps, Surmédicalisation, Surdiagnostics.

23. L'association Formindep (www.formindep.fr), fondée en 2004, crée en 2006 une charte « pour une formation médicale indépendante au service des seuls professionnels de santé et des patients », qui contient entre autres les exigences de la déclaration de leurs liens d'intérêt par les intervenants dans la formation, l'utilisation de la DCI dans la formation initiale et continue, l'adéquation avec les besoins et les attentes des patients.

Formation initiale, § 1.6.1), consiste en travaux de petits groupes, animés par deux praticiens, échangeant sur des cas cliniques apportés par les participants autour d'un thème central, sur le mode de l'association libre[24].

Louis Velluet (1929-2017)

Louis Velluet exerce comme généraliste à Aubervilliers de 1961 à 1996. Insatisfait par sa formation, il la complète en psychologie, devient à son tour psychanalyste et, à partir de 1985, ajoute cette pratique à son activité de généraliste.

Membre de la SFMG dès 1973, il en est le rédacteur des *Cahiers* jusqu'en 1979. Engagé dans l'expérience de Bobigny à partir de 1974, il y développe avec Anne-Marie Reynolds, sa compagne, le « département de formation et recherche sur les comportements thérapeutiques », soit le versant psychologique de la formation des futurs généralistes.

Parallèlement, il s'inscrit dans la suite des travaux du groupe de généralistes européens de Leewenhorst sur l'élaboration d'une définition de la médecine générale, issue des concepts de Michael Balint et pilotée par l'Anglais John Horder, diffusée en 1977 par la Communauté européenne : une médecine « immergée dans le milieu de vie des gens », où le généraliste « assume une responsabilité thérapeutique [...] par une relation proche, personnelle et continue, sans distinction de pathologie, de sexe ou d'âge » (*voir Formation initiale, § 1.6.1*).

Il pilote les séminaires annuels ou bisannuels de l'AFMG, et poursuit de concert une théorisation de la relation thérapeutique en médecine générale, alimentée par les concepts de la psychanalyse. Il en publie les premiers textes théoriques français.

À partir de 2001, il prolonge ce type de formation à la Faculté Paris-Descartes, sous forme de groupes Balint pour étudiants et de formation à la relation thérapeutique.

Les formations en groupes Balint

Fondée en 1967, la Société médicale Balint (SMB France) dispense des formations de groupe qui, sans s'adresser exclusivement à des médecins généralistes, les concernent au premier chef puisqu'ils sont centrés sur la relation médecin-patient, à partir de l'idée princeps que « le médicament le plus souvent prescrit est le médecin lui-même ». Il s'agit de les sensibiliser à

---

24. Les objectifs généraux de la table ronde sont de « sensibiliser les participants aux problèmes posés par l'unité fondamentale de l'être humain, d'identifier [...] les effets pathogènes du clivage entre domaines somatique et psychique [...], de mettre en lumière [...] l'importance [...] des principaux concepts [...] élaborés par la recherche en sciences humaines (écoute, demande, distance, transfert, interventions thérapeutiques interprétatives), de proposer aux généralistes des modèles d'identification diversifiés, accessibles et non contraignants ».

la dimension inconsciente de la relation thérapeutique, de faciliter la compréhension des demandes des patients et des obstacles relationnels qui interfèrent avec la fonction du soignant.

L'Association française Balint[25] (AFB) réalise également depuis 2007 des formations annuelles sur 7 sites (par groupes d'une dizaine de médecins), des séminaires de deux jours sur 3 sites (par groupes de 30) et les journées Balint d'Annecy.

D'autres méthodes de formation en sont dérivées, comme le psychodrame Balint, méthode de formation à la relation soignante. Mise au point par Anne Caïn, psychanalyste, cette méthode sensibilise les participants au lien entre la parole et le corps, en demandant au soignant de mettre en scène des moments de ses rencontres avec son patient. Les retrouvailles avec une scène vécue remémorée permettent d'explorer de manière nouvelle les aspects émotionnels, conscients et inconscients, qui posent problème au soignant et l'interrogent sur son identité professionnelle.

5.4 Le groupe Repères

Créé en 1990 par Éric Galam, le groupe Repères est porté par et destiné à des médecins généralistes. Son objectif est de « développer la compétence humaine du médecin », ce qui inclut l'écoute du patient et de son entourage et la relation médecin-patient, mais aussi le vécu du médecin, ses représentations, ses valeurs et son histoire professionnelle et personnelle.

La méthode Repères se situe entre la non-directivité des groupes Balint et la structuration rigoureuse des groupes de pairs de la SFMG. Son approche pédagogique est centrée sur l'expression et le partage des expériences professionnelles, à partir des cas cliniques des participants, dans le cadre de petits groupes éphémères interactifs (séminaires de deux jours). Elle s'appuie sur une implication progressive des participants, une complexification croissante des études de cas et une dynamisation contrôlée des situations[26].

La méthode des cas cliniques et l'approche réflexive étant largement diffusées dans la communauté généraliste, le groupe Repères s'est éteint en 2015.

---

25. Créée en 2007, elle est l'héritière de l'Areffs (Association de recherche et d'étude de la fonction soignante), animée par Michel Sapir, un des premiers « balintiens » français.

26. Parmi les formations du groupe Repères, citons notamment : « Reconnaître et optimiser nos façons d'être médecins » ou « Dédramatiser et travailler nos erreurs », 2004. Il a également produit à la demande du FAF-PM le « dossier mère » de formation sur la relation médecin-patient.

6. Le développement du mouvement associatif de FMC

6.1 La montée en puissance de l'UNAFORMEC, 1980-1990

À partir des années 1980, l'UNAFORMEC regroupe la majorité des associations locales dont le nombre s'accroît au fil des années et qu'elle s'emploie à soutenir et structurer ; elle forme les responsables et animateurs, diffuse les méthodes pédagogiques pour adultes dans le sillon de Guy Scharf, conçoit et réalise des dossiers thématiques de formation. Portée par le réveil des généralistes, elle se situe jusque vers 1995 comme l'interlocuteur de référence des gouvernements pour la FMC, mais aussi celui des doyens de faculté de médecine pour la formation initiale des généralistes, avant la mise en action du CNGE (voir Formation initiale, § 2.1.2).

Elle dispense aussi des formations en santé publique : épidémiologie, économie de santé, analyse de l'information, méthodologie des essais thérapeutiques en ville (Metev), prévention, santé communautaire et, plus tard, évaluation des pratiques[27]. L'ensemble de ces thèmes aboutit en 1986 à l'édition du document Les nouveaux champs d'activité du praticien, coordonné par Gérard Durand et Jean-François Donnard. Il s'ensuit diverses « formations-actions » : enquêtes épidémiologiques, essais thérapeutiques contrôlés, recherche clinique, sans compter les formations à la maîtrise de stage et à l'enseignement.

Plus généralement, elle entend contribuer à la valorisation de la médecine générale, par exemple en dépénalisant la participation à la FMC (indemnisation) ou en utilisant celle-ci comme moyen de promotion professionnelle.

Un bilan global de la formation associative, fin 1984, avance le chiffre de 900 associations auxquelles participeraient environ 50 % des médecins français (dix ans plus tard, elles seront 1 200). À ce stade, l'Unaformec a réalisé plus de 300 séminaires de formation d'animateurs concernant environ 5 000 médecins. Une enquête interne, en 1985, fait apparaître que, pour les 35 000 médecins concernés (dont 80 % de généralistes), la majorité des séances (50 %) se déroule sur le mode d'exposés-débats. La place des universitaires dans cette FMC avait été définie en 1980 : les intervenants constituaient un binôme « expert-animateur », le premier apportant des éléments cognitifs, le second veillant à la gestion du groupe (tenue des objectifs, répartition de la parole, maîtrise du temps...).

Par la suite, la plupart des organismes de formation s'ouvrent aux méthodes pédagogiques actives et par objectifs : travail en petits groupes, séminaires d'un à plusieurs jours, cycles de perfectionnement étalés dans le temps...

---

27. Voir infra, en annexe : Brève histoire de l'évaluation de la qualité des soins en France.

Bref aperçu des modalités pédagogiques de la FMC

Trois paramètres constituent la trame de ce qui constitue un apprentissage plus qu'un enseignement : savoir – savoir-faire – savoir-être.

Le savoir, ensemble des connaissances scientifiques et cliniques, doit correspondre à l'activité et aux préoccupations de celui qui le reçoit, mais son simple énoncé ne suffit pas, sachant que sa mémorisation ne sera que très partielle. Écouter ne signifie pas forcément apprendre ; le passage à la pratique nécessite une autre démarche : la mise en situation, à l'aide d'observations réelles ou simulées (savoir-faire).

Enfin, ce savoir-faire s'applique en fonction des impondérables de la relation patient-médecin, et nécessite des attitudes relationnelles appropriées (savoir-être), qui peuvent s'obtenir de diverses façons : formation Balint, jeux de rôles, etc.

Principes de la pédagogie par objectifs

Accroître la compétence de participants à une formation (qui ne sont plus des étudiants, mais des adultes en activité) impose une règle : fixer des objectifs formulés en termes de changement de comportement (décrit en termes actifs), en vue d'atteindre un certain niveau de performance. Cette démarche suppose une connaissance préalable des besoins et du niveau requis avant la formation, l'utilisation de méthodes et moyens adaptés aux objectifs et la possibilité d'une comparaison avant/après (évaluation).

La pédagogie est donc centrée sur l'apprenant et implique sa participation active ; à cela s'ajoute l'intérêt des formations en petits groupes (notamment de même discipline), où l'expérience de chacun participe au processus même de formation.

L'identification préalable des besoins de formation est une question délicate, selon ce que sous-tendent le terme « besoins » (ressentis, exprimés, prescrits ou démontrés) et celui qui les formule (l'apprenant, les institutions ou les structures professionnelles). En pratique, une méthode courante est diffusée par l'Unaformec et utilisée en groupe : la cotation de la grille FGP (fréquence, gravité, problèmes), qui vise à choisir des thèmes de FMC au regard de besoins réels plus que d'attrait personnel. Au plan individuel, la participation à un bilan de compétences est un préalable utile à l'élaboration d'un plan de formation.

En complément, les actions de formation devraient faire l'objet d'une démarche d'assurance qualité[28]. Ce processus, répandu dans le monde industriel, peut être adapté à la FMC, tant à la formation elle-même qu'à la conduite des organismes, qu'il peut contribuer à certifier.

---

28. Les quatre étapes de la roue de Deming en constituent le prototype : préparer – faire – vérifier – améliorer.

L'Unaformec s'intéresse aussi aux moyens de formation individuelle, en particulier par la presse médicale. Des critères de sélection de la qualité des revues sont établis (*voir* infra, *Annexe 1*).

En complément des actions de FMC, l'Unaformec crée en 1986 le Centre de documentation et de recherche en médecine générale (CDRMG) dédié à la pratique de la médecine de famille, couplé à une formation à la recherche documentaire et bibliographique.

En résumé, pour ses responsables, l'organisation et l'efficacité de la FMC reposent, d'une part, sur la responsabilité individuelle des médecins, la liberté de leurs choix et leur adhésion volontaire à sa mise en œuvre et, d'autre part, sur un système associatif autonome et décentralisé, complété par une structuration fédérative départementale, régionale et nationale. Dans cette période, la FMC des généralistes est sa priorité[29]. L'étape suivante sera la tentative d'« institutionnalisation » de la FMC, qui ne se fera pas sans heurts.

6.2 L'enfant breton de l'Unaformec, le CHEMG

Une organisation régionale particulière de la FMC des généralistes est représentée en Bretagne par le Collège des hautes études en médecine générale (CHEMG).

Créé en juin 1988, le CHEMG est piloté par un conseil d'administration paritaire (6 universitaires et 6 généralistes) et présidé par un généraliste ; la CSMF et l'Ordre y sont représentés à titre consultatif. Résultant d'une entente entre libéraux et universitaires, il regroupe les actions de FMC des 5 départements bretons et organise une FMC « volontaire, payante et accréditive ». Le financement est assuré par une cotisation annuelle des participants (qui couvre la moitié des coûts réels), des fonds du FAF-PM et des subventions. Les actions, validées selon 14 critères stricts par un jury mixte (4 universitaires et 4 personnalités désignées par les associations), sont pilotées par des généralistes. Les participants peuvent choisir parmi 40 modules dotés de quotas de points. Obtenir 50 points en une année donne droit au titre d'auditeur et, à partir de 150 points en trois ans, à celui de membre du collège ; ce titre se perd si la participation du médecin régresse.

Les responsables du CHEMG entendent faire ainsi reconnaître par les pouvoirs publics les efforts de formation évalués et validés. Le CHEMG obtient rapidement un réel succès auprès des généralistes bretons : 250 s'inscrivent la première année, 400 en 1991, malgré la centralisation à Rennes et à Brest, 3 000 en 1992.

---

29. Entretien avec Charles Honnorat, 31 mai 2016.

Par contre, MG France se montre réservé sur cette initiative, estimant que les généralistes n'y « sont pas maîtres d'œuvre de leur FMC », en raison de « l'hégémonie des hospitalo-universitaires » dans le jury qui valide les formations, et de la crainte d'un « système [...] d'accréditation contrôlé soit par l'Université, soit par l'Ordre ». Un autre motif de réserve est le risque de faciliter un conventionnement sélectif des généralistes par l'octroi du titre d'auditeur[30]... En revanche, les adhérents locaux de MG France voient dans la création du CHEMG la suite logique du mouvement généraliste en Bretagne, amorcé depuis 1970 par le développement de la médecine de groupe et le vaste essor de la FMC.

6.3 Les premiers financements institutionnels de la FMC

La question des financements interfère fortement avec le développement de la FMC. Les ressources reposent sur trois éléments : les cotisations des membres aux associations, les subventions d'organismes publics ou parapublics (Ordre, État, Assurance maladie), la participation de l'industrie pharmaceutique. L'UNAFORMEC estime en 1984 que le développement de la FMC nécessiterait un ensemble d'infrastructures et de services dont le fonctionnement coûterait au moins 30 millions de francs annuels.

L'État a apporté initialement à la création de l'UNAFORMEC une subvention de 1 million de francs, à laquelle ont été ajoutés des apports plus modestes de l'Institut des sciences de la santé et du Syndicat national de l'industrie pharmaceutique (SNIP). Pour la deuxième année, la subvention de l'État a été doublée, puis portée à 3 millions annuels, jusqu'à la mise en activité du FAF-PM (voir infra, § 7.2). Elle sera réduite de moitié en 1987.

En 1982, l'Ordre, qui apporte quelques fonds, se dit prêt à financer une FMC contrôlée et promotionnelle. Il finance déjà un EPU télévisé à hauteur de 300 millions de francs. L'Assurance maladie apporte depuis 1982 5,5 millions de francs, négociés dans le cadre de la convention médicale et confiés au FAF-PM. Dans les années qui suivent, les aléas conventionnels font que cette subvention, portée à 15 millions, arrive avec retard, quand elle n'est pas réduite. Un protocole d'accord conventionnel signé par la FMF en décembre 1987 confirme la participation de la CNAM-TS, mais celle-ci envisage d'établir des liens directs avec les associations locales ; cela risquant de court-circuiter les instances nationales, l'Unaformec, veillant sur l'indépendance, obtient que les décisions passent par les Conseils régionaux

---

30. C. Honnorat, directeur pédagogique du CHEMG, estime qu'il appartient aux syndicats d'utiliser ou non, dans les négociations conventionnelles, les titres obtenus par les généralistes.

de FMC. Elle en retiendra surtout la nécessité de diversifier les financements, de façon à limiter les contraintes exercées par la CNAM-TS[31].

De son côté, MG France, dès 1986, milite pour un financement du temps de FMC des médecins par l'Assurance maladie. Un avenant conventionnel signé par la FMF en permet l'application au 1er mars 1988.

Quant à l'industrie du médicament, elle consacre environ 15 % de son budget à ce qu'elle appelle « l'information des médecins ». Environ 1 à 1,5 milliard de francs va à la FMC associative sous différentes formes : publicité, publications et aides matérielles. Cet apport, considérable, sert avant tout les objectifs commerciaux des firmes et pose la question de son influence sur les prescriptions.

Le principe d'une cotisation généralisée des médecins à la FMC « institutionnalisée » ne recueille l'adhésion que de 21 % des généralistes en 1989 ; plus de 30 % des sondés estiment que c'est à l'État ou à l'Assurance maladie de la financer. Cette cotisation sera effective à partir de 1992.

7. À partir de 1983 : une avancée vers l'institutionnalisation de la FMC

Si l'ensemble des composantes de la profession sont concernées par la politique de FMC, elles le sont à des titres divers. Les associations en sont la cheville ouvrière ; les syndicats en assurent la gestion aux termes du droit du travail ; l'Université en a également la mission, bien que dans la sphère généraliste elle se soit peu investie. Enfin, l'Ordre, censé veiller sur la qualité des soins, la compétence des médecins et le respect de la déontologie, n'a pas de compétence sur les contenus de FMC. Les pouvoirs publics et l'Assurance maladie en sont aussi partie prenante, en fonction des priorités de santé publique, de la qualité des soins et de la maîtrise des dépenses.

7.1 Le Conseil national de la formation médicale continue (CN-FMC)

Un premier Conseil national de la formation médicale continue (CN-FMC) est né en décembre 1982, à l'initiative des syndicats CSMF et FMF et de l'Unaformec. Il se compose des trois organisations fondatrices et de membres associés[32] avec voix consultative. Son objet est multiple :

---

31. La CNAM-TS cherchait à décentraliser les actions de FMC au plan régional en centrant les programmes sur les objectifs conventionnels de bon usage des soins.

32. Ces membres associés sont : 1 de l'Ordre, 4 des UER de médecine, 1 du ministère de la Santé, 1 commissaire du Gouvernement, 3 de l'Assurance maladie.

– étudier et analyser les besoins ;
– promouvoir et coordonner les actions à entreprendre ;
– évaluer les moyens et les financements nécessaires [...] et préparer les décisions d'affectation des ressources du FAF-PM [...] ;
– établir un rapport annuel sur les actions réalisées[33].
Un conseil scientifique paritaire composé de membres fondateurs et d'universitaires épaule l'association.

Des Conseils régionaux de formation médicale continue (CR-FMC), déjà expérimentés depuis 1978 dans les régions Centre, Hauts-de-Seine, Lorraine, ont été peu à peu implantés dans les autres régions.

À partir de 1985, la Conférence des doyens et l'Ordre entrent au CN-FMC. Mais celui-ci ne produit pas grand-chose jusqu'en 1989, ce qui amène la démission de son président, Pierre Gallois[34]. Les statuts sont alors modifiés selon un quadripartisme strict[35] et Louis René, président de l'Ordre, est porté à la tête du CN-FMC. MG France postule en 1989 au CN-FMC, mais n'y sera accueilli qu'après le renouvellement de ce Conseil. Reste à définir une politique de FMC, en collaboration avec les pouvoirs publics et l'Assurance maladie. Mais cette répartition des pouvoirs sera bousculée lors de l'instauration d'un nouveau dispositif de financement dans le cadre de la convention de 1990 (*voir infra*, § 8).

7.2 Le Fonds d'assurance formation de la profession médicale (FAF-PM)

Créé en 1974 par la CSMF et la FMF, le FAF-PM a pour objet de mobiliser et de gérer les fonds de la FMC et de les répartir dans les régions, *via* des FAF régionaux[36], en fonction des décisions du CN-FMC. Ces ressources peuvent couvrir tous les aspects de la FMC, y compris études et recherches, et la formation de cadres. Sa gestion est alors assurée par un conseil de 12 membres, dont 5 de chaque syndicat fondateur et 2 de l'Unaformec. L'intérêt de l'existence du FAF-PM, souligne Jacques Beaupère (CSMF), est de constituer un sas permettant à la profession de ne pas dépendre des divers financeurs.

---

33. Les actions de qualité seront définies par le CN-FMC en 1989 selon 4 critères : adaptation aux besoins des praticiens – qualité scientifique – qualité pédagogique – indépendance des formations.

34. Selon P. Gallois, le CN-FMC n'a eu en six années « aucun pouvoir, aucun moyen et [...] aucune volonté ».

35. Les quatre parties du CN-FMC sont l'UNAFORMEC, l'Université, les syndicats et l'Ordre, représentés par huit membres chacun. Les CR-FMC seront composés de la même manière.

36. Ces FAF régionaux ne seront jamais mis en place.

En décembre 1982, Jack Ralite, ministre de la Santé, confie au FAF-PM la subvention du ministère de la Santé précédemment attribuée à l'Unaformec, à charge de la répartir entre celle-ci, pour des actions à caractère scientifique, et les syndicats signataires de la convention médicale pour la formation de leurs cadres. Une convention de février 1983 définit les thèmes de formation[37] et prévoit un rapport d'utilisation à soumettre à la Direction générale de la Santé. De son côté, la CNAM-TS vote un crédit de dix millions pour des actions favorisant la maîtrise des dépenses[38], selon ses propres priorités de formation ; d'autres sources de financement sont possibles.

Lors de la convention de 1985, le financement de la CNAM-TS est porté à 15 millions de francs, suscitant quelques réserves de Jean-François Armogathe, président de l'UNAFORMEC, quant à la nécessité d'une claire articulation des choix de thèmes de FMC entre les partenaires conventionnels et les Conseils de FMC, afin de privilégier la qualité des soins plus que les objectifs d'économie et de préserver l'indépendance des associations. Mais les moyens financiers restent beaucoup trop faibles au regard des besoins, alors qu'une obligation de FMC est évoquée dès 1988.

La convention de 1990 apporte pour la première fois un très important financement au FAF-PM (*voir* infra). Celui-ci devient un rouage majeur dans le dispositif de FMC et voit l'entrée de MG France dans son conseil d'administration. L'Unaformec n'y aura plus que deux voix consultatives, face aux quinze voix des trois syndicats représentatifs, bien que son secrétaire général adjoint, Pascal Pierret, y assure le rôle important de directeur des opérations, sous l'autorité de William Junod, ancien président du SNMG.

Le FAF-PM percevra aussi la cotisation obligatoire des médecins à partir de 1992, fixée à 0,15 % des revenus des médecins.

8. La convention de 1990 et la nouvelle donne de FMC

8.1 Une FMC indemnisée

L'arrivée de MG France dans le paysage syndical va contribuer à majorer les moyens de la FMC. MG France s'est donné parmi les objectifs de sa

---

37. Parmi ces thèmes figurent : épidémiologie, personnes âgées, maladies chroniques, urgences, toxicomanies, contraception, maladies sexuellement transmissibles...
38. Cette somme est affectée aux objectifs suivants : économie de la santé, formation des cadres syndicaux, thèmes scientifiques selon les besoins régionaux identifiés.

charte fondatrice d'obtenir « une politique incitative à une formation continue de qualité », ce qui signifie : « sans l'influence excessive du monde hospitalo-universitaire, des spécialités ambulatoires ni de l'industrie pharmaceutique ». Ce syndicat va agir dans le cadre de la convention médicale de 1990 pour démultiplier le financement de la FMC par l'Assurance maladie, à deux niveaux :

– une contribution conventionnelle, fixée à 1,35 % de la masse des honoraires, destinée au financement des actions de formation ;
– une dotation des Caisses pour indemniser la perte de ressources des médecins qui participent à ces actions, fixée à 2,10 % de la même masse[39].

Pour la première année, ces deux apports représentent respectivement environ 68 millions de francs (soit 560 francs par médecin), et 101 millions, qui seront versés au FAF-PM et gérés par une « commission des marchés » indépendante. Ils croîtront au fil des années.

Les thèmes de formation seront choisis au niveau national par un Comité conventionnel paritaire national de FMC (CPN-FMC) et dans les régions par des Comités paritaires équivalents (CPR-FMC). Les actions proposées devront être validées par le CN-FMC et les CR-FMC.

Ces dispositions innovent, en ce sens que le financement de l'Assurance maladie ne concernera plus seulement la formation des cadres syndicaux à la vie conventionnelle, mais aussi la FMC au sens courant du terme, en accroissant son offre et son accessibilité[40]. Les réalisations de 1990 seront cependant limitées par le calendrier des décisions, le protocole financier n'étant signé entre les Caisses et le FAF-PM qu'en juillet.

8.2 Un déplacement de l'équilibre des pouvoirs

Ces dispositions ont pour effet de déplacer l'équilibre des pouvoirs vers le pôle conventionnel, qui sélectionne les thèmes (proposés par le CN-FMC), assure la majeure partie du financement et innove en indemnisant le temps passé. La FMC conventionnelle contribue non seulement à soutenir la qualité des soins, mais aussi à la maîtrise des dépenses par le choix des thèmes.

Pour MG France, souscrire à ces dispositions, c'est obtenir une FMC prioritairement destinée aux généralistes, à la fois par la contribution conventionnelle (sorte de rémunération différée) et par l'indemnisation des formations incluses dans le temps de travail.

39. L'indemnisation concernera des formations validées d'une durée de deux jours consécutifs au minimum, à hauteur de la valeur de C × 10 par jour.
40. Le financement de la formation des cadres syndicaux est versé uniquement aux syndicats signataires de la convention. Son montant était de 8 millions en 1990, partagés entre la FMF et le SML ; puis 10 millions en 1991 et 12 millions en 1992, répartis entre la FMF, la CSMF et MG France (mais réduit de moitié après l'annulation de la convention).

La nature de la contribution conventionnelle fera polémique, étant donné que cet argent est prélevé sur les fonds de l'Assurance maladie. Les Caisses feront des difficultés à ce sujet, et il faudra une disposition législative particulière pour définir cette contribution, comme l'argent des médecins. Une autre critique portera sur le fait que ce financement rend la FMC dépendante de l'Assurance maladie ; l'Unaformec plaidera pour une déconnexion de la convention, craignant une « prise en otage » de la FMC[41]. Notons toutefois que si l'Assurance maladie est le payeur, les décisions sont prises en accord avec la profession en fonction d'objectifs d'intérêt public.

Le circuit de validation des dossiers de la FMC conventionnelle à partir de 1990

À partir des thèmes déterminés par le CN-FMC puis retenus par les partenaires conventionnels, un programme est défini et transmis au FAF-PM. Celui-ci lance un appel d'offres auprès des associations, assorti d'un cahier des charges, et recueille en retour les projets de formation. Ceux-ci subissent une présélection par une « commission des marchés », selon leur conformité aux thèmes annoncés et leur cohérence budgétaire.

Les projets nationaux sont ensuite transmis au CN-FMC et les régionaux aux CR-FMC ; une commission les sélectionne selon leur validité pédagogique et transmet ses avis, *via* le FAF-PM, au CPN-FMC et aux CPR-FMC pour agrément définitif, de façon à servir au mieux l'ensemble des thèmes de formation. Enfin, le FAF-PM attribue à chaque association le financement des projets retenus.

8.3 L'émergence de nouveaux acteurs

1991 voit un développement spectaculaire de la FMC conventionnelle, qui se surajoute aux activités préexistantes, sous forme de nombreux séminaires de deux jours ou plus, ce qui permet de mieux approfondir les thèmes de formation abordés. Ce dispositif indemnisé amène de plus en plus de généralistes à participer à des formations sur leur temps de travail, en limitant leur perte de revenus. Mais une montée en charge sur plusieurs années reste nécessaire pour en permettre l'accès à une majorité de généralistes, et une véritable politique de FMC est encore à définir.

L'amplification du financement fait aussi monter en puissance divers acteurs. Les associations de formation satellites des syndicats y trouvent l'occasion de développer leurs projets. Si ceux-ci concernent comme

---

41. La suite des événements confirmera cette crainte, dès 1994-1995.

auparavant la formation de leurs cadres à la vie conventionnelle, ils dispensent aussi de nombreuses actions de formation dite « professionnelle ». L'ACFM, par exemple, organise des actions concernant « la modernisation, l'évolution et l'adaptation des pratiques médicales », certaines en coopération avec l'Unaformec. Les accords de 1980 et 1983 sur la répartition des domaines d'activité sont maintenus (*voir* supra, § 4.2).

Les associations parasyndicales de FMC dédiées à la médecine générale

Seules deux organisations parasyndicales concernent uniquement les généralistes dans les années 1990 : MG Form – Yves Gervais en est président de cette date à 2000 –, créé par MG France, puis Formunof, par l'UNOF.

MG Form est créé en décembre 1988. La formation est, pour MG France, un moyen capital de la revalorisation des généralistes. Dans un premier temps, MG Form s'emploie à former les cadres du jeune syndicat ; puis la FMC conventionnelle lui ouvre dès 1990 un champ d'action pour répondre aux besoins spécifiques de la discipline. Dans cette optique, les actions de MG Form visent à renforcer l'identité professionnelle, par l'interformation et le recours à des experts généralistes, ainsi que par l'introduction de nouveaux concepts, tels que le concept holistique « bio-psycho-social », inspiré d'Engel[42]. Au total, une FMC autonome, gérée « par et pour » les généralistes.

MG Form se déploie rapidement sur l'ensemble du territoire, avec une unité par région et de nombreux formateurs dont les compétences pédagogiques ont été initialement acquises à l'Unaformec, puis en interne. MG Form assure en deux ou trois ans une diffusion importante de ses actions, sous forme de séminaires indemnisés. D'autres outils seront ensuite élaborés, tel un référentiel professionnel de compétences[43] (1999), suivi de l'organisation de bilans de compétences.

Cette expansion suscite des oppositions variées : celle des syndicats concurrents de MG France qui y voient un instrument de propagande et entretiendront sur le terrain de la FMC une véritable guerre entre 1995 et 2000 ; celle aussi de certains responsables de l'Unaformec, pour qui les associations parasyndicales n'ont pas à réaliser de FMC dite « scientifique » et risquent de la polluer (*voir* infra, § 8.5.2).

---

42. Ce concept est développé par Louis Lévy et J.-F. Massé et diffusé sous l'appellation de système OPE (pour Organe-Personne-Environnement), ou encore « diagnostic de situation ».

43. Ce référentiel est élaboré peu après celui des généralistes enseignants de Basse-Normandie, cité dans la partie Formation initiale, Annexe 2.1.

Formunof est créée par l'UNOF au printemps 1993, dans une période où la FMC conventionnelle est déjà lancée et où la plupart des associations parasyndicales ont investi ce champ – Elisabeth Rousselot-Marche en est la présidente. Elle se donne pour objectifs de promouvoir la formation initiale des médecins de famille et d'enrichir la FMC à deux niveaux : entretien et actualisation des connaissances (stratégies diagnostiques et thérapeutiques, formation relationnelle, santé publique) et adaptation à la pratique profes-sionnelle (nouvelles formes d'exercice, évolution de la pratique, économie de la santé, éthique médicale).

8.4 Des projets nationaux à des prix exorbitants

Dans le contexte de 1990, les associations nationales de toutes disci-plines (une cinquantaine) se trouvent en compétition sur la qualité et les prix des formations, mettant fin au quasi-monopole de l'Unaformec.

Le premier bilan des actions de deux jours montre une disparité considérable du coût de l'heure de formation par médecin, entre l'Una-formec (832 francs) et les autres associations (500 francs en moyenne). L'UNAFORMEC[44] a présenté des budgets très élevés pour certains projets, si bien que le nombre de ceux qui sont agréés se trouve limité, sans toute-fois l'empêcher de percevoir la plus grosse enveloppe (9 millions de francs, soit presque la moitié de la part des associations nationales). Cela entraîne néanmoins les protestations de Charles Honnorat, président de l'Unaformec (1989-1993), qui y voit une tentative de marginalisation.

Aux critiques inquiètes de l'UNAFORMEC le trésorier du FAF-PM, Richard Bouton, répond que « le volume de ses actions se trouve multiplié par quatre au niveau national et par dix au niveau local », alors qu'avant, les associations locales ne touchaient aucun subside, et « qu'il faut mettre un terme à cette dichotomie insupportable entre le syndicalisme et la FMC ».

Mais les années suivantes révéleront les mêmes tendances[45]. En 1991 l'UNAFORMEC justifiera ces coûts par des travaux préparatoires appro-fondis, utilisables par la déclinaison des actions de FMC. Même chose pour 1992, Charles Honnorat critique avec virulence, au cours d'une assemblée de la CSMF, la sélection des projets nationaux[46], qui n'attribue à l'Unaformec

---

44. Une partie de ces projets, dits « Formaplus », très étoffés, sont accompagnés d'un dossier documentaire et appelés à être déclinés sous diverses formes.

45. Les coûts journaliers moyens par médecin sont d'environ 4 500 francs pour l'UNA-FORMEC contre 2 700 francs environ pour les associations parasyndicales.

46. Le FAF devait servir une cinquantaine d'associations nationales et a retenu 166 dossiers sur 347 présentés. L'UNAFORMEC a reçu 8,3 millions de francs et l'ensemble des 6 associa-tions parasyndicales, 10,1 millions. Ces associations sont : ACFM et Aforspé pour la CSMF,

que 21 % des fonds disponibles, contre 35 % l'année précédente. Il déplore
« une concurrence sans règles », accuse le FAF-PM de s'être arrogé un rôle
d'organisateur et émet le soupçon de détournement des fonds de la FMC
vers les syndicats. Une partie de ces critiques vise MG Form, qui se voit
attribuer 6,2 millions de francs (soit 15,7 % des fonds), mais dont le coût
moyen des actions est nettement plus modéré[47]. Cela détermine le FAF-PM
à imposer à l'avenir un coût maximal de 2 500 francs par jour/médecin.
Toutefois la sélection réalisée par le FAF-PM, sur critères financiers, a
été faite sans directives précises du CN-FMC. D'autre part, la répartition
des fonds résulte aussi du nombre de projets déposés par chaque association et validés, en fonction du nombre de formateurs dont chacune dispose.

Un autre problème surviendra entre l'Unaformec et le FAF-PM à propos
de l'utilisation des fonds versés en 1991 : une somme de 1,123 million de
francs apparaîtra litigieuse et révélera une gestion inappropriée des fonds,
et soulèvera la question du financement des frais de structure des associations[48].

8.5 Les problématiques des organisations de FMC

La nouvelle situation héritée de la convention de 1990 amène les différentes associations de FMC à se repositionner à partir de 1991, selon leurs
rôles et leurs objectifs propres.

8.5.1 L'UNAFORMEC, fédération représentative d'associations ou société de services ?

Charles Honnorat souhaite que soit redéfinie une politique commune de
FMC, menée par un CN-FMC aux pouvoirs accrus et financée de façon
autonome[49]. Une structure unique représenterait l'ensemble des associations de FMC et l'Unaformec serait « l'association de FMC de tous
les médecins ». Un sondage auprès des médecins libéraux fait apparaître
que 65 % des généralistes disent adhérer à des associations de FMC, dont
60 % sont affiliées à l'Unaformec ; 66 % des généralistes reconnaissent à
celle-ci le rôle d'organiser la FMC.

AFFM pour la FMF, AFML (Association de formation des médecins libéraux) pour le SML et
MG Form pour MG France.

47. En 1992, 2 560 francs/jour/médecin contre 3 681 francs.

48. Cette situation suscitera une expertise comptable et une enquête de l'Igas (*voir infra*,
§ 9.1).

49. Selon un rapport de l'Igas, les charges considérées comme indues par le FAF-PM
correspondaient en grande partie à des rémunérations de personnes, déclarées à tort « commissions techniques », « groupes de réflexion »... (*voir infra*, § 9.1).

D'autre part, l'Unaformec constitue alors un collège d'associations de FMC des spécialistes, jusqu'ici peu attirés par son modèle, et instaure des formations communes entre généralistes et spécialistes.

De son côté, Jean-François Armogathe, devenu président honoraire de l'UNAFORMEC, propose en 1991, en concertation avec MG Form et l'Aforspé[50] (Association nationale coordination actions formation continue évaluation médecine spécialisée), de créer « une grande fédération de la FMC », de façon à « mettre un peu d'ordre dans la maison médicale ». Cette fédération présenterait un visage unifié de la FMC et pourrait être dotée d'un conseil scientifique et pédagogique chargé de la conception des actions.

L'Unaformec, non consultée sur ce projet, est alors confrontée à un choix : soit rester prestataire, et ne plus fédérer les associations, soit devenir une fédération d'associations sans être prestataire[51]. Diminuée en raison de ses soucis financiers, elle fait en juin 1992 une ouverture dans le sens de la seconde option : ouvrir son conseil d'administration à six représentants des associations syndicales de FMC, devenir la seule structure représentative du mouvement associatif au plan national et « organiser les outils nécessaires à la profession », sans se mettre en concurrence avec ses associations adhérentes. Cette option rejoint l'initiative lancée par Jean-François Armogathe. En décembre 1993, un projet de réforme des statuts devrait permettre à toutes les associations nationales d'y figurer.

Toutefois, cet unanimisme, soutenu par les syndicats polycatégoriels, ne convient pas à un groupe de structures généralistes qui comprend MG Form, la SFTG, la SFMG, l'AFMG et l'association Repères, qui constituent un « pôle généraliste », et pour qui l'objet de la réforme envisagée ne comporte pas l'objectif d'une FMC spécifique. Pourtant, le nouveau président de l'Unaformec, Philippe Bonet, affirme souhaiter « l'existence, de façon clairement identifiée, au sein d'une union nationale de FMC, d'un pôle s'adressant de manière privilégiée à des médecins généralistes ».

Une ébauche de consensus apparaîtra au début de 1994, avec une restructuration de l'Unaformec, comportant d'une part un collège de généralistes, un de spécialistes et un mixte, plus un collège de salariés, et d'autre part un collège équivalent constitué des fédérations régionales de FMC, le tout réunissant quatre-vingt-huit membres, avec une parité entre généralistes et spécialistes. Mais le « pôle généraliste » reste insatisfait, estime trop peu définie la philosophie du projet, critique l'existence d'un

---

50. L'Aforspé est l'association de FMC des spécialistes de la CSMF.
51. Elle assurerait ainsi plusieurs services : fonds documentaire ; recherches méthodologiques et pédagogiques ; formation de formateurs ; expérimentations d'actions de référence...

collège des associations mixtes et réclame un poids de 50 % dans le collège des généralistes ; seule la SFTG acceptera d'y entrer. Finalement l'Unaformec retire ce projet en mai 1994 et retrouve sa position de prestataire et de représentant des associations locales.

8.5.2 La Conférence permanente de médecine générale (CPMG)

Une convergence entre les associations généralistes s'est dessinée à partir de 1992. À l'initiative de la SFTG et de MG Form, la CPMG est créée en 1994 et réunit des organisations de formation et de recherche dédiées uniquement à la médecine générale. Ainsi se regroupent dans le but de coordonner leurs réflexions et leurs actions l'AFMG, MG Form, la SFMG, la SFTG, le groupe Repères, le CNGE, l'Ifed-MG, l'IRMG (Institut de recherche en médecine générale). Formunof les rejoindra en 1997.

La CPMG se situe non pas comme prestataire de FMC, mais comme « instance de réflexion de la communauté généraliste », et se donne pour buts de promouvoir et diffuser les travaux de ses membres, développer et harmoniser les programmes de formation et de recherche, contribuer au corpus de connaissances et produire une expertise scientifique propre à la discipline, représenter la communauté généraliste auprès des instances de formation et de recherche[52].

Lors des débats sur l'organisation de la FMC, elle définit ainsi sa position : « Il appartient à chaque discipline d'assumer l'organisation et les orientations thématiques de sa propre FMC [...] ; d'élaborer au sein de ses propres instances tout critère spécifique auquel cette formation doit répondre ; de confier à ses propres experts la mission [...] d'attester la validité des actions [...] réalisées ; de recourir en priorité à des formateurs de même discipline et de décider [...] du recours à des compétences extérieures. »

En 2003, elle se fond dans un premier Collège français de médecine générale (2004-2006), piloté par Claude Rosenzweig[53], et prélude au Collège de la médecine générale (CMG) qui sera créé en 2010 (voir Partie I, § 17.12).

---

52. La CPMG produit en 1996 un texte définissant les bases conceptuelles de la médecine générale. À la suite du congrès de recherche de Toulouse (1999, voir Chapitre Recherche), elle contribue à la création du Comité d'interface Inserm – Médecine générale.

53. Claude Rosenzweig (1952-2009), médecin de campagne à Gévezé (35) et maître de conférences des universités à Rennes, avait « une conviction profondément ancrée en lui : la médecine générale trouvera sa force dans l'œcuménisme [...]. Il a œuvré pour cette idée, multiplié les tentatives de rapprochement des chapelles et s'est relevé inlassablement des échecs politiques pour convaincre ses pairs... ».

8.5.3 Le débat sur le rôle des associations de FMC parasyndicales

En marge du repositionnement de l'UNAFORMEC, la part désormais prise par les associations parasyndicales dans la FMC continue de faire débat. Les deux cofondateurs de l'Unaformec, Pierre Gallois et Albert Hercek, affirment en 1992 : « Ce n'est pas aux syndicats de faire la FMC », bien que « le syndicalisme doive tout faire pour que les médecins puissent bénéficier d'une FMC adaptée à leurs besoins ». Cette affirmation, incontestable, reflète la répartition des rôles établie en 1983 (*voir* supra, *§ 4.2*). Celle-ci était basée sur une attribution exclusive de la FMC « scientifique » aux associations de FMC, les syndicats se réservant la formation de leurs cadres et la FMC « professionnelle » (entendue comme la gestion des cabinets médicaux, l'informatisation, etc.), de façon à ne pas confondre objectifs de formation et objectifs syndicaux. Mais cet accord a été de fait remis en question à partir de 1990, les associations liées aux différents syndicats ayant présenté des projets en leur nom propre.

En réalité, autour de cette question s'entremêlent plusieurs débats :
– l'indépendance de la FMC ;
– le clivage entre FMC scientifique et FMC professionnelle ;
– un conflit de légitimité à propos des associations parasyndicales de FMC ;
– la gestion des fonds de la FMC par les syndicats.

– Sur l'indépendance de la FMC

Le principal grief fait par l'Unaformec à la FMC conventionnelle de 1990 porte sur son indépendance, que ses dirigeants estiment menacée, tant par les Caisses que par les syndicats. L'implication de l'Assurance maladie dans la FMC se fonde sur des projets visant à la qualité et à l'efficience des soins, codéfinies avec les représentants légaux de la profession[54]. Pour les syndicats, l'objectif, au bénéfice de tout médecin, est de faciliter l'essor de la FMC dans sa globalité et son intégration dans le temps de travail. Il s'agit également, selon Richard Bouton, de « dynamiser le tissu associatif, jusque-là pauvre en moyens, de compenser la faiblesse des honoraires et d'atténuer l'hégémonie des firmes pharmaceutiques ».

Mais cette solution est apparue à l'Unaformec comme polluée par les objectifs de maîtrise des dépenses, risquant d'imprimer à la FMC une finalité autre que la qualité des soins. En fait, les inconvénients du lien avec l'Assurance maladie proviendront plutôt des péripéties conventionnelles

---

54. El Jabri Ilies *et al.*, La participation de l'Assurance maladie à la FMC des médecins libéraux, CNESSS, juin 1994, p. 22 : « Pour l'Assurance maladie, la FMC peut permettre [...] une meilleure qualité des soins, en termes à la fois techniques, médicaux et économiques, et donc de traiter efficacement et au moindre coût. »

et des conflits intersyndicaux, faisant apparaître le souhait d'un financement non lié à la convention.

D'autre part, malgré ce critère d'indépendance, sur lequel insiste à juste titre l'Unaformec, la plupart de ses associations recourent au soutien financier de l'industrie pharmaceutique, sans souci de cette dépendance[55]. L'Unaformec elle-même noue avec certains laboratoires des partenariats pour la formation de ses cadres. Malgré l'exigence de « transparence » et les dispositions prises par l'Ordre à partir de 1993, ce lien persistera longtemps. Dépendre financièrement de l'Assurance maladie ou de l'industrie, telle est la question, à moins que les médecins ne financent eux-mêmes leur FMC (ce qui renvoie au niveau de leurs rémunérations).

– *Le clivage entre FMC scientifique*
et FMC professionnelle : vrai ou faux débat ?
Si cette distinction se conçoit lorsqu'il s'agit de « la mise à jour des connaissances » (conception singulièrement étroite, qui résume pour beaucoup la FMC), elle répond mal aux réalités : instruire n'est pas former. Délivrer des connaissances ne suffit pas, former nécessite d'associer et d'insérer ces savoirs dans les champs où ils s'appliquent et de faciliter l'acquisition ou le renforcement des compétences en vue d'un exercice précis[56], ce qu'impliquent les notions de savoir-faire et savoir-être.

– *Le conflit de légitimité*
à propos des associations parasyndicales de FMC
En 1992, Charles Honnorat estime que « la FMC prodiguée par les syndicats a ceci de fragile que le message scientifique transmis s'expose à être parasité par des considérations syndicales [...] qui ne peuvent que nuire à la crédibilité de la FMC ». En 1998, Philippe Bonet jugera qu'« un syndicaliste ne peut qu'influencer le contenu de la formation qu'il dispense par ses options professionnelles et syndicales ». Cette vision mérite au moins un débat...

Aucun des divers rapports de l'IGAS réalisés par la suite (*voir infra*, § 9.1) sur la FMC ne contestera la légitimité des associations parasyndicales

---

55. L'industrie participe à de nombreux congrès et actions de formation, soit par une aide, financière ou logistique, soit comme organisatrice. La distinction entre publicité, information et formation, les conditions d'indépendance de la FMC ont fait l'objet de nombreuses propositions. La loi du 27 janvier 1993 (article 47) et la circulaire du 21 juillet 1993 précisent les conditions de sa participation financière à la FMC.

56. Cette conception se démarque de pratiques traditionnelles selon le modèle « le spécialiste apporte son savoir, le généraliste anime la session ». D'autres processus sont aussi bien requis, tels que l'interformation, ou l'expertise généraliste introduite tant par la SFTG que par MG Form.

de FMC[57]. Pour ne parler que de MG Form, considéré comme le principal trublion, son projet consistait à promouvoir une FMC propre à l'exercice généraliste, à l'époque mal défini et peu reconnu. La qualité des soins, finalité ultime de la formation, requiert que les praticiens soient formés à leur fonction spécifique.

Ce sujet prend en 1994 un tour conflictuel en Bretagne, où la présentation par MG Form-Bretagne de projets de FMC se heurte aux instances régionales de validation liées au CHEMG. Le Conseil régional de FMC refuse la validation de 6 sur 7 de ces projets, au motif qu'ils sont « présentés par une structure syndicale ». Fernand Herry, cofondateur du CHEMG, déclare : « le hold-up des syndicats sur la FMC doit cesser ». En réplique, le Comité paritaire conventionnel bloque alors la validation de vingt-six projets du CHEMG...

Ce conflit ouvert est en fait sous-tendu par un affrontement entre MG France et la CSMF, le premier dénonçant la « face cachée » du CHEMG, dont la quasi-totalité des dirigeants est affiliée à la CSMF. Le CHEMG persiste dans sa contestation d'une FMC réalisée par les « associations-relais des syndicats » (sic) et lance une campagne contre le rôle des syndicats dans la FMC. Il est cependant contré sur ce point par Claude Maffioli, président de la CSMF, affirmant que « les associations parasyndicales ont le droit de présenter des actions de FMC si celles-ci sont de qualité » et que « dans toutes les branches professionnelles où il y a un FAF, la loi en confie le fonctionnement aux syndicats ».

Une autre difficulté porte sur l'impact des actions menées par les associations nationales en concurrence de celles des régions. C'est notamment le cas en région Nord, où la structure régionale NORFORMED, affiliée à l'Unaformec, considère que le jeu est faussé par les projets des associations nationales. De même dans la région Midi-Pyrénées, où un membre de MG France, investi dans l'Unaformec, dénonce la « concurrence » de la section régionale de MG Form par l'importation de « séminaires venus d'ailleurs ».

– La gestion des fonds de la FMC par les syndicats

Une autre discorde concerne le poids des syndicats médicaux dans les décisions de financement des projets de FMC, et l'utilisation des fonds selon leurs propres intérêts.

---

57. Présentation de l'ACFM par son directeur, Bernard Ortolan. L'ACFM, liée à la CSMF, a été créée en 1983 « pour assurer la FMC des généralistes et des spécialistes, en utilisant tous les moyens et outils pédagogiques nécessaires », elle « se positionne [...] sur tous les thèmes de formation qui touchent à la modernisation, l'évolution et l'adaptation des pratiques médicales ».

La présence des syndicats au FAF-PM étant strictement légale, la question revient en fait à celle des critères de validation utilisés (scientifiques, pédagogiques, réglementaires et financiers) pour valider les projets. Ces critères seront jugés trop flous, ce qui s'ajoute au déséquilibre des rôles entre le FAF et les Conseils de FMC (*voir infra, rapports de l'IGAS, § 9.1, 10.4 et 12.2*).

Le second aspect est le soupçon de favoritisme attribué aux syndicats par rapport à leurs propres associations de FMC : « les syndicats ont besoin de l'argent de la FMC »... Cette question concerne le contrôle *a posteriori* de l'utilisation des fonds de la FMC.

Si la question des conflits d'intérêts mérite en effet d'être posée, elle doit l'être autant pour d'autres composantes des conseils de FMC, telles que l'UNAFORMEC et l'Université, à la fois décideuses et prestataires de FMC. Ce dilemme renvoie à la difficile dissociation entre intérêt et compétence des décideurs.

9. Les débats sur l'organisation de la FMC (1993-1995)

9.1 Les premiers rapports de l'IGAS

À la demande de l'Unaformec et du FAF-PM, suite au conflit sur la gestion de la première (*voir supra, § 8.4*), un premier rapport, missionné par les ministres des Affaires sociales et de la Santé et publié en juin 1993, fait une étude globale du dispositif de FMC.

Sur l'Unaformec, l'IGAS juge que, en situation de monopole jusqu'en 1990, elle a « mal maîtrisé son développement, se dotant de moyens trop importants par rapport à son activité, induisant des coûts d'actions élevés » ; « gestion artisanale », « comptabilité confuse », « honoraires confortables aux membres des différentes instances »... Cette situation « pose en réalité le problème des frais de structure des associations de formation qui n'a jamais été vraiment réglé ».

Sur le dispositif de FMC, le rapport souligne :
– *une organisation complexe* : organes décisionnaires multiples, sources de financement hétérogènes ;
– *des procédures de sélection critiquables* : au FAF-PM, anomalies de présélection des projets, validations incohérentes ; au CN-FMC, prépondérance de l'Unaformec à la commission de validation d'actions dont elle est parfois prestataire ;
– *un système de pouvoirs et d'influences déséquilibré*, au profit soit des syndicats, au FAF-PM et dans les instances conventionnelles, soit encore des Caisses, soit de l'Unaformec dans les commissions de validation.

Il est estimé que « le FAF excède ses pouvoirs de gestionnaire financier, que le CN-FMC a un rôle considérable en théorie, mais faible en réalité, que le Comité Paritaire national (CPN-FMC) conventionnel joue un rôle décisif... ». Les modalités de financement sont jugées compliquées, trop contraignantes et soumises aux aléas de la convention.

Quant à l'organisation du dispositif de FMC, il devrait ne comporter que deux instances :
– le CN-FMC, instance de décision, chargé de définir la politique de FMC ;
– le FAF-PM, instance de gestion, chargé des aspects administratifs et financiers.

En complément, le rapport indique la nécessité d'un financement pérenne, majoré et mieux déconcentré, de façon à rendre la FMC accessible à tous les médecins libéraux. Il est souhaité que l'Assurance maladie « maintienne son effort actuel », mais que la FMC sorte du domaine conventionnel et soit rendue obligatoire. Par contre, à propos des associations parasyndicales prestataires de FMC, la question se situe au niveau de l'équité de traitement de l'ensemble des associations, alors que les principaux pouvoirs se situent du côté des syndicats, qui sont juges et parties.

Un second rapport fera à peu près le même constat en 1995 : organisation trop complexe, critères de sélection peu clairs ; place « abusive » de l'Unaformec dans la commission de validation (elle détient la moitié des voix) ; nécessité de multiplier les incitations des praticiens à se former, faute d'obligation réelle, et d'augmenter les financements pour assurer cinq jours de FMC par an aux cent dix mille médecins libéraux (ce qui supposerait un budget de plus d'un milliard de francs).

9.2 La vie de la FMC suspendue aux aléas de la convention médicale

Le rôle du FAF-PM contesté... et perturbé

Lors d'un colloque en octobre 1992[58], le FAF-PM est violemment attaqué par Fernand Herry[59], cofondateur du CHEMG breton, qui estime que cet organisme ne se contente pas d'être une banque, imposant « d'incroyables contraintes de financement dans les budgets ». Ce à quoi le président du FAF-PM, Jean Marchand (FMF), oppose que le FAF-PM « est un organisme

---

58. Colloque organisé par l'UNAFORMEC et Essec-Santé.

59. Fernand Herry proposera un dispositif totalement différent, basé sur un crédit individuel de formation, qui placerait chaque médecin au départ du circuit de l'argent, à utiliser pour les formations de son choix, à hauteur de 50 heures de FMC par an (ce qui situerait ce crédit autour de 10 000 à 12 000 francs annuels, gérés par le FAF-PM).

créé par la loi dont la gestion revient aux syndicats » et que le rôle assumé depuis 1990 n'a fait que combler l'absence de directives de la part d'un CN-FMC déficient.

Cela étant, la progression des moyens financiers conventionnels de 1992 à 1993 est importante : de 78 à 122 millions de francs, plus 140 millions de fonds d'indemnisation des participants. Cela compense en partie, pour les associations, les effets de la loi de janvier 1993 qui, en réglementant le financement par les laboratoires pharmaceutiques, réduit une partie de leurs ressources[60].

L'Assurance maladie, pilote temporaire de la FMC...

Après l'annulation de la convention en 1992 et sa prorogation au 30 juin 1993, deux protocoles de financement sont conclus en septembre 1992 et mars 1993, qui évitent d'assécher le dispositif de FMC, mais contraignent à fonctionner sous les décisions unilatérales de l'Assurance maladie. Malgré cela, le financement des actions nationales pour l'année 1993 donnera lieu à une curieuse répartition : 3,6 millions seulement pour l'Unaformec (18 projets validés sur 85), 4 millions pour l'ACFM (16 projets) et 8,2 millions pour MG Form (37 projets validés sur 55)[61]. Le bilan annuel montrera une fréquentation accrue des participants (plus de 28 000), malgré la concentration des actions sur les derniers mois de l'année, et un tassement des coûts journaliers de formation (2 130 francs au national, 1 100 francs en région).

L'idée d'une agence nationale de FMC

Dans ce contexte instable, une proposition émerge fin 1992 de Pierre-Marie Trotot et Gérard Viens[62] : créer une agence nationale de FMC. Organisme associatif scientifique et technique, indépendant, créé par le ministère de la Santé, elle engloberait la FMC de l'ensemble des médecins, évaluerait les besoins, validerait les actions, harmoniserait les pratiques et développerait la pédagogie. Cette idée ne se concrétisera qu'en 2016 (voir infra, § 12.4).

---

60. La cotisation obligatoire, élément nouveau, apportera au moins 24 millions, la contribution DGS-sida augmentera de 1,5 à 5 millions, les autres apports (du ministère de la Santé et du laboratoire Servier) restent inchangés, respectivement à 1,2 et 1,3 million.

61. L'explication du volume attribué à MG Form tient à ce que ses projets ont coïncidé avec les thèmes prioritaires retenus par les Caisses, mais aussi au fait que MG Form a développé son réseau dans chacune des régions de France ; cela fera néanmoins réagir les autres associations nationales, considérant MG Form comme « un instrument de propagande » popularisant les thèmes de MG France auprès des généralistes... MG Form justifie son investissement dans la FMC par le fait de développer des actions de formation spécifiques pour les généralistes.

62. Pierre-Marie Trotot est secrétaire général de l'UNAFORMEC et Gérard Viens, professeur titulaire de la chaire Essec-Santé.

Rebond de la FMC conventionnelle,
guerre syndicale et mise à l'écart du FAF-PM

La convention d'octobre 1993 n'est signée que par la CSMF et le SML, ce qui amène l'entrée du SML au FAF-PM, clivé alors entre syndicats signataires et non signataires (MG France et FMF).

Après d'âpres discussions, deux protocoles sont conclus, l'un « politique » précisant l'emploi du financement, l'autre « technique », portant sur les agréments des projets. Le premier, signé par la CSMF, le SML et les Caisses, contient deux dispositions contestées par MG France : l'ajout aux projets de FMC d'un rapport d'évaluation destiné à l'Assurance maladie et la présence de médecins-conseils lors du déroulement des actions. D'autre part, les Caisses se réservent d'attribuer ou non les indemnisations aux participants en fonction des différents thèmes, ce qui entraînera l'absence d'indemnisation de 23 actions pour des motivations obscures ; le FAF en indemnisera la première journée sur ses fonds propres.

Le financement conventionnel des actions pour 1994 est de 114 millions[63], dont sont déduits 24 millions pour la formation des cadres syndicaux et les frais de gestion du FAF-PM ; restent 90 millions destinés aux actions de formation, dont 51 % aux régions. La répartition entre prestataires nationaux est encore plus déséquilibrée qu'en 1993 : 4,2 millions pour l'Unaformec (24 projets validés), 6,1 millions pour l'ACFM (48 projets) et 12,7 millions pour MG Form (68 projets). Les retards d'agrément des projets provoquent de nouvelles contraintes de calendrier (début des actions en juin), et une relative désaffection des médecins, ce qu'un report au premier trimestre 1995 des actions validées en 1994 permettra d'atténuer.

D'autre part, l'apport de la cotisation obligatoire des médecins (un peu moins de 20 millions de francs) permet au FAF-PM de financer des actions non conventionnelles.

Cependant, les relations entre syndicats sont envenimées par la découverte d'anomalies de gestion pour l'année 1994, dont le FAF-PM accuse les associations liées au SML et à la CSMF, à propos d'actions destinées à leurs cadres[64]. Ce contentieux aboutit à une information judiciaire.

De plus, le fonctionnement du FAF-PM se trouve bloqué en décembre 1994 par le désaccord entre syndicats signataires et non signataires de

---

63. Cette « contribution conventionnelle » est finalement considérée comme l'argent des médecins et non celui des Caisses.

64. Le contentieux porte sur des justificatifs absents ou douteux concernant diverses actions réalisées (émargement des participants, comptes-rendus, facturations, notes d'honoraires…), ce qui aurait entraîné à tort le versement de plus de six cent mille francs. Le commissaire aux comptes du FAF-PM relèvera des « anomalies et insuffisances » concernant, d'une part, la « définition des procédures applicables au règlement des actions », d'autre part, leur application et « la justification de la réalisation effective des actions ».

la convention, sur l'élection d'un nouveau bureau[65]. La guerre syndicale investit le champ de la FMC. Les signataires modifient alors le texte conventionnel, avec l'accord de la CNAM-TS, par un avenant qui, agréé par le Gouvernement, décharge le FAF-PM de la gestion des fonds de la FMC conventionnelle et l'attribue aux syndicats signataires. Ces derniers créent en janvier 1995 une structure associative, l'Association pour la gestion de la contribution conventionnelle des médecins (AGECOMED), composée selon les représentativités syndicales en cours, généralistes d'une part, spécialistes de l'autre, d'où la répartition : CSMF et SML, deux voix chacun, MG France, une voix (MG France a signé la convention validée en janvier 1995). En conséquence, l'attribution des fonds, réalisée par le comité d'agrément dominé par la CSMF et le SML (qui se dit « équitable et fidèle aux consignes du CN-FMC »), aboutit de fait à une répartition très favorable aux associations qui leur sont liées, de même qu'à l'Unaformec.

9.3 Réforme des Conseils de FMC. Les difficultés de l'institutionnalisation

La situation des Conseils de FMC est elle aussi instable. Jacques Beaupère, ayant quitté la CSMF, accède en octobre 1992 à la présidence du CN-FMC, alors composé de 4 fois 9 membres (associations, syndicats, Ordre, Université). La partie associative est occupée en totalité par l'Unaformec (elle proposera plus tard de céder 3 sièges, 1 à MG Form, 1 à l'ACFM et 1 à l'Aforspé).

Jacques Beaupère souhaite faire renforcer le CN-FMC. Les idées d'accréditation et de promotion par la FMC apparaissent dans les débats[66], de même que celles d'obligation et de recertification. L'accréditation pose divers problèmes, en plus de sa finalité : « accréditer quoi, par qui, sur quel mode ? ». En 1993, le président de MG France, sollicité par le cabinet de Simone Veil, refuse l'accréditation et la recertification des médecins, afin de leur éviter un conventionnement sélectif[67]. Aucun consensus ne se dégage. Quant à l'obligation de FMC, elle est réfutée par 75 % des généralistes.

Le CN-FMC poursuit alors sa propre réforme et constitue un comité d'experts de 18 médecins, dont 8 généralistes, chargé de la validation des projets. Jacques Beaupère souhaite obtenir une légalisation de ce

---

65. L'élection d'un nouveau bureau par les quatre syndicats s'avère impossible. La CSMF et le SML ayant quitté la séance, la FMF et MG France élisent seuls un bureau composé de leurs seuls représentants, ce qui est contesté juridiquement par les autres.

66. Ils sont discutés lors de la seconde université d'été de la FMC. L'idée d'une promotion ou d'une reconnaissance des efforts de formation, souvent évoquée comme moyen d'inciter les praticiens à pratiquer la FMC, n'a jamais été concrétisée.

67. Un projet de conventionnement sélectif figurera dans un projet de la CNAM-TS en 1998 (voir Partie I, § 13.10).

Conseil et de ses émules régionaux, qui, à cette date, sont des associations de type loi de 1901.

Un projet de loi est élaboré en mars 1994 par le cabinet de Simone Veil :
– consolidation du CN-FMC et des CR-FMC, avec leurs quatre composantes ;
– officialisation de comités d'experts chargés de valider les projets de FMC sur le plan scientifique et pédagogique ;
– renforcement des statuts du FAF-PM, et présence d'un représentant de l'Assurance maladie et d'un du ministère de la Santé, avec voix consultative ;
– pérennisation du financement par l'Assurance maladie en l'absence de convention.

En attendant une légalisation, les désaccords persistent au CN-FMC. Fin 1994, l'Ordre, l'Université et l'Unaformec émettent un vote de défiance sur le rapport moral de Jacques Beaupère en raison du poids du syndicalisme dans la FMC, jugé excessif ; les syndicats s'opposent à un projet d'obligation de FMC.

D'autre part, les CR-FMC, juridiquement indépendants, vivent mal la tutelle des instances nationales ; ils demandent à siéger au Comité national avec voix délibérative et à désigner les membres des quatre composantes de ce même Comité, qui deviendrait alors leur organe exécutif. Une autre question est celle de leur articulation avec les nouvelles Unions régionales (URML), dont la FMC est une des missions et qui disposent de moyens.

Jacques Beaupère souhaite en outre « sortir du carcan conventionnel ». MG France reste cependant opposée à une légalisation du CN-FMC, où la représentation des généralistes est jugée insuffisante. Le seul point d'accord est le maintien du FAF-PM comme organisme gestionnaire unique des fonds.

La suite des travaux du CN-FMC est marquée par la recherche d'un équilibre de la représentation entre les niveaux national et régional, l'inventaire des diverses formes de FMC et les critères de validation de la participation des médecins. Une accréditation des organismes formateurs est proposée, de même qu'un comité d'experts spécifique à chaque discipline.

Un quota de points, ou équivalents-heures, serait affecté à chaque moyen de formation, selon leurs contenus, les médecins devant en acquérir un nombre défini pour valider leur démarche de FMC. Cette validation serait donnée pour une période de cinq ans à ceux qui auront validé deux cent cinquante points dans ce laps de temps.

Philippe Bonet, président de l'Unaformec, commentant les dissensions des dernières années, appelle au renforcement du quadripartisme, à une redéfinition des rôles et à une politique de FMC « libre et régionalisée ». L'Unaformec propose de privilégier le financement individuel, par un crédit individuel de formation. « La reconnaissance de la FMC doit redonner le contrôle de l'ensemble du système aux médecins eux-mêmes et la faire échapper aux organisateurs et financeurs. »

9.4 À quelles formes de FMC les généralistes adhèrent-ils ?

Selon un sondage de juin 1994 auprès des généralistes de l'Hérault[68], les généralistes placent en tête des moyens de FMC la presse professionnelle pour 78 % d'entre eux, suivie par les séances des associations locales (65 %), les EPU (32 %), et la visite médicale des laboratoires (32 % pour l'ensemble des sondés, mais 46 % pour ceux installés depuis plus de 20 ans). La FMC conventionnelle de 2 jours indemnisés est appréciée par 63 % des médecins installés depuis moins de 5 ans, mais seulement par 36 % de ceux installés depuis plus de 20 ans. 90 % souhaitent des stages hospitaliers axés sur des gestes techniques et 76 %, des formations théoriques (sémiologie, démarche diagnostique…).

Un autre sondage de la Sofres au cours du même été[69], sur la participation effective des généralistes à la FMC, place en tête des préférences les séances des associations locales (72 %), suivies par celles organisées par… l'industrie du médicament (51 %) et la FMC indemnisée (43 %). Leur appréciation en termes d'efficacité situe respectivement celles-ci à 69, 24 et 61 % : la FMC de l'industrie n'est pas considérée comme très performante… D'autre part, 40 % des sondés privilégient la lecture plutôt que la FMC conventionnelle[70]. La formule de 2 jours consécutifs, même indemnisés, ne convient pas à 55 % d'entre eux, notion à rapprocher des 56 % qui disent manquer de disponibilité. La FMC associative tient la corde chez les généralistes. Leur adhésion à des associations locales ne se dément pas ; elle atteindra 64 % en 2004 et 68 % en 2006, selon deux enquêtes successives.

---

68. Sondage réalisé par l'UNAFORMEC régionale et l'Institut Louis Harris, par questionnaire auprès de 1 000 généralistes (458 réponses).

69. Sondage réalisé auprès de 282 généralistes.

70. Il est frappant de constater la place accordée à la lecture de l'information dans ces déclarations, qu'il s'agisse de celle de la presse professionnelle, des visiteurs ou supports de laboratoires, ou même de conférences. Si s'informer constitue la moindre des choses, encore faut-il que cette information soit validée et pertinente par rapport aux besoins de l'exercice, et ne pas imaginer qu'elle constitue un véritable processus de formation.

Enfin, en novembre 1995, un questionnaire, réalisé à l'annonce de l'obligation du plan Juppé, recueille les réponses de 950 généralistes[71] : 57 % seraient favorables à cette obligation (avant que ses conditions soient précisées) et 36 % se déclarent contre.

L'idée d'une reconnaissance des pratiques de FMC recueille 82 % d'opinions favorables, sous forme soit fiscale (49 %), soit tarifaire (43 %), mais aussi « statutaire » (28 %) ou universitaire (22 %), et signalée auprès des patients (32 %). 41 % souhaitent la voir attribuée par les associations elles-mêmes et/ou les conseils de FMC (27 %), mais peu de la part de l'État (7 %).

Concernant les formes de FMC, pour 59 % des répondants, toutes devraient donner lieu à cette reconnaissance, et parmi celles-ci, les soirées associatives (40 %), les stages hospitaliers (32 %). 27 % ne la souhaitent que pour la FMC indemnisée. Sur cette dernière, 66 % y ont participé et, parmi eux, 58 % l'ont estimée positive (35 % ne se prononcent pas).

Ces sondages ne disent certes pas tout, mais la lecture des chiffres laisse interrogatif sur ce que représente l'idée même de « formation » pour de nombreux praticiens. Elle semble procéder d'une vision très classique, voire scolaire, au sens de la simple nécessité de se tenir à jour ou bien de compléter certaines lacunes de leur formation de base…

Deux questions sont rarement abordées dans les débats sur la mise en œuvre de la FMC : le recueil des besoins de formation (donc les sujets choisis par les praticiens) et l'efficacité des divers processus pédagogiques sur les comportements des praticiens et les conséquences pour les patients. Ces deux sujets importants exigeraient des moyens qui semblent hors de portée des prestataires de formation dans les conditions habituelles de fonctionnement.

10. La FMC à la suite de la réforme Juppé (1996-1999)

Les projets de réorganisation du CN-FMC sont ébranlés par l'arrivée du plan Juppé, qui rompt avec le principe de FMC incitative et décrète l'obligation légale de FMC. La mise en œuvre de cette obligation demandera du temps, compte tenu des moyens nécessaires à une application généralisée. Cependant, l'institutionnalisation de la FMC s'amorce, par une prise en mains progressive de l'État.

---

71. Questionnaire coélaboré par Le Généraliste et l'UNAFORMEC. Les répondants sont à 51 % non syndiqués, 30 % adhérents de MG France et 9 % de la CSMF.

10.1 Les conseils de FMC légalisés, mais réformés

Le décret du 5 décembre 1996 comporte l'obligation pour chaque médecin libéral de constituer un dossier relatant les actions de FMC suivies, à présenter tous les cinq ans à leurs CR-FMC qui délivreront une attestation « éventuellement assortie d'observations et de recommandations » transmises à l'Ordre.

Les mesures qui suivent seront effectives à compter du 1er janvier 1997 :
– Les CN-FMC (séparés entre libéraux et hospitaliers) et CR-FMC sont dotés de la personnalité morale et leurs membres nommés par le ministre de la Santé sur proposition des structures agréées.
– Le CN-FMC des libéraux est constitué de 40 membres répartis en 2 collèges : « bénéficiaires » et « prestataires », chacun doublement composé :

    ○ parmi les *bénéficiaires* figurent 10 représentants de l'Ordre et 10 des URML (au prorata des élus), chacun à parité entre généralistes et spécialistes ;

    ○ parmi les *prestataires*, la composante universitaire comporte 8 spécialistes et 2 généralistes et la composante associative est répartie entre l'Unaformec (4 sièges), MG Form (2), la SFTG (1), l'ACFM (1), l'Aforspé (1) et une société savante ; elle comporte 7 généralistes et 3 spécialistes[72].

– Les membres du CN-FMC ne peuvent siéger au FAF-PM, et inversement. Un bureau de 12 membres sera élu, avec 3 représentants de chaque composante. Le président, ne pouvant pas provenir du collège des prestataires, sera de nouveau un membre de l'Ordre (le Pr Bernard Glorion).

Le CN-FMC des libéraux est chargé de :
– *l'élaboration de la politique nationale de FMC* (choix des thèmes et recensement des moyens) ;
– *l'évaluation scientifique et pédagogique des projets de formation*, dont ceux présentés par les associations figureront sur une liste établie par le CN-FMC, tenant compte de leur expérience et de leur activité.

Un nouveau FAF, le FAF-MeL[73], est légalisé par l'ordonnance du 24 avril.

Dans ce nouveau cadre, le CN-FMC introduit sa grille de cotation des divers moyens de FMC, presse professionnelle, journées et séminaires,

---

72. Le quadripartisme intégral est conservé, mais les syndicalistes sont remplacés par des élus des URML. Siègent également avec voix consultative un représentant du ministère de la Santé, un de celui de l'Enseignement supérieur, un représentant de chaque Caisse et un du FAF-PM.

73. FAF-MeL : Fonds d'assurance formation des médecins à exercice libéral.

diplômes universitaires, fonctions d'enseignement ou de formation, enquêtes et études...

Les CR-FMC, composés sur le même modèle[74], devront évaluer la valeur scientifique des moyens de FMC régionaux, valider les projets financés par le FAF-MeL et établir l'attestation quinquennale de FMC de chaque médecin. Ils seront financés par les URML.

Face à ce projet, Richard Bouton, pour MG France, estime qu'il s'agit d'un « dispositif d'incitation négative », et qu'il serait préférable de vérifier périodiquement la compétence par des bilans personnels permettant d'établir pour chaque médecin un plan de formation. Compte tenu du risque de l'insuffisance de financement et de la lourdeur administrative du dispositif, il souhaite faire modifier la loi.

Philippe Bonet, pour l'Unaformec, juge que la distinction entre bénéficiaires et prestataires n'est pas pertinente (le président ne pourra être qu'un représentant de l'Ordre ou un élu des URML, donc pas issu de l'Unaformec), que « la partition systématique des conseils entre généralistes et spécialistes » sera source de conflit et qu'il faudrait assurer la moitié des sièges du CN-FMC aux représentants des régions.

Jacques Beaupère, dont le mandat se termine, attribue la distinction entre bénéficiaires et prestataires à une volonté des ministres d'éviter des arrangements financiers entre décideurs et promoteurs de FMC. D'autre part, il estime que la FMC conventionnelle est morte, le financement des Caisses devenant au mieux une subvention.

10.2 Le nouveau FAF bloqué, la FMC empêchée...

Le nouveau FAF-MeL est donc mandaté comme gestionnaire unique des fonds de la FMC. Il comporte 18 sièges, dont 6 répartis selon les représentativités des syndicats et les 12 autres au prorata des résultats électoraux des URML, l'ensemble assurant une majorité à la CSMF. Aucun prestataire de FMC ne peut y siéger. Un commissaire du Gouvernement assistera aux séances du conseil de gestion, avec un droit de veto suspensif d'une durée d'un mois. De même siégeront à titre consultatif des membres du CN-FMC.

Ce FAF-MeL ne pourra financer que des actions validées par le CN-FMC et les CR-FMC. Un décret d'octobre 1997 lui attribue un financement direct de 2 × 15 millions de francs par la CNAM-TS, sans droit de regard de celle-ci sur leur utilisation. Des « compléments conventionnels » seront dévolus aux généralistes et aux spécialistes (31,5 millions chacun) et gérés séparément

---

74. Les CR-FMC comporteront 4 collèges de 8 médecins, 1 représentant du préfet et 3 représentants des caisses.

(ce que contestent une partie des syndicats) ; les administrateurs devront donc organiser deux sous-sections, généraliste et spécialiste, dotées de pouvoirs décisionnels.

Mais sitôt créé, le FAF-MeL se trouve inopérant du fait de l'impossibilité de réunir entre les syndicats une majorité des deux tiers pour avaliser ses statuts. De ce fait, le versement des fonds est empêché et ce blocage empêche aussi le CN-FMC de percevoir son budget (3 millions de francs). C'est après l'alternance politique de 1997 que les statuts du FAF-MeL seront finalement validés. L'année 1997 aura été quasi stérile en actions indemnisées.

10.3 Les retouches de Martine Aubry et Bernard Kouchner

Les nouveaux ministres vont remettre en cause les dispositions des ordonnances Juppé, en demandant un nouveau rapport à l'IGAS (*voir infra*, *§ 10.4*) et Bernard Kouchner indique sa préférence pour une agence d'État coiffant l'ensemble des médecins, libéraux, hospitaliers et salariés.

Dans l'attente de ce rapport, le CN-FMC finalise ses propositions concernant les barèmes des moyens de formation en « équivalents-heures » et les thèmes pour l'année 1998. Les prestataires de FMC pourront être accrédités pour une durée de trois ans, leurs projets étant dans ce cas validés *a priori*. Les comités d'experts chargés des validations de projets devront être reconnus par chaque discipline. Des financements par l'industrie pharmaceutique sont admis, jusqu'à 90 % des budgets d'actions, à condition de ne pas provenir d'un seul laboratoire et que les promoteurs soient les maîtres d'œuvre, non rémunérés par ces financeurs.

Toutes ces dispositions arrêtées par le CN-FMC doivent être approuvées par les ministres, alors que Bernard Kouchner s'oppose à divers points : la séparation des deux CN-FMC existants (libéraux et hospitaliers) ; le principe du quadripartisme ; l'accréditation des prestataires par le CN-FMC ; la validation par les équivalents-heures et le financement de la FMC par l'industrie pharmaceutique. Mais les décisions se font attendre...

En marge de ces atermoiements, le précédent FAF (FAF-PM) reste autorisé à financer des projets et dispose du produit de la cotisation des médecins (autour de vingt millions de francs pour l'année 1995...). Il les destine à des actions de type « professionnel » (informatique, formation de formateurs...) pour lesquelles il a lancé quatre appels d'offres en 1998. Bernard Kouchner l'invitera à financer provisoirement le CN-FMC des médecins libéraux.

Pour compliquer encore la situation, le Conseil d'État annule la partie de l'ordonnance Juppé qui prévoyait le financement des CR-FMC par les URML, bloquant ceux-ci à leur tour. L'obligation légale de FMC persiste, mais reste virtuelle…

10.4 Le troisième rapport de l'IGAS : un bilan « calamiteux »

Ce rapport de juillet 1998 dresse un bilan calamiteux du dispositif de FMC, répartissant les responsabilités entre l'État, les Caisses et les syndicats médicaux. Le blocage tient pour une large part au retard d'approbation par les ministres des règles de fonctionnement élaborées par le CN-FMC, aux difficultés du FAF-MeL et aux dispositions issues des nouvelles conventions médicales, distinctes entre généralistes et spécialistes.

L'IGAS juge que le nœud du problème est l'enjeu de pouvoir que constitue le financement conventionnel pour les syndicats. Il est critiqué dans son principe, car considéré comme une « prime à la signature » des conventions et source de rivalité entre signataires et non signataires, ce qui bloque tout le dispositif.

L'IGAS note aussi que les financements provenant des Caisses ou des ministères sont largement insuffisants pour assurer à l'ensemble des cent vingt mille médecins libéraux les moyens de FMC nécessaires, et taxent d'effets pervers le système d'indemnisation des séminaires[75]. Quant aux fonds de l'industrie pharmaceutique, nettement plus importants, ils sont jugés peu transparents.

Cela étant, les rapporteurs énoncent un ensemble de propositions. Ainsi :
– *le principe de l'obligation posé par l'ordonnance ne peut être remis en cause*, compte tenu des limites du volontariat, et des « enjeux de santé publique » et des « exigences de sécurité » qui ont conduit l'État « à faire de l'actualisation des connaissances une obligation légale […] ». Cette obligation ne saurait être qu'une obligation de moyens, car une obligation de résultat « reviendrait à subordonner l'exercice de la médecine à un contrôle périodique des compétences », dont la généralisation ne peut être proposée à brève échéance ;
– *la FMC doit être confiée à la profession elle-même*, plutôt qu'à l'État. Son organisation doit revenir au CN-FMC, élargi à tous médecins, incluant la validation des moyens et l'accréditation des prestataires ;
– *le choix des thèmes de FMC* devra revenir aux conférences nationale et régionale de Santé

---

75. Les rapporteurs jugent que l'indemnisation, cumulée sur plusieurs séminaires, peut être utilisée par certains médecins à faible activité comme un complément de revenus, sans véritable investissement personnel dans la formation…

– *les financements devront être dissociés de la convention* et constituer une masse suffisante pour développer l'offre de FMC. Ils sont estimés à 1,2 milliard de francs[76]. Dans ce but, il convient d'augmenter la cotisation obligatoire des médecins de 0,15 à 1 %, ainsi que la contribution de l'Assurance maladie en y incluant la part destinée à l'indemnisation. Quant aux financements de l'industrie pharmaceutique, « il n'est pas envisageable de les écarter », mais ils devront être déclarés et plafonnés[77], et le contenu des formations devra en être strictement indépendant ;

– *les fonds destinés à la formation à la vie conventionnelle devront être dissociés* de ceux destinés à la FMC dite « scientifique », ces derniers devant être versés à tout syndicat, même non signataire de la convention, et ne pas transiter par le FAF-MeL.

– conformément au principe de mutualisation des financements, la gestion séparée des fonds conventionnels par des sections autonomes, autorisée par le décret d'octobre 1997, devra être annulée ;

– enfin, *le financement de la FMC dite « professionnelle »* serait confié au Fonds de réorientation et de modernisation de la médecine libérale.

Ces préconisations appellent quelques commentaires :

– le concept de FMC retenu par l'IGAS est attaché à « l'élévation constante du niveau des connaissances et des techniques », et méconnaît la notion de développement des compétences ;

– l'attribution du blocage du système de FMC aux conflits syndicaux, bien réel, passe sous silence l'arrière-plan de ces conflits, inhérents à l'inorganisation de la médecine ambulatoire et à un système conventionnel contesté, où se jouent le rôle et les moyens d'action des généralistes[78].

L'ensemble des syndicats réfute la proposition de séparation des circuits de financement, entre les fonds destinés aux formations scientifiques, professionnelles et ceux de la formation à la vie conventionnelle. MG France, pour sa part, conteste vigoureusement ce rapport, dénonçant une lecture erronée et partisane du texte conventionnel de 1998 et du décret d'octobre 1997, qui font des seuls signataires les gérants des « compléments conventionnels[79] » et permettent un fléchage vers les généralistes, à l'inverse du principe de mutualisation des fonds. À propos des conflits intersyndicaux, sa critique porte également sur le silence concernant la gestion, en 1995 et 1996,

---

76. Sur la base de 120 000 médecins, 5 équivalents-jours/an et 2 000 francs/jour/médecin.

77. Les rapporteurs proposent un plafonnement à 80 % du coût total de l'action de FMC, à condition qu'il ne s'agisse pas d'un laboratoire seul.

78. Le médecin référent dans les conventions de 1997 et 1998 bénéficie d'une part préférentielle de la FMC, ce qui est violemment contesté par les syndicats opposants, CSMF et SML.

79. Ces difficultés feront que les fonds seront ultérieurement confiés à l'organisme gestionnaire conventionnel (*voir* infra, § 11.2).

des fonds conventionnels par l'Agecomed, pilotée par les deux syndicats signataires de la convention précédente (CSMF et SML), qu'il juge discutable.

Plus généralement, les oppositions répétées de MG France et du « pôle généraliste » à différentes dispositions émises par le CN-FMC, et que le rapport de l'IGAS conforte, sont motivées par le traitement indifférencié de la FMC des généralistes dans ce dispositif, dont ils cherchent en vain à obtenir leur part de maîtrise[80].

Dans les suites de ce rapport, Bernard Kouchner réunit les principaux responsables de la FMC, libérale, hospitalière et salariée, et tente de leur faire accepter l'idée d'un CN-FMC unique. Cette option est refusée, tant par les représentants des libéraux que ceux des hospitaliers. Martine Aubry décide ensuite de distinguer trois sortes de FMC : professionnelle, scientifique et conventionnelle, seule la FMC scientifique étant confiée au CN-FMC.

Fin 1998, le dispositif général de FMC n'est toujours pas entré en vigueur. Les propositions du CN-FMC sur les cotations des moyens de FMC n'ont pas été agréées par les ministres. En attendant, les trois CN-FMC (libéraux, hospitaliers et salariés) esquissent un rapprochement par une commission de coordination. De nouvelles règles sont en attente. En décembre, un décret instaurera l'évaluation des pratiques professionnelles.

11. La FMC à l'orée du XXIᵉ siècle

Autour de l'année 2000, la formation conventionnelle reprend un nouvel essor, tandis que la FMC dite « institutionnelle » subit de nouvelles péripéties avant d'être encore refondue à partir de 2009.

11.1 La FMC peut-elle être un facteur d'adaptation à la médecine d'aujourd'hui ?

Ainsi s'interrogent en septembre 2000 dans la revue *ADSP* (*Actualité et dossier en santé publique*) trois dirigeants de l'Unaformec, dont Pierre Gallois, analysant la situation de la FMC par rapport aux changements intervenus dans les dernières décennies. Les auteurs prennent d'abord en compte l'explosion du progrès scientifique et technique, le développement des politiques de

---

80. Sur la question du quadripartisme, en particulier, l'Igas critique la part faite à deux des composantes : celle de l'Ordre, qui n'a de compétence que sur l'obligation de FMC des médecins, et non sur les contenus ; et celle des universitaires, dont la légitimité à intervenir dans la FMC des généralistes trouve sa limite dans la méconnaissance du métier de ces derniers. Reste que nombre de généralistes ne perçoivent pas ou peu cet enjeu.

santé publique et les changements du rapport de la population à la santé. Ils soulignent la persistance dans les représentations des médecins d'un modèle d'exercice fondé « sur une relation duelle avec le patient » et d'une « formation initiale [...] plus centrée sur la maladie que sur le malade ». Ils notent en outre que la FMC, « devenue indispensable avec le renouvellement des connaissances [...], s'affranchit difficilement des habitudes prises à l'université » et « peine à s'adapter à la réalité des besoins du médecin et à prendre en compte les transformations nécessaires de l'exercice ».

Les questions qui se posent sont celles des besoins actuels du médecin en matière de FMC, de l'adéquation et de l'organisation de celle-ci. Parmi les objectifs souhaitables sont cités :
– *promouvoir une médecine fondée sur les preuves*, au moyen d'une analyse critique de l'information ;
– *retrouver une médecine centrée sur le patient* et axer la formation sur une décision médicale qui implique le patient ;
– *apprendre à travailler en réseau*, sans hiérarchisation ;
– *ajouter une approche de « santé publique » à l'exercice traditionnel* : prise en compte des notions de « coût » et de « coût-efficacité » – participation aux actions collectives de prévention et d'éducation.

Ces préconisations doivent permettre de passer d'une vision académique des thèmes de FMC (par pathologie) à une approche basée sur les objectifs précédents, qui « va bien au-delà du simple apport de connaissances ».

L'efficacité de la FMC étant difficile à évaluer en termes de résultats sur l'état de santé de la population, l'amélioration de la qualité des soins nécessite de viser à des modifications de comportements des médecins, ce qui suppose de privilégier des formations participatives, de mieux gérer l'information, de mieux diffuser les données validées et veiller à leur appropriation ; enfin, il faudrait promouvoir les méthodes de formation utilisant l'évaluation des pratiques, sans oublier les aspects non techniques de la décision.

Les auteurs de cette analyse reviennent aussi sur la crise que connaît la FMC, dont « les raisons sont à rechercher, moins au niveau de données intrinsèques à la FMC, qu'au niveau de l'organisation du système de soins français, et [...] des interférences entre l'État et les syndicats médicaux ». Leur analyse ne va pas plus loin sur ce point.

Quant à l'état des lieux des pratiques en cours, deux reproches visent la FMC des universitaires : la prépondérance de l'enseignement magistral, dont l'efficacité n'a jamais été démontrée, et l'identification des besoins de formation à partir d'une vision hospitalière ou spécialisée, notamment pour les généralistes. Concernant la FMC associative, malgré de nombreuses réalisations innovantes, « un grand nombre reste encore très influencé par le modèle académique » et « le modèle dominant (soirées) se prête plus à une information qu'à une véritable formation susceptible de modifier les comportements ».

Réaffirmant la finalité ultime de la FMC : qualité des soins et santé publique, les auteurs concluent à la nécessité d'accompagner les mutations du système de santé, à la condition d'une réelle adhésion des professionnels.

11.2 Une relance de la FMC conventionnelle : la FPC, un dispositif parallèle, mais fonctionnel

Tandis que la FMC « institutionnelle » (conseils de FMC, FAF-MeL) reste bloquée, les signataires des deux conventions de 1998 relancent en avril 2000 une formation professionnelle conventionnelle (FPC), ouverte à tout médecin et obligatoire pour les médecins référents.

Un Comité paritaire national (CPN-FPC) définit des thèmes nationaux de FMC prioritaires[81]. De même en région avec des CPR-FPC (comités paritaires régionaux pour la formation professionnelle continue).

Les appels d'offres sont confiés à un Organisme gestionnaire conventionnel (OGC), paritaire entre syndicats médicaux et représentants de l'Assurance maladie, et adressés aux associations préalablement agréées. Les projets sont validés par un Comité scientifique de neuf membres avant financement. Le montant des fonds pour 1999 est de 30 millions de francs, complétés par une dotation des Caisses à l'OGC pour l'indemnisation des participants (quatre jours par an, mais six pour les médecins référents).

Toutefois, sa mise en œuvre prend un an de retard : l'OGC n'est créé qu'en août 2000, ne finançant la FPC que pour les quatre derniers mois de l'année. Dans un second temps, en 2003, un accord permet de réaliser des formations à EPP.

Une étude publiée en 2004[82] en soulignera le haut niveau et la grande stabilité de la satisfaction des participants, tout en appelant à de nouveaux outils pour évaluer les acquis des participants et leur transfert dans les pratiques.

La FPC est ensuite maintenue lors d'une nouvelle convention unique, signée en décembre 2004 par la CSMF, le SML et Alliance. Les validations des projets sont souvent critiquées par les prestataires en raison de thèmes orientés vers les objectifs de maîtrise des dépenses, mais aussi de critères de sélection jugés peu transparents.

---

81. Par exemple : questions de santé publique, organisation du système de soins, économie de la santé, informatique, fonction du médecin référent.

82. Le nombre de sessions de FPC en 2002 (année pleine) est de 783 et concerne 9 400 généralistes différents, dont 3 010 médecins référents.

À partir de 2007, l'entrée en vigueur effective de l'obligation de formation (douze ans après l'ordonnance Juppé !) suscite le dépôt de très nombreux projets, que l'enveloppe budgétaire ne suffit pas à financer (seuls 26 % des dossiers présentés sont retenus). En 2008 cependant, 14 710 généralistes fréquentent ces formations ; ils seront 18 800 en 2009.

En parallèle, le FAF-PM, sur les fonds de la cotisation des médecins, propose à partir de 2001 des actions à caractère scientifique indemnisées à hauteur de 130 euros par jour.

11.3 L'UNAFORMEC à 20 ans :
une assise confortée et un champ d'intervention élargi

À l'approche de l'année 2000, l'UNAFORMEC est toujours le premier représentant de la FMC associative. Ses dirigeants attribuent à celle-ci un ensemble de qualités primordiales : proximité, volontariat et bénévolat[83] de ceux qui l'animent, diversité, adaptation aux besoins exprimés, gestion souple et transparente, autonomie et concertation...

Ayant repris à son compte la pédagogie d'adultes (ou andragogie) introduite par Guy Scharf, elle a formé plus de deux mille formateurs, qui ont ainsi dynamisé les associations locales ou régionales. D'autres compétences, au-delà de la fonction de base du formateur, leur sont proposées : expertise pédagogique, conception de programmes, évaluation...

L'UNAFORMEC a largement diffusé les critères cardinaux de qualité des formations : adaptation à l'exercice du praticien, qualité scientifique, qualité pédagogique, indépendance. Outre les thèmes proprement scientifiques, les formations se sont diversifiées : épidémiologie, essais thérapeutiques, économie de la santé, évaluation, audit de pratiques, analyse critique de l'information, éducation pour la santé...

D'autre part, elle a élaboré divers outils à disposition des praticiens et/ou des formateurs, tels que le Centre de documentation en médecine générale[84], « l'école » de l'UNAFORMEC (formation aux méthodes pédagogiques) ou le bilan personnel professionnalisé (BPP), permettant à chacun de détecter ses besoins de formation.

Partie de généralistes soucieux de s'approprier leur FMC, l'UNAFORMEC a par la suite étendu ses activités à la FMC des spécialistes, bien que

---

83. C'est le cas en général pour les associations locales. Par contre, les séminaires de deux jours indemnisent les responsables.

84. Ce centre deviendra la Société française de documentation et de recherche en médecine générale (SFDRMG).

ceux-ci aient des pratiques de formation différentes, et à des formations pluridisciplinaires ou pluriprofessionnelles.

Enfin, elle a instauré de nombreuses activités internationales : échanges de praticiens, correspondants étrangers (pays de l'Est européen, Canada, Corée du Sud, Afrique...), colloques, formation de formateurs tunisiens...

Elle organise en décembre 1998 ses septièmes rencontres internationales, sur le thème de la recertification. Elle reprendra ce sujet l'année suivante en s'appuyant sur son BPP.

Elle organise encore en novembre 1999 un premier congrès de la FMC associative.

En 2007, lors du changement de président[85], le bilan effectué attestera que l'UNAFORMEC aura tenu son cap et mené à bien de nombreuses innovations : BPP, groupes de pratiques, la SFDRMG, société savante de médecine générale..., dans un contexte professionnel particulièrement instable.

Dans les instances dédiées à la politique de FMC, l'UNAFORMEC a soutenu indéfectiblement la formule d'un quadripartisme à parts égales dans les Conseils de FMC : associations, Université, Ordre, syndicats (ou membres des Unions professionnelles), l'ensemble représentant à ses yeux une garantie d'unité de la profession.

11.4 Le devenir de la FMC institutionnelle : une refonte qui tarde

Revenons en arrière. Fin 1998, le dispositif de FMC issu du plan Juppé n'est toujours pas entré en vigueur. En décembre 1999, un décret instaure l'EPP. Le 4 mars 2002 est votée la loi Kouchner, qui reprend l'obligation de FMC[86], pour une application annoncée au 1er janvier 2003...

Le projet de décret prévoit trois CN-FMC distincts, quadripartites, nommés pour cinq ans, le président étant désigné par le ministre de la Santé. Ces CN-FMC doivent définir les orientations générales, agréer les organismes prestataires de formation et d'évaluation et valider leurs projets. Chacun des Conseils délègue quatre membres à un comité de coordination.

Des Conseils régionaux (CR-FMC) sont établis sur le même modèle, le président étant nommé par le préfet de région ; outre le choix des thèmes régionaux, ils délivreront les attestations de FMC aux médecins et établiront une conciliation en cas de manquement à l'obligation[87].

---

85. Michel Doré succède alors à P. Bonet, en poste depuis 1993.

86. Il s'agit de la « loi relative aux droits des malades et à la qualité du système de soins ».

87. En réalité ces Conseils régionaux de FMC ne seront jamais installés et disparaîtront lors de l'instauration du DPC consécutif à loi HPST de 2009 (voir infra, § 12.3).

Un fonds national de la FMC est créé pour financer l'ensemble du dispositif, géré par un conseil d'administration paritaire, comprenant six représentants de l'État et six membres en provenance de chacun des trois CN-FMC. En complément, est élaboré un projet de charte de partenariat avec l'industrie pharmaceutique, établissant les critères de financement et d'indépendance des formations.

En 2002, le nouveau ministre, Jean-François Mattei, demande à Dominique Laurent, conseillère d'État, un rapport sur la FMC des médecins libéraux.

Le rapport Laurent, novembre 2002

Ce rapport[88] retient les dispositions du récent projet de décret : la composition des CN-FMC, leur rôle et les trois modes de validation pour les médecins : participation à des formations agréées ; évaluation de connaissances par un organisme agréé ; présentation d'un dossier individuel.
Au niveau régional, il est proposé que les représentants des associations et des syndicats médicaux soient majoritaires dans les CPR-FMC.

L'appréciation de l'obligation de FMC devra être plus incitative que coercitive, et inclure l'EPP. Sur la participation de l'industrie pharmaceutique, le rapport préconise l'interdiction de toute promotion de produits de santé et la transparence des financements.

Concernant la FMC conventionnelle, le groupe de travail estime qu'elle n'a plus de raison d'être depuis que la loi de mars 2002 a mis en place un dispositif obligatoire géré par les médecins eux-mêmes ; cependant la CNAM-TS en souhaite le maintien. Les évolutions possibles seraient :
– suppression pure et simple (à laquelle s'opposent les représentants de MG France) ;
– ou limitation à des formations à contenu administratif ou technique (conception étroite de la formation « professionnelle ») ;
Les thèmes de FMC souhaités par la CNAM-TS seraient pris en compte dans les priorités par le CN-FMC. Le financement apporté par les Caisses « ne devrait pas être perdu ».

Sur le financement, dont le volume, pour assurer 5 jours annuels de FMC à 117 000 médecins libéraux, devrait être de l'ordre de 200 millions d'euros par an[89], des pistes individuelles sont envisagées : crédit d'impôt, chèque-formation et indemnisation des absences pour formation.

---

88. Le groupe de travail comprend 6 représentants des syndicats médicaux, 6 des associations nationales de FMC, plus 5 personnalités qualifiées, dont le directeur général de la Santé.

89. À comparer avec les financements précédents : 4 millions provenant de la cotisation des médecins, 17 millions de la FMC conventionnelle, 0,5 à 1,2 million de l'État, sans compter les financements de l'industrie pharmaceutique ni les frais individuels des médecins…

La suppression de l'indemnisation est proposée en raison de critiques sur ses effets jugés « pervers » par certains membres du groupe, mais son maintien est défendu par les représentants de MG France.

Les conclusions générales n'appellent pas à modifier l'organisation existante. Il est insisté sur l'urgence de publier le décret afin de mettre en place les instances et leur financement, et de poursuivre la réflexion sur le financement global de l'ensemble du dispositif.

Certains points ne sont pas traités : le devenir du FAF-PM, toujours actif, alors que le FAF-MeL reste inopérant ; le format des CR-FMC, unique ou triple ; le financement des instances de FMC...

À noter dans ce rapport une sorte de condamnation de la FMC conventionnelle. La majorité du groupe de travail préfère clairement une collaboration avec une industrie dotée certes de moyens considérables (dont « l'utilité et l'intérêt » sont soulignés), mais dont les objectifs poussent à l'expansion des dépenses, plutôt qu'avec l'Assurance maladie, pourtant censée répondre aux besoins des assurés... Cela alors que la Cour des comptes, en septembre 2001, soulignait l'insuffisance des moyens de l'information indépendante sur le médicament (*voir infra*, § 11.6.1, *L'histoire du FOPIM*), face à la « forte activité des visiteurs médicaux auprès des professionnels de santé » et l'importance des dépenses promotionnelles de l'industrie pharmaceutique. Le journal *Le Monde* titre : « La formation continue des médecins laissée au bon vouloir des industriels ».

Certaines voix s'élèvent d'ailleurs contre une telle dépendance, parmi lesquelles le collectif « Formindep[90] », qui rejoint une position défendue par la SFTG et un membre de la HAS, Étienne Caniard[91], pour qui « une prise en charge de la formation continue des médecins par la CNAM-TS coûterait moins cher à la Caisse que ces mêmes médecins sous influence du lobby pharmaceutique »...

Le décret est publié le 16 novembre 2003 ; il reprend le schéma Aubry-Kouchner, remanié, avec un quadripartisme modulé pour le CN-FMC des libéraux : 2 membres de l'Ordre, 5 membres des UFR de médecine, 8 représentants des syndicats (4 de généralistes, 4 de spécialistes), 5 des organismes de FMC et 3 personnalités qualifiées (évaluation, santé

---

90. En mars 2004, le collectif Formindep (pour une formation indépendante) est créé avec pour objectif de promouvoir l'indépendance et la transparence dans les activités de soins et de formation. Les financements de la FMC par l'industrie pharmaceutique sont parmi les premiers sujets dénoncés.

91. Étienne Caniard a été président de la Mutualité française (FNMF) de 2010 à 2016.

publique, usagers), tous désignés pour cinq ans par le ministre de la Santé ; le directeur général de la Santé y siège avec voix consultative.

Le CN-FMC agréera pour cinq ans les organismes prestataires de FMC « de droit public ou privé, à caractère lucratif ou non ». Outre les critères de qualité scientifique et pédagogique, cet agrément doit comporter l'acceptation d'une évaluation externe de chaque organisme et de la qualité de leurs formations, et l'engagement de l'absence de toute promotion en faveur d'un produit de santé, en cas de financement par l'industrie du médicament ; il est subordonné à la transmission du rapport d'activité pédagogique et financier annuel et peut être retiré ou suspendu. Seront également agréés les organismes s'occupant d'EPP, après avis de l'ANAES.

L'arrêté de nomination des membres des trois CN-FMC est publié le 26 janvier 2004. Une loi de santé publique, attendue avant l'été, apportera quelques modifications : assouplissement des moyens de FMC proposés aux médecins ; place croissante des programmes d'évaluation ; mesures incitatives au lieu de sanctions disciplinaires.

Le financement des instances se fait attendre, des parlementaires de l'UMP s'opposant à la création d'un fonds national pour la FMC alimenté par des deniers publics. Les CN-FMC, qui attendent 4,7 millions d'euros pour l'année en cours, travaillent donc sans budget, hébergés par le CNOM.

L'année 2004 voit donc s'instaurer, huit ans après les ordonnances Juppé, un nouveau dispositif de FMC, auquel est adjoint celui de l'EPP, leur articulation restant à définir.

11.5 L'essor de l'EPP[92]

À partir de l'année 2000, les activités d'EPP se développent[93], notamment sous la forme de « groupes qualité » pilotés dans chaque région par l'URML, l'URCAM et une association, réunissant les praticiens une fois par mois, par groupes de 10 à 12 selon les zones géographiques. À ceux-ci s'ajouteront des groupes locaux d'échanges de pratiques, initiés par l'UNAFORMEC.

Philippe Douste-Blazy, devenu ministre de la Santé, promulgue de nouveaux décrets concernant l'EPP, corrélativement avec la création de la Haute Autorité de Santé (HAS[94]). L'EPP est rendue obligatoire par la loi du 13 août 2004, suivie de décrets d'application en octobre 2004 et

---

92. *Voir Annexe 2 : Brève histoire de l'évaluation de la qualité des soins en France.*

93. *Le Généraliste*, 29 janvier 2010. Un décret du 28 décembre 1999 instaure la pratique de l'EPP, sur la base du volontariat. Environ 2 000 généralistes y participent, dans 10 des régions administratives.

94. La HAS succède à l'ANAES et aux initiatives préexistantes de diffusion de travaux en matière d'évaluation.

avril 2005. Le Pr Yves Matillon, président de l'ANAES, souligne que l'EPP représente une incitation à la FMC, en aidant les médecins « à mieux cibler leurs besoins[95] ».

Les pratiques de l'EPP seront définies et validées sur le plan méthodologique par la HAS, sous forme d'actions ponctuelles ou de programmes continus, et devront répondre à quatre critères : concerner la pratique quotidienne ; être aptes à améliorer la qualité des pratiques et/ou leur efficience ; être évaluables ; correspondre à des données actualisées de la science. Les réunions consacrées à l'EPP sont indemnisées par le FIQCS (Fonds d'intervention sur la qualité et la coordination des soins). Le président de la HAS, Laurent Degos, estimera que les généralistes sont en avance sur les autres spécialités dans ce domaine, nouveau pour de nombreux médecins.

Une enquête de la DREES réalisée au cours du premier semestre 2008[96] montre un taux de participation important en matière de FMC et d'EPP. Deux généralistes sur trois sont affiliés à une association locale, 8 sur 10 ont participé à au moins une action collective de FMC et les trois quarts déclarent se former individuellement, par lecture de revues ou e-learning. Concernant l'EPP, un gros tiers a participé à une action d'évaluation collective, et un autre tiers envisage de le faire. Cependant, presque la moitié se dit trop peu informée et 34 % disent ne pas connaître cette démarche et 35 % des enquêtés, la connaissant, estiment qu'elle n'est « pas adaptée à leurs besoins ». Des progrès restent à faire pour qu'elle se généralise (et/ou s'adapte aux praticiens).

11.6 De nouvelles règles pour la FMC

Pendant ce temps, la FMC institutionnelle patine ; l'obligation est réaffirmée à partir de juillet 2005. En janvier 2006, un projet de décret précise la composition des CR-FMC : un seul par région, constitué de trois fois trois représentants nommés par les 3 Conseils nationaux auxquels s'ajoutent 3 membres de l'Ordre.

Un nouveau rapport de l'IGAS, publié en février 2006, pointe diverses causes de fragilité du système :

– *le manque de données fiables sur les pratiques* : s'il est établi qu'environ 20 % des médecins libéraux participent à des actions de FMC, il y a

---

95. Yves Matillon est chargé d'une mission d'évaluation des compétences professionnelles des métiers de la santé.

96. Étude portant sur 1 905 praticiens de 5 régions françaises. La question de la qualité et de la pertinence des formations n'est pas étudiée et nécessiterait des enquêtes approfondies. Formation et information sont souvent confondues.

peu de données sur les coûts, les financements et leur répartition, sauf les financements conventionnels (70 millions d'euros) et les cotisations des médecins (5 millions) ; ceux de l'industrie sont évalués dans une fourchette de 300 à 600 millions… ;

– *des conflits d'intérêts* structurellement liés à l'organisation des instances : entre prestataires de FMC et instances d'agrément ; entre prestataires d'évaluation et URML ; outre certains éléments du barème de validation « qui constituent des supports directs de promotion pour l'industrie pharmaceutique »… ;

– *une définition imprécise de l'EPP et de ses priorités,* qui brouille ses frontières avec la FMC et rend malaisé l'agrément des organismes de l'EPP, confié à la HAS ;

– *un pilotage peu opérationnel,* sans lien direct entre les priorités définies par le CN-FMC et les orientations arrêtées avec les financeurs (exemple de la FPC).

Ces remarques inspirent un décret du 9 août 2006 qui définit les règles de validation des projets de FMC.

De nouvelles règles pour l'obligation sont énoncées dans la même période, avec un niveau d'exigence modéré.

Les médecins devront justifier tous les cinq ans de l'acquisition de 250 crédits de FMC-EPP, dont 100 au titre de l'EPP. Ces crédits devront être répartis entre des actions différentiées : présentielles (séminaires ou soirées, à raison de 2 journées ou 4 soirées de FMC par an), individuelles (abonnement à 2 revues de qualité, téléformation…) ou activités professionnelles formatrices (formation-recherche, mission d'intérêt général…) et pour l'EPP une évaluation intégrée à l'activité clinique…

Cinq orientations prioritaires définies par le CN-FMC procureront un bonus de 20 %.

Les carences de FMC constatées donneront lieu à une conciliation, avec une période de six mois pour que le praticien se mette en règle.

Les multiples associations locales, peu armées pour répondre aux critères d'agrément, bénéficieront d'un agrément provisoire, assorti d'un délai pour se mettre aux normes ou s'affilier à une structure agréée. Les sources de financement sont inchangées.

12. Vers une nouvelle réforme : le développement professionnel continu (DPC)

12.1 Réformer la FMC conjointement avec l'EPP

La FMC est à nouveau remise en chantier en mai 2007 par Roselyne Bachelot, ce qui repousse à 2008 le début effectif de l'obligation. Alors que le financement des CN-FMC tarde et qu'un nouveau rapport de l'IGAS stigmatise « l'emprise du marketing des laboratoires pharmaceutiques sur le corps médical », Roselyne Bachelot considère que « les médecins ont de vrais problèmes de formation » et que « l'industrie pharmaceutique s'est engouffrée dans ce vide ». Elle entend « réfléchir sur le rôle des trois institutions destinées à assurer l'information des médecins [...] », la HAS, l'AFFSSAPS et la CNAM-TS, et prévoit des modifications législatives (dont la suppression des CR-FMC). Le tout s'inscrira dans la future loi HPST de 2009.

Cette situation est de nature à démobiliser les responsables associatifs, ainsi que les membres des différents conseils, dont les mandats s'arrêtent en février 2009[97]. De plus, Roselyne Bachelot annonce la suppression de l'obligation, laissant entendre que l'accent serait mis sur l'EPP, en vue d'une « obligation de résultat ».

12.2 Refonte du système FMC-EPP : un nouveau rapport de l'IGAS

Les orientations qui se dessinent font entrevoir une logique d'évaluation collective, fondée sur des priorités définies par des collèges professionnels de chaque spécialité. Le rapport suivant de l'IGAS apporte des propositions nouvelles.

Les propositions du rapport de l'IGAS de novembre 2008

Ce rapport prend acte de la complémentarité de l'EPP et de la FMC et propose de les « fédérer au sein d'un concept englobant le développement professionnel continu dont l'objectif est d'améliorer la qualité, la sécurité et l'efficience des soins ».

Un conseil national du DPC des médecins regroupera des représentants de la profession, des pouvoirs publics et de l'UNCAM. « Ce conseil définira les orientations de la politique du DPC, émettra des propositions sur

---

97. Le bilan présenté par les 3 CN-FMC pour 2007 atteste de la participation d'environ 24 000 médecins différents.

la nature des obligations [...], définira les règles [...] qui président à l'agrément des organismes [...]. Il déterminera [...] les thèmes prioritaires qui ont vocation à bénéficier d'un soutien financier. »

« La HAS alimentera la réflexion du conseil [en répertoriant] les domaines où la FMC et/ou l'EPP peuvent contribuer à améliorer la qualité des soins ; elle fera le bilan annuel des réalisations [...] et de leur impact sur les pratiques [...] et s'appuiera sur des structures fédératives professionnelles [...] constituées par spécialité ainsi que sur les URML. »

« Une structure sera en charge de l'agrément des organismes de formation et/ou d'évaluation et de la sélection [...] des formations et/ou actions qui, consacrés aux thèmes prioritaires, feront l'objet d'un financement spécifique. Cette structure constituera un conseil scientifique et un réseau d'experts afin d'assurer l'indépendance des décisions. Elle analysera [...] les rapports d'activité des organismes agréés et développera les méthodes de mesure des résultats. »
« Les organismes agréés transmettront [...] aux conseils départementaux de l'Ordre [...] les justificatifs des actions de formation et d'évaluation. »

« Les médecins auront l'obligation de s'inscrire dans une démarche de développement professionnel continu. [...] Les médecins devront attester de leur inscription dans une démarche de DPC en justifiant d'une part qu'ils consacrent, sur 5 ans, environ 4 jours/an (ou l'équivalent) à la FMC, d'autre part qu'ils ont participé dans l'année à une démarche d'évaluation de leur pratique ou qu'ils sont engagés dans une procédure d'accréditation. »

« Pour les médecins libéraux, les formations ou actions d'évaluation correspondant à des thèmes prioritaires seront financées et indemnisées par un fonds qui reprendra les sommes consacrées actuellement à la FPC, celles gérées au titre du FAF-PM et celles consacrées par la CNAM-TS à l'EPP. [...] Le montant des sommes consacrées au DPC, en sus des contributions des médecins [...] serait déterminé dans le cadre des accords conventionnels. »

L'obligation est donc de retour. Les actions sont laissées au choix des médecins, mais seules celles proposées par les organismes agréés sont prises en compte pour justifier de l'obligation. Il est recommandé d'orienter la FMC vers ses formes les plus interactives.

Le financement regroupe l'ensemble des ressources actuelles destinées à la FMC et à l'EPP, mais ne couvre que les actions correspondant à des thèmes prioritaires ; il reste lié à la convention médicale pour la fixation de son montant, mais non pour sa gestion.

Le rôle de la HAS, en amont et en aval de l'EPP, suppose un lien avec des collèges de chaque discipline, dont un pour la médecine générale (sa constitution est en cours à cette date[98]).

12.3 L'instauration du développement professionnel continu

Le nouveau dispositif est défini par la loi HPST du 21 juillet 2009[99] et s'étend à tous les professionnels de santé.

Un Conseil national du DPC des professions de santé, le CN-DPC, est composé de représentants des syndicats professionnels, des Universités, des prestataires, de l'Ordre, de l'Assurance maladie, de la HAS et de l'État. Il détermine la politique générale du DPC. Aucune instance régionale n'est maintenue.

Un organisme gestionnaire unique, l'OG-DPC, composé d'une part de *conseils d'orientation par profession*, d'autre part d'*un conseil de gestion* où siègent des représentants de l'État et de l'Assurance maladie, s'assure de l'indépendance des prestataires de FMC et finance les actions prioritaires. Le conseil de gestion émet des appels d'offres nationaux, gère les fonds du DPC et détermine les conditions d'indemnisation des professionnels conventionnés. Les conventions nationales entre l'Assurance maladie et les professionnels de santé déterminent le montant de la contribution annuelle des Caisses au DPC.

Une commission scientifique indépendante (CSI), constituée de *collèges d'experts par profession*, fait des propositions d'orientation, formule un avis sur les prestataires et le transmet à l'OG-DPC ; elle évalue les actions de formation et d'évaluation proposées par les prestataires, notamment selon leur conformité avec la méthode arrêtée par la HAS.
Les actions prises en compte pour la validation de l'obligation doivent s'inscrire dans le cadre des orientations définies par le ministre de la Santé, sur proposition de la CSI en relation avec les collèges de spécialités.

En région, les ARS définissent des orientations et procèdent à des appels d'offres.
Les instances ordinales ont la mission d'assurer le respect de l'obligation de DPC par les professionnels de santé et peuvent, le cas échéant, les sanctionner.

---

98. Le Collège de médecine générale sera officiellement créé en 2010.
99. Les financements de l'industrie pharmaceutique peuvent être utilisés, mais de façon totalement séparée des contenus de formation.

Diverses précisions devront être apportées, les premiers projets de décrets ne satisfaisant pas les membres de l'ex-CN-FMC : tutelle de l'État, déconnexion des initiatives régionales par rapport au national, insuffisance de représentation des généralistes (2 sièges sur 17 à la Commission scientifique indépendante...), montant des financements[100], attente de l'installation des ARS au 1er juillet 2010... Les derniers décrets seront publiés en juin et l'ensemble sera opérationnel en 2013.

Les programmes de DPC doivent donc associer FMC et EPP, s'appuyer sur une analyse réflexive des pratiques et être collectifs. Les organismes formateurs et évaluateurs seront évalués sur la qualité et la conformité de leurs programmes, ce qui mettra à l'épreuve les petites associations.

L'OG-DPC se voit attribuer l'ensemble des financements précédemment destinés à la FMC, la FPC et l'EPP. Une contribution annuelle de l'Assurance maladie est prévue par une convention d'objectifs et de gestion entre l'État et l'UNCAM.

Néanmoins, le FAF-PM continue d'exister et finance des formations par la cotisation obligatoire des médecins.

Le fonctionnement du DPC

Au plan individuel, le DPC correspond à la mise en œuvre, en pratique quotidienne, d'actions visant à l'amélioration de la qualité et de la sécurité des soins. Il doit permettre de combiner les activités de formation et d'analyse des pratiques. Chaque professionnel, devant remplir une obligation triennale, ouvre un compte à l'OG-DPC, participe aux actions proposées et reçoit une attestation de l'organisme formateur, un double étant adressé au conseil départemental de l'Ordre. Une participation par an à un programme collectif suffit.

Le DPC vise aussi à favoriser des coopérations interprofessionnelles et le décloisonnement entre les modes d'exercice.

L'Agence nationale du DPC (AN-DPC)
et la perspective au-delà de 2010

Un contrôle de l'OG-DPC par l'IGAS, en juillet 2013, posera quelques jalons pour l'amélioration du dispositif. Celui-ci sera réformé en 2016 et inséré dans une agence d'État, malgré la demande de MG France de retour à une gestion par les professionnels et les propositions du Collège de médecine générale[101] en faveur d'une maîtrise des généralistes sur leur propre DPC.

---

100. La première enveloppe budgétaire sera de 70 millions d'euros.
101. Le souhait du Collège de médecine générale s'exprimera nettement dans un rapport de son président, P.-L. Druais, remis en mars 2015 à la ministre Marisol Touraine : *La Place et le rôle de la médecine générale dans le système de santé*, § 5.5 : En matière de DPC, « chaque

Dans la nouvelle configuration, gérée comme un marché[102], il s'avérera que les enjeux spécifiques de la FMC des généralistes seront dilués dans ceux des médecins libéraux. Un autre chantier devra être ouvert, à partir des besoins spécifiques des différentes professions et disciplines de santé.

---

profession doit être cogestionnaire du cadre qui la concerne », ce qui impliquerait l'abrogation du chapitre DPC de la loi HPST et une refonte du système.

102. Cela au motif de la « directive Bolkestein » sur la libéralisation des services, votée en 2006 et mise en application en France à partie de 2009, dont feraient partie les « marchés » de la formation professionnelle.

ANNEXE 1

UN APERÇU DE L'INFORMATION SCIENTIFIQUE
DES GÉNÉRALISTES

L'information scientifique parvient aux généralistes par divers canaux : presse médicale, agences d'État (HAS, AFFSSAPS), visiteurs des laboratoires, voire délégués de l'Assurance maladie (DAM) à partir de 2005. Cette information, notamment sur le médicament, est surabondante, ce qui rend difficile de la hiérarchiser et d'en discerner la validité et la pertinence. À l'heure de l'« *evidence-based medicine*[1] » (EBM), des référentiels, recommandations et protocoles, multipliés depuis les années 1990, cette question revêt une acuité particulière.

Une étude réalisée en 2008 auprès de généralistes membres d'associations de FMC révèle qu'environ un quart des questions résultant de leur pratique quotidienne ne trouvent pas de réponses, par défaut ou échec de la recherche. Cela est attribué au « manque de formation concernant la recherche d'informations avec les outils modernes à disposition du praticien », mais aussi au manque de temps dans les conditions d'exercice actuelles et à un accès insuffisant à des sources de grande fiabilité. « Les médecins [...] déclarent rechercher [...] une information rapide, validée, actualisée, facilement accessible et peu coûteuse. » Cette difficulté pourrait être compensée par une meilleure efficience de la recherche (ce qui renvoie à la formation et aux moyens d'accès), ou par des prestataires de services, même si cette solution « n'est pas perçue favorablement » par les médecins sondés[2].

---

1. EBM : *voir Recherche, § 4.*
2. Signalons l'excellent travail réalisé par le CDRMG (Centre de documentation et de recherche en médecine générale) initié par l'UNAFORMEC depuis 2001. Ce centre est abonné à une soixantaine de revues françaises et en langue anglaise ; ce service de recherche sur la base de données du centre est disponible en ligne.

En ce qui concerne la presse professionnelle à but de formation, peu de titres sont spécifiquement orientés vers les généralistes. Ils se résument à *Pratiques* (1975), *Prescrire* (1981), *La Revue du praticien – Médecine générale* (1986), *Exercer* (1989, revue du CNGE), *Médecine*[3] (2005). Quatre sur cinq de ces revues sont exemptes de publicité pharmaceutique, à la différence de la plupart des autres[4]. L'indépendance des informations est en effet primordiale pour des revues traitant de thérapeutique.

Nous n'abordons ici que l'information sur le médicament.

1. L'information sans publicité pharmaceutique

La quête de l'indépendance financière par les revues médicales est une réelle difficulté.

Un premier essai, de 1974 à 1980, concerne *La Lettre médicale*[5], périodique bimensuel de quatre pages d'information indépendante, présentant une revue complète des études de méthodologie rigoureuse.

La première revue *Médecine*, dont le rédacteur en chef était le Dr Pierre Guillet[6], a fait faillite en 1981 car les annonceurs pharmaceutiques ont cessé tout financement de publicité après un article de 1980 mentionnant les effets néfastes des benzodiazépines sur la mémoire. Inversement, la revue *Pratiques*, qui ne dépendait que de ses abonnés, a pu librement porter plainte contre le laboratoire Servier pour publicité mensongère à propos du Ponderal retard® (Benfluorex, repris ultérieurement dans le Médiator®).

L'histoire du FOPIM[7]

En novembre 2001, à la suite de la loi de financement de la Sécurité sociale, est créé un Fonds de promotion de l'information médicale et médico-économique (FOPIM). Il a pour mission de « fournir une information objective aux professionnels sur les produits de santé admis aux remboursements ». Il vise, en particulier, à « mettre à disposition des professionnels une information en matière de stratégie thérapeutique et de prescription médicamenteuse sous une forme adaptée à leurs besoins ». Il s'agit de concurrencer les informations des laboratoires pharmaceutiques. Son budget est issu

---

3. *Médecine* succède à *Pratiques médicales et thérapeutiques* (*PMT*), revue indépendante publiée de 2000 à 2002, et stoppée faute d'abonnés.

4. Les revues sans publicité sur le médicament sont rares et résultent toutes d'initiatives de généralistes.

5. Inspirée de *The Medical Letter* publiée aux États-Unis, cette lettre est pilotée par M. Detilleux, médecin interniste, et Claudine Soubrié, pharmacologue.

6. Cofondateur de la SFTG.

7. Selon le témoignage d'A.-M. Magnier, présidente du groupe confraternel du FOPIM

d'une taxe de 10 % du budget publicitaire des industries du médicament (soit environ 20 millions d'euros/an).

Sur le plan organisationnel, le FOPIM comporte :
– un comité d'orientation constitué de représentants institutionnels (DGS, DSS, DHOS, CNAM-TS, CANAM, MSA, AFSSAPS) et de trois personnalités qualifiées ;
– une équipe de travail : rédacteurs et chefs de projets ;
– un groupe confraternel[8] constitué de médecins et pharmaciens, présidé par une généraliste, la Pr Anne-Marie Magnier.

Divers travaux sont initiés entre 2002 et 2003, dont :
– deux enquêtes sur les besoins et attentes des prescripteurs ;
– un bulletin d'information (quatre pages mensuelles) et des fiches sur les nouveaux médicaments (sept fiches rédigées[9]) ;
– un projet de site internet (jamais mis en place) ;
– un projet de base de données médicamenteuses, indépendante et gratuite, pouvant être incluse dans les logiciels médicaux et faciliter la restructuration de la base Thériaque ;
– un appel à projets pour soutenir des revues indépendantes dans leur information sur le médicament (en ont bénéficié les revues *Médecine*, *Pratiques*, *EBM Journal* et *Espace médical européen*[10]) ;
– un appel à projets, dont le logiciel ASTI d'aide à la prescription médicale[11] ;
– un soutien financier au Centre de référence sur les agents tératogènes (CRAT) ;
– une contribution à une campagne d'information sur les génériques.

L'enquête sur les attentes des médecins a fait apparaître leur souhait d'une « synthèse de la littérature », sous forme de « document simple, rapidement lisible et facile d'accès »[12], à quoi le FOPIM s'est efforcé de répondre par la production de fiches thérapeutiques et de supports électroniques d'aides à la décision.

---

8. Ce groupe était constitué de 6généralistes, 1 gastro-entérologue, 2 pharmaciens et 3 praticiens hospitaliers.

9. Le groupe imaginait que ces fiches auraient pu être remises aux médecins par l'intermédiaire des déléguées de l'Assurance maladie (DAM). Mais ces documents prévus pour mars 2003 n'ont jamais été diffusés.

10. Les deux dernières n'existent plus.

11. Projet porté par la SFTG mais qui n'a pas été pérennisé, le budget renégocié par la HAS ayant été diminué, puis non renouvelé.

12. Rapport de la société Imago à la DGS : *Les Médecins généralistes et l'information sur le médicament*, janvier 2002 (dans cette enquête, les médecins, quoique peu confiants dans l'industrie pharmaceutique, plébiscitent la visite médicale comme moyen d'information).

Mais le FOPIM est mis en stand-by en mai 2003, le ministre de la Santé opposant son veto à toute activité de communication. Certaines activités se poursuivent cependant jusqu'à sa suppression par la loi du 13 août 2004 réformant l'Assurance maladie. Une partie de ses initiatives sont reprises par la HAS entre 2005 et 2010, notamment les subventions accordées aux revues ci-dessus. La HAS diffuse depuis lors des fiches de « bon usage du médicament ».

Cet arrêt du FOPIM a suscité divers commentaires de la part de ses anciens participants. Selon l'un d'eux, ce fonds « avait l'argent, la motivation, les experts et le soutien des médecins ». Un autre vise clairement la protection par le ministère des intérêts de l'industrie du médicament[13,14]…

Un rapport de l'IGAS
sur l'information des généralistes
En 2007, l'IGAS produit un rapport concernant l'information des généralistes sur le médicament. Ce rapport analyse leurs attentes et les sources d'information, parmi lesquelles l'industrie pharmaceutique et ses différents canaux, le rôle des « leaders d'opinion », la presse médicale et les organismes publics ou parapublics (HAS, AFSSAPS, CNAM-TS).
La presse médicale comporte une trentaine de titres adressés aux généralistes, dont la grande majorité est financée par la publicité et diffusée gratuitement, malgré l'obligation de présenter un taux de 50 % d'abonnés.
Ce rapport émet un ensemble de recommandations dont l'essentiel vise à développer à la HAS les missions d'observation et de promotion de l'information sur le bon usage du médicament, et à intensifier l'activité des délégués de l'Assurance maladie.

---

13. *Le Monde*, 20 décembre 2004 : « Le Fopim devait […] publier des fiches sur les médicaments à l'attention des professionnels de santé […]. Celle sur le Ketek®, un nouvel antibiotique du laboratoire Aventis, était […] prête à partir chez les médecins. Elle est partie… à la poubelle, "sur intervention politique", affirme un membre du Fopim, parce qu'Aventis allait fusionner avec Sanofi. Dans sa "corbeille de mariée", la firme Aventis apportait le Ketek. […] Le gouvernement ne voulait pas handicaper la fusion avec la sortie de cette fiche qui relativisait l'intérêt médical de ce nouveau médicament. »
14. Le SMG publie le 23 décembre 2004 un communiqué stigmatisant dans la suppression du FOPIM « une concession à l'industrie du médicament, qui dépense 20 000 € par an et par médecin en budget marketing »…

2. Des revues de généralistes, pour des généralistes[15]

La revue Exercer

Cette revue scientifique et pédagogique de médecine générale est éditée par le CNGE (*voir Formation initiale, Annexe 2*).

La revue Pratiques

Pratiques ou *Les Cahiers de la médecine utopique* est créée en 1975 par le SMG et constitue son principal outil de dialogue et d'information. Les fondateurs choisissent ce titre car elle porte avant tout sur les pratiques des médecins, que le syndicat veut faire évoluer. Le complément du titre a été ainsi formulé car « repenser une médecine raisonnable à cette époque, c'est penser dans l'utopie ».

Entièrement produite par les membres du SMG, indépendante de toute publicité de l'industrie du médicament[16], elle s'adresse aux médecins, aux soignants et à tous ceux qui se sentent concernés par les questions de santé. Elle entend « proposer et animer une autre façon d'exercer la médecine, que ce soit dans la réalité quotidienne des cabinets médicaux comme des structures [de santé] en général ». C'est une revue conçue pour l'action et le changement.

Pratiques s'annonce d'emblée comme une revue très à gauche, qui dénonce l'impact du système capitaliste et commercial sur l'activité médicale[17]. Faire changer les choses, écouter, faire de la médecine un métier humain nettoyé de toute forme de cupidité, sont les mots d'ordre annoncés noir sur blanc dès la création de la revue, et qui lui serviront d'armature philosophique.

Pratiques se décrit comme « l'ébauche de mise en forme du rêve d'une médecine qui réconcilierait l'homme avec son milieu ». Elle s'inscrit dans le champ des luttes successives : pour le dépistage et la prévention ; contre une conception technocratique de la médecine face aux pathologies sociales ;

---

15. Nous ne négligeons pas l'apport du journal *Le Généraliste* ni de *La Revue du praticien – Médecine générale*, dont de nombreux articles sont cités dans le présent travail.

16. *La Lettre médicale*, bulletin d'information sur les médicaments, totalement indépendante de la publicité, existait déjà en 1975. Elle sera à l'origine de la rubrique « Du côté de l'industrie pharmaceutique » de *Pratiques*.

17. « Nous dénoncerons encore et toujours le rôle que les lois capitalistes ont réussi à donner au médecin, dont la fonction économique et politique est loin d'être neutre, [le fait] que les lois commerciales qui dominent la médecine libérale ne sont plus de mise et que rien de fondamental ne sera changé aussi longtemps que la médecine ne sera pas gratuite, les médecins payés à la fonction et l'institution médicale gérée et contrôlée par les usagers eux-mêmes organisés autour des unités sanitaires de base. »

contre la pression des trusts pharmaceutiques[18] ; pour une médecine lente ; pour un enseignement adapté aux conditions d'exercice ; pour une formation continue.

C'est aussi une revue d'échanges qui veut briser l'isolement dangereux et stérile auquel sont voués à l'époque les médecins généralistes au sein de la profession médicale. La connaissance médicale y est repensée sous un angle humaniste : les articles médicaux prennent en compte le vécu quotidien du patient et celui du médecin. La parole donnée aux malades apporte un regard critique neuf et constructif.

Pratiques est donc une revue profondément originale. Elle est fabriquée initialement par un comité de rédaction composé d'une vingtaine de généralistes bénévoles[19]. Les difficultés des débuts ne sont pas minces, liées à plusieurs facteurs : le non-professionnalisme, l'organisation artisanale, la problématique de fabrication (aidée par un membre des Éditions de Minuit). L'absence de publicité conduit à la recherche permanente d'abonnés.

La formule journalistique sera sans cesse adaptée. À partir de 1977, elle présente un thème principal et plusieurs rubriques couvrant les différents aspects de la médecine générale. Une section « Courrier des lecteurs » maintient la dynamique de dialogue. Apparaissent aussi au fil du temps des articles de FMC, qui deviendront l'une des raisons d'être de la revue.

En 1979, le comité de rédaction écrit : « Nous souhaitons faire de *Pratiques* une revue qui déborde largement le cadre de notre syndicat et qui serve de référence, aussi bien aux nombreux médecins actuellement plongés dans le désarroi le plus total face à l'avenir, qu'à ceux, non-médecins, qui se sentent interrogés par les problèmes de la médecine. »

En 1998, la revue change de formule sous la direction d'Élisabeth Maurel. Elle se décrit actuellement ainsi : « un lieu de débat sur les enjeux de la médecine dans la société ». Elle explore les articulations et les paradoxes qui relient les notions de soin, santé, social et politique. En même temps, *Pratiques* s'ouvre à une réflexion transversale et à d'autres horizons, avec des spécialistes des sciences humaines, sociologues, historiens, philosophes, ethnologues, et des acteurs de terrain, sans oublier la réflexion des usagers, malades et bien portants.

---

18. Une rubrique critique sur les médicaments sera le prélude à la création de la revue *Prescrire*.

19. Les trois premiers directeurs de ce comité sont successivement : Daniel Timsit, Dominique Monchicourt et Philippe Van Es.

L'histoire de la revue Prescrire

Prescrire, le « justicier de l'ordonnance » : indépendante des lobbys pharmaceutiques, des agences du médicament et de l'Assurance maladie, la revue teste les médicaments depuis trente ans. Elle est créée en janvier 1981 par Pierre Ageorges, secrétaire général de l'UNAFORMEC, Gilles Bardelay et Patrick Nochy, généralistes venant du SMG et de la revue *Pratiques*, et Pierre Simon, pharmacien.

Selon Gilles Bardelay, l'axiome initial est le suivant : « [...] on a fait le constat qu'il n'y avait aucune information sur les effets indésirables des médicaments, et que tout était financé par l'industrie. Dans ce contexte de confusion, comment aider à la qualité des soins ? C'est la seule chose qui m'intéresse : donner aux médecins des outils d'information. »

Subventionnée de 1981 à 1993 par le ministère de la Santé et de l'Assurance maladie, elle vit ensuite uniquement de ses abonnements[20], sans publicité. Sa direction est élue par des représentants des rédacteurs et des lecteurs.

La revue analyse mois par mois les nouveaux médicaments. La méthode de travail est faite de mille contrôles : le sujet étant choisi par le comité de rédaction, un rédacteur et un référent, mandatés, travaillent en duo ; il passe ensuite au responsable de la rubrique, puis à un comité de lecture extérieur ; enfin, retour au duo. « [...] cela prend au minimum trois mois. Les articles de synthèse peuvent prendre entre un an et demi et deux ans », sourit Gilles Bardelay ; ils ne sont jamais signés : « C'est un travail collectif... »

Un test de lecture a été élaboré, et en fin d'année, un diplôme de « lecteur émérite » est délivré aux meilleurs lecteurs. En cas de médicament réellement innovant, une Pilule d'Or est décernée au laboratoire qui le produit.

En 1989, des abonnés constituent un Réseau d'observation de la visite médicale, qui note les arguments des visiteurs et fait le tri entre assertions fallacieuses et informations exactes ; les observations sont publiées régulièrement entre 1991 et 2006, relevant des taux d'écart constants entre les arguments présentés et les caractéristiques des produits.

La revue, fiable, n'a jamais pu être attaquée par les laboratoires, même quand elle en arrive à détruire leur stratégie commerciale, comme dans le cas du Relenza®. Elle est la première à demander en 1997 le retrait du prédécesseur du Mediator®.

Prescrire édite une revue mensuelle, papier et numérique, et une édition en anglais. Organisme agréé pour le DPC, elle propose aussi des formations et des programmes d'amélioration des pratiques spécialement adaptés aux besoins des professionnels de santé.

---

20. En 2010, 29 000 abonnés.

L'Association Mieux Prescrire, qui édite toutes ses productions, est une association de formation à but non lucratif (loi 1901). Elle s'est affranchie des influences des firmes, comme de celles des organismes chargés de l'organisation des soins. Article 1 des statuts : « Œuvrer, en toute indépendance, pour des soins de qualité, dans l'intérêt premier des patients. À cet effet, l'Association pourra [...] entreprendre toute action à des fins de formation des professionnels de santé, de sensibilisation, d'information, et d'amélioration des pratiques. »

La revue Médecine

Destinée aux acteurs de soins primaires et centrée sur les parcours de soins, Médecine (sous-titrée De la médecine factuelle à nos pratiques) s'inscrit dans la suite de Pratiques médicales et thérapeutiques, publiée de 2000 à 2002 et arrêtée faute de financement et d'un nombre suffisant d'abonnés, dans un contexte marqué par le trop-plein de publications gratuites.

Le but affiché par Jean-Pierre Vallée, rédacteur en chef, est de « faciliter l'utilisation des données validées dans le contexte pragmatique qui fait notre quotidien ». Il décrit ainsi les ambitions de la revue : « Habituer nos lecteurs à critiquer l'information, adapter nos publications à leurs besoins. » La qualité des soins doit s'appuyer sur une « confrontation permanente entre rigueur scientifique et réalité quotidienne ». La référence à l'EBM est claire, le terme de « médecine factuelle » étant préféré à l'anglais evidence, faux ami souvent traduit en français par « preuve ».

Le comité de rédaction réunit des membres de l'APNET (Association pédagogique nationale des enseignants en thérapeutique) et de l'UNA-FORMEC, et fait appel à divers professionnels de santé ainsi qu'à des patients. Indépendance et ouverture sont les maîtres mots.

« Y a-t-il une place en France pour une presse médicale totalement indépendante ? » Financée sur fonds publics pour son lancement à cinq mille exemplaires et pour une durée de cinq ans, le nouveau pari tenté par la revue Médecine repose sur le nombre des abonnements. Un financement initial du FOPIM a été repris par la HAS et interrompu au bout de dix-huit mois.

3. Des critères de qualité à respecter

La HAS publie en mai 2013 un rapport sur les Bonnes Pratiques et critères de qualité des revues et journaux de la presse médicale française afin d'en évaluer la qualité en termes d'actualisation des connaissances, de formation continue et de travaux de recherche.

Son approche consiste à définir des bonnes pratiques afin d'aider les auteurs, rédacteurs en chef, membres des comités scientifiques, de rédaction et de lecture, éditeurs et lecteurs à améliorer la presse proposée aux professionnels.

Des critères de qualité sont élaborés : déclarations d'intérêt, identification claire de la publicité, fonctionnement des comités de rédaction et de lecture, procédures de relecture, respect de la qualité d'auteur, charte d'indépendance vis-à-vis des annonceurs, éditeurs et propriétaires, mention des sources de financement, respect des recommandations professionnelles.

Au final, trois principes fondamentaux sont retenus en fonction des données de la littérature, des échanges avec les acteurs et de l'expérience de la HAS : transparence, indépendance et éthique éditoriale[21].

4. Un besoin majeur non satisfait : un système d'information pertinente conçu pour les généralistes

Quelles que soient les qualités réelles ou préconisées des revues disponibles, les généralistes sont paradoxalement démunis, devant leur multiplicité et la diversité de leurs contenus, pour retirer de cette masse d'informations celles qui correspondent à leurs besoins réels.

Il est impossible que chaque praticien puisse par lui-même inventorier et sélectionner les informations pertinentes et validées dont il a besoin, et que l'abonnement à quelques revues ne suffit pas à combler.

Un service de présélection et de diffusion de ces informations en ligne, tenu par de vrais connaisseurs des pratiques de médecine générale, est un besoin majeur. Le Collège de médecine générale s'honorerait de contribuer à pallier ce manque.

---

21. Ces critères sont présents parmi les critères fondateurs de la revue *Pratiques*.

ANNEXE 2

BRÈVE HISTOIRE DE L'ÉVALUATION
DE LA QUALITÉ DES SOINS EN FRANCE
(D'APRÈS ROBELET [MAGALI],
« LES MÉDECINS PLACÉS SOUS OBSERVATION »,
Politix, N° 46, 1999)

Les premières initiatives d'évaluation en médecine apparaissent au cours des années 1970, chez des praticiens « menant une réflexion critique sur leur pratique et l'enseignement reçu [...], prônant la dimension collective de l'exercice à côté du "colloque singulier" et donc l'intégration de préoccupations de santé publique ».

« Dès les années 1980, la question est mise sur l'agenda politique et l'objectif poursuivi est celui d'une plus grande transparence de la qualité des soins offerte par le système de santé. [...] Les dispositifs mis en œuvre [...] vont se trouver soumis aux préoccupations politiques nouvelles de maîtrise des dépenses de santé. »

1. L'ère des pionniers, 1970-1980

Émile Papiernik est un des pionniers de l'évaluation. Son programme de rationalisation des choix budgétaires (RCB) en périnatalité[1] permet d'établir en 1970 une première définition de l'évaluation médicale, intégrant des critères d'efficience et des perspectives de santé publique. Les méthodes employées ensuite visent la recherche de qualité des soins et la production de recommandations de pratique (audits, conférences de consensus). Vers la même

---

1. Émile Papiernik est alors chef de clinique en gynécologie-obstétrique dans un hôpital parisien. Ce travail permettra une spectaculaire réduction de la mortalité infantile.

époque, Maurice Rapin[2] forme ses internes aux méthodes d'amélioration de la qualité des soins en réanimation hospitalière.

Autour de l'année 1980, Dominique Jolly et Jean-François Lacronique, s'inspirant des exemples américains, réalisent une série d'audits dans les hôpitaux parisiens. L'évaluation médicale se structure entre 1980 et 1990 en milieu hospitalier[3]. Ce mouvement introduira peu à peu une dimension qualitative, et non plus seulement quantitative, dans la maîtrise des dépenses de santé.

En 1985, à la demande d'Edmond Hervé, secrétaire d'État à la Santé, Émile Papiernik produit un rapport sur l'évaluation médicale et propose la création d'une Fondation pour l'évaluation des techniques et des pratiques médicales, chargée d'organiser des conférences de consensus. L'Ordre et la CSMF y voient un risque de contrôle, restreignant l'autonomie de prescription des médecins ; cette critique pousse Michèle Barzach, ministre de la Santé à partir de 1986, à remplacer cette fondation par un Comité national pour l'évaluation médicale, composé majoritairement de représentants de la profession[4] mais dépourvu de moyens.

Toujours au début des années 1980, des généralistes de l'UNAFORMEC s'impliquent dans l'évaluation médicale. Au cours de séminaires de formation, ils font intervenir des économistes « qui mettent en avant la nécessité d'une évaluation face aux contraintes économiques grandissantes ». Pour eux, l'évaluation est un outil de formation et de qualité des soins, utile à la revalorisation de leur discipline.

2. La création de l'ANDEM, 1989
(voir aussi Recherche, § 4)

En 1988, Claude Évin, ministre de la Santé, préoccupé par l'emballement des dépenses, demande à Jean-François Armogathe, président de l'UNA-FORMEC (1985-1991), un rapport sur l'évaluation médicale, déjà en pratique aux États-Unis, au Québec et en Europe du Nord.

Ce rapport est remis à Claude Évin en mai 1989, intitulé *Pour le développement de l'évaluation médicale*. L'évaluation y est décrite comme « une procédure scientifique [...], orientée vers la résolution de problèmes existants ou

---

2. Futur doyen de la faculté de Créteil.

3. Dominique Jolly est d'abord chirurgien, puis économiste de la santé. Jean-François Lacronique a observé les méthodes de gestion du système de santé et le développement de l'évaluation médicale aux États-Unis. Ces deux personnalités ont formalisé les savoirs et méthodes en évaluation. Un comité d'évaluation et de diffusion des innovations technologiques (CEDIT) est créé en 1982 au sein de l'AP-HP (Assistance publique – Hôpitaux de Paris).

4. Parmi ceux-ci figure Jean-François Armogathe, président en exercice de l'UNAFORMEC.

prévisibles [...] elle a un but opérationnel d'aide à la décision collective ou individuelle ». Ses objectifs sont décrits selon une triple cohérence :
- définir les stratégies diagnostiques et thérapeutiques qu'impose l'évolution de la médecine ;
- évaluer leurs applications en médecine ambulatoire et hospitalière[5] ;
- informer les usagers et citoyens pour clarifier leurs choix de santé, et apporter une aide à la décision aux institutions qui gèrent le système.

Conscient des réticences de ses confrères, Alain Métrop, tête pensante de l'UNAFORMEC et membre de la mission Armogathe, y voit l'occasion d'une aide à la décision pour les généralistes, sous les angles de la qualité scientifique et technique, de l'adéquation de la décision à la demande, de l'efficacité et de l'économie. Au-delà, c'est aussi l'opportunité de faire reconnaître la médecine générale en tant que discipline et de clarifier son champ d'activité.

Le rapport Armogathe est suivi en février 1990 de la création de l'Agence nationale pour le développement de l'évaluation médicale (ANDEM), agence à statut associatif (loi 1901), indépendante[6] et chargée de l'aspect opérationnel : constituer une équipe méthodologique, rassembler un fonds documentaire, impulser des programmes, sélectionner des projets, diffuser les résultats, apporter une assistance, former des évaluateurs. Les moyens financiers du Gouvernement et des institutions sociales (15 puis 19,5 millions de francs) sont prévus pour ans. L'ANDEM satisfait à la fois les experts en évaluation, qui sont légitimés, et les représentants de la profession, pour qui l'évaluation, conçue comme « formation », exclut les intentions de contrôle. Ses propagateurs insisteront sur la notion d'« autoévaluation ».

Le Comité national pour l'évaluation, préexistant, est maintenu et élargi, endosse le rôle politique : définir les orientations, les insérer dans une politique professionnelle, faire le bilan des actions entreprises, veiller au respect de l'éthique médicale.

Une des premières actions de l'ANDEM en milieu libéral est de constituer dès 1990 un réseau de 12, puis 15 groupes pilotes, composés majoritairement de généralistes cooptés. Ce réseau, piloté par Michel Doumenc, généraliste enseignant au Kremlin-Bicêtre, permet de tester les travaux engagés, fait remonter des informations sur la diffusion locale des recommandations ainsi que ses propres souhaits en la matière, et forme ses membres à l'évaluation.

_____

5. « La démarche générale consiste [...] à sélectionner le thème de l'activité d'évaluation [...], élaborer des critères de qualité des attitudes dans la situation choisie [...], décrire la réalité [...], analyser les écarts entre réalité et références, analyser les causes, rechercher des solutions, mettre en place les actions de correction, évaluer l'effet de ces mesures. »
6. Mais les dix-huit membres du conseil scientifique sont nommés par l'État.

Il ne s'agit pas de former des évaluateurs spécialisés, mais de diffuser chez les professionnels des outils valables et acceptables, en vue de « faire entrer la notion d'évaluation comme une notion normale dans le raisonnement du médecin généraliste ». Un premier bilan au printemps 1992 s'avère satisfaisant ; un premier audit a porté sur le statut vaccinal des personnes de plus de 60 ans. Un guide de l'audit est diffusé, applicable à l'évaluation des structures, des stratégies et/ou des résultats.

L'expertise du service d'évaluation des stratégies diagnostiques de l'ANDEM sera sollicitée à partir de 1994 pour élaborer les références médicales opposables (RMO), puis pour étayer au plan méthodologique la mission d'évaluation des Unions professionnelles.

Lors d'un colloque organisé par la SFTG et le CFES (Comité français d'éducation pour la santé) en mars 1993, certains responsables de FMC s'inquiéteront de la finalité des processus d'évaluation : « formative » ou « sanctionnante » ? Poser la question, c'est relayer des craintes présentes chez les praticiens face à un dispositif extérieur à la profession (la marque des RMO est dans les esprits). La réponse réside, selon les pilotes du réseau, dans l'appropriation de cette démarche par les praticiens eux-mêmes, sur des sujets qui les concernent, en tant qu'aide à la décision et à l'amélioration des pratiques.

3. L'ANAES substituée à l'ANDEM, 1996

À l'heure de la recherche d'une régulation efficace des dépenses de santé, le rapport *Santé 2010*, en 1994, souligne la faiblesse des systèmes d'information et d'évaluation dans le domaine de la santé. Ce rapport préconise de « favoriser les comportements vertueux » des médecins, ce qui suppose pour eux de « se soumettre à l'évaluation de ses pratiques [...], d'entretenir et de perfectionner leurs connaissances [...], d'accepter de bénéficier d'une aide à la décision... ». Il recommande au praticien d'accepter le regard de ses pairs sur ses propres pratiques et de confronter ses expériences. Concernant l'ANDEM, il demande l'attribution de « moyens stables à la hauteur des besoins considérables existant en ce domaine ».

Ce sujet sera repris en avril 1996 dans le plan Juppé, qui remplace l'ANDEM par l'ANAES. Il s'agit désormais d'évaluation non plus « médicale », mais « en santé », ce qui englobe, en plus de la conformité aux données de la science, l'organisation et la continuité des soins. Selon Magali Robelet, « la dimension de service public est privilégiée, au détriment de la seule dimension professionnelle ». Les instances directrices restent constituées d'une majorité de professionnels.

En ce qui concerne l'exercice de ville, l'ANAES démultiplie les recommandations de pratique clinique. Mais le réseau de praticiens de l'ANDEM n'est pas prorogé.

Ces dispositions sont à la fois prolongées et amendées par le gouvernement Jospin, à partir de 1997. L'évaluation des pratiques professionnelles est soutenue par le couple Aubry-Kouchner : le décret du 29 décembre 1999 charge l'ANAES de constituer un corps de médecins évaluateurs, volontaires, chargé de réaliser des visites de confrères au cours desquelles ils compareront les pratiques du médecin à des guides d'évaluation[7]. Les évaluateurs doivent avoir au moins cinq ans d'exercice préalable, faire état de travaux d'évaluation et suivre une formation spécifique ; ils seront indemnisés par les URML. Mais cette initiative n'aura aucun succès et ne sera pas maintenue.

La loi du 13 août 2004 rend la pratique de l'EPP obligatoire et transfère les missions de l'ANAES à la HAS.

L'implication de généralistes dans l'évaluation

Des organisations de généralistes s'investiront dans l'évaluation et la qualité des soins, comme en témoignent diverses initiatives : les journées de printemps 1996 du SMG sur la qualité des soins ou le colloque de 2006 intitulé « Évaluer et améliorer la qualité des soins en médecine générale » réalisé à Caen, réunissant des associations nationales de formation[8] et des membres de quatre URML sur le constat suivant : « L'évaluation des pratiques professionnelles (EPP) selon le décret de 1999 a constitué une première approche. Ses principales limites sont le nombre restreint de thèmes abordables, le caractère normatif des référentiels, le caractère purement évaluatif du processus. Des dimensions essentielles comme la satisfaction des patients, l'organisation du cabinet médical, ne sont pas prises en compte par l'EPP actuelle. »

Ce colloque s'inscrit dans la suite des colloques européens organisés par le groupe EQUIP (réseau européen pour la qualité en médecine générale) et appelle à un approfondissement des méthodes.

---

7. Ces visites, facultatives pour le médecin visité, doivent permettre à l'évaluateur d'accéder à tous les documents médicaux, dont les dossiers de patients, anonymisés, sous réserve du secret professionnel. L'évaluateur confronte ses observations avec le praticien visité, lui transmet ses conclusions, signale sa démarche à l'Union professionnelle, qui transmet l'information à l'Ordre départemental.

8. ACFM, CNGE, MG Form, SFDRMG, SFMG, SFTG.

TABLEAU CHRONOLOGIQUE
DE LA FMC GÉNÉRALISTE

Avant 1940	Sociétés locales de médecine – Assises de médecine
1947	Entretiens de Bichat
1950-1960	Association de médecine rurale et groupes locaux de formation continue
1963-1964	Commission Jean Bernard, puis Paul Milliez sur le développement de l'EPU
1964	Création de l'AMEPU (Association médicale d'enseignement postuniversitaire)
1967	Création de la Société Balint France (SMB)
1969	Guy Scharf : création de l'Association médicale lorraine de perfectionnement postuniversitaire
1960-1980	Développement d'associations locales de PPU-FMC
1971	Loi Delors sur la formation permanente
1973	Constitution du GOFIMEC et de l'ASFORMED – Création de la SFMG
1974	Création du FAF-PM
1977	Création de la SFTG
1978	Création de l'UNAFORMEC (coprésidents : Pierre Gallois et Albert Hercek)
1979	Création de l'AFMG
1982	Création du CN-FMC
1983	Premier financement de la FMC par l'Assurance maladie
1986	UNAFORMEC : J.F. Armogathe, président
1987	Conseils régionaux de FMC
1988	Création du Collège des Hautes Etudes en Médecine Générale breton Création de MG Form
1989	Rapport Armogathe sur l'évaluation, création de l'ANDEM UNAFORMEC : Charles Honnorat, président
1990	Lancement de la FMC conventionnelle
1992	Réforme du CN-FMC – Cotisation obligatoire de FMC
1993	UNAFORMEC : Philippe Bonet, président – 1er rapport de l'IGAS Création de Formunof
1995	2e rapport de l'IGAS – Le FAF-PM remplacé par l'Agecomed
1996	Plan Juppé. Obligation légale de FMC – Réforme du CN-FMC – Création du FAF-MeL – mMaintien du FAF-PM Remplacement de l'ANDEM par l'ANAES
1998	3e rapport de l'IGAS – Création de 3 CN-FMC (libéraux, salariés, hospitaliers) – Instauration de l'évaluation des pratiques professionnelles (EPP)
1999	Formation professionnelle conventionnelle – Organisme gestionnaire conventionnel (OGC) Décret sur l'EPP
2002	Loi confirmant l'obligation de FMC – Comité de liaison entre les 3 CN-FMC Rapport Laurent sur la FMC
2003	Loi créant 1 seul CN-FMC pour l'ensemble des médecins
2004	L'EPP obligatoire
2006	4e rapport de l'IGAS
2007-2008	5e rapport de l'IGAS proposant le Développement professionnel continu (DPC) UNAFORMEC : Michel Doré, président
2009	Loi Bachelot (HPST) : création du DPC pour tous les professionnels de santé
2013	Mise en œuvre du DPC
2016	Création de l'Agence nationale du DPC (AN-DPC)

II.3

HISTOIRE DE LA RECHERCHE
EN MÉDECINE GÉNÉRALE

Anne-Marie Bouldouyre-Magnier

« La vulgarisation médicale a pour fonction, me semble-t-il, de faire entrer inlassablement dans la tête des gens cette affirmation : "les progrès continus de la médecine contemporaine et notamment de la thérapeutique sont venus de la biologie : les progrès à venir ne peuvent venir exclusivement que de cet horizon". Cette affirmation n'est évidemment aucunement démontrée. C'est en vérité un postulat mais un postulat dont la nature de postulat n'est jamais reconnue ni même évoquée. »

Pierre Benoit[1], *Le Langage de la maladie*,
Petite Bibliothèque Payot, 1997

---

1. Pierre Benoit (1916-2001), pédiatre et psychanalyste, a été consultant au Centre Étienne-Marcel et a participé au comité de rédaction du *Coq-Héron*.

HISTOIRE DE LA RECHERCHE
EN MÉDECINE GÉNÉRALE

INTRODUCTION

L'histoire de la recherche en médecine générale est intimement liée à l'émergence de la discipline et de ses concepts propres.

Dans les années 1950, la recherche médicale est en devenir, la recherche en médecine générale n'est pas encore concevable. Lors du Colloque national sur la recherche et l'enseignement scientifique en novembre 1956[1] à Caen, une communication de Robert Debré, René Fauvert et Jean Dausset constate le niveau très bas de la recherche médicale en France. Ils en attribuent la cause au niveau très insuffisant des financements des programmes de recherche et aux difficultés des carrières de chercheurs : « insuffisance de formation, insuffisance de rémunération ». Ils proposent un recrutement des chercheurs parmi les internes et les « étudiants ou médecins qui n'ont pas choisi la voie des concours mais se sont orientés vers une spécialisation de type science fondamentale : bactériologie, anatomopathologie, biochimie, etc. ». Il n'y a là rien qui puisse concerner la recherche clinique, et bien sûr pas la recherche clinique ambulatoire, terme qui ne sera défini et « consacré » qu'en 1994[2].

Comme le note Oscar Rosowsky (Rosowsky, 1987) : « Dans les ordonnances de 1958, les activités de recherche en médecine ambulatoire (et ou libérale) ont été complètement oubliées », seul le corps enseignant hospitalo-universitaire assume la triple fonction soins, enseignement et recherche au sein des CHU. Les médecins généralistes n'ont pas plus de statut dans la recherche que dans l'enseignement[3], la discipline médecine générale n'est pas définie.

---

1. Un autre colloque connu sous le nom de colloque de Caen aura lieu en 1996 intitulé : La réforme Debré, un tiers de siècle après (*voir Formation initiale, § 3.4.2*). Dans le document qui en sera issu, le développement de la recherche clinique y sera alors mentionné explicitement.

2. Thèse Marie-José Moquet.

3. Ni même dans l'exercice : la première mention de la médecine générale apparaît dans la convention médicale de 1985.

Ce n'est qu'au début des années 1970, dans l'effervescence d'un mouvement de défense de la médecine générale, que plusieurs médecins généralistes pour la plupart militants du monde syndical[4] vont, en optant pour « une autre voie de promotion de la médecine générale : la voie scientifique », s'investir à la fois dans la recherche en médecine générale au sein de la SFMG et dans son enseignement en tant que discipline à part entière, avec la mise en place du troisième cycle expérimental de médecine générale de Bobigny (voir Formation initiale, § 1.6.2).

1. La définition de la discipline et du champ de la recherche en médecine générale

À partir des travaux de Robert Nikolaus Braun[5], Oscar Rosowsky, président de la SFMG, impulse non seulement un travail de définition de la médecine générale en tant que discipline à part entière, mais également des travaux de recherche spécifique à la médecine générale : pluridisciplinaires, cliniques, descriptifs et interventionnels.

La définition du champ de recherche va alors comprendre la description de la pratique et en corollaire tous les travaux sur le codage des pathologies et la classification des actes ainsi que l'approfondissement de la spécificité de la relation médecin-malade en médecine générale.

1.1 Les travaux de Robert Nikolaus Braun en 1970

Robert Nikolaus Braun (1914-2007) est un médecin généraliste autrichien qui observe et analyse sa propre pratique pendant vingt-cinq ans. Ses travaux sont publiés en Autriche en 1970 : Pratique, critique et enseignement de la médecine générale. Cet ouvrage est présenté comme un manuel de médecine générale permettant de comprendre en quoi la médecine générale est une spécialité.

Selon Robert Nikolaus Braun, « c'est à tort que le praticien agit comme s'il établissait des diagnostics clairs à chacune de ses consultations. Affirmer que le médecin généraliste peut, chaque fois, au terme de vingt minutes de consultation, certifier un diagnostic, est illusoire. Une fois disparu ce mythe du diagnostic, il est pourtant indispensable de nommer précisément la situation clinique pour prendre les décisions adaptées et évaluer au mieux les risques

---

4. Ses sept membres fondateurs sont : L. Becour, J. de Coulibœuf, Serge Ghozi, J. Goedert, P. Jacot, Jacques Pezé et Oscar Rosowsky dont certains participaient au comité de liaison, d'autres aux syndicats du district parisien ou à un syndicat départemental (voir Partie I, § 4.7).

5. Oscar Rosowsky lit ces travaux en allemand dès 1970. Il participera à la traduction en français et à la publication en 1979 (voir infra, § 1.3).

de la situation. Les médecins généralistes se font la main dans des conditions d'improvisation préjudiciables à leur formation et à la santé des patients ».

À partir du relevé précis de ses consultations, Robert Nikolaus Braun développe une classification des cas pris en charge en médecine générale prenant en compte le contexte d'incertitude dans lequel se trouve le médecin en soins primaires : les situations rencontrées en médecine générale sont les plus diverses : des pathologies brèves, permanentes ou à épisodes récurrents, ou d'évolution chronique, certaines sont des pathologies complexes alors que d'autres ne sont que des pathologies « potentielles » suspectées à la suite de dépistage. Toutes situations qu'il convient de classer, ce que la classification internationale des maladies (CIM[6]) ne permet que pour la moitié des cas puisque les diagnostics de maladies ne sont souvent ni certains ni confirmés (Véry, 1989). Robert Nikolaus Braun distingue quatre classes d'états morbides : le symptôme, le syndrome, le tableau de maladie et le diagnostic certifié. Il invente ainsi le concept de « résultat de consultation ». Il énonce aussi la loi de répartition régulière des cas : les médecins généralistes retrouvent de façon régulière environ trois cents résultats de consultation. À la condition qu'ils les désignent et les identifient toujours de la même manière (à partir d'une description commune et partagée), les médecins peuvent se comprendre et se comparer entre eux. Ces conclusions de fin de consultation ne sont pas des niveaux diagnostiques, elles ont une valeur équivalente dès lors qu'il en découle une stratégie claire de décision. Il s'agit de « diagnostics opératoires ».

1.2 Les premiers travaux de recherche de la SFMG : l'émergence d'une recherche spécifique en médecine générale

Les premiers travaux porteront à la fois sur les concepts de la médecine générale (voir infra, § 1.4) et sur les pratiques.

En 1975, trois groupes de travail se mettent en place : sexologie, alcool et triglycérides.

Une première étude sur les triglycérides est financée par un fabricant de médicaments qui ne développe pas de produit dans ce domaine.

---

6. La Classification internationale des maladies est publiée par l'OMS depuis 1945 et utilisée pour l'enregistrement des taux de morbidité et de mortalité. Créée en 1893 par Jacques Bertillon, elle est révisée régulièrement. En 1975 a eu lieu la 9e révision, la 10e révision en 1990 et la 11e révision en 2019.

Une deuxième étude effectuée avec la Société médicale Balint est un essai clinique sur l'acébutolol et la maladie hypertensive en médecine extrahospitalière ; il est financé par le laboratoire Spécia. Il s'agit d'apprécier l'efficacité et la tolérance de l'acébutolol dans le traitement de l'HTA essentielle permanente. C'est une étude préalable à l'autorisation de mise sur le marché (AMM) de ce médicament et c'est la première fois qu'une étude de ce type est conduite en France. Le protocole en est rédigé par les généralistes.

Une troisième étude, conduite également avec la société Balint, portant sur l'asthme, restera inaboutie.

Ces travaux ne se font pas sans de nombreuses difficultés ; qui sont répertoriées et analysées grâce à un contrat SFMG-CNAM-TS-Inserm, en 1976-1977, par un groupe piloté par Oscar Rosowsky et comportant, outre des médecins généralistes, des sociologues, linguistes et psychanalystes. Dans le rapport de cette étude intitulée « Recherche épistémologique sur les conditions spécifiques de la recherche en médecine générale » sont mis en exergue : d'une part, le statut du médecin généraliste qui intériorise la hiérarchie des hospitaliers et spécialistes (et leur donne spontanément une position dominante) et, d'autre part, les obstacles matériels (absence de financement du temps passé) qui nécessitent un investissement militant de la part des généralistes.

À l'issue de ces trois premières expériences, Oscar Rosowsky élabore des règles de fonctionnement pour la recherche en médecine générale, qu'il appelle règles d'homogénéité et règles d'objectivation [*].

Règles d'homogénéité
1. L'étude doit être conçue, organisée, gérée par les médecins généralistes eux-mêmes et se situer dans le champ d'activité de la médecine générale.
2. Il faut un mode de collaboration interdisciplinaire comportant une alternance de séquences de travail en commun séparées de séquences suffisamment longues où chaque discipline travaille séparément sur des secteurs préalablement définis en commun.
3. Il faut utiliser une bibliographie adaptée : écrits généralistes en France et à l'étranger sur l'objet de la recherche.

Règles d'objectivation
« 1. C'est dans la pratique médicale des généralistes que doivent être puisées les données inventoriées. C'est dans la pratique quotidienne que les hypothèses doivent ensuite être vérifiées et sur un nombre significatif de cas.
2. Considérant le fait que les chercheurs généralistes sont à la fois les sujets et les objets de la recherche, il sera demandé aux chercheurs des autres disciplines qui se prêtent à cette demande et qui collaborent à l'étude non

seulement une étude du même objet avec leurs méthodes spécifiques, mais aussi une observation systématique du groupe des chercheurs généralistes à l'action. »

[*] Doc Unaformec : Oscar Rosowsky, « Quelques éléments de méthodologie pour la recherche en médecine générale », p. 42-44.

Au début des années 1980, d'autres études suivent :
– En 1979, la suite de l'étude initiale *Histoire naturelle de 179 malades hypertendus traités pendant trois ans par l'Acébutolol chez 40 médecins généralistes*. Il s'agit d'évaluer l'efficacité et la tolérance du traitement avec un recul de trois ans (Foex, 1982 et Abramovitch, 1984).
– En 1982, une étude sur *La Dépression, sa sémiologie, son dépistage et sa perception en médecine générale* comportant trois parties : l'inventaire des éléments pris en compte dans la démarche diagnostique, la prescription des psychotropes, et enfin une approche sociologique des médecins généralistes face à la maladie dépressive.
– En 1984, un nouveau projet de recherche pluridisciplinaire avec l'Inserm intitulé *Enquête d'observation sur la réalité de l'inclusion du médecin généraliste dans l'équipe de soins au cancéreux par 7 médecins généralistes, 1 psychiatre-psychanalyste et 3 sociologues* est coordonné par Oscar Rosowsky.

La SFMG est alors un précurseur : elle initie la ou les questions de recherche et pilote la réalisation des études, elle rompt avec les essais thérapeutiques conventionnels qui sont alors les actions de recherche les plus fréquentes menées en médecine générale (*voir infra, § 2.1*).

Ultérieurement, la SFMG poursuivra son activité de recherche, organisant des journées de communication, éditant un bulletin interne (cahiers de la SFMG puis Documents de recherche[7]). Elle sera reconnue « société savante de médecine générale » par le Conseil de l'ordre des médecins en 1993, participera au comité d'interface Inserm – MG et au Collège de la médecine générale (CMG).

1.3 De la définition de la discipline au codage des pathologies

Dans les années 1970-1980, Oscar Rosowsky travaille sur les concepts développés par Robert Nikolaus Braun. Il s'agit alors de définir le corpus de connaissances propre à la discipline, le champ d'exercice de la médecine générale et donc le champ de recherche : « les maladies et les malades pris

---

7. Elle s'investira également dans l'enseignement, la formation médicale initiale et continue.

en charge par les médecins généralistes ». Il va ainsi préfacer et participer à la traduction du travail de Robert Nikolaus Braun qui est publié en français en 1979 sous le titre : « Pratique, critique et enseignement de la médecine générale ».

À partir des années 1990, deux groupes vont travailler en parallèle sur le codage des pathologies :

• Le Groupe de recherches et d'études taxonomiques, épidémiologiques et cliniques (Gretec) d'Oscar Rosowsky développe la Casugraphie (ou Kasugraphie) de Braun et bénéficie d'un contrat avec l'Inserm dès 1989. Ce travail sera poursuivi jusqu'en 1999.

• Les membres de la SFMG[8] élaborent le dictionnaire des résultats de consultation (DRC[9]). Grâce à une convention entre la SFMG et la CNAM en 1992, ce sont environ 200 définitions de résultats de consultation et de positions diagnostiques basées sur les concepts « brauniens » qui sont élaborées. L'objectif est triple : proposer une classification descriptive des états pris en charge en soins primaires, ordonner la tenue des dossiers médicaux en médecine générale et éclairer le praticien dans sa prise de décision. Un groupe de 100 médecins travaille ensuite entre 1993 et 1995 pour valider ces définitions. En 1994 sera ainsi créé l'Observatoire de la médecine générale (OMG) (Duhot, 2009), base de données en temps réel de la pratique en médecine générale ; cette base est constituée grâce au recueil régulier et le codage systématique de leurs consultations par environ 160 médecins généralistes de la SFMG qui disposent du logiciel nécessaire et acceptent de transmettre leurs données. Ces données globales anonymisées (qui concerneront 700 000 patients sur la période 1993-2008) et en accès libre permettent notamment de voir l'évolution des motifs de recours en médecine générale.

Oscar Rosowsky (1923-2014) <<FIGURE>>

Oscar Rosowsky naît en 1923 à Berlin et passe son enfance dans la capitale allemande. Sa famille d'origine juive russe émigre en France en 1933. Il passe son baccalauréat à Nice en 1941. Son père est déporté à Auschwitz en 1942. Sa mère est arrêtée la même année et placée dans le camp d'internement de Rivesaltes. Oscar Rosowsky dérobe des cachets officiels dans les bureaux de la préfecture des Alpes-Maritimes et à partir de faux documents réussit à faire évader sa mère. Tous deux se réfugient sous de fausses identités au Chambon-sur-Lignon en Haute-Loire où il s'engage dans la résistance locale sous le pseudonyme de Jean-Claude Plunne. Il y organise la fabrication de

---

8. Oscar Rosowsky quitte la SFMG en 1991 et créé le Gretec en 1993.
9. La première version du dictionnaire paraît en 1996 puis sera revue régulièrement.

faux papiers pour le sauvetage des juifs et des résistants, puis des réfractaires au Service du travail obligatoire. En 1944, il rejoint les Forces françaises de l'intérieur. Son père décède en 1945 lors des marches de la mort.

Après la guerre, Oscar Rosowsky rejoint Paris où il s'inscrit au PCB (physique, chimie, biologie), propédeutique scientifique, avant de poursuivre des études de médecine. Il s'installe comme médecin généraliste à L'Haÿ-les-Roses dans le Val-de-Marne. Dès la fin des années 1960, il se révèle être un acteur essentiel du renouveau et de la défense de la médecine générale à travers de multiples engagements. Il anime le Comité de liaison des médecins généralistes français et l'Association des syndicats médicaux du District parisien. Il est un des signataires du *Livre blanc sur le médecin de famille* publié en 1970 *(Becour et al.)*. Il est membre de la société médicale Balint. En 1976, Oscar Rosowsky publie avec Jean Goedert *Une guérison « impossible ». Dissection dans un groupe Balint* aux éditions Payot.

Oscar Rosowsky occupe différentes fonctions au sein du bureau de la SFMG. Il dirige notamment son département de recherche scientifique à partir de 1980. Il devient président de la SFMG en 1988 mais il démissionne en 1991. En 1993, il fonde le Gretec un groupe de travail adossé à l'école de santé publique de Saint-Maurice. Avec le soutien de l'Inserm, ce groupe publie la traduction de la Casugraphie de Robert Nikolaus Braun et en établit la correspondance avec la CIM.

1.4 La création de diverses classifications pour le codage des actes en médecine générale

Dans la même période, en Europe se développe la Classification internationale des soins primaires (CISP) et en France le CISP club...

Le comité de classification de la WONCA a permis depuis 1972 l'élaboration de plusieurs classifications portant sur la catégorisation des diagnostics, l'étude des motifs de contact et des procédures (examens clinique et paraclinique, thérapeutiques). L'objectif de ces travaux est de rendre analysable le contenu de la consultation (y compris les éléments de la relation, les motifs de consultations, les décisions diagnostiques et thérapeutiques) et le suivi dans le temps, éléments spécifiques de la médecine de famille. Les travaux sont liés au développement de l'informatique médicale. Le Dr Bent Bentsen (Norvège) initie en 1976 au sein de ce comité des travaux qui aboutissent à l'*International Classification of Primary Care* (ICPC), classification publiée en 1987 par les Drs Henk Lamberts (Amsterdam) et Maurice Wood (États-Unis).

En 1986, les membres français[10] du comité de classification de la WONCA prennent l'option de travailler sur les travaux de Nikolaus Braun, développant ainsi ce qui aboutira au DRC de la SFMG, tandis que le groupe WONCA Europe opte pour la CISP (traduction de l'ICPC).

La CISP est publiée dans sa traduction française en 1992. Elle comprend la classification des diagnostics, des actes, des procédures, du statut fonctionnel, une évaluation de la gravité permettant une classification globale. En 1993 sont publiés les résultats de l'expérimentation de onze médecins qui ont testé la faisabilité de l'encodage de cinq cents consultations sur une durée de six semaines. Le CISP club est créé en 1995[11]. En 1996 paraît un logiciel de transcodage automatique entre CISP et CIM 10 comportant les définitions et les critères d'inclusion (une deuxième version anglaise de la CISP paraîtra en 1997, la CISP 2, traduite en français en 2000).

Parallèlement à l'informatisation des logiciels médicaux, des formations à l'usage de la CISP sont menées par diverses associations de FMC : ACFM, MG Form, Formunof, Unaformec, CNGE, tandis que dans les hôpitaux le codage des actes et pathologies est obligatoire dès 1993 avec le Programme de médicalisation des systèmes d'information (PMSI[12]).

La nécessité d'un choix de classification, puis de codage

L'existence de deux classifications « concurrentes », le DRC et la CISP, n'incite pas les médecins qui s'informatisent à prendre l'habitude de coder leurs actes, ce qui entraîne l'absence de production de bases de données suffisamment structurées pour permettre des travaux de recherche.

Mais ce n'est pas la seule raison de la faible fréquence du codage des actes :

– Les logiciels médicaux ne proposent que rarement cette possibilité et lorsqu'ils le font, il s'agit le plus souvent de la CIM mal adaptée à la pratique, ce qui décourage les utilisateurs.

– La structuration du dossier informatisé sur le modèle Soap (*Subjective, Objective, Assessment and Plan*[13]) ou POMR (*Problem Oriented Medical Record*) est rare, bien que nécessaire pour appréhender les démarches

---

10. La SFMG représente seule la France dans les instances internationales de 1986 à 1995, date à partir de laquelle la représentation sera partagée avec le CNGE.

11. Par Jacques Humbert, Pascal Charbonnel, François Mennerat, Jean Michel Esterle, Marc Jamoulle et Michel Roland.

12. Le PMSI, obligatoire depuis la loi du 31 juillet 1991, associe le codage des diagnostics en CIM 10 à un codage des actes médicaux dans le but de créer des groupes homogènes de malades (GHM), permettant la gestion médico-économique de l'activité hospitalière.

13. Ce qui permet de coder soit le motif de consultation ou éléments apportés par le patient (S), soit les éléments de l'examen clinique ou des examens complémentaires (O), soit l'appréciation portée par le médecin sur le problème (A), soit le plan de prise en charge du problème (P).

nécessaires à la constitution de bases de données en médecine générale et à l'évaluation des pratiques (Falcoff, 1999).

– L'utilisation finale des données produites par le codage n'est pas précisée : constitution de base de données pour la recherche en médecine générale ou outil de gestion médico-économique[14] ?

– Le problème de la surcharge de travail induite par le codage n'est pas résolu.

En 2001, les deux systèmes : la CISP et la Casugraphie de Braun s'opposent encore en France[15]. L'inadéquation de la CIM pour coder les actes en médecine générale est unanimement reconnue (SFMG, 1997) mais la question de la fiabilité et de la reproductibilité du recueil des données reste posée – du fait notamment de la complexité des éléments à prendre en compte – et par conséquent, la question de l'utilité du recueil de données en routine (de Pouvourville, 2001) reste en suspens.

En 2005, l'Irdes (Chevreul, 2006) produit un travail sur la faisabilité d'un système public d'information sur la médecine de ville, à la demande des pouvoirs publics qui s'émeuvent de l'absence d'outils susceptibles de permettre des études sur les pratiques des médecins libéraux à un niveau individuel – du fait de l'absence d'information sur les motifs ou les diagnostics à l'origine des recours aux médecins. Ces données sont en effet absentes de la base administrative de l'assurance maladie Sniiram. Cela avait d'ailleurs été noté dès 1991 dans les discussions conventionnelles (*voir Partie I, § 10*) au moment où le PMSI était mis en place dans les hôpitaux. L'Observatoire de la médecine générale (avec l'utilisation du dictionnaire de résultats de consultation dont la terminologie est très éloignée de la CIM 10, puisqu'elle introduit la notion d'incertitude diagnostique) ne répond pas aux besoins de classification des gestionnaires et financeurs. La proposition de créer un nouvel outil qui serait utilisé par un panel de médecins tirés au sort n'est pas suivie d'effets au moment où doivent se mettre en place le dossier médical partagé et la réforme du médecin traitant en 2004. Le dossier médical partagé ne sera ni structuré, ni codé, simple recueil de documents juxtaposés.

---

14. La décision du codage des actes apparaît en France dans la loi Teulade de 1992, avant d'être inscrite dans la convention médicale de 1993. Il ne s'agit alors que d'un codage rudimentaire : il comporte seulement R ou HR à noter sur les ordonnances pour faire référence ou non aux *références médicales opposables*. Il ne s'agit pas réellement de codage des actes.

15. La terminologie internationale de soins cliniques pour les dossiers médicaux informatisés : le SNOMED CT (*Systematized Nomenclature of Medicine, Clinical Terms*) issu depuis 2007 de la classification SNOMED (*International Systematized Nomenclature of Human and Veterinary Medicine*) créée en 1977 a pour but d'améliorer l'interopérabilité internationale des données.

Bien que son utilité[16] ne soit pas à démontrer, la faisabilité d'une grande base de données utile pour la recherche en médecine générale n'est, en 2002, pas résolue. Le recueil en routine et le codage systématique de tous les contacts conduiraient à une base de données énorme[17].

La SFMG poursuivra son travail pour la mise en place de systèmes d'information en médecine générale pendant plus de trente ans mais en 2010, faute de financement, l'OMG devra être fermé.

La qualité et l'utilité des bases de données en médecine générale resteront des thèmes abordés régulièrement : en 2013 lors d'un colloque du comité d'interface Inserm – Médecine générale, en 2014 lors du congrès annuel du Collège de la médecine générale et ultérieurement au sein du Collège de la médecine générale.

1.5 La recherche sur la spécificité de la relation médecin-malade, conceptualisation et utilisation des méthodes de sciences humaines

Dans la même période et avec parfois les mêmes acteurs se diffusent les concepts « balintiens » définissant la spécificité de la relation médecin-malade en médecine générale.

1.5.1 Les travaux de Michael Balint sur la relation médecin-malade, la Société médicale Balint

En 1960 est publié le livre de Balint *Le Médecin, son malade et la maladie*. Cet ouvrage présente les résultats d'une recherche effectuée par un groupe de quatorze omnipraticiens et un psychiatre se réunissant au sein de la Tavistock Clinic à Londres. La méthode s'appelle initialement « Training cum Research » en 1953. Ces séminaires de recherche étaient destinés à étudier les implications psychologiques dans la pratique de la médecine générale. Le résultat le plus important et assez surprenant – au moment où la médecine commence à disposer de thérapeutiques de plus en plus efficaces – est la notion de « médicament-médecin ».

---

16. L'intérêt des bases de données de médecine générale britanniques et hollandaises sera souligné lors du colloque du comité d'interface Inserm-Médecine générale en 2013 (*voir infra*).

17. Pour 562 millions d'actes annuels en médecine libérale (dont 315 millions en médecine générale), il y aurait au moins 562 millions de « diagnostics » codés par an. En réalité, il faudrait multiplier ce chiffre par un facteur « n » à définir (au moins 2), car il y a en moyenne plus d'un diagnostic par patient, ce d'autant plus que les pathologies chroniques, voire les antécédents, sont des éléments médicaux à prendre en compte, car conditionnant fortement la démarche thérapeutique (Citté, 2002).

L'analyse des cas étudiés lors des séances repose sur des concepts psychanalytiques développés par Balint : le remède médecin, la compagnie d'investissement mutuel, le diagnostic global, la fonction apostolique, le transfert et le contre-transfert en médecine générale, la relation maître-élève, le défaut fondamental et la notion de compréhension « émotionnelle » vs compréhension « professionnelle ».

La Société médicale Balint France est créée officiellement en 1967[18]. Dans ses statuts, elle se définit en tant qu'association de formation médicale continue et mentionne parmi ses objectifs celui de « dégager des notions nouvelles à partir des données que permet de recueillir cette formation et la recherche qu'elle suscite ».

Après une première expérience conjointe sur l'hypertension artérielle en 1976, la SMB n'apparaît plus dans des actions de recherche[19]. Toutefois, cette même année, deux des membres fondateurs de la SFMG, Oscar Rosowsky et Jean Goedert publient ensemble *Une guérison « impossible »*. *Dissection dans un groupe Balint*.

La méthode des groupes Balint sera, à la suite de l'expérimentation initiale à Bobigny (*voir Formation initiale, § 1.6.1 et 1.6.2*), utilisée dans d'autres facultés de médecine pour sensibiliser les étudiants à la relation médecin-malade[20], et évaluer l'impact de cette pratique sur le burn-out des étudiants. Ces études seront publiées (Paillard, 2008 ; Buffel du Vaure, 2017 ; Picard, 2015) dans des revues de pédagogie ou de psychologie. De fait, elles seront plutôt classées en recherche pédagogique.

1.5.2 L'Atelier français de médecine générale

En 1979, Anne Marie Reynolds et Louis Velluet[21] créent l'Atelier français de médecine générale. L'objet de l'association est la formation-recherche et d'après ses statuts « elle a pour but de promouvoir la forme de l'exercice médical centrée sur la personne du malade en favorisant toutes les activités de recherche dans le champ de la pratique générale ». Anne-Marie Reynolds le définit comme un point de rencontre de tous ceux qui veulent participer à la recherche et à l'enseignement de la relation médecin malade.

---

18. Oscar Rosowsky en est le secrétaire adjoint.

19. Anne-Marie Reynolds et Louis Velluet, tous deux membres de la société Balint et membres du bureau de la SFMG, participent à l'expérimentation du troisième cycle de médecine générale à Bobigny où ils initieront des groupes Balint d'étudiants. Ils créeront ultérieurement l'Atelier français de médecine générale (*voir infra, 1.5.2 et Formation initiale, § 1.6.1*).

20. Les résultats sont en faveur de l'augmentation de l'empathie chez les étudiants qui participent aux groupes Balint.

21. Voir aussi *Formation continue, § 5.3*.

Deux séminaires sont organisés chaque année à partir d'octobre 1980. Les participants sont réunis sur une thématique définie à l'avance : adolescence, deuil, fertilité, maladie chronique, etc. Ils écrivent le récit d'un « cas » ou « situation clinique » qui leur a posé problème. Ce récit est lu lors du séminaire par son auteur ; s'engage ensuite une discussion générale entre participants qui permet d'identifier le stade de la relation, les raisons des difficultés et diverses suggestions pour que la relation médecin-malade soit plus thérapeutique et éventuellement moins éprouvante pour le médecin. Ensuite, les animateurs proposent un temps de synthèse collective et parfois un éclairage sur les concepts psychanalytiques en jeu. Ce travail permet l'élaboration de nouvelles hypothèses et théories.

Tous les récits, les discussions, synthèses, hypothèses et développements théoriques font l'objet de la publication d'un bulletin de l'Atelier au même rythme que les séminaires, soit deux fois par an.

Les trois espaces de la relation thérapeutique (Louis Velluet)

Louis Velluet, à partir de ces séminaires et des travaux du groupe, a approfondi la notion balintienne de relation médecin-malade thérapeutique, à travers la « théorie des trois espaces » ou « la théorie de la relation thérapeutique en médecine de famille ».

Pour Louis Velluet, la relation évolue schématiquement du premier au troisième espace, en fonction des capacités d'élaboration du couple médecin-patient et des capacités d'autonomisation du patient.

Le premier espace ou « espace primaire » est celui où le patient a besoin d'une « puissance protectrice » s'interposant entre lui-même et ce qui l'agresse et l'angoisse : c'est le rôle que joue le médecin, comme « pare-excitation » (Velluet, 2005). Ce rapport « non médiatisé » au médecin pose la question de la distance car la position du patient est fusionnelle avec un risque d'enkystement, d'autant plus important que le médecin s'en contente ou en est demandeur. Les objectifs sont de faire le lien entre les symptômes présentés par le patient et sa vie psychique et d'aider le patient à découvrir la part qu'il peut prendre dans la résolution de ses difficultés. Cela donne lieu à la reconstitution de l'histoire du patient qui pourra « réhabiter » son passé et mieux se connaître, à la création d'un langage commun avec démystification de l'image du médecin « tout sachant ». Le médecin est comme un « sas » entre le patient et le monde extérieur (ou le réel), il produit un effet « soutenant ».

L'espace intermédiaire ou « espace transitionnel » est le plus fréquent. Là aussi le médecin est comme dans un sas, par contre la relation est médiatisée par le « jeu » autour de différents objets ou rituels (ordonnance, examens complémentaires...) permettant un maniement personnalisé de la relation. La distance peut alors varier : il existe un espace de négociation. Il peut apparaître des tensions liées au processus de changement ou un risque de pérennisation (enlisement) si la relation se fige, mais à l'inverse, les enjeux de la relation peuvent être discutés, élaborés...

Le troisième espace est « l'espace d'intégration ou d'autonomisation ». Il devrait être l'aboutissement d'un parcours qui a permis au patient la prise de conscience de son individualité, une intégration somato-psychique, l'émergence de nouvelles options de vie. Le médecin se pose comme « un repère stable et reconnu », facilitant l'émergence du sens à partir des symptômes et affects du patient.

Ces trois espaces relationnels peuvent s'ordonner comme un parcours vers une autonomie de plus en plus grande. Cependant, dans la réalité, il existe souvent des allers et retours, des intrications, ou des fixations durables.

D'après MJ. Moquet, la quasi-absence de diffusion des publications de ces deux associations (Société médicale Balint France et Atelier français de médecine générale) doit probablement être attribuée au manque de formation aux méthodes utilisées en sciences humaines et sociales du public auquel elles s'adressent ainsi qu'au manque de crédit accordé à ces méthodes dans le milieu médical, totalement formaté par le modèle biomédical. Ce problème[22] est récurrent dans le domaine de la recherche en général et est sans doute plus marqué dans le domaine de la médecine. Le terme « recherche qualitative » du MESH (*Medical Subject Headings*, thésaurus international servant de base d'interrogation dans Medline) n'est apparu dans Medline qu'en 2003 et ce n'est qu'en 2007 que sera créé le Groupe universitaire de recherche médicale qualitative francophone (Groumf[23]) au sein du CNGE[24].

2. Développement de réseaux de recherche généralistes : l'effervescence et la multiplication des initiatives locales des années 1975 à 2000

Après l'effervescence des idées des pionniers de Bobigny et de la SFMG, les années suivantes sont caractérisées par une multiplication d'actions

22. La recherche qualitative a pour objet spécifique d'étudier les représentations et les comportements (et leurs déterminants) des fournisseurs et consommateurs de soins. Elle a pour but d'aider à comprendre les phénomènes sociaux dans leur contexte naturel
23. Le Groumf est un groupe issu de CNGE Recherche avec pour objectif principal le développement de la recherche qualitative, fondé en 2007 par Isabelle Aubin-Auger, Alain Mercier, Patrick Imbert, Anne-Marie Lehr-Drylewicz, Laurence Baumann Coblentz et Mathieu Lutsman.
24. La SMB et l'Atelier sont membres du Collège de la médecine générale.

de recherche, créations d'association, de formations dans tout le territoire français.

2.1 Les essais thérapeutiques en ville et les réseaux d'investigateurs

Dès 1969 existent des activités de recherche en médecine générale sous forme essentiellement d'essais thérapeutiques financés par les firmes pharmaceutiques. Ainsi, nombre de médecins participent à des enquêtes et des essais cliniques sans pour autant être associés ni à l'élaboration de la question de recherche, ni à la mise en place du protocole d'étude, ni bien sûr aux publications des résultats, mais essentiellement comme investigateurs ou même simplement comme « fournisseurs » de patients[25].

Ces réseaux de médecins investigateurs sont nombreux : presque toutes les associations de formation médicale continue et les syndicats s'investissent par ce biais dans la recherche : par exemple pour la FNOF, le centre d'expérimentation du praticien mis en place en 1977 réalise des essais thérapeutiques. Le département d'essais thérapeutiques de l'Unaformec, mis en place en 1978, mène un premier essai vs placebo en ville en 1979.

Dans cette période, l'Unaformec crée en son sein trois unités : essais thérapeutiques (Pierre Ageorges et Joel Ankri), épidémiologie, prévention, santé communautaire (Gérard Durand, avec pour conseiller Jacques Chaperon) et recherche clinique (Pierre Gallois).

D'autres réseaux naissent : une société de services dénommée Euraxi en 1986, l'association Esculape – association locale liée à l'Uremec[26] – et l'association Ancrages en 1989 (recherche sur le mode de production de l'effet placebo), l'Aparec (Association des praticiens d'Aquitaine pour la réalisation d'essais cliniques) en 1991, l'Amiret en 1994 (Association des médecins informatisés pour la recherche et les essais thérapeutiques), et aussi le Grog en 1994 (voir infra, § 2.2.2).

À la suite d'un séminaire interne sur l'évaluation en médecine générale en 1986[27], la SFTG (voir Formation continue, § 5.2) développe aussi

---

25. Ainsi, deux études épidémiologiques réalisées à Besançon portant sur l'activité de l'association pour les urgences médicales de Besançon utilisent les données fournies par les généralistes et concluent à l'inadéquation de l'utilisation des antibiotiques sans poser la question de recherche sur ses causes.

26. Uremec : branche de l'UNAFORMEC de la région Paca.

27. Par ailleurs, la SFTG organise un séminaire de formation à la pharmaco-épidémiologie ce qui est rarement fait en FMC.

une activité de recherche en participant à plusieurs études : Ocapi (optimiser le choix d'un antihypertenseur de première intention) avec l'équipe du Pr Boissel à Lyon (sans néanmoins participer aux publications) (Boissel, 1995), étude sur les effets indésirables de l'Isoméride® (dexfenfluramine[28]), en fournissant les témoins de l'étude cas témoin menée par Lucien Abenhaïm. Elle initie en parallèle d'autres études plus spécifiques de la pratique et des soins : faisabilité du dépistage des cancers ORL en médecine générale, stratégies de prise en charge des pneumopathies en ville[29], dépistage du saturnisme infantile et médecine libérale (études Simel 1 et 2 en 1995) (Falcoff, 1995) et dépistage du cancer du sein par mammographie en 1993 et 1995 (Aubert, 1995).

Les réseaux Esther (essais thérapeutiques) et Epi (épidémiologie) sont deux réseaux mis en place par MG Recherches (François Liard et Serge Personnic, de MG France) qui en 1997 développent avec la firme FDM Pharma des essais thérapeutiques de phases II et III en ambulatoire. Le réseau Epi réalise plusieurs travaux dont une étude sur l'asthénie, l'anxiété et la dépression en médecine générale, une autre sur la carence ferrique.

La période 1975-1995 est marquée par la multiplication des initiatives locales de formations à la recherche, la création de nouvelles associations ou nouveaux départements au sein des anciennes associations de formation, de réseaux nouveaux[30]. Certains de ces réseaux sont éphémères, d'autres vont persister, s'orientant soit vers des actions d'évaluation des pratiques professionnelles, soit vers des actions de recherche.

Mais globalement le nombre de médecins participant à ces activités reste faible :
• En 1993, selon l'enquête du Cermes, seulement 3,5 % des médecins (sur 5 491 dont 64 % ont une activité en ville) ont ou ont eu une activité de recherche (Herzlich, 1993).
• En 1994, selon l'enquête de la SFMG, ce seraient 41 % des 250 médecins interrogés (mais il est probable, disent les auteurs, que les médecins ont compté leur participation à cette enquête) (Gallais, 1994).

---

28. Ce médicament commercialisé par le laboratoire Servier en tant que coupe-faim a été retiré du commerce à la fin des années 1990 en raison d'effets secondaires graves à type d'hypertension pulmonaire et de valvulopathies. Le métabolite en cause la norfenfluramine est également un métabolite du benfluorex (commercialisé sous le nom de Médiator®), médicament qui entraînera les mêmes effets secondaires.

29. Étude qui ne sera publiée qu'en 2001 résultant d'une collaboration entre la SFTG, le réseau Euraxi et l'unité Inserm 13 du Pr Carbon (Fantin, 2001).

30. M.-J. Moquet en recense seize qui se créent entre 1981 et 1993 : structures locales pour la majorité d'entre elles.

2.2 Santé publique, santé communautaire et prévention : les pratiques d'épidémiologie

C'est par le biais de l'épidémiologie que les pouvoirs publics vont susciter l'investissement des médecins généralistes dans la recherche. Le rapport de la mission conduite par le doyen Cabanel en 1980 préconise une formation à l'épidémiologie dans les facultés de médecine ainsi que la création d'observatoires régionaux de santé (ORS[31]), définis comme l'échelon local de concertation de tous ceux, des praticiens aux caisses d'Assurance maladie, aux hôpitaux publics et privés, qui participeront au recueil des informations.

Le rapport Gallois (*voir Partie I, § 7.2*) sur l'organisation du système de soins en 1981 n'aborde pas vraiment la recherche en médecine générale. Il reprend les préconisations du rapport Cabanel. Il insiste sur la nécessité de développer la formation des médecins et l'évaluation des filières de soins et médicaments en ambulatoire avec une aide financière et méthodologique. Il n'est question de recherche en médecine générale que dans le chapitre sur la prévention (proposition III-4) au titre de la promotion des actions de prévention collective, d'éducation sanitaire, d'épidémiologie : « proposer dans le cadre de contrats de recherche des actions de santé publique (épidémiologie, évaluation) associant universitaires, médecins généralistes, médecins du travail… ».

De même, le rapport Pissaro-Grémy : *Proposition pour une politique de prévention*, paru en mars 1982, reprend les mêmes propositions que le rapport Cabanel en évoquant les inégalités sociales de santé. La circulaire du 4 mars 1982 met en place la régionalisation des actions de prévention, ce qui va permettre le financement local de nombreuses expérimentations (*voir § 2.2.2*).

2.2.1 Expérimentations, initiatives et actions locales : recherche-action ou formation-action

Dans les années 1980, la recherche en médecine générale va bénéficier de l'impulsion donnée par les pouvoirs publics à la recherche en santé publique[32] par la régionalisation des crédits de prévention de 1982 (5,5 millions de francs) dont une partie affectée à la FMC pour le développement d'actions de prévention, d'études et de recherche épidémiologiques.

Ainsi, dès 1982, l'Uremec-Paca initie une formation locale à l'épidémiologie.

---

31. Cette proposition sera reprise ultérieurement par J. Ralite.
32. La recherche en santé publique est définie par M.-J. Moquet comme « une recherche appliquée dont les objectifs sont, outre l'amélioration de la connaissance des besoins de santé de la population, l'évaluation des réponses possibles ».

En Bourgogne, dans les années 1982-1983 sont mis en œuvre des travaux sur le suicide, la contraception et les frottis du col utérin, sur les besoins d'éducation pour la santé des enfants d'âge scolaire en Saône-et-Loire et un programme de prévention dans la région de Tournus (Durand, 1986). Ces actions sont encouragées par les Ddass, les Drass et les ORS. Elles sont définies et présentées comme des « actions-formations » dont les deux composantes sont intimement liées (Colombier, 1986). Elles ne sont néanmoins pas nommées « recherches actions », alors même qu'elles comportent toutes une collecte de données de la pratique et une évaluation. Ultérieurement, les campagnes de prévention financées par le Fonds national de prévention, d'éducation et d'information sanitaire (FNPEIS) permettront l'investissement des généralistes comme dans le registre bourguignon des cancers digestifs.

En 1985, le département Recherche de l'Unaformec publie *Les Nouveaux Champs d'activité du praticien* coordonné par Gérard Durand et Jean-François Donnard ; il recense l'épidémiologie de terrain, la recherche clinique, la prévention/éducation sanitaire et la santé communautaire.

Dans la préface, Pierre Gallois évoque une enquête réalisée en 1984 (parue dans l'hebdomadaire *Médical*, revue de l'Unaformec) montrant que 24 % des MG avaient participé à des enquêtes épidémiologiques et souhaitaient en mener à l'avenir, 8 % avaient suivi des actions de formation en ce domaine et 11 % désiraient le faire, 6 % d'entre eux avaient mené des actions de recherche clinique, d'analyse des pratiques professionnelles ; 28 % pensaient le faire à l'avenir.

L'Unaformec recense alors « 60 recherches-actions de santé communautaire menées par des équipes de généralistes, le plus souvent en collaboration avec des experts hospitaliers ou de santé publique [...]. Parallèlement ont été réalisées de très nombreuses actions de formation et un certain nombre d'essais thérapeutiques dont le protocole, la réalisation et l'évaluation ont été mis en œuvre conjointement par des généralistes et des pharmacologues ».

Recherche-action

Les « recherches-actions » très prisées dans les années 1970-1980 disparaîtront ultérieurement au profit des enquêtes de pratique.

Apparues juste après la Seconde Guerre mondiale, elles constituent une « nouvelle approche des sciences sociales qui combine l'élaboration de la théorie avec le changement du système social à travers l'action du chercheur sur le système ou en son sein » (Kurt Lewin).

Les recherches-actions se sont développées sur le terrain à partir des méthodes de recherche traditionnelle et de la recherche opérationnelle (recherche d'une connaissance ponctuelle et concrète dans une situation de réalité donnée, avec ses contraintes et ses éléments facilitateurs ou inhibiteurs).

Elles analysent les connaissances produites mais aussi leurs limites et déficiences : nature systémique de l'étude et de ses composantes, importance de l'observateur (effet Hawthorne), principe universel d'incertitude et probabilisme[33].

Un exemple historique de recherche action a été initié par le Tavistock Institute of Humans Relations de la Tavistock Clinique de Londres dans les années 1940 au sein duquel se sont développés les travaux de Michael Balint.

Des actions de santé communautaire se développent mais les difficultés sont nombreuses et empêchent leur pérennité. Ainsi, le Gres 31 (Groupe de recherche et d'expérimentation en santé), quartier Bagatelle à Toulouse, est une association loi 1901 créée en 1982 à l'initiative d'un groupe informel constitué à l'occasion de plusieurs thèses de médecins sur les besoins sociosanitaires de la population du quartier. L'objectif du groupe est la coordination des soignants. Avec l'aide d'un sociologue, ce groupe réalise plusieurs études financées par la Drass, puis disparaît faute de financements (Chaperon, 1986). Un autre groupe, le Gres 13, mène une recherche action sur la ZUP n° 1 de Marseille sur l'adaptation de l'offre de soins de la population de la ZUP, mais se heurte à la politisation excessive des débats et ne peut mettre en place de programme d'action de santé publique.

D'autres recherches-actions sont menées par diverses associations (Naccache, 1986). Elles visent à identifier les besoins des populations et proposer des actions de prévention ciblées (Vienet, 1986).

Il y a, en effet, à cette période une multitude d'initiatives locales de type santé communautaire : actions d'éducation pour la santé en collaboration avec les associations d'usagers, évaluations des besoins de santé des populations, actions de prévention, expérimentations d'actions avec les travailleurs sociaux (*Pratiques*, 1981). *Ces actions sont souvent peu financées*[34], *mais surtout ne sont que peu ou pas publiées*[35], *ne permettant pas la transmission de l'expérience et la modélisation pour d'autres.*

Ce mouvement d'ouverture vers les autres acteurs de la santé et les « usagers » ainsi que l'attrait de la recherche en sciences humaines résonne au sein des associations de formation médicale continue.

Ainsi, le département sciences humaines de la SFTG travaille sur l'éthique médicale au quotidien, les représentations en santé et le rôle de la psychanalyse dans la relation médecin-malade (séminaires conjoints avec la Société

33. En 2015, ce type de recherche sera suggéré comme méthode pouvant être mise en œuvre dans la mise en place de modèles innovants dans l'ouvrage *Soigner (l')humain* (Georges-Tarragano, 2015).

34. Questionnant alors le système du paiement à l'acte (Moreau, 1981).

35. Souvent objet de communications orales.

psychanalytique de Paris). Seuls les travaux du groupe GREMQ (Groupe de recherche sur l'éthique médicale au quotidien) – groupe pluridisciplinaire comportant des généralistes, des psychiatres, des psychanalystes, des philosophes et des juristes – donnent lieu à des comptes rendus publiés dans *La Revue du praticien. Médecine générale* (GREMQ, 1990). Mais ces travaux, s'appuyant pourtant sur des collaborations transdisciplinaires, ne seront pas poursuivis et resteront largement méconnus bien que publiés[36].

Les approches transdisciplinaires sont constitutives d'un nouveau paradigme dans la recherche en médecine générale (Peterson, 2004) en s'ouvrant à tous les acteurs des soins de premiers recours, aux « usagers » des soins et à tous ceux qui interviennent dans la gestion de la santé : juristes, sociologues, assureurs, philosophes.

Méthode GREMQ

Au sein d'un groupe pluridisciplinaire : médecins, philosophes, juristes, autres professionnels de santé, réuni pour cette occasion
À partir d'un problème médical issu de la pratique quotidienne, il s'agit de :
– dégager les problèmes juridiques ;
– dégager les problèmes médicaux ;
– solliciter l'avis motivé d'un expert médical, puis d'un expert juriste sur ces questions techniques ;
– compte tenu de ces réponses, isoler les questions éthiques posées par le cas ou par la situation clinique ;
– exposer et synthétiser les opinions contradictoires susceptibles d'être défendues en réponse à ces problèmes éthiques.
Cette discussion fait l'objet d'un compte rendu exposant les éléments du consensus du groupe et les éléments qui ne font pas l'unanimité.

2.2.2 Épidémiologie : les réseaux

En 1988 une enquête de l'École nationale de santé publique (ENSP) recense cinquante-deux réseaux à visée épidémiologique (Chambaud, 1979). Seuls deux d'entre eux ont une envergure nationale et persisteront.

2.2.2.1 Le réseau des GROG (Hannoun, 1989) est créé en 1984, à l'occasion de la rencontre de Jean Marie Cohen (médecin généraliste) avec Claude

---

36. Les canaux de diffusion scientifique étaient alors peu ouverts à la médecine générale en France : pas de congrès spécifique, peu de revues ciblées sur la médecine générale. Sur le plan international, la rédaction des articles en anglais n'était ni usuelle, ni aisée, ni favorisée. *La Revue du praticien. Médecine générale* publiait ces travaux mais n'est pas une revue indexée.

Hannoun (virologue, de l'Institut Pasteur) et William Dab (épidémiologiste alors à l'ORS d'Ile-de-France). Il devient national en 1987, européen en 1990 et international en 1995. Il deviendra le correspondant de l'Institut national de veille sanitaire (INVS, créé en 1998) en 2004, et participera au RNSP.

Les Grog recueillent les informations épidémiologiques hebdomadaires auprès de médecins volontaires (généralistes et pédiatres) : nombre de patients diagnostiqués comme « grippe probable » et d'arrêts de travail prescrits chaque semaine. Il collecte également des informations auprès d'autres sources : SOS Médecins et répartiteurs de médicaments. Sa particularité est de combiner l'identification des souches virales par prélèvements et le suivi médico-économique des épidémies de grippe en temps réel. L'identification des souches est faite par le laboratoire de l'Institut Pasteur.

Ultérieurement, le réseau des Grog élargit son activité et ses études : « I move », données des prélèvements de réseaux de type Grog dans huit pays européens, « IBGP », évaluant l'impact médico-économique de la grippe B en France et en Europe, « FluMed », essai clinique d'une nouvelle molécule contre la grippe, « Fluresp », épidémiologie de la pandémie grippale et l'étude « ESPRIT » en 2013 qui permettra de faire une estimation des événements indésirables associés aux soins en médecine générale.

En 2013, y participeront 437 généralistes, 106 pédiatres, 60 médecins de SOS Médecins, 140 médecins coordonnateurs d'Ehpad et 34 % des répartiteurs de médicaments.

Son financement est pour 65 % public, notamment venant de l'INVS.

En 2014, le Grog arrêtera son activité : l'INVS souhaitera en effet ne plus financer qu'un seul réseau de surveillance épidémiologique et son choix se portera sur le réseau Sentinelles (*voir* infra), réseau porté par l'Inserm et l'Université Pierre-et-Marie-Curie (UPMC). Les tentatives de fusion des deux réseaux échoueront : l'assemblée générale du Grog justifiera sa décision de refus de la fusion par l'absence « de bases administratives justes et saines » et « des valeurs qui faisaient le fondement de l'engagement des médecins du réseau : pilotage par ses acteurs de terrain, reconnaissance de la participation et du travail de recherche des soignants de premier recours ».

2.2.2.2 Le réseau Sentinelles est créé, lui aussi, en 1984 par Alain-Jacques Valleron et Juan Ménares (tous deux épidémiologistes) au sein de l'Inserm (Coquart, 2014). Il se définit comme un réseau de recherche et de veille en soins de premiers recours (médecine générale et pédiatrie) en France métropolitaine sous la tutelle de l'Inserm et de Sorbonne Université (anciennement Université Pierre-et-Marie-Curie ou Paris 6). Initialement, il se consacre à la surveillance de cinq maladies : les syndromes grippaux, la rougeole, les urétrites, les hépatites virales et les oreillons. Les données sont transmises par les médecins en échange de la mise à disposition gratuite du minitel ainsi que de la gratuité des communications téléphoniques (Blanchon, 2005). Progressivement, il étendra son activité à la surveillance en continu de dix indicateurs de santé et en 2014 (à la suite de l'arrêt du Grog) il fera aussi l'analyse des souches grippales circulantes.

Il met à disposition des données épidémiologiques et des publications en ligne. Sur son site, pour la période 1984 à 2010 sont présentées 357 publications dont 29 fléchées « médecine générale », les autres concernent l'épidémiologie, la santé publique, les maladies infectieuses... Pour l'année 2010, sur 22 publications, la médecine générale n'est mentionnée que trois fois : prescription en médecine générale, prescription de psychotropes chez la personne âgée, et coqueluche. Ces publications concernent essentiellement l'épidémiologie de maladies fréquentes dans la pratique des médecins généralistes.

En 2005, une enquête sur le ressenti des avancées majeures de la recherche biomédicale est réalisée en collaboration avec le comité d'interface Inserm – Médecine générale, auprès des médecins du réseau Sentinelles et auprès des médecins de la SFTG. Cette enquête donne lieu à publication dans *La Revue du praticien. Médecine générale* sous la seule signature de membres dirigeants du réseau Sentinelles[37].

En 2018, ce réseau sera composé de 1314 médecins généralistes libéraux et 116 pédiatres libéraux (tous bénévoles) pour le recueil des données. Il aura pu continuer ses activités grâce à son financement pérenne par l'Inserm et son institutionnalisation. *Les médecins généralistes y seront essentiellement des fournisseurs de données bénévoles*[38] : le temps de recueil et de transmission des données ne sera pas indemnisé. Ils ne participeront ni à l'élaboration des questions de recherche, ni à la mise en place des protocoles, ni aux publications[39].

---

37. Les généralistes membres du comité d'interface en ont été quelque peu interloqués.

38. Seuls quelques médecins généralistes y participent en tant que méthodologistes, salariés du réseau.

39. Cela pose la question récurrente de la propriété des bases de données : qui est le légitime propriétaire des données : ceux qui les fournissent, ceux qui les exploitent (sur le plan statistique et publient les résultats des travaux) ou ceux qui paient la maintenance de la base de données ? Ces questions seront reprises dans le rapport de l'équipe Prospere en 2013.

3. Les années 1990. Des actions de recherche en médecine générale menées par les médecins généralistes : nouvelles initiatives

3.1 En 1989 : le premier congrès scientifique européen de médecine générale

Ce congrès se tient à Paris début novembre 1989. Il est organisé par l'Unaformec, le CNGE, la SFTG et l'Atelier français de médecine générale et financé par l'Ifed-MG, grâce aux subventions des laboratoires MSD-Chibret[40].

Ce congrès a « pour ambition de démontrer la nécessité, mais également la réalité de la recherche dans notre discipline, tant dans notre pays que dans les pays voisins » et de poser les conditions de son développement. Et de fait, il va souligner clairement les difficultés de la recherche en médecine générale, l'intrication de ces difficultés avec celles de la formation initiale et de la place accordée à la médecine générale dans la politique de santé du pays.

Il y a près de cinq cents inscrits pour deux jours de congrès.

S'agissant des conditions de développement de la recherche en médecine générale, *les généralistes et les institutionnels ne partagent pas totalement les mêmes points de vue* : notamment sur la spécificité de la recherche en médecine générale, les liens avec la santé publique et les liens avec l'université.

• La médecine générale y est décrite par Albert Hercek comme une discipline clinique qui repose sur un triptyque : l'enseignement de connaissances sans cesse renouvelées, l'exercice quotidien, la recherche, moteur permanent de l'enseignement et de la formation continue.

• Pour Jean-François Girard, le directeur général de la santé, « la médecine générale existera de par l'identification de ce qu'elle est, de par la création de connaissances spécifiques, de par l'identification des champs qui lui sont propres, et enfin de par une recherche qui lui soit propre ». Il constate qu'elle prend sa place dans la santé publique, et propose de mieux défricher le rôle social du médecin généraliste, et sa capacité à intégrer des connaissances dans le domaine des sciences humaines et sociales.

• De son côté, Jean Rey, conseiller du ministre de l'Éducation nationale Lionel Jospin, souligne que la recherche en médecine générale s'est développée en dehors de l'Université, et que l'Université y a sa part de responsabilité. Mais il pense que cette recherche s'est développée

---

40. André Gouazé et François de Paillerets représentent la conférence des doyens, Richard Bouton, MG France. L'Ordre est aussi présent.

en partie contre l'Université et qu'« il y a une erreur méthodologique ». La recherche exige le sens critique, doit développer la capacité d'analyse et la capacité de synthèse ; elle implique la maîtrise d'outils, dont l'outil épidémiologique, la classification des maladies, et la recherche d'un vocabulaire commun. La recherche clinique est faite par les cliniciens, mais pas uniquement eux, au risque d'avoir un niveau insuffisant.

• Enfin, la présidente de la SIMG Lotte Newman, pense, elle, que la recherche devrait tout particulièrement s'intéresser au diagnostic précoce des maladies, aux rapports entre médecine somatique, psychologique et sociale, à l'impact de la médecine sur la famille dans son environnement, à l'extension de l'éducation sanitaire et de la prévention et du dépistage, y compris l'évaluation de ces actions au sein de la discipline.

Ce dernier point de vue est illustré par la présentation de plus de vingt travaux de recherche dont : « les résultats de consultation » par Gérard Véry (SFMG), « le réseau Sentinelles Aquitaine » par Bernard Gay (Uraformec, CNGE), « le décodage du langage du malade » par Jean-Loup Rouy (CNGE), « les malades hypertensifs et leur pathologie associée » par Bernard Vincent (SFMG Nantes) et Oscar Rosowsky (SFMG), « médecine générale, Islam et ramadan » par François Bécret (CNGE), ou encore « un effet nommé placebo », par Joëlle Molina (association « Ancrages » Avignon).

3.2 Les liens de la médecine générale avec la santé publique

En juin 1990, la SFTG organise avec la direction générale de la Santé un séminaire intitulé « Médecine générale et santé publique ». Le séminaire est précédé par un état des lieux national permettant de recenser un grand nombre de projets et d'actions en cours et de les classer par thèmes : l'épidémiologie et la recherche, les réseaux sentinelles et la pharmacovigilance, le dépistage et la promotion de la santé, l'optimisation des circuits de soins. À ce séminaire sont présents et communiquent des chercheurs de l'Inserm, des généralistes de l'Unaformec, des épidémiologistes de l'ORS, Open Rome (*Organize and Promote Epidemiological Network* – Réseaux d'observation des maladies et des épidémies[41]), les réseaux Grog et le réseau Sentinelles Aquitaine, des associations locales telles que Formation de généralistes Nord-Isère (Forgeni), des pharmacologues, des enseignants de médecine générale, le Gres, des DDAS (Normandie).

---

41. Open Rome, bureau d'études spécialisé dans les dispositifs stratégiques de suivi et d'analyse épidémiologique, a été créé en 1987 en liaison avec l'Institut Pasteur et les organisations professionnelles de médecins libéraux et a initié la création du réseau des Grog en 1988.

Les liens de la médecine générale avec l'épidémiologie sont des liens de bon sens pour William Dab (professeur de santé publique, futur directeur général de la santé). Au moment où la santé publique se développe en France, il lui apparaît évident que les médecins généralistes ne peuvent pas être seulement des fournisseurs de données, mais qu'à l'inverse, le généraliste peut être le demandeur et l'épidémiologiste l'effecteur. Les points de rencontre sont nombreux ; « qu'il s'agisse de détecter précocement et de contrôler une épidémie, de connaître les principales caractéristiques de la population au sein de laquelle le praticien exerce, de contribuer à faire avancer les connaissances sur les causes des maladies ou de se préparer à évaluer sa pratique » (Dab, 1991).

3.3 Le financement par le fonds de Santé publique en 1993

Ce fonds a permis à plusieurs associations de développer des actions de recherche en médecine générale. Il est né en 1993 de la décision politique d'attribuer 100 millions de francs pour le développement de la santé publique et d'en confier le suivi technique et financier au RNSP en relation avec le HCSP. Trois cents projets ont été présentés lors de l'appel d'offres, 86 ont été sélectionnés, 17 sont étiquetés « médecine ambulatoire » : mais seuls 2 projets sont portés par des réseaux de généralistes, dont le réseau épidémiologique lorrain[42], et 3 par des associations de généralistes investis dans la recherche : la SFMG pour l'enquête nationale : « Actes et fonctions du médecin généraliste dans leurs dimensions médicale et sociale », l'IRMG pour une enquête de pharmaco-épidémiologie en médecine générale (enquête Phare) (*voir infra, § 3.4*), la SFTG pour une étude sur le saturnisme en médecine libérale (Falcoff, 1995) et pour l'élaboration de fiches d'information pour le bon usage des soins. Le budget total des actions en médecine générale est d'environ 3,5 millions, dont un million pour les réseaux sur un total de 45 millions distribués. Ce financement ne sera pas renouvelé[43].

> L'enquête de la SFMG sur les actes et fonctions du médecin généraliste dans leurs dimensions médicale et sociale est une enquête nationale qui s'inscrit dans la double question : quelles tâches et fonctions pour la médecine et quels médecins pour quelles tâches ?

---

42. Le deuxième projet porté en partie par un réseau (MG Cancer), associé à l'ANDEM et à la ligue nationale contre le cancer, porte sur les personnes âgées et le cancer.

43. Le financement par les PHRC (programmes hospitaliers de recherche clinique) annuels date également de 1993.

Cette enquête est descriptive et prospective. Elle associe la SFMG, MG Form et le Conseil et études en santé publique médico-économique (CEMKA[44]). Elle est dirigée par Jean Luc Gallais, alors vice-président de la SFMG, et réalisée à partir d'un échantillon de deux cent cinquante généralistes. Elle permet de décrire, à l'attention des responsables et gestionnaires, des utilisateurs du système de santé et des généralistes, l'activité précise des praticiens[45].

3.4 Une tentative de fédération des forces pour la recherche en médecine générale, la création de l'Institut de recherche en médecine générale.

L'IRMG est créé le 12 décembre 1992 avec pour objet de « promouvoir, développer, réaliser des recherches en médecine générale, participer à la formation à la recherche en médecine générale ». Les fondateurs sont Serge Personnic (MG Form) et François Liard (Unaformec), avec la participation de Pierre Archambault (Unaformec), Joël Cogneau, Hector Falcoff (SFTG), Jean-Luc Gallais (SFMG), Alain Giacomino et Denis Pouchain (CNGE).

L'enquête Phare : pharmaco-épidémiologie en médecine générale, prévalence des effets indésirables liés aux prescriptions en médecine générale, financée par le Fonds d'intervention en santé publique (FISP) à la suite de l'appel d'offres du RNSP. Cette étude, initiée et dirigée par Joël Cogneau, est réalisée en partenariat avec l'unité Inserm 21 (Didier Guillemot), le RNSP, le service de pharmacovigilance de Bordeaux et plusieurs médecins de diverses structures (Didier Bry, Ouri Chapiro, Bernard Gay) et implique cent vingt médecins volontaires, et cent médecins tirés au sort. Cette enquête fait l'objet de trois articles et du prix de recherche 1995 de *La Revue du praticien. Médecine générale* (Bry, 1995 ; Gay, 1995 ; Chapiro, 1995).

Lors de la création de MG Recherches (1994) dédiée à la mise en place d'essais cliniques (phase 3 principalement) en médecine générale, l'IRMG se centre sur le versant « épidémiologique », constituant un réseau de médecins généralistes organisé autour de responsables de groupes formés et compétents, qui gèrent chacun une dizaine de médecins formés aux

---

44. Bureau d'études français dans le domaine de la santé publique, de l'économie de la santé et de l'épidémiologie, filiale de l'Inserm.

45. Il s'agit d'une première étude très élaborée, dont la limite, reconnue par les auteurs, est qu'elle soit déclarative. Il faut noter que le panel d'investigateurs a été élargi à des médecins non-membres de la SFMG et non habitués au codage systématique.

essais cliniques, mais qui recrutent aussi d'autres médecins pour les études épidémiologiques.

Parmi les nombreux travaux de l'IRMG

– L'étude Desir (Description du syndrome d'insulino-résistance), enquête de cohorte sur neuf ans, avec l'unité Inserm 21, l'Irsa (Institut interrégional pour la santé), le CHU d'Angers. L'IRMG est ès qualités membre du Conseil scientifique. Deux études ancillaires seront conduites, l'une en 2002 étudiant les motivations de cliniciens participant à la recherche en santé publique, l'autre en 2008 s'intéressant au traitement des facteurs de risque cardiovasculaire dans cette cohorte.

– Une « Étude de faisabilité d'un relevé de données informatisées des affections respiratoires en médecine générale », en 1998, dans le cadre de l'appel d'offres Primequal/Predit (Programme de recherche et d'innovation dans les transports terrestres – Programme de recherche interorganisme pour une meilleure qualité de l'air à l'échelle locale) du RNSP.

– Deux études initiées par Paul Sorum (Albany College, États-Unis) avec le département psychologie de l'université de Tours, sur les déterminants de la décision concernant la prise en charge de l'otite moyenne aiguë et le dépistage du cancer de la prostate.

– L'étude Sudir « Suivi du diabète de type 2 et référentiel en médecine générale », en partenariat avec le Cermes 3, Centre de recherche, médecine, sciences, santé, santé mentale et société, (Paris) et le service médical régional de la CNAM (région Centre) analysant les écarts entre le référentiel et la pratique dans le diabète de type 2 (Cogneau, 1996 ; Cogneau, 2002 ; Sorum 2003 ; Cogneau, 2007).

À partir de 2004, l'IRMG élargit son domaine d'activité à la formation et à l'évaluation des pratiques professionnelles et développe des actions de formation – tout en poursuivant l'activité de recherche – en organisant des « tables rondes » sur la dépression, sur le modèle de groupes de pairs, avec le soutien de la Fondation Lundbeck (Cogneau, 2009). Par la suite, l'IRMG s'oriente sur les formations institutionnelles, des actions d'évaluations des pratiques professionnelles (EPP) et des formations à distance (Home-DPC®), sur une plateforme technique professionnelle (e-docéo) et en 2011 mènera des recherches avec le CNGE au sein d'une association commune.

4. La culture de l'évaluation : la création de l'ANDEM en 1990[46] et les réseaux de médecins libéraux de l'ANDEM. Un seul appel d'offres à financement de projets de recherche en 1992

À la suite du rapport de Jean-François Armogathe est créée l'ANDEM[47]. Elle a une double mission : établir l'état des connaissances concernant les stratégies diagnostiques et thérapeutiques en médecine et contribuer à l'amélioration de la qualité des soins à l'hôpital et en médecine libérale. Ces missions sont illustrées par la mise en œuvre des premières conférences de consensus en France, et l'élaboration des recommandations pour la pratique clinique et des « références médicales opposables (RMO) » en 1994[48], dont on sait qu'elles seront très discutées.

Pour la médecine générale, et pour la recherche en médecine générale, l'apport essentiel de l'ANDEM est la diffusion de la culture de l'évaluation par les groupes locaux de médecins correspondants[49] répartis sur toute la France. C'est alors le début de la diffusion dans le corps médical français du concept anglo-saxon d'*evidence-based medicine* traduit par médecine basée sur les données probantes et qui repose sur la synthèse des trois composantes de la décision médicale : données actuelles de la science, contexte de soins ou expérience du praticien et préférences du patient. Insister sur la nécessaire rigueur méthodologique des données scientifiques sur lesquelles allaient reposer les recommandations médicales est alors prioritaire. Mais trop souvent seront oubliées les deux autres composantes de l'EBM qui ne seront reconnues que plus tard, parallèlement au développement d'études qualitatives de qualité (Sackett, 1996).

En outre, en 1992, l'ANDEM lance un appel d'offres à financement de projets de recherche sur « l'Optimisation de l'utilisation des techniques et

---

46. *Voir Formation continue, Annexe 2.*

47. En 1997, l'Agence nationale d'accréditation et d'évaluation en santé (ANAES, sous un statut d'établissement public d'État) reprendra les missions d'évaluation de l'ANDEM enrichies de nouvelles actions : l'accréditation des établissements de soins et la nomenclature (c'est-à-dire l'émission d'avis scientifiques et techniques – par le développement des études d'évaluation technologique – sur la liste des actes, des prestations et des fournitures qui sont remboursés). Son financement mentionné dans le rapport Igas de 1994 est de 20 millions de francs dont plus de la moitié supportée par la CNAM-TS.

48. Voir *Partie I, § 10.8.*

49. Ces groupes constitués de médecins généralistes (très majoritairement) et spécialistes sont également chargés de choisir les sujets des recommandations, d'en apprécier la faisabilité et de participer à leur diffusion.

stratégies diagnostiques », financement de travaux réalisés par des sociétés scientifiques, associations ou professionnels de santé.

Deux études[50] sont retenues dont une est menée en pratique ambulatoire (Étude comparative coût-efficacité de deux stratégies diagnostiques de l'infection urinaire en pratique de ville) projet mené par la SFTG (Magnier, 1997 ; Magnier, 1998).

Le débat sur la distinction entre recherche et évaluation des pratiques et la question de savoir si la recherche évaluative ne s'apparente pas plus à de la recherche qu'à de l'évaluation restent en suspens. *Ce qui est sûr, c'est que par la suite, les structures qui ont remplacé l'ANDEM (ANAES, puis HAS) n'ont plus lancé de nouvel appel d'offres à financement de projets de recherche*, sans doute pour des raisons complexes dont le recentrage exclusif de ces agences sur l'élaboration de recommandations.

Ultérieurement d'autres travaux seront entrepris avec les sociétés de recherche en médecine générale, travaux qui seront à chaque fois à la frontière de la recherche et de l'évaluation.

En 2001, l'ANAES, au travers de son groupe Études[51], sollicite les sociétés savantes de médecine générale pour travailler sur l'impact des recommandations pour la pratique clinique (RPC) portant sur l'incontinence urinaire.

Deux enquêtes sont menées :

– pratiques professionnelles dans le diagnostic et le suivi de l'incontinence urinaire (projet piloté par le CDRMG de l'UNAFORMEC) ;

– représentations psychosociales de l'incontinence urinaire chez les patients et chez les médecins (projet piloté par la SFTG).

Les résultats sont consignés dans deux rapports, l'un sur l'épidémiologie de l'incontinence urinaire réalisé par la SFMG et l'UNAFORMEC et l'autre sur les représentations des patientes souffrant d'incontinence urinaire, réalisées par la SFTG grâce à une équipe associant médecins généralistes et chercheurs en anthropologie de la santé (Catu-Pinault, 2003).

En 2005, une étude originale d'appréciation de la pertinence et de la faisabilité des référentiels pour affection de longue durée sera menée avec le regroupement informel de sociétés savantes de médecine générale (CNGE, SFDRMG, SFMG et SFTG) au sein de la HAS mais tournera court, faute de financement et du fait de la réorganisation des services au sein de la HAS. Les résultats utilisés au sein de la HAS ne seront pas publiés, les associations n'en ayant pas fait une condition préalable à leur participation.

---

50. L'autre étude financée, « Choix d'une stratégie d'aide à la classification diagnostique des patients de réanimation », est menée par la Société de réanimation de langue française (SRLF).

51. Jacques Orvain, directeur de l'évaluation.

Entretemps, au sein de l'Unaformec, s'est créé en 2002 le CDRMG qui a repris la revue *Bibliomed*® (revue hebdomadaire créée en 1995, disponible sur abonnement et par courriel, faisant la synthèse des publications récentes portant sur des questions de pratique quotidienne). En 2004, le CDRMG est repris par la Société française de documentation et de recherche en médecine générale. Outre les travaux cités ci-dessus, la SFDRMG poursuit des travaux de recherche, notamment sur l'efficacité des rappels informatiques des recommandations de la HAS (Grall, 2008) et sur le dépistage du cancer de l'utérus par frottis (Lustman, 2009 ; Joseph, 2014).

5. Former les médecins et étudiants, financer et publier : une priorité pour les associations, priorité fondamentale pour le CNGE

Des formations aux méthodes de recherche (*voir Formation continue, § 6.1*[52]) tant à destination d'éventuels animateurs de réseaux de recherche qu'à destination des enseignants généralistes (*voir Formation initiale, § 2.3, et Annexe 3*) ont été proposées dès les années 1980[53].

Dans les années 1990, les formations déjà initiées s'étoffent. Entre 1989 et 1994, deux cent quarante médecins suivent la formation à la Metev formation assortie d'un diplôme créé par l'Unaformec en collaboration avec l'Association pédagogique nationale pour l'enseignement de la thérapeutique (Apnet). Le Metev deviendra ultérieurement un DIU.

Le CNGE, d'abord centré sur la diffusion de l'enseignement de la médecine générale dans les facultés de médecine et la définition de la discipline, se préoccupera ensuite de la formation des enseignants et des étudiants aux méthodes de recherche, puis du développement de la recherche. En effet, les enseignants généralistes se faisant plus nombreux, ils pourront créer des équipes en capacité d'assurer les fonctions d'enseignement et aussi de recherche au sein des départements de médecine générale.

5.1 Le septième congrès national du CNGE en 1996 à Toulouse

Ce congrès propose un état des lieux des thèses et de la recherche en médecine générale, travaux menés par les enseignants et les étudiants.

---

52. En 1980, sous l'égide de Pierre Ageorges, l'UNAFORMEC organise une formation d'animateurs capables de promouvoir sur le terrain des opérations d'évaluation des soins.

53. En octobre 1987, un séminaire de formation à la recherche à destination des enseignants généralistes est organisé sur trois jours à l'école de Riom avec la participation des laboratoires MSD-Chibret.

Les premiers enseignants associés ont été nommés en 1991 et ils ne sont en 1996 que 29 (9 professeurs associés et 20 maîtres de conférences associés) pour toute la France (c'est-à-dire moins de 1 par faculté de médecine !).

Au cours de ce congrès sont questionnées non seulement la formation à la recherche des étudiants mais aussi la formation des enseignants généralistes à la direction de thèse. Il n'y a pas alors d'enseignant titulaire, et l'HDR n'est pas nécessaire pour diriger une thèse d'exercice, contrairement aux thèses de sciences. La préoccupation du CNGE est d'améliorer la qualité des thèses de médecine générale.

Ce congrès est l'occasion de présenter des travaux orignaux récents. Ceux-ci apparaissent disparates tant par leur envergure que par leur financement, mais témoignent d'une vraie dynamique. Les financements sont rares, le bénévolat fréquent. Les champs explorés sont larges : dépistage, prévention, prise en charge des maladies chroniques, relation médecin-malade et recherche pédagogique.

Quelques travaux présentés au congrès CNGE 1996

– Simel (Saturnisme infantile et médecine libérale) : saturnisme infantile dans la clientèle de généralistes et pédiatres à Paris et Seine-Saint-Denis, SFTG. Hector Falcoff. Financement CNAM-TS, service de santé publique de Bichat. Dr Alain Fontaine. Laboratoire d'hygiène de la ville de Paris et le Fisp pour l'étude suivante qui permet de recruter 3 433 enfants par 96 médecins investigateurs.

– Évaluation des recours demandés par les MG aux autres spécialités. CGE de Poitou-Charentes. Bernard Gavid. Étude descriptive menée par 104 MG et concernant 31 643 patients.

– Enquête sur l'activité de prévention des MG lors de la surveillance de la grossesse. Lille. Daniel Léonard. 47 généralistes. Pas de financement.

– Connaissance du milieu familial et prise en charge des événements de vie par le médecin généraliste. Nantes. Remi Senand, Jean Yves Chambonnet, Bernard Bonnet. 405 questionnaires. Pas de financement.

– Efides (évaluation filière de soins) : prise en charge des patients diabétiques par un réseau ville-hôpital. Pitié-Salpêtrière. François Macé, Bernard Degornet. Financement : industrie pharmaceutique.

– Évaluation contrôlée d'une intervention auprès de consommateurs d'alcool à problèmes. Étude Emgam (étude Médecine générale alcool métropole). Rennes. Claude Rosenzweig, 100 MG volontaires, France entière 400 patients. Financement, DGS, CNAM-TS, laboratoire Lipha.

– Une étude de recherche pédagogique : enseignement de la relation médecin-malade à partir d'une consultation enregistrée. Aix-Marseille. Joëlle Molina. Association Ancrage.

– Prévention des problèmes liés à l'alcool en soins primaires. Étude Strand 1. Dominique Huas. Étude européenne (14 pays participants). 200 généralistes. Financement industrie pharmaceutique.

– Les diurétiques chez les plus de 80 ans. Limoges. Daniel Buchon, Jean-Gabriel Buisson, Didier Ménard, Jean-Louis Moulin. Études prospectives. 18 généralistes. 351 patients. Financement industrie pharmaceutique.
– Connaissance du patient et de sa famille par les MG dans 17 pays européens. Participation française à une étude de l'*European General Practice Research Network* (EGPRN). François Bécret, Dominique Huas, J. Geervas, Rémi Senand, Gilbert Souweine. 19 généralistes. Financement non précisé.
– Audit de pratiques sur l'éducation du patient diabétique. Toulouse. Bernard Bros. 100 généralistes. Financement du travail de thèse : URML Midi-Pyrénées, ANDEM.

L'un des conférenciers (Michel-Patrick Steinmetz, de Strasbourg) souligne qu'en 1995, 260 travaux de recherche ont été publiés dans des revues anglo-saxonnes[54] mais, à sa connaissance, aucun d'origine française. Il en conclut que le développement de la recherche en médecine générale est une priorité et que la publication des travaux l'est également.

5.2 Valorisation des thèses : répertoire et prix de thèses

Le répertoire des thèses est relancé à l'occasion de ce congrès.
Un premier répertoire des thèses avait été édité dans les années 1980 par Marie-Anne Puel[55]. En 1996, ce travail est repris afin de répertorier toutes les thèses de médecine générale parues depuis 1991 (Alain Aubrège de Nancy et Max Budowski de Paris 7). Cet ouvrage comporte les titres, les mots clés et les auteurs[56]. La poursuite de cette collecte aurait nécessité une mise en ligne, ce qui n'a pas été fait, faute de budget.

À titre d'encouragement, plusieurs revues et associations délivrent des prix pour des thèses de jeunes généralistes dont les thèmes sont spécifiques de la médecine générale :
– *Le Quotidien du médecin* de 1976 à 1979[57] ;
– la faculté de médecine Bichat depuis 1989 ;
– la faculté de médecine de Toulouse avec le CNGE en 1996 ;
– le CNGE à l'occasion de son congrès annuel ;
– la faculté de médecine de Lille avec l'industrie pharmaceutique ;

---

54. À comparer aux 326 publications de 2005 et aux 364 de 2010.
55. Par ailleurs future présidente de la société médicale Balint France de 1993 à 1995 puis de 1997 à 1999.
56. 330 pages, préface Jacques Roland, introduction B. Gay.
57. En 1979 (*Le Quotidien*, n° 1841) le prix est décerné à deux lauréates : S. Dumas-Robert (épidémiologie des douleurs abdominales en MG) et M. P. Robin (stage étudiant en dispensaire, mémoire de DU de médecine générale de Bobigny).

– le département de médecine générale de l'UPMC avec les associations de FMC locales ;
– *La Revue du praticien. Médecine générale*[58].

L'augmentation du nombre de « thèses de médecine générale[59] » deviendra significative à la suite de la création de la filière de médecine générale en 2007.

Dans le même temps plusieurs revues ou associations délivrent des bourses de recherche : l'Unaformec en 1988-1991, l'Ifed-MG[60] dans les années 1990, *La Revue du praticien. Médecine générale* de 1994 à 2001[61].

5.3. Les prix de recherche de La Revue du praticien. Médecine générale

En parallèle de ces bourses et prix de thèse, *La Revue du praticien. Médecine générale* délivre des prix de recherche pour des travaux en cours et publiés[62]. La liste permet de balayer les champs de cette recherche.

• Doumenc M, Jean-Girard C, Souhami B, Ducarre R, Letourmy A, Charpak Y, « Que perçoit le médecin de l'attente de son patient ? », 1994.

• Aubert JP, Falcoff H, Florès P, Gilberg S, Hassoun D, Petrequin C, Van Es Ph, « Dépistage mammographique individuel du cancer du sein chez les femmes de 50 à 69 ans[63] », 1995.

• Cannevet JP, Chambonnet JY, « Soigner à l'intersection de deux cultures », 1995, prix spécial.

• Bry D, Chapiro O, Cogneau J, Gay B, « Les effets indésirables des prescriptions en médecine générale et les médicaments responsables

---

58. *La Revue du praticien. Médecine générale* a succédé en 1987 au supplément de *La Revue du praticien* (elle-même créée en 1951) intitulé *L'Exercice quotidien* initié en 1979 (Fiessinger, 2011).

59. La validation du DES de médecine générale (*voir Formation initiale*) comprend la présentation d'un travail de recherche qui peut être la thèse s'il s'agit d'une thèse de médecine générale dont la définition recoupe ce que Gérard de Pouvourville définira comme la recherche en médecine générale dans son rapport (*voir infra, § 8*).

60. L'IFED-MG est créé en 1988 (*voir Formation initiale, Annexe 4*) avec pour objet d'encourager la recherche. Il publie la revue *Exercer*, organise des rencontres d'enseignants et chercheurs en médecine générale et attribue des prix de recherche.

61. Bourses remises par le ministre de la Santé les deux premières années.

62. Les publications de travaux de recherche dans *La Revue du praticien. Médecine générale* ont cessé, faute de propositions d'articles, les auteurs se tournant alors vers la revue *Exercer* et malgré une expérimentation de préprint non concluante (Deleuze, 2001). Ces deux revues appartiennent à la même maison d'édition.

63. Avec l'étude sur le saturnisme infantile, cette étude est le début des travaux sur les inégalités sociales de santé qui seront développés par Hector Falcoff et Patrick Florès à l'Inserm (*voir infra, § 7.2*).

dans les effets indésirables des prescriptions en médecine générale[64] », 1996.

• Jacquet JP, « Mesure ambulatoire de la pression artérielle en médecine générale », 1997.

• Moula H, Mercier-Nicoux F, Velin J, « Un questionnaire-amorce de dialogue peut-il optimiser la consultation d'un adolescent en médecine générale ? », 1998.

• Falcoff H, Huas D, Brugère J, « Faisabilité de la détection précoce des cancers des voies aérodigestives supérieures en médecine générale », 1999.

• Baudriller N, « Comment est assurée l'hygiène du cabinet médical en médecine générale ? », 2001.

• Gilberg S, Partouche H, Parent du Chatelet I, Njamkepo E, Gueirard P, Ghasarossian C, Schlumberger M, Guiso N, « Coqueluche chez l'adulte ayant une toux persistante », 2003.

Ces prix représentent un encouragement à la publication, telle une valorisation nationale, étape clé avant les publications internationales qui, en 1994, étaient rarissimes (voir infra, § 7.1 : État des lieux des publications entre 1996 et 2002).

6. À partir des années 2000 : la valorisation des travaux de recherche : les premiers congrès français de recherche en médecine générale

Ces congrès sont initiés par la CPMG (voir Formation continue, § 8.5.2) dans le but de favoriser la communication des travaux de recherche, initiés partout en France par des généralistes souvent peu habitués à ce type de rencontre.

La CPMG s'appuie alors sur ses travaux initiaux exposant outre les concepts les principaux éléments qui fondent la spécificité de la discipline : « le champ de la discipline généraliste est un ensemble spécifique incluant la nature, le déterminisme et les liens de causalité de phénomènes morbides pris dans leur aspect multidimensionnel, aucun élément de réalité n'en étant exclu ou ne devant en être a priori exclu » (CPMG, 1997).

L'organisation de ces congrès est volontairement décentralisée avec la coopération (logistique et diffusion régionale de l'information notamment)

---

64. Il s'agit des résultats de l'étude Phare financée par le fonds d'intervention en santé publique (voir supra, § 3.3).

et le financement des unions régionales des médecins libéraux des régions concernées. L'objectif affiché est de faire connaître et reconnaître la qualité des travaux de recherche en médecine générale, menés par des généralistes issus des milieux associatifs.

6.1 Le premier congrès de recherche en médecine générale en 1999

Le premier congrès de recherche en médecine générale est organisé par la section généraliste de l'Union régionale des médecins libéraux de Midi-Pyrénées (Toulouse, mars 1999) et la CPMG (1994-2001, *voir Formation continue, § 8.5.2*). *La Revue du praticien. Médecine générale* en est partenaire officiel et en a publié l'intégralité des abstracts. Fait notable, ce congrès est annoncé dans la presse sous le titre « La recherche n'est pas un concept abstrait réservé à la Fac ». Les doyens Gérard Lévy, Jacques Roland et Bernard Guiraud-Chaumeil semblent en prendre acte.

Les ateliers permettent de poser les problèmes auxquels sont confrontés alors les acteurs de la recherche en médecine générale.

Conclusions des ateliers (rapportées dans le numéro spécial de La Revue du praticien)

Les ateliers ont bien montré, à travers les préoccupations de leurs participants, les interrogations mais aussi les tâtonnements fructueux qui permettent à la médecine générale de se constituer progressivement comme une discipline médicale à part entière. Il existe désormais un consensus pour admettre que la discipline médecine générale doit, pour se voir reconnaître un tel statut, produire un savoir spécifique (un « corpus scientifique ») validé et susceptible à son tour d'être enseigné.

La recherche en médecine générale est la base de la création de ce savoir. Sa légitimité repose sur une notion fondamentale : l'amélioration de la qualité des soins et du service médical rendu au patient. Les médecins généralistes qui entreprennent un travail de recherche définissent des standards de qualité. Pour ce faire, ils construisent des référentiels qui intègrent des données scientifiques communes à toutes les disciplines médicales, mais aussi les éléments qui font la spécificité et l'originalité mêmes de l'exercice généraliste. La création de ces référentiels est l'un des principaux enjeux de la recherche en médecine générale. […]

La méthodologie semble poser beaucoup de problèmes aux chercheurs généralistes en raison de leur faiblesse supposée ou réelle en méthodologie et en statistiques. […] les méthodes s'apprennent et un médecin généraliste qui veut s'investir dans un projet de recherche ne doit pas nécessairement se transformer en un statisticien pur et dur. Les méthodologistes, de leur côté, ont besoin des cliniciens pour définir la problématique, interpréter et donner un sens aux résultats. L'important, en fait, est de développer de bonnes équipes, réunissant cliniciens et statisticiens.

La question d'une méthodologie qui rende compte réellement de la spécificité de la médecine générale, c'est-à-dire qui puisse incorporer des variables aussi complexes que les paramètres socio-économiques et psychologiques auxquels le médecin généraliste est confronté dans son exercice quotidien est posée. [...] La recherche en médecine générale tient parfois plus des sciences humaines que de la science pure. Le chercheur généraliste ne peut se désintéresser de ce qui se dit du côté de la sociologie, de l'éthique ou de l'anthropologie...

[...] Il serait certainement utile et urgent de mettre en place des structures d'aide méthodologique que les départements de médecine générale pourraient peut-être avoir vocation à organiser...

Une fois les travaux de recherche réalisés et analysés, il est indispensable d'en publier les résultats. Sans publication, un travail, quelle que soit sa qualité, n'a aucune utilité et est très vite oublié. Publier, cela veut dire soumettre préalablement son travail à l'analyse critique de comités de lecture pour qu'in fine l'ensemble de la communauté médicale puisse prendre connaissance du travail effectué et à son tour s'y référer... C'est donc dans tous les cas une charge de travail supplémentaire qu'il est nécessaire de prévoir dès le projet initial de recherche.

Le mécanisme d'écriture devrait en fait s'acquérir lors de la rédaction de la thèse en médecine générale. La reconnaissance universitaire de la médecine générale repose sur trois axes : un enseignement spécifique (il est déjà mis en place), une recherche indépendante (le congrès de Toulouse en est l'illustration) enfin, la thèse de médecine générale, véritable passerelle entre eux. La thèse est une des bases de la recherche en médecine générale. Elle devrait, lorsqu'elle est pertinente, donner systématiquement matière à un projet d'article. Cette éventualité éditoriale devrait être un objectif du contrat de travail entre le directeur de thèse et son étudiant. [...]

Les approches qui enrichissent la médecine générale sont multiples et d'horizons très divers. L'approche Balint en est exemple. Balint a lui-même défini ces groupes comme des « groupes de formation et de recherche ».

La matière est donc riche pour la recherche en médecine générale. Mais au-delà, comment lui donner les moyens de ses objectifs, c'est-à-dire pour l'essentiel les moyens financiers qui doivent permettre aux chercheurs généralistes de travailler efficacement et sereinement ? Pouvoirs publics et institutions ont-ils la volonté d'aider à développer la recherche en médecine générale ?

C'est à la suite de ce premier congrès qu'est créé le comité d'interface Inserm – Médecine générale (*voir* infra, § 7). Les interventions de la plénière de clôture du congrès sont déterminantes[65] : la CPMG est missionnée par la conférence des présidents de section généraliste des unions régionales pour y représenter la médecine générale puisque la condition principale posée par l'Inserm à la création d'un comité d'interface est d'avoir un interlocuteur unique pour la profession généraliste. Gérard de Pouvourville[66] s'investit personnellement pour mener à son terme ce projet et sera le premier coordinateur du comité dont il assure la mise en place.

6.2. Le deuxième congrès de recherche en médecine générale a lieu à Biarritz en avril 2001

Il est organisé par l'URML Aquitaine et la CPMG en association avec l'Unaformec, Formunof et la SFMG et en collaboration avec *La Revue du praticien. Médecine générale.*

Il a pour sous-titres : « La recherche en médecine générale a trois dimensions : médicale, humaine et sociale » et « L'émergence de la recherche en médecine générale en France ».

Soixante-dix-huit communications orales ou posters ont été retenus, témoignant d'une vitalité certaine de la recherche, mais confirmant le fait qu'il ne serait pas possible de tenir un congrès tous les ans.

La composition du conseil scientifique est plus large que lors du premier congrès (membres de la CPMG et autres). La création récente du comité d'interface Inserm – Médecine générale y est expliquée par Gérard de Pouvourville.

La table ronde de conclusion fait intervenir l'ANAES, l'EGPRN[67], le comité d'interface INSERM–Médecine générale, *La Revue du praticien*, la Conférence des doyens et Bernard Gay[68] pour le conseil scientifique du congrès.

6.3. Le troisième congrès a lieu à Paris en septembre 2003

Il est organisé par l'URML Ile-de-France et le Collège français de médecine générale[69]. Les abstracts des 31 publications longues et des 5 présentations courtes ainsi que la liste des 19 posters sont publiés par *La Revue*

---

65. Table ronde de clôture : Joël Ménard (DGS), Jean-Pierre Boissel (Inserm), Jacques Drucker (INVS), Martial Olivier-Koehret (URML), M. Doumenc (ANAES), Richard Bouton et Nicole Renaud (MG France), Daniel Fernandez.

66. Gérard de Pouvourville est économiste de la santé. Il a coopéré, avant ce congrès, avec la SFMG.

67. EGPNR ou EGPWR, branche recherche de la WONCA (*voir* infra, § 10).

68. Qui sera président du CNGE de 1996 à 2002.

69. *Voir Partie I, § 17.12.* Ce Collège français de médecine générale (CFMG) est le prédécesseur du Collège de médecine générale (CMG) créé en 2010, qui reprendra l'organisation des congrès de médecine générale.

du praticien. Médecine générale. Le comité d'interface Inserm – Médecine générale fait la plénière d'ouverture.

À la suite du premier congrès avaient été mis en place le comité d'interface Inserm – Médecine générale et les premiers postes d'accueil pour médecins généralistes au sein de l'Inserm. Le comité scientifique de ce troisième congrès préconise pour sa part la création d'une formation doctorale à la recherche en soins primaires, largement ouverte aux généralistes, et de pôles de recherche en médecine générale dans chaque région avec des financements spécifiques (comité scientifique du congrès, 2003). Ce dernier point sera développé dans le rapport de Gérard de Pouvourville en 2006 (*voir* infra, *§ 8*).

6.4 Le quatrième congrès a lieu à Perpignan en 2005, organisé par l'URML Languedoc Roussillon et le CFMG

Lors de ce congrès est soulignée une des problématiques de la recherche en médecine générale : s'agit-il de recherche « *en* médecine générale » ou « *sur* la médecine générale » ? Et ses questions corollaires : par qui, avec qui et comment (Bourrel, 2005) ?

La proposition formulée en 2003 est reprise : développer des pôles de recherche régionaux en soins primaires articulés autour des départements universitaires de médecine générale pour un développement d'une recherche transdisciplinaire. Elle sera développée dans le rapport de Gérard de Pouvourville de 2006.

Restent plusieurs questions : le champ spécifique de la recherche en médecine générale, les moyens matériels à développer et humains à soutenir (Bourrel, 2005) ou comment conjuguer l'exercice professionnel et une activité de recherche digne de ce nom ?

Au cours du congrès plusieurs pistes se dessinent : pour définir la base de connaissance spécifique à la médecine générale, il faudrait :
– mener un travail sur la valeur informationnelle (sensibilité, spécificité, valeurs prédictives) des symptômes et des signes en premier recours, valeur dont on sait qu'elle est liée à une prévalence spécifique ;
– développer des scores de prédiction clinique en soins primaires ;
– introduire et développer des procédures de recueils de données qualitatives, des outils de mesure et d'analyse complétant les démarches fondées sur l'EBM ;
– créer un nouvel espace de recherche pour la médecine générale, sorte de troisième culture définie comme « un milieu où puisse se développer l'indispensable dialogue entre la modélisation mathématique et l'expérience conceptuelle et pratique de ceux qui décrivent la complexité humaine ».

Pour cela, il faut encore définir des stratégies d'organisation des soins primaires (comme dans les pays anglo-saxons), obtenir une légitimité par la filière universitaire de médecine générale et enfin dégager les moyens financiers nécessaires (par le développement de pôles régionaux ?).

À partir de 2007[70], ce sont le CNGE puis le CMG qui organiseront le Congrès annuel de la médecine générale sous le titre « Le congrès de la médecine générale France ». Ces congrès comportent de nombreuses communications de recherche (mais pas seulement). Ils ont lieu à Paris (en 2007 en même temps que celui de la WONCA), puis à Lyon en 2008, à Tours en 2009, à Nice de 2010 à 2013 et se tiendront à Paris chaque année à partir de 2014.

7. La création du comité d'interface Inserm – Médecine générale : ses premiers travaux et les postes d'accueil pour généralistes chercheurs

Dans la foulée du congrès de recherche en médecine générale de 1999 à Toulouse est créé le comité d'interface Inserm – Médecine générale.

Il est composé sous l'égide de Gérard de Pouvourville. Différents acteurs de la formation et de la recherche en médecine générale au sein de la CPMG y sont représentés[71].

Tous les comités d'interface de l'Inserm sont définis comme des lieux de rencontre entre les différents organismes professionnels à vocation scientifique et les représentants d'équipes de recherche Inserm, et ont pour mission essentielle de définir des actions communes d'animation du milieu concerné, telles que : élaborer des programmes de recherche, proposer des thèmes d'appels d'offres et constituer des réseaux de recherche.

Le comité Inserm-Médecine générale se fixe dès l'origine deux projets spécifiques :

---

70. Le congrès de 2007 WONCA Europe a été organisé par le CNGE. Le congrès de 2008 a été organisé par les associations qui vont constituer le CMG à partir de 2009. Les congrès suivants sont organisés par le CMG et ne seront plus exclusivement consacrés à la recherche. Ils comporteront notamment des sessions de formation médicale continue.

71. CNGE (Xavier Lainé, Bernard Gay, Patrick Chevallier, Laurent Rigal), SFMG (Olivier Kandel, Philippe Boisnault, Bernard Gavid), IRMG, IFED-MG (Daniel Léonard), MG Form (Yves. Gervais), SFTG (Hector Falcoff, Anne Marie Magnier, Jean Pierre. Aubert), CIC-Inserm (centre d'investigation clinique) (Jean-Marc Boivin), Inserm (Martine Bungener, Virginie Ringa, Alain Giami, Nathalie Pelletier-Fleury, Thierry Blanchon, Christophe Tzourio, Antoine Flahault). De 2000 à 2003, Gérard de Pouvourville en est le cocoordonnateur avec Dominique Huas, puis avec Hector Falcoff.

– *réaliser un état des lieux de cette recherche en France* : état des productions et de leurs conditions ; forces et faiblesses ; situation par rapport aux autres pays de même niveau de développement ;
– *structurer la recherche en médecine générale* par la constitution de six à sept pôles[72] interrégionaux répartis sur le territoire français, ayant pour rôle de mener à bien des programmes, d'animer les réseaux locaux et de former des médecins généralistes.

7.1. L'état des lieux des publications de recherche en médecine générale

Les publications françaises de recherche sont quasi inexistantes dans les revues internationales en 1994. Dans les revues françaises, certains travaux sont publiés dans la rubrique « Travaux de recherche » par *La Revue du praticien. Médecine générale* ; on y relève seulement vingt publications de 1993 à 1995 mais vingt et une publications au cours de la seule année 2000.

L'état des lieux des publications de recherche en France entre 1996 et 2002 réalisé par Thomas Borel (interne en santé publique) et poursuivi par Yves Gervais (MG Form) permet de souligner les difficultés de la recherche en médecine générale. Celle-ci s'appuie sur quelques sociétés scientifiques nationales qui vivent du bénévolat, et de petites associations locales ; mais elles ne disposent que de très peu des moyens nécessaires pour faire de la recherche : des compétences spécialisées, du temps, des ressources matérielles et un environnement de construction de programmes de recherche et de discussion critique.

État des lieux de la recherche en médecine générale en France, reposant sur l'analyse des publications (entre 1996 et 2002, travail réalisé en 2003)

Les publications de *La Revue du praticien. Médecine générale* et de la revue *Exercer* ont été explorées (*Le Concours médical*, pressenti, ne publiait en fait aucun travail de recherche).
153 articles ont été sélectionnés, 138 ont été retenus : 83 % d'entre eux étaient du domaine de la recherche en médecine générale, 17 % de la recherche sur la médecine générale, 73 % utilisaient des méthodes quantitatives. Il y avait 200 auteurs différents, en moyenne 3 auteurs par publication.

---

72. La mise en place de postes d'accueil pour des médecins généralistes doit en être la première étape en créant le lien entre les structures de recherche institutionnelles et les associations de généralistes impliquées dans la recherche.

Dans 40 % des cas les travaux ont été réalisés en relation avec une structure de recherche :

– soit régionale : Association pour l'évaluation de la qualité (Rennes), Association pour le développement de la recherche en médecine générale (Nantes), Association des médecins informatisés pour la recherche et les essais thérapeutiques (Savoie), Cercle limousin d'évaluation et d'amélioration des pratiques (Cleap), Groupe lorrain d'audit médical, Réseau Alsace des médecins pour la surveillance des relations entre l'environnement et la santé, Réseau épidémiologique lorrain ; départements universitaires de médecine générale ;

– soit nationale (Généralistes et toxicomanie, MG Rercherche, SFMG, SFTG, Unaformec).

Et dans 26 % des cas, en association avec un partenaire institutionnel ou privé : département de faculté de médecine, service de CHU, unité Inserm, société de services (Cemka-Eval, Precot).

Selon les commentaires des auteurs de l'état des lieux, *on peut noter quelques traits dominants de cette série de travaux.*
Les thèmes de recherche sont multiples.
Les domaines représentés majoritairement sont, dans l'ordre :
– les spécificités de la pratique (caractérisation de la nature et de la spécificité des problèmes rencontrés) ;
– la recherche clinique (aide à la décision, stratégies diagnostiques/thérapeutiques) ;
– l'épidémiologie ;
– la prévention et la promotion de la santé.
Les types d'études sont le plus souvent descriptifs : travaux de recherche permettant de « découvrir » un terrain, ou travail préliminaire permettant de poser une question de recherche précise par la suite ; de ce point de vue, on peut estimer qu'il s'agit de « prérecherches ». À l'inverse, très peu de travaux sont de type explicatif.
Les méthodes utilisées sont avant tout transversales, multicentriques, sur le plan quantitatif. Sur le plan qualitatif, on peut noter une proportion intéressante de méthodes s'inspirant des sciences sociales.
Autres remarques :
La production de recherche parmi les généralistes est très dispersée, comme cela a déjà été souligné par Gwenola Levasseur et François-Xavier Schweyer (Levasseur, 2001).
Les échantillons de population sont limités (effectifs faibles, car souvent liés à des réseaux locaux) ; ils ont donc peu de puissance et peu de représentativité. Le volontariat comme base de participation fait que les échantillons sont très souvent biaisés.
Le rythme des productions s'est accéléré, passant de 7 par an environ en 1993-1995 à 21 par an de 1996 à 2000 (14 articles en 2001 et 20 articles en 2002).

7. 2. *Une tentative majeure pour le développement de la recherche en médecine générale : la création et la mise en place de postes d'accueil*

Ces postes sont cofinancés par l'Inserm et par la CNAM-TS et ouverts après appels à projets. Présentée comme une action incitative au développement de la recherche en médecine générale, l'ouverture de quatre postes à mi-temps sur une période de trois ans pour des médecins généralistes praticiens est donc lancée en 2002. Les postulants généralistes doivent présenter un « projet de recherche original et de qualité » et être insérés dans un département universitaire de médecine générale ou dans une société de spécialité en médecine générale développant des activités de recherche. Mais ils doivent également s'appuyer sur une structure d'accueil Inserm : équipe, unité, CIC, qui doit s'engager à leur apporter le soutien méthodologique et logistique requis pour la conduite du projet. Le projet présenté doit être celui du candidat généraliste, mais il doit y avoir convergence entre les thèmes choisis et les axes de recherche de la structure d'accueil. Enfin les candidatures doivent être individuelles.

Cette action initiée en 2002 sera répétée en 2005 : quatre projets sont retenus à chaque fois.

Lors de l'appel d'offres 2002 :
Hector Falcoff et Patrick Florès (projet double) : Inégalités de santé et équité des soins préventifs. Observation, analyse et intervention dans les cabinets des médecins généralistes franciliens (Rigal, 2011).
Laurent Letrillart : Évaluation en médecine générale des facteurs déterminant la survenue d'un surpoids chez l'adulte jeune.
Claude Attali : Prescription ambulatoire des antibiotiques dans les affections *a priori* d'origine virale.

Lors de l'appel d'offres 2005 :
Jean-Louis Demeaux et Bernard Gay (projet double) : Évaluation de l'éducation individuelle et collective des patients à risque cardiovasculaire (Ethiccar) en médecine générale (Gay, 2009).
Pascal Clerc : Analyse des pratiques de polyprescription en médecine générale, chez les personnes atteintes de plusieurs maladies chroniques (Clerc, 2010).
Denis Pouchain : Effets d'une intervention multifactorielle sur les facteurs de risque cardiovasculaire des patients hypertendus à haut risque en prévention primaire (Escape[73]).

---

73. Denis Pouchain n'a pas pu prendre son poste pour des raisons personnelles.

Les difficultés ressenties par ceux qui ont tenté l'aventure étaient plurielles.
– Les candidats avaient été retenus sur un projet individuel (même si certains projets étaient portés par deux candidats), projet qui entrait dans la thématique de l'unité Inserm d'accueil, mais qui n'avait pas été prévu et n'était pas porté par l'équipe. Le projet et son (ses) porteur(s) venaient en plus. Cela est très différent de l'accueil d'un jeune qui pendant trois ans va développer un projet particulier, intégré au travail d'une équipe, pour passer sa thèse de sciences.
– Les projets n'avaient pas de financement. La première tâche des MG sélectionnés a donc été de chercher des financements tous azimuts.
– Le temps a manqué énormément : en effet, les porteurs de projets étaient à mi-temps, il a fallu non seulement trouver des financements mais aussi affiner la méthodologie et mettre en œuvre le projet. En trois ans, il n'y a pas eu la possibilité de publier et les postes n'ont pas été renouvelés. Les porteurs de projets ont dû, dans un premier temps libérer un mi-temps d'activité, et au bout de trois ans retrouver une activité source de financement personnel.

Comme l'écrira l'un de ces candidats[74] : « Malgré l'avancée importante que représentent ces postes d'accueil pour généralistes, la mise en œuvre d'un travail de recherche en médecine générale n'est pas simple : le projet est décalé par rapport aux thématiques habituelles de recherche (et pourtant, c'est un vrai travail de soins primaires dans une unité de santé publique), l'unité n'était pas prête à accueillir des médecins cliniciens, le soutien méthodologique attendu est difficile à obtenir. Bien que l'intérêt pour notre projet ait été réaffirmé, il est encore difficile de trouver sa place au sein de l'unité. »

Comme l'a rappelé Gérard de Pouvourville en 2005, ces appels d'offres devaient être renouvelés plusieurs fois avec deux objectifs :
– celui de la structuration par la création de pôles régionaux de recherche en médecine générale. Les équipes de recherche de médecins généralistes développeraient leurs propres projets en s'adossant à l'Inserm, devenant ainsi des pôles d'attractions et d'animation avec des étudiants en DEA[75], en thèse, etc. ; l'objectif étant la création de 6 à 7 pôles en France, qui seraient fédérateurs pour ceux qui travaillent dans des associations ou des URML, dispersés et isolés ;

---

74. Document interne : Bilan des postes d'accueil présenté au Comité d'interface Inserm-MG par Bernard Gay en 2005, à replacer dans ce contexte.
75. Le DEA (diplôme d'études approfondies) était un diplôme de troisième cycle préparé à la suite de la maîtrise (soit deux ans après la licence) et sanctionnait la première année d'études doctorales. En 2002, il est remplacé par le master dans le cadre de la réforme LMD (licence-master-doctorat).

– le deuxième objectif était de pérenniser les postes par 3 voies possibles : *via* l'université avec la création des 30 à 40 postes de maîtres de conférences et une valence forte en recherche en médecine générale, *via* la CNAM-TS qui aurait pu financer des postes de médecin généraliste mi-clinicien, mi-chercheur, et enfin *via* l'Inserm qui aurait recruté un tout petit nombre de généralistes comme chercheurs, sachant que cela n'aurait pas suffi à constituer la « rivière qu'il nous faut ».

Mais il n'y a eu finalement que deux appels d'offres : l'Inserm et la CNAM-TS n'ont pas souhaité en poursuivre le financement. Il est probable que la lenteur d'avancée des projets et les délais de publications des résultats[76] aient entraîné un certain scepticisme sur la pérennité de ce type de travail collaboratif. Le modèle « médecins généralistes militants de la recherche accueillis dans une unité Inserm, devant organiser tout de A à Z (financement, recueil de données, etc.) » sera remplacé par le modèle « doctorant encadré et intégré dans une unité qui analyse une base de données disponible ».

8. Le rapport de Gérard de Pouvourville

En 2006, Gérard de Pouvourville remet un rapport intitulé *Développer la recherche en médecine générale et en soins primaires en France : Propositions*.

Dans ce rapport il définit ainsi la recherche en médecine générale :

En matière de médecine générale, « on peut distinguer dans un premier temps des recherches "en" *médecine générale* et des recherches "sur" *la médecine générale*. Des recherches "en" *médecine générale* vont inclure de la recherche clinique, épidémiologique, de la recherche évaluative, etc., dont les objets seront les maladies et les malades pris en charge par les médecins généralistes. Des recherches "sur" la *médecine générale* porteront par exemple sur la démographie de la profession, le lien entre les modes de rémunération et les comportements de prise en charge, les stratégies de sélection des patients, etc.

En matière de méthodes et de concepts, on distinguera les méthodes expérimentales (recherche clinique, épidémiologie, évaluation d'intervention) et leurs outils statistiques, les méthodes d'évaluation des pratiques (audit clinique), l'observation directe, et les méthodes et concepts d'autres disciplines (notamment de sciences humaines et sociales : psychologie, psycho-sociologie, sociologie, anthropologie, économie, etc.). Les effecteurs peuvent être des médecins

---

76. La publication des résultats des travaux de Laurent Rigal et Hector Falcoff, lauréats de l'appel à projets de 2002, n'interviendra qu'en 2011, soit neuf ans plus tard.

généralistes formés aux méthodes de la recherche, aidés ou non d'autres spécialistes, ou des spécialistes d'autres disciplines scientifiques s'intéressant à la médecine générale. Dans le premier cas, ce sont les médecins généralistes qui sont à l'origine du questionnement, dans le deuxième cas ils sont objets d'observation ».

Il conclut : « Il est illusoire de penser que les besoins de recherche dans ce domaine pourront être couverts par les forces déjà existantes, que ce soit dans les autres spécialités médicales et en santé publique, même si les travaux de recherche réalisés par ces disciplines ont des retombées importantes pour la médecine de première ligne. Celles-ci sont mobilisées par leur propre domaine d'une part, et d'autre part les problèmes de santé pris en charge en médecine de première ligne ne sont pas les mêmes que ceux qui sont traités à l'hôpital ou en médecine spécialisée de ville. *Il est donc logique de donner les moyens à la médecine générale, devenue spécialité médicale au même titre que les autres, de produire les connaissances scientifiques nécessaires au progrès de leur pratique. Si l'on reconnaît l'utilité de la recherche clinique à l'hôpital pour l'amélioration de la qualité des soins, comment la refuser aux médecins de ville, et particulièrement aux médecins généralistes ?* Cette recherche sera d'abord clinique et épidémiologique, à l'instar de celle qui est conduite à l'hôpital et par les spécialistes de santé publique. Mais elle devra aussi intégrer les dimensions psychologiques et sociales de la demande de soins qui leur est adressée par les patients, et l'analyse des comportements des médecins et des malades tiendra dans ces travaux une part importante. Cette recherche devra par ailleurs s'inscrire dans une perspective plus large, qui est celle de la recherche en soins primaires. Cette ouverture implique la création d'équipes multidisciplinaires. »

Ce rapport accessible sur le site de l'Inserm et remis au ministre de la Santé n'a jamais été rendu public, mais il a été publié dans la presse professionnelle (de Pouvourville, 2007).

9. Les colloques du comité d'interface Inserm – Médecine générale

– Mars 2006 : « Avenir de la recherche en médecine générale en France. L'éclairage d'expériences européennes ».
– Janvier 2011 : « Quelles perspectives pour la recherche en médecine générale ? ».
– Janvier 2013 : « Recueil systématique de données en médecine générale : partage d'expériences et perspectives ».

Colloque de mars 2006 : « Avenir de la recherche en médecine générale en France. L'éclairage d'expériences européennes »

Comparaisons de l'état de la recherche
en médecine générale dans quatre pays européens

	Royaume-Uni	Pays-Bas	Belgique	France
Associations professionnelles				
Sociétés savantes	·1952	1956	1968 (Wallonie) ? (Flandre)	1973 (SFMG)
Nombre d'adhérents d'associations professionnelles	60 %	70 %	40 %	20 %[77]
Revues (date de début) **Indexation Publications en anglais**	1954 Oui Anglais	1957 Non Flamand (abstract en anglais)	1978 (Wallonie) 1972 (Flandre) Non Français Flamand (abstract en anglais)	1982 Non Français (abstract en anglais)
Intégration universitaire				
Chaires de médecine générale	19 sur 21 universités (1995)	8 universités sur 8 (depuis 1975)	3 sur 3 en Wallonie 4 sur 4 en Flandre	Pas de chaires Départements universitaires
Institut national de recherche en MG	Royal College (RCGP)	Nivel	Petit institut	Absent
Formation spécifique en MG	1 an (RCGP)	3 ans (université)	3 ans (université)	3 ans (université) Principalement à l'hôpital
Conditions pour la recherche				
Le MG, porte d'entrée du système de soins	Oui	Oui	Non (en partie pour les > 65 ans)	Non

---

77. 65 % des MG français sont membres d'associations de FMC (*voir Formation continue,* § 8.5.1).

	Royaume-Uni	Pays-Bas	Belgique	France
	Conditions pour la recherche			
Liste fixe de patients	Oui	Oui	En partie pour les > 65 ans	Non (début avec médecin traitant)
Pratique en solo	22 %	27 %	80 %	60 %
Durée moyenne de consultation	8 minutes	10 minutes	19 minutes	21 minutes
Soutien financier à la recherche	En partie	En partie	Faiblement	Non, sauf exceptions

Tableau 1. Comparaisons de l'état de la recherche
en médecine générale dans 4 pays européens

Synthèse du colloque CI Inserm-MG (comité d'interface Inserm – Médecine générale) de mars 2006[78]

La situation en France

Le niveau de la recherche et la production de connaissances spécifiques à la profession sont liés avec la position de la médecine générale dans le système de soins, une relation durable entre le médecin et le patient étant un facteur favorisant.

Certaines conditions paraissent favorables à la recherche généraliste en France :
– le lien de la formation généraliste avec les universités ;
– l'initiative du médecin traitant est un grand pas en avant vers une liste « fixe » de patients, élément très important pour la recherche, sur les plans de l'épidémiologie et des questions de santé publique ;
– l'existence de sociétés savantes et de deux journaux[79].

En revanche, d'autres points posent problème :
– la non-reconnaissance de la médecine générale comme spécialité universitaire (qui ne se fera qu'en 2008) : cela bloque la création de chaires de médecine générale et un rôle pleinement effectif dans l'enseignement de la médecine ;
– une habitude française bizarre : l'organisation de concours presque systématique pour résoudre tous les problèmes de choix ;

---

78. Document interne du comité.
79. Il s'agit de la revue *Exercer* et de *La Revue du praticien. Médecine générale* qui publient des articles de recherche. La revue *Pratiques* et la revue *Médecine* n'en publient pas à cette époque. La revue *Médecine* publiera ultérieurement des articles issus de thèse de médecine générale.

– de fait la médecine générale reste un choix négatif dans la plupart des cas ;
– la qualité scientifique des deux revues professionnelles qui doit absolument s'améliorer en matière d'abstracts en anglais et d'indexation ;
– une nouvelle étape reste à franchir pour le dispositif du médecin traitant : l'adaptation du mode de rémunération (capitation partielle et paiement à l'acte) ;
– le faible degré d'organisation des généralistes.

Comment sortir du cercle vicieux ?

– Conditions générales (la position du généraliste dans le système de soins) :
  – stabiliser le dispositif du médecin traitant (le patient pourrait changer seulement une fois par an) ;
  – combiner une rémunération mixte : capitation et paiement à l'acte.
• Renforcer les organisations généralistes : porter les adhésions jusqu'à 40-60 %, par incitations.
• Améliorer les revues professionnelles : comité de lecture – abstracts en anglais – indexation.
• Investir l'université :
  – reconnaître la médecine générale comme spécialité ;
  – aplanir les procédures doctorales ;
  – créer un cadre pour les futurs professeurs.
• Développer des réseaux de recherche reliés aux cabinets de praticiens, le rôle pilote des activités de recherche et la propriété des données étant dévolues aux médecins généralistes.

De ce colloque, il restera aussi le modèle présenté par la Pr Amanda Howe du Royal College of General Practice, modèle qui, en permettant l'articulation entre recherche et activité clinique des médecins généralistes, a été déterminant pour la recherche en médecine générale au Royaume-Uni.

Le modèle « 1 – 10 – 100 »

– 1 % des médecins ayant une formation spécifique de MG font de la recherche leur activité principale, voire unique ; ils sont intégrés dans des équipes de recherche labellisées (Inserm, Université…).
– 10 % des MG participent de manière régulière et rétribuée à des structures ayant des activités de recherche (DMG, associations, réseaux…) et ont une compétence méthodologique ; pour y parvenir, ils ont travaillé dans une équipe de recherche (par exemple dans le cadre d'un 2° certificat de maîtrise de sciences).
– 100 % des MG s'approprient et utilisent les résultats de la recherche dans leur pratique ; ils comprennent la démarche de recherche et de production des connaissances, objectif qui peut être atteint s'ils ont déjà eu à construire et porter eux-mêmes un projet de recherche ; il peut s'agir au minimum de

> la thèse de doctorat en médecine, qui doit être un travail de recherche dans le champ de la médecine générale.

En Belgique, Marc Jamoulle distingue plusieurs phases de développement de la recherche en médecine générale :
– de 1970 à 1980, les études sont essentiellement qualitatives axées sur les aspects émotionnels, les tâches, rôles et compétences des travailleurs de santé ;
– de 1980 à 1985, ce sont surtout des études avec coexistence de méthodes qualitatives et quantitatives au cours d'un même processus de recherche ;
– après 1985, les sujets de la qualité des soins et de l'assurance qualité entraînent le développement des standards, *guidelines*, *peer review* (évaluations par les pairs), les audits. De même, en 1990 aux Pays-Bas, un tiers des projets traitait de l'assurance qualité.

Colloque de janvier 2011 : Quelles perspectives pour la recherche en médecine générale ?

Les objectifs affichés étaient : faciliter la structuration de la recherche en médecine générale, identifier les exigences d'une démarche de recherche, favoriser les partenariats avec les structures de recherche labellisées pour l'accueil et la formation des généralistes, fournir des outils de développement et articuler la recherche avec l'activité de soins.

Plusieurs thèmes sont abordés : les exigences du parcours de recherche, les partenariats avec les structures ressources, la présentation du comité d'interface et ses projets, les perspectives[80].

Une note de cadrage est rédigée dans la suite de ce colloque, intitulée « Propositions pour le développement de la recherche en soins primaires en France ».

---

80. Les intervenants institutionnels de ce colloque : Jean Bouyer (directeur de l'école doctorale 420 – École de santé publique Paris-Sud – Paris-Descartes), Jean-Louis Gueant (faculté de médecine de Nancy), Yann Bourgueil (directeur de l'IRDES, coordinateur Prospere), Louis-Rachid Salmi (Institut de santé publique Bordeaux), Thierry Blanchon (Inserm – Université Pierre et Marie Curie, Jean-Marc Boivin (CIC Nancy), Xavier Duval (coordinateur du CIC Paris-Bichat), Pascal Clerc (Cermes), Pierre-Yves Marie (président de la direction interrégionale à la recherche clinique Est), Gérard Bréart (directeur de l'Institut thématique multi-organisme (ITMO) Santé publique), Pierre-Jean Lancry (directeur de l'ARS Basse-Normandie), Émile Olaya (URML Rhône-Alpes), Martine Bungener (directrice du Cermes 3) ; les directeurs de département de médecine générale, chefs de clinique, associations : CMG, CNGE, Fayr-GP, SFTG (Jean Marc Boivin, Pascal Clerc, Pierre-Louis Druais, Bernard Gay, Hectort Falcoff, Paul. Frappé, Serge Gilberg, Laurent Letrilliart, Anne Marie Magnier, Louise Rossignol).

Propositions pour le développement de la recherche en soins primaires en France

Expliciter l'intérêt d'une approche de soins primaires dans la recherche médicale : par la création de poste d'accueil, de bourses et d'appels d'offres spécifiques aux soins primaires, diffusion des travaux dans la presse médicale [...].

Développer les relations entre les chercheurs et les médecins généralistes :

En ciblant les Unités de recherche et des Centres d'Investigation Clinique (CIC[81]) qui travaillent sur les soins primaires, en développant les coencadrements des jeunes chercheurs généralistes (chercheur confirmé et enseignant de médecine générale) [...].

Assurer une veille scientifique sur les appels d'offres et les publications [...].

Promouvoir les formations à la recherche en facilitant leur accès aux généralistes [...].

Participer au soutien méthodologique [...].

Mettre en place des conditions favorables au développement de projets de recherche[82]

En privilégiant les projets dont la question de recherche est issue de la pratique ou un domaine peu exploré, les travaux dont la nature est particulièrement adaptée aux soins primaires : recherches-actions qui favorisent l'appropriation des résultats dans la pratique de soins, études d'intervention et études de cohorte, qui sont plus contributives pour la communauté médicale ainsi que les études de stratégies diagnostiques en soins primaires

En soutenant le développement de réseaux d'investigateurs de terrain et la valorisation des travaux de soins primaires par la publication [...].

Le comité d'interface a ensuite mis en place un recensement de toutes les unités Inserm susceptibles de travailler sur des thèmes de médecine générale et un site internet intitulé « Le bottin recherche » réalisé par Paul Frappé. Ce site, présenté dans la revue de l'Inserm, est resté peu connu, peu utilisé et a disparu, faute de financement pour son hébergement et sa mise à jour et faute de contributions suffisantes pour en nourrir le contenu.

La nécessité de travailler sur des bases de données structurées a donné le thème du colloque suivant.

---

81. Les CIC ont été créés en 1992 par l'Inserm. Ils sont au nombre de trente-six, implantés dans les CHU avec pour objectifs la recherche clinique et épidémiologique.

82. On aurait pu y ajouter : la nécessité d'une volonté institutionnelle, un système de financement fléché et une forte mobilisation des médecins généralistes...

Colloque CI Inserm-MG de janvier 2013 : « Recueil systématique de données en médecine générale : partages d'expériences et perspectives »

Ce séminaire avait pour objectifs de :
– proposer un cahier des charges des bases de données de soins de santé primaires, susceptibles de répondre aux attentes et aux besoins des chercheurs en médecine générale et des institutions de santé ;
– dégager les perspectives d'utilisation des données dans le cadre d'un partenariat équitable des chercheurs institutionnels et des financeurs avec les acteurs de médecine générale.

Un état des lieux des productions de bases de données est résumé dans le tableau ci-dessous[83].

	Grog	Sentinelles	Baromètre	OMG	Panel
Structure	-	Inserm / UPMC	Inpes	SFMG / Collège	Drees / ORS / URPS
Ancienneté	1984	1984	1992	1994	2002
Données	Épidémiologie en temps réel	Épidémiologie en temps réel	Pratiques déclarées	Épidémiologie et pratiques codées	Pratiques déclarées
Méthode de recueil	Web	Web	Téléphone + web	Logiciel métier	Téléphone
Type de recueil	Continu 6 mois/an	Continu + ponctuel	Ponctuel récurrent	Continu	Ponctuel récurrent
Nb de MG	1 000	200 + 500	2 000	200	2 000
Indemnisation	Non	Non	Oui	Non	Oui

Tableau 2. Production de bases de données en médecine générale
(NB : le nombre d'investigateurs varie selon la caractéristique des enquêtes, ainsi dans le réseau sentinelles, 200 médecins font du recueil de données en continu mais 500 participent à des enquêtes ponctuelles.)

Au cours de ce colloque sont présentés les résultats de l'équipe Prospere (Partenariat pluridisciplinaire de recherche sur l'organisation des soins de premiers recours, équipe « émergente » constituée en 2008 et pour quatre ans de chercheurs appartenant à trois entités différentes : SFMG, Irdes et Cermes 3[84]) concernant la construction d'un outil de recherche constitué par

---

83. D'après le compte-rendu de B. Gay et P. Frappé : document interne.
84. L'objectif principal de cette équipe était la production de connaissances sur les différentes formes d'organisation des soins de premiers recours dans la perspective d'une restructuration du système de soins de premiers recours.

une base de données appariant des données médicales (celles de l'OMG) et de remboursement – issues du Sniram (Système national d'information interrégimes de l'Assurance maladie[85])

Outre la constitution originale de cette équipe qui représente une expérience de collaboration interdisciplinaire innovante, les travaux sur la base de données permettent de poser la question de la gouvernance et de la régulation de la constitution d'une base de données nationales accessibles à la recherche.

En 2012, on pourra lire dans le rapport de Pierre-Louis Bras sur la gouvernance et l'utilisation des données de santé : « En tout état de cause, quelle que soit l'institution qui gère la base, elle doit le faire au service de tous, au nom de principes clairs et dans la plus grande transparence. »

Il est proposé de créer un Haut Conseil des données de santé, chargé de proposer aux ministres chargés de la Sécurité sociale et de la Santé les choix d'orientation et les priorités à opérer dans les programmes d'amélioration des bases de données, de garantir qu'elles soient bien au service du public et de tous les utilisateurs, et à qui l'institution chargée de la gestion rendrait compte périodiquement des progrès accomplis. Dès lors, deux options apparaissent possibles : continuer à confier cette responsabilité à la CNAM-TS ou faire prendre en charge la base par la DREES.

En conclusion, les difficultés sont évidentes (difficultés à être en même temps sur le terrain et publier) et les pistes d'amélioration reposent sur la nécessité de convergences des expériences, des démarches unifiées, des projets coopératifs, une mutualisation de certains moyens tout en conservant une approche pluraliste, facteur d'enrichissement et de créativité.

Depuis, et bien que les institutionnels aient manifesté un certain enthousiasme et une grande attente des systèmes gérés par les généralistes, le Grog et l'OMG ont cessé leurs activités faute de financements (les subventions ont cessé simultanément).

Par la suite, le comité d'interface Inserm – Médecine générale débattra de ces problèmes sans trouver de solutions satisfaisantes pour tous. En particulier, la question de savoir qui doit s'occuper du recueil et du traitement des données des patients suivis en médecine générale fera l'objet de nombreux débats sans aboutir.

En 2018, le comité d'interface cessera de se réunir. Il aura pourtant été l'un des comités d'interface les plus actifs[86]. Ses travaux considérables ont été

---

85. Ces travaux ne pourront être poursuivis en raison d'un manque de ressources disponibles (la SFMG ne pourra plus supporter seule le financement de l'OMG).

86. En 2019, seuls quatre comités d'interface (anatomie et cytologie, anesthésie et réanimation, pédiatrie et odontologie) affichaient des activités sur le site de l'Inserm.

de l'avis de tous les participants, un support pour la recherche en médecine générale, avant que les départements universitaires ne soient mis en place et puissent être perçus comme les intervenants naturels des équipes Inserm au sein des universités. La rubrique « Médecine générale » de la revue de l'Inserm disparaîtra[87]. Il y aura en 2019 un projet de création d'un comité d'interface Inserm – Soins primaires.

10. En 2007 à Paris le congrès de la WONCA (13th WONCA Europe Conference)

La WONCA a confié au CNGE, l'organisation de ce congrés international de recherche qui réunit plus de 4 300 généralistes venant de 61 pays d'Europe, d'Asie, d'Amérique du Nord et du Sud. Sur les 980 communicants internationaux, 105 sont français. La France vient alors en deuxième position en nombre de communications (derrière l'Espagne). La langue officielle du congrès est l'anglais, mais plusieurs sessions sont proposées en français[88] (1 400 abstracts soumis, 300 communications retenues et 700 posters).

> **WONCA, World Organisation of National Colleges, Academies and Academicians, créée en 1972,** réunit plus de 200 000 médecins issus de 79 pays en 2007. La WONCA est organisée en 6 régions géographiques ; Afrique, Amérique, Amérique du Sud, Asie et Pacifique, Moyen-Orient et Asie du Sud et Europe.
> Elle organise un congrès mondial tous les trois ans et sa branche Europe – créée en 1995 – un congrès annuel : Amsterdam en 2004, Kos en 2005, Florence en 2006.
>
> En 2007, WONCA Europe compte 30 pays et 45 000 généralistes. Son rôle principal est de promouvoir et développer la discipline pour obtenir un haut niveau d'éducation, de formation, de recherche et de pratique clinique. La France y est représentée par la SFMG et le CNGE. Le Mouvement Vasco de Gama[89] créé en 2005 y est associé.

---

87. Il s'agissait d'une rubrique qui faisait une présentation des travaux de médecine générale : les membres généralistes du comité d'interface s'impliquaient dans le choix des thèmes. Cette rubrique n'aurait pas reçu suffisamment d'audience chez les chercheurs Inserm et a été remplacée par une rubrique « C'est votre santé ».

88. La non-maîtrise de l'anglais est un problème important pour les médecins français et est un frein à la production de publications. La « défense de la langue française » a été longtemps encouragée et revendiquée (*Panorama du médecin*, n° 2309).

89. Le Mouvement Vasco de Gama est une association d'internes et de jeunes médecins chercheurs européens.

Plusieurs réseaux en font partie : EGPRN pour la recherche (créé en 1971, organise deux congrès par an depuis 1974) ; Euract pour l'enseignement (il a succédé en 1992 au Leeuwenhorst Group [1974-1982] puis au New Leeuwenhorst Group [1982-1992] qui ont énoncé les principales définitions de la médecine générale) ; Equip pour la qualité des soins (1989) ; Europrev (1995) pour la prévention ; Euripa (1997) pour la médecine rurale et Vasco de Gama Movement.

La WONCA Europe publie quatre fois par an une revue : *European Journal of General Practice*, revue indexée.

Le thème affiché de ce congrès est « Re-thinking Primary Care in the European Context : a New Challenge for General Practice ». Le programme en est conçu par les trois principaux réseaux de la WONCA : EGPRN, Euract et Equip. Sont invités, outre les jeunes du groupe européen Vasco de Gama Movement, les institutionnels : HAS, EMA (Agence européenne du médicament), l'INCa et l'INSERM.

Le comité d'organisation est présidé par Pierre-Louis Druais, le conseil scientifique, par Bernard Gay[90].

Le congrès comprend des sessions autour de l'*evidence-based medicine*, d'autres sessions sur l'*evidence-based practice* (EBP) et enfin des sessions conjointes avec les institutions : l'EMA, la HAS, l'INCa, l'Inserm.

Ce congrès s'inscrit politiquement dans une conjoncture importante pour la médecine générale : la création du DES de médecine générale en 2004, qui permettra dès octobre 2007 aux jeunes médecins d'être diplômés en médecine générale de manière équivalente aux autres spécialités. Mais un mouvement de protestation des internes[91] lors de la séance d'ouverture conduit la ministre de la Santé Roselyne Bachelot à annuler sa venue au congrès ; elle sera remplacée le lendemain par son conseiller Yves Matillon qui n'annonce rien de tangible concernant la création de la filière universitaire[92].

---

90. Il est composé de membres du CNGE (P.-L. Druais, J. de Butler, D. Huas, D. Pouchain, Marianne Samuelson), de la SFDRMG (Yves Le Noc), SFMG (Luc Martinez), SFTG (A.-M. Magnier) et Inserm (Virginie Ringa), Equip Pays-Bas (Kees in't Veld), EGPRN Belgique (Paul Van Royen), Euract Lituanie (Egle Zebiene).

91. Les internes s'inquiétaient de la réforme annoncée pour 2008 et notamment du risque d'allongement de la durée des études.

92. *Voir Formation initiale, § 4.2.3.* Bien que vingt postes de chefs de clinique soient prévus dès le mois de novembre suivant ainsi que la titularisation d'enseignants.

11. La création de la filière universitaire de médecine générale en 2008 et son incidence sur la recherche

La création de la filière universitaire de médecine générale, avec la loi du 8 février 2008 relative aux personnels enseignants de médecine générale suivie du décret du 28 juillet 2008, loi demandée dans les rapports Lachaux (1989) et Lazar (1990), entre autres, est porteuse d'énormes espoirs quant au développement de la recherche en médecine générale.

La nécessité d'une recherche en pratique réelle qui puisse apporter des réponses aux problèmes rencontrés en médecine générale (premier recours, polypathologies, situations complexes à haut niveau d'incertitude) s'accompagne d'une liste de besoins qui ne cessent de croître :
- formations, y compris à l'anglais et aux règles de publication ;
- reconnaissance du statut ;
- temps dédié ;
- développement de méthodes utilisables en médecine générale : approche systémique, approche pragmatique ;
- coordination des travaux, mise en commun des moyens (ce à quoi appelait le rapport de Gérard de Pouvourville, *via* la création de pôles régionaux de recherche et les postes d'accueil Inserm) ;
- financements et décision politique, comme cela avait été fait en 1993 avec le FISP[93] pour la santé publique et comme cela a été demandé lors des colloques du comité d'interface Inserm – Médecine générale : création de projets ambulatoires de recherche clinique en complément des PHRC (programmes hospitaliers de recherche clinique). Les programmes de recherche sur la performance du système de soins (Preps[94]) ne répondront que très partiellement à cette demande. Ils sont en effet orientés sur les pratiques des soins en termes d'efficience, voire de réduction des coûts, plus que sur la recherche en médecine générale, telle qu'elle a été définie dans le rapport de Gérard de Pouvourville.

Lors du rapport de l'IGAS[95] pour la création de la filière universitaire de médecine générale (*voir Formation initiale, § 4.1.6*), les rapporteurs pressentaient les difficultés de développement de la recherche en médecine

---

93. C'est ce fonds qui a permis de financer, *via* l'appel d'offres lancé par le Réseau national de santé publique, quelques actions en médecine générale (*voir supra, § 3.3*).

94. Les PHRC existent depuis 1993, les Preps sont mis en place pour la première fois en 2012.

95. Rapport Igas RM 2007-030P/IGAENR 2007-016, présenté par Françoise Mallet et Jean-Paul Pittoors, membres de l'IGAENR (Inspection générale de l'administration de l'éducation nationale et de la recherche), et Valérie Delahaye-Guillocheau, Agnès Jeannet et le Dr Michel Vernerey, membres de l'Igas.

générale au sein des départements, annonçant une « transition longue vers un modèle d'encadrement scientifique de haut niveau » et signalaient un projet de master recherche spécifique à la médecine générale déposé à Nantes[96]. D'autres projets seront par la suite proposés, sans succès, encore en 2019.

En pratique, dans les départements de médecine générale, les enseignants organisent depuis longtemps des enseignements au cours du troisième cycle sur la recherche (enseignement mentionné dans le programme officiel du troisième cycle de médecine générale), parfois en se regroupant pour disposer des ressources scientifiques nécessaires (par exemple en Ile-de-France).

Le CNGE développe son activité de recherche

Le réseau recherche du CNGE créé en 2004 permet la réalisation de plusieurs études avec un recrutement national :

– Étude Cacao, en 2004 : comparaison de l'incidence annuelle des événements hémorragiques et thrombotiques chez des patients recevant des nouveaux anticoagulants (Naco) ou des antivitamines K (AVK) (500 médecins investigateurs recrutés lors de programmes de DPC).
– Étude Escape (EffetS d'une intervention multifactorielle sur les facteurs de risque CArdiovasculaires des patients hyPErtendus à haut risque en prévention primaire) en 2006 (284 généralistes, maîtres de stage universitaires, coordinateur : Denis Pouchain) (Pouchain, 2014).
– Capa, en 2011 : description des pneumopathies aiguës communautaires en médecine générale (320 investigateurs, coordinateur : Henri Partouche).
– Ecogen, en 2011-2012 : distribution des motifs de consultation un jour donné en médecine générale (étude transversale multicentrique, coordination : Laurent Letrilliart) (Carron, 2015).
– Astro-Lab, en 2012 : intérêt et sécurité des bêtamimétiques inhalés de longue durée dans l'asthme (financement européen, coordinateur : Olivier Saint-Lary).
– Becomeg, en 2013 : efficacité et tolérance d'une corticothérapie orale pour la prise en charge des exacerbations aiguës de BPCO (bronchopneumopathie chronique obstructive) en médecine générale (PHRC 2013, investigateur : AP-HP, coordinateur : Christian Ghasarossian) avec 862 investigateurs en 2014.

---

96. Document interne CNGE, compte-rendu de réunion.

Les jeunes s'organisent : en 2008 se crée l'association Fayr-GP (French Association of Young Researchers in General Practice).

L'association a pour objet de promouvoir et développer la recherche en médecine générale et en soins primaires, au niveau national et international, auprès des étudiants de deuxième cycle des études médicales, des internes de médecine générale, des faisant fonction d'interne, des chefs de clinique des universités en médecine générale, des assistants généralistes, et des médecins généralistes en cours de thèse ou ayant soutenu leur thèse depuis moins de cinq ans.

Elle mettra en place à partir de 2012 une école d'automne qui permet aux internes, thésards et autres jeunes chercheurs en médecine générale d'approfondir leurs compétences en recherche, notamment dans le cadre de leurs travaux de thèse.

Les chefs de clinique en médecine générale se formeront à la recherche et de fait en 2014, 50 % d'entre eux auront un master 2 et 20 % d'entre eux prépareront une thèse de sciences (Ibanez, 2014).

En 2017, parmi les 95 chefs de clinique de médecine générale en poste à la date de l'étude, 75 (79 %) répondent à une enquête (âge moyen : 32 ans ; sex-ratio F/H : 2,4). Ils disent consacrer un nombre médian respectivement de 5, 2 et 3 demi-journées par semaine aux activités de soins, d'enseignement et de recherche. L'activité de recherche augmente significativement au cours du clinicat. La majorité des chefs de clinique ont une formation à la recherche et un projet en cours (45 % au sein d'une unité labellisée). Les thématiques de recherche sont en rapport avec le champ de la discipline médecine générale (Laporte, 2015).

La formation à la recherche peut être favorisée par le double cursus recherche/médecine mais c'est un parcours difficile (Scherlinger, 2018). Il s'agit pour les étudiants de suivre en deuxième cycle un enseignement de M2 de sciences afin de mettre en œuvre leur thèse de sciences pendant le clinicat[97]. Le plus souvent, c'est pendant le clinicat que les jeunes généralistes finissent leur M2 puis enchaînent sur la thèse de sciences qu'ils arrivent à soutenir en postclinicat.

Il reste à éviter les écueils de l'institutionnalisation de la recherche en milieu universitaire décrits par Yves Gingras (Gingras, 1991) : *formation*

---

97. Les premiers doubles cursus (médecine, master sciences), dits « précoces », ont été mis en place par l'École normale supérieure de Paris, puis à partir de 2003, ils sont développés par l'école de l'Inserm. Les postes sont rares et aucun étudiant se destinant à la médecine générale n'a suivi ce cursus.

des étudiants à la recherche essentiellement centrés sur les centres d'intérêt des professeurs, diminution du temps consacré à la pédagogie et à l'enseignement. C'est toute la difficulté de la triple fonction « recherche, enseignement, soins » dont la faisabilité (en termes d'emploi du temps[98]) pose toujours des questions de fiabilité et de qualité des « chercheurs-médecins » aux yeux des chercheurs « plein temps » et des institutions de la recherche scientifique. Les départements de médecine générale et le CNGE veillent à ce que les chefs de clinique de médecine générale s'investissent dans leur discipline, en consacrant une part non négligeable de leur temps aux soins (*voir Formation initiale, § 4.2.3 : Les premiers chefs de clinique de médecine générale*).

Le développement des publications indexées est nettement une conséquence de la création de la filière universitaire

Jusqu'en 2009-2010, *La Revue du praticien. Médecine générale* publie des articles de recherche en médecine générale. Les meilleurs travaux sont publiés dans un supplément de *La Revue du praticien*, ce qui permet à ces travaux d'être indexés[99]. En tout vingt-trois articles sont concernés (en 2008-2010).

La revue *Exercer*, destinée aux enseignants généralistes et aux internes sur abonnement, augmente sa diffusion d'année en année. Quant aux *Documents de recherche en médecine générale*, destinés aux membres de la SFMG, leur diffusion est plus restreinte et s'interrompra en 2010[100].

À partir de 2010, les publications des enseignants généralistes sont plus nombreuses. Cette année-là, 8 articles sont publiés dans des revues

---

98. Un chef de clinique, spécialiste d'organe, qui arrive à l'hôpital peut (si son chef de service est d'accord) avoir deux demi-journées de consultation par semaine, et dégager du temps pour la recherche et l'enseignement. Un chef de clinique en médecine générale ne peut pas développer une patientèle, puis assurer la continuité des soins en deux demi-journées de consultation par semaine. Dans un article de la revue *Le Généraliste* du 6 décembre 1991, J.-L. Gallais citait un article de Danièle Lévy publié dans *Le Concours médical* du 9 mars 1985 sur la démographie des médecins hospitaliers, article dans lequel l'emploi du temps des chefs de service universitaire se répartissait en 45 % de soins, 22,6 % d'enseignement, 15,2 % de recherche et 16,5 % de tâches administratives.

99. *La Revue du praticien. Médecine générale* n'est pas indexée tandis que *La Revue du praticien. Monographie*, mensuelle créée en 1951, l'est.

100. La journée annuelle de communication orale sera pérennisée et les publications prendront d'autres formes.

internationales, dont 5 avec un facteur d'impact (FI[101]) supérieur à 1 (*Family Practice* et *BMC Family Practice*), et 27 articles sont publiés en France dont 21 dans *Exercer* et 6 autres dans *La Revue du praticien* et le *Bulletin épidémiologique hebdomadaire* (BEH).

Et cela va se poursuivre : de 5 publications dans des revues à FI supérieur à 1 en 2010, on passera à 40 en 2012. La totalité des publications sera multipliée par 18 de 1974 à 2014.

L'accroissement des publications des travaux de recherche n'est pas parfaitement linéaire (*voir le recensement fait dans les années 2000 par le comité d'interface Inserm – Médecine générale*) : il est plus marqué dans les années 1990 puis en 2010. Il est probable que l'incitation gouvernementale (jusque dans les années 2000) à publier en français pour protéger la francophonie ait joué un rôle en freinant les velléités de publier en anglais.

Dans les congrès de médecine générale français et européens, d'octobre 2007 à novembre 2010, 47,9 % des présentations concernent des travaux centrés sur le médecin généraliste (33 % d'entre eux sont centrés sur le patient) (Pouchain, 2013).

Dans la thèse de Florence Hajjar sur l'état des lieux des recherches en médecine générale entre 1974 et 2014, l'analyse du contenu des publications classées Sigaps AB (Système d'interrogation, de gestion et d'analyse des publications scientifiques) dans les trois pays ayant le plus publié en 2014 (États-Unis, Royaume-Uni, Canada) et en France met en évidence plusieurs éléments remarquables :

– Le premier auteur n'est pas médecin généraliste dans plus de 60 % des cas. Parmi ces premiers auteurs, 45 % font de la santé publique ou sont épidémiologistes.

– Le type d'études le plus représenté (> 40 %) est de type quantitatif et observationnel, puis de type qualitatif.

– En France, les publications concernent les médecins généralistes ou plus généralement les acteurs de soins primaires dans 50 % des cas.

– Les thèmes abordés dans les travaux de recherche concernent essentiellement des thèmes spécifiques de la pratique clinique, en particulier en France (87,5 % des publications).

– Peu d'articles s'intéressent à la relation médecin-patient ou aux inégalités de santé (thème « social » de la CISP 2)

---

101. Un facteur d'impact ou FI (en anglais, *impact factor* ou *IF*) est un indicateur qui estime indirectement la visibilité d'une revue scientifique. Pour une année donnée, le FI d'une revue est égal à la moyenne des nombres de citations des articles de cette revue publiés durant les deux années précédentes.

Parmi les onze revues internationales de médecine générale indexées[102], dont les facteurs d'impact sont peu valorisés par rapport à d'autres disciplines, il n'existe aucune revue française[103].

12. Et après 2010 :
des propositions successives pleines de promesses

En 2009, le réseau européen de recherche en médecine générale (EGPRN : European General Practice Research Network) publie son « programme de recherche pour la médecine générale/médecine de famille et les soins primaires en Europe ». Ce texte a été établi à partir d'une revue systématique des travaux publiés, susceptibles d'étayer les différents items de la définition de la médecine générale de la WONCA et propose les grands axes de recherche à développer pour optimiser l'impact de la discipline sur la santé des patients (Hummers-Pradier, 2010).

En 2013, le rapport Cordier (rapport commandité par le ministère de la Santé) ira plus loin et évoquera même une sanctuarisation du financement de la recherche en santé publique et en soins primaires.

En 2013 aussi, dans un numéro spécial de *La Santé en action*, un dossier sur la recherche interventionnelle en santé publique intitulé « Quand chercheurs et acteurs de terrain travaillent ensemble » reprendra ces thématiques en insistant sur le fait que « la recherche interventionnelle en santé publique exige que les chercheurs acceptent l'idée que leur intervention ne peut être possible sans une collaboration étroite et une participation véritable des acteurs du terrain car seuls ces derniers sont véritablement en mesure d'agir sur les mécanismes qui permettent de générer des effets favorables » (Breton, 2013).

En 2014, en France, le comité d'interface Inserm – Médecine générale et le Collège de la médecine générale rédigeront une dizaine de propositions pour « développer une réelle politique nationale de recherche en soins de santé primaire[104] ».

---

102. *Annals of Family Medicine*, *British Journal of General Practice*, *Journal of the American Board of Family Medicine*, *Scandinavian Journal of Primary Health Care*, *The Journal of Family Practice*, *Family Practice*, *American Family Physician*, *Biomed Central Family Practice*, *Family Medicine*, *Canadian Family Physician*, *Primary Care*.

103. Même la revue *Exercer* qui est depuis 2002 pilotée par le CNGE et qui publie les travaux des enseignants-chercheurs généralistes (*voir Formation initiale, Annexe 2.3*) ne le sera pas encore en 2019.

104. En ligne sur le site du comité d'interface.

En 2015, les pouvoirs publics dans le Pacte territoire santé 2, élaboré par la ministre Marisol Touraine, s'engageront à soutenir la recherche en soins primaires, notamment par la mise en place des maisons et centres de santé universitaires.

En guise de conclusion...

Les questions restent nombreuses : l'avenir est-il à la filière universitaire ? Quelle serait la place des associations qui ont soutenu les pionniers ?

Malgré l'expérimentation des postes de généralistes chercheurs dans les équipes Inserm en 2002 et 2005, le comité d'interface Inserm – Médecine générale n'a pas réussi à mettre en place des pôles régionaux de recherche associant les équipes Inserm, les associations existantes et les départements de médecine générale.

Les associations, sociétés scientifiques de médecine générale, qui se sont depuis toujours investies dans la recherche, SFMG, IRMG, SFTG, travaillent de plus en plus, mais souvent de manière informelle, avec les départements universitaires de médecine générale. Leur gestion plus souple est un avantage pour des financeurs privés[105] mais un inconvénient pour les institutionnels[106]. Peu d'appels d'offres sont accessibles aux associations, qui sont au mieux le plus souvent des « équipes associées ».

De fait, les départements universitaires de médecine générale doivent assumer le développement de la recherche en médecine générale : ils en ont la légitimité, mais en ont-ils les moyens ?

Les équipes d'enseignants dans les départements de médecine générale sont encore trop souvent trop peu importantes en nombre.

Le nombre de nominations d'enseignants en médecine générale est resté désespérément en dessous des promesses. Les réformes successives du troisième cycle entraînent un surcroît de travail pédagogique et docimologique[107], ce qui risque de se faire au détriment du temps passé à la recherche. La filière « enseignant associé », qui ne devait être que transitoire, sera pérennisée car elle constitue une aide importante pour assurer l'enseignement.

La formation à la recherche n'est toujours pas ciblée sur les spécificités de la médecine générale.

---

105. L'étude Bacloville, financée par un mécénat privé, est gérée par la SFTG.
106. Ceux-ci hésitent à confier des financements publics à des associations de droit privé.
107. S'y rajoutera la validation de la phase socle.

Il n'y a toujours pas de master 2 spécifique à la médecine générale[108]. En 2013, le CNGE guidera les étudiants préférentiellement sur des masters « orientés soins primaires » : master recherche qualitative en santé, master soin éthique et santé mention philosophie, master sciences politiques, master recherche sur l'organisation des soins et des systèmes de santé, master maladies chroniques et société, master recherche en santé publique[109].

Les avancées restent fragiles

Si l'intégration et la collaboration avec les équipes Inserm sont facilitées au sein des facultés de médecine du fait de la proximité et d'une meilleure reconnaissance réciproque des compétences, elles n'en sont encore qu'à leur début.

Les appels d'offres publics centrés sur la médecine générale sont pratiquement inexistants.

Deux projets seront retenus en 2011 dans le cadre du PHRC : le projet Cannabic (Laporte, 2014), porté par Clermont Ferrand et Catherine Laporte, et le projet Bacloville (Rigal, 2019) porté par Paris-V et Philippe Jaury avec un cofinancement par mécénat[110].

Les Preps qui ont pourtant pour consignes de privilégier les actions centrées sur les soins de première ligne sont décevants : trop peu de projets sont retenus, probablement par manque de confiance dans les équipes et aussi par méconnaissance des jurys.

Ainsi un seul médecin généraliste, Pierre-Louis Druais participera à ces jurys de 2011 à 2014. Il en dira « qu'il était difficile de se faire entendre et comprendre sur les principes d'une recherche en médecine générale, et la première année l'échec a été total. Toutefois j'ai pu permettre la nomination d'experts généralistes pour participer à l'évaluation[111] ».

Et il n'y a toujours pas de financement pour un « projet ambulatoire de recherche clinique » (Parc). Pierre-Louis Druais pourra coprésider au ministère un comité de pilotage d'un groupe de travail sur la « Recherche en soins primaires » au sein du ministère de la Santé et de la Solidarité

---

108. Bien qu'il y ait eu plusieurs propositions de master spécifique portées par les équipes d'enseignants de Nantes, de Dijon…

109. Master 2 de recherche en santé publique de l'université Paris-Sud, qui sera élaboré et mis en œuvre par l'équipe du Cermes 3 et l'équipe de l'UVSQ (Université de Versailles Saint-Quentin-en-Yvelines). Ouvert en 2013 et issu du projet Prospere.

110. Et l'année suivante, le projet BPCO de Necker porté par C. Ghasarossian : « Efficacité et tolérance d'une corticothérapie orale pour la prise en charge des exacerbations aiguës de BPCO en médecine générale ».

111. À partir de 2015, il n'y aura plus de généraliste dans le jury, mais un expert généraliste qui participe à l'évaluation : Christian Ghasarossian, et à partir de 2017, Olivier Saint-Lary.

en 2017-2018 (avec le CNGE, le CMG). Chargé d'identifier les résistances des universitaires et notamment des doyens au développement des Parc, ce groupe ne pourra obtenir qu'un fléchage « médecine générale/soins de premier recours » dans les PHRC et Preps nationaux et régionaux, mais toujours pas de programme dédié « ambulatoire ».

Il est certain que les jeunes professeurs et maîtres de conférences universitaires sont formés aux méthodes de recherche. Les premiers objectifs : la formation, l'habitude d'écrire en anglais, la culture de la publication, sont atteints.

Restent la volonté politique et son corollaire, l'investissement financier, qui ne seront manifestement toujours pas au rendez-vous, malgré les multiples promesses des années 2013-2015.

ANNEXE 1

LES INSTANCES EUROPÉENNES
ET INTERNATIONALES

La Société internationale de médecine générale : 1959-1995, puis Société européenne de médecine générale/médecine de famille (SEMG/MF)

Elle est fondée en 1959 par un groupe de médecins généralistes conduits par Robert Nikolaus Braun, de Vienne, qui a posé les bases de la recherche dans les pays de langue germanique par ses livres sur les diagnostics sélectifs en médecine générale et la structure détaillée de la médecine générale, publiés en 1957.

Elle comporte en 1989 quatorze pays membres, d'Europe de l'Est et de l'Ouest.

Beaucoup de ses membres seront engagés dans les activités de l'European General Practice Research Workshop (EGPRW) qui sera créé en 1971.

Elle sera dissoute en octobre 1995.

La Société européenne de médecine générale/médecine de famille est fondée par les délégués de la grande Europe le 6 octobre 1995 à Strasbourg. Elle succède à la SIMG. Cette société entre dans le cadre de la régionalisation de la WONCA.

Sont également fondateurs, en plus de la SIMG, Euract, EGPRW, et le groupe européen d'assurance de qualité (Equip).

La SEMG/MF coopérera avec l'UEMO qui représente l'ensemble de la profession des généralistes à l'Union européenne. Le CNGE est membre du conseil de cette nouvelle société.

Un organisme académique et scientifique européen de médecine générale est ainsi créé.

La World Organization of National Colleges, Academies and Academic Associations of General Practitioners/Family Physicians

Fondée en 1972 pour représenter au niveau mondial les sociétés scientifiques et académiques de médecine générale, la WONCA s'est d'abord développée sur les continents américain, australien et asiatique. Elle souhaite se développer en Europe où existe depuis 1959 SIMG

Albert Hercek, pour la France, en tant que vice-président de la SIMG, participe au conseil mondial. Il participe à la préparation des accords structurels et statutaires entre SIMG et WONCA.

En 1974, Anne-Marie Reynolds, vice-présidente de la SFMG, est la seule représentante française au premier groupe de travail des sociétés scientifiques de médecine générale européennes à **Leeuwenhorst**. Ce groupe, constitué de quinze médecins généralistes provenant de onze pays européens différents, se met d'accord sur la première définition de la médecine générale : « Le médecin généraliste : un professionnel exerçant en permanence un travail de synthèse, dans l'immédiat et dans la durée, de tous les facteurs somatiques, psychologiques et sociaux, concernant un patient rencontré dans son cadre de vie et répondant à une demande de prise en charge en mettant en jeu sa responsabilité personnelle pour tenter d'assurer le meilleur traitement » (*voir Formation initiale, § 1.6.2 : en Europe*).

Par ailleurs, la SFMG est admise au conseil de direction de la WONCA (World Organization of National Colleges and Academies of General Practitioners) dès 1978 où elle représentera seule la France jusqu'en 1995, puis avec le CNGE jusqu'en 2005. À partir de 2005, c'est le CNGE seul qui y représente la France.

En 1995, les sociétés savantes de médecine générale de la grande Europe rejoignent la WONCA dont elles deviennent une région au sein de la Société européenne de médecine générale/médecine de famille ; la SIMG est dissoute. C'est le CNGE qui a organisé la manifestation à Strasbourg en plein accord avec les différentes institutions politiques ou représentant la médecine générale comme L'UEMO, l'OMS, les ministères de tutelle...

Une charte OMS de la médecine générale est diffusée par la WONCA à tous les ministres concernés et toutes les universités du monde. Elle aborde les modalités de prise en charge au niveau des soins primaires et les modalités de la formation des généralistes.

Des structures transversales existent en Europe

L'EGPRN ou EGPWR (workshop)

Créé en 1971, c'est au départ la branche « recherche » de SIMG. Elle a pour objectifs de faciliter la présentation de travaux terminés ou non, faire discuter des généralistes de toute l'Europe, de faciliter les collaborations pour des travaux internationaux.

Elle organise deux fois par an, en octobre et mai, des sessions de travail. Un thème est choisi pour chaque session, en gardant la possibilité de sujets libres. Les présentations sont en langue anglaise (Huas, 1993).

Elle réunit en 1995 plus de 25 pays et 300 000 médecins généralistes (Buono, 2013). Dominique Huas (CNGE) en est membre du bureau en 2000.

L'Académie européenne des enseignants en médecine générale (Euract)

Créée en 1992, cette structure de la WONCA est issue du Leeuwenhorst Group qui, en 1974, a rédigé la première définition de la médecine générale et qui a été suivi du New Leeuwenhorst Group en 1982. Elle participe en 2002 à la publication de la définition européenne de la médecine de famille au sein de la SEMG/MF (*voir Formation initiale, § 4.1.6 : La médecine générale une discipline : en 2002 paraît sa définition européenne*). Elle regroupe plus de 800 membres issus de plus de 40 pays.

Le groupe européen d'évaluation de la qualité des soins (Equip)

Ce groupe a été créé en 1991 au sein de la WONCA avec pour objectif la recherche sur l'amélioration de la qualité et la sécurité des soins. Il a été présidé par le Pr Groll (Hollande) jusqu'en 2002[1]. Il rassemble 36 délégués européens issus de 25 pays différents. La France y est représentée par la SFTG.

L'UEMO

L'Union européenne des médecins omnipraticiens est fondée en 1967 par des associations de médecins généralistes belges, français, allemands, hollandais et italiens. Elle s'ouvre ensuite à tous les pays européens.

---

1. Puis successivement Joachim Szecsenyi (Allemagne), Martin Marshall (Royaume-Uni) en 2005, Tina Eriksson (Suède) en 2007, etc.

ANNEXE 2

LA RECHERCHE AU ROYAUME-UNI
ET AUX PAYS-BAS
(annexe au rapport de Gérard de Pouvourville, 2006)

La recherche en médecine générale
au Royaume-Uni

Le Royal College of General Practitioners, fondé en 1952, est à l'origine d'un investissement en recherche en médecine générale et en soins primaires. Un comité de la recherche a été créé en 1953, dans le but d'encourager les médecins généralistes adhérents au RCGP de mener des travaux à partir de leurs cabinets, recherches coordonnées au niveau national par le Collège. La tradition d'une recherche épidémiologique et de santé publique en médecine de première ligne est ancienne au Royaume-Uni. La première chaire universitaire de médecine générale a été fondée en 1963. Depuis, le nombre de chaires n'a cessé d'augmenter. En 1969, il existait 5 chaires universitaires de médecine générale ; en 1986, toutes les facultés de médecine en étaient dotées (24) et le mouvement s'est poursuivi avec la création de 7 nouvelles universités. Les départements de médecine générale comportent des effectifs de médecins, d'enseignants-chercheurs en sciences sociales, de statisticiens et d'épidémiologistes. Le rapport Mant recensait 335 médecins généralistes avec des positions académiques en 1995, sur un total de 32 000 médecins généralistes, soit 1,1 % de la spécialité.

En 2001, l'ensemble des départements de médecine générale avait bénéficié de 452 contrats de recherche, dont 170 pour un montant supérieur ou égal à 100 000 livres et 8 pour un montant supérieur à 1 million de livres. Cinq départements avaient le plus haut classement en termes de qualité scientifique au Medical Research Council.

Cet état des lieux positif masque le fait qu'une véritable impulsion en termes de recherche a été donnée par le ministère de la Santé (Departement of Health) à la suite de la publication du rapport Mant. Ce rapport est le fruit du travail d'un comité présidé par le Pr David Mant, directeur de la recherche et du développement au NHS. L'objet en a été la recherche et le développement en soins primaires. Le rapport part du constat d'un sous-investissement de la communauté de recherche sur un domaine qui, pourtant, recouvre une très large part des services de santé offerts à la population. Le domaine couvert par le comité a dépassé le cadre de la médecine générale. Le rapport fait état des réalisations passées des départements de médecine générale et du RCGP, tout en mettant en avant l'insuffisance des moyens mis en œuvre. Par ailleurs, le comité adopte une définition large des soins primaires qui englobent la médecine générale.

À l'issue de ce rapport, un plan ambitieux de développement sur cinq ans a été mis en œuvre par le ministère de la Santé, avec une série d'actions à trois niveaux : l'investissement dans la formation des professionnels à la recherche, l'investissement dans les infrastructures de la recherche, enfin le financement des recherches en propre. Ce seraient 5 millions de livres qui ont été investies sur cinq ans pour les deux premières actions, et 12 millions de livres pour le financement de projets de recherche.

L'investissement dans la formation des professionnels s'est fait par le soutien à des études doctorales et postdoctorales. En cinq ans, vingt médecins généralistes ont obtenu des bourses doctorales, six des bourses postdoctorales.

L'investissement en infrastructure a pris plusieurs formes. Des réseaux de médecins généralistes ont reçu un agrément et un soutien financier pour les inciter à participer à des travaux de recherche initiés par les départements universitaires (les Primary Care Research Networks). Cette initiative est venue compléter une initiative plus ancienne du RCGP, qui avait également créé le label de « Research Practice » pour distinguer des cabinets médicaux qui avaient montré leur capacité à s'insérer dans des travaux de recherche universitaire (1995).

Une deuxième action a consisté à financer des postes de chercheurs et des chaires de recherche au sein des équipes universitaires de recherche en soins primaires.

Un appel d'offres à la création de centres d'excellence en recherche en soins primaires a été lancé, garantissant un financement récurrent sur cinq ans dont le renouvellement était soumis à évaluation scientifique. Huit *primary care academic units* ont été sélectionnées dans le cadre de ce programme.

Enfin, le NHS a créé un centre national de recherche en soins primaires, rattaché à l'université de Manchester et à l'université de York : le National Primary Care Research and Development Centre (NPCRDC), dirigé par le Pr Bonnie Sibbald. Ce centre emploie 40 chercheurs de plusieurs disciplines et 20 personnels de soutien, et dispose d'un budget annuel de 2,5 millions de livres. Le NPCRDC doit allier recherche de qualité et réponses aux besoins des décideurs publics. Par ailleurs, il a une responsabilité importante en termes de diffusion des résultats de la recherche auprès des professionnels de santé.

Le financement de programmes de recherche (le Joint Primary Care Initiative) a été lancé conjointement par le ministère de la Santé et le Medical Research Council. Il a été doté de 12 millions de livres sur cinq ans. Il fonctionne par appel à projets.

Un deuxième rapport, le *Walport Report*, préparé sous la responsabilité du directeur du Wellcome Trust[1], a également émis des recommandations pour impulser des travaux de recherche clinique au Royaume-Uni. Ce rapport a eu un impact indirect sur la recherche menée par des médecins généralistes. En effet, il a recommandé que les réseaux de recherche en soins primaires financés par la première initiative se regroupent et se rattachent à des centres académiques de référence. Cette initiative a donc introduit une sélection certaine parmi les réseaux existants sur la base de leur capacité à participer à des essais cliniques en respectant des critères de qualité.

L'inscription des sciences sociales dans la recherche en soins primaires est à l'heure actuelle encore jugée difficile par le département de la Santé. Le rapport Mant avait souligné la difficulté que rencontraient les chercheurs en sciences sociales à valoriser leurs travaux en soins primaires dans leur champ disciplinaire d'origine.

La recherche en médecine générale aux Pays-Bas

La création d'une filière universitaire de plein droit en médecine générale date des années 1960, au cours desquelles la législation hollandaise a imposé une formation universitaire de spécialité de trois ans aux médecins

---

1. Le **Wellcome Trust** est une fondation caritative en médecine dont le siège est en Grande-Bretagne.

généralistes. Entre 1967 et 1973, les huit facultés de médecine ont donc créé des départements de médecine générale de régime similaire aux autres départements de spécialités. Cette création ne s'est pas faite sans opposition et conflit avec les autres spécialités médicales, qui ont eu du mal à accepter que certains enseignements (par exemple la pédiatrie) soient transférés vers des médecins généralistes, au titre que les patients vus en cabinet n'étaient pas les mêmes que ceux vus par les spécialistes à l'hôpital.

L'investissement initial des départements a donc été principalement sur la formation : il fallait organiser les enseignements de premier et de deuxième cycle et la formation de spécialistes. Cependant, les départements de médecine générale pouvaient s'appuyer sur des réseaux de cabinets de ville, procédant à des enregistrements systématiques de cas, pour effectuer des travaux d'épidémiologie en soins primaires. Comme au Royaume-Uni, le rôle de *gatekeeper* joué par les médecins hollandais et l'inscription des patients sur la liste des cabinets a facilité cette tenue des registres et les études longitudinales de clientèles.

Cette création des départements universitaires s'est faite dans un contexte particulier, proche de celui du Royaume-Uni. Le Collège hollandais de médecine générale existe depuis 1956, et a toujours encouragé les praticiens à conduire des actions de recherche. C'est parmi les membres dirigeants de ce collège qu'ont été nommés les premiers chefs de département. Par ailleurs, il n'était pas inhabituel aux Pays-Bas qu'un médecin généraliste prépare une thèse de doctorat (pas seulement une thèse d'exercice). En 1989, ce seraient 3 % des médecins généralistes hollandais qui auraient été titulaires de l'équivalent d'un doctorat de sciences biologiques et médicales. Extrapolé à la France d'aujourd'hui, ce serait donc 1 800 médecins généralistes sur 60 000 en exercice qui seraient titulaires de ce diplôme !

Malgré ces atouts initiaux, ce n'est qu'au début des années 1980 que les départements de médecine générale ont pu atteindre une taille critique suffisante pour développer des activités de recherche. En 1986, le Medical Institute a lancé un programme de financement de programmes doctoraux pour médecins, et des programmes de financement dédiés à la recherche en médecine générale. Vingt médecins généralistes ont bénéficié du programme doctoral, et quatre d'entre eux ont obtenu depuis une chaire de médecine générale à l'université.

Une préoccupation importante des départements de médecine générale est la création d'une infrastructure de recherche. Si tous les départements disposent d'une équipe d'au moins cinq équivalents temps plein, ils cherchent aussi à s'appuyer sur des médecins travaillant en cabinet. L'outil de travail principal des départements est alors le réseau de cabinets médicaux. Un débat important porte sur le financement des activités de recherche de ces réseaux. Les spécialités médicales hospitalières bénéficient de financements spécifiques pour mener des travaux de recherche clinique, mais les cabinets médicaux reçoivent uniquement un financement pour les soins délivrés. Les départements de médecine générale ne reçoivent pas ou peu de financements récurrents des universités en dehors des salaires, et doivent donc recourir à des financements externes pour couvrir leurs dépenses de recherche et celles des cabinets participants.

Le département de médecine générale de l'université de Nimègue nous servira à illustrer le fonctionnement de la recherche aux Pays-Bas. Il emploie cinq équivalents temps plein, plus du personnel d'enseignement et de recherche associé. Il travaille avec un réseau de vingt-quatre médecins praticiens, dont la moitié est titulaire d'un doctorat. L'essentiel de son financement est assuré par la réponse à des appels d'offres de recherche provenant de fondations, du Medical Research Council hollandais, de l'Union européenne, et de l'industrie. Il assure des enseignements en premier et deuxième cycle, et tout au long des trois ans de formation spécialisée. Il assure également un programme doctoral en quatre ans. À l'heure actuelle, l'enseignement de spécialité a été réorganisé de façon à permettre à des jeunes médecins de mener de front programme doctoral et formation médicale.

Le chef de département, le Pr Christian van Weel[2], assure une consultation en cabinet un jour par semaine. Plusieurs tentatives de créer des cliniques universitaires de médecine générale ont été faites, sans succès. Une des raisons de ces échecs est la lourdeur de la gestion universitaire pour des cabinets de médecine de ville. La pratique médicale des enseignants-chercheurs est donc indépendante. Cependant, les cabinets de ville peuvent passer deux types de contrat avec l'université : des contrats s'apparentant à des agréments pour la formation des étudiants en médecine (stages), et des contrats de partenariat de plus long terme pour des activités de recherche, ou pour des actions expérimentales de formation.

---

2. Président de la WONCA de 2007 à 2010.

ANNEXE 3

ORGANISATION DU FINANCEMENT
DE LA RECHERCHE EN FRANCE

PHRC

Depuis 1993, chaque année, la direction générale de l'Offre de soins lance un appel à projets de recherche permettant aux équipes hospitalières de déposer des dossiers en vue d'obtenir leur financement dans le cadre du PHRC financé par les crédits de l'Assurance maladie. La sélection des dossiers est organisée par la DGOS.

En 2007 : 14 millions d'euros sont attribués pour la recherche en cancérologie, 21 millions pour d'autres thématiques et 15 millions pour des projets interrégionaux.

En 2008, plus de 50 millions. Dans chaque CHU a été créée une délégation à la recherche clinique, des CIC, centres d'investigation clinique (collaboration hôpital-Inserm).

Preps

À partir de 2013, le « continuum structuré de recherche appliquée en soins » intégrera une recherche ayant pour objectif l'amélioration de l'efficience des offreurs de soins et de leur organisation. Cette recherche devra expérimenter et évaluer des organisations permettant une meilleure qualité des soins et des pratiques. Elle sera l'objet du Preps

L'Agence nationale de la recherche (ANR[1]) est une agence de moyens créée le 7 février 2005, qui finance la recherche publique et la recherche

---

1. *In* Wikipédia.

partenariale en France. Initialement créée sous la forme d'un groupement d'intérêt public par le gouvernement de Jean-Pierre Raffarin, elle est dotée depuis le 1er janvier 2007 du statut d'établissement public à caractère administratif (EPCA). L'ANR s'est substituée aux dispositifs ministériels préexistants de financement incitatif : le Fonds national pour la science (FNS) et le Fonds pour la recherche technologique (FRT). Elle finance directement les équipes de recherche publiques et privées, sous forme de contrats de recherche à durée déterminée.

La dotation d'État de l'ANR pour ses programmes propres, de 710 millions d'euros en 2005 en autorisations d'engagement (350 millions d'euros de crédit de paiement seulement pour cette première année), a culminé à 850 millions d'euros en 2008. En régression ensuite, elle tombera à 535 millions d'euros en 2014, mais les crédits de paiement augmenteront à nouveau et s'élèveront à 859,508 millions d'euros dans la loi des finances pour 2019.

ANNEXE 4

ACTIONS SFMG POUR LA MISE EN PLACE
DE SYSTÈMES D'INFORMATION
EN MÉDECINE GÉNÉRALE

– 1979 : Rapport SFMG-Inserm sur les conditions spécifiques de la recherche en médecine générale.

– 1983 : Première étape d'un réseau épidémiologique régional en Loire-Atlantique avec le soutien de DDASS.

– 1993 : Contrat SFMG-CNAM-TS pour la validation du dictionnaire des résultats de consultation en médecine générale.

– 1995 : Mise en place du réseau informatisé de l'OMG.

– 2004 : Projet FAQSV permettant la mise en ligne de données épidémiologiques sur le site de l'OMG.

– 2007 : Partenariats avec cinq URML pour des réseaux OMG régionaux.

– 2009 : Recherche Prospere impliquant l'OMG avec l'Irdes-CNRS-Inserm financée par la CNAM-TS *via* un appel à projets de l'IRESP (Institut de recherche en santé publique).

ÉLABORATION D'UN CORPUS THÉORIQUE
DE LA DISCIPLINE GÉNÉRALISTE

Yves Gervais

Oubliée de la réforme de 1958, la médecine générale a dû se définir, hors des arcanes de l'université et des instances de reconnaissance officielle des diverses disciplines médicales. Cette élaboration résulte de l'observation des réalités de l'exercice des généralistes par eux-mêmes et de confrontations internationales entre pairs. Elle a été portée en France par les membres de diverses associations généralistes, la SFMG en étant historiquement le premier maillon.

Les contenus exposés ici proviennent très largement de la thèse de doctorat en médecine générale de Marie-Alice Bousquet, *Concepts en médecine générale : tentative de rédaction d'un corpus théorique propre à la discipline*, Université Pierre-et-Marie-Curie, 2013, complétés par le *Manuel théorique de médecine générale*, GMS Santé, Saint-Cloud, 2015, conçu par la SFMG.

1. De quelques définitions

Il importe ici de définir clairement la notion de « discipline scientifique universitaire », puisqu'il ne s'agit pas ici de nosographie médicale, mais d'un champ de savoir qui détermine l'exercice d'un métier médical particulier.

Une science se définit comme « un ensemble de connaissances ayant un objet déterminé et reconnu, et une méthode propre, un domaine organisé du savoir » (*Nouveau Petit Robert*, 2007), dont une discipline constitue une branche particulière. Il est légitime d'y associer la recherche, condition de la constitution et de l'évolution de toute discipline scientifique.

La notion de « discipline », quant à elle, fait l'objet de plusieurs approches (Pelaccia, 2011). Elle peut être considérée selon les points de vue comme :
– un champ de connaissances, segment distinct d'un ensemble de savoirs ;
– une structuration des pratiques professionnelles et de recherche autour de paradigmes qui permettent de produire un ensemble de savoirs standardisés, généralisables et universalisables ;
– l'institutionnalisation de l'enseignement et de la recherche universitaires, qui préside à l'organisation de parcours et d'activités selon les deux axes précédents ;
– la professionnalisation d'un champ de pratiques, permettant la définition identitaire d'une pratique qui repose sur un corpus de connaissances déterminé.

Dans une approche dynamique, une discipline est « le résultat toujours provisoire du processus de spécialisation, différenciation et institutionnalisation, soit du processus même de disciplinarisation ». Ce processus lui-même procède « selon les cas d'une institutionnalisation de pratiques de recherche ou une professionnalisation de pratiques. [...] Une discipline se situe ainsi au croisement de savoirs issus de pratiques professionnelles et de pratiques de recherche, selon un processus évolutif ».

La notion même de « concept » mérite d'être précisée comme « une représentation mentale générale et abstraite d'un objet » (*Nouveau Petit Robert*, 2007), ou encore « une idée abstraite et générale qui réunit les caractères communs à tous les [éléments] appartenant à une même catégorie ».

En ce qui concerne la discipline de médecine générale, elle s'inscrit dans les diverses caractéristiques énoncées ci-dessus, avec la particularité d'avoir été élaborée hors des facultés de médecine et notamment hors du champ hospitalier.

2. Les concepts constitutifs de la discipline généraliste : le fruit d'une lente maturation

Cette élaboration a cheminé lentement au cours d'un demi-siècle, les premières étapes étant marquées par deux sources principales :

– l'une résultant des travaux de Robert Nikolaus Braun de 1955 à 1970, publiés en France en 1979[1], repris et transposés en France par la SFMG (*voir chapitre Recherche*) ;

– la seconde source est constituée par les travaux de Michael Balint[2], publiés en France en 1966, auxquels ont succédé ceux de la SMB, de l'AFMG et de Louis Velluet.

Partant de ces deux sources, ces travaux se sont enrichis de la publication du *Traité de médecine générale* en 1996 par le CNGE, d'un essai de la CPMG écrit en 1997, puis de la définition européenne de la WONCA en 2002.

Cette élaboration a mobilisé de nombreux généralistes, membres des structures professionnelles, mais ces concepts sont restés longtemps peu connus d'une majorité de praticiens, leur diffusion dans l'enseignement initial ou la formation continue n'ayant été réalisée de façon progressive qu'à partir des années 1990.

Un ensemble de ces éléments, validés par la communauté généraliste, seront regroupés dans la thèse de Marie-Alice Bousquet. 41 concepts sont répartis en 4 parties et 11 sous-ensembles.

Tableau de 41 concepts nécessaires à l'exercice de la discipline
(certains intitulés ont été légèrement modifiés)

Caractéristiques particulières de l'exercice de la médecine générale
- *Éléments d'épidémiologie*
  1. Le carré de White
  2. La loi de répartition régulière des cas
- *Fonction de premier recours*
  3. Les soins primaires
  4. Intervention au stade précoce non différencié des maladies

---

1. G. de Pouvourville, économiste de la santé, écrit dans la préface du *Manuel théorique de médecine générale* (GMS Santé, Saint-Cloud, 2015) : « Braun a mis au point un outil de gestion du risque en médecine de première ligne, permettant de réassurer le médecin lui-même dans la conduite de sa démarche diagnostique. » Et plus loin : « Le travail réalisé par Braun et repris en France par la SFMG a une importance considérable dans la régulation économique du système de soins [...] en jetant les bases d'une médecine fondée sur les preuves scientifiques pour ce secteur du système de soins. »

2. G. de Pouvourville écrit encore dans la préface du même *Manuel théorique*, à propos du livre de M. Balint *Le Médecin, son malade et la maladie* : « Ce livre a été pour moi une révélation sur une dimension essentielle de la pratique médicale et principalement en médecine générale : l'importance de l'analyse du contre-transfert du médecin dans sa relation singulière avec son patient. »

- *Accompagnement dans le temps*
  5. La continuité des soins
  6. Diachronie, synchronie, épisode de soins
  7. Histoire commune, histoire partagée
- *Prise en charge globale*
  8. Modèle biomédical *vs* holiste
  9. Approche systémique
  10. Diagnostic de situation, démarche OPE[3], EBM[4]
  11. Gestion simultanée de problèmes aigus et chroniques
- *Relations intra- et interprofessionnelles*
  12. Le travail en coordination
  13. La collusion de l'anonymat
  14. La soumission à l'autorité

Relation médecin-malade
  15. La compagnie d'investissement mutuel
  16. Patient, client partenaire : relation médecin-malade
  17. La fonction apostolique
  18. Éléments de communication
  19. La confusion des langues
  20. Éléments psychanalytiques

Démarche diagnostique
- *Motifs et déterminants de consultation*
  21. L'offre du malade
  22. De la sémiologie à la sémiotique
  23. Le symptôme : mythes et réalités
- *Investigation clinique*
  24. L'anamnèse avant tout
  25. L'examen physique : rituel diagnostique et relationnel
- *Raisonnement diagnostique*
  26. Modes de raisonnement
  27. Le diagnostic : une difficulté surmontable
  28. Cas nouveau, cas persistant
  29. Gestion du risque : diagnostic étiologique critique
  30. Le sablier de la démarche médicale

Démarche décisionnelle
- *Conditions et modalités de la décision*
  31. Apprivoiser l'inévitable incertitude
  32. Éléments de la démarche décisionnelle
  33. Espace de liberté décisionnelle

---

3. OPE : sigle pour « organe-personne-environnement », concept élaboré par L. Lévy et J.-F. Massé. (Levy L., 2004).

4. EBM : *evidence-based medicine*, traduit habituellement par « médecine basée sur des preuves ».

34. Décision partagée
35. Passage à l'acte immédiat ou décision différée
• *Éléments et mise en œuvre de la thérapeutique*
36. Prescrire, ordonner
37. Gestion des polypathologies
38. L'inertie thérapeutique
39. L'éducation thérapeutique
40. Prévention quaternaire
41. Remède médecin, effet médecin

À *propos de quelques-uns de ces concepts*

Certains des quarante et un concepts définis marquent d'un sceau particulier la discipline généraliste et la démarquent nettement des autres spécialités, même si quelques-uns trouvent aussi leur place dans d'autres spécialités cliniques.

Le modèle « holiste » (*concept n° 8*) se démarque du modèle biomédical, sans toutefois l'exclure, en ceci qu'il prend en compte la personne malade plutôt que la maladie en elle-même. Complété par la notion d'« approche systémique » (*concept n° 9*), il trouve un prolongement dans l'idée de diagnostic de situation (*concept n° 10*), qui à la fois englobe et élargit le diagnostic médical classique, en y incorporant divers éléments relatifs à la réalité du patient et interférant avec la maladie.

La soumission à l'autorité (*concept n° 14*), contrairement à ce que peut suggérer son intitulé, est une mise en garde contre cette tendance à la soumission et un plaidoyer en faveur d'un maintien de l'esprit critique et de l'autonomie de la pensée par rapport aux instances ou personnalités réputées expertes. Le terme de « soumission » vise en particulier ce que Balint appelle « pérennité injustifiée de la relation professeur-élève ».

Le concept de « compagnie d'investissement mutuel », dû à Michael Balint (*concept n° 15*), est un marqueur important, non seulement de la situation relationnelle (*concept n° 16*) entre patient et médecin, mais aussi des conditions de l'efficacité thérapeutique, où intervient l'effet du « remède médecin » (*concept n° 41*).

Enfin, le repérage des aspects variés du mode de raisonnement diagnostique (*concept n° 26*), s'il n'est pas le concept le plus spécifique, permet de répondre à la diversité des situations rencontrées, souvent marquées par l'incertitude (*concept n° 31*) en raison des stades précoces et/ou indifférenciés des maladies, tels qu'ils se présentent en soins primaires.

De même, les éléments de la démarche décisionnelle (*concept n° 32*) complètent l'étape du diagnostic de situation, déjà cité, en ouvrant, au-delà des références aux données biomédicales, vers des données contextuelles ou des représentations mentales touchant aussi bien le médecin que son patient, et qui interfèrent dans l'approche thérapeutique.

3. Une configuration particulière au sein des disciplines médicales

Cet ensemble constitue un panorama structuré qui se conjugue avec les six compétences dites « transversales », ou « génériques », reconnues comme fondamentales pour l'exercice de la médecine générale, retenues par le CNGE à la suite de travaux pilotés par un groupe national d'experts au cours des années 2009 à 2012 et qui président maintenant en France à la formation des futurs généralistes :
- l'approche globale et la prise en compte de la complexité ;
- l'éducation et la prévention en santé individuelle et communautaire ;
- le premier recours et les urgences ;
- la continuité, le suivi, la coordination des soins autour du patient ;
- la relation, la communication et l'approche « centrée patient » ;
- le professionnalisme[5].

Cet ensemble est présenté sous la forme d'une marguerite. Nous renvoyons à l'article de référence en note[6], en ce qui concerne la description détaillée de chacune de ces compétences.

---

5. La compétence en « professionnalisme », qui englobe les cinq autres, est entendue ici comme la « capacité à assurer l'engagement envers la société et à répondre à ses attentes, à développer une activité professionnelle en privilégiant le bien-être des personnes par une pratique éthique et déontologique, à améliorer ses compétences par une pratique réflexive dans le cadre de la médecine fondée sur des faits probants, à assumer la responsabilité des décisions prises avec le patient ».

6. (Compagnon et al, 2013).

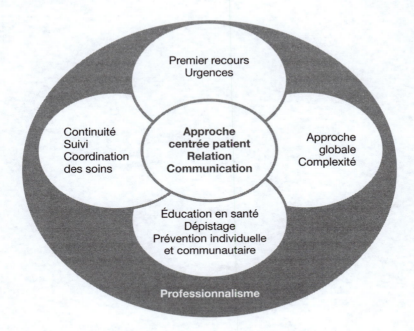

Figure 2. La marguerite des compétences

Celles-ci se relient à trois dimensions considérées comme fondamentales en médecine générale (*voir Introduction générale*) :
– scientifique : une approche critique basée sur la recherche des connaissances et son maintien par une formation continue visant une amélioration permanente de la qualité des soins ;
– comportementale : les capacités professionnelles du médecin, ses valeurs et son éthique ;
– contextuelle : l'environnement de la personne et du médecin, la famille, la communauté, le système de soins et la culture de référence.

Selon les termes du *Manuel théorique de médecine générale* : « La connaissance de ces concepts de médecine générale par l'ensemble du corps médical pourrait certainement permettre une meilleure compréhension entre médecine de premier recours et médecine de spécialité d'organes, chacune prenant conscience que les incompréhensions entre ces deux "mondes" sont issues de démarches médicales nécessairement différentes et complémentaires. »

Partie III

*Sociodémographie et activités
de la médecine générale :
une profession ancrée
dans une société en mutation*

Guillaume Coindard

Introduction

Le choix d'arrêter l'écriture de cet ouvrage à l'année 2010 correspond de façon symbolique à la création du Collège de la médecine générale. Des articles de la presse grand public publiés cette même année font l'objet d'une étude publiée en 2014 (Hedelius *et al.*, 2014). Il s'agissait d'analyser l'image de la médecine générale et des médecins généralistes véhiculée par quatre quotidiens nationaux. La conclusion des auteurs renvoie à deux phénomènes majeurs, « la crise identitaire » de la profession et « la crise des régulations » qui témoignent de l'insatisfaction à la fois financière et symbolique des médecins généralistes. La médecine générale et les médecins généralistes y sont présentés globalement négativement, à travers des revendications financières et la recherche d'une notabilité perdue. Mais dans cet article, le doigt est pointé sur le « traitement journalistique superficiel » ne mentionnant pas, ou trop peu, les avancées réelles qui existent sur le terrain et qui font l'objet, justement, de la dernière partie du présent ouvrage.

D'autres visions nous sont apportées par des travaux de thèses de futurs généralistes. L'une d'elles proposera en 2018 une typologie des personnages de médecins généralistes dans les romans français du XXᵉ siècle (Journet et Rendu, 2018). Cinq types seront ainsi décrits à partir de trente-trois personnages : « les bons Samaritains », « les voyageurs en quête », « les jeunes loups », « les idolâtres du statut » et « les dévastés amers ». Les auteurs questionnent l'existence d'un miroir anthropologique dans ces représentations atypiques. Une autre thèse explore les médecins généralistes dans le cinéma français de fiction des années 1950 à 2000 (Ageron, 2002). Elle y trouve des représentations encore très largement positives. « Les acteurs vedettes du cinéma, exerçant la médecine générale, sont retrouvés dans les années 1950. » À cette époque, ils représentent le médecin bourgeois, notable et souvent autoritaire. Ensuite, le médecin perd au fil des décennies cette aura pour devenir un personnage sympathique, capable d'écoute attentive, mais de second plan, et utilisé d'un point de vue cinématographique pour « définir la personnalité psychologique des personnages principaux ». C'est la conclusion à laquelle arrive également Emmanuelle Oréal dans sa thèse d'exercice sur l'image du généraliste dans la littérature de jeunesse de 1948 à 2008 (Oréal, 2010) : « Finalement, un noyau dur de l'image du médecin généraliste persiste au sein de la littérature d'enfance. Notre praticien des récits de jeunesse est rassurant, chaleureux, gentil et bon. Consciencieux dans son travail, il possède la confiance de ses patients. Bien sûr, il a toujours la vocation, mais chevalier qui a perdu son royaume, sa blouse blanche comme armure, il range son stéthoscope dans sa fidèle trousse médicale et se souvient qu'il a soigné autrefois des tuberculoses, des crises de poliomyélite avant d'aller soulager une angine ou une otite. »

Ces représentations s'opposent à celles de la presse grand public décrites plus haut, mais elles décrivent à la fois une dynamique dans le temps et une photographie à un instant donné. Pourtant, aussi intéressants soient leurs apports, ces thèses ont été rédigées par des futurs médecins généralistes et on peut à la fois interroger leur objectivité et se réjouir de voir de jeunes généralistes embrasser leur profession, son histoire et ses représentations sociales, dont les romans, les films et la littérature enfantine font partie intégrante.

Si les représentations du médecin dans la population ont évolué au cours du XXe siècle, et celles des généralistes en particulier, celles-ci demeurent globalement bonnes, à en croire les sondages d'opinion, même si l'on constate un léger effritement de leur notabilité. Cet effritement se manifeste par une augmentation des agressions de médecins dans les années 1990 qui amèneront le conseil national de l'ordre des médecins à créer un observatoire national de l'insécurité en 2001, puis le ministère de la Santé un Observatoire national des violences en milieu de santé en 2005. Cela s'inscrit dans une évolution de la société française, et plus largement des sociétés occidentales dans un monde globalisé à partir des années 1980, principalement sous l'impulsion d'Internet dans les années 1990.

Il serait vain de résumer la période 1945-2010. Quelques événements pourtant méritent d'être soulignés tant ils ont impacté la santé et l'activité du médecin généraliste. Outre les événements de mai 1968 qui ont permis les avancées décrites sur les plans syndical et professionnel, les avancées en termes de contraception (loi Neuwirth, 1967) et de pratique de l'interruption volontaire de grossesse (IVG, loi Veil, 1975) ont profondément marqué, au-delà de la vie des femmes, le milieu généraliste (*voir Partie I, § 5.1*). Ces mouvements (GIS, MLAC) sont nés avec le concours de quelques médecins généralistes impliqués et engagés dans ces pratiques. Mais ces avancées ont mis plusieurs années avant de diffuser dans le tissu professionnel[1]. Puis au début des années 1980, l'épidémie de SIDA entraîne de profonds bouleversements dans le monde de la santé : création des premières associations de patients militants (Aides en 1984 puis Act Up en 1989) et développement des réseaux ville-hôpital (Bungener et Poisson-Salomon, 1998).

C'est ici que l'histoire semble s'accélérer avec le bouillonnement de changements à la fois structurels et conceptuels de la médecine générale. Ces dernières évolutions révèlent la place de plus en plus importante du patient dans les activités de soins. Leurs sources sont multiples. En France, les travaux de Georges Canguilhem (Canguilhem, 1943) sur la subjectivité du soin et le rôle du patient dans la construction de ce que l'on entend par « maladie » se voient renforcés par ceux sur les droits des patients et les travaux sociologiques de la relation médecin-patient dans les années 1970 aux États-Unis (Baszanger, 1986). Ces idées, malgré leur faible diffusion initiale, trouvent un écho dans des petites communautés de soins françaises sensibles à ces questions (le Syndicat de la médecine générale s'empare très tôt de ces concepts dès le milieu des années 1970). Rapidement, en particulier sous la pression des premières associations de lutte contre le SIDA, la notion d'« expertise du patient » se développe jusqu'à son prolongement juridique qu'est la loi Kouchner du 24 mars 2002 sur le droit du patient. Ces différentes étapes ont chacune contribué à faire évoluer la relation médecin-patient d'un paternalisme autoritaire vers la décision médicale partagée.

La troisième partie de cet ouvrage s'intéresse donc à l'histoire de la médecine générale en France d'un point de vue pratique, concret et matériel. Il y sera question d'abord de l'évolution de sa démographie, des choix politiques qui l'ont accompagnée et des transformations sociales, en particulier en termes d'exercices et de féminisation de la profession. Ensuite, une description de l'évolution des activités des médecins généralistes sera

---

1. Martin Winckler, de son vrai nom Marc Zaffran, est médecin généraliste et écrivain. Sa carrière l'a amené à s'intéresser particulièrement à la pratique de la gynécologie. Il est l'auteur de plusieurs ouvrages sur la pratique de la gynécologie, dont *Contraceptions. Mode d'emploi* paru en 2001 aux éditions Au diable vauvert.

dressée. Enfin sera abordée la question des modes d'exercice des généralistes et de leurs évolutions. Le choix a été fait de s'intéresser aux trois évolutions apparaissant parmi les plus prégnantes au cours des dernières décennies : celles du champ d'application de la médecine générale, de l'informatisation des cabinets médicaux et des pratiques regroupées et/ou collaboratives des généralistes au sein de structures de soins.

III.1

HISTOIRE
DE LA SOCIODÉMOGRAPHIE MÉDICALE GÉNÉRALISTE

Guillaume Coindard

De nombreux écrits sur la démographie médicale, en particulier généraliste, existent depuis une vingtaine d'années. Avant cela, en dehors de quelques écrits d'allure avant-gardiste, souvent de nature sociologique, cette question a été peu été étudiée. En effet, après les années de pléthore médicale, la crainte d'une désertification médicale apparaît dès les années 1990. C'est dans ce contexte qu'est créé l'Observatoire national de la démographie des professions de santé (ONDPS) en 2003. Organe créé et contrôlé par le ministère de la Santé, il collecte les données démographiques médicales et en assure la promotion et la diffusion. L'intérêt de revenir sur ces questions démographiques déjà largement débattues est de deux ordres. Le premier est lié aux raisons permettant d'expliquer la difficulté à définir le nombre exact de médecins généralistes exerçant en France. Le second est de relier la question démographique à la question de l'identité du médecin généraliste. C'est pourquoi ce chapitre s'intitule « sociodémographie médicale généraliste ». En effet, la question de la démographie des médecins généralistes soulève de nombreuses interrogations liées à l'organisation de leurs activités professionnelles, à leurs modes d'exercice et à la féminisation de la profession. Ces aspects relatifs à la nature même de cette profession, « peuple vague », selon la formule d'Isabelle Baszanger, sont décrits dans ce chapitre, sous un angle historique et sociologique.

1.1. Histoire de la démographie de la médecine générale

En 1900, la France comptait 17 000 médecins sans qu'une distinction puisse être faite entre médecins généralistes et spécialistes puisque le processus de spécialisation n'était pas encore très développé (Pinell, 2005)[1]. « Dès le début du XIXᵉ siècle, la spécialisation de la médecine s'officialise peu à peu par la création de chaires de clinique spécialisées dans les facultés de médecine à partir de 1870 puis se répand dans la médecine de ville. En 1935, la part des médecins qui se sont recensés comme spécialistes dans les annuaires du corps médical dépasse même celle des généralistes à Paris et dans les grandes villes de Province » (Déplaude, 2007). La loi du 30 novembre 1892 avait à l'époque officialisé la fin des officiers de santé, ces médecins qui n'en étaient pas, et qui distribuaient les soins médicaux dans les campagnes françaises (Jaisson, 2002). Les derniers officiers de santé ont ainsi disparu autour de la Seconde Guerre mondiale. On en dénombrait 112 en 1936 (Fillaut, 1997). Puis, au long du XXᵉ siècle, la démographie médicale a très fortement augmenté, principalement à partir de la fin de la Seconde Guerre mondiale (figure 1). À cette période, la grande majorité des médecins exerce une activité libérale. En 1950, on dénombre 6 % du corps médical à être salarié. En 1961, ils seront à peine 10 %, puis 32 % en 1970, et enfin 41 % en 2004.

Concernant la part des généralistes qui devient évaluable à partir des années 1950, elle tend à stagner, l'effectif global des médecins augmentant en faveur des médecins spécialistes. Ainsi, en 1954, sur 35 446 médecins, 24 846 sont généralistes (soit 70 %). Il est intéressant de noter que *Le Concours médical* fait mention « pour les omnipraticiens » d'une « centaine de cantons sans médecins et 150 cantons dont la proportion d'habitants pour un médecin dépasse les 5 000 ». La problématique de l'accès aux soins était donc déjà criante dans un certain nombre de campagnes françaises dès les années 1950.

---

1. Comme le rappelle Patrice Pinell, le processus historique de spécialisation prend ses sources dès la fin du XVIIIᵉ siècle. Une première phase (entre 1795 et 1870) concerne le développement de « différentes formes de spécialisation » dans le secteur hospitalier. Une deuxième (entre 1870 et la Seconde Guerre mondiale) voit une institutionnalisation par « la création de chaires de cliniques spécialisées ». La troisième (à partir de la fin des années 1940) voit l'édiction de lois et mesures permettant d'« encadrer juridiquement l'exercice des spécialités médicales ».

Années	Médecins (N)	Population française (selon Insee)	Densité médicale (médecins/ 100 000 habitants)
1900	17 000	~ 38 000 000	44,7
1921	20 364	~ 39 140 000	52
1935	25 188	~ 41 550 000	60,6
1946	28 734	40 125 230	71,6
1950	33 497	41 647 258	80,4
1961	46 700	45 903 656	101,7
1965	54 764	48 561 800	112,8
1968	59 065	49 723 072	118,8

Figure 3. Démographie médicale
(tous médecins confondus) de 1900 à 1968

Avec une densité médicale de 80,4 médecins/100 000 habitants en 1950, nous sommes bien loin des 168 médecins *généralistes*/100 000 habitants que l'ONDPS retrouve en 2008 en moyenne en France. Et même si derrière ces chiffres se cachent de profondes disparités territoriales, il peut sembler surprenant de considérer que la France est en 2008 largement sous-dotée en médecins généralistes. Mais c'est sans compter sur la généralisation de l'Assurance maladie, le vieillissement de la population, le développement des soins primaires dédiés aux dépistages et à la prévention, ainsi que la médicalisation de la société et l'accroissement de la pression sociale matérialisée par les demandes croissantes de certificats et attestations de toutes sortes. Ainsi, comparer l'offre de soins dans les années d'après-Seconde Guerre mondiale et depuis les années 1990 n'a que peu de sens.

Pourtant, c'est à cette période que la notion de « pléthore » sort des débats internes et apparaît dans le débat public. Le nombre de médecins semble trop important pour certains et les prévisions concernant l'évolution des besoins de santé sont inexistantes ou presque. Après plusieurs années de tergiversations, le *numerus clausus* s'impose comme le seul moyen de réguler le nombre de médecins sur le territoire. Il permet aussi de réguler plus spécifiquement le nombre de médecins, spécialité par spécialité. Puis viennent le temps de la pénurie à la fin du XXe siècle et la volte-face des politiques de régulation de la démographie. C'est dans cette période que paraissent les études qui permettent de mieux décrire la démographie des généralistes, leurs activités et leurs façons de travailler.

Combien sont donc les médecins généralistes en exercice dans la période qui nous intéresse entre 1945 et 2010 ? Et parmi eux, combien exercent cette médecine de premier recours qui nous intéresse principalement ? Nous verrons comment se sont construits les enjeux politiques et sociaux de cette démographie généraliste, et comment il peut apparaître complexe d'en définir les contours tant le terme « médecin généraliste » recouvre diverses pratiques.

1.1.1. La mise en place du numerus clausus en France

De la pléthore au numerus clausus,
enjeux paradoxaux des professions médicales

Dès 1956, on retrouve la notion de « pléthore » médicale, spectre agité par l'ordre des médecins et certains syndicats médicaux pour évoquer la question d'un *numerus clausus* nécessaire « sans lequel nous connaîtrons à partir de 1960 un douloureux état de pléthore[2] ». En 1967, à la faveur d'une forte croissance des bons résultats au baccalauréat de cette même année et des inscriptions universitaires, par ailleurs encouragées jusque-là par la politique des gouvernements successifs, cette question devient de plus en plus prégnante. Au-delà donc du nombre d'étudiants, combien de médecins ?

La situation est alors paradoxale car si le discours des milieux médicaux institutionnels, notamment celui de l'Ordre, était de longue date dominé par l'idée de la « pléthore », les années 1965-1970 sont marquées par une inversion. On parle de « pénurie » pour deux raisons cumulées : d'une part, le nombre total de médecins libéraux s'est accru d'environ 35 % entre 1961 et 1970, mais le nombre de généralistes a très peu progressé, voire diminué, en milieu rural, d'où une charge de travail accrue (Déplaude, 2007) ; d'autre part, la consommation de soins (évaluée sur la masse des honoraires des professionnels libéraux) a doublé pendant cette période, soutenue par la généralisation de l'Assurance maladie. Enfin, les perspectives d'extension conjointe du champ médical et de la consommation de soins, selon les études du Crédoc de 1965, laissaient présager une insuffisance d'effectifs par rapport aux évolutions prévisionnelles de consommation et en regard des autres pays occidentaux. Elles rejoignaient les conclusions d'autres études pilotées à partir de 1960 par le Pr Jean Dausset au décours de la réforme Debré de 1958 (Déplaude, 2007).

Ces constats ont mené les dirigeants de la CSMF, au tournant des années 1970, à souhaiter un accroissement des effectifs, de façon à rendre le métier plus attractif par une réduction de la charge de travail ; à l'inverse, la FMF

---

2. Dr Theil, *Bulletin de l'Ordre des médecins de la Seine*, juin 1956.

estimait nécessaire de limiter le nombre de praticiens pour « défendre le prestige professionnel », menacé par une surconsommation abusive que facilite le remboursement des soins.

L'arrivée en masse des étudiants en 1968 ;
vers une sélection qui ne dit pas son nom
Pour autant, la perspective démographique qui s'annonce du fait de l'arrivée en masse des étudiants en 1967-1968 (24 450 inscrits en CPEM contre 14 600 l'année précédente) incite le Gouvernement à étudier des mesures de restriction. Cela suppose de contourner ou de modifier le principe de non-sélection à l'entrée à l'université, principe garanti notamment par la loi Faure de 1968.

Pour l'aristocratie médicale, il existe une volonté affichée conjointement par le Syndicat autonome des enseignants universitaires (très majoritaire dans cette période), l'Assemblée des doyens d'UER médicales et le conseil de l'Ordre, et relayée par l'Unam, de maintenir « la valeur du diplôme et la qualité du corps médical français » (Déplaude, 2007), jusque-là très inégale, en réduisant les effectifs. L'élite de la profession y voit aussi l'opportunité d'une reprise en mains des étudiants dans les facultés de médecine, suite aux « désordres » de 1968 (Déplaude, 2007). Les hospitalo-universitaires, très majoritaires dans les commissions de l'Éducation nationale et de la Santé, pèseront fortement dans le sens de la limitation.

Ainsi, un premier arrêté ministériel est publié le 26 septembre 1969, qui durcit le contrôle des aptitudes et connaissances en fin de première année d'études médicales, et permet de restreindre le nombre des étudiants susceptibles d'accéder à la suite des études. Ce n'est pas encore le *numerus clausus*, mais le Gouvernement vise une sélection de fait. Cet arrêté entraîne une grève des étudiants très suivie (dix-neuf CHU à la mi-novembre) et divers remous dans l'opinion publique, la sélection à l'université étant devenue un sujet politiquement sensible. Georges Valingot, pour le SNMOF, juge utile cette protestation des étudiants, « pour que les responsables de l'Éducation prennent enfin conscience des problèmes de l'enseignement, et plus particulièrement de l'enseignement de la médecine ». À ses yeux, « la thèse de la pléthore […] émane encore d'un étroit esprit corporatiste et malthusianiste ». Et il poursuit ainsi : « Peut-on parler de pléthore quand il est patent que notre société a besoin et aura de plus en plus besoin de gens à formation médicale ? » L'opposition des étudiants se manifeste de façon récurrente par des grèves et manifestations au cours des années 1970 et 1971.

Le choix des quotas adaptés
aux capacités des hôpitaux

Devant le risque politique (le souvenir de mai 1968 n'est pas loin), mais aussi parce que cet arrêté vient écorner le principe de non-sélection, le ministère de l'Éducation nationale recule et prépare un texte législatif modifiant l'article 45 de la loi Faure de novembre 1968, qui sera voté par le Parlement le 30 juin 1971. Ce texte retient pour critère les capacités d'accueil des étudiants dans les hôpitaux et fixe par arrêté un quota annuel d'étudiants admis à poursuivre leurs études au-delà de la première année, sur la base des avis des comités de coordination hospitalo-universitaires. Il renvoie donc aux UER le soin de fixer le nombre d'étudiants selon des modalités propres aux conseils d'université. Il n'y figure pas le terme de « sélection », ni de « concours », ni même de « *numerus clausus* », non plus que le critère des besoins de la population en médecins. La régulation démographique des spécialités est remise à plus tard, ce qui laisse en suspens le rapport numérique entre spécialistes et généralistes.

En vertu des modalités retenues, le premier quota est fixé à 8 500 pour la rentrée universitaire de 1972, bien au-dessus des chiffres souhaités par le Syndicat des enseignants autonomes et l'Ordre (Déplaude, 2007) d'environ 4 000. Les quotas théoriques annuels resteront autour de 8 600, avant de commencer à baisser à partir de 1977. En réalité, les chiffres définis par le ministère ne seront pas appliqués de façon stricte jusqu'en 1975, le nombre total de postes offerts par les UER excédant ceux-ci de 10 à 12 %. En fait, le nombre de postes d'hospitalo-universitaires dans chaque faculté, de même que les crédits, est lié au nombre d'étudiants, d'où l'intérêt de gonfler artificiellement les chiffres pour atteindre le développement souhaité.

La maîtrise de la démographie médicale
passera par le numerus clausus

En 1970, un rapport d'un groupe de travail interministériel sur l'organisation des études médicales estimait largement suffisant le nombre d'étudiants inscrits dans les facultés de médecine pour « parvenir à des densités médicales comprises entre 180 et 250 médecins par 100 000 habitants à l'horizon 1990 » (Pressât, 1970). Cette évaluation des besoins était cependant grevée de nombreux facteurs d'incertitude : évolution de la consommation médicale, nombre effectif de médecins exerçant en clientèle, horaires de travail, etc.

Du côté des représentants professionnels, devant l'afflux grandissant des jeunes diplômés et l'apparition de difficultés financières pour une partie d'entre eux (Déplaude, 2007), la CSMF obtient d'abord du ministre du Travail et de la Sécurité Sociale, en 1975, la création d'une commission d'étude en vue de favoriser une meilleure répartition territoriale des médecins, jusqu'alors très inégales, notamment des zones rurales ou périurbaines. Mais l'Ordre et la FMF s'y opposent, craignant de voir introduire par là une coercition. Dès lors, la CSMF se rallie à l'idée du *numerus clausus* dans l'idée de réduire à terme la pression concurrentielle, notamment pour les jeunes généralistes, et on s'oriente vers un accord général pour un *numerus clausus* de plus en plus resserré.

À la même période, la position des pouvoirs publics évolue également vers une maîtrise effective de la démographie médicale. De plus, deux ordres de facteurs financiers suscitent les préoccupations du ministère des Finances : d'une part, le coût croissant des études, auquel s'ajoute la rémunération des étudiants, tous devant accéder à des fonctions hospitalières ; d'autre part, l'activité des médecins libéraux, en raison de leur pouvoir de prescription (tous peuvent être conventionnés) et du niveau de leurs revenus.

En corollaire, les questions de répartition territoriale et des flux de médecins par spécialité sont à l'ordre du jour des ministères à partir de 1975. À titre indicatif, Simone Veil, en 1976, exprime à l'occasion d'une réunion de la commission Fougère la nécessité de « freiner la croissance supposée excessive de la médecine spécialisée, afin de garantir un certain équilibre entre généralistes et spécialistes… » (Déplaude, 2007).

Ces différents facteurs, doublés des préoccupations liées à l'évolution globale des dépenses de santé dans un contexte économique difficile, aboutissent entre 1975 et 1980 à un *numerus clausus* resserré. Le critère des besoins de la population s'ajoute alors, à partir de 1976, à celui des capacités de formation des services hospitaliers, avec pour objectif de « stabiliser la densité médicale au niveau de 250 médecins pour 100 000 habitants ». Enfin, en juillet 1979 est votée une loi sur les études médicales qui permet aux deux ministères concernés de fixer directement le nombre d'étudiants susceptibles d'accéder en deuxième année d'études médicales. Ce sera 6 000 étudiants par an en 1981, à répartir à l'issue du deuxième cycle en 2 000 spécialistes et 4 000 généralistes. En janvier 1980, le ministre Jacques Barrot charge le Pr Jean-Pierre Étienne de conduire un groupe de réflexion sur l'avenir de la démographie médicale.

Dans les années suivantes, alors que la croissance s'infléchit, les ministères concernés s'en tiennent à un *numerus clausus* stable, à 4 100 étudiants admis en première année, compromis entre les souhaits des doyens de l'élever à 4 250 et ceux de la CSMF de l'abaisser à 3 800, voire moins. Le Mica, préparé par le Gouvernement précédent, est officialisé par décret le 8 mai 1988 ; finançable majoritairement par l'Assurance maladie, il a pour but de diminuer le nombre de médecins prescripteurs.

1.1.2 Le spectre de la pléthore disparaît et laisse progressivement place à la crise démographique

Le rapport Girard

Jean-François Girard, directeur général de la Santé depuis 1986, est chargé de donner une suite au rapport Lazar (*voir Partie I, § 9.6*). Son rapport est publié en septembre 1991. Le *numerus clausus* étant fixé à 4 000 pour la rentrée de 1991, et à 3 500 pour la suivante, la CNAM-TS a demandé une réduction à 2 000 par an pendant cinq ans, avant une remontée progressive.

Jean-François Girard récuse cette demande et propose de réorienter dans les dix ans plus de 13 000 médecins vers 6 600 postes de praticiens hospitaliers à créer, et 4 300 postes de santé scolaire, de médecine préventive et du travail, de santé publique, de PMI et de médecine pénitentiaire. Le coût de ces mesures avoisinerait 3,3 milliards de francs, dont 1,2 à la charge directe de l'État et supposerait l'aval du ministère des Finances, très incertain.

Une difficulté de ce projet est qu'il vise principalement à faire sortir les généralistes du secteur libéral, alors que les facultés de médecine forment une majorité de spécialistes. De plus, nombre de ces postes ne sont pas directement accessibles et nécessitent soit un diplôme spécifique, soit un recrutement sur concours, ce qui en diffère l'incidence. Certaines voix de généralistes, dont celle de MG France, se font entendre, se préoccupant de l'impact à terme de l'abaissement continu du *numerus clausus* et de ces réorientations. En effet, si l'internat offre chaque année 2 400 places de spécialités, il ne restera que 1 100 généralistes en fin d'études, ce qui entraînera, vers l'année 2005, une pénurie majeure de généralistes. La Conférence des doyens s'élève aussi contre cette réduction, qui restreint le nombre d'internes dans les hôpitaux, et l'attribution des crédits des facultés de médecine.

D'autre part, en plus du maintien du *numerus clausus* à moins de quatre mille étudiants par an, le Gouvernement a fait paraître en juin 1991 un arrêté assouplissant le Mica, renforçant l'incitation à la retraite anticipée. Une approche plus approfondie de cette question démographique paraît indispensable, incluant une prospective élargie à l'organisation générale des soins de ville.

Le numerus clausus de nouveau en débat

Fin 1992, Bernard Kouchner avait opté pour un relèvement de 3 500 à 3 650 à la rentrée universitaire suivante. À l'automne 1993, deux avis s'opposent. Simone Veil ne peut revenir sur l'engagement de Bernard Kouchner, mais déclare que « depuis les années 1970, 20 000 médecins ont été formés en trop ». Il n'est donc pas question pour elle de réaliser ce relèvement maintenant. Pour la CNAM-TS, Gilles Johanet estime qu'un relèvement immédiat du *numerus clausus* serait une erreur et que sa reconduction annuelle d'ici à 2010 générerait déjà un surcroît de 4 milliards de francs de dépenses pour l'Assurance maladie.

De son côté, François Fillon, alors ministre de l'Enseignement supérieur et de la Recherche, se dit favorable à « une amorce d'augmentation », le niveau actuel lui paraissant « poser un problème quant au maintien de l'outil de formation [...] ». Il est appuyé dans ce sens par André Gouazé, président de la Conférence des doyens, soucieux du déficit de certaines disciplines et qui pense que la féminisation des étudiants se traduira par des exercices à temps partiel. Les postulants aux études médicales ont d'ailleurs augmenté de 10 à 15 % en cette année 1993.

Inversement, des projections à trente ans venant des services statistiques de la CNAM-TS démontrent qu'un *numerus clausus* fixé à 3 500 par an entraînerait une baisse excessive des effectifs médicaux à partir de 2006 et surtout une pénurie de généralistes à partir des années 2010. Il serait plus raisonnable, pour rééquilibrer la pyramide des âges, de relever le chiffre à 4 500 à partir de l'année 2000, puis à 5 000 de 2003 à 2006 et 5 500 à partir de 2007. *In fine*, le chiffre retenu officiellement en février 1994 sera de 3 610.

Réguler les flux des diverses disciplines

À côté de ces chiffres, leur répartition entre les différentes disciplines pose question. En effet, le pourcentage de spécialistes formés est passé de 46 % en 1991 à 57 % en 1993, d'où une baisse de la proportion d'« omnipraticiens » (incluant généralistes et MEP). Selon les chiffres de la CNAM-TS, l'évolution sur le long terme montre que la proportion de généralistes stricto sensu est passée de 52,8 % des médecins libéraux en 1980 à 47,3 % en 1992. Pour la même période, si la densité des généralistes par habitant s'est accrue de 42,1 %, celle des spécialistes a augmenté de 85 %. Il faut donc mener, au-delà des effectifs globaux, une réflexion sur la répartition entre les différentes disciplines.

La répartition territoriale des différentes disciplines devra aussi être étudiée par et dans les régions, compte tenu des fortes disparités observées. La très forte démographie médicale de 1993 a pu atténuer les disparités territoriales par rapport à 1985, mais celles-ci sont encore criantes.

L'incidence de la structure démographique du corps médical sur les consommations de soins

Les conséquences des évolutions démographiques précédentes sur la consommation de soins sont illustrées par une « enquête santé » du Credes, publiée début juin 1994. Des comparaisons entre 1960 et 1991 révèlent que :
– la proportion de visites à domicile (tous médecins confondus) passe de 41,8 à 18,8 % des actes, et elle est de 30 % en 1991 pour les omnipraticiens ;
– la proportion de consultations en médecine de ville réalisées par les spécialistes passe de 21 à 39 %[3] ;
– les contenus de l'activité du généraliste ont régressé sous la poussée de la spécialisation[4] ; inversement, les actes techniques sont de plus en plus nombreux chez la plupart des spécialistes, hormis chez les dermatologues et les ORL.

La même enquête porte sur les modes de recours des patients aux diverses spécialités. Les recours aux généralistes en première intention résultent pour les deux tiers de l'initiative des patients, le tiers restant des actes résultant d'une seconde consultation. Seules 1 % des consultations des généralistes résultent de la recommandation d'un autre médecin.

Le recours direct aux homéopathes et aux pédiatres est de l'ordre de 69 %. Pour un groupe composé d'ophtalmologues, dermatologues, gynécologues et ORL, l'accès direct se situe entre 56 et 43 % ; enfin, pour les pneumologues, cardiologues, gastro-entérologues, neurologues et chirurgiens, l'ordre de grandeur se situe entre 20 et 14 %, ce qui permet aux auteurs de les qualifier de spécialités « d'accès secondaire », mais avec une activité « autoalimentée » (rendez-vous successifs) qui va de 38 à 47 %. À signaler le fait que la moitié de la patientèle qui consulte les gynécologues est envoyée par des confrères spécialistes et non par des généralistes ; cette proportion est de 15 % chez les cardiologues et 14 % chez les rhumatologues.

---

3. Entre les différentes spécialités, ce sont les gynécologues, dermatologues, ophtalmologistes et radiologues dont l'activité connaît la plus forte hausse, suivis par les cardiologues, les gastro-entérologues et les rhumatologues (à mettre en rapport avec la croissance des effectifs) ; il convient d'y ajouter un doublement de la proportion des consultations hospitalières, qui passe de 3,3 à 6,8 %.
4. Diminution des actes de désensibilisation (– 7,2 %), de petite chirurgie dermatologique (– 7,7 %), d'électrocardiographie (– 2,6 %), de frottis vaginaux (– 2,6 %) et de pose de stérilets.

En parallèle, une étude conjointe Credes-SFMG conclut que, en moyenne, 12 % seulement des patients consultant un médecin spécialiste sont envoyés par un généraliste, 46 % y ont un recours direct ou sont envoyés par un autre spécialiste et 42 % sont l'objet d'une seconde consultation. De plus, de nombreux diagnostics posés et gérés par des spécialistes ne relèvent pas de leur spécialité : 20 % en cardiologie, 34 % en gastro-entérologie, 44 % en gynécologie... Ce qui aboutit à substituer un professionnel (le généraliste) par un autre (un spécialiste), hors de son champ de compétences.

La conclusion de l'étude est qu'en l'absence de rapports organisés entre les médecins, les généralistes ne sont plus les seuls médecins de première ligne et que, s'ils gardent un rôle d'orienteur, le rôle de « pivot » leur est de moins en moins reconnu.

Des propositions qui tentent d'allier régulation démographique et revalorisation de la médecine générale

Sur le devenir de la médecine générale et la démographie médicale, Jacques Barrot confie en 1996 une mission à Jean Choussat[5], qui devra solutionner cinq déséquilibres : l'excédent de médecins, la répartition entre généralistes et spécialistes, celle entre les spécialités, les disparités géographiques, la répartition entre médecine prescriptive et médecine préventive.

Les premières conclusions confirment les modalités déjà envisagées : *numerus clausus* restreint (mais stable), réorientation et retraite anticipés (Mica). Une régulation des flux de formation des différentes disciplines sera aussi proposée, comportant :
– d'une part, une réduction du nombre de places d'internes de spécialités, un rééquilibrage entre spécialités excédentaires et déficitaires et la création de passerelles permettant d'acquérir de nouvelles spécialités ;
– d'autre part, un ensemble de propositions pour l'attractivité de la médecine générale : réforme de l'internat, supprimant la sélection par l'échec, et faisant des généralistes des spécialistes de leur discipline, augmentation de leur nombre, expérimentation des filières et réseaux de soins, hausse de leurs rémunérations contre limitation du nombre d'actes.

Jean Choussat écrit que « rééquilibrer le système au profit de la médecine générale, c'est rationaliser le parcours [des patients], donc faire des économies ». Il se dit néanmoins sceptique sur le passage « obligé » par le généraliste. Mais les orientations d'un rapport, fût-il de qualité, ne

5. Jean Choussat, énarque, inspecteur des finances, membre puis directeur de la direction du budget (1967-1980) et ancien directeur de l'Assistance publique (1985-1990).

sont pas nécessairement retenues dans les arbitrages politiques. Alors que les rapports Lazar et Girard n'ont été suivis que de peu d'effets, et que les attentes de reconversion-réorientation sont fortes, Jacques Barrot ne retiendra que la retraite anticipée à 56 ans, par le Mica.

Le spectre d'une crise démographique
apparaît progressivement

À cette période, la démographie médicale est au plus haut mais avec de profondes disparités territoriales et professionnelles selon les spécialités. Par ailleurs, les données laissent entrevoir une baisse imminente de la densité médicale du fait des nombreux départs en retraite et du peu de nouvelles arrivées, d'autant plus que l'âge d'installation des généralistes tend à la hausse depuis vingt ans (la moyenne d'âge des médecins généralistes est passée de 40,4 ans en 1980 à 45,2 ans en 2000).

Le PLFSS pour l'année 1999 comporte une régulation des flux de spécialités au stade de l'internat en raison d'un accord initié par Bernard Kouchner. D'autres mesures visent à réduire le nombre des prescripteurs : modification du Mica, dans un sens moins attractif (baisse de l'allocation de remplacement), mais ouvert aux médecins de moins de 60 ans et modulé en fonction des spécialités et régions les plus denses, reconversion ou réorientation vers des fonctions non prescriptives.

Devant la baisse prévue de la démographie, une série de recommandations a été présentée par l'ONDPS dans son rapport de mai 2005 :
• Augmenter fortement le *numerus clausus* : après la période 1992-1998, au cours de laquelle le chiffre annuel était de l'ordre de 3 500, il a été peu à peu relevé à 4 100 en 2000, 5 100 en 2003, 6 200 en 2005 ; l'ONDPS propose d'aller au-delà du chiffre de 7 000 prévu pour 2006.
• Du fait des « effets pervers de l'hospitalo-centrisme des études, qui a pour conséquence la méconnaissance de la médecine générale et l'installation des jeunes médecins à proximité des facultés », développer les lieux de stage et, pour « stabiliser les étudiants dans les régions où ils auront effectué leurs études », répartir les examens classants selon 7 ou 8 interrégions.
• Appliquer et pérenniser les mesures incitatives existantes pour favoriser les installations dans les zones défavorisées connues (indemnités d'études, aides à l'installation et à l'exercice en groupe), créer des maisons médicales (avec possibilité de salariat), permettre d'exercer en cabinet secondaire et instituer un statut de collaborateur libéral associé.

Toutes ces orientations ont été retenues par Philippe Douste-Blazy, alors ministre de la Santé. Cependant trop peu des mesures nécessaires ont été prises avant son départ, tant en termes d'effectifs de généralistes que de répartition sur le territoire, tandis que les choix des étudiants montraient une fois de plus leur désaffection pour la médecine générale. Le sujet est repris fin 2005 par Xavier Bertrand, avec une sorte de « plan anti-Mica », c'est-à-dire la possibilité pour les médecins de cumuler la poursuite d'une activité professionnelle libérale avec le bénéfice de la retraite, l'objectif étant de pallier le déficit de généralistes et de médecins hospitaliers.

Le Cnom tire lui aussi la sonnette d'alarme, s'appuyant sur une étude révélant l'écart entre le nombre de médecins diplômés en médecine générale et celui de ceux qui, installés, exercent réellement cette discipline : le nombre total de diplômés inscrits en tant que généralistes est d'environ 105 000, dont 10,5 % non installés. Seuls 56 600 sont en exercice libéral exclusif et 6 200 ont une activité mixte, 14 900 ayant une autre compétence. Ces chiffres illustrent une nouvelle fois la difficulté d'une comptabilité précise sur les actifs réels.

Une enquête complémentaire par questionnaire adressé à 96 275 généralistes présumés en activité régulière montre que, sur 21 439 réponses exploitables, 62 % déclarent exercer exclusivement cette discipline, 24 % ne la pratiquent pas du tout et 14 % la pratiquent à temps partiel. Ces tendances sont confirmées par le rapport 2006 de l'ONDPS, qui note une stagnation depuis 1995 des effectifs de généralistes libéraux exerçant « à part entière ». Ce constat vient aggraver les inquiétudes concernant les années à venir. Le Cnom appelle à un relèvement rapide du *numerus clausus* à 8 000. Il le sera en fait à 7 000 jusqu'en 2010 (figure 2). Les aides à l'installation annoncées seront ciblées grâce à une cartographie réalisée début 2006 par les missions régionales de santé. Ces dispositions donnent satisfaction aux représentants des jeunes généralistes, sous réserve des montants des aides attribuées. Ils seront intégrés dans la convention d'objectifs et de gestion entre l'État et la CNAM-TS.

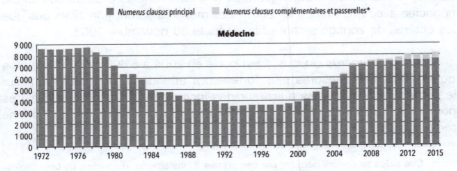

Figure 4. Évolutions du numerus clausus pour la médecine (Bachelet et al., 2016)

1.1.3 Face à la pénurie de médecins généralistes, des aménagements et une résignation

Des réponses au problème des zones déficitaires en médecins

Le rapport Descours (2003) propose un ensemble de mesures destinées à faciliter les installations de médecins en zones déficitaires :

– *mesures financières*, selon des critères de zonage : outre des primes déjà arrêtées dans le PLFSS 2002, des exonérations fiscales (impôt sur le revenu, taxe professionnelle, cotisations patronales pour le personnel des cabinets), une modulation des cotisations sociales prises en charge par l'Assurance maladie, divers forfaits selon les conditions locales d'exercice ;

– *mesures concernant le cadre d'exercice* : aides à la constitution de cabinets pluridisciplinaires, de cabinets secondaires et de réseaux de soins en campagne, relance des hôpitaux ruraux, statuts du médecin collaborateur et du remplaçant ;

– *mesures régionalisées* : *numerus clausus* par région, postes d'internes en fonction des besoins régionaux, augmentation des stages chez le praticien dans les zones rurales.

La quasi-totalité des syndicats médicaux agrée ces propositions, sauf la modulation des cotisations sociales prises en charge par l'Assurance maladie, rejetée par les plus libéraux.

Alors que tarde la sortie d'un décret sur les aides à l'installation en zones déficitaires, promis pour décembre 2002, et que la future convention devrait proposer un contrat de pratique professionnelle aux 10 000 généralistes ruraux, le Sénat prépare une proposition de loi sur ces aides[6]. De plus, l'État prendrait à sa charge la création de maisons de santé et de locaux pour les médecins dans les petites communes. Ces diverses incitations devraient figurer dans la loi de finances de 2004, notamment une aide à l'installation ou au regroupement, de 10 000 euros par an pendant cinq ans. À ces dispositions, l'Assurance maladie ajouterait une aide forfaitaire de 13 000 euros, négociée avec MG France en 2002 ; ces mesures seront effectives dès que les critères de zonage seront officialisés, le 30 novembre 2003.

Quant au *numerus clausus*, il est porté en 2004 à 5 600, soit 500 de plus qu'en 2003. Des mesures plus fortes sont attendues, non seulement sur le *numerus clausus*, mais aussi sur des incitations à l'installation des très nombreux médecins diplômés qui choisissent d'exercer durablement comme remplaçants.

---

6. Ces aides se concrétiseraient par des primes à l'installation, dispenses de taxe professionnelle, facilités d'amortissement du véhicule ou encore dégrèvements d'impôt sur le revenu, en contrepartie d'un engagement de présence locale pour six ans.

Les jeunes généralistes et l'installation

Les attentes des nouveaux médecins – 1 600 chaque année alors que les générations de leurs aînés se chiffraient aux environs de 8 000 – sont manifestement marquées par un « effet 35 heures », qui anime aussi bien les jeunes des deux sexes. Il s'agit de trouver des conditions d'exercice qui leur permette de conserver une qualité de vie satisfaisante. Selon leurs représentants syndicaux (SNJMG, fondé en 1991 et ISNAR, en 1997[7]), cet élément s'ajoute à l'absence de préparation à l'exercice en cabinet libéral – ou même d'attrait pour celui-ci. D'où un délai de plusieurs années avant de choisir leur installation (pour 40 % d'entre eux), leur préférence pour les cabinets de groupe, l'attrait pour le statut durable de remplaçant, la formule d'assistant ou collaborateur libéral, ou encore l'exercice mixte, libéral et salarié. Le déficit démographique leur permet un grand choix de lieux d'installation, sans contrainte d'achat de clientèle. Ils tendent d'ailleurs à choisir des secteurs où l'offre médicale est déjà suffisante ou forte, au détriment des banlieues ou des cantons ouvriers ou agricoles. S'ils ne s'opposent pas à exercer en milieu rural, la condition pour l'accepter est de pouvoir y bénéficier d'une qualité de vie escomptée, en particulier d'un accès à l'emploi pour les conjoints et de solutions de garde pour les enfants.

Le médecin collaborateur libéral, en gestation

Imaginée par l'Ordre à l'intention des jeunes médecins peu tentés par l'installation, l'idée d'un assistanat médical, à l'instar d'autres professions libérales, est aussi proposée dans le premier rapport de l'ONDPS, en vue de soulager la charge de travail des médecins installés. À cette occasion, les possibilités d'un salariat (interdit par le code de déontologie de l'époque) ou d'une rétrocession d'honoraires sont évoquées, de même que leurs corollaires : la garantie d'indépendance de l'exercice et de la responsabilité des prescriptions. Les aspects fiscal, réglementaire et social sont à l'étude.

L'accueil des syndicats médicaux les plus libéraux est plutôt favorable à une solution de ce type, sauf le salariat en raison des charges afférentes. Les syndicats de jeunes généralistes en apprécient la souplesse et le coût réduit, répondant aux attentes de leurs adhérents en termes d'insertion professionnelle.

---

7. SNJMG : Syndicat national des jeunes médecins généralistes, regroupant des futurs et des jeunes généralistes ayant moins de dix ans d'installation (*voir Partie II, Formation initiale, § 3.3.2*) ; ISNAR-Img : intersyndicale nationale autonome représentative des internes de médecine générale, regroupant les résidents, puis les internes de médecine générale (*voir Partie II, Formation initiale, § 4.3.3*).

L'évolution de la démographie médicale :
dix à vingt années critiques

Le rapport 2008-2009 de l'ONDPS apporte une certitude : une baisse de 10 % de l'ensemble des effectifs médicaux jusqu'en 2019, avant une remontée progressive pour arriver en 2030 à l'équivalent du niveau actuel. Il faudra pendant les dix années à venir soigner 2,5 millions de personnes en plus avec 20 000 médecins en moins. Cependant, les évolutions annoncées sont variables, selon le nombre de postes d'internes ouverts dans chaque faculté, dont la correspondance avec l'évolution de la démographie de la population régionale n'est pas assurée.

Des atlas locaux publiés en avril 2010 par l'Ordre confirment l'ampleur des disparités régionales et mettent en évidence 2 faits particuliers : la croissance très importante du nombre de médecins remplaçants (+600 % en vingt ans) et celle de médecins en exercice salarié exclusif. L'atlas de novembre 2010 renforce cette réalité : sur plus de 10 000 remplaçants réguliers (dont 952 retraités), 69 % sont à cette époque des généralistes, travaillant en majorité plus de six mois par an et au moins trois semaines par mois ; si 45 % d'entre eux prévoient de s'installer dans les deux à trois ans, 32 % ne le souhaitent pas. La situation de remplaçant tend à devenir pérenne.

D'autre part, une évolution est à noter quant aux choix d'exercice en ville des jeunes générations : quels qu'en soient les motifs, près de 8 généralistes sur 10 de moins de 40 ans choisissent de travailler en zone urbaine, en groupes médicaux ou maisons de santé pluriprofessionnelles. Cette tendance explique presque à elle seule la progression de ceux ayant fait ce choix, de 43 % en 1998 à 54 % en 2009 (Baudier *et al.*, 2010). Les attentes des internes de médecine générale semblent devoir la prolonger.

1.1.4 Combien de généralistes exercent la médecine de premier recours sur le territoire ?

La période 1980-1990 est celle où les effets de la « pléthore » jouent à plein. Elle est marquée par trois aspects : le développement des praticiens à un mode d'exercice particulier, dits « MEP », l'expansion du nombre de spécialistes et la féminisation du corps médical. Par ailleurs, c'est à partir de cette période que les études sur la démographie de la médecine générale permettent de réaliser à quel point il est difficile d'évaluer le nombre de praticiens exerçant dans un territoire.

Les premiers chiffres officiels de la CNAM-TS datent de 1980 avec un recensement de 44 123 médecins généralistes libéraux sur le territoire national (chiffres issus de la base de données de l'Assurance maladie, le répertoire Adeli [automatisation des listes]). Parallèlement, le Cnom réalise régulièrement un état des lieux.

Au début des années 1980 pourtant, la comptabilité des praticiens exerçant effectivement la médecine générale est imprécise, quelles que soient les sources (Cnom, Assurance maladie), en raison de l'absence d'une définition claire de leur rôle et de leur exercice réel. En effet, la catégorie « omnipraticiens » englobe les généralistes proprement dits et les « médecins à exercice particulier », dits « MEP », qui n'exercent pas nécessairement la médecine générale.

Les chiffres disponibles donnent les approximations suivantes. À la fin de 1981, 45 700 omnipraticiens sont en exercice, soit 58 % des médecins libéraux, dont plus de 20 000 âgés de 35 ans ou moins. Fin 1985, on compte 46 300 généralistes au sens strict.

Qu'est-ce que les MEP ?

Les modes d'exercice particulier (MEP[8]) concernent les pratiques d'un certain nombre de médecins généralistes. Ils regroupent depuis les années 1970 à la fois les activités particulières et les disciplines pour lesquelles un médecin généraliste a été qualifié. Dans l'enquête de Claudine Herzlich, « Cinquante ans d'exercice de la médecine en France, carrières et pratiques des médecins français, 1930-1980 » (Herzlich *et al.*, 1993), les MEP apparaissent de manière très confidentielle. Sur les 5 491 médecins interrogés (dont 3 100 médecins généralistes), seuls 190 ont déclaré un MEP. Par ailleurs, 123 d'entre eux n'ont exercé ces MEP que durant une période limitée et 67 l'ont déclaré à titre exclusif (soit 1,2 %). Ces résultats confirment un engouement tardif, les MEP connaissant à partir de 1981 une croissance 4 fois plus marquée que celle des généralistes proprement dits (et une préférence marquée pour le secteur 2 à honoraires libres). Cette dynamique correspond à une adaptation à la démographie de cette génération des baby-boomers où la pléthore était réelle, en particulier dans les zones urbaines, et pour une part à des considérations idéologiques.

Les MEP les plus connus, et probablement les plus pratiqués, sont l'homéopathie, la mésothérapie, l'acupuncture et l'ostéopathie. En 1974, l'homéopathie est reconnue par l'ordre des médecins comme orientation d'activité, et depuis 1984, les médecins, en faisant la demande, doivent justifier d'une formation de 300 heures, universitaire ou non.

---

8. Cet acronyme peut également signifier « médecins à exercice particulier ». Les représentants des MEP l'ont fait évoluer au cours des années 2000 en « médecins à expertise particulière », formulation jugée plus valorisante.

L'Irdes, dans la base Éco-Santé[9], distingue deux grands groupes de MEP, proches ou éloignés de la médecine générale. Dans ces catégories sont retrouvées la médecine d'urgence et la gériatrie, qui deviendront des spécialités à part entière en 2017, la médecine du sport, l'allergologie, la phlébo-angéiologie, la médecine polyvalente, la toxicomanie pour ne citer qu'elles. En revanche, n'apparaissent pas les précédentes qui restent pourtant les plus fréquentes.

Détails de certains regroupements à l'intérieur des groupes de disciplines

Mode d'exercice particulier :	15 Gérontologie gériatrie(couplé avec médecine polyvalente gériatrique dans certaines publications)	55 Médecine aérospatiale
		72 Toxicomanie et alcoologie
proche de la médecine générale	22 Médecine du sport	74 Médecine polyvalente d'urgence
	24 Pathologie des infections tropicales	76 Médecine polyvalente gériatrique
	34 Médecine de catastrophe	83 Aide médicale urgente
	37 Phoniatrie	92 Techniques transfusionnelles
	43 Réanimation médicale	94 Évaluation et traitement de la douleur
	49 Médecine pénitentiaire	97 Médecine d'urgence
	51 Hygiène hospitalière médicale	
	52 Hydrologie et climatologie médicale	
- éloigné de la médecine générale	01 Allergologie	14 Diabétologie nutrition
	04 Angéiologie	26 Médecine légale

Tableau 3. Ce que recouvre le terme « médecins généralistes »
dans les données officielles de démographie

Évaluer la quotité des MEP dans l'activité de la médecine omnipraticienne est complexe. D'abord parce que la liste des MEP varie en fonction des institutions, ensuite parce que la déclaration d'un mode particulier n'est pas obligatoire, et enfin parce qu'il est parfois difficile de définir une activité de MEP comme exclusive, majoritaire ou partielle. Sur la base de ce que les médecins ont déclaré à l'Assurance maladie, il est possible d'en faire une approximation (tableau 1) :

| | | Effectifs au 31 décembre | | | | | |
SPÉCIALITÉS	1980	1985	1990	1995	2000	2004	2005
Généralistes	40 047	46 324	51 197	53 765	54 272	54 272	54 302
MEP	4 076	6 143	6 962	6 806	6 551	6 560	6 673

Tableau 4. Évolution du nombre de médecins libéraux
entre 1980 et 2005 (source CNAM-TS/Snir)

9. Les bases de données Éco-Santé, interrompues en 2016 et remplacées par Score-Santé, sont mises à disposition par l'IRDES. Les données sont issues des principaux organismes officiels du domaine sanitaire et social (CNAM, DREES, CépiDc-Inserm [Centre d'épidémiologie sur les causes médicales de décès-Inserm], IMS-Health [Intercontinental Marketing Services-Health], INSEE, MSA, RSI [régime social des indépendants], conseils de l'Ordre, etc.)

Évolution à partir de la fin des années 1980

Globalement, fin 1987, les généralistes représentent 49,1 % de l'effectif des médecins libéraux, les spécialistes 43,9 %, le reste (7 %) étant constitué des MEP. En termes de croissance, celle de l'effectif des généralistes est moindre que celle des spécialistes : en 1985, +2 % *vs* +2,5 % ; puis en 1986, +1,8 % *vs* +6 %. Mais cette augmentation du nombre de généralistes en activité s'infléchit et passe de +2,8 % par an entre 1980 et 1986 à +1,8 % en 1987 par rapport à 1986, alors que celle des spécialistes libéraux est de +6 % pour la même période. Cela, avant même que la réduction du *numerus clausus* (passé de 8 500 en 1975 à 6 500 en 1980) ait un réel impact sur le nombre des médecins en exercice.

Ces tendances traduisent le peu d'attractivité de la médecine générale et se trouvent renforcées par le fait que les nouveaux diplômés tardent de plus en plus à s'installer (ils seront 23 000 en instance d'installation en 1989). Cette réalité marque une tendance de fond quant au délai séparant la fin des études et l'installation. Le Credes retrouve un âge moyen à l'installation des médecins généralistes de 30,4 ans pour les généralistes installés entre 1980 et 1984. Il passe à 31,2 ans pour les généralistes installés entre 1985 et 1989 et à plus de 34 ans pour ceux installés entre 1995 et 1999 (Lucas-Gabrielli et Sourty-Le Guellec, 2004). Quant aux départs en retraite, ils ne sont que de l'ordre de 2 000 par an à la fin de la décennie.

Les chiffres pour l'année 2004, année de la création de la filière universitaire de médecine générale et période où les données démographiques sont nombreuses, restent cependant estimatifs. Le répertoire Adeli recense, au 1er janvier 2004, 99 647 généralistes diplômés. L'Ordre en compte pour sa part à la même date 92 844. Pour autant, le nombre de généralistes libéraux serait de 60 823 selon la base de la CNAM-TS. Un tiers des généralistes inscrits à l'Ordre en 2004 ont donc une activité non libérale, c'est-à-dire majoritairement hospitalière sans lien avec la médecine générale de « premier recours ». Sur ce dernier chiffre, il conviendrait de retirer les 6 500 médecins généralistes ayant une activité de MEP majoritaire. Il n'existe pas de chiffre pour cette année 2004 sur les remplaçants en médecine générale. Une étude de 2007 en recense pourtant 10 263.

Une rapide soustraction aboutit à un chiffre de généralistes de premier recours *installés* en 2004 d'environ 45 000. Ce constat avait déjà été relevé par l'ONDPS dans son rapport publié en 2005 : « L'information disponible est celle qui correspond à leur diplôme ou à leur qualification alors que leur pratique s'en est éloignée. Une illustration de ce phénomène est la situation des 100 000 médecins généralistes recensés dans Adeli et par l'Ordre, dont seulement un peu plus de la moitié exercent en réalité une médecine de proximité, "de famille" ou de premier recours, si l'on retient les données de la CNAM-TS qui portent sur la nature des actes présentés au remboursement par les patients. »

Le *numerus clausus* aura été un outil de régulation nécessaire pour limiter l'engouement des étudiants vers la filière médicale et éviter une pléthore généralisée sur le territoire. Mais l'absence d'anticipation de l'évolution des besoins de santé, notamment due au vieillissement de la population et à l'essor de la médecine préventive, combinée au vieillissement des généralistes et à une méconnaissance du nombre de généralistes de premier recours en exercice sur le territoire, conduit à un relèvement du *numerus clausus* ; mais trop tardif pour éviter la crise démographique qui touche durement les territoires ruraux dès le début des années 2000, puis les zones urbaines jusqu'au cœur même des grandes villes dès la fin de cette décennie. L'enjeu dès lors sera de rendre attractive une discipline délaissée par les futurs médecins au profit de spécialités à la fois plus valorisées socialement et plus rémunératrices.

1.2 La féminisation de la médecine générale

Anne-Marie Bouldouyre-Magnier
Isabelle de Beco

Évelyne Sullerot[10] écrivait en 1978 dans *Le Fait féminin. Qu'est-ce qu'une femme ?* : « On peut dire que quand une fonction se dévalorise, elle se féminise, et que la symétrique est vérifiée aussi : quand une fonction se féminise, elle se dévalorise. Une profession où revenu et prestige diminuent pour quelque raison que ce soit (fonctionnarisation, vieillissement de la branche) se féminise plus ou moins rapidement. Les femmes sont réparties dans un nombre beaucoup plus restreint de métiers que les hommes : elles sont proportionnellement plus nombreuses dans les emplois subalternes et leur promotion est plus rare et lente. »

C'est dire que la féminisation de la profession introduit quelques questions contradictoires et/ou complémentaires. Après les débats sur la dévalorisation de la profession, elle va être accusée d'aggraver les problèmes de démographie médicale.

---

10. Sociologue et militante féministe française, auteure de nombreux ouvrages sur la cause des femmes et la famille, et cofondatrice de l'ancêtre du mouvement français pour le planning familial.

1.2.1 Démographie de la féminisation de la médecine

La féminisation globale de la profession médicale

La féminisation des professions de catégorie supérieure est un phéno-mène récent, la magistrature notamment n'a été féminisée que récemment[11]. S'agissant de la médecine, les débuts sont difficiles. À Paris, les femmes étaient moins de 10 jusqu'en 1873, encore moins de 40 en 1881 et attei-gnaient la centaine à la rentrée scolaire de 1884 (Boigeol, 1993). Un siècle plus tard, les chiffres sont les suivants :

Année	% de femmes médecins
1962-1963	10
1968	13,7[12]
1977	18,6
1982	24,3
1984	24,5
1990	30,7
2006	38,8
2010	40,3

Tableau 5. Taux de féminisation de la médecine entre 1962 et 2010

En 1962, 10 % des médecins sont des femmes. À partir de 1963, la fémini-sation devient perceptible et le taux de féminisation s'accroît nettement entre 1968 et 1982 (Crédoc, 1983). Ainsi entre 1962 et 1982, il passe de 10 à 24,3 % des effectifs de médecins[13] : en vingt ans, il a plus que doublé.

De 1968 à 1982, la progression du corps médical a été de 5,7 %, celle du corps médical féminin de 10,1 % par an. Cette féminisation n'est pas le propre de la médecine, mais elle y est moindre : en 1980, 39,5 % des cadres sont des femmes alors que le pourcentage de femmes médecins est de 19,2 %.

11. L'accès à la fonction de magistrat n'a été possible pour les femmes qu'en 1950. Mais leur effectif atteindra 44,6 % du total dès 1992 et 57 % en 2010 (Bessière, 2016).

12. Alors que le taux de féminisation des professions paramédicales est de 70 %, 33 % pour les pharmaciens et 25 % pour les chirurgiens-dentistes (Roux, 1975), les femmes méde-cins sont plus souvent salariées : elles sont 25,3 % des médecins salariés, et seulement 6 % des médecins en exercice privé exclusif.

13. En juillet 1982, 31 062 femmes sont inscrites à l'Ordre, dont plus de 12 000 exercent à titre libéral (exclusif ou non).

Dans les années 1980-1990, le rapport généralistes/spécialistes s'inverse du fait de la diminution entre 1980 et 1996 du taux global de médecins généralistes (hommes et femmes) : en 1980, 62 % des médecins sont des généralistes, ils sont 55 % en 1988 et seulement 50 % en 1996[14].

En 1990, alors que la proportion de femmes généralistes est de 30,7 % de l'effectif total des médecins, cela varie grandement selon les régions : 20,5 % dans l'Orne, 40,5 % à Paris[15].

Au-delà des années 1990 se font sentir les effets du *numerus clausus* avec une quasi-stagnation des effectifs d'après les données de l'Irdes. C'est le résultat d'un effet conjugué du maintien à un bas niveau du *numerus clausus* (moins de 4 000 étudiants, durant les années 1990) et de la montée en charge des départs à la retraite des nombreux médecins formés après guerre, amplifiée par le dispositif de départ anticipé à la retraite (Mica[16])[17].

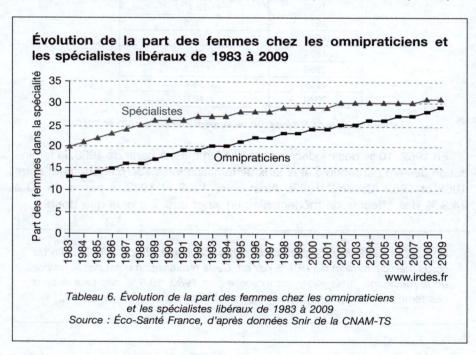

Évolution de la part des femmes chez les omnipraticiens et les spécialistes libéraux de 1983 à 2009

www.irdes.fr

Tableau 6. *Évolution de la part des femmes chez les omnipraticiens et les spécialistes libéraux de 1983 à 2009*
Source : *Éco-Santé France, d'après données Snir de la CNAM-TS*

---

14. Entre 1980 et 1990, la progression de la densité des généralistes est de 14 % en dix ans contre 68 % pour les spécialistes (*Libération*, 6 janvier 1996).

15. Dans le rapport du Cnom de janvier 1991, il n'y a pas de données sur les médecins généralistes femmes actives installées comme généralistes, que ce soit en libéral ou en centres de santé.

16. Ce sont les effectifs de spécialistes qui progressent en moyenne le plus vite (+3,5 % de taux de variation annuel moyen sur cette période *vs* +2,3 % pour les omnipraticiens) (CNAM, 2003).

17. Entre 1901 et 1960, le nombre total de praticiens en exercice a triplé. (Bui-Dang-Ha-Doa, 1963). De 1980 à 2003, le nombre d'omnipraticiens s'accroît de 38 % et le nombre de spécialistes de 67 % alors que dans ces mêmes périodes la population française augmente de 11 %.

Quoique la part des femmes reste minoritaire parmi les omnipraticiens libéraux, cette part ne cesse de croître. Les spécialistes ont toujours été plus féminisés que les omnipraticiens, mais l'écart entre ces deux catégories de praticiens tend à se réduire.

De 1984 à 2010, la part des femmes dans la population médicale (libérale et non libérale) passe de 24,5 à 40,3 %[18]. En 2013 la proportion de femmes atteindra 44 % de l'ensemble des médecins et 58 % des nouveaux inscrits[19].

La féminisation de la médecine générale

Les données sont imprécises. Il est très difficile de retrouver des chiffres concernant les femmes médecins généralistes et la première difficulté tient à la catégorisation « médecine générale » qui est floue et extrêmement large, comprenant des qualifications reconnues ou non par l'ordre des médecins et des MEP.

Les catégories et les études se réfèrent le plus souvent au mode d'installation : libéral et salarié, avec une grande difficulté lorsque l'activité est mixte. Ainsi les données du Conseil national de l'ordre des médecins mentionnent en 1977 un taux de féminisation global de 18,6 %, dont 10 % des généralistes[20], 10 % des médecins libéraux et 30 % des médecins salariés. Le pourcentage de femmes « médecins généralistes en libéral » ou « en centre de santé » ou « en exercice mixte » n'est pas rapporté.

En 1973, dans une enquête menée par Aline Roux dans le département du Rhône, sur 60 femmes recensées à partir des différentes listes disponibles (conseil de l'Ordre et tableaux de la préfecture), il n'en reste que 31 à exercer réellement la médecine générale – les 29 autres exerçant des qualifications reconnues ou non (tels l'acupuncture, l'allergologie, l'anesthésie, l'homéopathie, l'exercice en PMI, la médecine scolaire, la médecine du

---

18. En 2004, 37 % des effectifs de médecins sont des femmes. Elles sont en proportion plus importante dans certaines spécialités : en gynécologie médicale, 90 % des effectifs sont des femmes. Elles sont majoritaires en pédiatrie, dermatologie, anatomie, ainsi qu'en santé publique et génétique médicale (spécialités de création récente). Elles s'orientent davantage vers ces spécialités médicales ou encore vers des spécialités non prescriptrices (médecine du travail et santé publique) (Bessière, 2005).

19. Sur la période 1995-2005 l'augmentation globale de 10,8 % du nombre de médecins a surtout bénéficié à la médecine spécialisée d'organes (14,8 %) et au salariat (17,8 % salariat hospitalier et 28,9 % salariat non hospitalier) alors que, de 2007 à 2015, les effectifs de médecins généralistes diminuent de 10,3 % (64 778 à 58 104) en moins de dix ans (*Le Généraliste*, 2010).

20. Les femmes plus jeunes sont plus nombreuses : 13,5 % de femmes généralistes dans la tranche d'âge 25-39 ans contre 5,1 % dans la tranche d'âge 55-76 ans.

sport, la nutrition-diététique, la phlébologie, la radiologie, le traitement de l'obésité) et d'autres n'exerçant plus (déménagement, départ à la retraite, réorientation vers une spécialité, vers une activité salariée). De ce fait, alors que le taux de féminisation général annoncé est 28,3 % (9,2 % en libéral), il n'y a réellement que 6,9 % de femmes médecins généralistes installées en libéral dans ce département.

En 1982, Nicole Renaud[21] fait son propre recensement en Midi-Pyrénées et décompte parmi les généralistes exerçant en milieu rural seulement 3 % de femmes.

Entre 1977 et 2002, le taux de femmes médecins généralistes passe de 10 à 25 % d'après les données du CNOM.

Année	% global	Femmes MG	Exercice libéral	Exercice salarié
1977	18,6 %	10 %	10 %	30 %
2002	27 %	25 %	50 %	21 % des non hospitaliers

Tableau 7. Féminisation de la médecine générale

En 1990, pour la première fois elles sont plus de 50 % parmi les nouveaux inscrits au Conseil de l'ordre des médecins (54,3 contre 43,9 % en 1989).

Entre 1980 et 2001, le nombre de femmes généralistes a triplé d'après la CNAM passant de 4 012 à 12 474 (soit 24,3 % du total des généralistes).

Le phénomène s'accentue chez les plus jeunes :

En 2000, 31 % des actifs de moins de 34 ans sont des femmes généralistes (contre 11 % dans la tranche d'âge 50-59 ans).

En 2004, elles sont 56 % des médecins de moins de 35 ans (alors qu'elles sont 41 % entre 35 et 50 ans, et seulement 29 % parmi les médecins de 50 ans et plus) (Bessiere, 2005).

La féminisation et les particularités d'exercice se confirment : elles sont moins nombreuses en activité libérale (la moitié des femmes et deux tiers des hommes exercent en libéral) et sont plus nombreuses parmi les salariés non hospitaliers (21 % des femmes vs 6 % des hommes).

En 2015, 60 % des MG libéraux à exercice mixte seront des femmes (Cnom atlas démographie médicale, 2015).

---

21. Nicole Renaud est généraliste en Nord Aveyron.

Les données concernant le mode d'exercice et la pratique réelle des médecins sont souvent présentées de manière imprécise tant sur le nombre de médecins (comprenant ceux qui n'ont pas de fonction soignante) que sur les taux de féminisation : le rapport du Cnom en 2006 note qu'il y a en fait 80 000 médecins généralistes inscrits à l'Ordre (dont 55 000 en exercice libéral exclusif) et non 105 000 (la différence tenant à des activités hospitalières ou autres) dont 37 % de femmes, majoritaires chez les moins de 34 ans et à parité chez les moins de 40 ans (Gallois, 2006). La même année, dans le rapport de l'ONDPS, on lit que « Les femmes médecins représentent 38,8 % de l'ensemble des médecins (208 191[22]) ».

1.2.2 Caractéristiques et particularités des étudiantes en médecine qui s'orientent vers la médecine générale

Quelques données chiffrées
En 1913, 6 % des étudiants en médecine sont des femmes, 10 % après la Première Guerre mondiale.

L'externat n'a été ouvert aux femmes qu'en 1881 et l'internat en 1885.

Le pourcentage de thèses soutenues par des femmes passe de 17,5 (sur 2 180) en 1959 à 33,5 (sur plus de 10 000) en 1994 (Herzlich, 1993). Le pourcentage de femmes parmi les étudiants de premier cycle (après le concours) passe de 27,7 en 1966 à 59,6 en 2002 (Billaut, 2006).

L'évolution du nombre total d'étudiants soumis au *numerus clausus* à partir de 1971[23] est étudiée dans la Partie II, Chapitre FMI, § 1.2.

La féminisation des cohortes d'étudiants interroge les enseignants dans les facultés. En 1991, alors que le taux de réussite des étudiants au concours de fin de première année est important, le Pr Nouet écrit dans le journal de la Pitié-Salpêtrière (CLIPS [Courrier de liaison et d'information de la Pitié-Salpêtrière], 1991) : « Enfin, alors que le pourcentage des étudiantes était à peu près constamment de 50,5 % depuis 10 ans, la féminisation de la profession

---

22. *À comparer à 64,7 % pour les pharmaciennes et 87,2 % des infirmières, 72,8 % des manipulateurs radio, 96 % des orthophonistes et 98,9 % des sages-femmes.*

23. Le *numerus clausus* fixé en 1971 à 8 500 (les promotions précédentes étaient deux fois plus nombreuses) a été ensuite réduit jusqu'en 1993 où il atteint sa valeur plancher (3 500) avant de remonter progressivement, puis de manière plus nette depuis 2002. Il a été fixé à 6 200 pour 2006.

médicale s'est nettement accentuée en 90/91 : non seulement les étudiantes totalisaient 58,2 % des inscrits, mais elles ont totalisé 62 % des reçus. Ou bien, les étudiants travaillent moins bien qu'elles, ou bien, autre hypothèse, les meilleurs des étudiants font autre chose que la médecine... Dans cette hypothèse, on assisterait actuellement à une désaffection pour les professions médicales, très inquiétante pour l'avenir de la formation et de la profession elle-même. » Ainsi est posée la question de la dévalorisation de la profession du fait de sa féminisation...

Caractéristiques des étudiantes qui choisissent la médecine générale dans les années 1980

Dans l'enquête effectuée par Anne-Chantal Hardy-Dubernet (Hardy-Dubernet, 2001) sur les effets de la réforme de l'internat de 1982, les jeunes filles qui entrent en faculté de médecine dans les années 1980 sont issues de catégories sociales plus élevées, ce sont de « bonnes élèves » (74 % ont eu leur bac à 18 ans alors que ce n'est le cas que de 62 % des garçons) et elles semblent choisir de petites facultés dans l'idée de se spécialiser plus facilement par la voie des CES[24]. À partir des années 1990, puisque l'accès à la plupart des spécialités n'est possible que par l'internat, les femmes s'orientent vers la médecine générale (80 % de la promotion 1980 au lieu de 40 % de la promotion 1970), sans pour autant que ce soit vraiment un projet d'exercice.

En 2002, les femmes se répartissent en proportions voisines dans le résidanat pour en principe[25] l'accès en médecine générale (elles sont 56 % des étudiants en résidanat) et dans l'internat (elles sont 54 % des internes) pour l'accès à des spécialités autres dont les spécialités chirurgicales.

Parmi les critères de choix des étudiants, le poids des représentations est important :
– les stéréotypes : « Médecine générale **libérale** » pour les hommes, « Médecine générale **salariée** ou Spécialité médicale » pour les femmes ;
– l'impact supposé sur la vie personnelle : le métier de généraliste est peu compatible avec une vie de famille[26].

---

24. Pour rappel : la réforme de l'internat de 1982 institue une formation spécifique pour les médecins généralistes (le résidanat) et un concours obligatoire toujours dénommé « internat » pour l'accès aux DES, seule filière d'accès à la qualification de spécialiste. Cela entraîne de fait la suppression des CES qui permettaient l'accès aux spécialités médicales, l'internat permettant, lui, l'accès aux carrières hospitalières et aux spécialités chirurgicales. Les spécialités ophtalmo, ORL et stomato, devenues « chirurgicales », ne sont plus accessibles en dehors de l'internat.

25. Mais reste possible l'accès à des Desc, telles la gériatrie et la médecine d'urgence jusqu'en 2017 et au-delà de ces dates l'angéiologie, la médecine légale, l'allergologie, etc.

26. Celles qui préparent l'internat se mettent en ménage plus tard et retardent leur parentalité.

Les jeunes femmes justifient leurs choix :
– celles qui ne préparent pas l'internat disent ne pas s'en sentir capables pour des raisons diverses, ou disent qu'elles ne se sentent pas bien dans le milieu hospitalier ;
– quant à celles qui choisissent la médecine générale, elles mettent en avant :
  ○ le souhait d'arrêter les études plus tôt (avec l'idée de faire un CES ou équivalent plus tard),
  ○ le souhait d'accéder à une pratique concrète,
  ○ le refus de se lancer dans une concurrence dure,
  ○ l'évitement des milieux misogynes comme la chirurgie,
  ○ le refus de sacrifier d'autres centres d'intérêt ;
– mais elles ont aussi un fort sentiment de doute, de dévalorisation, d'insuffisance de leurs compétences, sentiments partagés avec toutes les autres femmes de leur génération.

Quant au sentiment d'être tout en bas de la hiérarchie médicale, d'échec personnel et d'incompétence des généralistes, celui-ci est largement partagé avec les hommes :

« … et ce n'est qu'après avoir acquis un peu d'expérience, qu'ils s'autorisent à remettre en cause l'enseignement qu'ils ont reçu et les attitudes méprisantes qu'ils ont ressenties à leur égard. Durant les études, le recul est impossible à faire, on considère que le système auquel on est soumis est le "meilleur", les hiérarchies sont justifiées continuellement par un jeu de classement qui agit comme une justification de la valeur et accorde peu de place à tout ce qui n'y participe pas. Les généralistes du nouveau régime n'avaient pas durant leurs études les moyens de contester cette attitude de dévalorisation à leur égard, d'autant plus que, nous l'avons vu, le système s'est stabilisé sur un mode qui les place, en effet, en "bas" des classements universitaires ».
« La réforme de 1982 voulait à la fois "revaloriser" la médecine générale et harmoniser les formations spécialisées. Cette revalorisation semble un échec et l'harmonisation a conduit paradoxalement à creuser des écarts entre des segments pénuriques et d'autres pléthoriques. Les généralistes sont le produit d'une sélection par l'échec. Le champ médical est plus hiérarchisé que jamais et les généralistes, faute d'être passés par l'internat, sont au bas de l'échelle » (Hardy-Dubernet, 2001).

Après 2004, les épreuves classantes nationales remplacent l'internat. Lors du choix des affectations, moins de 30 % de femmes choisissent les spécialités chirurgicales (DREES, 2005) alors que leur proportion est de 58 % de l'ensemble des étudiants affectés à l'issue des ECN. Les femmes sont surreprésentées en tête de classement et minoritaires en queue. Mais, curieusement, à rang comparable, la filière médecine générale semble avoir plus d'attrait à leurs yeux, elles la choisissent plus souvent que les hommes (Bloy, 2011).

En 2005, il reste des postes non pourvus à la suite du choix (*voir Partie II, Formation initiale, § 4.1.5 et § 4.3.2*) et ces postes non pourvus sont des postes de médecine générale[27].

Pour Géraldine Bloy, la *désaffection pour la médecine générale* résulte de plusieurs facteurs :
– l'absence de valorisation de la médecine générale à la suite de la réforme Debré en 1958 ;
– le mode de « sélection par l'échec » accentué depuis la réforme de 1982-1984 ;
– les difficultés propres de la discipline médecine générale à se faire connaître.
Son rapport montre aussi que les jeunes médecins[28] suivent une « logique générationnelle, revendiquant une liberté de trajectoire et de choix de mode d'exercice au fil des opportunités rencontrées ».

Pour Anne-Chantal Hardy-Dubernet et Yann Faure, qui étudient aussi ce phénomène, la médecine générale pâtit d'une *image paradoxale*. Le choix des étudiants est soumis à des critères complexes et parfois contradictoires.
– D'une part, les étudiants les mieux reçus au concours (les « meilleurs » au sens scolaire du terme) s'apprêtent à pratiquer les spécialités les plus « faciles » ; c'est-à-dire celles qui sont choisies en premier car réputées être « faciles » à exercer, mais « difficiles » à obtenir, et donc réservées aux meilleurs.
– D'autre part, la crainte d'être considéré comme un « mauvais », ainsi que les seniors hospitaliers désignent leurs confrères omnipraticiens (ce que pourtant la plupart des étudiants dénoncent pendant leurs études), les conduit à éviter de choisir la médecine générale, alors même que la médecine générale est considérée, pour les étudiants qui veulent « faire de la médecine », comme une « vraie » médecine.

---

27. Cela concerne 41 % des postes de médecine générale : les étudiants préfèrent redoubler plutôt que de les choisir.

28. Sur la cohorte des 51 diplômés de médecine générale suivis, 11 seulement sont devenus médecins généralistes installés (dont 1 à l'étranger et 2 en tant que collaborateurs), 3 se sont installés en libéral en mode d'exercice particulier (MEP), 2 sont urgentistes de ville, 6 ne font que des remplacements, 14 sont devenus praticiens hospitaliers dont 7 urgentistes, 14 sont devenus gériatres, 2 sont devenus psychiatres, 7 ont des activités non soignantes, 1 est devenu interne de spécialité et 1 semble avoir arrêté la médecine. Le DES de médecine générale est souvent juste un passage, permettant l'accès à d'autres pratiques que la médecine générale.

> « De ces images très floues, on voit cependant se dessiner un portrait de la médecine générale, nouvelle spécialité, qui navigue entre "rien de ce que l'on connaît" et "tout ce que l'on a fait". Le "général" s'apparente souvent à un "tout" dès lors qu'il est associé à "on voit un peu de tout", "on n'est pas spécialisé sur un organe", "on a tout type de clientèle", etc. ou à un "rien" si cela ne correspond à aucune expérience théorique ou pratique. L'hyperspécialisation n'est plus vraiment considérée comme une hypercompétence, mais plutôt comme une sécurité dont le risque associé est l'ennui et la routinisation » (Hardy-Dubernet, 2006).

S'agissant des femmes :
– leurs bons résultats en 2005 tendent à les faire devenir majoritaires parmi les spécialistes médicaux[29] ;
– mais ce sont aussi celles qui, très bien classées, choisissent volontairement l'exercice de la médecine générale, tant en 2004 qu'en 2005 : on trouve 39 femmes parmi les 44 étudiants classés dans les 1 000 premiers et ayant choisi la médecine générale.

En 2006, lors d'un colloque international sur le thème de la féminisation de la profession médicale et dans une publication issue d'une enquête sur une cohorte d'étudiants (Hardy-Dubernet, 2006), il est dit que ces étudiantes veulent du temps pour leur famille alors que les garçons se projettent beaucoup moins en « père » et veulent du temps pour eux. Elles entendent bien concilier leur vie professionnelle et familiale en limitant leur temps de travail, qu'elles soient libérales ou salariées. Celles qui veulent se consacrer entièrement à leur travail n'envisagent pas d'avoir des enfants.

Aucune ne revendique un partage égalitaire des tâches domestiques et d'éducation des enfants. « La féminisation se déroule en l'absence de prise de position féministe de la part des femmes. »

De leur côté, les pouvoirs publics ont attribué le « désamour » de la médecine générale par les jeunes médecins à plusieurs causes : la méconnaissance du métier[30], le manque de perspective et de possibilités d'évolution du métier et la pénibilité de l'exercice généré par les conditions de travail et les horaires.

---

29. Ce n'est pas le cas pour les spécialités chirurgicales.
30. On peut espérer un changement par la mise en place du stage d'externe pour tous les étudiants.

1.2.3 Les particularités de l'exercice de la médecine générale par les femmes

L'installation en cabinet libéral :
moins souvent que leurs confrères masculins
Dans l'enquête de Herzlich sur les pratiques des médecins français ayant fait leurs études dans les années 1925-1950, 55 % des femmes s'installent en cabinet libéral (ou l'ont fait pendant une période de leur carrière) mais la part des femmes n'est que de 9,3 % des 5 491 médecins ayant répondu.

En 1980, les femmes ne sont que 12,7 % des effectifs des médecins exerçant en libéral[31] toutes spécialités confondues (Crédoc).

En 1981, sur 100 femmes exerçant en libéral 47 sont « généralistes[32] » et parmi elles 39 % se revendiquent de certaines compétences[33]. Elles ne sont donc que 29 % à pratiquer la médecine générale de façon exclusive (Cnom).

En 2010, elles s'installent toujours moins en libéral que leurs confrères masculins :
– 1 femme médecin sur 3 exerce en libéral (contre 1 homme sur 2) ;
– parmi les généralistes, 40 % des femmes exercent en libéral (63 %
  des hommes).
Elles sont en effet plus souvent salariées et occupent massivement les postes de prévention ou de médecine du travail.

La répartition géographique privilégie les zones urbaines
En 1983, 57 % des femmes médecins omnipraticiens exercent en zone urbaine dense (Paris et agglomérations de plus de 200 000 habitants), ce qui est le cas de 45 % de l'ensemble des médecins (Crédoc). En 2010, 26,3 % des femmes médecins exercent en Ile-de-France (9,4 % des hommes) et seulement 2,9 % dans la région Centre (20 % des hommes). En 2015, alors que la population s'inquiète de la désertification médicale de certaines régions en France, les discours des responsables politiques (Denoyel-Jaumard, 2015) en attribueront l'aggravation à la féminisation de la profession, réactualisant ainsi les débats sur la place et la légitimité des femmes médecins[34]. Il semble bien pourtant que ce soient les conditions de travail en milieu rural (durée hebdomadaire de travail plus longue, absence de services d'urgence proches imposant d'assurer la continuité des soins notamment) qui font que

---

31. 33,8 en pratique salariée (hospitalière ou non).

32. 53 sont spécialistes contre 40 pour les hommes.

33. Allergologie, endocrinologie, pédiatrie, angéiologie, diététique, homéopathie et phlébologie. L'acupuncture et la biologie sont alors des MEP et se féminisent rapidement entre 1977 et 1981.

34. De même quant à la problématique sécuritaire du métier, les médias ont tendance à relayer plus fréquemment les atteintes aux médecins femmes (en 2013, 55 % des agressions visaient des hommes).

les jeunes médecins hommes et femmes s'installent plus nombreux en ville qu'à la campagne.

La durée de travail : elles travaillent moins que les hommes, mais de plus en plus

En 1981, l'activité moyenne (montant des honoraires perçus) des femmes généralistes atteint 51,5 % de l'activité moyenne des hommes.

Il semble y avoir une forte progression du nombre de femmes ayant une faible activité (les femmes ayant une très forte activité sont très peu nombreuses). Une forte proportion d'entre elles travaillent moins de trente heures par semaine, mais les écarts de durée moyenne de travail sont plus faibles que les écarts de revenus. Cela s'expliquerait par des contenus d'activité différents : moins de visites, moins d'actes de radiologie, pratique de « spécialisations informelles » différentes (plus de consultations dédiées à la gynécologie et à la pédiatrie) (Vilain, 1995).

En 1997, d'après le rapport Choussat, la durée de travail hebdomadaire est inférieure de 10 % (50,8 heures contre 56,4) et l'activité moyenne des généralistes femmes, mesurée en nombre d'actes, est de 61 % de celle des hommes.

En fait, entre 1990 et 2010, le temps de travail des médecins généralistes libéraux, mesuré par l'enquête Emploi, est resté très stable, autour de 53 heures (Micheau, 2010).

Les médecins femmes ont plus souvent des semaines moins intenses et davantage de semaines de vacances que leurs homologues masculins. Mais la mesure de temps de travail hebdomadaire est particulièrement ardue pour les généralistes en raison des variations d'activité importantes saisonnières mais aussi quotidiennes.

La CNAM-TS publie en 2001 une étude portant sur l'activité des généralistes libéraux sur une semaine : les femmes travaillent moins de jours (– 10 %) et réalisent moins d'actes par jour travaillé (– 20 %[35]). Selon les sources, les femmes travaillent environ 6 heures de moins par semaine que les hommes en 2001 (enquête DREES) ou 8 heures en 2002 dans une enquête du *Généraliste* en 2002 (51 heures/semaine *vs* 59 heures pour les hommes), soit une différence de 13 %.

En 2003, une autre publication de la CNAM-TS conclut par ailleurs que si les hommes (généralistes libéraux) travaillent en moyenne chaque jour davantage que les femmes, les différences de comportement et d'activité

---

35. Les généralistes installés en milieu rural ont une activité beaucoup plus importante que ceux des villes, compte tenu des distances qu'ils doivent parcourir.

s'estompent rapidement. Le niveau d'activité des femmes tend à se rapprocher de celui des hommes d'autant plus que les jeunes hommes semblent, comme les femmes, aspirer à une meilleure conciliation de leur vie professionnelle et familiale, et disposer davantage de temps de loisirs.

En 2006, selon le rapport du Cnom, l'activité des femmes serait de 70 % de celle des hommes[36].

En 2009, le temps de travail moindre chez les femmes est attribué à une activité à temps partiel plus fréquente (Le Fur, 2009).

Les revenus des femmes inférieurs à ceux des hommes

En 2002, d'après une enquête menée par le journal *Le Généraliste*, dans un dossier intitulé « Femmes généralistes : l'avenir s'harmonise au féminin », les revenus des femmes seraient inférieurs de près de 30 % à ceux des hommes[37].

Ces données doivent être interprétées avec prudence : la variabilité des revenus des médecins généralistes est importante. Ainsi alors que le niveau moyen des revenus mensuels des médecins généralistes s'élève à 5 000 euros en 2004 (Dormont, 2011), une part réduite mais non négligeable des médecins généralistes – de 5 à 7 % selon les années – a des revenus faibles qui ne dépassent pas une fois et demie le Smic net, soit pour 2004 un peu moins de 1 500 euros[38]. Il n'est pas précisé s'il s'agit d'hommes ou de femmes mais l'explication avancée par les auteurs est dans la majorité des cas le choix des médecins concernés de travailler moins (bien que n'ayant pas fait l'objet d'une étude spécifique).

Une publication de la DREES en 2006 sur la dispersion des revenus des médecins libéraux mentionne une diminution de l'écart de revenus entre hommes et femmes : il passe de 58 % en 1986 à 35 % en 2004. Ces données doivent être interprétées en prenant en compte les différences d'activité : le nombre d'actes des généralistes est moindre en début et en fin de carrière et globalement les femmes font moins d'actes car travaillant moins de jours par semaine (Samson, 2006). Au cours de la période 2005-2014, l'évolution du revenu libéral des médecins est deux fois plus influencée par le vieillissement des médecins que par l'augmentation de la part des femmes parmi

---

36. Ce chiffre de 70 % a été également mentionné dans une enquête de l'URML Rhône-Alpes (Niel, Pierret, 2004).

37. Dans ce même numéro, Dino Cabrera, président du SML s'inquiète pour « l'équilibre des retraites du fait de conjonction de deux facteurs : la longévité plus importante des femmes et leurs moindres cotisations en rapport avec leurs moindres revenus ».

38. On ne retrouve pas de caractéristiques similaires chez des salariés de même niveau de formation : par exemple, moins de 3 % des cadres supérieurs sont concernés par des revenus aussi faibles.

les professionnels (Pla, 2018). Les revenus moyens calculés semblent incriminer les femmes mais il s'agit en fait seulement de la conséquence d'un temps d'activité moindre.

Les contenus de consultation sont différents de ceux des hommes
Dans l'enquête de Claudine Herzlich, portant sur 509 femmes médecins ayant commencé leurs études entre 1925 et 1950, les femmes faisaient certains actes moins souvent que leurs confrères masculins : accouchements, réduction de fractures, ponctions lombaires et de la plèvre, paracentèses, mais d'autres de manière presque similaire : examens gynécologiques, anesthésies, prises de sang et radiographies. Geneviève Paicheler note : « D'une certaine façon, les femmes avaient une pratique moins orthodoxe qui préfigure les évolutions qui se sont nettement accentuées de nos jours. Elles étaient plus favorables aux médecines parallèles, à des orientations plus ou moins déviantes à ces périodes (homéopathie, acupuncture, ostéopathie). Elles étaient plus ouvertes à la psychanalyse et surtout plus favorables à la psychothérapie que leurs homologues masculins : 46,5 % d'entre elles contre 37,6 % des hommes la jugent très utile » (Paicheler, 2001).

En 1982, des femmes médecins témoignent de contenus et de motifs de consultation spécifiques (Rieu, 1982) :
– la clientèle paraît différente : à la fois plus féminisée et plus souvent issue des milieux populaires ;
– les motifs de consultation concernent plus souvent la sexualité et notamment de la part des hommes[39] et plus souvent encore des troubles fonctionnels et des problèmes psychologiques. Avec parfois des situations dont la fréquence est très faible et difficile à chiffrer bien que toutes les femmes disent y avoir été confrontées au cours de leur activité : à savoir des comportements inappropriés de type sexuel[40].

Dans la thèse de Laurence Wittke sur le réseau de généralistes de la SFMG, il n'y a pas de différence marquante dans le contenu des séances, en particulier concernant la proportion d'entretiens à caractère social ou psychothérapique ou même de motifs gynécologiques bien que la clientèle des femmes médecins soit plus jeune et plus féminisée (Wittke, 1997).

---

39. Qui ne souhaitent pas en parler à un autre homme.
40. En 1992, un échantillon de femmes médecins généralistes âgées de 26 à 64 ans représentant 39 % de l'ensemble des femmes généralistes exerçant en Ontario ont répondu à une enquête. 77 % d'entre elles disent avoir été confrontées à un problème de ce type au moins une fois dans leur carrière. Il s'agit de regards suggestifs (53 %), des remarques à caractère sexuel (59 %), des gestes (28 %), des cadeaux inappropriés (22 %), de propositions de rendez-vous insistantes (23 %), d'exhibitionnisme (31 %), d'attouchements (19 %) (Philips, 1993 et 1996).

Les femmes généralistes font aussi moins de visites à domicile que les hommes (16,6 % des séances contre 28,6 % pour les hommes) mais cela est à corréler à la moyenne d'âge de la clientèle : les visites à domicile s'adressent davantage à la patientèle âgée.

En 2000, une synthèse de littérature (*Bibliomed*) rapporte des différences de pratique par rapport aux hommes : une médecine plus centrée sur le patient, une meilleure appétence pour le travail pluridisciplinaire, pour le travail salarié[41], la médecine préventive, les soins aux populations défavorisées.

La durée des consultations est plus longue
Elle serait supérieure de 25 % (23,1 minutes chez les médecins femmes *vs* 18,8 minutes chez les médecins hommes), d'après l'étude de Choussat en 1996.
La durée de consultation est un élément difficile à mesurer. Ainsi, elle est de 16 minutes (*vs* 14 pour les hommes) en 1997 dans le réseau SFMG (Wittke, 1997) et est plus longue pour les patientes que pour les patients (et cela quel que soit le genre du médecin).
En 2002 dans une enquête réalisée par la DREES (Breuil-Genier, 2006), les consultations et les visites durent en moyenne 16 minutes. Les variations de la durée des séances sont attribuables pour un tiers à la variation des pratiques d'un médecin à l'autre[42]. Les femmes médecins gardent en moyenne leurs patients plus longtemps que les hommes, mais d'autres facteurs semblent entrer en jeu, notamment le nombre de consultations annuelles : les médecins faisant moins de 3 000 actes par an ont des consultations plus longues (que ce soit des femmes ou des hommes et cela sans que la densité médicale soit en cause), et l'âge du praticien : les médecins plus âgés ont des consultations plus longues (mais dans cette tranche d'âge, les femmes font des consultations encore plus longues que leurs homologues masculins).

L'organisation du temps de travail
En 1994, le rapport du Cnom indique que 76 % des femmes médecins[43] en exercice (65 % des hommes) – mais sans préciser leurs spécialités – s'accordent du temps libre.

---

41. Du fait des possibilités d'un meilleur équilibre entre la vie professionnelle et la vie familiale (ce que les jeunes médecins hommes rechercheraient aussi).
42. Les caractéristiques des motifs de consultation interviennent pour les deux tiers dans les variations de durée de consultation : pathologies psychologiques ou psychiatriques, patients souffrant d'affection de longue durée, personnes âgées ou nouveaux patients.
43. En 1994 : 39,8 % des femmes médecins sont généralistes (48,2 % des hommes).

En 2005, Anne-Chantal Hardy-Dubernet écrit que les femmes généralistes s'organisent, travaillent en groupe, font peu de visites et prennent un jour de repos par semaine. Elles contribuent à modifier le modèle d'exercice de la médecine générale. De ce fait, elles choisissent leurs horaires, modulent leurs revenus en fonction de leurs besoins sans altérer durablement leur carrière[44].

En 2007 (Aulanier, 2007), la DREES publie les résultats de l'étude d'un panel de médecins dans cinq régions françaises : les femmes y déclarent un temps de travail moindre : 5 à 10 heures de moins par semaine selon les régions, la répartition d'emploi du temps est la même.

Sur un temps de travail total moyen de 55 heures par semaine :
– 60 % seraient consacrés aux diagnostics et aux soins dans le cadre libéral (33 heures) ;
– 20 % à d'autres activités de diagnostic et de soins (astreintes, activité salariée, conseils téléphoniques, consultations gratuites) ;
– près de 10 % à la formation continue, lectures et réception des visiteurs médicaux ;
– et plus de 10 % restant à des activités administratives, tenue de l'agenda des rendez-vous et entretien du cabinet.

Quelles conséquences ?
Une diminution du « temps médical disponible » ?
Alors que la proportion de femmes exerçant en libéral augmente, leur temps de travail est inférieur à celui des hommes, 25 % d'entre elles sont à temps partiel. Du fait d'une durée de consultation plus longue, elles font moins d'actes, mais aussi moins de visites et s'installent plus en ville. C'est à ces éléments qu'est attribuée l'accentuation des problèmes de démographie médicale avec pour corollaire la nécessité de former plus de médecins.

Nicky Le Feuvre en 2001 met en garde sur « les dangers qui découle-raient d'une vision simplifiée des effets de la féminisation médicale, que ce soit en termes de reproduction ou de transformation radicale des rapports sociaux de sexe ou en termes de pratiques professionnelles » ; « l'on peut être femme ou médecin de façons différentes et les notions de "masculinité" ou "féminité" ne suffisent guère à éclairer les logiques sociales qui sous-tendent les pratiques des femmes (ou hommes) médecins » (Le Feuvre, 2001).

---

44. Sans que l'on sache bien à quoi peut bien correspondre une carrière en libéral avec un paiement à l'acte.

La participation aux instances professionnelles est moindre

Ce qui fait défaut chez les femmes est la présence active dans les réseaux (notamment les réseaux de cooptation) et la rhétorique. Les femmes s'appuient plus sur la réalisation des tâches professionnelles et adhérent fortement aux qualités de « sérieux ». Elles ont mieux intégré les critères formels – reliés à la réalisation concrète des tâches – que les critères informels – c'est-à-dire l'activité de constitution et d'entretien d'un réseau influent – de l'exercice du métier de médecin (Paicheler, 2001).

Bien que globalement, comme dans toutes les professions, la participation des femmes aux instances professionnelles soit vraiment très faible, il faut souligner que certaines d'entre elles se sont investies de manière importante et ont, de ce fait, influencé réellement l'avenir de la profession. Il s'agit d'Antoinette Vienet-Galerne, de Nicole Renaud et d'Anne-Marie Soulié (*voir Partie I, § 7.4, 8.1, 9.14*).

Dans la plupart des structures il a fallu de très nombreuses années avant qu'une femme accède à leur présidence. Dans les bureaux ou instances dirigeantes, elles étaient très significativement moins nombreuses que les hommes, très peu à la présidence mais plus souvent aux postes moins « exposés » mais plus laborieux et chronophages comme le secrétariat général. Dans les syndicats plus récents de jeunes médecins, cette différence existe mais elle est moindre. Globalement, la progression de la féminisation des postes clés dans les structures est lente, manifestement plus lente que la féminisation de la profession.

En dehors de quelques exceptions, telles Élisabeth Hubert[45], médecin généraliste à Nantes qui a été ministre de la Santé publique et de l'Assurance maladie en 1995, Anne Vellay, médecin généraliste coordonnatrice du réseau ville-hôpital Rive gauche, nommée membre du comité consultatif national d'éthique en 1992 (jusqu'en 1996), et Sandrine Buscail nommée en juillet 2006 conseiller technique pour la médecine générale auprès du ministre de la Santé et de la Solidarité[46], on ne retrouve que peu de femmes dans les fonctions de responsabilité, en particulier au « sommet ».

---

45. Elle n'a été ministre que pendant six mois, faisant partie du groupe de femmes nommées par Alain Juppé et surnommées les Jupettes. Elle était députée depuis 1986 et a rendu un rapport sur la médecine générale (*voir Partie I, § 12.1*).

46. De juillet 2006 à mai 2007 auprès de Xavier Bertrand, puis Philippe Bas.

Du côté des syndicats

En 1984, Nicole Renaud qui était vice-présidente de la FNOF (CSMF) devient présidente du MAG, puis cofondatrice de MG France en 1986. L'UNOF-CSMF[47] a eu comme première et seule présidente Antoinette Vienet-Galerne cette même année. Anne-Marie Soulié a été présidente du SNMG de 1989 à 2001[48]. Anne Serret lui a succédé. On ne retrouve pas de femme à la présidence de la CSMF, ni à la FMF[49], ni au SML.

Les syndicats de jeunes médecins généralistes plus récents ont élu plus de femmes à leur présidence : à l'ISNAR-Img[50], il n'a fallu attendre que sept ans après sa création pour qu'une première femme y soit nommée : Pascale Marco en 2004. Au SNJMG, c'est au bout de huit ans que la première présidente a été élue : Véronique Batardy en 1999 puis Sandrine Buscail en 2004. Au syndicat ReaGJiR, depuis 2008 il y a eu 9 présidentes (sur 16 nominations).

Du côté des structures scientifiques (sociétés savantes)

Dans les associations de médecins généralistes de formation continue et de recherche, il y a eu toujours peu de femmes dans les bureaux et moins encore élues à la présidence : pas de présidente à l'Unaformec, ni à la SFDRMG, mais sont présidentes Pascale Arnould en 2009, pour la SFMG, Isabelle de Beco de 2000 à 2009 pour la SFTG, Marie-Anne Puel en 1996 puis en 2000 et Françoise Auger en 2002 pour la Société médicale Balint France (créée en 1967) et Annie Catu-Pinault sera présidente en 2013 pour l'Atelier français de médecine générale (cofondé en 1979 par Anne-Marie Reynolds et Louis Velluet). Élisabeth Rousselot-Marche est présidente de Formunof, Marie-Hélène Certain de MG Form de 2000 à 2004. Il n'y a pas eu de femme présidente du CNGE, ni du Collège de la médecine générale[51].

Du côté de l'université

Les femmes médecins sont également moins nombreuses aux postes de responsabilité. Les premières nominations de professeurs associés interviennent en 1991. La première femme nommée maître de conférences associé (Marie-France Le Goaziou) le sera en 1995, alors qu'il y a déjà eu 24 nommés, en 1997 elles seront 2 (avec Anne-Marie Magnier), soit

---

47. Le bureau de 2011 compte 2 femmes sur 9 membres.

48. Entretien avec Anne-Marie Soulié, 16 août 2017.

49. Il y aura 4 femmes sur 18 dans le bureau de 2019 et une présidente en 2020 : Corinne Le Sauder.

50. Les informations concernant la composition des bureaux des différentes instances sont accessibles sur les sites internet.

51. Anne-Marie Magnier a été présidente de la Conférence permanente de la médecine générale (précurseur du Collège) en 1994 et en 2001.

2 femmes sur 40 nommés, puis 3 en 1998 (Marianne Samuelson), 4 en 2010 (Colette Dufour) sur 61. Elles seront 4 nouvelles nommées (Jeannie Hélène-Pelage, Gwénola Levasseur, Liliane Marmié et Mireille Becchio) en 2001 et 1 (Frédérique Noël) en 2002, et ne seront encore en 2004 que 9 femmes sur 105 généralistes nommés associés depuis 1991.

En 2009, la commission nationale d'intégration (CNI) (*voir Partie II, Formation initiale, § 4.2*) reproduira le même schéma pour la titularisation des enseignants généralistes : la première promotion de dix généralistes comme professeurs des universités ne comporte aucune femme, l'année suivante c'est-à-dire en 2010 2 femmes seront titularisées : Colette Dufour et Anne-Marie Magnier (et 5 hommes), en 2011, Anne-Marie Lehr-Drylewicz (et 8 hommes) et finalement il n'y aura eu que 11 femmes concernées par les 61 titularisations[52].

En 2010, « les bureaux nationaux des principaux syndicats de médecins libéraux comptent peu de femmes : 3 sur 9 à MG France, 3 sur 15 au SML, 1 sur 19 à la FMF et 1 sur 20 à la CSMF. Le CNOM[53] ne compte que trois femmes sur ses 45 conseillers ordinaux nationaux. Seules deux femmes sont présidentes d'URML[54] (Aquitaine et Champagne-Ardennes). Selon le CNOM, 10 % des hommes ont des activités syndicales contre 5 % des femmes, 2,5 % des hommes ont des activités ordinales contre 1 % des femmes et 2,5 % des hommes ont des activités politiques contre 2 % des femmes » (*Le Généraliste*, 29 décembre 2010).

52. La commission nationale d'intégration (CNI) arrête son activité en 2015. La dernière promotion comporte alors 8 femmes : Josette Vallée, Laurence Compagnon, Marie Flori, Sylvie Erpeldinger, Nathalie Dumoitier, Jeannie Hélène-Pelage, Catherine Boulnois-Lagache et Isabelle Aubin-Auger sur les 28 titularisations.

53. Noter qu'en 2018, au Cnom il y aura 5 femmes sur 56 conseillers, soit 8,9 %, et 8 femmes sur 135 médecins titulaires de l'Académie de médecine, soit 5,9 %, d'après le journal *Le Monde* du 5 décembre 2017.

54. Les unions régionales de professions de santé (URPS) médecins libéraux (ML), créées en juillet 2009 dans la loi HPST, sont mises en place entre octobre 2010 et juin 2011 dans la suite des URML (créées dans la loi du 4 janvier 1993, décret du 14 décembre 1993). En septembre 2010, Eliane Richardson, médecin généraliste, est élue présidente de l'URPS ML Martinique. Élisabeth Rousselot-Marche (présidente de l'URML depuis 2007) est élue présidente de l'URPS ML Champagne-Ardennes.

Les modifications de modalités d'exercice relèvent-elles
d'un effet de genre ou d'un effet de génération (Lapeyre, 2007) ?
Ne plus sacrifier sa vie de famille – convergence avec les hommes ?

Dans les années 2000, des témoignages de généralistes rapportés dans le journal *Le Généraliste* vont dans ce sens. En septembre 2002, dans un dossier consacré à la féminisation, Michel Poirieux écrit : « Nos consœurs sont en train de remettre de l'ordre dans notre fonctionnement. Elles nous poussent à mieux gérer notre temps. Nous entrons dans l'ère des papas poules, les hommes ont envie de participer plus largement à l'éducation des enfants. Un nouvel équilibre s'instaure tranquillement. Nous le devons au bon sens féminin. » Lors d'un débat, en mars 2005, Gilles Noussenbaum dit pour sa part « grâce à la féminisation, aujourd'hui c'est licite de prendre une semaine pour la naissance d'un enfant par exemple sans que les patients s'en offusquent ». Selon un sondage TNS Sofres de 2013 s'intéressant aux aspirations professionnelles des jeunes médecins d'Île-de-France, l'équilibre entre vie professionnelle et vie privée est la première source d'influence des choix de carrière : 86 % des jeunes médecins considèrent cet équilibre comme très important ou extrêmement important.

L'abandon du « sacerdoce médical »
est partagé par les jeunes hommes

La frontière entre le professionnel et le privé est dorénavant claire : les jeunes médecins n'ont plus que rarement leur cabinet à leur domicile, ils travaillent plutôt à l'extérieur dans des cabinets de groupe avec un secrétariat commun (Hardy-Dubernet, 2005). Ils partagent le désir de se préserver de bonnes conditions de vie (Lapeyre, 2007) et prennent en compte la compatibilité des carrières de leur couple. La carrière du conjoint masculin continue à venir en priorité mais pas toujours, notamment en ce qui concerne le lieu d'installation. Le temps de travail reste élevé 50 heures/semaine mais la disponibilité permanente est remise en cause. L'exercice en groupe permet de se préserver une demi-journée ou une journée par semaine au prix de journées plus, voire très longues.

La valorisation et la légitimation des temps « hors travail » sont largement partagées par les jeunes hommes. Cependant les hommes ne consacrent que rarement cette journée à leurs enfants, leur famille ou l'entretien du foyer, mais plutôt au repos et aux loisirs[55]. Certes, ils ne s'identifient plus au médecin traditionnel et souhaitent disposer de temps personnel mais leur investissement professionnel semble être toujours à temps plein.

---

55. Les contraintes d'emploi du temps sont plus aiguës pour les femmes (exigence de rentabilité, qualité du travail, attentes de la clientèle, situations d'urgence, gestion du cabinet).

Les étudiants, eux, estiment que le moindre investissement en temps de travail des femmes médecins met en péril la profession (du fait de leur activité à temps partiel, de leurs congés de maternité et de l'équation supposée 2 femmes = 1 homme). Ils se disent contraints de pallier le moindre investissement en temps des femmes, d'autant disent-ils « qu'en réussissant mieux aux concours, elles ont pris une place aux garçons » (Hardy-Dubernet, 2005 et Divay, 2006).

1.2.4. Comment les femmes généralistes se perçoivent-elles ?

En 1975, Aline Roux se penche sur l'organisation de 31 femmes médecins généralistes dont seulement 3 exercent en dehors de l'agglomération lyonnaise. Deux tiers d'entre elles sont mariées. La charge familiale et domestique est impossible à éviter – comme pour toute femme qui travaille. Leur difficulté principale est de trouver une aide : salariée employée de maison, femme de ménage, nounou… secrétaire.

Elles expriment des sentiments multiples et parfois contradictoires :
– frustration par rapport aux collègues masculins du fait des charges domestiques et de l'absence de reconnaissance hiérarchique et sociale ;
– culpabilité à l'égard du foyer (éducation des enfants) ;
– fierté d'être indépendantes, de pratiquer un métier enrichissant et valorisant, et ne s'imaginent pas ne pas travailler (la médecine comme une drogue).

Les témoignages recueillis dans le dossier du *Généraliste* en 2002 et dans le numéro spécial de la *Revue française des affaires sociales* (Rieu, 1982) sont concordants bien qu'à vingt ans d'écart. Les femmes généralistes disent « faire un métier passionnant et ne comptent pas leurs heures de travail ». L'insécurité[56] des visites à domicile n'est pas un problème nouveau et « elles s'y adaptent » (Martine Raynaud, installée depuis 1981 dans la région parisienne). « Elles ne voient pas de différence de modalités de pratique entre hommes et femmes » (Jeanne Arrivée, installée en zone rurale, mariée, deux enfants). À la campagne, elles doivent « faire beaucoup de visites à domicile, de kilomètres en voiture y compris l'hiver dans des routes enneigées pas toujours dégagées (certes, comme les hommes et ce n'est pas plus facile[57] ».

---

56. En 1996, une enquête auprès des généralistes d'Indre-et-Loire montre un taux d'agression identique chez les femmes et les hommes généralistes (Bounaix, 1996).

57. L'obligation de garde et de s'organiser pour la réponse à toute demande urgente a été instituée par le Conseil de l'Ordre en 1950. C'est alors que s'organisent les gardes en milieu rural : astreinte dominicale d'abord qui s'étend ensuite aux nuits en semaine, parfois et selon les territoires de manière difficile. La loi du 6 janvier 1986 qui crée un comité départemental de

Certaines difficultés sont importantes : grossesses à risque du fait des kilomètres en voiture, difficultés à se faire remplacer, peu de disponibilité pour la famille. Les journées de travail font souvent plus de huit heures, ce qui pose le problème de l'emploi d'une secrétaire au-delà de ces horaires.

1.2.5 La féminisation d'une profession est-elle le signe d'une baisse de prestige ?

Le sentiment de dévalorisation du métier et de baisse de prestige ressenti par les médecins s'inscrit dans un vaste mouvement d'insatisfaction globale et donne lieu à l'expression d'a priori de toutes natures.

La féminisation est ainsi souvent accusée d'y participer grandement mais pas seulement. En 1996, un vaste sondage mené auprès de plus de 1 000 médecins[58] mentionne qu'une majorité de médecins européens estime que la féminisation de la médecine (34 % des médecins en activité sont des femmes) n'entraîne pas de dévalorisation de la profession. En France, cet avis est partagé par 77 % des généralistes, cependant 35 % des femmes généralistes se sentent moins bien considérées que leurs confrères masculins (tandis que 25 % des médecins hommes se sentent, pour leur part, mieux considérés que leurs consœurs[59]).

Il est tout aussi difficile d'apprécier la réalité de cette baisse de prestige que d'en identifier les causes.

En 2001, Marlaine Cacouault-Bitaud pose la question de la baisse de prestige des professions qui se féminisent[60] et du rôle de la féminisation dans cette baisse de prestige. L'exercice des professions jusque-là majoritairement masculines interroge d'une manière plus générale le travail des femmes.

– La justification du travail féminin repose traditionnellement sur l'existence d'un besoin de « soutien de famille ».

---

l'aide médicale urgente et des transports sanitaires chargé de la coordination des soins d'urgence au sein du département institue la participation des libéraux à la régulation des centres 15. Dans les années 1990 persistent encore de grandes disparités d'organisation. La demande évolue, les praticiens se plaignent de demandes non justifiées (Louvel, 2009).

58. Sondage réalisé par le cabinet Minkowski auprès de médecins de plusieurs pays d'Europe et canadiens dans Le Quotidien du médecin du 23 novembre 1985.

59. Seulement 18 % des femmes médecins françaises disent avoir davantage de problèmes avec les patients hommes, ce qui semble une spécificité française mais aussi portugaise (29 %). 71 % de l'ensemble des médecins interrogés pensent que les femmes doivent faire plus d'effort pour avoir des responsabilités dans les universités ou les hôpitaux.

60. En 1995, 20 % des généralistes sont des femmes, 12 % des vétérinaires et 41 % des avocats.

– En dehors de cette nécessité, les femmes qui travaillent le font « en dilettantes » pour un salaire d'appoint et n'ont pas *a priori* les qualités requises : compétence, autorité, impartialité, capacités physiques, etc.

> *Les spécialités et les modes d'exercice les plus féminisés seraient perçus comme dévalorisés ou convenant mieux à des femmes. Plus la position est élevée, plus la profession est identifiée à une femme seule qui doit travailler et c'est ainsi qu'elle devient acceptable. Dans la seconde moitié du XXᵉ siècle, les enseignantes de lycée sont présentées comme des « bourgeoises » qui travaillent pour un salaire d'appoint. Elles affaiblissent la position des enseignants dans leurs négociations avec l'État, elles manqueraient d'autorité face à des élèves difficiles, les juges et les avocates favoriseraient les mères dans les divorces (Sullerot), en refusant de s'installer dans les zones rurales, elles (médecins et vétérinaires) mettraient en danger la santé des vivants. La féminisation est constituée en problème et « les femmes » sont tenues pour responsables des dysfonctionnements dans la profession ou tout au moins de la détérioration de son image.*

Un exemple particulièrement illustratif est celui des instituteurs. La baisse de prestige de leur statut est en rapport avec la place de l'école élémentaire au regard de l'allongement des études (la modification du nom de leur profession : « l'instituteur » est devenu « professeur des écoles » n'y change rien) et n'est en fait pas liée à la féminisation de la profession.

S'agissant de la médecine générale exercée par des femmes, il semble bien que la baisse de prestige (des personnes qui exercent la profession) et la dévalorisation (diminution des revenus financiers) de la profession s'entremêlent. Le sentiment de dévalorisation de la profession de généraliste, partagé avec les hommes, s'appuie sur des éléments économiques objectifs :
– Les généralistes exerçant en secteur 1 installés en 1985 gagnent chaque année 19,6 % de moins que ceux installés en 1972 et 16,8 % de moins que ceux installés en 1999. Ces inégalités durables entre générations de médecins interviennent parallèlement à l'augmentation du taux de féminisation mais sont en fait directement liées aux fluctuations du nombre de médecins en exercice et du *numerus clausus* (Dormont, 2011).
– L'important écart de revenus entre généralistes spécialistes : en 2006, les médecins spécialistes autres que généralistes gagnent en moyenne 65 % de plus que les omnipraticiens (Fréchou, 2008).
– L'écart de revenus avec les médecins des autres pays européens[61] : la France est l'un des pays où la rémunération des médecins généralistes

---

61. Avec une moyenne de 84 000 dollars par an par médecin généraliste, la France est certes devant la Finlande et la République tchèque, mais loin derrière le Canada (106 000 dollars),

est la plus faible (10e sur 12), cela alors qu'ils travaillent le plus en moyenne[62].

– Au quotidien : les généralistes sont confrontés à l'écart entre le tarif de la consultation d'un généraliste et d'un spécialiste[63].

– La comparaison des revenus des jeunes généralistes avec leurs ami(e)s d'études qui, ayant fait des études moins longues, ont des salaires supérieurs (Hardy-Dubernet, 2005), bien que cela ait été contesté par les économistes (Dormont, 2011) qui ne tiennent compte ni des conditions de travail (faiblesse du secrétariat, amplitude du temps de travail), ni de la moindre couverture sociale (indemnités journalières, congés de maternité, montant des retraites, etc.).

Quant à l'exercice à temps partiel qui est plus fréquent chez les femmes – ce qui paraissait « impossible » pour leurs confrères masculins, imaginant devoir être disponibles à tout moment pour leurs « malades » –, il entraîne à la fois une diminution de revenus et une baisse de prestige : le métier de généraliste devient alors un métier « comme un autre ».

> « Le mode d'exercice, fréquent chez les femmes, qui consiste à se réserver un jour de liberté, à s'associer, à travailler à temps partiel apparaît comme une menace… Le fait que les médecins s'organisent pour vivre comme tout le monde est considéré par beaucoup d'entre eux comme l'indice d'une baisse de prestige…
> Ce sont les phénomènes de concurrence entre les classes sociales et les sexes qui déterminent une vision négative de la profession. Les hommes sont interrogés par un modèle masculin imposant une grande disponibilité et un modèle féminin qui permet un plus grand investissement dans la vie familiale et plus de temps libre » (Paicheler, 2001).

Le sentiment de baisse de prestige commun aux hommes et aux femmes généralistes repose aussi sur d'autres éléments qui ne peuvent être attribués à la féminisation.

– Une position subordonnée par rapport aux médecins spécialistes sur le plan du savoir, cette hiérarchisation au sein du corps médical

---

l'Allemagne (112 000 dollars), le Royaume-Uni (121 000 dollars) ou les États-Unis (146 000 dollars) (Pla, 2018).

62. Et le seul pays où ce temps de travail (53 heures par semaine) est supérieur à celui des spécialistes (50 heures). À titre de comparaison, les généralistes et les spécialistes travaillent respectivement 51 heures et 57 heures au Canada, et 44 heures et 50 heures au Royaume-Uni.

63. L'écart de revenus entre « les spécialistes de ville » et « les spécialistes d'élite et les hospitaliers » est également important. Ces derniers étant le plus souvent des hommes (6 % seulement des PU-PH sont des femmes).

et à l'hôpital est d'ailleurs considérée comme la cause des difficultés des étudiants à choisir la médecine générale (*voir § 2.2*).
– Un sentiment de déconsidération par les médias qui sollicitent davantage les spécialistes que les généralistes et plus généralement dans la société qui valorise la spécialisation et l'avis des spécialistes.

Du côté des femmes, les caractéristiques personnelles des femmes médecins ayant exercé entre 1930 et 1980 (Paicheler, 2001) sont déterminantes quant au sentiment d'exercer une profession prestigieuse :
– elles ont une origine sociale plus élevée que leurs confrères ;
– leur mère a plus souvent fréquenté l'université ;
– leurs éventuels conjoints appartiennent aux catégories socioprofessionnelles (CSP) supérieures (elles sont alors 20 % des généralistes mais 39 % des 30-39 ans).
– elles ont choisi ces études, ce métier, et font partie des CSP supérieures.

Une revue de littérature canadienne portant sur l'exercice de la profession par les femmes est rapportée en 2005 dans *Bibliomed*. Les éléments négatifs – telle l'hypothétique dévalorisation du prestige et du statut professionnel (attribuée à leurs caractères moins carriéristes, acceptant des salaires inférieurs et moins agressives dans les négociations) – sont compensés par les effets positifs – tels l'adaptation à l'évolution sociétale de la pratique médicale (du fait d'une meilleure approche pluridisciplinaire, d'une meilleure capacité à la décision partagée) et le meilleur équilibre entre vie professionnelle et vie personnelle.

L'Association française des femmes médecins (AFFM) revendique à la fois une égalité avec les hommes en occupant des postes à haut niveau de responsabilité et la reconnaissance d'une spécificité féminine non seulement par rapport au mode d'exercice (amélioration de la couverture maternité, diminution des cotisations retraite du fait des moindres revenus), mais aussi du point de vue des compétences, en orientant la pratique de préférence sur la santé des femmes et des enfants. Cela relève d'un équilibre difficile et d'un questionnement dont les réponses restent encore en débat et ne concernent que peu les femmes généralistes, minoritaires parmi ses membres.

Les divers points de vue sur une supposée dévalorisation de la profession liée à sa féminisation ne sont vraiment pas unanimes et concernent la dévalorisation de la médecine générale dans son ensemble, hommes et femmes confondus, et plus généralement la relative banalisation de l'image du médecin dans la société. La compétence de femmes généralistes ne semble pas plus mise en cause que celle de leurs confrères.

Et comme le dit Marlaine Cacouault-Bitaud dans une interview accordée au journal *Le Monde* en 2011, « s'il y a dévaluation, elle est uniquement due aux difficultés rencontrées par ces professions dans un contexte social plus large et non à l'arrivée des femmes qui servent de bouc émissaire ».

1.2.6 Les représentations des femmes « médecins généralistes », dans les médias, chez les confrères et chez les patients

Dans les années 1963 et 1964, le roman *Journal d'une femme en blanc* du Dr André Soubiran les montre exerçant la médecine comme des hommes.

En 1972, le feuilleton *Cécilia, médecin de campagne* diffusé par l'ORTF donne une bonne image d'elles.

En 1975, Aline Roux rapporte un sondage Ifop, montrant que les femmes généralistes sont bien considérées. Mais elles ressentent l'obligation de devenir « crédibles » : sévérité d'aspect, habillement strict, « femmes maternelles avec des doigts de fée ».

Comment sont-elles vues ?

« Il y a fort peu de temps, une grande revue d'orientation professionnelle française destinée au grand public, que l'on peut encore consulter dans tous les bureaux de l'ONISEP (Office national d'informations sur les enseignements et professions) ou les centres d'orientation scolaire et professionnelle, avait consacré un numéro spécial sur les carrières féminines : "ce dur métier réclame un équilibre nerveux qui n'est pas l'apanage des femmes" et qu'à tout prendre le "métier" (*sic*) d'épouse de médecin n'était pas si mal et qui n'avait pas ces inconvénients ! » (Roux, 1975, p. 87).

En 2004, Pascale Molinier, professeur de psychologie sociale, écrit : « Or, il s'avère que les femmes qui exercent un métier traditionnellement masculin n'échappent pas entièrement aux attentes qui associent le "care" au féminin », y compris dans les équipes de soins. Lorsqu'elles sont en position hiérarchique, elles doivent inventer des stratégies spécifiques pour asseoir une autorité qui ne leur est pas reconnue comme naturelle (Molinier, 2004).

Les relations avec les confrères n'ont pas toujours été cordiales, en particulier quand les médecins étaient en concurrence

La misogynie est fréquente. Dans un numéro spécial de la *Revue française des affaires sociales* en 1982, plusieurs témoignages attestent de ces difficultés.

Geneviève Rieu rapporte qu'elle n'a pas trouvé de remplacement de médecine générale (les médecins refusant de se faire remplacer par une femme[64]). Lorsqu'elle s'installe en 1956, elle doit affronter l'attitude des confrères qui cherchent à la décourager, l'hostilité des infirmières religieuses qui ne veulent pas travailler avec elle et orientent les patients vers d'autres médecins, la méfiance de certains patients qui hésitent à l'appeler docteur ou même doctoresse, qui refusent de la voir[65] ou sont plus simplement réticents à accorder leur confiance à une femme.

Nicole Renaud, médecin généraliste installée en 1976 en zone minière, rapporte des difficultés avec ses confrères masculins qui ont favorisé l'installation d'un jeune à trois cents mètres de chez elle, en l'incluant dans le tour de garde et en lui attribuant un contrat de médecins des mines[66], ce qui lui avait été refusé à elle, et enfin en faisant courir la rumeur selon laquelle elle n'assurerait pas les visites à domicile et les urgences[67].

Les relations avec les patients ont beaucoup évolué

D'après les témoignages, la confrontation aux représentations des Parisiens pouvait également être rude[68] mais ce n'était pas spécifique aux femmes médecins. Par contre les « préjugés » ont beaucoup changé. Dans les années 1980, et alors que les femmes étaient très demandeuses d'une femme médecin, les patients hommes pouvaient, eux, se montrer vraiment méfiants quoique le plus souvent transitoirement[69].

---

64. Au milieu des années 1950, elle rapporte qu'elle a été évincée de l'internat : alors qu'elle avait été reçue à la treizième place *ex aequo* avec deux garçons au concours de Bordeaux, une épreuve écrite supplémentaire leur a été imposée, mais sa copie a été écartée d'emblée par le chef de service qui avait reconnu son écriture.

65. En garde une nuit en visite à domicile, la porte lui est claquée au nez, sous prétexte que « c'est le médecin qu'on a demandé ».

66. Ce qui permet de soigner gratuitement les familles affiliées à la Société de secours minière.

67. Dans l'article consacré par la revue *Le Généraliste* du 29 décembre 2010 et intitulé « 15 idées reçues sur les femmes », il est noté que la participation aux gardes de nuit par les femmes généralistes est réglée « au cas par cas », que les femmes faisaient plus de régulation que de gardes. Les données du CNOM ne permettent pas de quantifier le nombre de femmes qui participent aux gardes de nuit même lorsqu'elles sont organisées, que ce soit par les amicales de médecins ou régulées par le Centre 15 à la campagne. Or assurer la permanence des soins se pose bien différemment selon les lieux d'installation et a considérablement évolué. Jusqu'en 2003, la permanence des soins relevait du code de déontologie et chaque généraliste était censé l'assurer pour sa propre clientèle ou participer à un tour de garde organisé localement entre médecins. Puis celle-ci a été organisée sous l'égide du préfet et sous la responsabilité du Conseil de l'Ordre avec un financement de l'assurance maladie. À partir de 2003 se sont développées les maisons médicales de garde (Schweyer, 2010).

68. Les Parisiens en vacances : « mon médecin de Paris m'a prescrit un nouveau médicament, mais vous ne devez certainement pas le connaître ».

69. « Quand je me suis installée, seule en 1978, à Paris dans le 13e arrondissement de Paris, il arrivait que des hommes repartent lorsqu'ils découvraient que le médecin était une femme. Aujourd'hui, des patients me disent avoir cherché dans le minitel pour trouver un médecin généraliste femme, parce qu'elles prennent plus de temps en consultation » (*Le Généraliste*, 2004).

Ces difficultés ont diminué nettement durant les années suivantes, la féminisation augmentant, patients et confrères se sont habitués.

En 2004 est publiée une enquête menée dans le Maine-et-Loire auprès d'une soixantaine de femmes généralistes à dix ans d'écart entre 1990 et 2000 (Fanello, 2004) qui montre qu'en 2000, les femmes généralistes sont plus souvent mariées, ont plus souvent des enfants. L'étude conclut que ces femmes s'épanouissent pleinement et semblent avoir réussi à concilier leurs rôles de médecins, de mères et d'épouses. Elles se sentent mieux acceptées par leurs confrères et leurs patients.

1.2.7 L'historique de la mise en place d'une couverture maternité pour les femmes généralistes[70]

Les femmes médecins généralistes exerçant en libéral ne bénéficient d'un congé de maternité que depuis juillet 1982. L'acquisition d'une couverture maternité n'a pas été facile, relevant pour certaines militantes d'un véritable combat, combat solitaire, alors que la grande majorité – masculine – des médecins libéraux ne se sentait pas concernée. Et cette histoire ne commence qu'en 1981. Cette année-là, année d'élection de François Mitterrand, est mis en place un congé pour les femmes de médecins (collaboratrices de leur mari) sous réserve qu'elles se fassent remplacer par une salariée.

En décembre 1981, lors d'un colloque organisé par l'Institut des sciences de la santé sur les femmes médecins, colloque qui a réuni plus de deux cents participantes en présence de la ministre des Droits de la femme Yvette Roudy, l'absence de congé de maternité pour les médecins généralistes femmes est soulignée par Jacqueline Valensi[71] qui a créé le Comité de liaison des femmes médecins. Elle réclame alors des indemnités du même montant que les agricultrices et une exonération des cotisations à la CARMF pendant cette période sans perte des points de retraite. Yvonne Pérol, présidente de l'Association française des femmes médecins[72] également présente à ce colloque, reprend ces mêmes demandes.

---

70. Ce paragraphe s'inspire d'un document personnel de Nicole Bez sur le combat syndical pour l'acquisition d'un congé de maternité pour les femmes généralistes.

71. Généraliste à Paris, vice-présidente du Syndicat des généralistes parisiens, secrétaire générale adjointe de l'UNOF.

72. L'Association française des femmes médecins a été créée en 1920 à l'initiative du Dr Thuillier-Landry rejoignant l'Association internationale des femmes médecins, réunissant au départ une centaine de femmes médecins sous le nom de section française de l'association internationale des femmes médecins.

Une partie seulement de ces demandes est entendue. Ainsi, la loi du 10 juillet 1982 assimile les femmes médecins aux femmes *de* médecins aidant leur mari dans leur exercice professionnel. Il s'agit d'une d'allocation forfaitaire maternité (dont le montant est l'équivalent d'un Smic), associée à une indemnité de remplacement (dont le montant est également l'équivalent d'un Smic) s'il y a effectivement un remplacement pendant les vingt-huit jours d'arrêt de travail[73], mais l'exigence du salariat pour le (la) remplaçant(e) persiste. Le statut des femmes médecins libérales n'est pas « compris » ou « connu » (notamment le fait qu'elles se font remplacer par un médecin qui relève également d'un statut libéral).

Deux cas vont ainsi illustrer les curiosités de ces dispositions lorsqu'elles sont appliquées aux femmes médecins :

Le Dr Nicole Bez touche en février 1983 l'indemnité de remplacement avec pour justificatif de remplacement la feuille de paie de sa femme de ménage… (Ce n'est qu'en mai 1983 qu'un amendement permettra le remplacement par un médecin libéral.)

En 1982, le Dr Annie Morales, obstétricienne à exercice mixte, arrête ses activités hospitalières et touche les indemnités correspondantes mais reprend au bout d'un mois son activité libérale. La CPAM du Gard considère alors que le versement des indemnités lors du congé de maternité suppose l'interruption de tout travail qu'il soit salarié ou non. Cela va donner lieu à un long litige tranché seulement dix ans plus tard.

« En 1983, la commission de première instance du contentieux général de la sécurité sociale du Gard suit cet avis, mais en 1984, la cour d'appel de Nîmes donne raison au Dr Morales. Cet arrêt est toutefois cassé deux ans plus tard par la chambre sociale de la Cour de cassation qui renverra l'affaire devant la cour d'appel de Montpellier. Cette dernière donnera raison au Dr Morales en juin 88, cette décision sera suivie d'un nouveau pourvoi de l'administration auprès de la chambre sociale de la Cour de cassation qui renverra le dossier devant l'assemblée plénière qui statuera en mars 1992 définitivement en concluant que les indemnités du congé de maternité versées au titre de statut salarié imposent l'arrêt de la seule activité salariée » (*Le Monde* du 28 mars 1992 : « Un arrêt de la Cour de cassation. Le versement des indemnités de congé de maternité suppose la cessation des seules activités salariées »).

---

73. Aucune dispense, aucune exonération, aucun avantage retraite n'est associé à ces mesures. Pour les 245 000 femmes médecins inscrites à la CARMF en décembre 1990 (de même que pour toutes les femmes exerçant une profession libérale relevant du régime des non-salariés non agricoles), l'assimilation faite avec les conjointes collaboratrices est parfaitement inappropriée. Alors que depuis 1926 toutes les femmes salariées bénéficient de deux mois de congés maternité, en 1991 ce droit n'est pas encore reconnu pour un million de femmes.

La loi du 25 juillet 1994 dissocie le statut des conjointes collaboratrices des médecins et celui des femmes médecins exerçant en libéral. L'allocation forfaitaire est égale au double du plafond de la sécurité sociale et l'indemnité de remplacement devient une indemnité de cessation d'activité sous réserve d'un arrêt effectif de 30 jours. Pour les exercices mixtes, le problème est également réglé avec une priorisation du régime salarié. Un décret du 30 mars 1995 prévoit de doubler l'indemnisation de cessation d'activité (soit 60 jours au lieu de 30) en cas de maternité pathologique. Mais c'est encore bien loin de ce dont bénéficient les femmes salariées. La mobilisation syndicale (Nicole Bez pour MG France, qui se retrouve seule pour cette revendication en 2004) va réunir en 2005 MG France, l'ISNAR-Img et le SNJMG qui demandent en 2005 l'alignement des congés sur ceux des salariés.

En 2006 paraît un décret d'application qui prévoit une allocation forfaitaire assortie d'indemnités journalières versées pendant 16 semaines (26 semaines à partir du troisième enfant, 34 semaines pour des jumeaux et 46 semaines pour des triplés), cela s'appliquant à toutes les femmes relevant du régime des praticiens et auxiliaires médicaux conventionnés.

Reste le problème des grossesses pathologiques avec arrêt de travail[74], car les libérales ne bénéficient d'indemnités de maladie qu'à partir du quatre-vingt-onzième jour d'arrêt (CARMF).

En 2012 sera instauré le contrat de praticien territorial de santé qui procurera une couverture sociale avec indemnités de maladie versées du septième au quatre-vingt-dixième jour de maladie (la CARMF prendra ensuite le relais) y compris en cas de pathologies liées à la grossesse. MG France et les femmes médecins du SML demanderont que cette disposition soit étendue à toutes les femmes généralistes – ce sera fait par décret publié au *JO* le 20 août 2014[75]. Il faudra attendre 2017[76] pour que les indemnités journalières soient suffisamment augmentées pour permettre de dégager un revenu au-delà de la couverture des seuls frais du cabinet.

Le congé de maternité des femmes médecins a eu des conséquences positives. Plusieurs études et thèses rapportent une diminution

---

74. Cela concernait en 2008 110 femmes qui ont été indemnisées par la CARMF (données de Nicole Bez).

75. Décret n° 2014-900 du 18 août 2014 relatif aux modalités de versement et de détermination du montant de l'indemnité journalière forfaitaire prévue à l'article L. 722-8-2 du Code de la sécurité sociale servie aux assurées relevant du régime des praticiens et auxiliaires médicaux conventionnés en cas de difficultés liées à la grossesse.

76. Avenant à la convention médicale de mars 2017.

de la morbidité des femmes médecins pendant leur grossesse (en 1999, seules 48 % des femmes n'avaient pas eu de problème [Moula, 1999]) et une diminution du taux de prématurité (qui passe de 15,4 % en 1998 [Chevanne-Coulon, 1998] à 8,3 % en 2010 [Claustrat, 2010]). Cependant, des difficultés persistent, notamment financières, et dans sa thèse, Dorothée Fromont-Sergent propose plusieurs mesures dont l'adaptation des charges sociales à la baisse de revenus perçus pendant le congé de maternité et la défiscalisation des prestations sociales de la grossesse, l'amélioration de la couverture du risque d'une grossesse pathologique en abolissant les délais de carence des versements d'indemnités[77].

En conclusion

Les inquiétudes engendrées par l'accélération de la féminisation de la médecine générale et ses conséquences sur l'offre de soins du fait d'une moindre activité sont grandement modérées en 1997 par Jean Choussat dans son rapport sur la démographie médicale. Il y souligne le fait que l'écart de « production » entre hommes et femmes tend à diminuer et pense que l'organisation du système de santé (mode de distribution des soins plus structuré) permettra une meilleure conciliation de la vie professionnelle et de la vie privée, aspiration partagée par les jeunes médecins, hommes et femmes confondus.

« Si certains considèrent que la féminisation de la profession a aussi changé la face de la médecine générale, en fait c'est plutôt l'inverse. C'est parce que la médecine générale a changé que les femmes s'y retrouvent davantage », remarquera en 2015 Martine Bungener tout en poursuivant : « Cette dévalorisation sociale est perçue par la profession plutôt que par la société. Et paradoxalement, au moment de cette dévalorisation qui est plus politique que technique, la médecine est devenue très technique. Or souvent les professions techniques ne vivent pas une dévalorisation quand les femmes y rentrent, parce que leur niveau de technicité les protège. » Et quant à leur faible investissement dans les instances de décision, elle ajoutera : « C'est une profession très prenante et elles font le choix de la médecine, pour faire de la médecine, pas pour faire de la politique médicale ou syndicale. Il y a peut-être aussi une intériorisation du fait que le goût du pouvoir est réservé aux hommes, ainsi que d'autres barrières invisibles. »

---

77. Les indemnités de maladie versées par la CARMF le sont seulement à partir du quatre-vingt-onzième jour d'arrêt.

HISTOIRE DE LA PRATIQUE DU MÉDECIN GÉNÉRALISTE

Guillaume Coindard

2.1 L'organisation du travail de médecin généraliste

« Difficile de réfléchir sur les questions de la médecine
Sans savoir de quoi est faite la journée d'un médecin,
Sans se rendre compte que le médecin,
Quel qu'il soit philosophiquement ou politiquement,
Est aussi piégé par la forme même de son travail.
Le découpage de sa journée en rondelles de tailles inégales
La multiplicité et la diversité de ses préoccupations
Le type de la demande de prise en charge
Qui lui est faite
Un fonctionnement rituel, codifié
L'enfermement dans une relation à deux (le médecin et le malade)
Le problème social devenant confidence
Le cas général prenant un masque particulier
L'absorption de l'angoisse moyennant finances
Pour ne prendre que ces pièges-là
S'il devient classique de dire aujourd'hui,
Dans les milieux bien informés
Que le médecin perpétue le monde,
il ne faudrait pas passer à côté
du fait que le monde perpétue le médecin :
Telle est bien la difficulté.
L'aliénateur est aussi l'aliéné.
Comment sortir de ce cercle vicieux ? »
(Jean Carpentier, 1977)

Ce n'est sûrement pas un hasard si Jean Carpentier, médecin généraliste dans des quartiers populaires de banlieue, commence son ouvrage *Médecine générale* par un premier chapitre intitulé « La journée d'un médecin ». Parce que l'emploi du temps du médecin généraliste est à la fois la cause et la conséquence de son humeur et de son état d'esprit. « Piégé », « aliéné », la force des termes utilisés par Jean Carpentier reflète « l'heureuse détresse[1] » dans laquelle se situe le médecin généraliste face à la fois à un flux continu de patients et à des types de demandes variées et souvent à la frontière du médical, du psychologique et du social. Ce qui fait la richesse de ce métier en fait aussi sa pénibilité.

Il s'agit ici de rentrer dans l'aspect concret de l'activité du médecin généraliste ? Combien de temps travaille-t-il ? Que fait-il de ses journées ? Comment travaille-t-il ? Et surtout, comment ces éléments ont-ils évolué entre l'après Seconde Guerre mondiale et aujourd'hui ?

2.1.1 L'emploi du temps des médecins généralistes, du sacerdoce à « l'effet 35 heures »

Des généralistes qui ne comptent pas leurs heures

L'emploi du temps du médecin généraliste a évolué entre le milieu du XXe siècle et le début du XXI. Ce changement est dû principalement aux évolutions thérapeutiques, conceptuelles, démographiques et organisationnelles. Avant les années 1980, les chiffres sur le temps de travail sont peu nombreux, et souvent en lien avec des enquêtes journalistiques du *Généraliste* (seule revue médicale destinée aux généralistes à cette époque). D'abord parce que les institutions comme l'INSEE et plus récemment la DREES ne s'intéressent alors pas à ces chiffres, ensuite parce que la question en elle-même ne se pose pas réellement pour les médecins généralistes eux-mêmes. Le médecin est d'autant plus à la disposition de sa patientèle que son cabinet est encore le plus souvent à son domicile, et qu'il travaille en fonction des demandes, quelle que soit l'heure du jour ou de la nuit, ou le jour de la semaine week-end compris. Dans ces conditions, à l'ère d'une activité médicale fractionnée, la question du temps de travail n'a que peu de sens. Ainsi, une étude commandée par la CSMF en 1970 conclut à un temps de travail hebdomadaire des généralistes de plus de 61 heures, hors temps de garde et d'astreinte.

En 1976, 45 % des généralistes déclarent travailler plus de 60 heures par semaine. Ils ne sont plus que 23 % en 1986. Dans les années 1980,

---

1. Cette expression est un clin d'œil à l'article corédigé par Isabelle Bazanger et Martine Bungener dans *Le Généraliste* en 1995 « Heureux, moi non plus... ».

le médecin généraliste travaille environ 50 heures par semaine. L'évolution est à la diminution au début des années 1990 puis tend vers une augmentation jusqu'à la fin des années 1990, et ce malgré une féminisation croissante de la démographie médicale, à l'encontre d'un certain nombre de discours non fondés, décrits plus précisément dans le chapitre précédent. Entre 1992 et 2000, le temps de travail des généralistes augmente mais principalement chez les hommes. Les femmes généralistes conservent dans cette période un temps de travail d'environ 50 heures par semaine alors que celui des hommes est passé de 55 à 58 heures par semaine (Niel *et al.*, 2001). En 1999, la durée de travail hebdomadaire s'élève à 56 heures (*vs* 49 heures pour les médecins spécialistes et 48 heures pour les médecins salariés hospitaliers) (Déplaude, 2007, p. 158).

Le temps passé au travail a tendance à augmenter depuis la fin des années 1990, du fait d'une démographie trop fragile à la fois en valeur absolue mais surtout en termes de disparités entre les différents territoires en particulier urbains et ruraux, mais également urbains sensibles *vs* urbains « tranquilles ». Dans cette même enquête du *Généraliste* en 2004, 78 % des généralistes de moins de 45 ans interrogés déclarent une augmentation de leur activité (*vs* 34 % pour les plus de 55 ans), et en moyenne 58,7 % une augmentation d'activité les 5 années précédentes. Sans surprise, dans ce même sondage, 57,4 % des généralistes interrogés déclarent comme souhait le plus cher de pouvoir travailler moins (à cette même question, seuls 21,7 % voudraient prioritairement gagner plus). Dans une autre enquête publiée en 2007 dans *Le Généraliste*, 54 % des généralistes considèrent que leur charge de travail, notamment administrative, a augmenté (pour 91 % d'entre eux). En 2012, le temps de travail des généralistes s'élèvera à 57 heures par semaine et près de 80 % travailleront plus de 50 heures par semaine. Quelques disparités seront observées avec un temps de travail plus faible pour les femmes (53 heures *vs* 59 heures pour les hommes) et les moins de 45 ans (55 heures *vs* 58 heures pour les plus de 45 ans) (Jakoubovitch *et al.*, 2012). En 2019, les médecins généralistes libéraux travailleraient en moyenne 54 heures par semaine (dont 5 h 30 aux tâches administratives et 2 heures à leur formation). Plus des deux tiers de ces médecins diront travailler plus de 50 heures par semaine (Chaput *et al.*, 2019).

Les activités « hors du cabinet » des médecins généralistes
Les médecins généralistes ayant d'autres fonctions que celles au sein d'un cabinet ne sont pas rares. Claudine Herzlich et son équipe retrouvaient dans leur enquête une activité hospitalière importante pour les généralistes libéraux. Ceux qui étaient entrés dans les études médicales jusqu'en 1925 déclaraient 30,6 % d'activité hospitalière, ceux qui y étaient entrés après

1945 n'en déclaraient que 22,6 % (Herzlich, 1993). Une enquête publiée par la DREES en 2012[2] sur les emplois du temps de 2 161 généralistes libéraux retrouvera 14 % d'activité hospitalière (établissement public ou privé) (Jakoubovitch, 2012).

Ces activités en dehors du cabinet ne sont pas uniquement hospitalières. En particulier, une partie concerne la formation des futurs médecins généralistes. Ainsi, en 1997, on recense entre 2 500 et 3 000 maîtres de stage et en 1999 plus de 4 000 généralistes sont impliqués soit dans l'enseignement facultaire, soit dans la maîtrise de stage (*voir Partie II, Formation initiale, § 3.6.3*). Le nombre de maîtres de stage augmente même à 4 000 en 2006. Une enquête réalisée en 2003[3] retrouve un quart d'activité des omnipraticiens en dehors de leurs cabinets (principalement les centres de soins 12 %, les hôpitaux publics 9 % ou les cliniques privées 5 %). Dans l'enquête de la DREES de 2012, 8 % des généralistes libéraux déclarent des activités de coordination en EHPAD, 4 % en crèches. En réalité, il existe une multitude de lieux où les médecins généralistes interviennent ponctuellement (établissement pour personnes handicapées, expertises diverses au sein d'entreprises privées, ou entreprises publiques comme les pompiers ou police, associations, centres de soins auprès de populations précaires, PMI, planning familial, CDAG, etc.). Enfin, 11 % des généralistes interrogés déclaraient également des activités auprès d'organisations professionnelles telles que l'Ordre, les URPS, les syndicats et les sociétés savantes. Une telle diversification de leur activité est une constante des médecins généralistes depuis le début du xxe siècle.

La jeune génération aspire à « autre chose »

On assiste depuis le début du xxie siècle à de nouvelles aspirations de la part des jeunes médecins généralistes. Depuis le Livre blanc sur le programme de formation des omnipraticiens rédigé par l'ANEMF et discrètement sorti en mai 1968, les futurs médecins généralistes avaient continué à formuler des revendications et des rêves de changements de pratiques, en particulier auprès du Syndicat de la médecine générale et de sa revue *Pratiques – les cahiers de la médecine utopique*. Mais ces bouillonnements étudiants, par manque de visibilité et de fédération sur le plan national, n'avaient pas eu les échos espérés.

---

2. DREES, « Les emplois du temps des médecins généralistes », *Études et résultats*, n° 797, mars 2012.

3. GARRY (Florence), BONNET (Nelly), « L'emploi du temps des médecins libéraux selon leurs modes d'organisation », dans CNAM-TS (dir.), *Présentation effectuée dans le cadre du colloque organisé par la DREES sur les modes d'organisation et de consultation des praticiens libéraux*, Paris, 2004.

Ces nouvelles aspirations naissent d'abord de nouveaux modes de regroupement des futurs ou jeunes médecins généralistes. Il convient ici de rappeler l'apparition du SNJMG en 1991, de l'ISNAR en 1997 et enfin de ReaGJiR en 2008. Ces mouvements professionnels permettent aux résidents puis aux internes de médecine générale et enfin aux remplaçants et jeunes médecins généralistes de s'impliquer dans le devenir de cette profession.

Une enquête publiée dans *Le Généraliste* et réalisée en 2006 auprès de 827 internes sur leurs projets d'installation dénote pour la première fois un renversement des us et coutumes de la profession. Seuls 48,5 % d'entre eux envisagent un exercice libéral, alors pourtant largement majoritaire dans la profession. À cette époque la moyenne d'âge à l'installation est alors de 37 ans (soit presque dix ans après la fin des études) et seuls 5 % s'installent dans l'année qui suit l'obtention du diplôme. Plus qu'un rejet de l'exercice libéral, c'est principalement un désir de prendre le temps que les futurs généralistes expriment dans cette enquête. Il s'agit d'un temps pour découvrir le métier, ses différentes possibilités d'exercice et peut-être surtout pour trouver une équipe avec qui l'on souhaite coopérer, car seuls 4,6 % des internes interrogés envisagent de s'installer seuls. L'année suivante, en 2008, 66 % des médecins nouvellement inscrits à l'Ordre avaient choisi le salariat (majoritairement chez les spécialistes).

2.1.2 Nombre d'actes des médecins généralistes

Le nombre d'actes réalisés par les médecins généralistes augmente dans la période 1945-2010 sous le double effet de la démographie croissante et de l'augmentation des besoins de santé.

En 1969, le CREDOC répertorie plus de 140 millions d'actes pour la médecine générale, dont un peu plus de la moitié en consultations et le reste en visites à domicile (cette part des visites constitue alors une exception française). Cela correspond à presque 6 000 actes par an et par généraliste. Le nombre d'actes augmente ainsi jusqu'à son maximum observé en 2000 avec près de 300 millions d'actes de médecine générale dans l'année. Sous l'effet de la crise démographique naissante, des modifications des pratiques et de l'exercice médical, ce chiffre a tendance à diminuer pour se maintenir à des valeurs de 260 à 280 millions d'actes par an. Rapporté au nombre d'habitants, il est possible d'observer cette dynamique en nombre d'actes par an et par habitant (*voir tableau 4*).

1969	1980	1985	1990	1995	2000	2005	2010
2,7	3,3	3,9	4,1	4,5	4,8	4,3	4,1

Tableau 8. Nombre d'actes de médecine générale par habitant

Pour autant l'analyse de la répartition des actes par généraliste révèle une grande diversité. Dans la période 1987-1995, environ 40 % des médecins généralistes effectuent entre 10 et 20 actes par jour, 12 % moins de 10 actes et 8 % plus de 30 actes. Mais selon la CNAM-TS, plus de 10 000 médecins libéraux ont une activité inférieure à 8 actes par jour dans les années 1988-1989 ; un certain nombre sont d'ailleurs inscrits au chômage. C'est dans cette période que se crée l'association « Médecins 2000 », dans le but d'alerter sur ces situations (*voir Partie I, § 8.5*).

À partir des années 2000, la charge de travail des médecins généralistes augmente dans une période démographique qui commence à se tendre : 27 % des généralistes interrogés déclarent faire plus de 30 actes par jour en 2004 (*vs* contre 8 % en 1995 et 15 % en 2000).

La disparition progressive de la « visite à la française »

L'importance de la part des « visites à domicile » dans l'activité des généralistes était une spécificité française par rapport à nos voisins européens. Dans les années 1950, au plan national, elles représentaient presque la moitié des actes, mais étaient très majoritaires en zone rurale ou semi-rurale, et aussi, pour des raisons historiques (« médecine des mines »), dans le Nord-Pas-de-Calais. L'évolution de la valeur des actes était d'ailleurs suivie sur la base du (C+V)/2.

L'urbanisation, le dépeuplement des campagnes, la généralisation de la voiture individuelle ont fait baisser la demande et la sous-rémunération croissante du tarif de la visite (la lettre V), la limitation des « indemnités kilométriques » et le blocage persistant de « l'indemnité de déplacement » les ont rendues peu rémunératrices, d'autant qu'elles sont chronophages pour les médecins. Tous ces facteurs conjugués ont entraîné un déclin rapide qui s'est encore accéléré ces dernières années. En 2000, le nombre de visites était de 77 millions ; il sera de 22 millions en 2016 et de 15 millions seulement en 2019, avant la Covid (données de la CNAM-TS).

Reste que le vieillissement de la population, la politique de « maintien à domicile », et les déserts médicaux rendent indispensables soit des systèmes organisés de transports des malades au cabinet des médecins, soit le déplacement de ceux-ci au domicile des malades.

2.1.3 Organisation des « soins non programmés »

Si les soins dits « non programmés » ont toujours fait partie intégrante de l'activité du médecin généraliste, on assiste depuis la fin des années 2000 à une « professionnalisation » de cette fonction. Ce processus répond à deux besoins distincts : apporter le plus vite et le plus efficacement possible des soins aux personnes en situation d'urgence vitale, et libérer les médecins généralistes des soins non programmés aux horaires de fermeture des cabinets médicaux pour que les patients puissent avoir néanmoins une réponse à des urgences réelles ou « ressenties ».

Urgences et généralistes

Traditionnellement, le traitement des urgences en milieu ambulatoire reposait sur la permanence des médecins généralistes, organisée soit sur le mode des tours de garde, soit de façon individuelle, selon les lieux, les préférences des médecins et les modes de concertation possibles.

De son côté, le milieu hospitalier a commencé, à partir des années 1960, à créer des unités de traitement préhospitalier des urgences, sous forme d'unités mobiles d'hospitalisation (UMH), puis structures mobiles d'urgence et de réanimation (SMUR), intervenant en réponse à des situations urgentes graves. Le premier service d'aide médicale urgente officiel (SAMU) est créé à Toulouse en 1968 et officialisé en 1972 ; la régulation se fait alors uniquement entre les SMUR et les services d'urgence hospitaliers. La régulation des appels d'urgence articulée entre les médecins de ville ou ruraux et les hôpitaux a été construite par étapes.

La généralisation des centres 15

En 1979, les SAMU commencent à pouvoir recevoir directement les appels du public. Simone Veil, alors ministre de la Santé, initie la mise en place des centres 15 départementaux chargés de la régulation des appels, le premier étant mis en service en mai 1980 à Troyes. À partir de ce moment, les médecins de garde libéraux, en l'absence de convention claire définissant les rôles de chacun, vivent plus ou moins l'activité des services d'urgence comme une concurrence, notamment pour les appels d'urgence non vitale. En 1981-1982, il n'y a pas partout de structures de coordination entre les médecins de garde libéraux et les centres 15 (pas encore généralisés) ; là où ces structures manquent, les renvois d'appels vers la garde médicale sont souvent jugés insuffisants. Une Fédération nationale des associations de permanence des soins et des urgences médicales (FNAPSUM) est constituée en 1978 et tente de coordonner les initiatives de ses membres, pour qui la permanence des soins doit être reconnue comme partie intégrante du champ d'activité des généralistes.

La recherche d'un équilibre secteur public – secteur privé

En 1983, un projet de loi, élaboré sous le ministre de Jack Ralite, propose un dispositif centré sur l'hôpital où, les Samu étant responsables

des centres 15, les médecins libéraux se trouvent en situation de dépendance. La FNAPSUM, en décembre, s'oppose à cette solution et plaide pour
un système équilibré, à égalité de pouvoirs sur les centres 15, ce qu'accepte
dans un premier temps Edmond Hervé, successeur de Jack Ralite à la Santé.

C'est finalement le 6 janvier 1986 que paraît une loi sur les urgences,
qui décide de généraliser les Samu et les centres 15 à tous les départements. Cette loi, portée et rapportée par le Pr Louis Lareng, fondateur du
Samu de Toulouse et député de Haute-Garonne, instaure la création de
comités départementaux d'aide médicale urgente (CODAMU) et des transports sanitaires, où les professionnels de santé peuvent être représentés ;
le fonctionnement des centres de régulation doit être régi avec les représentants syndicaux ou associatifs des médecins libéraux, selon des conventions
à établir localement.

Dans un premier temps, les urgentistes hospitaliers des Samu sont
prépondérants dans ces structures. Un front commun s'établit alors face
à ces derniers, entre la FNAPSUM, l'Union hospitalière privée (UHP) et
les généralistes, contre un risque de monopole du service public. Le conflit est
double : d'une part, entre les Samu et les généralistes, pour la participation
à la régulation des appels ; d'autre part, entre l'hôpital public et les cliniques
privées, celles-ci ne figurant pas sur la carte sanitaire des urgences.

Les rémunérations des médecins libéraux pour les gardes

En parallèle, dans le cadre de la convention médicale, la question
des urgences est discutée au long de l'année 1986, principalement à l'initiative d'un membre de la CSMF, Albert Bruyère. L'objectif est d'une part
d'assurer la présence des généralistes dans ce domaine, grâce à la création
d'associations départementales de type APSUM (Association pour la permanence des soins et urgences médicales), là où elles n'existent pas encore,
d'autre part de trouver un accord incitant les généralistes à assumer
la réponse aux urgences et à la régulation des appels, *via* une rémunération décente, tout en permettant de limiter l'utilisation des moyens lourds
que sont les sorties de SMUR, dont le coût est de l'ordre de 1 500 à
2 000 francs par sortie. Au cours de l'élaboration de cet accord, la fédération des SOS Médecins (*voir* infra) propose à Dominique Coudreau, directeur
de la CNAM-TS, d'assurer sans frais la régulation des urgences, là où elle
est implantée. SOS Médecins réclame en outre de disposer d'un numéro
d'appel distinct du 15. Cette proposition, jugée « économe », risque de
faire capoter le projet d'accord conventionnel et ne sera pas retenue. En
décembre 1986, un accord est conclu dans ce cadre : régulation rémunérée
à 3 C de l'heure des médecins libéraux régulateurs, cotation des heures

d'astreinte, K 25 pour des interventions lourdes à la demande du Centre 15. Ces dispositions sont soumises à la signature d'accords départementaux et représentent pour leurs concepteurs un bon exemple de complémentarité public/privé.

Une généralisation du dispositif de réponse aux appels urgents, à partir de 1987

La carte des centres 15 en métropole ne comporte en 1986 que 32 départements pourvus et 9 en préparation, et l'accord prévoit une expérimentation pour la régulation, d'une part sur 15 sites dotés d'un centre 15, d'autre part sur 15 autres sites ne comportant pas de centre 15, mais où fonctionnent des associations locales répondant à un ensemble de critères stricts. En fait, seuls 5 sites seront retenus en fin d'année 1987 par le Gouvernement. En novembre, le directeur général de la Santé, Jean-François Girard, estime que la participation des généralistes à la régulation est en progrès, et que les centres 15 devraient atteindre prochainement le nombre de 90 à 95 sur le territoire français.

De fait, les associations de garde locales se sont mobilisées, bien que de façon inégale, soit à la suite d'un travail de base de plusieurs années comme à Reims ou dans le Val-de-Marne, soit après la publication de la loi, comme à Paris où deux associations rivales ont fusionné, créant la Garde médicale de Paris (GMP), stimulées par la forte implantation locale de SOS Médecins.

Les décrets d'application, parus en décembre 1987, généralisent le numéro 15 pour la réception des appels d'urgence, et décident d'une interconnexion du 15 avec le 18 (ce qui met fin à une contestation des pompiers vis-à-vis des Samu) ; l'équilibre complémentaire entre hôpital public et médecins libéraux devra être assuré au moyen de conventions départementales respectant l'autonomie de ces derniers, mais aussi la répartition des tâches entre les divers intervenants. Reste le flou sur le manque de moyens de fonctionnement dédiés aux uns et aux autres.

SOS Médecins : complémentaire ou concurrent ?

Mais l'organisation des gardes de ville comportait de façon chronique des insuffisances avant la mise en place du dispositif de régulation précédent, soit par défaut d'entente entre médecins, soit par manque de motivation de ceux-ci pour cette activité jugée contraignante, motivation parfois découragée par des appels ne relevant pas véritablement de l'urgence, notamment en milieu urbain. SOS Médecins a su profiter de ces carences pour s'implanter et capter une grande part de cette activité.

Apparu en 1966 et déployé progressivement dans les villes, SOS Médecins est venu initialement combler un vide dans l'organisation de la permanence des soins, notamment en région parisienne. La première initiative a été lancée par le Dr Marcel Lascar, généraliste parisien, dont un des patients était décédé durant un week-end de 1966, faute de médecin disponible ; il organise alors un service médical d'urgence privé, disponible aux heures de nuit. L'association commence à fonctionner sous le nom de Groupement médical pour les visites à domicile, puis de SOS Docteur nuit avant de prendre le nom définitif de SOS Médecins, couvrant à ses débuts la plage horaire de 20 heures à 8 heures. Bientôt cette initiative fait des émules et on compte en 1982 quinze associations locales de ce type, en grande majorité urbaines. En 1983, dans le contexte du projet de loi sur l'organisation des urgences, les associations locales SOS se fédèrent en union nationale, présidée par Jean-Baptiste Delmas. SOS Médecins dispose de son propre plateau technique de régulation médicale, indépendant du dispositif public des centres 15. Les membres des SOS Médecins se posent en « prolongement des médecins de famille », et se déploient d'autant plus facilement que nombre de patients, notamment dans les grandes villes, n'ont pas de médecin traitant.

Les SOS Médecins locaux se sont donc vite popularisés, le public y trouvant un recours facile, au-delà même des urgences proprement dites, ce qui n'est pas sans induire des comportements de recours non justifiés, ni provoquer quelques tensions avec les médecins traitants. Les critiques de ces derniers visent aussi le fait que SOS Médecins, ne réalisant que des prises en charge ponctuelles, n'assument pas toutes les charges d'une pratique généraliste. Toutefois, certains des jeunes médecins y trouvent une solution qui leur évite une véritable installation, dans un contexte démographique difficile. Mais cette organisation devient peu à peu incontournable, réalisant deux cent cinquante mille visites en 1983, et établit des relations avec certains milieux officiels, tel l'Institut national de veille sanitaire, participant à des études épidémiologiques de grande ampleur, sur la grippe, la pathologie cardiovasculaire ou le suicide.

Toutefois les situations locales sont diverses, selon que les SOS sont constitués de généralistes installés, comme à Nice, ou non, comme à Paris, et selon les relations avec les représentants syndicaux. De fait, cette organisation se télescope avec l'accord conventionnel conclu en 1986 (*voir* supra) sur la rémunération des actes d'urgence des généralistes et celle de la régulation, qui vise, selon son négociateur Albert Bruyère, à reconquérir un champ d'activité pour les généralistes. Cela d'autant plus que cet accord envisage, entre autres, de réduire le nombre de visites à domicile non justifiées, que le système même des SOS Médecins tend à démultiplier.

Des divergences apparaissent sur ces questions au sein même de l'Union nationale des SOS Médecins. Mais lors de son congrès de juillet 1987, cette Union s'affirmera comme une organisation d'un libéralisme « pur et dur », s'opposant à toute velléité de monopole du service public sur les urgences.

Cependant, le secrétaire de l'association des gardes médicales de Paris, Alain Liwerant, considère alors que « SOS se conduit comme une entreprise à but lucratif et commercial ». De plus, SOS Médecins s'implante parfois dans des villes où le système de garde des généralistes fonctionne de façon satisfaisante et y développe des pratiques publicitaires telles que distribution de cartes et de tracts mentionnant leur numéro de téléphone, insertion dans les journaux locaux, sigles sur leurs voitures et emploi de gyrophares, contrevenant ainsi à l'interdiction de publicité stipulée par le code de déontologie. Ces pratiques seront à l'origine d'un procès intenté en 1988 par l'association Urgences Rennes Médecins, ce qui restreindra ces pratiques. Toutefois, le gyrophare restera autorisé en vertu d'une disposition concernant tout médecin concourant à la permanence des soins. À l'inverse de la situation de Rennes, un *modus vivendi* est trouvé à Bordeaux entre SOS Médecins et l'association locale des gardes et urgences.

En mars 1989 est créé un Syndicat national des médecins de permanence de soins, avec pour objectif de donner les mêmes règles du jeu à tous les généralistes concernés par l'urgence, et d'en faire supprimer tout caractère commercial. Sa première action est de déposer une plainte au conseil régional de l'Ordre contre les 150 membres de SOS Médecins parisiens, pour publicité illégale, qui aboutit à la suspension de 126 de ces médecins.

SOS Médecins s'implantera pourtant dans le paysage médical, toléré, puis accepté par les confrères installés en cabinet, car constituant une réponse pratique à une gestion plus tranquille de leur activité quotidienne, en ce qui concerne les demandes de soins non programmés. Dans cette optique, SOS Médecins France étendra son implantation en se dotant de cabinets de consultation, dans la quasi-totalité des villes où il est présent (soit 62). Ces lieux d'accueil fixe permettront de prendre en charge des patients en demande de soins urgents ou non programmés qui n'ont pas pu être effectués faute de médecins disponibles. Ce sera le cas à Paris en 2014, dans le 19e arrondissement, dans le but de « répondre aux besoins d'un quartier qui a une faible démographie médicale et qui jouxte plusieurs communes de banlieue, elles aussi sous-dotées en offres de soins ».

Un assouplissement de la permanence des soins en 2003 :
vers le volontariat

La baisse de la démographie médicale autour des années 2000 induit chez les généralistes une charge de travail sans cesse croissante, avec une baisse de la participation à la permanence des soins. Cette situation est prise en compte par un rapport du sénateur Charles Descours, remis à Jean-François Mattei le 22 janvier 2003, sur les conditions d'organisation des gardes. Ce rapport recommande le volontariat des médecins, la régulation (avec le 15 comme numéro d'appel unique) et la sectorisation départementale (à négocier avec les CODAMU).

Suite à cette mission, le projet de loi de la Sécurité sociale pour 2003 inclut un amendement qui introduit le principe du volontariat pour la participation des médecins à la permanence des soins. De son côté, l'Ordre national engage une mise à jour des articles 77 et 78 du code de déontologie pour y introduire cette notion (dans le texte, la garde reste « un devoir »), qui se traduira par un décret le 15 septembre suivant.

Jean-François Mattei soutient aussi le développement de maisons médicales de garde ou de formules équivalentes, en extension depuis quatre ans, notamment sous l'impulsion de MG France. Sur le terrain, les médecins disent ne pas avoir besoin de plus d'argent, mais de plus de temps, donc de gains en termes d'organisation.

La mise en œuvre de la permanence des soins donne encore lieu à débat en fin d'année 2003, en raison d'une nouvelle surcharge des urgences hospitalières due à une triple épidémie de bronchiolites, grippe et gastro-entérites, ce qui mène Jean-François Mattei à critiquer « l'insuffisance de médecins impliqués dans le système de garde ». La réplique des organisations de généralistes est générale :

– MG France rappelle que 8 000 généralistes assurent le dimanche 3 200 tours de garde et signale que l'hôpital développe à l'excès des activités qui relèvent des soins de ville (migraine, diabète, HTA) ;

– le SML réclame une rémunération attractive et une possibilité de repos compensateur ;

– la Coordination nationale des médecins[4] dénonce les difficultés rencontrées localement avec les CPAM pour obtenir l'aval des projets de permanence prévus ; la CONAT a par ailleurs établi une charte de la permanence des soins et appelle à la création dans chaque département d'un centre de réception et de régulation des appels (CRRA), doté d'un médecin régulateur rémunéré à 3 C de l'heure et d'un corps de médecins effecteurs

---

4. La CONAT, émanation de mouvements proches de la FMF, est née lors de la grève des gardes entre novembre 2001 et juin 2002.

volontaires recevant un forfait équivalent ; les consultations de nuit ne seraient prises en charge qu'entre 20 heures et minuit ;

– l'UNOF demande un statut clair pour ceux qui effectuent les permanences, une coordination entre les secteurs de ville et hospitalier et le lancement d'une campagne de sensibilisation des patients pour un meilleur usage de la permanence des soins.

Jean-François Mattei renvoie le sujet de la rémunération des régulateurs aux partenaires conventionnels.

L'organisation de la permanence des soins (PDS)
en 2004-2005 – maisons médicales de garde
et comités départementaux de l'aide médicale urgente (CODAMU)

Restée en souffrance depuis le changement de ministre de la Santé en mai 2004, et du fait des négociations de la nouvelle convention, cette question de la permanence des soins alimente une contestation qui resurgit périodiquement depuis le grand mouvement des coordinations de généralistes de 2002, dont elle avait été un élément déclencheur. Le problème est entretenu dans divers départements par les réquisitions notifiées par les préfets en cas de carence des services de garde.

Le rapport de Charles Descours de 2003 avait débroussaillé le sujet, permettant aux généralistes, souvent surchargés, de n'assurer les gardes de nuit que sur la base du volontariat, les appels devant être adressés à un numéro unique et la régulation devant s'organiser au sein des CODAMU. Des maisons médicales de garde sont créées un peu partout sur le territoire (150 existent ou sont en cours de création en mars 2004), à l'aide de financements temporaires du Fonds d'aide à la qualité des soins de ville, dans le but de restreindre les recours injustifiés aux urgences hospitalières et de diminuer et sécuriser les déplacements des médecins. Elles sont regroupées dans une fédération nationale (FMMG, Fédération des maisons médicales de garde).

L'orientation des appels vers un numéro unique n'est pas généralisée, en particulier là où SOS Médecins dispose d'un standard propre ; mais une concentration vers le 15 tendrait à surcharger les Samu et nécessite l'extension des centres de régulation, la coopération des diverses structures libérales de garde avec les urgences hospitalières et la participation des généralistes à la régulation, sous un statut acceptable en termes de rémunération et de responsabilité civile. Les autres aspects de la PDS (permanence des soins) concernent les secteurs géographiques et les horaires de garde, la rémunération des astreintes et celle des visites. Une Fédération nationale des associations de permanence des soins (Faps-Nat) est créée en avril 2004 sur l'initiative de la CONAT.

Ces éléments étaient en discussion dans le cadre de la précédente convention généraliste. Si des points de consensus, tels que la rémunération des astreintes et de la régulation à 3 C de l'heure ou la distinction des plages horaires (20 heures-minuit, 0-8 heures et le samedi après-midi), sont actés en mai 2004, la question de la rémunération des actes de garde régulés reste entière. La CNAM-TS envisage une dégressivité de la rémunération de l'astreinte, en fonction du nombre d'actes, ce qui divise les syndicats de médecins, entre signataires (MG France et SML) et non-signataires de cette convention (CSMF et FMF), plus la CONAT. Un accord est trouvé début juillet, traduit par un projet d'avenant n° 14. Mais une difficulté persiste du fait qu'un accord sur la garde des chirurgiens attribue à ceux-ci une astreinte rémunérée sans dégressivité de rémunération. Ce choix est soumis à l'arbitrage de Philippe Douste-Blazy, qui choisit de différer l'agrément de cet avenant, décidant de l'introduire dans les discussions à venir de la nouvelle convention. De ce fait, les nouvelles discussions remettent en cause ce que le projet d'avenant n° 14 avait prévu, notamment en termes de rémunération de la régulation et des astreintes.

Les mots d'ordre de grève des gardes sont aussitôt relancés par la CONAT, suivis par une recrudescence des réquisitions préfectorales, contre laquelle s'élève MG France avec un mot d'ordre d'arrêt des gardes de nuit à 23 heures.

Un accord de cadrage national des secteurs de garde et de régulation des appels

Fin 2004, un cadrage national des secteurs de gardes est attendu. Un avant-projet de décret est rédigé en février 2005, qui confie la régulation de la permanence aux SAMU ; cela suppose une interconnexion des centres de régulation libérale avec le 15. La redéfinition des secteurs géographiques de garde reste à préciser en fonction des situations locales, sachant que sur trois mille sept cent soixante-dix secteurs existants en 2003, seuls deux mille quatre cents sont actifs ; l'UNCAM souhaite pour cette raison en diminuer le nombre, ce qui suppose un redécoupage et une adaptation des moyens financiers. Cette mission incombera aux directeurs d'ARH et URCAM en coordination avec les professionnels locaux, avant la validation par les préfets.

La finalisation du décret tardant, les médecins se mettent en grève des gardes après minuit, d'abord en Bretagne, puis dans de nombreuses régions. Les urgentistes hospitaliers font de même, devant l'incertitude de l'attribution de nouveaux moyens. Le décret attendu est finalement publié le 8 avril, permettant de procéder à la diminution du nombre de secteurs de garde. La suite est à mettre au point dans la nouvelle convention. En fin de compte, un accord est trouvé courant avril 2005, qui comporte une généralisation de la régulation (avec une liaison entre les centres libéraux et les Samu), une réduction souple du nombre de secteurs de garde et une forte majoration des honoraires sous réserve que les actes d'urgence soient effectués selon l'appréciation d'un régulateur. Les conditions d'application relèveront d'accords locaux à établir dans le cadre des CODAMU ; les secteurs de garde pourront être mutualisés en seconde partie de nuit ou selon les saisons. MG France et la FMF estiment cependant que l'accord porte trop sur la revalorisation des actes de nuit au détriment des autres aspects : gardes de jour, permanence des soins des samedis après-midi.

L'accord conventionnel est finalement publié en juin 2005, son application étant soumise à l'insertion des majorations des tarifs de garde dans la nomenclature. Reste à régler le financement pérenne des maisons médicales de garde, dont le développement (cent quatre-vingts à ce stade) suscite des réserves de la part de la CSMF et du SML : il s'agit de ne pas avaliser sans frein – comme aux urgences hospitalières – des demandes de soins qui pourraient être programmées. En octobre, il reste encore un tiers des départements où la régulation est à organiser. La permanence du samedi après-midi n'a pas été traitée dans l'avenant. Nombre de réquisitions de médecins prises par les préfets dans des conditions contestables pour le fonctionnement des services de garde seront annulées après les recours déposés. Un rapport de l'IGAS critique sévèrement le coût financier de la revalorisation des astreintes et leur efficience, notamment celles effectuées dans le cadre des régulations libérales autonomes.

2.2 Champ d'application de la médecine générale

2.2.1 La dépossession des outils du médecin généraliste

La dépossession des outils du médecin généraliste ne peut s'appréhender qu'à l'aune du processus de spécialisation qui commence dès le XVIIIe siècle pour la médecine hospitalière. Mais il faut attendre les premières chaires de spécialités à la fin du XIXe siècle pour voir se développer timidement ce mouvement, limité initialement par de nombreux médecins opposés à cette spécialisation. Enfin, les évolutions sociales et technologiques qui voient le jour dans la première partie du XXe siècle apportent un coup d'accélérateur à cette dynamique. La loi du 6 octobre 1949 introduit officiellement le concept de spécialisation en fixant une liste de spécialités. L'Ordre des médecins gère cette spécialisation en contrôlant les certifications. Il fait alors préciser à chaque médecin s'il souhaite exercer aussi la médecine générale. Si la spécialisation est perçue à cette époque comme une extension de compétence et de pratique, sa pratique exclusive est vue comme une restriction de celles-ci. Certains médecins peuvent en effet demander une compétence dans une spécialité tout en continuant à exercer majoritairement la médecine générale, mais ce choix poussera de plus en plus de spécialistes à s'éloigner de la médecine générale. En 1958, la réforme Debré renforce l'avènement des spécialités en créant un corps d'élite hospitalo-universitaire. Il s'agit donc, à cette époque, de comprendre la spécialisation à travers le renoncement à l'exercice de la médecine générale. C'est, pour le généraliste, le début d'une lente dépossession. À mesure que les spécialités se développent, se réduisent les possibilités d'intervention du médecin généraliste.

Le médecin généraliste dans les années 1950 intervient largement et de manière invasive si cela est nécessaire. L'exemple suivant, issu de l'expérience de Gérard Véry[5] en tant que remplaçant, illustre cette capacité :

« C'est l'histoire du forgeron du pays qui m'appelle un jour, qui me dit que ça ne va pas, ça fait 15 jours que j'ai des piqûres péni-strepto, mais je n'arrive pas à respirer. Alors le médecin m'avait dit, tu verras le forgeron il est mal foutu, je lui fais une piqûre tous les jours. Tu continues comme ça, tu passes le matin, tu lui fais une piqûre. Alors il fallait aller vite, tu faisais ta piqûre et tu partais, car il n'y avait pas d'infirmière. Et puis la stérilisation des seringues, il me dit de ne pas me casser la tête, ils ont tous sur la table une bouteille d'alcool à brûler et un verre, tu mets l'alcool à brûler et tu rinces la seringue. Alors ce gars-là, le forgeron, quand même il respirait mal, je me dis je vais quand même l'examiner, alors je l'écoute un peu, il avait une matité pas possible d'un côté ! Puis il était fiévreux. Alors je prends une aiguille assez grosse, j'ai sorti un demi-litre de pus de sa plèvre. Quand on raconte ça maintenant ! On fait venir le SAMU maintenant ! Alors je lui ai continué sa péni-strepto. Un jour je reçois un coup de fil, le médecin me donne des nouvelles 15 jours après : il va vachement bien le forgeron, vous l'avez sauvé, il a repris le chemin du bistrot ! »

Les années 1970 sont pour la médecine moderne le moment d'une profonde mutation dont l'objectif est d'assurer une légitimité scientifique à l'action médicale. Cochrane, un des fondateurs de la médecine basée sur les preuves, pense en 1972 que la décision médicale doit se baser sur des « faits scientifiques » et non sur des « opinions médicales ». Ainsi, le développement des essais cliniques dans le courant de la seconde partie du XXe siècle sera mené par les spécialistes. Le premier essai clinique moderne randomisé a lieu en 1948 pour démontrer la supériorité

---

5. Entretien du 20 mars 2016 dans le cadre de la thèse d'exercice de Véronique Delaunoy. Gérard Véry, médecin généraliste né en 1927 exerçant encore en 2020 à Brunoy (91) a été membre fondateur de la SFMG. Son expérience de plus de soixante ans reste l'une des plus précieuses sur l'évolution des pratiques entre 1950 et 2010.

de la streptomycine contre le placebo. Et c'est essentiellement à l'hôpital, lieu de soins, d'enseignement et de recherche depuis les ordonnances Debré de 1958, que les conditions pour développer ces recherches existeront en France.

Ce processus de spécialisation induit de profonds changements dans le système de soins. Le premier est la dépossession d'un certain nombre de gestes et de missions jusque-là assurés par le généraliste. Au final, en dehors de la pratique des accouchements à domicile par le généraliste qui a presque complètement disparu entre l'après-Seconde Guerre mondiale et les années 1980-1990, la plupart des spécialités se sont développées sur des champs jusque-là inclus dans la pratique de la médecine générale. Cette concurrence constitue le second changement issu du processus de spécialisation. L'arrivée massive de spécialistes dans la pratique de ville a contribué à installer durablement en France à partir des années 1970 des concurrences pour les médecins généralistes, prolongées par des problèmes de légitimité, voire de perte de compétences[6]. Cette concurrence s'observe d'abord dans les champs de la pédiatrie et de la gynécologie, puis au fur et à mesure du XXe siècle dans quasiment tous les champs de la médecine, en particulier les spécialités non techniques. Le suivi des nourrissons, le suivi contraceptif et celui des grossesses, puis les infiltrations périarticulaires, ou la « petite » chirurgie ne seront plus pratiqués que par une minorité de généralistes. Ces pratiques persistent néanmoins en médecine générale, soit par nécessité, parce que l'accès local au spécialiste est difficile, soit par choix, parce que le généraliste les maîtrise.

2.2.2 Changement de paradigme : des pathologies aiguës aux pathologies chroniques

« Il y a 30 ans [...], je ne voyais que des pathologies aiguës. Aujourd'hui 40 % de mon cabinet ce sont des pathologies chroniques, avec des polypathologies, avec des gens âgés. Tu vois ça n'a rien à voir avec ce qu'il y avait il y a 30 ans. La vision du monde de la santé a changé. Il y a 30 ans tu travaillais, tu n'avais pas de secrétaire et tu faisais le ménage dans ton cabinet. Aujourd'hui si tu n'as pas une très petite entreprise, tu vas mourir. »

P. De Haas (entretien, 2016)

La seconde moitié du XXe siècle est largement marquée en ce qui concerne le champ médical par les modes de gestion des pathologies

---

6. Cela a aussi contribué à accroître les inégalités sociales de santé puisqu'un grand nombre de spécialistes, particulièrement dans les grandes agglomérations, sont conventionnés en secteur 2. En 2010, près de 40 % des spécialistes sont installés en secteur 2.

aiguës, principalement infectieuses, telles que cystites, rhinopharyngites, angines ou autres pneumopathies aiguës pour ne citer qu'elles. Or, l'arrivée progressive des antibiotiques depuis les années 1950 a considérablement modifié le pronostic des patients atteints de ces maladies, et leur gestion par le généraliste. Le corollaire de l'utilisation massive de ces antibiotiques par plusieurs générations de médecins est le développement de l'anti-biorésistance, largement liée à celle de maladie nosocomiale, mais aussi l'évolution des morbidités et des pratiques. Du point de vue des pathologies virales, la transformation de l'épidémie de VIH (virus de l'immuno-déficience humaine) d'une maladie infectieuse mortelle à brève échéance dans les années 1980 à une pathologie chronique dans les années 2000 a durablement scellé cette modification drastique des prises en soins des pathologies infectieuses, globalement dédiées à cette époque à l'aigu, vers des prises en soins chroniques. Cette évolution entraînera celle d'autres pathologies, principalement le cancer qui verra une augmentation importante des taux de survie à partir des années 2000, ère des biothérapies et des immunothérapies.

L'émergence des pathologies chroniques

La gestion de l'aigu en médecine générale a ainsi progressivement laissé sa place à celle des pathologies chroniques, dont le modèle incontesté, tant en termes de fréquence, de gravité ou de complexité de prise en charge, reste le diabète de type 2. Les progrès en termes de thérapeutique ou de prise en charge ne sont réellement palpables qu'à partir des années 1970. En France, l'utilisation de l'hémoglobine glyquée (HbA1c) pour le suivi du patient diabétique ne se généralise qu'au début du XXe siècle suite à la recommandation de l'ANAES parue en 1999. Cette même année, suite à ces recommandations, 50 % des patients diabétiques avaient bénéficié au moins une fois de la mesure de l'HbA1c (Duhot *et al.*, 2003). Nous assistons alors à un développement ininterrompu, depuis la fin des années 1990, de recommandations largement dirigées vers la gestion des pathologies chroniques qui vont progressivement occuper la plus grande part du temps des généralistes. Le diabète est évidemment central, mais les pathologies chroniques sont nombreuses, et ont augmenté lors de ces trente dernières années : elles comprennent à présent les pathologies cardiovasculaires, cancéreuses, infectieuses, mais aussi rhumatologiques ou psychiatriques. Ces recommandations (conférences de consensus et recommandations de bonne pratique) ont d'abord été écrites par et pour des spécialistes, souvent sur un mode inapproprié aux conditions de la pratique en médecine générale, qui intègre d'autres paramètres que ceux du registre biomédical. La pertinence, la faisabilité et l'applicabilité de ces recommandations en médecine de ville n'ont que trop rarement été prises en compte. En effet, l'intégration de ces recommandations « en vie réelle » est vouée à la négociation avec le patient, et légitimement modulée par son autonomie et la réalité de son environnement psychosocial (Bachimont *et al.*, 2006).

Ce basculement entre une pratique centrée sur les pathologies aiguës vers une nouvelle centrée sur la polypathologie correspond donc à un véritable changement de paradigme qui a des répercussions à plusieurs niveaux. D'abord sur le plan individuel, le généraliste se trouve confronté, dès les années 1980-1990 et plus encore au début du XXIe siècle, à un changement de contenu des consultations auquel il lui faut s'adapter. En effet, les motifs de recours liés aux pathologies chroniques s'additionnent à ceux des pathologies aiguës. Les conséquences en sont l'allongement des temps de consultation, de nouveaux modes d'organisation des soins et au final une diminution en termes de « temps de médecin disponible » expliquant pour une part la pénurie de médecins depuis les années 2000. À cette situation s'ajoute l'augmentation du temps de travail dédié à la prévention, au dépistage et à l'éducation thérapeutique, sans compter l'augmentation du temps de travail administratif.

La description du rôle du généraliste présentée dans l'introduction de cet ouvrage a résulté des efforts pour définir la médecine générale et son cadre conceptuel. En précisant ce cadre, le travail de consensus a validé ces définitions, mais a aussi enrichi ses missions, qui ont été reprises en 2009 dans l'article 36 de la loi HPST et inscrites dans le Code de la santé publique : outre la mission curative traditionnelle, cette loi reconnaît deux autres types de missions, la prévention et la continuité des soins (celles-ci englobant le champ des soins dits « non programmés », qui étaient inclus depuis longtemps au cœur de l'activité des généralistes).

2.2.3 Développement de la médecine préventive

La médecine préventive est née dans le sillon de l'hygiénisme du XIXe siècle et la vaccination reste une de ses mesures essentielles sur le plan médical. Les autres mesures concernent le champ social avec, pour ne citer que quelques exemples, le développement des réseaux d'égouts, des poubelles, et la salubrité des logements. Après que la médecine a développé au cours du XXe siècle son volet curatif, elle revient sur cette notion de prévention. Dépossédé d'une partie de ses activités curatives, le généraliste s'impose naturellement comme le médecin en charge des missions de prévention.

Jusqu'aux années 1970, les missions de prévention individuelle du généraliste sont peu précisées. En 1975, l'Inserm analyse les contenus de consultations de 552 médecins généralistes répartis sur le territoire et concernant 14 310 patients (Bucquet, 1984). Les conclusions révèlent que 11 % de ces actes sont rattachables à la prévention. Rapporté aux 156 millions d'actes annuels généralistes en 1974, cela en représente plus de 17 millions. Il y est également évalué que 5 % de la charge globale de travail en médecine générale concerne le travail préventif. Ainsi : « Plus importante chez les femmes, la proportion d'actes de prévention présente deux pics selon l'âge : un premier chez les très jeunes enfants et un second vers 15-24 ans chez les femmes et à un moindre niveau chez les hommes. Si la fréquence des actes de prévention ne diffère pas entre les zones urbaines ou rurales ou selon le sexe du médecin, le contenu de ces actes apparaît différent, particulièrement pour ce qui est de la contraception. Les médecins âgés de plus de 60 ans font moitié moins de prévention que leurs collègues plus jeunes, le déficit portant sur la contraception et la surveillance materno-infantile. » Il s'agit d'un premier constat. La conclusion de cet article y fait également mention d'un développement possible : « Il semble que les médecins généralistes sont, de par leur situation en première ligne, bien placés pour soutenir et promouvoir auprès de leurs patients une démarche, une connaissance préventive qui permettraient à ces derniers d'accéder à la maîtrise accrue des événements marquant leur existence, que ces événements soient physiologiques, relationnels, environnementaux ou professionnels. » La conférence d'Alma-Ata définit les soins primaires trois ans plus tard, en 1978, et place la médecine occidentale sur le chemin de la prévention (*voir Partie I, § 18.1, note 147*).

Cependant, si les missions de prévention et de dépistage du médecin généraliste sont reconnues dans le Code de santé publique depuis 2009, la médecine préventive comme pratique intégrante de la médecine générale est encore trop méconnue au début du XXIe siècle. Ainsi, un article de Didier Sicard[7], publié en 2005 sur les perspectives de la médecine préventive et prédictive, mentionne « la médecine de collectivité, scolaire, universitaire et du travail » comme acteur de la médecine préventive. À aucun moment la médecine générale n'est évoquée, tel un scotome géant dans le paysage médical sur ce que des milliers de généralistes font tous les jours depuis des dizaines d'années : de la prévention primaire, secondaire, tertiaire, quaternaire, et du dépistage pour ne parler que du plus prégnant.

---

7. Professeur émérite de médecine à l'université Paris-Descartes, Didier Sicard a été président du Comité consultatif national d'éthique de 1999 à 2007.

Les différents niveaux de prévention

L'OMS définit en 1948 la prévention comme « l'ensemble des mesures visant à éviter ou réduire le nombre et la gravité des maladies, des accidents et des handicaps ». Elle distingue par ailleurs trois niveaux de prévention (primaire, secondaire et tertiaire) dans lesquels le médecin généraliste peut avoir une implication. Un quatrième type de prévention est apparu en 1986 sous l'impulsion du généraliste belge Marc Jamoulle et représente le risque de la population face à la surmédicalisation[8]. Celle-ci, non reconnue par l'OMS, l'est néanmoins par la WONCA en 2003.

Le dépistage

Une avancée majeure, et tardive, concerne les dépistages dits « organisés » dans lesquels le généraliste a trouvé avec le temps une place importante dans le relais de l'information et dans une participation effective aux actions de dépistage. Un dépistage est dit « organisé » quand les institutions s'impliquent dans sa mise en œuvre au plan collectif. Le premier à avoir été mis en place est le dépistage du cancer du côlon par le biais de l'Hémoccult®. Testé localement dans quelques départements à partir du milieu des années 1980, puis à l'échelle régionale dans les années 1990 (Herbert et al., 1999), le test Hémoccult® a finalement été validé au cours d'une étude menée dans 21 départements en 2002. Il est généralisé à l'ensemble de la population en 2005 avec une participation du médecin généraliste. Une des études ayant permis de démontrer l'efficacité et la faisabilité de ce dépistage lors de la période 2002-2003 (pendant la phase test) révèle que « plus une personne consulte un médecin généraliste, plus elle fait fréquemment un Hémoccult, puisque c'est le médecin généraliste qui fournit le test, dans le cadre du dépistage organisé » (Serra et al., 2008). Le dépistage organisé du cancer du sein a été mis en place en 2004. Ce sont jusqu'en 2010 les deux seuls dépistages organisés existants et ils concernent la même population en termes d'âge (50 à 74 ans). L'adhésion des médecins généralistes au dépistage est large et conditionne son efficacité, dès lors que l'organisation les y implique. Dans une étude portée par l'Institut national du cancer et l'institut BVA en 2010, 66 % des généralistes considèrent leur rôle comme indispensable dans le dépistage du cancer du côlon et 60 % pour le dépistage du

---

8. La décision d'une intervention médicale est une décision partagée, entre le médecin et son patient, qui doit être faite à la lumière de la balance bénéfices/risques. L'idée que cette balance puisse être défavorable n'est pas récente mais n'a été formalisée à travers le concept de too much medicine (surmédicalisation) que dans les années 1970 aux États-Unis. Importée en Europe dans les années 1980, elle s'est progressivement fait une place dans le champ de la pratique généraliste. En effet, le médecin généraliste de premier recours, par son rôle d'adressage vers les soins secondaires, est le garant de la médicalisation ou non de son patient.

cancer du sein[9]. En 2015, 17 000 diagnostics de cancer du sein et 3 000 du cancer du côlon seront réalisés.

En somme, si la médecine préventive a toujours fait partie de l'activité du généraliste, sa part et son importance ont augmenté depuis la fin du xxᵉ siècle. *Le Livre vert du Mouvement d'action des généralistes* publié en février 1986 relevait déjà cet état de fait : « en cette fin de xxᵉ siècle, aux périls des maladies infectieuses ont succédé de nouveaux fléaux qui ont pour nom les maladies cardiovasculaires, les cancers, les affections psychiatriques, les accidents de la route, l'alcool et le tabac ». Mais la complexité de cette tâche réside probablement dans l'intrication, au sein d'une même consultation, de plusieurs motifs d'ordre curatif, mais aussi préventif, de telle sorte que « l'opposition curatif/préventif ne répond plus à aucune réalité puisque l'interpénétration de ces composantes est une caractéristique spécifique de l'acte de médecine générale[10] ».

2.3 Informatisation de l'entreprise médicale généraliste

Guillaume Coindard

Les premiers ordinateurs apparaissent dans les années 1930, de manière tout à fait discrète et réservée aux milieux de la recherche. L'invention du transistor en 1947 permet de développer les nouvelles générations de calculateurs, puis celle des circuits intégrés en 1958 concrétise à grande échelle ce qui sera considéré comme une des principales avancées technologiques du xxᵉ siècle. Dès les années 1970, les micro-ordinateurs commencent à apparaître. Ils sont très rapidement intégrés dans le quotidien de la société française, pour une utilisation d'abord professionnelle, puis familiale.

2.3.1 L'irruption de l'informatique dans le champ médical

Alors que l'informatique se déploie dans la plupart des secteurs de l'économie dès la fin des années 1970, le milieu médical tarde à se lancer dans cette révolution… Jusqu'en 1995, les médecins informatisés font figure d'exception. Il s'agit souvent de passionnés attirés par ce qui apparaissait comme une innovation prometteuse dans les années 1980.

---

9. Enquêtes et sondages, « Médecins généralistes et dépistages des cancers », Inca/BVA, septembre 2010.

10. Jean-Luc Gallais, *Document de recherche de la SFMG*, 1982.

Pour autant, un certain nombre de craintes apparaissent au cours des années 1980 sur l'usage de l'informatique dans les soins. Marc Jamoulle[11], généraliste belge, écrit en 1986 dans les suites d'un colloque sur l'informatisation de la médecine générale[12] : « Introduire l'informatique dans une relation humaine est un jeu dangereux. La déshumanisation des rapports sociaux et la rupture de communication sont une caractéristique de notre société nord-occidentale. Le cabinet de médecine générale est un des lieux privilégiés de la parole secrète, de l'éclosion de la confiance, un refuge de la parole. La parole souffrante [...] ne peut s'encombrer de machines et de technologie. La sophistication technologique et l'industrialisation de la médecine ont déjà enlevé toute voix au malade, l'introduction de la micro-informatique dans le bureau médical pourrait le paralyser complètement dans sa démarche consciente sur la vie. Le "micro" peut donc très rapidement devenir un simple instrument complémentaire de mise en boîte. [...] Mais il peut être un instrument de gestion, d'organisation et de contrôle de l'activité médicale, tellement puissant qu'il serait peu adéquat de s'en passer par simple peur de l'utiliser. »

La place qu'occupe l'ordinateur dans la consultation est un problème évoqué par les patients dans la bonne tenue du colloque singulier, le médecin pouvant avoir tendance à fixer son écran plutôt que son patient. En tout état de cause, l'ordinateur modifie la relation et la communication du médecin avec son patient. Ce nouveau « tiers » dans la consultation peut en bouleverser l'équilibre. Si l'on peut supposer que l'informatique réduit le temps de consultation, plusieurs études réalisées dans les années 1980-1990 tendent à démontrer l'inverse, une augmentation de 48 à 130 secondes de plus par consultation avec une diminution au fur et à mesure du temps qui semble variable (Mitchell *et al.*, 2001). Mais ces contraintes ne doivent pas masquer les avantages réels d'une bonne utilisation. En témoigne son utilisation répandue au sein des cabinets médicaux selon différents aspects de l'exercice.

Une impulsion vers l'informatisation des médecins libéraux

Vers le début des années 1990, des syndicats médicaux prennent en compte les apports de l'informatique dans la modernisation du système de santé, sous ses divers enjeux, et créent leurs sociétés dédiées à ce développement (Ophis pour la CSMF, Medsyn pour MG France).

---

11. Marc Jamoulle est reconnu pour son implication dans les systèmes d'information en médecine générale (CISP, Q *codes*).

12. Les informa-G-iciens, Les professionnels de l'informatique dans leurs rapports avec les utilisateurs, Actes des IIIe journées de réflexion sur l'informatique (3e JRI), Namur, 28 et 29 novembre 1986.

L'ordonnance Juppé du 24 avril 1996 relative à la maîtrise des dépenses de santé lance le premier développement de l'informatisation de la santé. La carte de professionnel de santé voit le jour la même année, puis la carte SESAM-Vitale en 1998 permet la télétransmission des feuilles de soins électroniques (FSE), devant à terme remplacer les feuilles de soins papier utilisées jusque-là[13]. Le RSS, vaste intranet d'intérêt général, est créé et géré par Cegetel (Compagnie générale de télécommunication) suite à un appel d'offres de l'État pour permettre la transmission de ces FSE. C'est le point de départ d'une intense informatisation de la médecine.

Suite à cette ordonnance, le Fonds de réorientation et de modernisation de la médecine libérale[14] (FORMMEL) déploie des aides financières à hauteur de 7 000 francs[15] pour aider chaque médecin à s'équiper en matériel médical et 2 000 francs pour couvrir les frais liés à la télétransmission des FSE[16]. Ces aides financières, qui s'élèvent au total à 408 millions de francs (62,2 millions d'euros), permettent à une majorité de généralistes de s'équiper en l'espace de trois ans. En 1997, une étude menée par Danièle Lévy, sociologue, relève un taux d'informatisation de 34 % sur un échantillon représentatif de 1 700 généralistes (Lévy *et al.*, 1997). Parmi eux, 12 % ne s'en servent pas personnellement (usage par la secrétaire ou la personne responsable de la comptabilité du cabinet[17]). Ce taux passe à 65 % au printemps 1999, loin de l'objectif de 100 % à l'horizon 1998 annoncé par le ministère de la Santé. Une enquête menée par le Cessim-Cam[18] rapporté par le journal le Généraliste du 21 mai 1999 un taux d'informatisation de 72 % des médecins généralistes.

Reste alors à définir ce que l'on entend par informatisation, car être informatisé ne signifie pas nécessairement utiliser l'informatique.

---

13. Le taux de télétransmission des FSE sera de 83,4 % en 2010 (à cette date, ce taux sera de 60 % pour les spécialistes).

14. Le Fonds de réorientation et de modernisation de la médecine libérale a été créé par l'ordonnance du 24 avril 1996.

15. Le premier prix d'un micro-ordinateur grand public en 1997 était autour de 5 000 francs.

16. Ce financement provient d'un prélèvement obligatoire l'année précédente sur les revenus des médecins généralistes. La réversion de ces aides pour l'informatisation des cabinets s'accompagne d'un engagement à télétransmettre au moins 90 % des feuilles de soins (*voir Partie I, 13.5*).

17. Dans la période 1990-2004, 15 % des médecins généralistes hommes de plus de 55 ans bénéficiaient d'une « aide familiale », leur femme pour l'essentiel, afin de les aider dans les tâches de secrétariat, ménage et comptabilité (DREES, « La situation professionnelle des conjoints de médecins », étude et résultats n° 430 de septembre 2005).

18. Centre d'études sur les supports spécialisés de l'information médicale.

Les questions de formation à cet usage sont alors citées pour expliquer le délai d'appropriation de l'outil par les médecins libéraux. Taper au clavier était jusqu'alors une tâche dédiée aux secrétaires. Par ailleurs, la faiblesse du débit internet est largement mise en cause par un rapport du Sénat du 3 novembre 2005 faisant mention de 20 % seulement des généralistes qui bénéficient d'Internet haut débit[19]. « Je me souviens des vendredis soir ou la télétransmission prenait 30 minutes, car il fallait le faire absolument dans les 24 heures... », évoque un médecin généraliste interviewé dans le cadre de notre ouvrage.

Dans le même temps, la plupart des sociétés en France vivent cette transformation informatique puisqu'on estime qu'« en 1997, toutes les entreprises de plus de 50 salariés utilisent l'informatique au moins pour leurs activités de gestion » (Lévy *et al.*, 1997). Mais les cabinets médicaux sont des microentreprises et les difficultés à intégrer ces nouveaux outils, tant sur le plan financier que du temps d'investissement pour les maîtriser, expliquent en partie leur informatisation plus tardive, mais néanmoins massive. Pour tenter de mieux comprendre cette dynamique, le FORMMEL a déployé en 1999 une vaste enquête portant sur 3 200 médecins (dont 88 % de médecins généralistes) informatisés (Dourgnon *et al.*, 2000).

L'objectif est alors d'évaluer les apports de l'informatique dans la pratique quotidienne. Les résultats de cette enquête ont montré qu'un tiers des médecins se sont dit opérationnels au bout d'une semaine d'utilisation. Huit fonctions « support » ont été évaluées : la gestion des dossiers médicaux, l'aide à la prescription et au diagnostic, la messagerie électronique, l'optimisation médico-économique des actes et prescriptions, l'accès aux bases de données, l'analyse comparative de l'activité, les échanges de données pour les patients[20], l'utilisation des forums de discussion, l'échange de données de nature collective[21] et l'acquisition de données quantifiables. Parmi les résultats les plus significatifs, 99 % des médecins interrogés utilisent l'informatique pour la gestion des dossiers médicaux de leurs patients. La messagerie électronique n'est utilisée que par 73 % des médecins interrogés en début d'étude, et 90 % en fin d'étude. Les résultats complets de l'étude sont présentés dans la figure 2 :

---

19. M. Jean-Jacques Jégou, sénateur, « L'informatisation dans le secteur de la santé : prendre enfin la mesure des enjeux », rapport d'information, 3 novembre 2005.

20. Ces échanges correspondent aux transmissions de résultats d'examens biologiques et aux transferts de documents numérisés (ECG, comptes-rendus, etc.).

21. Ces échanges correspondent aux transmissions de données anonymisées et agrégées dans le cadre, par exemple, d'une veille sanitaire ou de recherche.

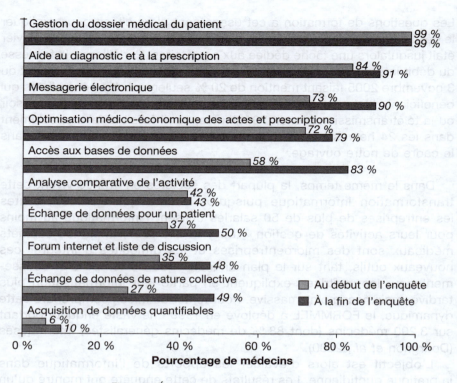

*Figure 5. Évolution de l'utilisation des fonctions
au début et à la fin de l'étude*

Cette étude, la première du genre, n'a concerné que des médecins déjà informatisés et pour une partie d'entre eux depuis fort longtemps. Il s'agit donc d'un panel de médecins à la fois concernés par l'informatique, et engagés dans son développement. La figure 3 présente les taux d'informatisation en fonction du temps pour les médecins interrogés. S'il s'agit d'une pratique très marginale, on constate que quelques médecins se sont informatisés très tôt.

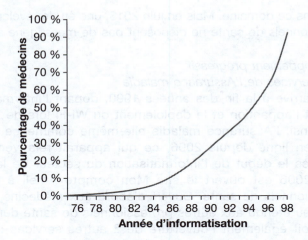

*Figure 6. Taux d'informatisation des médecins interrogés
dans l'enquête du FORMMEL en fonction de l'année*

2.3.2 Le développement progressif de l'e-santé

Ce qui est devenu l'e-santé, une caractéristique spécifique « les services du numérique au service du bien-être de la personne », s'est installé durablement dans l'organisation des soins. *L'e-santé* se comprend à travers divers outils pour la plupart déjà présents dans le rapport du FORMMEL de 2000 : le dossier patient informatisé, le logiciel d'aide à la prescription, la messagerie sécurisée, la télémédecine et le dossier médical partagé. À cette liste peuvent s'intégrer les différents téléservices mis en place par l'Assurance maladie, ainsi que le logiciel de télétransmission de feuilles de soins.

L'apparition des messageries sécurisées
entre professionnels de santé

L'Association pour la promotion de l'informatique de la communication en médecine (Apicem, association loi 1901) voit le jour en 1996. Elle crée sous son giron plusieurs sociétés (Apicem Sarl en 2001, Apicrypt Logistique en 2009 et Apicem Développement en 2012) qui participeront à la création et au développement de la première messagerie sécurisée médicale fin 2001. D'autres suivront, comme MS Santé qui se développera dans les années 2010 sous gouvernance publique. Cette décision d'uniformisation des systèmes de communication entre professionnels de santé suit la création, fin 2009, de l'Agence des systèmes d'information partagés de santé (Asip Santé[22]) dont l'objectif est de favoriser le développement des systèmes d'information

---

22. Cette agence d'État deviendra en 2018 l'Agence numérique en santé (ANS). Sous gouvernance de l'État, de l'Assurance maladie et de la Caisse nationale de solidarité pour

partagés dans ce domaine. Mais en juin 2013, une étude révélera que 95 % des professionnels de santé ne disposent pas de messagerie sécurisée.

Le développement progressif
des téléservices de l'Assurance maladie

Internet arrive à la fin des années 1990, dopant l'informatisation en cours, avant l'apparition et le déploiement du Wi-Fi lors de la décennie suivante. Ainsi, l'Assurance maladie elle-même commence à proposer des outils en ligne depuis 2006, ce qui apparaît relativement tardif, dix ans après le début de l'informatisation du secteur de la santé. En décembre 2006 est ouvert le site Mon compte Ameli à destination des professionnels de santé. Ouvert d'abord aux médecins, ce service est peu à peu étendu aux autres professionnels de santé durant l'année 2007, qui voit également l'ouverture de 2 autres services : le compte Ameli pour les assurés et le compte Employeur (attestation de salaire en ligne et déclaration d'accident de travail). Début 2008, 133 200 établissements, 128 000 professionnels de santé et 600 000 assurés ont ouvert leur « compte Ameli[23] ». Ces services disponibles avec la CPS pour les professionnels de santé permettent dans un premier temps de consulter leur propre compte professionnel (particulièrement les remboursements). Rapidement, ces téléservices s'enrichissent à partir de 2009 des autres formalités réalisables en ligne (déclaration de médecin traitant, protocoles de soins électroniques, avis d'arrêts de travail, certificats d'accident de travail, bons de transport, etc.).

Pour autant, l'utilisation par less généralistes des outils en ligne n'est pas immédiate. Un document de la Cour des comptes de 2012 fait le constat de la lenteur (selon les tutelles) de cette appropriation : « L'avis d'arrêt de travail dématérialisé (dit "AAT") a été déployé à l'automne 2010 sur Espace pro, mais n'a connu dans sa première version que peu de succès. En un an, 4 700 médecins l'auraient utilisé pour réaliser 46 000 AAT, soit 0,7 % du nombre annuel d'arrêts maladie[24]. » Une deuxième version de l'avis d'arrêt de travail en ligne verra le jour fin 2011 et ses simplifications dans les années suivantes permettront une appropriation acceptable. Malgré cela, 23 % des avis d'arrêt de travail seront dématérialisés en 2017, loin de l'objectif de 50 % en 2016. Les raisons de la faible utilisation des téléservices par

---

l'autonomie, ses principales missions initiales étaient la maîtrise d'ouvrage du DMP et de la messagerie sécurisée de santé (réalisation et déploiement).

23. Point d'information de la Caisse nationale d'assurance maladie, 22 avril 2008.

24. Communication à la commission des affaires sociales et à la mission d'évaluation et de contrôle des lois de financement de l'Assemblée nationale. *Les arrêts de travail et les indemnités journalières versées au titre de la maladie, document de la Cour des comptes*, juillet 2012.

les généralistes sont peu étudiées, et une question demeure : les nouvelles générations de généralistes, nées à l'ère du numérique, s'approprieront-elles davantage ces nouveaux outils ?

Le logiciel métier au cœur
de l'informatisation du généraliste

Les premiers dossiers patients informatisés voient le jour au tout début des années 1980, Médigest en 1981 et 123 Santé en 1982. Ils permettent une saisie en texte libre et chronologique des contenus de consultation et la rédaction des ordonnances. Certains généralistes vont jusqu'à créer eux-mêmes leurs propres logiciels. Puis le développement de ces outils s'accélère dans les deux décennies suivantes, l'offre devenant pléthorique. La loi du 13 août 2004 relative à l'Assurance maladie charge la HAS de mettre en place la certification des logiciels d'aide à la prescription (LAP). Par le biais du Comité français de certification (Cofrac), cette certification deviendra obligatoire avec la loi du 29 décembre 2011, dans le but de garantir la sécurité des patients en termes de prescription. Elle prendra en compte les questions relatives aux choix des médicaments, les alertes de contre-indication et d'interaction, la disponibilité de différentes informations sur le médicament et l'ergonomie et l'interface du logiciel. Les LAP certifiés deviendront rapidement un des critères d'attribution de la Rosp. En 2018, soixante-seize certificats seront délivrés[25]. En plus de certification des LAP, les logiciels de gestion des dossiers devront être labellisés pour les maisons de santé pluridisciplinaires dans une logique d'utilisation partagée.

Évolution du logiciel de gestion du dossier médical

Le dossier médical informatique structuré

La consultation, ou épisode de soins ou « problème », est structurée sur le modèle « Soap ». Sont ainsi saisis pour chaque problème :
  – les éléments subjectifs S (apportés par le patient) ;
  – les éléments objectifs O (issus de l'examen clinique et des examens complémentaires) ;
  – l'appréciation A apportée par le médecin ;
  – le plan de prise en charge du problème.

Le logiciel médical orienté problème (POMR ou *Problem Oriented Medical Record*[26])

---

25. L'offre des logiciels métiers sera de trente-neuf logiciels certifiés par la HAS en 2014 et soixante-six en 2017.

26. (CPMG, 1998).

Il s'agit de structurer le dossier de gestion du dossier médical en prenant en compte les caractéristiques de la consultation des patients en médecine générale :
- les patients ont des problèmes multiples et, à chaque contact médical, plusieurs de ces problèmes sont abordés ;
- la prise en charge des problèmes est étalée sur une longue période et en plusieurs consultations par an ;
- le dossier doit permettre de visualiser aussi bien l'ensemble des problèmes abordés lors d'un contact que le suivi longitudinal de chaque problème.

Le logiciel permet ainsi d'établir une vue d'ensemble des consultations : chacune pouvant comporter plusieurs motifs et, à partir de l'historique, il est possible d'afficher toutes les consultations se rapportant par exemple au diabète.

Le tableau de bord de suivi (Falcoff et al., 2009)
À partir des liens entre les différents éléments du dossier médical et le(s) problèmes(s) de santé identifié(s) du patient (dossier POMR), le logiciel peut éditer un tableau reprenant les éléments du dossier : examen clinique, résultats biologiques, date des consultations spécialisées ; résultats et dates de réalisation, y compris les dates des examens à venir et à programmer. L'intérêt de ces tableaux de bord de suivi (TBS) est aussi d'afficher les rappels réalisés au cours de la consultation du patient à l'ouverture et/ou la fermeture de son dossier. Les TBS ont pu être implémentés dans différents logiciels.

La certification des logiciels d'aide à la prescription
Elle sera mise en place en 2011 et nécessitera l'agrément des bases de données sur les médicaments (Claude Bernard, Vidal, Thériaque, Thésorimed) qui doivent mettre à disposition le SMR, l'ASMR et des liens vers les avis de commission de la transparence sur le site de la HAS et organiser leur information afin de permettre la sécurisation des prescriptions en dénomination commune internationale.

Les services d'aide à la décision médicale
surfent sur Internet
Avec le développement d'Internet sont apparus des outils numériques en ligne d'aide à la décision en situation réelle de pratique. Il s'agit en général de sites internet. Le site du Centre de référence sur les agents tératogènes (CRAT) est un des tout premiers à avoir vu le jour (2006[27]). Parmi les sites

---

27. Elisabeth Elefant, embryologiste à l'AP-HP, a conçu ce service, basé à l'hôpital Armand-Trousseau. Après avoir développé une ligne téléphonique destinée aux médecins, elle sera aidée transitoirement par le Fonds de promotion de l'information médicale et médico-économique (Fopim, HAS) ce site internet devenu la référence en matière d'exposition aux agents exogènes des femmes enceintes ou allaitantes. Son financement a été abondé par l'AP-HP et l'INVS, puis

construits et utilisés par les généralistes figure Antibioclic, créé en 2011, qui se définit comme un outil d'aide à la décision en matière d'antibiothérapie. Une multitude de sites fleuriront les années suivantes de sorte que l'offre pour le généraliste deviendra vite importante.

Ces évolutions permettent une amélioration notable du travail des généralistes. Accès aux données médicales, aux informations administratives, aux sources institutionnelles sont parmi les plus recherchés en cours de consultation. Plusieurs travaux mettront en évidence les principaux sites utilisés en consultation par les généralistes français. L'un d'eux, portant sur 354 généralistes (Vivaldi, 2016), révélera que, en 2015, les 10 sites les plus utilisés seront par ordre décroissant : Ameli.fr (94,9 %), les sites de conseils aux voyageurs (88,4 %), le CRAT (78 %), les sites des facultés de médecine (77,7 %), Vidal (75,4 %), Antibioclic (66,9 %), les sites de recommandations de bonne pratique (63,8 %), Prescrire (63 %), Orphanet[28] (61,8 %), les sites des sociétés savantes (46 %).

Le dossier médical partagé (DMP),
serpent de mer de la numérisation de la santé
Parmi les dernières avancées technologiques, le dossier médical partagé souffre, malgré (et du fait de) plusieurs lancements, d'une absence d'appropriation de la part des médecins en général, et des généralistes en particulier. Après une première ébauche dans les années 1990 (*voir Partie I, § 9.13, 10.8 et 10.9*), la concrétisation du DMP commence dans la loi du 13 août 2004 relative à l'Assurance maladie. Le DMP devait permettre de soigner mieux à moindre coût en permettant de limiter les examens redondants. Après des premiers travaux, expérimentations et audit peu convaincants, le projet est mis de côté pour des raisons de confidentialité des données médicales. Relancé en 2008 sous le nom de dossier médical partagé, puis en 2013 (DMP de deuxième génération) et malgré une ouverture en ligne en novembre 2018, le DMP restera très confidentiel et globalement peu utilisé par les généralistes.

L'essor timide de la télémédecine
Enfin, la télémédecine, composante à part entière de *l'e-santé*, se développe au début des années 2000. En 2010, un décret en fixe la définition.

---

l'ANSM (Agence nationale de sécurité du médicament) et la DGOS, de manière indépendante de l'industrie pharmaceutique.

28. Créé en France en 1997, Orphanet est devenu grâce à des fonds européens et fort d'un réseau de quarante et un pays participant au projet, le plus grand portail d'information en ligne sur les maladies rares et les médicaments orphelins.

Dernière-née de *l'e-santé*, la téléconsultation pour le médecin généraliste reste encore très confidentielle jusqu'en 2010.

Décret n° 2010-1229 du 19 octobre 2010 définissant la télémédecine (art. R. 6316-1)

Relèvent de la télémédecine définie à l'article L. 6316-1 les actes médicaux, réalisés à distance, au moyen d'un dispositif utilisant les technologies de l'information et de la communication. Constituent des actes de télémédecine :

« 1° *La téléconsultation*, qui a pour objet de permettre à un professionnel médical de donner une consultation à distance à un patient. Un professionnel de santé peut être présent auprès du patient et, le cas échéant, assister le professionnel médical au cours de la téléconsultation. Les psychologues mentionnés à l'article 44 de la loi n° 85-772 du 25 juillet 1985 portant diverses dispositions d'ordre social peuvent également être présents auprès du patient ;

« 2° *La télé-expertise*, qui a pour objet de permettre à un professionnel médical de solliciter à distance l'avis d'un ou de plusieurs professionnels en raison de leurs compétences particulières, sur la base des informations médicales liées à la prise en charge d'un patient ;

« 3° *La télésurveillance médicale*, qui a pour objet de permettre à un professionnel médical d'interpréter à distance les données nécessaires au suivi médical d'un patient et, le cas échéant, de prendre des décisions relatives à sa prise en charge. L'enregistrement et la transmission des données peuvent être automatisés ou réalisés par le patient lui-même ou par un professionnel de santé ;

« 4° *La téléassistance médicale*, qui a pour objet de permettre à un professionnel de santé d'assister à distance un autre professionnel au cours de la réalisation d'un acte ;

« 5° La réponse médicale qui est apportée dans le cadre de la régulation[29] mentionnée à l'article L. 6311-2 et au troisième alinéa de l'article L. 6314-1. »

2.3.3 L'informatique comme outil au service de la pratique du généraliste

Intérêt du codage des actes

L'intérêt du codage des actes réalisés en médecine générale réside dans plusieurs niveaux d'utilité. Sur le plan individuel, le codage des actes réalisés permet d'organiser plus facilement le dossier de ses patients et d'implémenter des outils de suivi et de gestion de sa patientèle (*voir* infra). Sur le plan collectif, il permet d'utiliser un langage commun permettant

---

29. Il s'agit ici de la régulation médicale, comme celle apportée par le centre 15.

le suivi de l'activité des généralistes sur un territoire donné, ouvrant la voie à la recherche en soins primaires. L'informatique a permis de développer ce potentiel.

Mais comme le rappelle Gérard de Pouvourville[30] en 2001, le codage en médecine de ville soulève de nombreuses questions. Pour quoi faire ? Comment faire (de Pouvourville, 2001b) ? Et quel langage utiliser (de Pouvourville, 2001a) ? Car il ne suffit pas de disposer d'un ordinateur, ni même d'un logiciel métier pour pouvoir coder les pathologies observées.

Gérard de Pouvourville identifie quatre finalités à l'utilisation d'un codage en médecine de ville :
– le contrôle externe des pratiques professionnelles (par l'Assurance maladie et les tutelles) ;
– l'autoévaluation des pratiques professionnelles ;
– la rémunération des médecins ;
– et la recherche (épidémiologie, recherche clinique, surveillance sanitaire).
Son intérêt à des fins de recherche ne se discute plus, même s'il est encore trop peu répandu pour pouvoir bénéficier de réseaux d'investigateurs compétents[31].

En ce qui concerne la stratégie du codage, plusieurs possibilités sont envisagées, que l'auteur résume ainsi : « tous les médecins codent tout – tous les médecins codent uniquement une liste restreinte de cas, jugés particulièrement importants (par exemple, les affections de longue durée), [...] ou sur la base d'un échantillon – une partie des médecins codent tout – une partie des médecins codent une partie des problèmes, soit à partir d'une liste fixée a priori, soit sur tirage au sort ». On voit bien dans cette description les difficultés à le mettre en place. La première difficulté est technique, en fonction du logiciel adéquat et de son implémentation aisée dans le logiciel métier. La deuxième réside dans le fait de le faire accepter à un nombre suffisant de praticiens en termes de finalités pour eux-mêmes ou la communauté. La troisième est que les données extraites de cette pratique puissent être correctement utilisées.

Une fois ces questions posées, reste celle du choix d'une classification appropriée. La CIM 10, inadaptée à la médecine générale, a été

---

30. G. de Pouvourville, économiste de la santé, directeur de la chaire Santé de l'Essec et ancien responsable du comité d'interface Inserm – Médecine générale.

31. L'expérimentation de l'Observatoire de médecine générale, menée de 1994 à 2009, n'a pas pu être prolongée faute de financement et de consensus de la profession sur le type de codage à utiliser (voir Partie II, Recherche, § 5.1).

rapidement écartée des processus de codage en soins primaires. Le vaste débat développé dans le chapitre sur la recherche (*voir Partie II, § 1.1 et 1.4*) se résume dans le conflit – le terme n'est pas trop fort – entre la CISP et le DRC. Ce conflit disparaîtra à compter de 2012, grâce à un logiciel permettant de transcoder automatiquement l'un en l'autre.

Si l'utilisation d'un codage en pratique clinique est nécessaire, voire fondamentale, pour la discipline, elle ne peut être réalisée qu'à plusieurs conditions : utilisation d'un logiciel, appropriation individuelle et collective d'un outil de codage et implémentation dans la pratique quotidienne.

Au-delà de ces questions purement techniques, le problème du codage renvoie à la pratique même de la médecine générale. « L'usage d'un codage nécessite un apprentissage et notamment l'adhésion des utilisateurs aux définitions des codes, afin que le codage soit homogène d'un utilisateur à l'autre (ce point est important pour des actions de recherche portant sur des données issues de multiples utilisateurs). » Le codage une fois mis en place, qu'il soit total ou partiel (par exemple, réduit aux seules pathologies chroniques), permet à l'utilisateur de retrouver parmi ses dossiers des données globales sur sa patientèle et d'accéder à des outils d'aide à la décision. Sachant que l'incertitude en médecine générale est inhérente à sa nature mais que cette incertitude s'apprend, s'apprivoise et se théorise, le propos n'est pas ici de revenir sur les travaux concernant l'incertitude dans le raisonnement médical, dont les développements sont récents. La sociologue américaine Renée Fox distingue trois types d'incertitude médicale : « le premier résulte d'une maîtrise incomplète ou imparfaite de la connaissance médicale à son stade actuel [...] Le second découle des limites propres à la science médicale actuelle » (Fox *et al.*, 1988), le troisième consistant en la difficulté pour le praticien à identifier si la situation d'incertitude vient du premier ou du deuxième.

De fait, homogénéiser une pratique de codage en soins primaires est complexe, même si cette pratique peut paradoxalement être un outil d'aide à la réduction de l'incertitude (Chouilly *et al.*, 2019). La DREES (Chaput *et al.*, 2020), dans une étude sur son *Panel d'observation des pratiques et conditions d'exercice en médecine générale*, notera en 2019 qu'un médecin généraliste sur cinq utilise un outil de codage dans sa pratique quotidienne et 11 % utilisent la CISP. Cette pratique dans l'exercice professionnel pourrait être une forme d'aboutissement de l'usage de l'informatique.

Synthèse chronologique (non exhaustive) des progrès technologiques et de l'informatisation médicale

Années 1970 : Les médecins sont prioritaires pour obtenir une ligne téléphonique fixe.

Avril 1973 : François Gernelle, ingénieur français, invente le premier micro-ordinateur, le Micral N dont l'utilisation est restée à usage professionnel.

1977 : Les premiers micro-ordinateurs grand public, tous américains, voient le jour, principalement l'Apple II.

6 juillet 1978 : La loi relative à l'informatique, aux fichiers et aux libertés impose la déclaration des dossiers informatisés (traitement automatisé d'informations nominatives) auprès de la CNIL.

1981 : La société IBM produit son premier PC (*personal computer*), l'IBM PC.

1981/1982 : Les premiers logiciels médicaux (Médigest et 123 Santé) apparaissent.

1982 : Le Minitel est officiellement lancé.

1989 : Les départements d'informatique médicale (DIM) sont créés dans les hôpitaux.

1992 : La CISP est créée.

1994 : Il existe 70 logiciels de gestion du dossier en MG.

1995 : Le nouveau code de déontologie (art. 45) rend obligatoire la tenue d'un dossier (papier) pour chaque patient.

L'Internet se démocratise.

La norme HPRIM[32] est créée, permettant le transfert et la récupération des données issues des laboratoires d'analyse.

1996 : La messagerie Apicrypt pour la transmission des données sécurisées est déployée.

Les ordonnances Juppé permettent la création des cartes professionnelles de santé et la mise en place du RSS permettant les FSE.

Septembre 1996 : L'ANAES émet des recommandations pour la tenue du dossier médical structuré.

Le *Dictionnaire des résultats de consultation* est créé.

1997 : 34,5 % des généralistes disposent d'un micro-ordinateur.

Le Formmel est créé.

La base de données bibliographiques Medline est accessible à tous gratuitement.

1998 : La carte SESAM-Vitale est créée.

1997/1998 : Des formations à l'usage de l'informatique médicale sont mises en œuvre et prises en charge par la formation professionnelle continue pendant quelques années.

1999 : 75 % des généralistes disposent d'un micro-ordinateur, 28 % d'un logiciel métier et 26 % sont connectés à l'Internet.

2004 : Le projet de dossier médical personnalisé est lancé.

---

32. Harmonie et promotion de l'informatique médicale.

2005 : Une procédure simplifiée auprès de la Cnil est créée pour la déclaration des fichiers informatisés.

2006 : Le site Mon compte Ameli est ouvert.

2006 : Le CRAT, créé en 1975, est mis en ligne.

2007 : 89 % des généralistes disposent d'un micro-ordinateur.

2009 : Les logiciels d'aide à la prescription (LAP) doivent être certifiés par la HAS.

2009 : L'ASIP Santé est créée. Mise en place du Répertoire partagé des professionnels de santé (RPPS).

2009 : Les téléservices de l'Assurance maladie commencent à être déployés.

2010 : Le décret sur la définition de la télémédecine paraît.

2011 : Le premier logiciel dont les données sont accessibles sur un serveur à distance est lancé.

2011 : La convention médicale du 19 juillet 2011 intègre dans la ROSP la télétransmission des FSE, et le fait de disposer d'un logiciel de gestion du dossier médical et d'un LAP certifié selon le référentiel HAS.

2011 : Le site Antibioclic, site d'aide à la décision médicale entièrement conçu par des médecins généralistes, est créé.

2013 : La messagerie sécurisée MS Santé est mise en place avec l'ASIP et Apicrypt.

2015 : Tous les logiciels disposant d'un LAP doivent être accrédités par la HAS.

En guise de conclusion

En mai 2004, encore 20 % des généralistes ne sont pas équipés d'ordinateur (observons que ce taux est de 44 % pour les spécialistes libéraux). Ce taux diminue autour de 10 % dès 2007 et se stabilise puisqu'une étude de la DREES en 2019 retrouve que 11 % des médecins généralistes déclareront ne pas disposer de logiciel patient. L'informatisation des cabinets médicaux s'est donc déroulée de manière relativement rapide puisqu'en l'espace d'à peine dix ans, l'essentiel des médecins généralistes s'est informatisé. La question de l'informatisation des cabinets libéraux dépasse donc de loin la seule question de la présence d'un micro-ordinateur et d'une connexion internet. Quelle utilisation est faite de cet ordinateur ? L'enquête du Formmel a permis de répondre à une partie de cette question mais dans un contexte de début de l'informatisation. L'évolution rapide des technologies informatiques, combinée à une socialisation précoce de l'usage des outils numériques pour les jeunes médecins, a rendu ces éléments évidents dans la pratique médicale.

Ainsi, l'utilisation des logiciels de dossiers médicaux, d'aides à la prescription, de facturation et de comptabilité, de messageries sécurisées, de sites internet d'aide à la décision, ou de téléservices de l'Assurance maladie est devenue une évidence dans la pratique du généraliste. Le gain de temps en consultation, en particulier dans la rédaction des documents médicaux (ordonnances, certificats), le gain de mise en mémoire (même si le dossier papier existait avant), la possibilité de réaliser en quelques clics une synthèse du dossier, les alarmes automatisées de rappels (allergies du patient, contre-indications, dépistages, examens de surveillance), l'accès en temps réel aux informations nécessaires à la décision (diagnostique ou thérapeutique) ont fait de l'informatique un atout considérable. Et le développement de l'e-santé ces deux dernières décennies ne sera probablement que le début d'une révolution plus vaste avec le développement de la téléconsultation et des logiciels d'intelligence artificielle.

Mais cela ne doit pas occulter les contraintes ou prérequis qui seuls permettent d'en profiter pleinement : savoir taper rapidement sur un clavier nécessite un apprentissage et un entraînement régulier, méconnaître le risque de laisser l'écran et l'ordinateur prendre trop de place expose à une dégradation de la relation médecin-patient, maîtriser les aléas de l'informatique nécessite d'y être formé et au besoin de se faire aider, quitte à intégrer ces services dans les charges professionnelles. Enfin, la généralisation du codage structuré de l'activité et de l'intégration structurée des données biologiques et biométriques (pour ne citer qu'eux) reste un défi pour les futures générations de généralistes en termes de description de leur activité, de recherche en soins primaires et peut-être de contrôle par les tutelles. Au final, le bilan semble largement positif pour la qualité des soins et le confort d'exercice des praticiens, au prix d'un coût substantiel et d'une adaptation à intégrer dans les habitudes de travail.

III.3

HISTOIRE DES STRUCTURES
ET CONDITIONS D'EXERCICE

Yves Gervais

3.1 Médecine de groupe en milieu généraliste

3.1.1 Naissance et essor de la médecine de groupe

1930-1950, l'émergence de l'idée de groupes médicaux

Si des groupes médicaux existent dès le début du XXᵉ siècle, ils ne sont constitués que de chirurgiens. L'idée d'exercice en commun de la médecine est lancée en 1920 par un certain Dr Noir. Mais les premières initiatives de groupes d'omnipraticiens apparaissent à partir de 1938, notamment à Sablé-sur-Sarthe (72), et c'est vers la fin des années 1950 que ce mouvement commence réellement à se diffuser, sous l'influence d'Armand Vincent, de Marc Nédélec (Nédélec, 1970) et de Jacques Marçais[1].

En 1959 se constitue à Loudéac (Côtes-d'Armor) une « Association pour l'étude et la défense de la médecine de groupe ». Au cours des années 1950, des demandes émanant de toute la France, notamment des médecins de campagne et de petites villes, sont adressées aux groupes de Sablé et Loudéac. Le but recherché est bien sûr de trouver de meilleures conditions d'exercice, tant sur le plan matériel (mise en commun de moyens) que des horaires de travail et de la gestion du temps, mais aussi d'établir un climat de coopération (par exemple pour la permanence des soins), à

---

1. Jacques Marçais, fondateur du premier groupe médical à Sablé, en 1938, et propagateur de ce mode d'exercice.

l'opposé d'une situation générale de concurrence, parfois exacerbée. Certains adopteront même une mise en commun de la totalité des honoraires, avec des réussites diverses.

Un premier congrès a lieu à Sablé en 1961, et se répétera annuellement en divers lieux. Puis, l'association constituée à Loudéac (22) est rebaptisée en novembre 1961 « Association nationale des médecins de groupe » (ANMG), soutenue par le SNMOF, l'AMR, la CSMF et *Le Concours médical*. Elle se donne pour but d'étudier un cadre juridique adapté (société coopérative médicale, société civile professionnelle [SCP]). On y distingue le cabinet de groupe, formé de médecins de même discipline, et le cabinet d'équipe, multidisciplinaire (sans partage d'honoraires). La législation ne permet à l'époque que le regroupement de médecins, sans professionnels paramédicaux, malgré ce que souhaitent divers responsables de l'ANMG. Le Conseil de l'Ordre lui-même se montre très réticent devant ces modes d'exercice, de crainte d'altérer le caractère singulier de la relation médecin-patient. Un autre aspect limitatif des cabinets de groupe est le coût des charges en locaux et en équipements, difficiles à assumer à partir des seuls revenus des actes médicaux sans pénaliser les médecins, alors que la propriété des murs est considérée comme une garantie d'indépendance dans un cadre libéral.

De 1960 à 1980, la *multiplication de groupes médicaux*

Au cours de cette période, les groupes médicaux en tout genre se multiplient, surtout dans l'ouest et le nord-est de la France. Devant ce développement, l'ANMG définit en 1963 des critères conformes aux principes de ses fondateurs, auxquels les associations de médecins doivent souscrire pour se prévaloir de l'appellation de médecins de groupe. Parmi ceux-ci, outre les principes de la médecine libérale, on peut relever :
– la substitution de la collaboration et de l'entraide à la concurrence ;
– le choix mutuel des membres de l'association ;
– la masse commune des honoraires, au moins partielle ;
– la permanence du médecin à son poste ;
– l'unité du lieu de travail, si possible dans la maison médicale commune ;
– la propriété des moyens de travail.
Les premiers militants de cette médecine de groupe entendent également promouvoir leur propre conception face à la création contemporaine de nombreux centres de santé salariés, attractifs pour les jeunes omnipraticiens.

Les efforts de l'ANMG portent dès lors sur les conditions propres à soutenir ce mouvement, qui comporte en général une maison médicale commune ainsi que des moyens en matériel et en personnel plus développés qu'en pratique individuelle. Des contrats d'exercice en commun sont élaborés par le Conseil de l'Ordre. En 1964, l'ANMG, devenue Association syndicale nationale des médecins exerçant en groupe (ASNMG) et affiliée à la CSMF, estime, faute de recensement exhaustif, entre 250 et 300 environ le nombre de groupes existants en France, constitués à 90 % d'omnipraticiens. Certains n'ont pas de local commun, mais organisent à des degrés divers complémentarité et/ou solidarité. La même ASNMG en 1967 recense 4 000 médecins exerçant en groupe et 200 groupes constitués en sociétés coopératives, suite à un décret du 2 novembre 1965, dont un tiers dans des communes de moins de 5 000 habitants. De plus, 60 % des étudiants en médecine désirent exercer en groupe. L'expansion de ce mode d'exercice se confirme au cours des années suivantes. En 1967, 10 maisons médicales par mois sont créées. La période est celle d'une surcharge de travail liée à une forte augmentation de la demande de soins, elle-même favorisée par l'extension de la protection sociale.

Dans cette mouvance s'élaborent des réflexions novatrices sur l'organisation du système de soins, par exemple l'idée d'unités médicales comprenant un cabinet d'équipe de médecins, une polyclinique et un hôpital du praticien, ou même l'idée de regroupements de médecins avec des membres de professions paramédicales ou d'assistantes sociales, contre la législation de l'époque. Autres perspectives : accueillir des consultations spécialisées (groupe de William Junod, à Ternay), développer la prévention et l'éducation sanitaire, des activités de recherche clinique, ou encore accueillir des étudiants en fin de formation, le tout sous d'autres modes de rémunération. La pratique des médecins de groupe tend souvent à privilégier le temps dédié aux patients, en se protégeant des tâches annexes, administratives ou téléphoniques. Les relations internes sont empreintes de convivialité (par exemple, repas hebdomadaire commun).

Les groupes seront souvent en pointe dans les innovations du système de soins et sources de rayonnement local ou régional chez les professionnels de santé.

3.1.2 Aperçu de deux groupes pionniers

Parmi quelques groupes médicaux pionniers, toujours en activité, citons ceux de Sablé-sur-Sarthe (72) et d'Honfleur (14), qui ont constitué autour d'eux, chacun à sa manière, des foyers d'innovation coopérative.

Histoire du groupe de Sablé-sur-Sarthe[2]

Les premiers pas

L'idée de médecine de groupe est dans l'air du temps quand Jacques Marçais décide de s'installer à Sablé en 1938, où exerce Jacques Lambert depuis 1924. Surchargé de travail, ce dernier propose à son jeune confrère de partager sa clientèle[3]. Chacun exerçait alors chez soi.

Jacques Lambert et Jacques Marçais reprennent leur association en 1941, après la captivité de ce dernier, puis s'adjoignent un troisième confrère, en 1945, année où ils décident d'exercer dans un lieu commun équipé d'une salle de soins et d'un appareil de radiologie. Une infirmière-secrétaire est embauchée. Plus tard, le groupe aura deux infirmières salariées. En 1949, le trio passe à quatre membres, puis à cinq en 1953. Le contrat qui les lie comporte « un meilleur service rendu aux malades », « la solidarité et l'entraide entre confrères »… « Nous avons supprimé un des inconvénients le plus grave de notre profession : l'esprit de concurrence désastreuse que nous avons bien souvent constaté[4]. » Les confrères, à la périphérie, ne voyaient pas d'un bon œil ni la maison médicale, ni la médecine de groupe.

Ainsi se crée le premier groupe français d'omnipraticiens, suivi d'initiatives du même type, notamment en Bretagne (Loudéac) au cours des années 1950. Le groupe de Sablé édifiera une maison médicale en 1964 et s'étoffera jusqu'à compter huit membres au cours des années 1970. Une femme y entre en 1980, la première à exercer à Sablé, malgré quelques réticences des associés craignant pour sa sécurité en cas de visites de nuit.

La vie du groupe médical

L'entrée dans le groupe est conditionnée par un « grand oral », suivi de six mois probatoires, façon pour les médecins déjà présents de tester le postulant. Ce dernier doit s'acquitter d'un droit d'entrée, mais peut aussi bénéficier d'un coup de pouce financier. La solidarité interne était assurée : « Lorsque quelqu'un était malade, nous avions un règlement intérieur qui garantissait le maintien des revenus ; nous avions une assurance mutuelle pour cela. »

Au cours des premières années, cette solidarité se traduit par la mise en commun des honoraires : la masse commune. Selon les anciens du groupe, « c'est un élément facilitant, une relation aidante, un principe de solidarité qui était fort ». « Nous savions que l'Ordre des médecins était contre la masse commune, nous sommes passés au-dessus. » Mais cette masse qui fonction-nait bien à 4 ou 5 membres est devenue trop complexe à gérer lorsque

---

2. Entretien avec les membres du groupe de Sablé, 5 novembre 2016.

3. Claude Chauvin, quatrième associé du groupe. Brochure « Cinquantenaire de la médecine de groupe », novembre 1988.

4. Extrait de l'*ABCDaire de la médecine de groupe*, par Jean Lechertier, troisième associé du groupe de Sablé.

le nombre de médecins a augmenté et où les activités des uns et des autres se sont différenciées ; elle a donc été abandonnée.

« Nous étions vraiment un groupe avec en même temps une transmission du savoir. Lambert nous faisait signe : venez voir quelque chose d'intéressant… » Il était aisé de voir des patients ensemble, de travailler sous le regard des aînés, de prendre leurs avis en présence du patient, d'accepter de laisser regarder comment on travaille. « Il était possible de facturer cela ; nous ne l'avons jamais fait, c'était bien l'esprit de l'entraide. » Cette pratique partagée a favorisé ensuite la fonction de maîtres de stage, à partir de 1997.

L'organisation des gardes

Initialement, chaque médecin tenait à sa propre clientèle et assumait la responsabilité de ses malades 7 jours sur 7, par esprit de service. Ensuite, la garde de week-end a été organisée, avec un médecin de garde et un médecin d'astreinte, puis la garde en semaine. Plus tard, un des médecins assurait le service d'urgence avec les pompiers.

L'environnement médical

Au début du groupe, il n'y avait aucun spécialiste dans le canton. Il existait une clinique ouverte, une maternité, où les généralistes assuraient les accouchements. « Il n'y avait pas d'hôpital ; nous faisions les radios et les plâtres. » « Jadis une équipe chirurgicale venait ici pour assurer une matinée opératoire le mercredi ou à notre appel en cas d'urgence, et l'un des membres du groupe assurait en général les anesthésies. » Il y avait aussi deux fois par semaine des consultations de radiologie. Le premier spécialiste est arrivé à Sablé en 1965 pour créer un laboratoire d'analyses médicales. Puis un hôpital a été créé à Sablé en 1976, avec un service de chirurgie, une maternité. Divers médecins du groupe y ont pris la direction de service à temps partiel. Un médecin du groupe y a été embauché, en l'absence de gynécologue. Puis est arrivée l'obligation que les nouveau-nés soient vus par un pédiatre. À partir de 1986, les médecins libéraux ont été remplacés à l'hôpital par des médecins salariés. « Nous sommes devenus des médecins généralistes moins généralistes. »

Le centre médical d'Honfleur[5]

La création en 1960

Le groupe médical d'Honfleur a été créé par trois médecins installés au décours de la guerre de 1939-1945, entre 1944 et 1948, parmi d'autres médecins du secteur tous en fin de carrière. Les médecins se haïssaient à l'époque, il y

---

5. Entretien du 24 juin 2016 avec Jean-Claude Lechevallier et Éric Leroyer, et divers documents du centre médical.

avait eu des dénonciations à l'occupant, pour agissements, pour récupérer une clientèle, etc. Exerçant initialement de façon isolée, mais liés de façon amicale, les Drs Dujardin, Véniard et Béglin, menaient une vie de « travail harassant, corvéables de jour comme de nuit, pratiquant [...] des accouchements, les scopies et les radiographies, la petite chirurgie et la traumatologie, disposant de peu de moyens thérapeutiques et enfin une vie de famille quasi inexistante ». Au début de 1960, au décours d'une épidémie de grippe sévère, constatant leur épuisement et leur isolement, ils projettent de réaliser une association.

Informés de l'existence du groupe de Sablé en voie de constitution juridique, deux d'entre eux vont les rencontrer et décident de passer à l'acte. Des statuts sont rédigés et soumis à l'Ordre départemental, qui renâcle en parlant de risque de concussion, mais donne son aval. Le centre médical d'Honfleur est créé officiellement le 10 juillet 1960, après l'achat d'un local commun. Un quatrième médecin le rejoint dans les jours suivants.

Pendant dix ans, de 1960 à 1970, ces trois fondateurs coopèrent dans un esprit de partage de travail, d'intelligence, de générosité, liés par une relation très forte. Le principe de la masse commune intégrale d'honoraires, instauré au départ, est maintenu jusqu'au début des années 1970 ; il a été remplacé ensuite par un autre mode de partage, l'un des membres du groupe ne jouant pas le jeu.
Le groupe fluctue au fil des années, selon les départs et les arrivées : 6 médecins en 1972, 8 en 1975 et jusqu'à 11 à partir de l'année 2000. Une femme médecin s'y adjoint en 1982, occasionnant une réforme des statuts initiaux qui n'autorisaient que la présence de médecins hommes...

Le tournant des années 1970
À partir de 1970, une nouvelle génération apporte de nouvelles idées, assez bien accueillies par les anciens. Marqués par l'esprit soixante-huitard, très entreprenants, trois des nouveaux considèrent qu'il y a beaucoup de choses à faire en termes de formation et de remise en cause du métier. Dès lors, le centre médical prend une autre tournure et devient un véritable foyer d'animation de la vie médicale locale et régionale, jusqu'à accueillir des stagiaires.

Prenant acte de l'inadaptation de leur propre formation, ils constituent en 1976 la première amicale de formation continue en Normandie, l'Amicale de l'Estuaire, fondée sur les initiatives émergentes de l'époque et adhérente au GOFIMEC (*voir Partie II, Formation continue, § 3.2*). L'activité de l'Amicale se déroule mensuellement et non seulement intéresse peu à peu de nombreux médecins de la région, mais donne naissance à d'autres associations similaires dans la Manche et dans l'Orne.

Certains des membres du groupe décident de participer à un groupe Balint. Quelques-uns approfondissent leurs compétences par des formations complémentaires, afin de diversifier leurs activités. L'un d'eux, Éric Leroyer, s'investit dans l'enseignement de la médecine générale à la faculté de Caen et devient professeur et directeur de thèse à partir de 1996.

En 1984, ils participent au séminaire de médecine rurale de Rodez (*voir Partie I, § 8.2*), qui voit la naissance du Mouvement d'action des généralistes (MAG), dont ils créent la section départementale, le MAG 14. Sur le plan interne, les médecins du groupe se réunissent à partir de l'année 2000 en séminaire annuel ou bisannuel pour traiter des évolutions du centre médical. L'orientation vers une maison médicale pluridisciplinaire est à l'étude à partir de 2010. Passion pour leur métier, créativité et convivialité transparaissent dans les propos et les écrits de ce groupe.

3.1.3 Un aperçu sur le comportement des patients et des médecins dans le cadre de l'exercice de la médecine générale en cabinet de groupe

Un aspect intéressant de l'exercice en groupe est d'observer les façons dont les patients y ont recours. Dans une étude de 1986, Jean-Luc Gallais, membre de la SFMG, repère dans la fréquentation des groupes médicaux l'existence ou l'amplification de comportements déjà repérables dans les pratiques individuelles :
– une partie des consultants recourt de façon itérative aux services des divers médecins présents, sans que la relation se focalise sur l'un ou sur l'autre :
– une partie de la clientèle propre d'un médecin donné ne consulte jamais les confrères, hormis en l'absence du médecin ou en situation d'urgence ;
– une très minime fraction des patients passe de façon durable d'un médecin à un autre.
Cette observation révèle ceux qui n'ont pas de médecin traitant habituel et les insatisfaits, alors que certaines études estiment que 81 à 82 % des personnes ont un médecin de référence. « Le demandeur de soins d'un groupe médical – et non d'un médecin précis – n'a pas, ou pas encore, investi dans une relation duelle », au sens de la compagnie d'investissement mutuel définie par Michael Balint, et va de médecin en médecin sans différenciation apparente. Il peut en résulter des interactions négatives liées au non-suivi ou à des approches différentes, parfois opposées, des problèmes de santé.

Une étude de 1984 portant sur les raisons explicitées de changement de médecin, mis à part les changements de lieu ou de situation, avait mis en évidence des motifs relationnels (écoute, confiance, problèmes d'argent) ou professionnels (compétence disponibilité, désaccords). L'auteur en déduit que les recours successifs morcelés peuvent signaler un comportement d'évitement, « moyen inconscient du patient d'empêcher le médecin de saisir le fond des problèmes posés ». L'expression de cette pratique, qui n'est pas spécifique de l'exercice en groupe, semble croissante avec le recours direct aux consultations de spécialités. Le dossier médical, s'il est commun au groupe, peut alors constituer le reflet de la continuité de leur fréquentation. Néanmoins, « l'analyse des dossiers médicaux montre que, face à un même patient et/ou à une demande formulée dans des conditions comparables, les réponses faites ne sont pas uniformes » selon le médecin consulté. « Les incidences pratiques de ces "suivis" simultanés multiples ne sont pas anodines » : certaines études ont démontré par exemple que la fréquence des hospitalisations était multipliée par deux quand le médecin ne suivait pas ou ne connaissait pas le malade.

3.1.4 Le syndicalisme des médecins de groupe

En 1972, William Junod, généraliste à Ternay (69), devenu président du Syndicat national des médecins de groupe (SNMG, successeur de l'ASNMG), obtient un accord de principe de Robert Boulin, ministre de la Santé, en vue d'un rééquilibrage du système de santé en faveur de la médecine de ville. Il s'agit de créer sur l'ensemble du territoire des « unités de soins de base », pluriprofessionnelles, travaillant en concertation avec des travailleurs sociaux et dispensant divers types de services, tels que la permanence des soins, l'hospitalisation à domicile, ou des réponses à tout besoin local médico-social identifié. Ces unités seraient finançables en partie par la Sécurité sociale ou les collectivités locales, tout en conservant pour les professionnels un statut libéral et la maîtrise de la gestion. William Junod estime à ce moment qu'environ 3 000 groupes seraient en mesure de se transformer en de telles unités, à la condition de prêts financiers à taux incitatifs. L'idée sera reprise vers 1975, sans être développée ; toutefois, cette perspective donnera lieu au développement d'ALDS, en concertation avec des représentants d'usagers, au cours des années suivantes (*voir* infra, *§ 3.2*).

Un second syndicat, l'Union des médecins de groupe (UMG), est créé en 1974 par des médecins affiliés à la FMF. Leur choix est motivé par un différend d'ordre philosophique quant aux options prônées par ce dernier, jugées « avant-gardistes » et trop peu libérales. L'UMG restera très minoritaire.

En 1976, le SNMG fédère plus de 3 000 adhérents sur environ 15 000 médecins exerçant en groupe ou en association, principalement en Bretagne, Champagne-Ardenne et Ile-de-France. Le SNMG est un syndicat de services, sur les plans juridique, professionnel et de gestion. Il propose des formations pour les secrétaires médicales et le personnel d'accueil des groupes médicaux. Son congrès annuel de 1976 débat de la maîtrise de l'outil de travail, condition de la liberté de l'exercice. Un élément de cette maîtrise est la propriété des locaux, ce qui requiert des financements que le SNMG s'emploie à mobiliser, mais constitue néanmoins un relatif obstacle à l'installation des jeunes médecins. La question du mode de rémunération est également discutée, notamment pour les activités d'intérêt collectif, une minorité considérant le salariat comme une option souhaitable. Au plan de la politique de santé, le SNMG s'affirme conventionniste. Il souhaite s'atteler à de nouvelles tâches (prévention, éducation, etc.) et à de nouvelles formes d'exercice, telles des maisons médicales, préfiguration des maisons de santé pluriprofessionnelles des années 2000 (*voir* infra, *§ 3.4*).

En 1977, à l'approche de son XVIII⁰ congrès, William Junod, précise ce projet, sous l'appellation d'« Unités médico-sociales de base » (reprise du concept de 1972). Il s'agit d'équipes locales de professionnels de santé (généralistes, paramédicaux et personnels administratifs), permettant « d'assumer une prise en charge globale de l'individu », coopérant avec des travailleurs sociaux et liées par convention avec les collectivités locales tout en maintenant un statut libéral. La fonction de soins y est prioritaire, mais des activités de prévention, d'éducation sanitaire, d'enseignement et de recherche devront y être développées, ce qui suppose des financements appropriés pour ces dernières, différentes du paiement à l'acte. La démultiplication de telles unités permettrait d'assumer une prise en charge importante des malades sur place, et de limiter ainsi la charge du secteur hospitalier.

Dans cette optique, ce congrès insistera sur la nécessité de la création de sociétés civiles professionnelles, cadre juridique permettant le déploiement de ces unités ou de divers groupements d'exercice professionnel à objectifs plus limités (hospitalisation à domicile, par exemple).

En 1978, le Syndicat des médecins de groupe (SNMG), avec la FNOF, le SMG, l'Union des médecins salariés, entreprend des échanges avec des représentants de la CGT et de la CFDT dans la perspective d'une nouvelle politique de santé ; un document commun fait état de vues convergentes sur les principes de l'exercice libéral, ainsi que sur la nécessité d'une amélioration constante de la qualité et la permanence des soins. Sans porter de condamnation de principe, les signataires ne voient pas dans le paiement à l'acte un principe fondamental de l'art médical, et celui-ci ne « représente pas en soi la garantie de l'indépendance ».

Cette concertation créera quelques remous au sein des syndicats médicaux, dont celui des omnipraticiens (FNOF), qui craignent une mise en cause des principes libéraux, voire une possible alliance avec des organisations de gauche. Il en ressort une image progressiste du SNMG. Au cours du congrès, William Junod regrettera la forme de ses propos, mais non le fond : l'année 1978 est celle du cinquantenaire de la CSMF et l'unité de la profession est à l'ordre du jour. La motion finale du congrès mentionne que

« le syndicat n'est pas opposé au principe du paiement à l'acte, néanmoins, tel qu'il est négocié et encadré, [...] il risque de ne pas assumer dans les années à venir un niveau de vie correct ; et surtout il ne tient pas compte des fonctions essentielles que nous revendiquons : prévention collective, éducation sanitaire, participation à la recherche et à l'enseignement ». Cela implique une conception différente du rôle du médecin dans la cité déjà portée par le SMG.

Le SNMG poursuit dans cette voie en proposant le 15 octobre 1979 avec les mêmes partenaires une « convention élargie » aux autres professionnels de santé et aux usagers. Il demande entre autres la suppression d'avance de frais, des droits aux dépassements et la mise en place, à titre expérimental, de tous les modes d'exercice proposés, y compris les centres de santé intégrés du Parti socialiste. Il se dit également ouvert à toutes les formes de rémunération : paiement à la fonction, salariat, capitation. Cela entraînera de nouvelles tensions avec la CSMF et la démission de William Junod du bureau de la Confédération. Au congrès de 1980, le cap du SNMG est maintenu. Le nombre de créations de groupes médicaux est alors en baisse.

À l'Union des médecins de groupe (UMG, affilié à la FMF), le congrès de 1981 porte sur la prévention, les perspectives de l'informatique ou le financement de la FMC, mais le ton n'est pas aux changements proposés par le SNMG.

3.1.5 L'« *Objectif Santé* » *du SNMG*

Lors de l'arrivée de la gauche au pouvoir en 1981, le SNMG présente son « Objectif Santé » à son XXIIe congrès, en présence de membres du Gouvernement. Ce rapport présente quelques convergences avec les projets du Parti socialiste, constitue une synthèse sur la notion d'adaptation de la médecine aux besoins sociaux (baptisée « médecine globale »), et se double d'une réaffirmation des valeurs traditionnelles d'indépendance de la profession. Les idées maîtresses peuvent se résumer dans le développement d'actions locales à caractère collectif, menées conjointement avec des associations d'usagers, et portant sur la prévention, la promotion de la santé, l'organisation de soins coordonnés à domicile, ou toute action nécessaire en fonction des besoins locaux. Le SNMG prévoit de populariser son projet auprès des membres de la CSMF, au moyen de séminaires locaux précédant la mise en place des associations locales (ALDS). De fait, le congrès de 1983 démontrera l'existence d'un foisonnement d'expériences locales inégalement abouties, avec pour point commun de nécessiter des structures adaptées et des soutiens financiers, de sorte de ne pas pénaliser le « temps médico-social » consacré par les professionnels de santé à ces tâches. Le SNMG trouve sur ce sujet des convergences avec la FNOF (*voir* infra, § 3.2).

En ce début des années 1980, les médecins de groupe connaissent une période difficile, liée à l'accroissement des charges de leurs cabinets, notamment les frais de personnel, que ne suit pas l'évolution du prix des actes médicaux. Des propositions de rémunérations forfaitaires pour les salles de soins, l'hospitalisation à domicile ou le temps médico-social, annoncées par le ministre Edmond Hervé, tardent à être concrétisées. Ces difficultés vont de pair avec la crise ouverte de la médecine générale, conséquence simultanée de l'expansion de la démographie médicale et des restrictions financières imposées par le Gouvernement (limitation à 4 % de l'évolution du budget de la santé). Vis-à-vis de cette crise, le SNMG estime la médecine générale sacrifiée, et appelle à une puissante représentation des généralistes en se déclarant en accord avec le Mouvement d'action des généralistes (MAG) qui se dessine à l'automne 1984 (*voir Partie I, § 8.2*).

À l'occasion de son XXVᵉ congrès, il obtient d'Edmond Hervé le financement par l'Assurance maladie de vingt expériences de financement forfaitaire de salles de soins. Les financements des expériences de soins coordonnés à domicile seront limités entre 1985 et 1988 à quelques dotations des CPAM ou des collectivités locales.

Le SNMG, syndicat de services et syndicat d'idées

Lors du XXVIᵉ congrès, en 1985, William Junod réaffirme la vocation du SNMG à être « la synthèse entre un syndicat de services et un syndicat d'idées », avant de passer la main à une nouvelle équipe, pilotée par Jacques Richir. Le développement des groupes médicaux s'est poursuivi, avec une croissance estimée entre 133 et 171 % de 1978 à 1985, principalement chez les spécialistes (dont les radiologues). Environ 35 à 40 % des médecins libéraux sont en groupes, soit 30 000 médecins, dont 66 % de généralistes. La plupart exercent dans l'ouest de la France (plus de 50 % des groupes en Normandie). De nombreux groupes de 2 généralistes intègrent un troisième médecin, souvent un spécialiste. Les motivations de ce mode d'exercice portent sur des raisons financières, de qualité d'exercice et de préservation de la vie personnelle. Cependant la conjoncture économique peu florissante bride les capacités d'investissement et de nombreux groupes réduisent leur équipement, voire leur personnel. De ce fait, le SNMG mise sur un redéploiement d'activité par la diversification des domaines d'exercice déjà cités, ce qui appelle soit des innovations en matière de nomenclature des actes médicaux, soit des modes de rémunération diversifiés.

En 1989, une femme est élue à la tête du SNMG : Anne-Marie Soulié, membre d'un cabinet de six généralistes à Lubersac (19) et principale initiatrice de « Lubersac Santé » de 1982 à 1987 (*voir infra, § 3.2.2*). Elle entend maintenir la politique suivie par ses prédécesseurs : prospective et adaptation du système de santé, apport de services (juridiques, fiscaux, assurantiels), modes d'organisation innovants, tels que des contrats locaux de santé ou des microréseaux de soins à partir des cabinets de groupe. La prospective du système de santé est poursuivie, avec pour ligne directrice la qualité de l'exercice et des services apportés aux patients, et aboutit en 1992 à une reprise du thème « Objectif Santé » de 1981 (*voir Partie I, § 10.1*).

Au cours de l'année 1994, le SNMG effectue un état des lieux de la médecine de groupe. Les effectifs de médecins se répartissent alors pour moitié entre les généralistes et les spécialistes, et représentent, selon les estimations du syndicat, environ 12 à 15 % des généralistes, 35 à 50 % des spécialistes, avec des différences importantes selon les spécialités. Les adhérents au SNMG sont cependant en majorité des généralistes (72 % des 1 500 membres). Les cabinets de groupe sont à cette époque composés de 2 associés pour 38 % d'entre eux, de 3 pour 25 %, de 4 pour 19 % et de 5 et plus pour 17 %. Si les premiers groupes ont opté pour des sociétés coopératives, les cadres juridiques en 1994 se répartissent entre sociétés civiles de moyens (SCM) et sociétés civiles professionnelles (SCP[6]), aucune n'étant jugée satisfaisante par la présidente du SNMG. Le régime de société d'exercice libéral (SEL) en 1994 sera jugé trop complexe.

Les valeurs prônées chez les médecins de groupe sont celles d'indépendance et de responsabilité, de complémentarité des rôles et de qualité des soins. Toutefois, prenant acte de la banalisation de l'exercice en groupe, Anne-Marie Soulié note que « l'esprit pionnier » des premiers temps, qui supposait une communauté de réflexion et d'action entre les associés, s'est quelque peu dilué, et qu'un certain nombre de groupes ne sont que des « successions d'individualités », ou « simples regroupements pour des raisons financières ou d'intendance », où la concurrence interne n'est pas exclue. D'autres difficultés internes sont identifiées, telles que les passages de patients d'un médecin à un autre, les différences de niveaux d'activité ou encore le poids des charges en personnel.

Constituer des « réseaux de groupes »

À partir de leur XXX⁰ congrès en 1994, les médecins du SNMG se mobilisent pour mettre en place des réseaux de groupes. Partant d'un constat

---

6. Il n'existe pas à cette époque de recensement exhaustif des groupes. Seul le nombre précis des SCP (1 285) est connu, en raison de leur inscription obligatoire au tableau de l'Ordre.

critique sur l'état du système de santé, des réseaux seraient organisés avec la présence de représentants des patients, sans hiérarchie, dans l'idée de réduire l'asymétrie de la relation médecin-malade. Cette forme de réseau de complémentarité, centré sur le patient et non sur la pathologie, serait fondée sur une organisation volontaire de l'ensemble des acteurs de santé d'un secteur géographique limité, impliquant définition des rôles, complémentarité et coordination, autocontrôle et autorégulation, information partagée, le tout défini dans un cahier des charges évolutif. Ce modèle d'organisation devra répondre, selon ses auteurs, à un « objectif de responsabilisation et de valorisation de l'ensemble des acteurs, dans la perspective d'une prise en charge globale [...] des besoins de santé des individus et de la collectivité ». Pour développer ce projet, baptisé « AVANCER » (Autonomie individuelle – Valeur ajoutée – Adaptation au changement – Noyau de valeurs partagées – Confiance – Entraide – Réciprocité), le SNMG entend s'appuyer sur les perspectives ouvertes par le plan Juppé de 1996, bien qu'une question majeure reste à résoudre : les financements destinés à en soutenir, les activités nouvelles et les frais d'infrastructure. Un colloque, en juin 1999, vise à populariser ce sujet.

3.1.6 À partir des années 2000 : l'exercice en groupe devient majoritaire

Le mouvement de regroupement des médecins se poursuit de façon continue, et connaît une recrudescence marquée entre les années 2000 et 2003, soit 18 % de groupes supplémentaires (toutes spécialités confondues). Cette période voit aussi l'émergence des maisons et pôles de santé pluriprofessionnels, qui annoncent un deuxième âge de la médecine de groupe (voir infra, § 3.4).

Le rapport 2006 de l'ONDPS sur la démographie médicale aborde également la question de l'exercice en groupe des généralistes : « L'exercice en groupe renvoie à deux ordres de réalité qu'il convient préalablement de distinguer. Sous sa forme la plus développée actuellement en France, il se limite à la mise en commun de moyens matériels, dans l'un des cadres juridiques prévus à cet effet[7]. Ce partage des moyens et des coûts [...] caractérise actuellement, dans la majorité des cas, ce qu'on désigne par

---

7. Une étude de la DREES mentionnait déjà cet état de fait. DREES Etudes et Résultats n° 314, juin 2004. Cette étude inclut des médecins à exercice particulier (MEP). Les deux tiers des groupes mettent simplement en commun équipements, personnel et locaux professionnels, sans véritable coopération interne. Mais une partie d'entre eux est organisée sur un mode plus intégré, en « groupements d'exercice » avec la mise en commun des fichiers de patientèle, une spécialisation de l'exercice et une masse commune (partielle ou totale) des honoraires. D'autre part, 13 % des médecins libéraux partagent une partie de leurs moyens d'exercice sans contrat

exercice en groupe. Si cette formule présente des avantages en termes d'organisation du temps et de réponse à des contraintes, comme celle de la permanence des soins par exemple, elle ne coïncide pas, ou pas forcément, avec une pratique professionnelle différente de celle classiquement développée par un médecin qui exerce de façon isolée. L'exercice en groupe renvoie également à une autre perspective, dans laquelle la mise en commun de moyens matériels accueille un *projet professionnel collectif* d'exercice et une tentative alternative d'organisation des soins et de prise en charge des patients [...]. Pour partie, cette dernière perspective rencontre des objectifs proches de ceux qui sont à l'origine de la création des "réseaux" ou des "pôles de santé", qui visent à coordonner les prises en charge des patients, sans toutefois que cela se concrétise par la présence sur un même lieu d'exercice[8]. »

La répartition géographique des groupes est alors sensiblement égale entre ville et milieu rural, et plus dense en région parisienne, dans l'Ouest et dans le Centre-Est. L'écart est peu significatif entre femmes et hommes (légère prépondérance masculine), par contre l'ensemble des médecins exerçant en groupe est en moyenne plus jeune que ceux qui exercent de façon isolée, et cet écart s'accentue depuis 1990 : 48 % des médecins installés après cette date exercent en groupe, contre 36 % de ceux installés avant 1981 ; un effet de génération est avéré. En ce qui concerne les généralistes, 39 % d'entre eux – hors centres de santé – sont installés en groupe en 2003 (ils n'étaient que 30 % en 1980), avec une moyenne de 3 praticiens par groupe, mais une majorité de cabinets à 2 associés ; 16 % de ces généralistes sont membres de cabinets pluridisciplinaires (Bourgueil, 2007).

Facteurs de développement de l'exercice en groupe

En médecine générale, dans la plupart des pays modernes occidentaux, le développement de l'exercice en groupe peut être attribué à différents facteurs. Tout d'abord, les caractéristiques du regroupement des généralistes sont liées à ses missions et à ses partenaires de soins primaires. Cela est le cas dans les pays d'Europe du Nord et au Royaume-Uni, où la plus forte reconnaissance de ces professions (généralistes et infirmiers, notamment)

---

juridique d'association (sociétés de fait). Le mode d'exercice au sein des groupes reste parfois strictement individuel et n'évite pas des effets de concurrence interne.

8. Rapport ONDPS 2006, *op. cit.* « Les données statistiques disponibles permettent d'identifier le taux d'exercice en groupe et de distinguer [...] la part que prend ce mode d'exercice. Toutefois, ces données globales ne sont pas organisées aujourd'hui à partir de catégories permettant d'identifier quelles sont les pratiques professionnelles associées [...]. Les situations sont donc aujourd'hui difficiles à cerner, entre le regroupement réduit à la simple mise en commun de moyens et le regroupement porteur d'un projet professionnel et/ou de prise en charge des patients. »

dans l'orientation et la coordination des soins « se traduit [...] par l'existence d'un champ de recherche et universitaire associé à des organismes de représentation professionnelle forts ».

Cette évolution a connu deux moments clés :

– dès les années 1970-1980, les réformes des soins primaires ont conduit à modifier les modes d'exercice en médecine générale, marqués par le regroupement et la coopération interprofessionnelle ; mais ce mouvement n'a porté, [...] en Allemagne, en Belgique et en France, que sur le développement de centres de santé et s'est arrêté ou ralenti sous l'influence de restrictions économiques et de l'opposition des syndicats médicaux libéraux ;

– un deuxième mouvement est apparu à partir des années 1990, les soins primaires étant « désormais perçus comme un cadre permettant de définir la nature des services en proximité », quelle qu'en soit la forme d'un pays à l'autre ; cela dans une conjoncture où, parallèlement, la limitation délibérée du nombre de médecins et l'augmentation de la demande de soins ont fait apparaître la médecine de groupe comme un moyen d'améliorer la productivité et les conditions de travail.

À cela se sont ajoutées des évolutions sociologiques *des professionnels* en particulier celle du rapport au travail des jeunes médecins, désireux de concilier vie personnelle et vie professionnelle. Une enquête de l'IRDES (Bourgueil, 2007) montre que « la pratique de groupe concerne les médecins les plus jeunes[9] ».

Le rapport de l'ONDPS ci-dessus cite également pour le cas français certaines modifications réglementaires, à partir de 2005 et 2006, comme la possibilité d'intégrer un collaborateur libéral ou de salarier un confrère[10]. Il y ajoute les possibilités de financement par le Fonds d'intervention pour la qualité et la coordination des soins (FIQCS[11]).

---

9. Rapport IRDES, août 2007. BEAUTÉ (Julien), BOURGUEIL (Yann), MOUSQUÈS (Julien), « L'organisation du travail et la pratique de groupe des médecins généralistes bretons ».

10. Art. 18 de la loi du 2 août 2005 pour le collaborateur libéral ; décret n° 2006-1585 du 13 décembre 2006 adaptant le code de déontologie médicale pour le collaborateur salarié.

11. Loi n° 2006-1640 du 21 décembre 2006, instaurant le FIQCS en remplacement du Fonds d'aide à la qualité des soins de ville (FAQSV) et de la Dotation nationale de développement des réseaux de santé (DNDR), ce qui permet à l'Assurance maladie de contribuer au financement de projets de maisons de santé ou de réseaux de soins.

Un mode d'exercice majoritaire à l'approche de 2010

En 2010, l'exercice en groupe des généralistes libéraux est devenu majoritaire en France[12], passant de 43 à 54 % entre 1998 et 2009. Fait notable, les médecins de moins de 40 ans sont près de 8 sur 10 à exercer en groupe, soit une hausse de 28 points en 10 ans. Toutefois, l'exercice en groupe progresse aussi chez les plus de 50 ans (de 39 à 45 % sur la même période). Mais cette croissance se ralentit et devient deux fois moins forte à partir de 2003, ce qui s'explique par la diminution du nombre et le vieillissement des généralistes.

Les généralistes exerçant en groupe se répartissent à cette période en trois quarts exerçant dans des cabinets exclusivement médicaux, et un quart en cabinets pluriprofessionnels. Ces derniers résultent en fait de la poussée des maisons de santé du début des années 2000. Mais les généralistes de moins de 40 ans, surtout les femmes, privilégient comme leurs aînés les groupes exclusivement médicaux. Pour ces derniers, le temps de travail se répartit sur un nombre de jours par semaine plus réduit que chez leurs confrères exerçant en solo, mais les journées sont plus denses, si bien que le volume d'activité reste équivalent ; ils seraient aussi plus souvent impliqués dans des actions de formation continue ou d'évaluation des pratiques. Quant à ceux qui exercent en groupes pluriprofessionnels, ils déclarent une activité hebdomadaire plus élevée que les praticiens isolés, pour 52 % d'entre eux.

Cette évolution, qui semble devoir se poursuivre, signifie pour Yann Bourgueil, directeur de recherche à l'IRDES, la *fin du modèle dominant*, celui de l'exercice isolé. De fait, en 2019, 81 % des généralistes libéraux exerceront en groupe, dans des cabinets comptant en moyenne 3 équivalents généralistes temps plein ; 57 % seront associés uniquement entre généralistes et 28 % avec au moins un professionnel paramédical, le plus souvent un infirmier[13].

3.2 Pratiques novatrices et extension des champs d'action des généralistes, au cours des années 1970-1980

Depuis le milieu des années 1970, de nombreuses initiatives locales se sont développées en milieu généraliste, en parallèle de certaines orientations définies dans les plans nationaux successifs ou d'orientations du Gouvernement. Le VIIe Plan (1976-1980) a prôné un programme d'action prioritaire (PAP) favorisant le maintien à domicile ; le IXe Plan (1984-1988)

---

12. IRDES, « La dynamique de regroupement des médecins généralistes libéraux de 1998 à 2009 », *Questions d'économie de la santé*, n° 157, septembre 2010.

13. IRDES, *Études et résultats*, n° 1114, mai 2019.

prévoit un PAP intitulé « Moderniser, mieux gérer le système de santé », selon trois axes : prévention, alternatives à l'hospitalisation et recentrage de l'hôpital sur ses fonctions techniques. Cela étant, les innovations des acteurs de terrain ne semblent que peu articulées avec ces orientations officielles, et résultent principalement d'initiatives locales.

3.2.1 Des GEF, des ALDS et des ADPS

Des groupements d'exercice fonctionnel (GEF) sont promus par la FNOF depuis 1978, en partie pour faire pièce aux centres de santé intégrés (CSI) ou unités sanitaires de base (USB) annoncés par le SMG et le Parti socialiste. Leur slogan est « des hommes, pas du béton ». Il s'agit de développer des activités complémentaires aux actions curatives (prévention, éducation sanitaire) doublées d'un volet social. L'idée princeps est de constituer dans chaque unité géographique (canton, bassin de vie) un regroupement coordonné d'activités sanitaires et sociales, la cheville ouvrière étant un binôme généraliste-assistant social. Ces structures souples, de type association loi de 1901, préservent l'indépendance des praticiens. Quelques GEF verront le jour, notamment à Montpellier, en Alsace et en région parisienne.

D'autres initiatives de type libéral, les associations locales de développement sanitaire (ALDS) ou des associations départementales de professionnels de santé (ADPS) émanent de membres de la CSMF et du SNMG. C'est le cas de l'ADPS de Reims à partir de 1972. Association à plusieurs volets, pilotée par un des responsables du SNMG, André Dogué, dont un aspect phare est le « GUR » (gardes et urgences de Reims). Cette association fonctionne de 1977 à 1984, puis s'arrête faute de financement. De même, une expérience bretonne, à partir de 1982, organise des services de soins à domicile, s'appuyant sur un décret de Jacques Barrot de 1981. Cette expérience s'appuie sur quatre ALDS, qui réunissent des acteurs de santé en vue d'actions concertées avec les collectivités locales. Il s'agit de répondre à des besoins de la population et d'agir dans les domaines de la prévention, des soins coordonnés à domicile, de l'éducation à la santé, etc.

3.2.2 L'expérience de Lubersac (1982-1987 et au-delà)

Lubersac Santé, en Corrèze, est une des réalisations phares de cette période en milieu rural.

En 1982, des professionnels de santé, inspirés par l'idée de coordination émanant du SNMG, constituent une ADPS cantonale, porteuse d'un projet de prévention, d'éducation sanitaire, de formation continue pluridisciplinaire et d'information sur la santé (dont des émissions radiophoniques locales).

Une convergence s'opère entre les professionnels de santé, la Mutualité sociale agricole, les élus locaux et une équipe du ministère de la Santé, la MiRE[14], qui apporte une aide méthodologique. De cet ensemble naît un projet de soins globalisés à domicile, qui s'appuie sur le tissu associatif existant et sur une analyse des besoins. Le projet obtient divers financements (MSA, ministère, DRASS, DATAR, Conseil général) et la MSA locale en devient le pivot administratif et financier. L'expérience est pilotée par Luc et Anne-Marie Soulié, généralistes installés à Lubersac. Ainsi est créé « Lubersac Santé », projet expérimental financé pour trois ans. Ses principales réalisations seront, d'une part, le développement de l'hospitalisation externe à domicile (HED), par opposition à la HAD, de conception hospitalière, avec emplois rémunérés d'aides à domicile et indemnisation des familles pour les frais entraînés ; d'autre part, de nombreuses actions de prévention.

Une évaluation positive
Une évaluation sera menée en 1989 sur les plans sociologique, épidémiologique et économique, et conclura, d'une part, à une efficacité de la HED au moins égale à celle des séjours en hospitalisation classique, mais pour un coût bien inférieur, et d'autre part, à la reproductibilité du modèle, sous condition d'un soutien prolongé des instances de tutelle nationales. Lubersac Santé sera reconduit de 1990 à 1998, suite à la mobilisation de la population locale et à un nouvel accord avec les instances de tutelle, avec un maintien de l'activité de HED et d'actions de formation continue.

Un modèle répliqué sur trois sites
Parallèlement à cette seconde phase, la MSA reproduira l'expérience avec le concours de la CNAM-TS sur trois autres lieux à partir de 1989 et 1990 : Arbois (Jura), Villeneuve-de-Berg (Ardèche) et La Guerche-de-Bretagne (Ille-et-Vilaine). Ces répliques s'arrêteront en 1990, puis seront renégociées avant de redémarrer en 1995 pour quatre années. Elles cesseront fin 1998 sur un échec relatif attribué à une insuffisante appropriation du dispositif par l'ensemble des acteurs locaux et au poids des tâches administratives, mais de nouvelles négociations commenceront en 1999 autour du concept de réseau de santé.

3.2.3 Quelques Centres de Santé intégrés (CSI) ou unités sanitaires de base (USB)

Dans la lignée des idées avancées depuis 1974 par Santé et socialisme, quelques projets de Centres de santé intégrés sont déposés à partir de 1981 par des membres du SMG.

---

14. MiRE : Mission interministérielle de recherche et d'expérimentation, créée en 1982 pour les questions de santé et d'affaires sociales. La MiRE est un groupe d'experts du ministère de la Santé attaché à l'étude d'expériences nouvelles. Elle est rattachée depuis 1998 à la DREES

La brève vie du Centre de Santé de Saint-Nazaire (1983-1986)

L'expérience du Centre de Santé de Saint-Nazaire représente un cas emblématique, tant par son originalité que par les violents remous professionnels qu'elle a suscités. Conçue dès 1975 à partir d'une association de soins infirmiers, l'idée intéresse six médecins (dont des militants du SMG), qui reçoivent en 1981 l'appui de la mutualité locale et de la municipalité de Saint-Nazaire (dont Claude Évin est alors maire adjoint).

Le projet est lancé en juillet 1983 sous forme associative, s'appuyant sur l'article 17 de la loi Bérégovoy. Le Centre de Santé se compose de trois USB et d'un centre de soins. Outre les professionnels de santé, salariés (médecins et infirmiers), et le personnel administratif, il comporte un comité d'usagers dans chaque USB, représenté au conseil d'administration. Au-delà des activités curatives, pratiquées en tiers payant, de nouveaux services se déploient, soutenus par un budget spécifique de la CNAM-TS : prévention collective et individuelle ; réunions d'information santé à thèmes, élargies aux écoles ; enquêtes sur la pharmacie, la consommation d'alcool, les toxicomanies.

Satisfaction des usagers, tollé des médecins libéraux

Du côté des « patients-usagers », le succès est indéniable et suscite une fréquentation croissante de 1983 à 1985 (+34 %) ; 2 500 personnes bénéficient des initiatives de prévention. Par contre, cette expérience suscite « une véritable tempête politique dans la région, à l'initiative notamment des responsables de la CSMF et en particulier d'Elisabeth Hubert, secrétaire de la section départementale CSMF, future ministre de la Santé » (Coutant *et al.*, 2016), pour qui le financement de la prévention est vu d'un mauvais œil. En fait, les médecins libéraux, considérant le domaine ambulatoire comme leur pré carré, y voient une concurrence faussée et craignent que le succès de cette expérience prélude à son extension une extension de cette expérience à plus grande échelle.

Une évaluation escamotée

Quoi qu'il en soit, cette opposition entraîne une révision de la position de la CNAM-TS envers le Centre, révision résultant de « fortes pressions », imputables à la nouvelle majorité des administrateurs de la CNAM-TS de 1984 et à l'alternance politique de 1986, selon Daniel Coutant, généraliste investi dans l'expérience. Il en résulte donc un recul, puis un arrêt des financements du fonctionnement du Centre de Santé. Le dernier rapport d'activité, de septembre 1986, n'est jamais parvenu à ses destinataires.

D'autres chantiers d'Unités Sanitaires de Base sont en mesure de s'ouvrir à l'occasion des décrets d'application de la loi Bérégovoy de 1983 sur les expériences nouvelles. On en compte deux qui obtiennent en juillet 1984 un agrément ministériel : L'Isle-d'Abeau et Belfort. Celles-ci auront à franchir divers obstacles, notamment l'accord des Caisses d'Assurance maladie (y compris la Caisse nationale) et de mutuelles locales ou régionales, mais sans succès.

Bien d'autres initiatives médicales ou médico-sociales ont germé, telle l'Association communautaire Santé-Bien-être des Francs-Moisins (Saint-Denis, 93[15]), créée en 1992 à la suite d'une recherche-action de cinq années sur l'état de santé de la population locale, impliquant la majorité des professionnels de santé locaux par une démarche inscrite dans la politique sociale de la ville. Après l'instauration d'un dispositif de référents-santé, puis d'un comité d'habitants usagers citoyens (CHUC), « c'est pour assurer la continuité de l'offre de soins que [...] l'association a imaginé la création d'une structure collective et coordonnée de l'offre de soins », appelée « La Place Santé », évoluant bientôt vers un pôle de santé pluriprofessionnel (*voir infra*, § 3.4).

3.2.4 Extensions du champ médical, proximité des concepts et fragilité des initiatives

Au total, ces initiatives ont en commun le concept de « médecine globale », entendant par là l'idée d'allier aux soins dits « curatifs » des activités complémentaires comme la prévention, l'information et l'éducation sanitaire, la permanence des soins, le maintien à domicile, voire la formation des professionnels de santé et des études épidémiologiques. Cela tend à établir de nouveaux rapports collectifs entre médecins généralistes et population, et à ouvrir les pratiques de soins primaires vers la santé publique. Il existe une relative proximité des concepts entre les diverses formules, malgré des arrière-plans idéologiques différents.

Le point crucial pour ces innovations est évidemment le financement, en particulier celui du temps médico-social, revendiqué en son temps par la FNOF, et qui fait l'objet en 1984 de négociations du SNMG avec le Gouvernement. Lancées sur un mode militant et souvent bénévole, ces initiatives font appel à des ressources diverses : implication des professionnels, subventions temporaires (dont celles de laboratoires pharmaceutiques), accords avec les caisses d'Assurance maladie et surtout conventions avec des collectivités locales. Mais les financements ne sont pas pérennes et dépendent, au moins pour les collectivités locales, de leurs priorités, voire de leur couleur politique. D'autre part, certaines entrent en concurrence avec des initiatives publiques, telles que les centres 15 ou l'HAD, projet phare du Gouvernement en 1980. L'articulation entre le secteur public et la médecine libérale reste rare et fragile. Enfin, la mobilisation des professionnels de terrain ne concerne qu'une

---

15. L'association est présidée par Didier Ménard, médecin généraliste.

minorité d'entre eux, ouverte aux pratiques collaboratives. Cependant, environ 1 500 initiatives de ce type sont recensées en janvier 1985, principalement portées par des généralistes. Mais elles sont vite fragilisées ou stoppées par les restrictions budgétaires de cette période, ainsi que par l'absence d'une politique claire dédiée aux innovations en médecine ambulatoire.

Jacques Chaperon, directeur de la MiRE (*voir* supra, *expérience de Lubersac*), observateur attentif de ces initiatives depuis la fin des années 1970, y apportera le commentaire suivant : « Le secteur sanitaire et social français est globalement hostile à l'expérimentation. Il n'est pas assez mûr pour se fixer des objectifs et les évaluer. De même, le corps médical est réticent à faire des évaluations de nécessité, de qualité et de coûts. » Autant dire que la culture de santé publique et la conduite de projets sont, à cette époque, étrangères à la majorité des médecins, mais aussi que l'articulation entre le milieu médical libéral et le milieu institutionnel reste difficile.

3.3 Les réseaux de soins coordonnés ou réseaux de santé

Au début des années 1980, les médecins se trouvent confrontés à l'apparition du SIDA et à l'expansion des toxicomanies, devant lesquelles des solutions appropriées sont à inventer. C'est dans ce contexte qu'émerge l'idée d'organisation en réseaux, proposée notamment en 1986 par Robert Launois, économiste de la santé, inspiré par l'expérience américaine des Health Maintenance Organizations (HMO).

Selon le Code de la Santé publique, les réseaux de soins coordonnés ou réseaux de santé se définissent comme des organisations ayant pour objet de favoriser l'accès aux soins, la coordination, la continuité ou l'inter-disciplinarité des prises en charge sanitaires, notamment de celles qui sont spécifiques à certaines populations, pathologies ou activités sanitaires. Ces réseaux assurent une prise en charge adaptée aux besoins de la personne tant sur le plan de l'éducation à la santé, de la prévention, du diagnostic que des soins. Ils peuvent être constitués entre les professionnels de santé libéraux, les médecins du travail, des établissements de santé, des groupe-ments de coopération sanitaire, des centres de santé, des institutions sociales ou médico-sociales et des organisations à vocation sanitaire ou sociale, ainsi qu'avec des représentants des usagers. Ceux qui satisfont à des critères de qualité ainsi qu'à des conditions d'organisation, de fonction-nement et d'évaluation fixés par décret peuvent en France bénéficier de subventions (État, collectivités territoriales ou Assurance maladie).

Dans la même période, la notion de « travail en réseaux » apparaît dans les réflexions du Syndicat des médecins de groupe (SNMG) et de la Mutualité française (FNMF).

3.3.1 L'impact du développement du SIDA

Le SIDA, nouvelle pathologie identifiée en 1981, se développe rapidement à l'échelle du globe et atteint la France. Comme le souligne Gilles Poutout (Poutout, 2005), dont de larges extraits sont cités ci-dessous, son extension « confronte les professionnels à l'échec thérapeutique et inquiète les pouvoirs publics », qu'il met devant « l'incapacité structurelle du système de santé à apporter une réponse adaptée [...] aux patients infectés par le VIH [...] ; pas de coordination satisfaisante entre le champ clinique, le champ de la protection sociale et le champ social, pas de continuité entre le champ hospitalier et le champ des soins de ville ».

Devant le développement de la maladie, les pouvoirs publics alertent les médecins par divers canaux d'information, mais les malades en savent à ce stade davantage que les médecins. « Tout au long des années 1980 et 1990, les patients atteints du SIDA vont modifier les habitudes et les comportements des acteurs du système de santé. Leurs associations, AIDES[16], Act Up[17], brisent progressivement le silence qui entoure ordinairement la personne malade. [...] Ces malades revendiquent le droit de savoir, le droit d'intervenir dans le soin et dans l'accompagnement du soin. »

« À patient nouveau, professionnel nouveau. Les professionnels de santé [...] subissent de la même façon un système qui dissocie la prise en charge, l'accompagnement, le projet de soins, de l'acte lui-même, segmenté, isolé, peu ou mal relié à d'autres actes, réalisés par d'autres ou dans d'autres structures. » Selon Marc Brodin, président de la Conférence nationale de santé, « la médecine hiérarchisée, spécialisée, segmentée, éclatée et pluriprofessionnelle les enferme dans des cloisonnements spécialitaires et catégoriels qui les isolent entre eux et par rapport à leurs patients ».

À l'approche de 1990, les premiers réseaux SIDA

Entre 1987 et 1990 se met en place une politique de lutte contre le SIDA : centres de dépistage anonyme et gratuit (CDAG) et centres d'information et

---

16. AidesIDES, créée en 1984, associe patients et professionnels dans le but de répondre à leurs multiples besoins : psychologiques, sociaux, juridiques, de soins et d'informations ; elle sera à l'initiative d'enquêtes épidémiologiques

17. Act Up-Paris, créé en 1989 selon le modèle américain de 1987, s'est donné pour objectifs d'alerter les médias sur l'épidémie de sida, de faire pression sur les personnalités politiques pour améliorer l'image et la prise en charge des malades quels que soient leur genre, leur sexualité ou leur inclusion dans la démocratie représentative (toxicomanes, prisonniers, étrangers en situation irrégulière, personnes prostituées) et, suivant le modèle américain des principes de Denver, de partager, transmettre, reprendre et réinvestir [...] le savoir des malades.

de soins de l'immunodéficience humaine (CISIH), Conseil national du SIDA, Agence française de lutte contre le SIDA (AFLS[18]).

En 1990, devant l'accroissement du nombre de patients atteints, un colloque « Médecins de ville et d'hôpital, pour un suivi commun des personnes vivant avec le VIH », organisé par AIDES, est suivi de l'organisation des premiers réseaux ville-hôpital. Ainsi à Paris, comme dans d'autres métropoles, deux réseaux (Paris-Nord et Rive-Gauche) sont créés à l'initiative de généralistes et financés par l'AFLS et la DGS[19]. Leur objectif est la prise en charge coordonnée des patients, en conjuguant le plateau technique de l'hôpital et le suivi par la médecine ambulatoire. Ils réunissent professionnels et associations et développent des coopérations avec divers services, tels ceux de soins à domicile (SAD) ; la place du généraliste y est centrale.

L'année suivante, suite à la troisième rencontre des CISIH, le ministre Durieux donne une impulsion pour un suivi commun des patients « en mobilisant l'ensemble des professionnels de santé » et en favorisant les réseaux ville-hôpital. Une circulaire de juin 1991 reconnaît l'existence préalable de réseaux et propose de leur attribuer sous conditions des moyens financiers[20].

En 1993, un colloque international sur la prise en charge extrahospitalière des malades du SIDA recense 44 réseaux ville-hôpital dédiés à ces patients. Certains soulignent « l'introduction du concept anglo-saxon de "soins managés" et de "soins communautaires" dans la culture médicale française ». L'année suivante, une deuxième rencontre nationale en dénombre 70, prenant en charge 22 000 patients sur les 55 000 répertoriés ; 60 % des financements de réseaux leur sont affectés.

Une enquête nationale de la mission SIDA atteste de l'investissement majoritaire des généralistes dans les réseaux ville-hôpital (92,6 %) et de leur forte participation à des formations sur le VIH, soit en FMC, soit en diplômes universitaires. Parmi leurs attentes figurent une rémunération plus importante pour les hospitalisations à domicile et les soins palliatifs, ainsi que la libéralisation de la prescription de la zidovudine (AZT), jusqu'ici réservée aux hospitaliers. Toutefois, les relations entre ville et hôpital ne sont pas

---

18. L'AFLS organisera en 1990 la ligne téléphonique d'appel Sida Info Service, reprenant une initiative d'AIDES.

19. La mairie de Paris soutient ces initiatives, en aidant « à la mise en place d'une coordination sociale et médicale, avec un local et un secrétariat ». Ces deux réseaux s'ouvriront rapidement à d'autres activités thématiques impliquant les relations ville-hôpital (dont la toxicomanie).

20. Circulaire DH/DGS n° 612 du 4 juin 1991 relative à la mise en place des réseaux ville-hôpital dans le cadre de la prévention et de la prise en charge sanitaire et sociale des personnes atteintes d'infection à VIH.

exemptes de difficultés : méconnaissance des modes de fonctionnement respectifs, déficits de communication ou de répartition des rôles, reconvocation de patients par l'hôpital sans concertation.

Didier Ménard, coordinateur du réseau ville-hôpital 93 Ouest, écrit : « Le SIDA nous pousse à retrouver dans le système de distribution des soins une place cohérente et harmonieuse pour chaque soignant dans le respect de sa spécificité. Le réseau en est l'un des moyens. »

3.3.2 Les réseaux face aux toxicomanies

Au cours des années 1960, les toxicomanies aux psychotropes se développent, notamment aux États-Unis dans les milieux hippies, puis après la guerre du Viêtnam, et s'étendent dans les pays occidentaux où elles deviennent un problème de santé publique. En France, la réaction s'organise avec la loi du 31 décembre 1970 relative aux mesures sanitaires et à l'usage illicite de drogues. Les structures publiques de soins pour toxicomanes sont alors peu développées. Le psychiatre Claude Olievenstein est un des premiers en France à s'y intéresser et fonde en 1971, à Paris, le centre médical Marmottan, centre d'accueil, d'orientation et de soins pour les toxicomanes non alcooliques. Son approche repose sur une prise en charge institutionnelle et psychothérapeutique inspirée par la psychanalyse. La réduction des risques par la substitution (Subutex et Méthadone) et les programmes d'échange de seringues n'existent pas encore, alors que la demande de soins augmente sans cesse.

Divers lieux d'accueil spécifiques pour toxicomanes sont créés en France au cours des années suivantes. Ce sont le plus souvent des postcures avec support associatif. La plus connue, mais aussi la plus décriée : l'association Le Patriarche, est fondée en 1974 par Lucien Engelmajer et se développe de façon importante dans divers pays avant d'être identifiée comme secte et de voir son fondateur condamné. Une mission interministérielle de lutte contre la drogue et la toxicomanie (MILDT) est créée en 1982[21]. Les besoins augmentent avec l'épidémie de SIDA dont le diagnostic sérologique est accessible en ville en août 1983. Cela amène à la vente libre des seringues en pharmacies et au premier programme d'échange de seringues (décret Barzach du 1er mai 1987).

---

21. La MILDT, sous l'autorité du Premier ministre, anime et coordonne les actions de l'État en matière de lutte contre les drogues et les toxicomanies, dans les domaines de l'observation et de la prévention de la toxicomanie, de l'accueil, des soins et de la réinsertion des toxicomanes, de la formation des personnes intervenant dans la lutte contre la drogue et la toxicomanie, de la recherche, de l'information, et de la lutte contre le trafic. Elle sera remplacée en 2014 par la Mission interministérielle de lutte contre les drogues et les conduites addictives, la MILDECA

En 1984, deux cent quarante jeunes meurent d'overdose. Les difficultés de prise en charge de ces patients en milieu hospitalier et la désaffection générale de la psychiatrie pour ces comportements suscitent l'émergence d'initiatives très variées : actions de prévention, centres d'accueil, coopérations diverses entre travailleurs sociaux, généralistes, enseignants, familles.

La mobilisation des généralistes

Les généralistes sont alors de plus en plus confrontés à ces patients, alors qu'ils n'ont aucune préparation ni soutien, et se trouvent fréquemment en situation d'échec devant des demandes de prise en charge ou de sevrage. Quelques formations sont alors initiées par quelques facultés de médecine (Pitié-Salpêtrière) ; de son côté, l'UNAFORMEC organise depuis 1980 des séances de FMC et diffuse un guide d'information.

Dans les années 1986-1988, de nombreux généralistes s'investissent dans diverses actions : création de centres d'accueil dans un esprit coopératif, lieux de consultations pour les généralistes intéressés, lieux d'écoute et d'information pour les patients et leurs familles, lieux d'autoformation, de prévention ou de sensibilisation, groupes ou associations, plus ou moins liés à la psychiatrie, postcures, réseaux SIDA, etc. Beaucoup deviendront des réseaux de soins.

Dans une volonté de rassemblement, le collectif, puis bientôt association Généralistes et Toxicomanies (G & T) est créé en 1988, suite à l'appel dans la presse professionnelle en 1987 de Philippe Binder, généraliste à Lussant (Charente-Maritime). Ce dernier, amené à travailler dans une postcure à proximité de son cabinet, s'est formé en toxicomanie, puis a créé un réseau départemental d'intervenants dans un but de soin et de prévention. Les objectifs de l'association nationale G & T sont de « rassembler les médecins généralistes confrontés aux problèmes des conduites addictives, d'assurer un lien entre ses membres, de confronter les différentes pratiques, et de développer à tous les niveaux leur rôle dans la prévention, la formation, le soin, et la recherche… en liaison avec le dispositif sanitaire et social ». Son président, Philippe Binder est régulièrement appelé dans les réunions de travail sur la toxicomanie à la DGS. Avec G & T, il organise en janvier 1989 le premier colloque national « Le généraliste et la toxicomanie[22] ». L'association se dote de correspondants dans la plupart des départements ; environ 40 réseaux sont constitués, dont 22 conventionnés

---

22. Colloque organisé sous l'égide de la DGS avec la collaboration de l'UNAFORMEC et du *Généraliste*. L'association en organisera dix-neuf à raison d'un chaque année, chacun faisant l'objet d'actes édités.

avec G & T[23]. Ces réseaux relient structures d'accueil, pharmaciens, intervenants sociaux et commissions de quartier ; ils orientent au besoin les patients vers les services hospitaliers appropriés. Des formations sont diffusées et une documentation est élaborée.

Après de nombreux débats, G & T accompagne la mise à disposition des produits de substitution aux opiacés sur prescription des généralistes, autorisée à partir de mars 1996[24]. La prise en charge des toxicomanes en ville reste cependant le fait d'une minorité de généralistes, comme le souligne le psychiatre Serge Hefez[25], regrettant que les salles d'attente de cette minorité soient occupées par de très nombreux toxicomanes, et souhaitant que la proportion s'inverse, grâce à une dynamique de réseaux assortie de diverses garanties : formation, coordination et relais avec les structures spécialisées et les autres acteurs médicaux et sociaux.

Couronnant l'action de G & T, et soutenu par les pouvoirs publics, un Pôle de ressources national en toxicomanie (PRN) établit ses bureaux à Paris en mars 2004 pour proposer un ensemble de services aux généralistes français et à leurs partenaires dont celui de constituer un réseau national sentinelles (Binder, 2004).

L'élargissement à l'ensemble des addictions

Le retrait financier de l'Assurance maladie, consacrant toutes ses ressources expérimentales au Dossier médical partagé (DMP), met fin à l'expérience et entraîne la dissolution de l'association et du PRN en 2008. Les réseaux continuent alors de faire vivre leurs actions localement. La loi sur les réseaux de soins puis de santé (janvier 2014) favorise leur vitalité. Mais le cadre des financements, toujours plus exigeant, aura corseté les dynamiques locales. Les choix administratifs se sont, d'une part, orientés tantôt vers une polarisation sur le soin excluant la prévention, tantôt l'inverse, instrumentalisant massivement les associations, d'autre part, la réorganisation en grandes régions, exigeant des fusions, entraînera l'arrêt de nombreuses expériences et figera, voire brisera, les dynamismes locaux.

---

23. Mg-TOX dans le 17, GT 59, GT 69 à Lyon, Option-Vie à Nice, Espace toxicomanie à Strasbourg, Réseau Ville-Hôpital à Metz, Médecins du monde, VIH 93 Ouest, REPSUD et Réseau Val de Bièvre en Ile-de-France.

24. Il s'agit de la Buprénorphine haut dosage et de la Méthadone®. Jean Carpentier, président du réseau Repsud-IdF, et Clarisse Boisseau, anticipant sur une pratique large de la substitution des opiacés, se heurteront en 1993 à une condamnation par l'Ordre des médecins

25. Serge Hefez est psychiatre, président de la Coordination parisienne des soins aux toxicodépendants (COPAST)

On observe alors une spécialisation rampante des généralistes les plus engagés dans les addictions avec des vacations dans les CSAPA (centres de soins et d'accompagnement et de prévention en addictologie) et autres lieux spécialisés. Les militants de la première heure voient rarement arriver une relève motivée et partent à la retraite. Pendant ces années, le dispositif sanitaire s'est progressivement adapté, passant d'une gestion étroite des toxicomanies illicites à un dispositif plus large englobant toutes les addictions. Il continue à s'appuyer sur les généralistes, même si beaucoup restent encore réticents et font le service minimum. Dans cette histoire de trente-cinq ans, les généralistes, la plupart libéraux, ont montré leur capacité à s'adapter aux situations nouvelles dont ils étaient les témoins, puis en sont devenus les acteurs opérationnels.

3.3.3 Les réseaux, facteurs de réorganisation de l'offre de soins

Selon Gilles Poutout, « les réseaux sont apparus à chaque fois que le système de santé et de protection sociale s'est trouvé dans l'incapacité d'apporter une réponse rapide et structurée à un événement sanitaire ou à une transformation de la demande sociale. Tel a été le cas à la fin des années 1980 avec le développement de l'épidémie de VIH. Tel est aussi le cas, au début des années 1990, lors de l'apparition des réseaux se consacrant aux personnes développant des conduites addictives ou exclues des circuits normaux de prise en charge sanitaire. Ce sera encore le cas avec le développement des réseaux diabète et des réseaux de soins palliatifs dans la seconde partie des années 1990 ».

« Regard nouveau porté sur la réalité, les réseaux sont constitués par les professionnels en réaction aux rigidités et aux cloisonnements du système de santé ; ils ont pour but la prise en charge de la personne malade, en facilitant l'action collective et en procurant aux membres des ressources nouvelles dans un cadre de confiance et de réciprocité. Progressivement, *le réseau devient un facteur de réorganisation de l'offre de soins*, articulée autour du sujet souffrant, dans un contexte de spécialisation et de complexité croissante. Le point de vue change. On ne part plus de l'offre ni des contraintes de l'hôpital, ou de celles du professionnel de santé : [...] c'est autour de ce patient que se définit une organisation adaptée et un système de prestations coordonnées. »

L'avenir des réseaux est cependant déjà questionné en 1996, à l'occasion d'un colloque organisé par la SFTG, intitulé « Le..., pivot du système de soins ». Jean-Pierre Aubert, coordinateur du réseau Paris-Nord, y déclare : « Les problèmes qu'ils soulèvent sont multiples [...] : maintien ou accès à une réelle pluridisciplinarité, [...] risque de morcellement de la médecine et du soin par les réseaux monothématiques, [...] risque d'institutionnalisation [...], risque d'asservissement aux financeurs, sont quelques-uns des problèmes [...] sur le chemin des réseaux. »

Deux des ordonnances Juppé d'avril 1996 (*voir Partie I, § 12.6*) ouvrent la possibilité de créer des réseaux expérimentaux ambulatoires relevant de l'article L. 162-31-1 du Code de la sécurité sociale. Elles permettent de mettre en place de nouveaux actes médicaux spécifiques en dérogation à la nomenclature générale des actes professionnels (NGAP) en vigueur. Les projets de réseaux seront soumis à une procédure d'agrément rigoureuse : l'instruction des dossiers demandant des dérogations au Code de la sécurité sociale relève de la Caisse nationale d'Assurance maladie (CNAM-TS) et du Conseil d'orientation des filières et réseaux de soins (COFRES).

En décembre 1998, la loi de financement de la Sécurité sociale, par son article 25, crée un fonds d'aide à la qualité des soins de ville (FAQSV)[26] pour, notamment, la mise en place et le développement de formes coordonnées de prise en charge, notamment des réseaux de soins, liant des professionnels de santé exerçant en ville à des établissements de santé.

Vers une formalisation des réseaux de soins

Une coordination nationale des réseaux (CNR), informelle depuis plusieurs années, se constitue en association en janvier 1997. En 1998, elle note que le réseau permet « d'harmoniser le parcours d'une personne entre la ville et l'hôpital et de développer une politique d'éducation de la population à l'utilisation du système de distribution des soins ». Dans le même temps, le constat global du système de santé reste celui du morcellement et de l'isolement des intervenants. Un rapport du Haut Comité de la santé publique, daté d'octobre 1998, dénonce « les cloisonnements entre institutions... la segmentation administrative qui devient incompréhensible aussi bien pour la population que pour les professionnels »...

Le premier document de l'ANAES sur les réseaux, en 1999, indique pour sa part « qu'un réseau de santé constitue une forme organisée d'action collective apportée par des professionnels en réponse à un besoin de santé des individus et/ou de la population [...] L'activité d'un réseau de santé comprend non seulement la prise en charge de malades [...], mais aussi des activités de prévention collective et d'éducation pour la santé ». [...]

---

26. La gestion du FAQSV est exercée par un comité national de gestion placé au sein de la Caisse nationale de l'Assurance maladie des travailleurs salariés au niveau national et par les URCAM au niveau régional. Il sera remplacé en 2016 par le Fonds d'intervention pour la qualité et la coordination des soins (FIQCS), issu de la fusion du FAQSV et de la DDR.

« Étonnante leçon : pour organiser le système, arrêtons de regarder l'outil, la structure de soins, regardons l'objectif : l'utilité pour le malade, pour la personne en situation de risque et/ou de maladie. [...] Néanmoins, au pays de Descartes, cette "belle histoire" a longtemps suscité doutes et interrogations. Au-delà de la crise, de l'événement, les réseaux allaient-ils se révéler capables de résultats durables, de continuité, de pérennité ? »

En effet, le concept de réseaux de soins est encore relativement flou et les réalisations ne sont pas univoques. Toutefois, leur point commun est qu'ils tendent à « dépasser les frontières internes du système » et « font émerger de nouvelles logiques fondées sur la notion d'équipe structurée autour du patient » (Poutout, 1999).

En mars 2002, le cadre légal et réglementaire des réseaux est précisé à l'occasion de la loi relative aux droits des patients et à la qualité du système de santé : « Les réseaux de santé ont pour objectif de favoriser l'accès aux soins, la coordination, la continuité ou l'interdisciplinarité des prises en charge sanitaires, notamment de celles qui sont spécifiques à certaines populations, pathologies ou activités sanitaires. Ils assurent une prise en charge adaptée aux besoins de la personne tant sur le plan de l'éducation à la santé, de la prévention, du diagnostic que des soins. » Ce texte complète la loi de financement de la Sécurité sociale pour 2002 qui a créé une dotation de développement des réseaux (DDR), enveloppe spécifique qui leur est destinée. Cette dotation est régionalisée et les financements sont attribués sur décision conjointe des directeurs de l'Agence régionale de l'hospitalisation (ARH) et de l'Union régionale des caisses d'assurance maladie (URCAM).

La conception de ces réseaux devient alors plus formalisée :
— Une *convention constitutive* définit les éléments suivants : objectifs poursuivis, organisation et fonctionnement.
— Un *document d'information* doit être remis à chaque patient, précisant le fonctionnement, les prestations proposées, les moyens prévus pour l'informer ainsi que les engagements réciproques entre lui et les professionnels du réseau.
— Une *charte du réseau* définit son fonctionnement, les prestations proposées, les moyens prévus pour son information ainsi que les engagements réciproques entre lui et les professionnels du réseau ; elle définit les engagements des établissements et des professionnels de santé et doit être cosignée par chacun des membres ; elle rappelle notamment les principes éthiques du réseau, précise les modalités d'entrée et de sortie, le rôle respectif des intervenants, les modalités de coordination, et les éléments relatifs à la qualité de la prise en charge.

– Un *rapport d'évaluation* doit permettre d'apprécier, tous les trois ans, le niveau d'atteinte des objectifs, la qualité de la prise en charge des usagers, la participation et la satisfaction des usagers et des professionnels, l'organisation, le fonctionnement et les coûts du réseau, ainsi que l'impact sur les pratiques professionnelles.

Le financement repose principalement sur la dotation DDR déjà citée. Néanmoins, la loi ne limite pas les sources de financement à celle-ci. La DDR peut financer sous la forme d'un règlement forfaitaire tout ou partie des dépenses du réseau, c'est-à-dire aussi bien des frais de fonctionnement (personnel permanent, frais de coordination, études, etc.) que des dépenses d'investissement ou des rémunérations spécifiques versées aux professionnels de santé libéraux, hors nomenclature ou même hors convention (psychologues, diététiciennes, par exemple). Les réseaux peuvent également bénéficier de subventions de l'État, des collectivités territoriales et de l'Assurance maladie.

En 2005, il existe plus de 500 réseaux de santé en France, qui prennent en charge entre 150 000 et 200 000 personnes ; ils sont cependant inégalement répartis sur l'ensemble du territoire et restent relativement méconnus du grand public. Leurs thématiques sont variées : soins palliatifs (plus de 75 réseaux), cancer (plus de 70), diabète (plus de 60, regroupés au sein de Revesdiab), gérontologie (plus de 40), périnatalité (plus de 30), toxicomanies et addictions (25), pathologie cardiovasculaire (plus de 20), pour ne citer que les plus nombreux. Cumulés, les réseaux prenant en charge des patients atteints de pathologies chroniques dépassent le chiffre de 150. « Le phénomène se développe depuis plusieurs années de manière quasi inéluctable, et, malgré de multiples obstacles liés à des réglementations défaillantes ou inadaptées jusqu'en 2002, il a su se rendre incontournable au point que pas un plan, pas une priorité de santé ne peuvent être évoqués aujourd'hui sans qu'un volet "réseaux" ne leur soit adjoint. »

En 2006 est créée la Coordination nationale des réseaux de microstructures médicales (CNRMS), d'origine alsacienne, qui fédère les réseaux de microstructures médicales implantés dans sept régions françaises à ce moment. La microstructure médicale est une *équipe de soins primaires* associant un médecin généraliste, un psychologue et un travailleur social au sein du cabinet du médecin ou en maison de santé pluridisciplinaire. Elle s'inscrit dans un maillage territorial des soins de premiers recours. Les microstructures réparties sur un territoire s'organisent en réseau, doté d'une coordination double, médicale et administrative. Elles permettent la mise en place d'un parcours de soins individualisé et coordonné pour chaque patient suivi pour des conduites addictives, en situation de précarité ou de mal-être psychique.

En 2008 apparaît une autre association regroupant de nombreux réseaux, l'Union nationale des réseaux de santé (UNR Santé), qui définit ainsi son objet : contribuer à l'organisation du système de soins de premier recours autour du médecin traitant, à la mise en œuvre des plans de santé publique et à la qualité des soins, et à l'amélioration de l'efficience de l'offre de soins.

3.3.4 La coordination, fil rouge de l'évolution des pratiques

Gilles Poutout écrit encore (Poutout, 2005) : « La plupart des problématiques actuelles en santé viennent de la contradiction entre la nécessité de coordonner les acteurs de santé autour du patient d'une part, et la tendance à la segmentation de l'offre entre acteurs d'autre part. »

« En contrepoint, le besoin de prise en charge globale du patient n'en est que plus prégnant, surtout lorsqu'il faut combiner médical, médico-social, social, voire au-delà (habitat, environnement personnel, etc.). Le vieillissement de la population, la part croissante des pathologies chroniques et de longue durée, la demande sociale font aujourd'hui de la coordination au long cours une nécessité historique. »

« Les réseaux privilégient à juste titre l'établissement de liens et de connexions entre les différents lieux de santé où passe le patient, ces "lieux" pouvant aussi bien être le cabinet du médecin généraliste que celui de l'infirmière, le laboratoire d'analyses, le centre de santé, l'établissement de santé, etc. La responsabilité afférente à chaque lieu est alors d'offrir le meilleur "aiguillage" possible au patient. »

« Cette conception prend en compte la réalité sanitaire, organisationnelle, économique, culturelle des "lieux" dans lesquels évoluent les patients. Elle prend appui sur "la diversité des situations et des contextes". Elle respecte les acteurs, leurs modalités d'exercice, le jeu des relations et interrelations ; elle a pour but d'*organiser le jeu des acteurs au bénéfice du patient,* non par la norme, mais par la compréhension de l'intérêt de formes d'organisation supérieures. [...] Le réseau innove dans la mesure où il cherche des solutions souples et adaptées dans des domaines habituellement très codifiés et cloisonnés. »

Antoine Lazarus[27] souligne lui aussi l'apport spécifique des réseaux de soins : « La particularité du réseau est qu'il se nourrit de l'homme fragmenté [...]. Un courant de pensée développé depuis les années 1970 [...]

---

27. Antoine Lazarus, professeur de santé publique, Université Paris XIII. In *Médecins généralistes : acteurs de santé publique ?*, Paris, CFES, 1996, p. 109-111.

dénonce la fragmentation du sujet dans l'institution, la spécialisation morcelante de la médecine et affirme en contrepartie l'intégrité du sujet face à la médecine générale. [...] Le réseau arrive à intégrer sans la contrer la médecine fragmentée. »

3.3.5 En marge des réseaux, une expérience de coopération ville-hôpital

L'expérience ABCD (Association pour une bonne coordination diagnostique), une coopération SFTG-Hôtel-Dieu à Paris (1985-1990). En 1985, un petit groupe de médecins généralistes et hospitaliers se forme, sur le constat d'un fossé immense entre le monde de l'hôpital, replié sur lui-même, et celui du médecin généraliste souvent isolé et « craignant la concurrence pour sa petite entreprise ».

[...] « ... presque rien ne se passe entre ces deux mondes : malades expédiés à l'hôpital sans renseignements, praticiens hospitaliers injoignables, courriers de sortie inexistants ou tardifs... » L'idée qui réunit ces médecins est d'améliorer les moyens de communication et de concertation des professionnels, au profit de la qualité des soins. Ainsi est créée cette association qui regroupe d'emblée une cinquantaine de généralistes et une trentaine d'hospitaliers. Le premier objectif est d'optimiser la résolution de problèmes complexes, diagnostiques, puis thérapeutiques.

L'association se dote de moyens : un secrétariat, pour favoriser les contacts entre membres du groupe ; un bulletin interne (l'ABCDaire) ; un dossier unique du patient, qui lui est remis et le suit dans ses diverses démarches ; la formation continue des médecins ; un forum hebdomadaire, ouvert aux médecins de ville et aux étudiants ; des protocoles communs d'exploration d'une pathologie ; des projets de recherche ; des séminaires de réflexion sur les relations généralistes-hospitaliers, etc.

L'activité du groupe dure cinq années et est vécue comme un lieu d'expérimentation extraordinaire, suscitant des initiatives voisines (EFGH : Enseignement Formation Généralistes Hospitaliers, en Seine-Saint-Denis...). Vivant uniquement des cotisations de ses membres, elle finira par s'éteindre, faute de moyens suffisants, mais en ayant conscience d'avoir réalisé une « expérience unique de convergence stratégique avancée dans le champ professionnel médical ».

3.4 Les maisons de santé pluridisciplinaires (MSP) et pôles de santé

3.4.1 Un mouvement porté par des acteurs de terrain

Apparues autour des années 2000 à l'initiative principale de MG France, les MSP se sont initialement développées, sans soutien des pouvoirs publics, en réponse au manque de professionnels de soins primaires dans certaines régions, notamment rurales ou périurbaines, ainsi qu'aux difficultés de l'exercice isolé.

Elles reposent sur des projets de santé élaborés entre professionnels de soins primaires en fonction des besoins des populations locales et proportionnés aux bassins de vie. Quelles qu'en soient les formes – professionnels réunis sous le même toit ou répartition en plusieurs sites –, leur originalité consiste à réunir médecins généralistes, infirmiers, kinésithérapeutes et autres acteurs de soins primaires, éventuellement des travailleurs sociaux, dans un but de travail coordonné. Ce type d'organisation est fondé sur les principes de complémentarité, de partage d'informations, de délégations de tâches et de permanence des soins ; il permet de dégager un temps précieux pour l'activité médicale, d'inclure des activités de prévention et d'éducation thérapeutique et d'y adjoindre éventuellement des consultations avancées de spécialistes et d'étudiants en stage.

Selon la sociologue Nadège Vezinat (Vezinat, 2019), la genèse des maisons de santé s'inscrit « dans la continuité d'autres dispositifs, les "maisons de garde", "unités sanitaires de base" et "réseaux de santé" », ainsi que « dans la longue histoire de l'exercice coordonné ». Un rapport parlementaire sur la démographie médicale, présenté le 10 octobre 2007 par le sénateur Jean-Marc Juilhard (*voir Partie I, § 17.3*), souligne la dynamique des MSP, dont plus d'une centaine a été créée depuis le début des années 2000, et pour lesquelles il propose, outre une labellisation, une contractualisation avec l'Assurance maladie : aides à la conception du projet, participation aux équipements et, pour le démarrage, aide aux frais de fonctionnement, en contrepartie d'accords de bonne pratique. Aux termes de la LFSS 2008, ces maisons peuvent comporter des professionnels paramédicaux.

Avec un nombre de 200 en 2008, elles rencontrent un fort engouement chez les jeunes généralistes et se multiplieront au fil des années pour approcher le millier, dix ans plus tard, surtout en milieu rural ou périurbain ; elles s'inscrivent ainsi dans l'aménagement des territoires (Fournier, 2014). Leur développement et leur intérêt n'échappent pas aux responsables institutionnels, État et Assurance maladie, ce qui leur permet d'obtenir des financements pluriannuels provenant des fonds d'innovation destinés aux soins de ville (FAQSV, puis FIQCS), à hauteur de 5 millions d'euros. Les contrats obtenus incluent un nouveau statut juridique, la SISA (Société Interprofessionnelle de soins ambulatoires) et permettent certaines dérogations, dont les modes de rémunération. Les aides financières sont conditionnées par des cahiers des charges, dont l'une des clauses porte sur les conditions de la coordination interne, l'application de protocoles de soins et la réalisation d'actions de dépistage et de prévention. Quelques expérimentations d'alternatives et/ou de compléments au paiement à l'acte sont lancées à partir de 2009, dans le cadre de l'expérimentation de nouveaux modes de rémunération (ENMR[28]).

Des maisons de santé aux pôles de santé

Des modalités un peu différentes et complémentaires des MSP se développent à partir des années 2007-2010 : les pôles de santé, officialisés par la loi HPTS de 2009 (art. 40). Un pôle de santé est un regroupement de professionnels de santé unis par les mêmes règles et objectifs de fonctionnement que ceux d'une maison de santé, mais exerçant hors les murs, dans leurs propres locaux. Un pôle peut comprendre plusieurs sites : une ou plusieurs maisons de santé, et des cabinets individuels ou de groupes. Ces pôles sont souvent constitués avec des centres ou des établissements de santé et avec des établissements ou services médico-sociaux.

La Fédération française des maisons et pôles de santé : FFMPS

La FFMPS, structurée en régions, est une association de loi 1901, créée en 2008 par et pour les professionnels de santé libéraux exerçant sous ces formes d'exercice coordonné. Elle s'inscrit dans une volonté de création d'équipes de soins primaires pour améliorer l'accès aux soins de proximité et la qualité des soins (Fournier, 2015[29]). Elle a pour but de :

– promouvoir l'exercice pluriprofessionnel coordonné en soins primaires ;
– apporter son expertise, par l'intermédiaire des fédérations régionales, aux équipes de soins primaires et aux maisons de santé pluriprofessionnelles, soutenir leur constitution, leur développement et leur participation aux projets de santé publique locaux ;
– représenter et apporter un soutien aux équipes de soins primaires pour tout projet qu'elles souhaitent développer ;

---

28. Selon le rapport ONDPS cité plus haut : « Les objectifs de ces expérimentations sont de libérer du temps médical, de maîtriser les coûts, de valoriser les démarches qualité, de développer des nouvelles pratiques et fonctions telles la prévention et l'éducation thérapeutique et d'améliorer l'accès aux soins et la coordination. »

29. Elle y soulignera entre autres le fait que « ces structures semblent favoriser le maintien d'une offre de soins dans les zones les plus touchées par la désertification médicale ».

> – promouvoir l'enseignement et la formation pluriprofessionnelle, la valorisation des compétences lors des formations initiales et continues des professionnels de santé, l'évaluation des pratiques, la démarche qualité et la recherche-action au sein des ESP, des MSP et des maisons de santé pluriprofessionnelles universitaires (MSPU).
>
> La FFMPS organisera ultérieurement des journées nationales d'échanges et soutiendra la participation des équipes de soins primaires aux communautés professionnelles territoriales de santé (CPTS) à partir de 2016.

3.4.2 Un vent favorable aux maisons de santé

À la suite des États généraux de l'offre de soins (Egos), de 2008, la participation de l'État est acquise à la création de cent maisons de santé pluridisciplinaires, dotées de cinquante mille euros chacune. De plus, divers aménagements juridiques favorisent l'exercice en groupe, la coordination et la délégation de tâches (*voir Partie I, § 17.4*).

La loi HPST de 2009 (art. 39) leur enjoint de transmettre le projet de santé « témoignant d'un exercice coordonné » à l'ARS correspondante. La possibilité de bénéficier de financements spécifiques de la part de l'ARS nécessite une conformité du projet à un cahier des charges prédéfini ; l'exigence minimale en termes de professionnels est de deux médecins et un professionnel paramédical et les projets doivent comporter un système d'information partagé et des protocoles de soins communs.

Un second rapport de Jean-Marc Juilhard sur les Maisons de Santé est publié le 19 janvier 2010. Il propose entre autres : un guichet unique dans les ARS, destiné à faciliter la création de ces maisons, une labellisation à partir d'un cahier des charges commun, l'attribution de la fonction de médecin traitant à la maison de santé elle-même, le partage de tout ou partie du dossier médical du patient entre l'ensemble des professionnels de la même maison.

Les maisons de santé continuent à être perçues favorablement par le Gouvernement, qui pousse à leur développement. Des expérimentations sur 16 sites sont lancées depuis le début de 2010, selon plusieurs formules permettant de rémunérer les moyens de coordination interprofessionnelle (dossier partagé, temps passé), l'éducation thérapeutique des patients ou des forfaits par pathologie, par des enveloppes de 30 000 à 90 000 euros annuels, selon la taille de chacune des maisons.

Une évaluation de quelques MSP par l'Irdes

Cette évaluation réalisée en 2009 (Bourgueil *et al.*, 2009) concerne 9 MSP d'ancienneté, de situation, de taille, de projets, d'équipement et de financement différents, ce qui rend les comparaisons difficiles (2 ont été organisées bien avant l'année 2000).

En termes d'accessibilité, le nombre de jours d'ouverture par an paraît supérieur au nombre observé dans une zone locale témoin (pour chacune des MSP). Le nombre de généralistes varie de 2 à 9 et le nombre d'infirmiers, de 2 à 5. Le temps de travail hebdomadaire des généralistes de ces MSP est cependant plus faible que chez les généralistes des zones témoins (34 à 46 heures *vs* 52 à 60 heures), mais avec une activité globale équivalente, cela étant lié à un meilleur partage du travail. Les dossiers des patients sont tous communs, informatisés dans 8 cas sur 9. Seules 4 MSP sur 9 organisent des réunions interprofessionnelles régulières autres que logistiques ; chez les autres, les échanges d'informations ont lieu de façon informelle. L'éventail des actes techniques pratiqués est plus large que dans un cabinet classique (petite chirurgie, plâtres...) et la plupart proposent des séances d'éducation thérapeutique, de dépistage et de prévention. La dépense totale de médecine générale par patient est en moyenne supérieure de 2 % à l'échantillon témoin, mais varie fortement d'une MSP à l'autre ; toutefois, les postes de dépenses infirmiers et pharmaceutiques sont moindres dans 8 MSP sur 9 que dans l'échantillon témoin.

Les auteurs concluent que *ces MSP* « *offrent à la population une accessibilité importante* et semblent bien répondre aux attentes actuelles des médecins » quant à leur exercice. « Sous réserve d'une implantation adéquate, *cette forme d'organisation peut contribuer à mieux répartir l'offre de santé sur le territoire* ». L'impact en termes de dépenses ou d'amélioration de la qualité est hétérogène dans ce groupe de MSP, cela étant attribué, « d'une part, à la taille réduite de l'échantillon, d'autre part à l'absence de prise en compte de déterminants du recours aux soins, de la dépense ou de la qualité des soins, tant du côté des médecins que des patients ».

Au-delà de 2010, le Pacte Territoire Santé, initié en 2012 par la ministre Marisol Touraine, visera à favoriser l'implantation de professionnels de soins primaires dans les territoires qui en manquent, par divers contrats individuels et par l'implantation de maisons de santé pluriprofessionnelles (*voir Partie I, § 18*). Ce pacte incitera également à faire évoluer les conditions d'exercice des professionnels par le travail en équipe, la télémédecine, les transferts de compétences vers les professionnels paramédicaux et les liaisons avec l'Université.

3.4.3 L'incidence sur l'organisation des soins primaires

Une thèse de sociologie, soutenue par Cécile Fournier en 2015 (Fournier, 2015), soulignera l'impact des MSP sur la transformation des pratiques de soins de premier recours, notamment par l'apport de pratiques préventives et éducatives. « L'exercice des soins de premier recours en maisons et pôles de santé pluri-professionnels connaît depuis quelques années un développement croissant. Ces modalités d'exercice sont présentées comme une solution aux défis que représentent le vieillissement de la population, l'augmentation de la prévalence des maladies chroniques, l'accentuation des inégalités sociales de santé et l'irrésistible croissance des dépenses de santé. »

Un article du *Monde* titrera en 2016 « Maisons de santé : le défi des soins coordonnés ». Il soulignera la mutation en cours de la médecine dite « ambulatoire », imputable au déploiement de ce type d'organisation. De 543 maisons en 2013, leur nombre atteindra plus de 1 000 à la fin des années 2010, avec une répartition assez homogène sur le territoire (dont 55 % en zone rurale). Cette évolution marquera l'aboutissement d'une longue marche vers la coordination effective des soins, déjà présente lors de l'émergence des réseaux de soins, et que les généralistes auront pris en mains après une longue période de « dépossession de leur savoir-faire », comme l'a remarqué Martine Bungener.

3.5 L'hôpital local, ou l'hôpital du praticien

En 1958, dans le cadre de la réforme Debré, l'ordonnance hospitalière du 11 décembre crée le statut des hôpitaux ruraux, précédemment considérés comme des hospices, avec une dérogation leur permettant de comporter un service de maternité et de médecine. Ils constituent le seul échelon hospitalier où les généralistes peuvent trouver une place significative. Ils ont été définis à l'origine comme les « hôpitaux du praticien », afin de permettre aux généralistes de soigner leurs patients lorsque l'état de ceux-ci ne leur permet pas de l'être à domicile, mais à proximité de chez eux et sans nécessiter de gros moyens techniques ou spécialisés. Ils peuvent également constituer des relais à la suite d'un séjour en hôpital général ou en CHU.

3.5.1 Les premières années des hôpitaux ruraux et le soutien de l'Association de médecine rurale (AMR)

En l'absence de décrets d'application, l'AMR, lors de son neuvième congrès, en mai 1959, s'emploie à faire valoir l'utilité d'hôpitaux de proximité, dont elle souligne l'intérêt de pouvoir soigner les patients près de leur domicile tout en maintenant le lien avec leur médecin traitant. Les membres de l'AMR soulignent aussi la nécessité de doter ces unités de moyens matériels (radiographie), d'investigation (biologie) et d'urgence.

Le 6 juillet 1960, un décret définit le statut des personnels soignants des hôpitaux ruraux. Médecins généralistes et sages-femmes y sont admis sur liste préfectorale en tant que praticiens libéraux coopérant à un service public. Les honoraires des généralistes sont basés sur les tarifs conventionnels, avec un abattement de 15 %, plus une retenue de l'ordre de 10 % pour frais de recouvrement. L'AMR s'efforce d'éviter que ces hôpitaux soient retransformés en hospices. Une circulaire ministérielle du 31 juillet 1961 précise les modalités d'application du précédent décret. Elle comporte un classement des 347 hôpitaux ruraux, leur ouverture à tout omnipraticien de la circonscription, la désignation d'un médecin coordonnateur, la liste limitative des actes médicaux pouvant y être effectués.

Une nouvelle circulaire définit, le 28 mai 1963, la vocation de cet hôpital à se constituer en centre de santé rural, c'est-à-dire comportant des cabinets médicaux, des consultations externes, des centres de soins infirmiers et une organisation de soins à domicile. Ce projet s'inscrit dans une perspective d'aménagement territorial et serait un prélude à un regroupement des omnipraticiens, alors que s'accentuent l'exode rural et le vieillissement de la population restée sur place. Cette évolution ne sera que partiellement réalisée.

En 1968, une enquête de la Fédération hospitalière de France (FHF) dans 211 hôpitaux ruraux sur 380 note qu'ils sont souvent situés dans des petites villes au sein de circonscriptions de 20 000 à 25 000 habitants ; ils concernent des populations assurées au régime général de la Sécurité sociale et sont le plus souvent desservis par des omnipraticiens de la commune d'implantation. Leur taille, leurs divers services varient fortement de l'un à l'autre et leur classement est sujet à caution. La plupart sont accolés à un hospice. Mais le cadre réglementaire est encore inachevé et certains de ces hôpitaux ne sont pas fonctionnels. Nombreux sont les établissements trop peu pourvus en personnel infirmier et en moyens matériels. Des litiges sont apparus concernant les abattements sur les honoraires, les majorations de nuit et de jours fériés, la limitation d'activités que les praticiens réalisent en toute légalité à leurs cabinets, la possibilité de recours à des consultants, etc.

3.5.2 À partir des années 1970, un désintérêt progressif des pouvoirs publics et des généralistes

Au cours des années 1970-1980, leur situation évolue vers des restrictions d'activité, contemporaines de l'essor des centres hospitaliers régionaux et universitaires. La loi hospitalière de 1970 ne les mentionne pas ; ils ne réapparaissent que dans un rectificatif de la loi de finances en 1971, puis en 1972 l'appellation d'hôpital rural devient « hôpital local » et un décret de 1972 y supprime les maternités (sauf dérogation). En 1975, la loi sépare la gestion du sanitaire et du social, ce qui entraîne au sein de l'hôpital local un effet de puzzle, les différentes sections relevant de diverses conditions de prise en charge pour les patients et de mode de rémunération pour les médecins (forfaits pour les moyens et longs séjours).

L'évolution de 1975 à 1981 amorce une diminution du nombre de lits de médecine en court séjour (de 9 858 à 8 709, soit −11,6 %) et surtout des lits de maternité (de 1 204 à 438, soit −63,6 %), mais aussi un accroissement important des lits de moyen et long séjour (respectivement, de +199,4 et +979 %). Les pouvoirs publics se désintéressent de ces établissements : structures archaïques, insuffisance de personnel, absence de permanence médicale, inadaptation aux urgences, manque de sécurité. Dans le même temps, de nombreux généralistes agréés, mal et tardivement rémunérés, ne les fréquentent plus. Un décret de 1980 confirme néanmoins la présence d'unités d'hospitalisation destinées à la pratique médicale courante, autorise des lits de moyen et long séjour, mais prévoit la disparition totale des lits de maternité. Progressivement, suite aux évolutions de la demande des femmes enceintes et des exigences en matière de sécurité, les maternités locales en sont exclues, signant la fin de la pratique des accouchements simples par des généralistes.

Le rapport Gallois, en 1981, selon des données de 1975, les mentionne ainsi : « Anciens hôpitaux ruraux, les hôpitaux locaux représentent une structure privilégiée malheureusement encore mal utilisée et constamment menacée » (Gallois, 1981). Cette structure est médicale et sociale, légère et décentralisée. Outre les services de médecine (court séjour), la plupart des établissements comportent des lits de moyen et long séjour, mais ni pharmacie ni biologie. Ce même rapport mentionne l'existence de 367 hôpitaux locaux, comportant 53 000 lits, dont 11 300 lits de médecine, 38 600 lits d'hospice et 1 200 lits de maternité. Leur taille est très inégale, de quelques dizaines à plus de 200 lits ; la partie maison de retraite est la section principale, peu médicalisée, souvent peu confortable. Leur statut juridique est incertain, l'accès du médecin de famille est limité au court séjour et son caractère libéral est contesté par l'Assurance maladie. De plus, la politique générale hospitalière tend à méconnaître leurs spécificités, notamment en période de réduction du nombre de lits.

3.5.3 1984, la mobilisation des généralistes : hôpital local, intégration ou disparition ?

Cependant, les tutelles ne s'en désintéressent pas totalement. Un projet de charte des hôpitaux locaux est annoncé par Edmond Hervé, secrétaire d'État à la Santé, lors du séminaire rural de 1984, en réponse au mouvement naissant des généralistes. Puis un groupe de travail ministériel est constitué pour réfléchir à sa spécificité, ce qui n'empêche pas une circulaire de confirmer la suppression des quatre cent trente-huit lits de maternité restants.

De leur côté, les généralistes de ces établissements entendent réagir face à la dégradation de cette situation. Une centaine d'entre eux se retrouvent à Tournus en mars 1985, lors d'un séminaire de l'UNAFORMEC, dans le but d'assurer la survie de « leurs » hôpitaux. Leurs propositions s'inscrivent dans l'idée de « maintien et d'extension du champ d'action » des généralistes, incluant dans ces unités la permanence des soins, des activités de formation continue et l'évaluation des activités. L'hôpital local, qui n'est plus l'apanage du milieu rural, pourrait être développé en ville et constituer « un lieu d'animation de la politique de santé de son secteur ». Le MAG, dans son *Livre vert* de 1986, en demande le redéploiement. L'intérêt des hôpitaux locaux reste cependant défendu par les acteurs locaux (DRASS, collectivités locales), notamment dans les zones éloignées des autres structures hospitalières.

L'année suivante, la CSMF et la FMF élaborent avec la Fédération hospitalière de France une plateforme commune, contribution au projet de charte des hôpitaux locaux ci-dessus. Ce texte propose de considérer l'hôpital local comme « une interface entre le système de soins ambulatoires de la médecine praticienne et les autres composantes du système hospitalier », d'améliorer les conditions d'hospitalisation, d'y inclure des activités de prévention et de formation et d'« assainir » les conditions de rémunération des généralistes. Elle est finalisée en 1989. Dès lors s'amorce un mouvement durable de mobilisation des praticiens concernés, stimulés par une nouvelle révision de la carte sanitaire en 1987-1988, qui prévoit de nouvelles suppressions de lits de court séjour au profit des hôpitaux généraux ou des CHU, et méconnaît la mission des hôpitaux locaux. Cette suppression est motivée du fait d'un recrutement croissant de personnes âgées, dont les durées de séjour se prolongent (jusqu'à 30 ou 40 jours) et s'apparentent de plus en plus à des prestations de moyen ou long séjour. Pourtant en 1988, les 360 hôpitaux locaux représentent 20 % des établissements hospitaliers, soit 53 000 lits de toutes catégories, et plus de 3 000 généralistes y sont autorisés à exercer.

Au début de 1989, Pierre Colombier, généraliste à Tramayes (69) et membre de l'UNAFORMEC, produit dans ce contexte un rapport intitulé « Hôpital local, intégration ou disparition[30] ». Partant d'un état des lieux sans concession sur l'état de ces hôpitaux, Pierre Colombier dénonce le « nanisme » des services de médecine, la « sénilité » (fonctionnement vétuste, clientèle âgée), les « insuffisances » en équipement et en personnel (en nombre et en qualification), ainsi que la myopie des édiles locaux et des autorités de tutelle, auxquels s'ajoutent les tentatives d'éviction des médecins libéraux. Malgré les avantages de ces unités (soins de proximité, coûts limités, éléments de décentralisation), « l'hôpital local n'arrive pas à prendre sa place dans la filière des soins ». « La majorité des hôpitaux locaux fonctionne avec des critères de qualité [...]. Pour que les autres ne disparaissent pas, il faut repenser leur fonctionnement, pallier leurs manques, définir leurs missions et évaluer les soins. »

Notant que cet hôpital est le parent pauvre de la structure hospitalière (les règles de fonctionnement médical datent du 6 juillet 1960...), le rapport en précise les missions :
– lieu des soins de proximité et de continuité des soins assurée par le médecin traitant ;
– outil du médecin généraliste ;
– dernier maillon d'une vie, devant accompagner les patients en phase terminale ;
– lieu de formation pour les futurs généralistes.
Des liens contractuels doivent être établis avec les centres hospitaliers régionaux, de même qu'avec les médecins spécialistes en vue de consultations externes avancées. L'hôpital local peut constituer un « pivot de l'organisation et de l'animation sanitaire du secteur ». La réussite de ces missions suppose que les généralistes acceptent de s'y investir et que les moyens leur en soient donnés.

Dans les suites de ce rapport, une journée consacrée à l'hôpital local est organisée à Bagnolet (93) en novembre 1989 à l'initiative de l'UNA-FORMEC, de la CSMF, de la FMF et de MG France, avec la participation de la Fédération hospitalière de France, dans un but d'information, mais aussi d'interpellation des pouvoirs publics. Trois axes de réflexion y sont abordés : l'aspect économique, l'intégration dans une filière de soins et l'articulation avec les centres hospitaliers. Pierre Colombier sera en 1990-1991 chargé

---

30. Document transmis par Pierre Colombier daté de février 1989. Il sera inclus dans un rapport plus vaste sur l'avenir de l'hospitalisation réalisé par le Francis Peigné, médecin hospitalier et président de l'Intersyndicale nationale des médecins hospitaliers (INMH).

de mission au secrétariat d'État à la Famille et aux Personnes âgées, tenu par Hélène Dorlac, à qui échoit le dossier des hôpitaux locaux.

Toujours en 1989 se constitue une Association nationale des hôpitaux locaux (ANHL), regroupant les directeurs de ces établissements. Il faut attendre 1992 pour que, dans le cadre de la réforme hospitalière votée en 1991, un décret du 13 novembre consacre l'existence de l'hôpital local comme établissement public de santé en uniformisant ses missions et règles de fonctionnement :
– définition d'un projet d'établissement ;
– dispensation de soins avec ou sans hébergement, y compris dans les unités de long séjour ;
– participation aux actions de santé publique et médico-sociales, à la médecine préventive et d'éducation pour la santé ;
– participation aux actions de maintien à domicile.
Les activités médicales sont conditionnées par l'existence de conventions passées avec les centres hospitaliers ou établissements privés, dont l'un au moins dispose d'un service de réanimation ou de soins intensifs. Des consultations spécialisées y deviennent possibles.

Les généralistes peuvent, sur agrément préfectoral pour cinq ans, y dispenser leurs soins à condition de respecter le projet d'établissement et d'exercer dans une zone leur permettant de participer à la permanence des soins. Un médecin coordinateur, rémunéré, est désigné par le préfet pour assurer la coordination, la permanence et l'évaluation des soins. Les conditions de rémunération des généralistes restent cependant minorées comme en 1960, mais payées par les CPAM, et le nombre d'actes par semaine se trouve limité. Par ailleurs les directeurs pourront recruter, pour les soins de suite ou de longue durée, des médecins salariés, ce qui risque de restreindre le champ d'intervention des généralistes sur le mode libéral. Cela étant, le nombre d'hôpitaux locaux n'est plus, en 1991, que de trois cent vingt et celui des lits de médecine est réduit à cinq mille deux cents.

3.5.4 De 1993 aux années 2000, la quête d'une nouvelle légitimité

L'accueil de ces mesures par les généralistes concernés est mitigé. Si l'élargissement des missions est salué positivement, les conditions de rémunération et un renforcement certain des pouvoirs des directeurs d'établissements laissent à désirer. Cela motive ces généralistes à se regrouper, se constituant en interlocuteurs officiels des pouvoirs publics, et à organiser les premières Assises de l'hôpital local à Tournus, les 19 et 20 juin 1993. Ces Assises permettent aux généralistes de confronter leurs expériences et débouchent sur la constitution d'un comité permanent regroupant la CSMF, la FMF, MG France et des membres de l'UNAFORMEC : Pierre Colombier (UNAFORMEC) et Bernard Vedrine (MG France) en sont les piliers. Parallèlement, les directeurs de l'ANHL proposent aux généralistes trois places dans leur conseil d'administration.

Dès lors, ces Assises se renouvellent en juin de chaque année, poursuivant une longue marche pour le maintien et la reconnaissance de cet « hôpital du praticien ». Celles de Lesneven (Finistère) en 1994 visent à obtenir le maintien des lits de médecine, menacés de suppression ou de reconversion dans le cadre des premiers schémas régionaux d'organisation sanitaire et sociale (SROSS). Le dialogue avec le ministère de la Santé permet d'obtenir un soutien, avec pour contrepartie que les hôpitaux locaux s'investissent de façon dynamique dans les missions définies par le décret de novembre 1992. En 1995 à Beaucaire (Gard), les participants prennent acte de la diminution constante des lits de médecine au profit de lits d'hébergement des personnes âgées, faute d'engagement suffisant des généralistes dans leurs localités respectives. Un projet d'Association nationale des médecins généralistes des hôpitaux locaux (ANMGHL) se réalise en octobre. Lors des Assises de 1996, à Montier-en-Der (Haute-Marne), une mise à jour de la charte de 1989 est avalisée, précisant les engagements du généraliste sur la qualité des soins, notamment en termes de travail en équipe, de permanence des soins, de tenue des dossiers médicaux et d'évaluation de la qualité des soins. La charte précise aussi le rôle du médecin qui préside la commission médicale d'établissement (CME) et celui du coordinateur, dans un esprit de concertation avec la direction administrative. Les questions relatives à la FMC indemnisée et à l'accueil de stagiaires restent ouvertes.

Au cours des années suivantes, les Assises visent à consolider le positionnement des hôpitaux locaux, lancent des formations pluriprofessionnelles, s'articulent avec des réseaux de soins ville-hôpital et interhospitaliers, s'ouvrent à la prise en charge des soins palliatifs. L'ANMGHL, devenue AGHL (Association des généralistes des hôpitaux locaux), participe à l'élaboration des schémas régionaux de l'offre de soins (SROS), développe des procédures d'évaluation et s'efforce de mobiliser activement les quelque 3 000 généralistes concernés. La question de l'indemnisation pour les activités hors soins (coordination, définition du projet médical, actions de prévention, procédures de qualité) est posée au directeur national des hôpitaux. La rémunération à l'acte paraît de moins en moins adaptée aux fonctions assurées par ces généralistes.

Peu à peu, vers les années 2000, les hôpitaux locaux acquièrent une nouvelle légitimité, constituent un atout dans l'aménagement du territoire et se font reconnaître comme l'outil des généralistes. Le nombre de lits de court et moyen séjour s'accroît. Toutefois, les moyens financiers et en personnel ne suivent pas toujours. Les généralistes qui assument les fonctions d'organisation et de coordination attendent une reconnaissance qui pourrait se traduire par une juste rémunération, voire par un statut de praticien hospitalier à temps partiel.

3.5.5 À partir de 2001, une consolidation progressive de « l'hôpital du généraliste »

Un colloque national sur les hôpitaux locaux se tient à Paris en décembre 2001 ; à cette occasion Bernard Kouchner annonce un « renforcement de la place de l'hôpital local dans le paysage sanitaire et social » et recommande que les SROS leur accordent « une large place » à l'horizon 2004. Évoquant les 335 hôpitaux locaux, les 2 200 médecins recensés à cette date, et la diversification de leurs activités, le ministre déclare que l'on assiste au « passage d'une logique d'institution à une logique de services de santé […] évolutifs en fonction des besoins… ». Ce colloque débouche sur l'annonce de la suppression de l'abattement de 15 % sur les honoraires des généralistes et l'octroi d'une indemnisation de 5 C par demi-journée pour les activités non cliniques, qui seront rendus effectifs par un décret de mai 2002.

À partir des Assises de 2002, à Chagny (Saône-et-Loire), les dirigeants de l'AGHL considèrent que la situation des hôpitaux locaux est consolidée. Ils ambitionnent d'en faire des lieux de stage pour les futurs généralistes. D'autres questions se posent néanmoins, comme la pénurie croissante des généralistes en milieu rural ou le devenir de la prise en charge des personnes âgées dépendantes, lié à la création des Établissements d'hébergement (Ehpad) qui, sous la tutelle des services sociaux (départementaux), auraient pour effet de scinder les hôpitaux locaux.

À la suite d'une circulaire ministérielle du printemps 2003, de nouveaux lits de médecine polyvalente sont créés, les actes médicaux sont revalorisés, les réunions du généraliste coordinateur sont payées et une partie de la FMC peut être prise en charge par leur établissement. De plus, les généralistes pourront, en cas de nombre insuffisant, choisir d'être salariés ou de rester payés à l'acte. Pour Annie Podeur, directrice des hôpitaux et de l'offre de soins (DHOS), l'hôpital local doit se remédicaliser et constituer « le premier niveau d'une offre de soins graduée ».

Un forum national organisé en novembre 2004 par la DHOS, à la suite de rencontres régionales, atteste par son intitulé de la nouvelle vision des autorités de tutelle : « L'hôpital local, animateur local de santé ». Par ailleurs, les crédits alloués pour l'année 2005 sont triplés par rapport à

2004 et renouvelés en 2006 et 2007. Début 2005, les orientations définies par Philippe Douste-Blazy visent à contrer la désertification médicale et améliorer la permanence des soins. À cet effet, un décret doit permettre l'ouverture de cabinets médicaux secondaires dans les hôpitaux locaux et des consultations spécialisées y sont envisagées.

En novembre 2006, à l'occasion d'une nouvelle enquête, on dénombre 357 hôpitaux locaux et 66 000 lits, dont les deux tiers sont des lits d'hébergement. Parmi eux, 71 % ont des lits de médecine, 78 % sont investis dans la permanence des soins, 90 % participent à des réseaux de soins et 80 % ont passé une convention avec un hôpital régional. Un hôpital sur trois dispose de dossiers patients informatisés, 44 % accueillent une équipe de soins palliatifs et 45 % participent à un SIAD (service infirmier à domicile). Enfin, un sur trois participe à une réflexion sur un projet local de santé, dont la moitié implique la communauté de communes desservie. Toutefois, l'introduction de méthodes dites « modernes » de management dans certains de ces hôpitaux suscite des difficultés et entraîne le départ d'une partie des personnels de santé.

De nouvelles avancées pour les généralistes résultent d'un décret de décembre 2007 : rémunération des astreintes, revalorisation des soins de suite, indemnisation de la FMC dans le cadre de leur activité hospitalière, redéfinition du médecin coordinateur, enveloppe financière destinée aux travaux d'évaluation informatisés. En outre, des praticiens hospitaliers peuvent être embauchés pour les soins de suite et de court séjour, en cas de pénurie de généralistes.

3.5.6 2009 et au-delà : les hôpitaux locaux deviennent « hôpitaux de proximité » ; consolidation et vulnérabilité

La loi de santé de 2009, dite « HPST », supprime dans son titre I la notion de service public hospitalier, réforme le statut et l'organisation interne des établissements et pose le principe de communautés hospitalières de territoire. Elle reprend néanmoins les missions de service public préexistantes (soins, enseignement, recherche) auxquelles elle ajoute la permanence des soins, les soins palliatifs et les actions de santé publique, chacune de ces missions pouvant être exercée « en tout ou partie », tant par les établissements publics que privés, dans le cadre de contrats définis avec les Agences régionales de Santé (ARS).

En ce qui concerne les hôpitaux locaux, la loi HPST supprime leur précédent statut et les assimile à des « centres hospitaliers de proximité », dont la place reste encore à définir. Lors des dix-huitièmes Assises, à

Alise-Sainte-Reine (Côte-d'Or), le président en exercice de l'AGHL, Pascal Gendry[31], émet à ce sujet une inquiétude à propos du risque de perdre la spécificité d'hôpital du généraliste, bien que leur fonctionnement et leur financement soient maintenus. Un travail de sensibilisation des ARS lui semble nécessaire sur « l'intérêt des hôpitaux locaux pour structurer l'offre de soins de premier recours, notamment dans les zones à démographie médicale faible ».

Entre 2004 et 2011, 44 hôpitaux locaux sont transformés en Ehpad, les 320 hôpitaux restants continuent de susciter des interrogations, du fait de leur faible médicalisation. Le Pacte Territoire Santé de 2012 comportera un « engagement au renforcement du rôle des hôpitaux de proximité dans l'appui au premier recours », étant considéré que ces hôpitaux, « pour nombre d'entre eux, sont implantés sur des territoires où la densité médicale décline et jouent [...] un rôle important en matière d'attractivité pour les médecins généralistes ». La Cour des comptes affirmera en 2013 que leur existence présente des avantages indéniables pour le patient, et que leur présence, malgré un nombre de séjours parfois très faible, peut être justifiée par les besoins locaux de l'offre de soins. Pourtant, elle jugera leur modèle « très vulnérable dans le contexte d'une démographie médicale déclinante et du creusement des inégalités de répartition territoriale des médecins ».

Après une enquête lancée auprès des ARS en 2014 sur 300 petits établissements de santé, la loi de financement pour 2015 reconnaîtra aux hôpitaux de proximité leur rôle spécifique (art. 52) et adaptera leur mode de financement. Le décret d'application du 20 mai 2016 apportera des éléments de définition supplémentaire, les positionnant « à la jonction entre le premier recours, le second recours et le médico-social ». La politique de santé s'efforce donc désormais de prendre en compte les besoins de proximité, en cohérence avec les groupements hospitaliers de territoire et en soutenant les activités des généralistes dans les zones où leur nombre décline.

3.6 Centres de santé et soins primaires

3.6.1 Repères historiques

Une filiation héritée de l'époque des dispensaires

L'histoire des Centres de santé plonge ses racines dans la première moitié du XXe siècle. Selon Emmanuel Vigneron, géographe de la santé, il existe une filiation de ces centres avec les dispensaires d'hygiène, nés

---

31. Pascal Gendry est médecin généraliste à Renazé en Mayenne.

en 1916 : d'une situation où ceux-ci étaient conçus en fonction de questions de santé spécifiques (tuberculose, maladies vénériennes, alcoolisme, hygiène maternelle et infantile, hygiène mentale...) selon une philosophie hygiéniste et préventive, un mouvement de réflexion s'amorce entre 1920 et 1930 vers le concept de « centre de santé », appuyé sur « neuf lignes de force », portées par des figures médicales de l'époque (Vigneron, 2014) :

1. une conception nouvelle des buts de l'action sanitaire : la recherche du bien-être individuel et collectif par les politiques publiques ;

2. la perception des limites de l'approche clinique pour le règlement des maladies d'origine sociale, *d'où la nécessité d'une approche épidémiologique* : les causes de la maladie sont sociales et environnementales tout autant que liées à la vie propre de l'organisme ;

3. le médecin n'est pas isolé. *La pluridisciplinarité est nécessaire* à l'action sanitaire qui est aussi sociale ;

4. la médecine s'exerce parmi les hommes, dans des territoires auxquels les principes des maîtres doivent être adaptés ;

5. *le médecin a une responsabilité sociale* déterminée par les profondes mutations du monde que le capitalisme a entraînées ;

6. *le dispensaire originel*, par voie de nécessité médicale, *a vocation à s'élargir à l'ensemble du champ médical* ;

7. *la prévention fait partie intégrante de l'exercice médical* ;

8. *le médecin de première ligne s'intègre à toute une chaîne de services de santé* et notamment par rapport à l'hôpital ;

9. les services de santé eux-mêmes ne sont *qu'un élément des politiques sociales et environnementales*.

Ainsi se trouvent élaborées les bases d'une philosophie nouvelle de la santé, appelée à se traduire dans des centres de santé, ce dernier terme apparaissant dans le vocabulaire à partir de 1932, à partir de l'idée de coordination progressive des institutions d'hygiène sociale et en écho avec certaines initiatives étrangères (États-Unis, Angleterre). À l'heure du Front populaire de 1936, un mouvement dénommé Parti social de la Santé publique regroupe un ensemble de personnalités engagées dans l'organisation des services de santé et met « sur le devant de la scène parlementaire les questions de santé publique ». Un rapport cosigné par le Dr Robert Henri Hazemann et le ministre de la Santé Henri Sellier rassemble divers travaux antérieurs. Prenant acte du morcellement et de l'intrication des organismes de santé, de la dissociation entre médecine curative et médecine préventive et de ce que « l'individu malade et assisté se trouve alors découpé dans un sens selon l'âge, dans un autre selon le germe pathologique [...], son état social introduit une troisième dimension [...]. Le centre de santé [...] obvie[32]

---

32. Obvier : remédier.

aux inconvénients du service médico-social dispersé en "dispensaires" distincts. Il rassemble ces derniers sous forme de "services" d'un seul centre, compétent pour tout un secteur déterminé [...]. Cette conception intégrée du centre de santé [...] ne remet pas en cause le rôle du médecin [...] et ménage une grande place à ceux qui ne le sont pas et qui concourent [...] à la santé humaine : architectes, urbanistes [...], administratifs et infirmières, statisticiens et géographes. [...] Pour ses concepteurs, le centre de santé n'est pas [...] d'abord médical. [...] Là réside la force transcendante du projet social de santé qui créée une unité réelle entre les différents types de centres : centres de soins médicaux, centres de santé polyvalents, centres de soins dentaires, centres de soins infirmiers » (Vigneron, 2014). Et de s'interroger de façon prémonitoire sur la compatibilité de la médecine de famille, définie dans la charte libérale de décembre 1927, avec « l'exercice de la médecine dans la collectivité : hygiène, médecine préventive, assurances sociales ».

Cependant, « négligeant totalement tout le travail conceptuel et les mises en œuvre des années 1926-1932, le Dr Cibrié [secrétaire général de la CSMF] rappelle fermement en 1932 que "les dispensaires d'hygiène sociale, qu'ils soient polyvalents ou spécialisés, doivent se renfermer dans les limites strictes définies par la loi du 15 avril 1916, c'est-à-dire faire du dépistage et de la prophylaxie sans traitement" ».

« La fin des années 30, les années de guerre et d'occupation virent l'occultation du projet médical des centres de santé. [...] Ceux-ci furent alors confinés dans leur identité de médecine salariée par la CSMF et le projet, réduit à un pur débat sur les formes de l'exercice médical [...]. »

« Dans cet ensemble, les dispensaires mutualistes, fondés à partir de la fin du XIXe siècle, font figure d'exception : contrairement aux autres, les soins n'y sont pas délivrés gratuitement, mais en contrepartie de cotisations. Ils sont ouverts à des travailleurs aux revenus certes modestes, mais suffisants pour se procurer des soins de qualité, tout en évitant le recours à l'hôpital qui demeure l'objet de préjugés tenaces. Plus prosaïquement, les dispensaires permettent aux groupements mutualistes de contourner l'offre des médecins libéraux, aux tarifs jugés excessifs. Le premier, créé à Angers en 1879, se contente d'abord de délivrer des équipements médicaux nécessaires aux malades ou aux convalescents. [...] Face au succès de l'établissement, les prêts et dons de matériels sont progressivement complétés par des consultations, généralistes puis spécialistes. Le modèle angevin fait rapidement des émules, à Nantes, Bordeaux, puis dans le reste de la France », peut-on lire sur le site internet de la Mutualité française.

*Une entrée progressive dans l'organisation officielle
de la santé à partir des années 1960*

Malgré leur existence réelle, il n'est fait aucune mention des centres de santé dans les textes de loi, ni avant 1945 ni au décours de la Seconde Guerre mondiale. Le 24 août 1961, une circulaire donne une grille théorique des équipements sanitaires, médico-sociaux et sociaux, corrélativement avec les projets d'aménagement du territoire concernant les nouvelles structures urbaines. À l'occasion de la loi hospitalière du 31 décembre 1970, dite « loi Boulin », les centres de santé sont évoqués comme éléments de base d'un système de santé complet mais sous la pression des députés médecins veillant à privilégier l'exercice libéral, cette loi se limite à la réforme des hôpitaux. Lors de la première convention médicale de 1971, les médecins libéraux obtiennent des Caisses le renoncement à toute création ou tout financement de centres de soins et de diagnostic. Il est toutefois admis que certains centres préexistants puissent continuer à recevoir des subventions.

L'arrivée de la gauche au pouvoir en 1981 ne change rien à leur situation, alors que s'annonce la création de centres de santé intégrés. La ministre Georgina Dufoix promet en novembre 1985 leur reconnaissance officielle, mais celle-ci attendra.

Au cours des années 1980, l'Union syndicale des médecins de Centres de Santé (USMCS), adhérente à la CSMF, estime être mal défendue par celle-ci, les syndicats libéraux refusant de les voir se développer, et disant pouvoir assurer les mêmes objectifs : médecine globale, travail en équipe. Les médecins des Centres de Santé quittent la CSMF en septembre 1984.

Un regroupement national des organisations gestionnaires de Centres de Santé (RNOGCS) se constitue de façon informelle au début des années 1990, à l'occasion d'une première enquête de l'IGAS. Ce regroupement « s'est attaché à formaliser et à promouvoir le concept de centres de santé ». Un nouveau rapport de l'IGAS, diligenté par le ministre Claude Évin en 1990, à l'heure où de nombreux centres ferment, atteste de la qualité de leur travail, notamment en termes de prévention.

Il faut attendre les trois décrets du 15 juillet 1991 pour trouver une mention officielle des centres de santé, répartis en plusieurs types, et une définition de leurs missions :
   – centres de santé médicaux, n'ayant qu'une activité médicale ;
   – centres de soins infirmiers ;
   – centres de santé dentaire ;

– centres de santé à activités multiples, bientôt appelés par l'usage « polyvalents ».

L'appellation « centre de santé » succède alors à celle de « dispensaire ». Les procédures d'agrément sont simplifiées, de même que les conventions de tiers payant avec les caisses primaires de sécurité sociale.

Un premier accord national en 2003

En décembre 1999, le projet de loi de financement de la Sécurité sociale prévoit la définition pour cinq ans d'un accord national fixant les rapports entre l'Assurance maladie et les Centres de santé. Le premier accord est officialisé en avril 2003 et mentionne les principes suivants : libre choix de l'usager ; rôle spécifique des Centres ; promotion de la qualité des soins et évaluation ; participation à une régulation concertée et médicalisée des dépenses de santé. Parmi leurs missions figurent celles-ci : [assurer] « des activités de soins sans hébergement, permettre l'accès de tous à la prévention et à des soins de qualité, pratiquer le tiers payant et respecter des tarifs conventionnels, participer à des actions de prévention et de promotion de la santé favorisant une prise en charge globale de la santé des personnes ». Parmi leurs pratiques spécifiques, on relève le travail en équipe entre professionnels et avec les gestionnaires, l'organisation de la permanence et de la continuité des soins, la participation des assurés ou de leurs représentants à l'élaboration du projet sanitaire. Figure aussi l'engagement à participer activement à toute démarche de coopération avec les autres offreurs de soins et les services des secteurs social et médico-social. L'accord national de 2003 sera confirmé et reconduit en 2008, 2010 et 2013.

Premières mentions officielles

Deux décrets de décembre 2000 introduisent les Centres de santé dans le Code de la sécurité sociale et celui de la santé publique, fixant les conditions de leur création et de leur exercice. Ils devront être conventionnés et transmettre aux Caisses les documents permettant de constater les soins en vue de leur remboursement ; en contrepartie, les Caisses prendront en charge une partie des cotisations sociales de leurs salariés. Par la suite, la réglementation est peu modifiée jusqu'à la loi HPST de 2009, qui spécifie que :

« les Centres de santé sont créés et gérés soit par des organismes à but non lucratif, soit par des collectivités territoriales, soit par des établissements de santé publics ou d'intérêt collectif » ;

« les Centres de santé pratiquent la délégation de paiement du tiers et leurs médecins sont salariés » ;

il s'agit de « structures sanitaires de proximité dispensant principalement des soins de premier recours ».

Les Centres de santé élaborent donc un projet de santé transmis à l'Agence régionale de Santé, qui dispose de tout pouvoir en cas de manquement à leur objet. Cette loi confirme la pertinence des Centres de santé dans l'offre de soins de premier recours et précise qu'ils mènent en outre des actions de santé publique, de prévention, d'éducation thérapeutique et sociale. Toutefois, leur identité reste mal définie.

3.6.2. Les Centres de santé, un objet longtemps mal identifié

Un faible investissement des autorités de santé

Des années 1960 jusqu'aux décrets de 1991, il n'a existé aucun recensement officiel des centres de santé en tant que tels dans la base FINESS, le Fichier national des établissements sanitaires et sociaux, même si sont mentionnés divers établissements qui peuvent y correspondre, sous les appellations de « dispensaires de soins » ou « centres de médecine collective ».

« En 1979, les centres de santé (qui ne sont pas nommés ainsi) sont intégrés à un vaste conglomérat disparate où se retrouvent des établissements non classés ailleurs [...] Les centres de santé apparaissent donc bien alors comme un objet méconnu, sans réel contenu spécifique et en conséquence mal identifiés... » (Vigneron, 2014). En 1984 encore, ils sont considérés comme des cas particuliers d'exercice médical.

Des modifications de la nomenclature du FINESS au cours des années 1980-1990 permettent de constituer un agrégat regroupant les « dispensaires ou centres de soins ». En 1995, une enquête de la CNAM-TS reconnaît comme centres de santé les quatre catégories mentionnées dans les décrets de 1991. Le rapport mentionne que « [...] leur nombre, le potentiel de soins qu'ils représentent, leur répartition géographique ne sont qu'approximativement cernés ». Ces catégories seront regroupées en décembre 2013 par une instruction de la Direction générale de l'offre de soins (DGOS) sous une appellation unique de « centres de santé ». La même circulaire créera un observatoire des centres de santé.

Sur le plan numérique, en 1974, l'union des syndicats des médecins de centres de santé (USMCS) revendique 589 centres médicaux de santé, dont 374 en région parisienne et 215 en province (en particulier ceux de la région marseillaise), employant environ 10 000 médecins ; il s'y ajoute 375 centres dentaires. L'enquête de la CNAM-TS en 1995 conclut à un total de 1 454 centres, répartis en :
- 29 centres de soins médicaux ;
- 377 centres de santé dentaires ;
- 691 centres de soins infirmiers ;
- 357 centres de santé polyvalents.

Ce total ne comprend cependant pas les centres du régime des Mines ni ceux des territoires d'outre-mer. Une étude de l'IGAS en 2007 – non exhaustive – donnera une estimation de 1 700 centres. Lors de la renégociation en 2013 de l'accord national de 2003, l'enquête de représentativité les chiffrera à 1 348 centres. Compte tenu du flou des chiffres officiels, Emmanuel Vigneron s'est efforcé de vérifier l'existence réelle des centres et leurs localisations ; ce travail aboutira en 2014 à un total de 1 609 centres. Les régions les plus dotées sont l'agglomération parisienne (311 centres), le Nord-Pas-de-Calais (213), Rhône-Alpes (183), Pays de Loire (145) et PACA (101). Ils répondent dans l'ensemble à des besoins non couverts par l'offre libérale.

Les Centres de soins médicaux et Centres de santé polyvalents

Au sein de cet ensemble, Emmanuel Vigneron recense cent vingt-sept centres de santé médicaux et quatre cent quatre-vingt-trois centres de santé polyvalents, qui font l'objet de la suite de ce chapitre.

« Les 127 centres de soins médicaux ne sont présents que dans 104 communes françaises, […] communes urbaines et souvent métropolitaines, marquées par leur passé industriel et leur peuplement nombreux et populaire ». Ces localisations (Ile-de-France, Nord et PACA) répondent pour partie à la carte électorale traditionnelle du Parti communiste français, mais aussi aux aires d'action des organismes qui les ont créés ; Caisses des Mines, Mutualité, Fédération des établissements hospitaliers et d'aide à la personne privés non lucratifs (FEHAP).

« Les 483 Centres de santé polyvalents […] présentent une répartition très concentrée au sein de quelques grands foyers industriels et urbains. » Ils émanent principalement de la Caisse des Mines (219 centres) et de la Fédération nationale des Centres de Santé (FNCS) (116 centres), et à un plus faible niveau d'initiatives mutualistes et de collectivités locales (municipalités notamment). On les trouve surtout dans le nord et le nord-est de la France (anciens bassins miniers), ainsi qu'en région parisienne.

Leurs implantations sont donc nettement marquées par l'histoire des territoires. Pour Emmanuel Vigneron, ils ont en commun « le souci de favoriser l'accès aux soins pour tous » et de subir « l'indifférence, voire l'hostilité des médecins libéraux et de leurs avocats auprès du ministère de la Santé et de la CNAM-TS ». Toujours selon lui, ces implantations ne correspondent pas, ou plus, à des critères socio-économiques reflétant les besoins des populations concernées, d'autant que les évolutions démo-géographiques de la population (métropolisation, périurbanisation…) entraînent un déplacement des besoins. Les Centres médicaux « sont concentrés dans les quartiers et communes qui connaissent le plus fort dynamisme démographique, économique et social ». Leurs quartiers historiques d'implantation, en périphérie urbaine à dominante ouvrière, se trouvent aujourd'hui englobés dans l'aire de « gentrification » urbaine. Quant aux Centres de santé polyvalents, ils sont surreprésentés dans les mêmes quartiers que les précédents, mais aussi dans les quartiers et communes les plus en difficulté, cela en raison de leur création souvent liée aux Mutuelles de travail ou au service des Mines. Dans les deux cas, ces implantations apparaissent plus liées aux besoins d'hier qu'à ceux d'aujourd'hui.

Un exemple particulier : le Centre de santé de Grenoble

Dans la mouvance de 1968, des cabinets médicaux d'un nouveau type sont créés, notamment à l'occasion de l'émergence de villes nouvelles. Ces cabinets se fondent sur des principes que leurs fondateurs décrivent ainsi : médecine lente, médecine de la collectivité autant que de l'individu, pratiques d'équipes pluriprofessionnelles, renforcement de l'autonomie des usagers[33].

Ainsi, un tel centre est créé en 1973 à la Villeneuve de Grenoble. Il résulte d'un projet conjoint de la municipalité de Grenoble et de mutuelles départementales et régionales.

Cinq « perspectives » constituent ce projet : médecine sociale, médecins de qualité, prévention et éducation sanitaire, médecine au service des luttes pour la santé, médecine « econome ». Au-delà des investissements de départ, le fonctionnement fait l'objet d'une convention de gestion entre la municipalité et la Fédération mutualiste, mais repose *in fine* sur le paiement à l'acte.

Malgré un indéniable succès auprès de la population concernée, de multiples désaccords de l'équipe médicale avec les mutuelles, des tensions récurrentes avec la CPAM et la violente hostilité des médecins libéraux locaux se combinent avec des difficultés financières majeures et entravent partiellement le succès de l'entreprise[34]. Une association regroupera les cinq Centres de santé de Grenoble (AGESCA, Association de gestion des Centres de santé), structures sanitaires de proximité dispensant des soins de médecine générale et, selon le quartier, des soins infirmiers, d'orthophonie, de diététique, de psychologie, de psychiatrie et de pédiatrie.

---

33. (Chetaille, 1977).
34. (Mauger, 1977).

De quelques particularités des Centres de santé médicaux et/ou polyvalents

Types de populations desservies

Ces Centres ont hérité de l'époque des dispensaires une vocation à répondre aux besoins de populations à statut socio-économique précaire ou vulnérable. De fait, diverses études attestent que les recours aux médecins généralistes des Centres de santé sont le fait de personnes plus défavorisées et présentant un état de santé plus dégradé que la population générale (60 % contre 40 % en population générale) (Afrite *et al.*, 2011).

Modèle économique

Les Centres sont gérés par des organismes à but non lucratif : associations, mutuelles, assurance maladie (Mines, CPAM), fondations, Croix-Rouge, collectivités territoriales (communes, établissements publics de coopération intercommunale, départements). Un recensement de 2018 dénombrera pour l'ensemble des centres 5 300 infirmiers et 7 600 médecins, majoritairement généralistes, à temps plein ou partiel ; les administratifs représentent 27 % des effectifs (Grimaldi *et al.*, 2020).

Leur financement est basé sur les actes réalisés (au tarif conventionnel strict, défini par les conventions des médecins libéraux). Les centres pratiquent systématiquement le tiers payant.

La plupart des Centres ont transposé le paiement à l'acte en salaire versé aux professionnels, calculé sur un pourcentage des recettes produites par le praticien ; l'Assurance maladie prend en charge, au même titre que pour les médecins libéraux, une part de leurs cotisations sociales à partir de 1991. Les fonds qui proviennent des actes réalisés financent également le personnel administratif, et permettent d'assurer des charges comme la gestion du tiers payant, ce qui a pour conséquence de moindres rémunérations pour les professionnels de santé. De plus, l'Assurance maladie impose des abattements de tarifs jusqu'en 1986. L'équilibre économique de ces Centres est donc durablement précaire ; leur déficit chronique est évalué entre 25 et 40 % de leurs dépenses. Entre 1990 et 1997, 27 % des Centres de santé ferment. Des consignes tendant à limiter la durée des consultations sont parfois données aux généralistes, de façon à pouvoir augmenter le nombre d'actes.

Aux termes des accords les plus récents et des conventions médicales, le financement des missions de « service public territorial de santé » peut se faire en partie par :

– une rémunération d'équipe dans le cadre de l'accord national ;
– un forfait patientèle ;
– la rémunération sur objectifs de santé publique ;
– un forfait structure ;
– le financement des actions de santé publique par convention avec les partenaires et l'ARS.

Il s'y ajoute des aides pour les territoires déficitaires. À l'avenir, pourra s'y adjoindre un paiement forfaitaire du travail en équipe de professionnels, financement innovant expérimenté par la CNAM-TS.

Aperçu des activités des Centres

Ces Centres assurent des soins de premier recours sans héberge-ment et 54 % articulent prévention et soins avec des actions de santé publique décidées par les gestionnaires ou élus à destination des publics précaires, personnes âgées, jeunes, femmes à faibles revenus et élevant seules leurs enfants. Il peut s'y adjoindre des actions d'éducation pour la santé, des prestations spécialisées de second recours, des pratiques d'IVG médicamenteuses et/ou instrumentales. Des protocoles de coopération peuvent être conclus avec différentes organisations sanitaires et/ou sociales et des missions spécifiques sur la qualité et la coordination des soins peuvent être contractualisées avec les ARS.

Selon une étude de l'IRDES, peu de données sont disponibles concernant ces structures de premier recours, sur leurs caractéristiques et sur les profes-sionnels (Afrite et Mousquès, 2014). Cette étude distingue néanmoins deux modèles de centres :
– parmi les Centres de santé dits « associatifs » ou « mutualistes » et par rapport aux Centres municipaux, une direction administrative plus souvent assurée par un professionnel de santé, des pratiques de coopération pluriprofessionnelle plus fréquentes, qui s'expriment par des processus de prise en charge protocolisés et des échanges hebdomadaires entre généralistes, mais peu avec les infirmiers ;
– de leur côté, les Centres municipaux mieux dotés en personnel adminis-tratif, qui assume des tâches d'accompagnement dans les démarches des patients ; un nombre et une variété plus grands de professionnels de santé et un meilleur niveau d'équipement en matériel médical.

Autour des années 2010, nombre de jeunes généralistes optent pour l'exercice salarié en Centre de santé, de même qu'ils privilégient l'exercice en groupe.

CONCLUSION

Guillaume Coindard

Les mutations de l'exercice de la médecine générale en un peu plus d'un demi-siècle sont considérables, à l'image de la société française qui a vécu dans ce temps les Trente Glorieuses, la mondialisation et l'arrivée d'Internet. Le médecin généraliste est en 1950 un homme exerçant seul avec un papier et un stylo, quels que soient l'heure et le jour de l'année, armé d'une foultitude de pratiques médicales souvent techniques, dédiées aux soins curatifs. En 2010, il est un professionnel de santé exerçant en groupe, aux heures d'ouverture de la maison médicale, sur des logiciels métiers permettant le travail collaboratif pluriprofessionnel, et réalisant des actes de soins, de prévention et d'éducation à un patient idéalement impliqué dans sa prise en charge.

Pourtant, cette histoire des pratiques médicales comporte beaucoup d'autres sujets, qui n'ont pas été abordés ici, tels que la question du médicament et des liens entre la médecine générale et l'industrie pharmaceutique, la gestion des cabinets médicaux d'un point de vue pratique (ménage, secrétariat, hygiène) ou juridique. Il serait souhaitable de s'arrêter plus longuement sur l'implication progressive des médecins généralistes dans l'élaboration et la diffusion des recommandations de pratiques, sur l'évolution de la pratique clinique et la régression progressive de certains gestes cliniques ou techniques, ou l'amputation de certaines prescriptions, sur l'histoire de la relation médecin-patient et l'avènement de la décision médicale partagée.

Au final, si la médecine générale a été dépossédée d'une part de ses capacités d'intervention médicale durant les années 1950 à 1980, elle a pu aussi se réinvestir dans d'autres domaines de compétences. Car le médecin généraliste, par son rôle à la fois de soignant, d'acteur de la prévention et de l'éducation thérapeutique, a vu son champ d'action se diversifier à la fin du XX⁰ siècle. La formation universitaire à la prise en charge globale et à l'approche communautaire impose de plus en plus aux généralistes de s'impliquer localement. L'histoire de la médecine générale révèle que là où une question sociale émerge, un médecin généraliste a eu, a et aura quelque chose à dire ou à faire. Sa disponibilité, sa proximité et son efficience en font un acteur relativement facile à consulter quel que soit le motif, qu'il soit médical, psychologique ou social.

CONCLUSION GÉNÉRALE

Pour une véritable médecine générale

Avant le milieu du xxᵉ siècle, « la médecine n'a pu [...] qu'être empirique, limitée dans ses connaissances et ses possibilités. [...] Ce fut l'époque d'une médecine non pas générale, mais indifférenciée » (Girard, 1998[1]).

« Depuis les années cinquante, son évolution s'est caractérisée par l'explosion du nombre de spécialités [...] dans un mouvement de sophistication du savoir médical. Cette deuxième période [...] a vu la mise au point de traitements du corps humain dans ses plus infimes parties. Mais elle a surtout conduit à une balkanisation qui frise l'absurdité. Chaque spécialité vit repliée sur elle-même de façon autarcique. »

« Une prise de conscience diffuse dans le corps se fait jour depuis peu d'années et annonce la troisième période de cette histoire : la médecine générale, qui au fond n'avait jamais existé, est enfin en train de prendre forme. Doublement soucieuse de globalité, elle recompose l'unité de l'homme dispersé par les visions hyperspécialisées, puis restitue cet individu reconstitué parmi les déterminations qui pèsent sur lui, comme le milieu familial, le statut social, ou le travail. Après une phase nécessaire de différenciation et d'accumulation des savoirs, la médecine générale se présente donc comme une tentative de synthèse visant à une appréhension unitaire de la santé de l'homme en société. »

---

1. Jean-François Girard a été directeur général de la Santé de 1986 à 1997.

De l'après-guerre aux années 1990,
un produit dévalué de la spécialisation

En 1949 apparaissent les premiers décrets définissant les spécialités. « Les territoires des spécialités ont [...] été constitués de manière extensive à partir d'un simple critère d'organe, d'âge ou de sexe des patients, de technique employée. D'où la difficulté de rendre [...] visible un territoire propre à la médecine générale. »

« Le champ de la médecine dite générale [se définit alors comme] "ce qui reste", ce dont les divers spécialistes ne s'occupent pas parce qu'ils font plus et autrement, ou parce que cela ne requiert pas de compétences supplémentaires » (Bungener, 2002).

La réforme Debré de 1958 crée les CHU, dans un souci de donner à la médecine française ses lettres de noblesse scientifiques. Ce faisant, elle focalise le savoir médical sur la « biomédecine », renforce la médecine spécialisée et ouvre les carrières de l'élite hospitalo-universitaire, où se constitue une hiérarchie des savoirs et des diplômes.

« Qu'advient-il alors de la médecine générale ? Elle n'est pas considérée en propre. Il semble entendu que le progrès médical et le prestige de la médecine procèdent désormais de cette [...] élite hospitalo-universitaire. Approfondissement des connaissances rime avec hyperspécialisation et technicité grandissante. [...] À l'écart de ce mouvement, la médecine générale devient durablement, malgré l'importance de ses effectifs, un segment (Bucher et Strauss, 1961) dominé du monde médical qui ne trouve longtemps à se définir qu'en creux, par défaut de spécialisation, comme en retrait de l'évolution scientifique. »

Non seulement une formation propre aux médecins généralistes n'a pas été pensée dans la réforme de 1958, mais après qu'un premier effort en ce sens a été conçu à l'occasion de la commission Fougère, la réforme du concours d'internat en 1984 « a profondément reconfiguré le contexte de l'orientation vers la médecine générale en instituant une coupure symbolique puissante entre les étudiants jugés dignes de devenir spécialistes [...] et les autres ». « L'objectif pédagogique a été parasité par l'objectif sélectif. »

« Quant aux individus, les "élus" ont tout lieu d'être saisis par les effets [...] de distinction symbolique que produit une bonne place à un concours difficile. Ceux qui échouent en dépit d'un lourd investissement seront toujours jugés assez bons pour une orientation en médecine générale, même si on peut se demander dans quelles dispositions[2]... » (Hardy-Dubernet, 2003).

---

2. « Ne pas participer à cette course, enfin, est possible [...], mais équivaut à un positionnement hors jeu. Au-delà du temps du concours, le passif de rancœur, de frustration ou

« M. Arliaud a pu écrire ainsi : "Le concours opère donc une césure hiérarchique, quasi irréversible, dans la population étudiante, dont il est [...] aisé d'observer qu'elle persiste, [...] dans la vie professionnelle." »

Cette reconfiguration du monde médical, suivie par la vaste expansion non régulée des spécialistes libéraux, entraîne non seulement une perte de crédit des généralistes, mais aussi une relative déqualification dans certains de leurs domaines d'activité.

L'installation durable des généralistes dans une situation de crise

Les années 1970 inaugurent de fait pour la médecine générale une crise de longue durée, inscrite elle-même dans les crises successives du système de santé, qui concernent à des titres divers les professionnels, les usagers et l'État.

Primauté du rapport à la science, rapports de pouvoir et légitimité des professionnels de santé

L'élément conceptuel de cet état de crise n'est sans doute pas le moindre. Si nous prenons en compte le point de vue des sociologues (Aïach, 1994), trois dimensions sont constitutives de la « production thérapeutique » (autrement dit : de l'activité médicale) ; il s'agit des registres scientifique et technique, relationnel et affectif, familial et social. Ces auteurs soulignent que « l'évolution récente de la médecine s'est faite en faveur de la dimension scientifique au détriment des dimensions affective et sociale ». Sans négliger les apports cognitifs de la biomédecine et l'efficacité des techniques qui sont le moteur des spécialisations, il est incontestable que cette dimension est prédominante dans l'univers médical « et entretient de manière permanente la croyance et l'espoir dans les progrès à venir ».

[Ainsi la médecine moderne] « établit sa prééminence scientifique en dissociant la maladie de la personne du malade, produisant ainsi un objet et un savoir spécifiques. Évoluant dans le monde de l'expertise [...] les médecins se coupent ainsi des références profanes de la collectivité. [...] L'écart entre le patient et son thérapeute repose sur l'occupation par ce dernier d'un espace symbolique et cognitif propre, base de sa reconnaissance sociale. [...] Dans cette perspective, la maladie, objet d'investigation scientifique et technique, contient sa propre vérité dans l'univers organique [...] et non dans l'histoire psychique du sujet, [...] ou encore dans l'univers culturel [et environnemental]

---

d'incompréhension ne laisse pas exactement augurer de relations de coopération sereines entre futurs généralistes et spécialistes. »

de la communauté à laquelle appartient le malade. La vérité _de_ la maladie devient une vérité _sur_ la maladie [...]. Tel est du moins le paradigme auquel est censée se référer la médecine ».

« Dans ces conditions, on conçoit que les groupes et les segments professionnels les plus fragilisés soient ceux qui font du relationnel l'outil essentiel de leur activité [...]. La personne du patient, son histoire, sa place dans la famille et la communauté, constituent les références centrales de leur pratique. »

« La domination du paradigme scientifique[3] trouve son expression dans les rapports de pouvoir entre groupes et segments professionnels. Dans l'ordre médical actuel, les plus légitimes sont ceux qui se réfèrent le plus directement à ce paradigme, [...] les médecins hospitalo-universitaires [...]. C'est par rapport à cette structuration du champ thérapeutique que les autres acteurs vont tenter de revendiquer des espaces propres qu'ils vont fonder sur d'autres modalités de légitimation : ce sont les généralistes qui font valoir le caractère plus global et plus humain de leur prise en charge [...]. »

Un double déficit professionnel

De cet ordre de valeurs résulte pour les généralistes un double déficit professionnel d'identité et de légitimité. « M. Arliaud a pu évoquer le "peuple vague" des généralistes, incertain quant à la délimitation de son champ d'action, infini ou résiduel, et quant à la valeur de ses pratiques, qui ne sont pas référables simplement à des standards biomédicaux, compte tenu de la complexité des plaintes recueillies en médecine générale. »

De plus, « la valorisation économique différente de la consultation des spécialistes et des généralistes accrédite l'idée d'une moindre complexité de l'acte de médecine générale et désigne les compétences et le travail des spécialistes comme sources de valeur ajoutée par rapport à la consultation généraliste "de base" ».

La prise de conscience progressive de son identité par un segment professionnel fragilisé

Ces analyses apportent un facteur explicatif à la problématique propre aux généralistes, « segment professionnel fragilisé », dont une minorité de

---

3. Ce paradigme scientifique s'entend au sens de « biomédical », ce que souligne aussi François Laplantine, de même que la forte prépondérance de ce paradigme, tant dans la pensée des médecins occidentaux que dans les représentations du public de même culture, même si d'autres modèles représentatifs interfèrent avec celui-ci (Laplantine, 1993).

ceux que l'on appelait encore « omnipraticiens » a ressenti très tôt les effets de dévalorisation, faute d'en analyser clairement les fondements.

Ces pionniers ont cherché à légitimer leur rôle et leurs activités sur plusieurs plans, souvent de façon non concertée, mais en constituant ce que l'on peut appeler un « mouvement généraliste » : conceptualisation de leur discipline, construction d'une formation continue spécifique, revendication d'un enseignement initial approprié, actions institutionnelles visant à obtenir une place reconnue dans un champ médical structuré.

L'idée d'une discipline particulière

Avant même la fin des années 1960, le SNMOF commence à élaborer une pensée propre à la médecine générale, dans un milieu omnipraticien dispersé et encore peu préoccupé par sa propre dévalorisation ; celle-ci est encore masquée par l'expansion de la demande de soins de la population, que soutient celle de l'Assurance maladie.

Hors du champ syndical, à partir des années 1970, un mouvement de prise de conscience d'une spécificité de la médecine générale par les praticiens eux-mêmes s'amorce dans le cadre d'une formation continue qui s'auto-nomise, hors de l'université. La multiplication d'associations locales permet des confrontations entre pairs et fait germer les prémisses d'une identité commune. Leurs regroupements font émerger les premiers cadres de la profession.

Des confrontations de généralistes français avec leurs homologues étrangers permettent de mieux percevoir les évolutions du champ médical dans les sociétés occidentales et de décrire les éléments constitutifs de leur discipline ; un relatif consensus commun s'établit alors, sans parvenir encore à en faire un « capital social » incontestable.

En 1971, un groupe de pionniers inaugure à la faculté expérimentale de Bobigny les toutes premières initiatives d'enseignement spécifique de médecine générale (*voir Partie II, § 1.6*), bientôt suivie par d'autres facultés. Cet investissement de l'Université a été primordial pour la construction et la reconnaissance de la discipline, puisque se rencontrent là des généralistes de diverses obédiences, qui ont pu commencer à travailler ensemble.

Ces mêmes pionniers créent deux ans plus tard la première société savante de médecine générale, la SFMG, qui plante les premiers jalons scientifiques de cette discipline, inspirée des travaux de Robert N. Braun et de Michael Balint, et fondée sur une recherche propre. Le médecin généraliste se définit alors autant comme homme de science que comme celui de la relation psychologique et sociale. Toutefois, ces deux composantes ne sont pas également valorisées tant la prégnance de la composante biomédicale continue d'apparaître comme condition primordiale de la reconnaissance de la discipline : ce paradigme scientifique, bien qu'insuffisant, reste le fondement prioritaire de la légitimité de toute discipline médicale.

Ensuite entre 1970 et 1980, les premières réflexions du Syndicat des omnipraticiens en faveur d'un enseignement approprié aux principales fonctions du médecin généraliste se font jour, poussant la tutelle ministérielle puis le milieu universitaire à en accepter l'idée.

L'acmé de la crise au milieu des années 1980

Néanmoins, les initiatives des pionniers ne fédèrent pas encore l'ensemble des généralistes, dont la variété des situations, la charge de travail et le caractère foncièrement individuel de leur activité ne favorisent pas l'idée d'un destin commun.

La crise devra atteindre une intensité majeure autour des années 1980 pour que le sentiment d'une dégradation collective se fasse jour. En effet, les généralistes sont alors tributaires des effets conjugués de l'accroissement de la démographie médicale, de l'absence de formation répondant et adaptée à leurs besoins, de la montée en puissance des spécialités, source d'une baisse de leur activité et de crédit, et de blocages des tarifs de consultation dus aux pressions financières sur le système de soins. Il s'y ajoute une désaffection marquée des étudiants pour le métier de généraliste, que renforce la sélection par l'échec instaurée en 1984.

Alors que leurs représentants syndicaux voient leur position s'affaiblir, les généralistes ressentent de plus en plus de difficultés, ce qui nourrit un puissant courant de révolte, porté par le MAG, et aboutit en 1986 à la création de MG France. Un syndicalisme autonome émerge, se fait reconnaître et pose très officiellement la question d'une place définie pour la médecine générale. Ses initiateurs jettent les bases d'une reconnaissance des fonctions du médecin généraliste et inaugurent un programme d'action orienté vers une organisation structurée du système de soins, tandis que d'autres continuent d'élaborer une formation adaptée.

Parallèlement à ce mouvement à visée structurelle, des réflexions de fond se poursuivent quant à la spécificité de la discipline, et se traduisent par l'approfondissement de concepts fondamentaux (*voir Partie II, Formation initiale et Corpus théorique*). L'un de ces concepts, le diagnostic de situation, inclut les trois registres présentés plus haut (Aïach, 1994), et de ce fait relativise la prépondérance du registre biomédical (dont les généralistes

constatent les limites face aux « états morbides mal définis ») en l'intégrant dans un système de pensée plus vaste. Soulignons d'autre part que
le registre relationnel s'est enrichi du concept de « relation thérapeutique »
(*voir Partie II, Recherche, § 1.5.2*). Le rééquilibrage conceptuel ainsi introduit
permet de mieux asseoir le rôle et l'originalité de la médecine générale, et
ouvre un aperçu majeur sur la nature même de l'activité médicale, mais aussi
de son organisation.

Une crise profonde, multiforme et complexe

Cependant, le chemin est encore long avant d'atteindre une réhabilitation de la médecine générale. La crise est profonde et complexe. Philippe
Lazar, directeur général de l'Inserm, entre autres, en a souligné en 1990
les aspects multiples :

« La médecine est [...] aujourd'hui, en crise.

Crise démographique : sans doute n'a-t-on pas su limiter à temps
le nombre des futurs médecins, [...].

Crise économique : quelle économie pourrait-elle longtemps supporter
une croissance annuelle des dépenses de santé de l'ordre de 10 % ?

Crise conceptuelle : malgré ses efforts de renouvellement, la médecine
sait qu'elle traverse une période de remise en cause intense et permanente
de ses fondements scientifiques et techniques, qu'elle a du mal à dominer
tant du point de vue de la formation des étudiants que de celui de la pleine
maîtrise des technologies mises à sa disposition par un marché attiré par
des perspectives sans cesse croissantes de profit.

Crise organisationnelle : quels rôles respectifs doivent assumer les diverses
composantes du corps médical, sont-elles irrémédiablement condamnées à
une concurrence sans merci ?

Parallèlement à ces difficultés, le système de protection sociale est
lui-même en phase de questionnement quant à son rôle et à son avenir [...]. »

Sur le plan démographique, la forte croissance du nombre de spécialistes
libéraux depuis la décennie 1970-1980, en l'absence de régulation, a pour
effet une répartition du travail médical au fil de l'eau, chaque spécialité
s'attribuant un domaine de la pathologie, ou même le débordant, selon
la situation du « marché » médical. Le champ d'activité des généralistes se
rétrécit au fil des années.

Sur le plan politique, aucun principe directeur ne semble habiter
la pensée des décideurs, hormis l'idée rebattue d'un système de santé
français « parmi les meilleurs du monde », malgré son cloisonnement,
les carences en santé publique et des inégalités sociales de santé
persistantes. Plus généralement, la prégnance du paradigme biomédical
et l'hospitalo-centrisme privilégient la médecine de haute technicité, au

détriment d'une distribution des soins adaptée aux besoins courants des patients ; les principes de complémentarité, de niveau de recours et de coordination, familiers à d'autres pays, restent en France méconnus des instances officielles et de nombreux médecins.

Au niveau économique, les pressions de la plupart des politiques se cantonnent aux aspects budgétaires, sans tenir compte de l'organisation déficiente du système de santé.

Une émergence laborieuse à partir des années 1985-1990

Le devenir de la médecine générale se joue dès lors sur différents plans, ceux du milieu généraliste, de la formation initiale et des conventions médicales (elles-mêmes soumises aux essais incertains de régulation de l'État).

Un milieu généraliste riche d'initiatives malgré l'absence de principe fédérateur

Les domaines d'activité investis par les généralistes sont multiples : formation, sociétés savantes, réseaux de soins, exercice de groupe, puis pluriprofessionnel, travaux de recherche et d'évaluation, écriture de la discipline... Ces divers investissements sont cependant le fait d'une minorité militante, consciente des valeurs et de l'originalité de leur métier, mais insuffisants pour contrebalancer le sentiment de dégradation de leurs collègues et susciter le sentiment d'une communauté de destin.

Les enquêtes d'opinion successives, quasi annuelles du journal *Le Généraliste* de 1976 à 2007, font état d'une perception paradoxale, mais constante, par les généralistes de leur propre situation, malgré les évolutions du contexte d'exercice : sentiment d'une image et d'un niveau de vie qui se dégradent, mais néanmoins heureux de pratiquer ce métier, pour les trois quarts d'entre eux, résumé par la formule « Heureux, moi non plus ». Ceci reflète sans doute la capacité des généralistes à adapter leur pratique selon les aspects qui leur conviennent.

Reste toutefois la réalité d'un segment professionnel peu unifié, de la difficulté à se définir positivement comme généraliste et celle de l'avènement d'une « identité collective structurante », questions que soulève la sociologue Géraldine Bloy (ONDPS, 2006-2007).

Un chemin difficile vers une formation initiale appropriée

Partant d'une situation indigente, cette formation aura demandé plus de trente années d'efforts, de 1970 à 2007, grâce aux généralistes enseignants regroupés initialement par la SFMG, puis à partir de 1983 dans le CNGE, avant d'atteindre un statut respectable et de constituer une filière universitaire de plein droit. Celle-ci était littéralement « impensable » pour un milieu hospitalo-universitaire qui, coupé de l'exercice ambulatoire, ne connaissait rien de ce métier et, globalement, le méprisait.

Les étapes qui se sont succédé illustrent le faible engagement des décideurs institutionnels (hormis de rares personnalités) : manque chronique d'effectifs enseignants, statut précaire, faibles moyens des départements de médecine générale, retard des programmes d'initiation des étudiants à la discipline généraliste, désintérêt des universitaires des autres disciplines...

Le résultat obtenu, encore incomplet, est dû à la constante ténacité des personnalités les plus motivées de la profession, de plus en plus nombreuses, se frayant le chemin d'accès à l'enseignement et sachant en élaborer les contenus. Le CNGE, en fédérant peu à peu des généralistes fortement engagés, en a permis la structuration. Cette formation constitue le creuset indispensable d'un corps de généralistes authentiquement adaptés à leurs futures fonctions. De plus, après avoir obtenu une place au sein de l'Université, les généralistes enseignants ont ouvert celle-ci sur le milieu ambulatoire, dans un premier temps par les stages d'étudiants auprès des praticiens, puis par la qualification de maisons de santé universitaires. L'hôpital n'est plus le lieu unique de formation des généralistes.

Le jeu instable des conventions médicales

Dans la période 1990-2000, l'évolution du rôle et des fonctions des généralistes se joue dans le contexte d'un syndicalisme divisé et d'un jeu conventionnel instable, où s'affrontent les tenants antagonistes de la charte libérale de 1927 et d'une Assurance maladie fondée sur un principe de solidarité et garante de l'accès aux soins, mais mal assurée de ses prérogatives face à l'État. Ce jeu est surdéterminé par une pression constante des gouvernements pour la limitation des dépenses, en l'absence d'une forte pensée organisatrice[4].

---

4. À ce propos, G. de Pouvourville, professeur en économie de la santé, titulaire de la chaire Essec-Santé et ancien responsable du Comité d'interface INSERM – Médecine générale, écrit au sujet de l'incidence du secteur des soins primaires sur les dépenses de santé : « ... cela [la faiblesse de ce secteur] a sans doute privé notre système de santé d'un bénéfice durable à la fois en termes d'efficience et de résultats de santé. [...] la très grosse majorité des contacts avec les services de santé [...] se fait en soins primaires, par le généraliste. Ce contact est aussi

Le concept d'une spécificité des soins primaires, bien admis dans nombre de pays occidentaux, n'est pas encore réellement assimilé par la plupart des leaders des syndicats médicaux, de l'Assurance maladie ou des responsables politiques. Dans ce contexte, les débats conventionnels se focalisent autour des intérêts respectifs, y compris financiers, des divers segments de la profession médicale et de leurs soutiens, entre liberté et coercition, autonomie et coordination.

La présence d'un syndicalisme généraliste autonome, perçu à l'origine comme un facteur de division de la profession médicale, a cependant entraîné au sein des centrales pluridisciplinaires une majoration du poids de leurs composantes généralistes. Mais il persiste dans ce monde syndical libéral de vives résistances envers une véritable organisation structurée et coordonnée, appuyée sur une claire identification des rôles de chacun. La référence constante à la charte libérale de 1927 et à l'unité du corps médical nécessite d'être profondément questionnée.

La spécialité de médecine générale : facteurs d'évolution et perspectives au XXIe siècle

Ce n'est que tardivement que la notion de soins primaires, poussée par l'émergence des pathologies chroniques et, paradoxalement, par le manque de généralistes, s'est fait jour dans les projets des responsables politiques français. La prise en compte de cette notion, au-delà des années 2010, devrait permettre aux généralistes, alliés de fait à d'autres professionnels de soins primaires, de mieux mettre en évidence l'importance du rôle de proximité et de synthèse dont ils se réclament.

Le modèle traditionnel de la petite entreprise médicale perd progressivement sa position dominante ; les aspirations des nouveaux généralistes quant à leur mode de vie et à leur investissement professionnel tendent vers des formes d'organisation plus collectives et vers le salariat.

Depuis les années 2000 de nouvelles formes d'organisation, en maisons et pôles de santé, puis la constitution de communautés professionnelles de territoires de santé sont de nature à instaurer une nouvelle ère, plus cohérente et mieux coordonnée, de la médecine ambulatoire ; chaque segment professionnel devra y trouver ses marques.

---

le point d'entrée le moins coûteux dans le système ». Et plus loin : « ... de nombreux travaux de recherche ont été menés sur la contribution de soins primaires efficaces à la performance globale des systèmes de santé. [...]... B. Starfeld et L. Shi avaient montré qu'il existait une corrélation négative entre structuration des soins primaires et dépenses de santé per capita ».

La discipline généraliste promue au rang de spécialité,
mais encore fragile

Bien que reconnue officiellement, la discipline généraliste devra se renforcer pour obtenir une authentique et durable reconnaissance, à commencer par celle du monde universitaire, dont les responsables sont censés procurer à la population les médecins de proximité dont celle-ci a besoin. Ceci nécessite que les moyens et l'audience des enseignants généralistes soient confortés au sein des facultés de médecine, et que leur enseignement permette aux futurs généralistes de se démarquer du mode de pensée hospitalier (nécessaire pour permettre un choix positif de cette spécialité).

D'autre part, l'adaptation permanente des généralistes aux évolutions de leur métier et aux nouvelles données de la santé devra bénéficier d'une part de l'approfondissement conceptuel de leur discipline et de son assimilation par les différents organismes professionnels, d'autre part, d'une formation continue spécifique entièrement repensée et réorganisée. Enfin, une recherche propre à ce champ, encore indigente malgré la motivation de nombreux généralistes compétents, devra trouver les moyens de se développer.

La constitution du Collège de la médecine générale, fédérant l'ensemble des forces vives de la profession, est une étape majeure dans la mesure où cet organisme constitue un interlocuteur indispensable sur le plan institutionnel et un moteur de développement de la discipline, à la condition que ses membres sachent agir avec la cohésion nécessaire, mais aussi que la majorité des généralistes en fassent personnellement leur institution de référence.

Bien du chemin reste encore à faire, en effet, pour que l'ensemble des généralistes – et plus largement, le corps médical – se pénètre de la valeur et de l'originalité de cette discipline, mais encore la comprenne dans son essence.

À partir des années 2010, les effets conjugués de la montée des morbidités chroniques, des inégalités sociales de santé, des limites de l'hyperspécialisation et de la nécessité reconnue d'une réelle coordination des soins mettent en relief le rôle des professionnels de soins primaires et, parmi eux, le besoin accru de généralistes. L'investissement de l'Assurance maladie dans les soins de santé primaires devra en ce sens être poursuivi et soutenu.

D'autres acteurs écriront cette nouvelle phase de l'histoire de la médecine générale.

BIBLIOGRAPHIE

ABBOTT (Andrew), *The System of Professions : an Essay on The Division of Expert Labor*, Chicago, University of Chicago Press, 1988.

ABENHAÏM (Lucien), *Canicule, la santé publique en question*, Fayard, 2003.

ABRAMOWVITCH (J. M.) et ROSOWSKY (Oscar), « Le cas des essais cliniques sur l'acébutolol et de la recherche sur la maladie hypertensive en médecine extra-hospitalière », dans *Recherches épistémologiques sur les conditions spécifiques de la recherche en médecine praticienne – corpus : trois recherches en cours dans deux sociétés savantes à l'initiative de médecins praticiens*, DRMG, SFMG, n° 14, 1984.

ADAM (Philippe) et HERZLICH (Claudine), *Sociologie de la maladie et de la médecine*, Armand Colin, 2014.

AFRITE (Anissa), BOURGUEIL (Yann), DUFOURNET (Marine) et MOUSQUET (Julien), « Les personnes recourant aux 21 centres de santé de l'étude Epidaure-CDS sont-elles plus précaires ? », *Questions d'économie de la santé*, n° 165, 2011.

AFRITE (Anissa) et MOUSQUÈS (Irdes), « Les formes du regroupement pluriprofessionnel en soins de premiers recours. Une typologie des maisons, pôles et centres de santé participant aux Expérimentations de nouveaux modes de rémunération (ENMR), *Questions d'économie de la Santé*, n° 201, 2014.

AGERON (François-Xavier), *Le Médecin généraliste dans le cinéma français de fiction des années cinquante à nos jours*, thèse, 2002.

AÏACH (Pierre), *Les Inégalités sociales de santé*, Economica, « Anthropos », 2010.

AÏACH (Pierre), CÈBE (Dominique), CRESSON (Geneviève) et PHILIPPE (Claudine), *Femmes et hommes dans le champ de la santé. Approches sociologiques*, Presses de l'Ehesp, 2001.

AÏACH (Pierre), CARR-HILL (Roy), CURTIS (Sarah) et ILLSLEY (Raymond), *Les Inégalités sociales de santé en France et en Grande-Bretagne*, La Documentation Française, 1988.

AÏACH (Pierre) et FASSIN (Didier), *Les Métiers de la santé. Enjeux de pouvoir et quête de légitimité*, Economica, « Anthropos », 1994.

ARLIAUD (Michel), *Les Médecins*, Paris, La Découverte, 1987.

ATTALI (Claude), VARROUD-VIAL (Michel), SIMON (Dominique), MERSE (Gilles), THURNINGER (Olivier), BOUSSARD (Jean-Luc), MAZOYER (Brigitte), MONDZRAK (Michel), PETIT (Catherine), CHARPENTIER (Guillaume), « Prise en charge des diabétiques de type 2 : en décalage par rapport aux recommandations », *La Revue du praticien. Médecine générale*, n° 505, 2000.

AUBERT (Jean-Pierre), *Contribution à l'étude du mouvement de mai 68 dans les facultés de médecine parisiennes*, thèse, 1983.

AUBERT (Jean-Pierre), FALCOFF (Hector), FLORÈS (Patrick), GILBERG (Serge), HASSOUN (Danièle), PÉTREQUIN (Cécile) et VAN ES (Philippe), « Dépistage mammographique individuel du cancer du sein chez les femmes de 50 à 69 ans. Audit de la pratique de

41 médecins généralistes d'Ile-de-France », *La Revue du praticien. Médecine générale*, n° 300, 1995.

AULAGNIER (Marielle), OBADIA (Yolande), PARAPONARIS (Alain), SALIBA-SERRE (Bérengère), VENTELOU (Bruno) et VERGER (Pierre), « L'exercice de la médecine générale libérale – Premiers résultats d'un panel dans cinq régions françaises », *Études et résultats*, n° 610, 2007.

BACHIMONT (Janine), COGNEAU (Joël) et LETOURMY (Alain), « Pourquoi les médecins généralistes n'observent-ils pas les recommandations de bonnes pratiques cliniques ? L'exemple du diabète de type 2 », *Sciences sociales et santé*, vol. 24, n° 2, 2006.

BADOU (Gérard), *L'État de santé. Notre santé aux mains des politiques*, Buchet Chastel, 1985.

BALARD (Frédéric), FOURNIER (Cécile), KIVITS (Joëlle) et WINANCE (Myriam), *Les Recherches qualitatives en santé*, Armand Colin, 2016.

BALINT (Michael), *Le Médecin, son malade et la maladie*, Payot, 1957, rééd. 2009.

BALINT (Michael), *Le Défaut fondamental*, Payot, 1971.

BARLET (Muriel) et MARBOT (Claire), *Portrait des professionnels de santé*, DREES, 2016.

BASZANGER (Isabelle), « Socialisation professionnelle et contrôle social. Le cas des étudiants en médecine futurs généralistes », *Revue française de sociologie*, vol. 22, n° 2, 1981.

BASZANGER (Isabelle), « Les maladies chroniques et leur ordre négocié », *Revue française de sociologie*, vol. 27, n° 1, 1986.

BASZANGER (Isabelle), BUNGENER (Martine) et PAILLET (Anne), *Quelle médecine voulons-nous ?*, La Dispute, 2002.

BAUDELOT (Christian) et ESTABLET (Roger), *Allez les filles !*, Seuil, 1992.

BAUDIER (François), BOURGUEIL (Yann), ÉVRARD (Isabelle), GAUTIER (Arnaud), LE FUR (Philippe) et MOUSQUÈS (Julien), « La dynamique de regroupement des médecins généralistes libéraux de 1998 à 2009 », *Questions d'économie de la santé*, n° 157, 2010, 6 p.

BENAMOUZIG (Daniel), *Réinventons notre système de santé, au-delà de l'individualisme et des corporatismes*, n° 29, 2012.

BENASSAYAG (Miguel), *La Santé à tout prix. Médecine et biopouvoir*, Bayard, 2008.

BENOIT (Pierre), *Chroniques médicales d'un psychanalyste. Médecine et psychanalyse*, Rivages, 1988.

BEN MERABET BELOUIZDAD (Zahia), *Mai 1968 dans le milieu hospitalo-universitaire parisien*, thèse, 2004.

BENSAÏD (Norbert), *La Consultation*, Mercure de France, 1974.

BENSAÏD (Norbert), *Un médecin dans son temps*, Seuil, 1995.

BÉRAUD (Claude), GRÉMY (François), GRENIER (B), GRIMALDI (André), DE KERSAVOUÉ (Jean) et LÉVY (Gérard), *La Réforme Debré, un tiers de siècle après*, Actes du colloque de Caen, 9-10 décembre 1996, Ehesp, 1997.

BERGERON (Henri) et CASTEL (Patrick). *Sociologie politique de la santé*, PUF, 2014.

BESSIÈRE (Sabine), « La féminisation des professions de santé en France. Données de cadrage », *Revue française des affaires sociales*, n° 1, 2005.

BESSIÈRE (Céline), GOLLAC (Sybille) et MILLE (Muriel), « Féminisation de la magistrature : quel est le problème ? », *Travail, genre et sociétés*, vol. 2, n° 36, 2016.

BEZAT (Jean-Michel), *Les Toubibs*, JC Lattès, 1987.

BILLAUT (Anne), BREUIL-GENIER (Pascale), COLLET (Marc) et SICART (Daniel), « Les évolutions démographiques des professions de santé », *Santé et protection sociale*, Données sociales. La société française, n° 7, 2006.

BINDER (Philippe), GUALDONI (S.), « Intervention de la médecine générale dans le domaine des addictions », dans REYNAUD (Michel) (dir.), *Traité d'addictologie*, Flammarion, 2004, p. 296-299.

BIOT (René), *Médecine humaine, médecine sociale*, Cerf, 1992.

BLANCHON (Thierry), DORLÉANS (Yves), CHATIGNOUX (Édouard) et FLAHAUT (Antoine), Pour le Comité d'interface Inserm Médecine générale. « Les généralistes face aux avancées majeures de la recherche biomédicale de ces 20 dernières années », *La Revue du praticien. Médecine générale*, vol. 19, 2005.

BLOY (Géraldine), Jeunes diplômés de médecine générale : devenir médecin généraliste, ou pas ? Les enseignements du suivi d'une cohorte d'une cinquantaine d'anciens internes (2003-2010), *Études et recherches*, n° 104, 2011.

BLOY (Géraldine) et SCHWEYER (François-Xavier), *Singuliers généralistes. Sociologie de la médecine générale*, Presses de l'Ehesp, 2010.

BLOY (Géraldine), « Analyse d'une implantation improbable », dans *Singuliers généralistes. Sociologie de la médecine générale*, Presses de l'Ehesp, 2010.

BOIGEOL (Anne), « La magistrature française au féminin : entre spécificité et banalisation », *Droit et société*, n° 25. Les produits juridiques de l'appareil judiciaire comme objet sociologique, 1993.

BOISSEL (Jean-Pierre), COLLET (Jean-Paul), LION (Laurence), DUCRUET (Thierry), MOLEUR (Pierre), LUCIANI (Jacques), MILON (Hugues), MADONNA (Olivier), GILLET (Joelle), GERINI (Paul), DAZORD (Alice) et HAUGH (Margaret), « A Randomized Comparison of the Effect of Four Antihypertensive Monotherapies on the Subjective Quality of Life in Previously Untreated Asymptomatic Patients : Field Trial in General Practice », *Journal of Hypertension*, vol. 13, n° 9, 1995.

BONNIN (Jacques), *La Médecine de soins primaires, 2ᵉ partie : structures et évolution*, thèse médecine Créteil, 1975.

BORDES (Pierre), *Des assurances sociales à la caisse primaire d'assurance maladie de l'Allier (1930-1995)*, Éditions des Cahiers Bourdonnais, 1996.

BORNE (Dominique), *Histoire de la société française depuis 1945*, Armand Colin, 2009.

BOUNAIX (Alain) et BERTHAULT (Aliette), « L'insécurité en médecine générale », *La Revue du praticien. Médecine générale*, vol. 10, n° 339, 1996.

BREUIL-GENIER (Pascale) et GOFFETTE (Céline), « La durée des séances des médecins généralistes », *Études et résultats*, n° 481, 2006.

BOURGUEIL (Yann), « Systèmes de soins primaires : contenus et enjeux », *Revue française des affaires sociales*, n° 3, 2010.

BOURGUEIL (Yann), CLÉMENT (Marie-Caroline), COURALET (Pierre-Emmanuel), MOUSQUÈS (Julien) et PIERRE (Aurélie), « Une évaluation exploratoire des maisons de santé pluridisciplinaires de Franche-Comté et de Bourgogne », *Questions d'économie de la santé*, n° 147, 2009.

BOURGUEIL (Yann), MAREK (Anna) et MOUSQUÈS (Julien), *Médecine de groupe en soins primaires dans six pays européens, en Ontario et au Québec : état des lieux et perspectives*, Irdes, 2007.

BOURGUEIL (Yann), MAREK (Anna), MOUSQUÈS (Julien), « Médecine de groupe en soins primaires dans six pays européens, en Ontario et au Québec : quels enseignements pour la France ? », *Questions d'économie de la santé*, n° 127, 2007.

BOURREL (Gérard), « Comment prendre en compte la complexité de la médecine générale dans la recherche ? », *Exercer*, n° 75, 2005.

BOUSQUET (Marie-Alice), *Concepts théoriques en médecine générale. Tentative de rédaction d'un corpus théorique propre à la discipline*, thèse, 2013.

BOUTON (Richard), *Un toubib en colère*, Hachette, 2003.

BRAS (Pierre-Louis), *Rapport sur la gouvernance et l'utilisation des données de santé*, 2013.

BRAUN (Robert Nikolaus), *Pratique, critique et enseignement de la médecine générale*, Payot, 1979, rééd. 1997.

BRETON (Eric) et GUICHARD (Anne), « Recherche interventionnelle en santé publique : quand chercheurs et acteurs de terrain travaillent ensemble », *La Santé en action*, 2013, N° 425.

BROS (Bernard), LE DANOIS (Alain), PILORGÉ (Daniel) et SCHARF (Guy), *Le Livre blanc sur le 3ᵉ cycle d'études médicales de l'omnipraticien*. (document ronéotypé archives FNOF)

BRY (Didier), CHAPIRO (Ouri), COGNEAU (Joël) et GAY (Bernard), « Les effets indésirables des prescriptions en médecine générale », *La Revue du praticien. Médecine générale*, vol. 10, n° 312, 1995.

BUCHER (Rue), STRAUSS (Anselm), « La dynamique des professions », dans STRAUSS (Anselm), *La Trame de la négociation. Sociologie qualitative et interactionnisme*, Paris, L'Harmattan, 1992.

BUCQUET (Deis), COLVEZ (Alain) et HATTON (Françoise), « La prévention en médecine générale », *Sciences sociales et santé*, vol. 2, n° 1, 1984.

BUFFEL DU VAURE (Céline), *Déterminants de l'empathie clinique des médecins généralistes et de leur pratique*, thèse, 2012.

BUFFEL DU VAURE (Céline), LEMOGNE (Cédric), BUNGE (Lucie), CATU-PINAULT (Annie), HOERTEL (Nicolas), GHASAROSSIAN (Christian), VINCENS (M-E), GALAM (Eric) et JAURY (Philippe), « Promoting Empathy Among Medical Students : A Two-Site Randomized Controlled Study », *Journal of Psychosomatic Research*, vol. 103, 2017.

BUI-DANG-HA-DOAN (Jean), « Recherches sociodémographiques sur les médecins en France », *Population*, n° 4, 1963.

BUNGENER (Martine), *Besoins en médecins et fonction sociale de la médecine. Essai sur la démographie médicale*, thèse en économie publique, Université Paris IX, 1980.

BUNGENER (Martine) et POISSON-SALOMON (Anne-Sylvie), *Travailler et soigner en réseau. Exemple des réseaux ville-hôpital pour la prise en charge de l'infection à VIH en région parisienne*, Inserm, 1998.

BUONO (Nicola), THULESIUS (Hans), PETRAZZUOLI (Ferdinando), VAN MERODE (Tiny), KOSKELA (Thomas), LE RESTE (Jean-Yves), PRICK (Hanny) et SOLER (Jean Karl), « 40 Years of Biannual Family Medicine Research Meeting – The European General Practice Research Network (EGPRN) », *Scandinavian Journal of Primary Health Care*, vol. 31, n° 4, 2013.

BURY (Michael), « Chronic illness as biographical disruption », *Sociology of Health and Illness*, vol. 4, n° 2, 1982.

CACOUAULT-BITAUD (Marlaine), « La féminisation d'une profession est-elle le signe d'une baisse de prestige ? », *Travail, genre et sociétés*, vol. 1, n° 5, 2001.

CANGUILHEM (Georges), *Le Normal et le Pathologique*, PUF, 1945.

CARLIOZ (Patrick), *Du syndicalisme à la convention. L'histoire d'un long fleuve pas si tranquille*, Carlioz, 2013.

CARPENTIER (Jean), *Médecine générale*, Maspero, 1977.

CARRICABURU (Danièle) et MENORET (Marie), *Sociologie de la santé. Institutions, professions et maladies*, Armand Colin, 2005.

CARRON (Mathieu), VAN GYSEL (Damien), FUZIBET (Jean-Gabriel), ALBERTINI (Marc), HOLFIGER (Pierre), LETRILLART (Laurent) et DARMON (David), « Ecogen Respi : études des résultats de consultation associés à un motif respiratoire en médecine générale », *Exercer*, n° 118, 2015.

CATHÉBRAS (Pascal), « Symptômes médicalement inexpliqués et somatisation », *Revue de médecine interne*, vol. 19, 1998.

CATU-PINAULT (Annie), JARRY (Anna) et TENOUDJI (Patrick), « Représentations psychosociales de l'incontinence urinaire », abstract pour le 3e congrès de recherche en médecine générale, 2003.

CAZARD (Sylvain) et RENARD (Vincent), *État des lieux de la médecine générale universitaire au 1er janvier 2011*, thèse, 2014.

CHAMBAUD (Laurent), DAB (William) et HUBERT (B.), « Les réseaux sentinelles en France », *La Revue du praticien. Médecine générale*, 1979.

CHAMBONET (Jean-Yves), *Textes et règlements en usage à l'université et perspectives européennes*, t. I et II, CNGE, 1994.

CHAMPY (Florent), *La Sociologie des professions*, PUF, 2012.

CHAPERON (Jacques), *Pratiques médicales communautaires. Les nouveaux champs d'activité du praticien*, Unaformec, 1986.

CHAPIRO (Ouri), *La Médecine de soins primaires, 1re partie : Structures et évolution*, thèse médecine, Créteil, 1975.

CHAPIRO (Ouri), BRY (Didier), COGNEAU (Joël) et GAY (Bernard), « Comparaison de deux échantillons de médecins généralistes volontaires ou tirés au sort pour une étude », *La Revue du praticien. Médecine générale*, vol. 12, n° 320, 1995.

CHAPUT (Hélène), MONZIOLS (Martin), FRESSARD (Lisa), VERGER (Pierre), VENTELOU (Bruno) et ZAYTSEVA (Anna), « Deux tiers des médecins généralistes libéraux déclarent travailler au moins 50 heures par semaine », *Études et résultats*, n° 1113, 2019.

CHAPUT (Hélène), MONZIOLS (Martin), VENTELOU (Bruno), ZAYTSEVA (Anna), FRESSARD (Lisa), VERGER (Pierre), BOURNOT (Marie-Christine), BUYCK (Jean-François), JOLIVET (Anne) et ZEMOUR (Florence), « E-santé : les principaux outils numériques sont utilisés par 80 % des médecins généralistes de moins de 50 ans », *Études et résultats*, n° 1139, 2020.

CHAVANNE-COULON (Florence.), *La Maternité chez la femme médecin libérale à propos d'une enquête menée dans le Rhône auprès de 451 médecins libérales généralistes et spécialistes*, thèse, 1998.

CHETAILLE (Jean-Yves), « *Premiers pas en équipe, premiers obstacles* », Francs-tireurs de la médecine, *Autrement*, N° 9, mai 1977, p. 15-18.

CHEVREL (Jean-Baptiste), *Histoire de la mobilisation des médecins généralistes dans la prise en charge des patients dépendants aux opiacés*, thèse, 2019, Poitiers.

CHEVREUL (Karine), LE FUR (Philippe), RENAUD (Thomas) et SERMET (Catherine), *Faisabilité d'un système d'information public sur la médecine de ville*, Irdes, 2006.

CHOUILLY (Julie), FERRU (Pierre), JOUTEAU (Damien) et KANDEL (Olivier), *Pour un retour au raisonnement clinique : ou comment apprivoiser l'incertitude diagnostique*, Global Média Santé, 2019.

CHOUSSAT (Jean), *Rapport d'ensemble sur la démographie médicale*, La Documentation Française, **1997.**

CITTÉE (Jacques), *Le Codage des pathologies en médecine de ville intérêt et limites pour l'évaluation médico-économique des pratiques médicales*, mémoire de 3ᵉ cycle Économie et gestion des services de santé, Université Paris-Dauphine, 2002.

CLAUSTRAT (Laurianne), *La Maternité des femmes médecins généralistes libérales depuis le premier juin 2006 : étude descriptive en région Rhône-Alpes*, enquête URML Rhône-Alpes, thèse, 2010.

CLERC (Pascal), LE BRETON (Julien), MOUSQUÈS (Julien), HEBBRECHT (Gilles) et DE POUVOURVILLE (Gérard), « Les enjeux du traitement médicamenteux des patients atteints de polypathologies. Résultats de l'étude expérimentale Polychrome », *Questions d'économie de la santé*, n° 156, 2010.

COGNEAU (Joël), « Enquête sur les patients en situation de précarité vus en médecine générale », *La Revue du praticien. Médecine générale*, n° 350, 1996.

COGNEAU (Joël), « Intérêt des pré-enquêtes en médecine Générale. Exemple du dépistage du cancer de la prostate », *La Revue du praticien. Médecine générale*, n° 567, 2002.

COGNEAU (Joël), WARCK (R), TICHET (Jean), ROYER (B), CAILLEAU (Martine), BALKAU (Beverley) et GROUPE DE RECHERCHE DÉSIR, « Study of the Motivation of Physicians Participating in Public Health Research », *Santé publique*, vol. 14, n° 2, 2002.

COGNEAU (Joël), LEHR-DRYLEWICZ (Anne Marie), BACHIMONT (Joëlle) et LETOUMY (Alain), « Écarts entre le référentiel et la pratique dans le diabète de type 2 », *La Presse médicale*, vol. 36, 2007.

COGNEAU (Joël), LIARD (François) et POUCHAIN (Denis). « Amélioration de la prise en charge des patients déprimés. L'apport de "tables rondes" de médecins généralistes », *La Revue du Praticien. Médecine générale*, vol. 59, 2009.

Collectif, *Tankonalasanté*, Maspero, 1975.

COLLÈGE NATIONAL DES GÉNÉRALISTES ENSEIGNANTS, *Référentiel métier et compétences des médecins généralistes*, 2009.

COLLÈGE NATIONAL PROFESSIONNEL DE MÉDECINE INTERNE, *La Médecine interne en France*, 2004.

COLOMBIER (Pierre) et DURAND (Gérard), *Méthodologie de formation médicale continue par l'action aux activités de prévention-épidémiologie. Les nouveaux champs d'activité du praticien*, Unaformec, 1986.

Comité national d'évaluation (CNE), *Le troisième cycle de médecine générale dans les universités françaises*, rapport d'évaluation, 1998.

COMITÉ DE SYNTHÈSE DES ÉTUDIANTS EN MÉDECINE DE PARIS, *Le Livre blanc de la réforme*, t. 1, *État du travail des commissions*, 1968, Document ronéotypé.

Comité scientifique du congrès, « Créer une formation doctorale sur la recherche en soins primaires », *Rev Prat-Med Gen*, vol. 17, n° 621, 2003.

COMPAGNON (Laurence), BAIL (Philippe), HUEZ (Jean François) *et al.*, « Définitions et descriptions des compétences en médecine générale », *Exercer*, n° 108, 2013 p. 156-164.

CPMG (CONFÉRENCE PERMANENTE DE LA MÉDECINE GÉNÉRALE), « Médecine générale : concepts, démarches, compétences », *La Revue du praticien. Médecine générale*, vol. 398, n° 11, 1997.

Cpmg (Conférence Permanente de la Médecine Générale) Référentiel/cahier des charges pour les logiciels de gestion du dossier médical en médecine générale », *La Revue du praticien. Médecine Générale*, 437, 9 novembre 1998, t. 12, p. 34.

COQUART (Julie), « Médecine générale. Les Sentinelles célèbrent leurs 30 ans », *Science & Santé*, n° 21, 2014.

CORDIER (Alain), *Un projet global pour la stratégie nationale de santé – 19 recommandations du Comité des sages*, 2013.

COUR DES COMPTES, *La Sécurité sociale, septembre 2000*, La Documentation française, 2000.

COUTANT (Daniel) et TUFFREAU (François), *La Médecine générale, une spécialité d'avenir. Des premières conventions médicales aux maisons de santé*, Presses de l'Ehesp, 2016.

COUTY (Édouard), KOUCHNER (Camille), LAUDE (Anne) et TABUTEAU (Didier), *La loi HPST. Regards sur la réforme du système de santé*, Paris, Presses de l'Ehesp, 2009.

CRESSON (Geneviève), DRULHE (Marcel), SCHWEYER (François-Xavier), *Coopérations, conflits et concurrences dans le système de santé*, ENSP, 2003.

CRISTOFARI (Jean-Jacques), « Il y a 30 ans naissait le MAG », 1984, doc personnel des auteurs.

DAB (William), « Médecine générale et épidémiologie : une relation de bon sens », *La Revue du praticien. Médecine générale*, vol. 5, n° 134, 1991.

DAGOGNET (François), *Savoir et pouvoir en médecine*, Les Empêcheurs de penser en rond, 1997.

DALL'ALVA-SANTUCCI (Josette), *Des sorcières aux mandarines. Histoire des femmes médecins*, Calman-Lévy 1989.

DAVIES (Peter), « Is it Time for a New Definition of General Practice ? », *British Medical Journal*, vol. 321, n° 7254, 2000.

DAYAN (Charles), *Plaidoyer pour une antimédecine*, Presses de la Cité, 1974.

DE BERNIS (Gernis), GRÉMY (François) et PISSARO (Bernard), *Proposition pour une politique de prévention*, rapport au ministre de la santé, 1982.

DE BOEVER (Patrick), *Essai d'évaluation de l'enseignement spécifique de médecine générale à la Faculté de médecine de Tours de 1988 à 1994*, thèse, Tours, 1995.

DEBRÉ (Robert), FAUVERT (René) et DAUSSET (Jean), « État des lieux de la recherche médicale en France », actes du colloque de Caen de 1956, Archives nationales Cotes, 19780678/26.

DEBRÉ (Robert), « Principes de la réforme de 1958 », dans *L'honneur de vivre*, Grasset, 1976.

DEGOS (Laurent), *Quelle politique de santé pour demain*, Le Pommier, 2016.

DE GUIBERT (Michel), *L'École de Riom, dix ans au service de la médecine générale et de son enseignement*, thèse, 1996.

DE KERVASDOUÉ (Jean), *La Crise des professions de santé*, Dunod, 2003.

DE KERVASDOUÉ (Jean) et PELLET (Rémi), *Le Carnet de Santé de la France 2000-2002*, Economica, 2002.

DE KERVASDOUÉ (Jean), KIMBERLY (John) et RODWIN (Victor), *La Santé rationnée ? La fin d'un mirage*, Economica, 1981.

DELANEAU (Jean), *Seconde session ordinaire de 1986-1987*, annexe au procès-verbal de la séance du 18 juin 1987, n° 298.

DELAS (Élodie), *Évaluation des attentes des médecins généralistes envers les médecins internistes en Gironde*, thèse médecine, 2017.

DELEUZE (Jean) et EVEILLARD (Philippe), « Preprint de la revue du praticien : le bilan à 6 mois », *La Revue du praticien. Médecine générale*, vol. 15, n° 533, 2001.

DENOYEL-JAUMARD (Alice) et BOCHATON (Audrey), « Des pratiques et espaces médicaux en transformation : effet générationnel ou conséquence de la féminisation de la profession », *Revue francophone sur la Santé et les Territoires*, 2015.

DE PAUW (Caroline), *Les Médecins généralistes face au défi de la précarité*, Presses de l'Ehesp, 2017.

DÉPLAUDE (Marc Olivier), *L'emprise de quotas. : les médecins, l'État et la régulation démographique du corps médical*, thèse de Doctorat en sciences politiques, 2007.

DÉPLAUDE (Marc Olivier), *La Hantise du nombre. Une histoire des numerus clausus de médecine*, Les Belles Lettres, 2015.

DE POUVOURVILLE (Gérard), « Le codage des pathologies en médecine de ville : quel langage utiliser ? », *La Revue du praticien. Médecine générale*, vol. 15, n° 526, 2001(a).

DE POUVOURVILLE (Gérard), « Le codage des pathologies en médecine de ville : pour quoi faire ? Comment faire ? », *La Revue du praticien. Médecine générale*, vol. 15, n° 525, 2001(b).

DE POUVOURVILLE (Gérard), « Research in General Medicine », *La Revue du praticien. Médecine générale*, vol. 57, n° 11, 2007.

DE REGNAUCOURT (Thomas), *L'émergence d'une représentation syndicale autonome des médecins généralistes : le syndicat MG-France*, Mémoire de DEA de 3ᵉ cycle de Sciences Politiques, IEP de Lille, 1998.

DIEUSART-WAUTHIER (Juliette) et DIEUSART (Bertrand), L'enseignement médical actuel et la formation du médecin généraliste, thèse médecine, Lille, 1979.

DIVAY (Sophie), « Incidences de la féminisation de la profession de médecin en France sur le rapport au travail des étudiant-e-s et des jeunes généralistes », colloque international organisé par les CLERSE, 2006.

DORMONT (Brigitte), *Les Dépenses de santé. Une augmentation salutaire ?*, ENS, 2009.

DORMONT (Brigitte) et SAMSON (Anne-Laure), « Les effets multiformes du paiement à l'acte sur les revenus des généralistes. Les enseignements de quelques études économétriques pour la France », *Revue française des affaires sociales*, n° 2-3, 2011.

DORMONT (Brigitte) et SAMSON (Anne-Laure), « Est-il profitable d'être médecin généraliste ? Carrières comparées des médecins généralistes et des cadres supérieurs », *Études et recherches*, n° 105, 2011.

DOURGNON (Paul), GUILLAUME (Stéphanie), NAIDITCH (Michel) et ORDONNEAU (Catherine), « Apport de l'informatique dans la pratique médicale », *Bulletin d'information en économie de la santé*, n° 26, 2000.

BILLAUT (Anne), « Les affectations en troisième cycle des études médicales en 2004 suite aux Épreuves Classantes Nationales (ECN) », *Études et résultats*, n° 429, 2005.

DRUAIS (Pierre-Louis), « La médecine générale : une jeune spécialité pleine d'avenir », *Bulletin de l'Académie nationale de médecine*, vol. 197, n° 7, 2013.

DRUAIS (Pierre-Louis), *La place et le rôle de la Médecine générale dans le système de santé*, rapport remis en mars 2015 à la ministre M. Touraine, consultable sur le site du ministère des Solidarités et de la Santé.

DUBOS (René Jules) et ESCANDE (Jean-Paul). *Chercher des médecins, des chercheurs et des hommes*, Stock, 1979.

DUFILHO (André), *Docteur, un cheval vous attend : mémoires d'un médecin du pays basque*, Auberon, 1994.

EL JABRI (Abdou), LATOUR (Fred), ROY (Alain), ROYON (Frédérique) THIRET (Claire), *La participation de l'assurance maladie à la formation médicale continue des médecins libéraux ; fonctionnement et enjeux*, mémoire (93 p.), CNESS.

FALCOFF H, Fontaine A, Serey P. SIMEL 2 le saturnisme infantile dans la clientèle d'un échantillon de généralistes et de pédiatres exerçant à proximité d'îlots à risque à Paris et en Seine-Saint-Denis. SFTG editor 1.82 1995 Paris SFTG.

FALCOFF H. Le dossier orienté problème existe, je l'ai rencontré in L'informatisation du cabinet médical du futur. Venot A, Falcoff H. ed. Springer. Paris 1999.

FALCOFF H, Benainous O, Gillaizeau F, Favre M, Simon C, Desfontaines E, Lamy J-B, Venot A, Seroussi B, Bouaud J, Durieux P. Développement et étude d'impact d'un système informatique de tableaux de bord pour le suivi des pathologies chroniques en médecine générale. Pratique et Organisation des soins. CNAMTS 2009/3 Vol. 40 (p177-89).

FOURNIER (Cécile), *Les Maisons de santé pluri-professionnelles : une opportunité pour transformer les pratiques de soins de premier recours*, thèse de doctorat en santé publique – Sociologie, 2015.

FOX (Renée Claire), GAUDIN (Nicolas) et LECLERCQ (Annick), *L'Incertitude médicale*, L'Harmattan, 1988.

FRAPPÉ (Paul), *Initiation à la recherche*, CNGE, 2011.

FRAPPÉ (Paul), ATTALI (Claude) et MATILLON (Yves), « Socle historique des référentiels métier et compétences en médecine générale », *Exercer*, vol. 21, n° 91, 2010.

FRÉCHOU (Hélène) et GUILLAUMAT-TAILLIET (François), « Les revenus libéraux des médecins en 2005 et 2006 », *Études et résultats*, n° 643, 2008.

FREIDSON (Eliot), LYOTARD-MAY (Andrée) et MALAMOUD (Catherine), *La Profession médicale*, Payot, 1984.

FROMONT-SERGENT (Dorothée), *Organisation professionnelle et suivi des femmes médecins généralistes libérales pendant leur(s) grossesse(s) depuis 2006*, thèse, 2013.

GAIDIOZ (Camille) et RUHLMANN (Stéphane), *Pourquoi la spécialité médecine générale est-elle mal classée aux choix des épreuves classantes nationales ?*, thèse, 2008.

GALLAIS (Jean-Luc), « Actes et fonctions du médecin généraliste dans leurs dimensions médicales et sociales », *La Lettre de la médecine générale*, n° 45, 1997.

GALLAIS (Jean-Luc), « Médecine générale, psychiatrie et soins primaires : regard de généraliste », *L'Information psychiatrique*, vol. 90, n° 5, 2014.

GALLOIS (Pierre), *La Formation médicale continue*, Flammarion, 1997.

GALLOIS (Pierre), *Médecine au quotidien*, Unaformec, 2009.

GALLOIS (Pierre) et TAÏB (Alain), *De l'organisation du système de soins. Rapport au ministre de la santé*, La Documentation française, 1981.

GALLOIS (Pierre), VALLÉE (Jean-Pierre) et LE NOC (Yves), « La médecine générale en crise », *Médecine*, vol. 2, n° 5, 2006.

GAVALDA (Clémence), *L'Enseignement médical à Montpellier de 1498 à 2011 : histoire de la filière universitaire de médecine générale*, thèse, 2011.

GAY (Bernard), « Les bases théoriques de la médecine générale », *Exercer*, vol. 30, 1995.

GAY (Bernard), LE GOAZIOU (Marie-France), BUDOWSKI (Max), DRUAIS (Pierre-Louis) et GILBERG (Serge), *Abrégé de Médecine générale. Connaissances et pratiques*, Masson, 2003.

GAY (Bernard), BRY (Didier), CHAPIRO (Ouri) et COGNEAU (Joël), « Les médicaments responsables des effets indésirables des prescriptions en médecine générale », *La Revue du praticien – Médecine générale*, n° 10, 1995, p. 313.

GAY (Bernard), DEMEAUX (Jean-Louis) et MARTY (Marie-Laure), « Éducation thérapeutique du patient en médecine générale. L'étude ETHICCAR : faisabilité et évaluation chez le patient à risque cardiovasculaire », *Médecine*, vol. 5, n° 1, 2009.

GETZ (Guillaume), *Des unités sanitaires de base aux maisons de santé pluri-professionnelles : quelle filiation ?*, thèse, 2015.

GEORGES-TARRAGANO (Claire), *Soigner l'humain. Manifeste pour un juste soin au juste coût*, Presses de l'EHESP, 2015.

GILBERG (Serge) et PARTOUCHE (Henri), *Cas cliniques en médecine générale*, Flammarion, 2004.

GINGRAS (Yves), « L'institutionnalisation de la recherche en milieu universitaire et ses effets », *Sociologie et sociétés*, vol. 23, n° 1, 1991.

GIRARD (Jean-François), *Quand la santé devient publique*, Hachette, 1998.

GODFRAIN (Jacques), *Politique sociale et participation*, Éditions du Rocher, 1999.

GOEDERT (Jean) et ROSOWSKY (Oscar), *Une guérison impossible. Dissection dans un groupe Balint*, Payot, 1976.

GOLLAC (M), GREENAN (N) et HAMON-CHOLET (S), « L'informatisation de l'"ancienne" économie : nouvelles machines, nouvelles organisations et nouveaux travailleurs », *Économie et statistique*, n° 339, 2000.

GOUAZÉ (André), *Une certaine idée du pouvoir médical*, Expansion scientifique française, 1991.

GOUPIL (Paul), *Qui va nous soigner ?*, Dialogues, 2016.

GRALL (Jean-Christophe), DRAHI (Éric), LE NOC (Yves) et MAUNOURY (Franck), « Rappels informatiques et recommandations. L'étude "URIAP" en médecine générale », *Médecine*, vol. 4, n° 10, 2008.

GRANIER (Gabriel), *La Sécurité sociale, des idées pour demain*, Syros, 1977.

GRANIER (Gabriel), *Requiem pour une médecine*, Syros, 1976.

GRÉMY (François) et PRIOLLAUD (Nicole), *On a encore oublié la santé*, Frison Roche, 2004.

GRÉMY (François), *La Réforme Debré, un tiers de siècle après*, ENSP, 1999.

GRIMALDI (André) et PIERRU (Frédéric), *Santé : urgence*, Odile Jacob, 2020.

GRIMALDI (André) et LE PEN (Claude), *Où va le système de santé français ?*, Prométhée, 2010.

HAJJAR (Florence), *État des lieux de la recherche en médecine générale / Soins primaires en Union européenne, aux États-Unis et au Canada de 1974 à 2014*, thèse, 2017.

HANNOUN (C.), DAB (William) et COHEN (Jean Marie.). « New Influenza Surveillance System in France : The Ile-de-France GROG. 1. Principles and Methodology », *European Journal of Epidemiology*, vol. 5, n° 3, 1989.

GUIHENEUF (Vladimir), *Mémoires d'un médecin de campagne*, Presses de la Renaissance, 2005.

HARDY-DUBERNET (Anne-Chantal), ARLIAUD (Michel), HORELLOU-LAFARGE (Chantal), LE ROY (Fabienne) et BLANC (Marie-Anne), *La réforme de l'internat de médecine de 1982 et ses effets sur les choix professionnels des médecins. Recherche réalisée dans le cadre du programme INSEM/CNRS/MIRE 98 : Processus de décision et changements des systèmes de santé*, rapport de recherche, 2001.

HARDY-DUBERNET (Anne-Chantal), GADÉA (Charles), DIVAY (Sophie), HORRELOU-LAFARGE (Chantal) et LE ROY (Fabienne), *De « faire médecine » à « faire de la médecine »*, enquête auprès des étudiants en médecine et jeunes médecins de la faculté de Nantes et de Saint-Antoine à Paris, rapport de recherche, 2005.

HARDY-DUBERNET (Anne-Chantal), « Femmes en médecine : vers un nouveau partage des professions ? », *Revue française des affaires sociales*, n° 1, 2005.

HARDY-DUBERNET (Anne-Chantal) et FAURE (Yann), *Le Choix d'une vie. Étude sociologique des choix des étudiants de médecine à l'issue des épreuves classantes nationales 2005*, document de travail n° 66, 2006.

HARRIS (Jose), *Le Rapport Beveridge*, Perrin, 2012.

HASSENTEUFEL (Patrick), *Les Médecins face à l'État*, Presses de Sciences Po, 1997.

HASSENTEUFEL (Patrick), « Syndicalisme et médecine libérale », *Tribunes de la santé*, n° 18, 2008.

HATZFELD (Henri), *Le Grand Tournant de la médecine libérale*, Les Éditions ouvrières, 1963.

Haut Conseil de la santé publique, *Les inégalités sociales de santé : sortir de la fatalité*, rapport, 2010.

HEDELIUS (Marion), BOUKHEZRA (Nagète), LASSERRE (Evelyne) et LETRILLIART (Laurent), « La médecine générale vue par la presse écrite grand public : la crise, rien que la crise », *Exercer*, n° 113, 2014.

HERBERT (Catherine) et LAUNOY (Guy), « Le dépistage organisé du cancer colorectal en France. Système de soins et logiques professionnelles », *Santé publique*, vol. 11, n° 4, 1999.

HERZLICH (Claudine), *Médecine, maladie et société*, Maloine, 1970.

HERZLICH (Claudine), *Santé et maladie. Analyse d'une représentation sociale*, Éditions de l'EHESS, 1969.

HERZLICH (Claudine), BUNGENER (Martine), PAICHELER (Geneviève), ROUSSIN (Philippe) et ZUBER (Marie-Christine), *Cinquante ans d'exercice de la médecine en France. Carrières et pratiques des médecins français 1930-1980*, Inserm/Doin, 1993.

HERZLICH (Claude) et PIERRET (Janine), *Malades d'hier, malades d'aujourd'hui*, Payot, 1984, rééd. 1991.

HIRSCH (Martin), *Les Enjeux de la protection sociale*, Paris, Montchrestien, 1993.

HORWITZ (Mar), *L'Avenir de la santé*, Armand Colin, 2009.

HOURDRY (Philippe), *L'Omnipraticien : sa place dans la société depuis la révolution française*, thèse, 2006.

HUAS (Dominique.), « European General Practice Research Workshop », *Enseigner*, n° 2, 1993.

HULOT-PIETRI (Elise), *La Médecine malgré elle : témoignage sur l'idéologie médicale française*, L'Harmatan, 1989.

HUMMERS-PRADIER (Eva), BEYER (Martin), CHEVALLIER (Patrick), EILAT-TSANANI (Sophia), LIONIS (Christos), PEREMANS (Lieve), *et al.*, « The Research Agenda for General Practice/Family Medicine and Primary Health Care in Europe. Part 1. Background and Methodology », *The European Journal of General Practice*, vol. 15, n° 4, 2009.

HUMMERS-PRADIER (Eva), BEYER (Martin), CHEVALLIER (Patrick), EILAT-TSANANI (Sophia), LIONIS (Christos), PEREMANS (Lieve), *et al.*, « The Research Agenda for General Practice/Family Medicine and Primary Health Care in Europe. Part 2. Results : Primary Care Management and Community Orientation », *The European Journal of General Practice*, vol. 16, n° 1, 2010.

IBANEZ (Gladys.) et SAINT LARY (Olivier.), *Communication orale. Évolution de la recherche en médecine générale des dix dernières années*, congrès CNGE, 2014.

INSTITUT FRANÇAIS POUR L'ÉTUDE ET LE DÉVELOPPEMENT DE LA MÉDECINE GÉNÉRALE, *Actes du congrès scientifique européen de médecine générale*, novembre 1989.

INSPECTION GÉNÉRALE DES AFFAIRES SOCIALES, *Création de la filière universitaire de médecine générale*, rapport présenté par Françoise Mallet et Jean-Paul Pittors, membres de l'IGAENR, et Valérie Delahaye-Guillocheau, Agnès Jeannet et le Michel Vernerey, membres de l'IGAS, RM 2007-030P/IGAENR 2007-016.

ILHE (Barbara), *L'Association locale et loco-régionale, vivier de la formation médicale continue : évaluation quantitative et qualitative en 1996*, thèse, 1997.

ILLICH (Ivan), *Némésis médicale, l'expropriation de la santé*, Seuil, 1975.

INSTITUT NATIONAL DE LA STATISTIQUE ET DES ÉTUDES ÉCONOMIQUES et SECRETARIAT D'ÉTAT AUX DROITS DES FEMMES ET À LA VIE QUOTIDIENNE, *Éducation, formation. Les femmes en 1990. Contours et caractères*, 1991.

ISSAAD (Ramdane) et GRÉMILLON (Michel), *La Dictature d'Hippocrate. Enquête sur la santé globale et sur quelques moyens simples d'y parvenir*, Denoël, 1992.

JAISSON (Marie), « L'honneur perdu du généraliste », *Actes de la recherche en sciences sociales*, n° 143, 2002.

JAKOUBOVITCH (Steve), BOURNOT (Marie-Christine), CERCIER (Elodie) et TUFFREAU (François), « Les emplois du temps des médecins généralistes », *Études et résultats*, n° 797, 2012.

JAMOULLE (Marc) et ROLLAND (Michel), *Genèse du CISP Club : de l'ICPC à la CISP, histoire d'une transmission*, Care ed, Bruxelles, 1996.

JAMOUS (Haroun), COMMAILLE (Jacques) et PONS-VIGNON (Bernard). *Sociologie de la décision. La réforme des études médicales et des structures hospitalières*, CNRS Éditions, 1969.

JOHANET (Gilles), *Santé. Des pensées sans conter*, Santé de France, 1995.

JOHANET (Gilles), *Sécurité sociale : l'échec et le défi*, Seuil, 1998.

JOSEPH (Jean-Philippe), TURLIN (Xavier), KINOUANI (Sherazade), MAGOT (Laurent), DEMEAUX (Jean-Louis) et QUINTARD (Bruno), « Dépistage du cancer du col de l'utérus chez les femmes en situation de précarité. Attitudes et représentations des patientes et de leur médecin généraliste », *Médecine*, vol. 10, n° 10, 2014.

JOURNET (Lise) et RENDU (Camille), *Typologie des personnages de médecins généralistes dans le roman français au XXᵉ siècle*, thèse, 2018.

LABAYE (Elisabeth), *Politiques de santé. Refonder la solidarité*, Nouveaux regards, 2004.

LAM (Chung-Kwan), *Les Départements universitaires de médecine générale en France en 1994*, thèse médecine Nantes, 1995.

LAPEYRE (Nathalie) et ROBELET (Magali), « Les mutations des modes d'organisation du travail au regard de la féminisation. L'expérience des médecins généralistes », *Sociologies pratiques*, n° 14, 2007.

LAPLANTINE (François), *Anthropologie de la maladie*, Payot, 1986.

LAPORTE (Catherine), BARAIS (Marie), BOUCHEZ (Tiphanie), DARMON (David), DIBAO-DINA (Clarisse), FRAPPÉ (Paul), SAINT-LARY (Olivier), SCHUERS (Matthieu) et GELLY (Julien), « Activité des chefs de clinique en médecine générale. Étude descriptive à 10 ans de la création du DES de médecine générale », *Exercer*, n° 122, 2015.

LAPORTE (Catherine), VAILLANT-ROUSSEL (Hélène), PEREIRA (Bruno), *et al.*, CANABIC : CANabis and Adolescents : Effect of au Brief Intervetion on Their Consuption – Study Protocol for a Randomized Controlled Trial. *Trials*, vol. 15, n° 40, 2014.

LAROQUE (Michel), *Politiques sociales dans la France contemporaine. Le social face à la crise*, Les Éditions STH, 1984.

LAROZE (Jean), *Historique et évolution du syndicalisme médical français*, 1989, archives personnelles.

LAUNOIS (Robert), *Des remèdes pour la santé : pour une nouvelle politique économique de la médecine*, Paris, Masson, 1989.

LAZARUS (A.), *Le Pouvoir médical en crise*, thèse, 1981.

LAZARUS (Antoine). *Le Livre blanc des sciences humaines*, document ronéotypé, 1968.

LE BRETON (David), *Anthropologie du corps et modernité*, PUF, 1992.

LECLERC (Annette), KAMINSKI (Monique) et LANG (Thierry), *Inégaux face à la santé*, La Découverte, 2008.

LECOURT (Dominique), *Dictionnaire de la pensée médicale*, PUF, 2004.

LEENHARDT (Francis), *SOS on coule. Comptes et mécomptes de la sécurité sociale*, Fayard, 1979.

LE FAOU (Anne-Laurence), *Les Systèmes de santé en questions*, Ellipses, 2003.

LE FEUVRE (Nicky), « La féminisation de la profession médicale : voie de recomposition ou de transformation du genre », *in* AÏACH (Pierre), CÈBE (Dominique), CRESSON (Geneviève) et PHILIPPE (Claudine) (dir.), *Femmes et hommes dans le champ de la santé*, Paris, Presses de l'EHESP, 2001.

LE FUR (Philippe), BOURGUEIL (Yann) et CASES (Chantal), « Le temps de travail des médecins généralistes. Une synthèse des données disponibles », *Questions d'économie de la santé*, n° 144, 2009, p. 1-8.

LEHMANN (Christian), *Patients, si vous saviez… Confessions d'un médecin généraliste*, Paris, Robert Laffont, 2007.

LÉONARD (Jacques), *La Médecine entre les pouvoirs et les savoirs*, Paris, Aubier-Montaigne, 1981.

LEPINAY (Michel), *Sécu. Faillite sur ordonnance*, Paris, Calmann-Lévy, 1991.

LEVASSEUR (Gwenola) et SCHWEYER (François-Xavier), « La médecine générale en France : enjeux et perspectives », *Cahiers de sociologie et de démographie médicales*, vol. 41, n° 1, 2001, p. 47-80.

LÉVY (Louis), « Le diagnostic de situation systémique », *La Revue du praticien. Médecine générale*, tome 18, n° 674/675, décembre 2004.

LÉVY (Danièle) et DOAN (Bui Dang Ha), *L'Informatisation des cabinets médicaux*, Arcueil, John Libbey Eurotext, 1997.

LÉVY (Émile), BUNGENER (Martine), DUMENIL (Gérard) et FAGNANI (Francis), *Économie du système de santé*, Paris, Dunod, 1975.

LONCKE (Yvette) et LAROZE (Jean), *Le Syndicalisme médical, 1945-1983*, 1987.

LONCKE (Yvette) et LAROZE (Jean), *Une difficile résurgence, 1945-1947*, 1987.

LOUVEL (Karine) et FILLAUT (Thierry), « Les généralistes de campagne et la permanence de soins : chronique d'une exaspération montante (fin XIXe siècle-2001) », *Annales de Bretagne et des Pays de l'Ouest*, n° 116-2, 2009, p. 217-229.

LUCAS-GABRIELLI (Véronique) et SOURTY-LE GUELLEC (Marie Jo), « Évolution de la carrière libérale des médecins généralistes selon leur date d'installation (1979-2001) », *Questions d'économie de la santé*, n° 81, 2004.

LUSTMAN (Mathieu), VÉGA (Anne), LE NOC (Yves) et VALLÉE (Jean-Pierre), « Cancer du col de l'utérus. Regards croisés sur le dépistage Première partie : quels sont les problèmes ? », *Médecine*, vol. 5, n° 3, 2009.

MADELIN (Philippe), *Malades et médecins. La crise de confiance*, Paris, Seuil, 1981.

McWHINNEY (Ian R.) et FREEMAN (Thomas), *Textbook of Family Medicine*, Oxford, Oxford University Press, 2009.

MAGNIER (Anne-Marie) et CARON (Béatrice), *Médecins généralistes : acteurs de santé publique ?*, Paris, CFES, 1996.

MAGNIER (Anne-Marie), FALCOFF (Hector) et LEPETIT (Catherine). « Étude comparative coût-efficacité de deux stratégies diagnostiques de l'infection urinaire en médecine générale », *Documents de recherches en médecine générale*, n° 50, 1998.

MAGNIER (Anne-Marie), FALCOFF (Hector), PAZART (Lionel) et LANOË (Jean-Louis), « Étude comparative coût-efficacité de deux stratégies de prise en charge de l'infection urinaire en pratique de médecine générale », *La Revue du praticien médecine générale*, vol. 13, n° 454, 1997.

MAISONNEUVE (Hervé), « Grandeurs et turpitudes des normes depuis l'EBM. Quantitativistes et qualitativistes doivent travailler ensemble », *Les Tribunes de la santé*, n° 64, 2020.

MAJNONI D'INTIGNANO (Béatrice), *Santé, mon cher souci*, Paris, JC Lattès, 1989.

MAJNONI D'INTIGNANO (Béatrice), *La Protection sociale. Histoire de l'État providence*, Paris, Éditions de Fallois, 1993.

MAJNONI D'INTIGNANO (Béatrice) et STEPHAN (Jean-Claude), *Hippocrate et les technocrates*, Paris, Calman-Lévy, 1983.

MARECAR (Sahoul), *Les Facteurs intervenant dans la réalisation de la thèse de médecine générale : étude auprès des étudiants de troisième cycle de médecine générale de l'université Paris XIII*, thèse, 2013.

MARI-TURRET (Cécile), *SASPAS : enquête nationale sur le vécu des internes de médecine générale en stage de novembre 2003 à avril 2004*, thèse, 2004.

MARROU (Henri-Irénée), *De la connaissance historique*, Paris, Seuil, 1954.

MARUANI (Margaret), « Le généraliste singulier. Réflexion sur la partie et le tout », *Projections. La santé au futur*, vol. 5-6, 1991, p. 73-78.

MAS (Bertrand), PIERRU (Frédéric), SMOLSKI (Nicole) et TORRIELLI (Richard) (dir.), *L'Hôpital en réanimation*, Bellecombe-en-Bauge, Éditions du Croquant, 2011.

MATTÉI (Jean-François), ÉTIENNE (Jean-Claude) et CHABOT (Jean-Michel), *De la médecine à la santé. Pour une réforme des études médicales et la création d'universités de santé*, Paris, Flammarion, 1998.

MAUGER (Gérard, « Au cœur des conflits, la Maison Médicale de Grenoble », *Francs-tireurs de la médecine*, *Autrement*, N° 9, mai 1977, p. 49-61.

MICHEAU (Julie) et MOLIÈRE (Éric), « L'emploi du temps des médecins libéraux : diversité objective et écarts de perception du temps de travail », *Dossiers Solidarité et Santé*, n° 15, 2010.

MICHEL (Clément), *La Consommation médicale des Français*, Paris, La Documentation française, 1980.

Ministère de l'Emploi et de la Solidarité, *Quel système de santé à l'horizon 2020 ?*, Paris, La Documentation française, 2000.

MITCHELL (Elizabeth) et SULLIVAN (Frank), « A Descriptive Feast But an Evaluative Famine : Systematic Review of Published Articles on Primary Care Computing During 1980-97 », *BMJ*, vol. 322, n° 7281, 2001, p. 279-282.

MOLINIER (Pascale), *L'Énigme de la femme active. Égoïsme, sexe et compassion*, Paris, Payot, 2003.

MOLINIER (Pascale), « Les métiers ont-ils un sexe ? », *Sciences humaines*, n° 143, 2004.

MOLINIER (Pascale), *Le Travail du care*, Paris, La Dispute, 2013.

MOQUET (Marie-José), *La Recherche en médecine générale en France*, thèse, 1996.

MOQUET (Marie-José), *Convention médicale nationale et régulation des dépenses de soins en médecine ambulatoire*, mémoire de DESS Économie et gestion des systèmes de santé, 1993.

MOREAU (Alain), « Dans quelles structures ? Pratiques nouvelles : rêves et réalités », *Pratiques. Les cahiers de la médecine utopique*, 1981.

MORELLE (Aquilino), *La Défaite de la santé publique*, Flammarion, 1996.

MOULA (Hervé.), CORAILLIER (S.) et MADELENAT (P.), « Morbidité des femmes médecins pendant et au décours de leurs grossesses : enquête menée auprès de 88 femmes généralistes et spécialistes en exercice libéral dans le Val-d'Oise », *La Revue du praticien. Médecine générale*, t. 13, vol. 478, 1999.

MOUTHON (Georges), BECOUR (Lionel), GOEDERT (Jean), GHOZY (Serge) et ROSOWSKY (Oscar), *1970 : année décisive. Livre blanc sur le médecin de famille : avenir ou disparition. Incidences sur le budget national*, publié par le CILAMOG, numérisé par D. Dupagne.

MUEL-DREYFUS (Francine), « Le fantôme du médecin de famille », *Actes de la recherche en sciences sociales*, vol. 54, n° 1, 1984.

NACCACHE (Henry), L'activité de soins et de prévention pendant deux semaines sur la ville nouvelle de l'Isle d'Abeau. Résultats, analyses, perspectives. Les nouveaux champs d'activité du praticien, ed Unaformec, 1986.

NÉDÉLEC (Marc), *Essai sur la réforme de la médecine*, Julliard, 1944.

NÉDÉLEC (Marc), « Une impasse : la rémunération à l'acte », *Esprit*, février 1952.

NÉDÉLEC (Marc), *La Médecine de groupe*, Seuil, 1970.

NGUYEN TRONG (Minh Vy), *Impact d'une Formation à la Relation Thérapeutique (FRT) sur les capacités empathiques en DFASM1 de médecine*, thèse, 2016.

NIEL (Xavier) et VILAIN (Annick), « Le temps de travail des médecins : l'impact des évolutions sociodémographiques », *Études et résultats*, n° 114, DREES, 2001.

NOIRIEL (Gérard), *Introduction à la socio-histoire*, La Découverte, 2006.

NUGUES (Sophie), *État de la recherche en médecine générale*, thèse, 2004.

OLESEN (Frede), DICKINSON (Jim) et HJORTDAHL (Per), « General Practice-Time for a New Definition », *BMJ*, vol. 320, n° 7231, 2000.

NYS (Emeline), *Repenser les soins primaires en Europe : comparaison des différents systèmes de soins primaires*, thèse, 2008.

ORÉAL (Emmanuelle), *Image du médecin généraliste dans la littérature jeunesse de 1945 à 2008*, thèse, 2010.

PAICHELER (Geneviève), « Carrières et pratiques des femmes médecins en France (1930-1980) : portes ouvertes ou fermées ? », dans AÏACH (Pierre) (dir.), *Femmes et hommes dans le champ de la santé*, Presses de l'Ehesp, 2001.

PAILLARD (Christelle), *Des processus de changement induits par un groupe de type Balint. Évaluation d'une formation à la relation médecin malade en 2e cycle des études médicales*, thèse médecine Poitiers, 2008.

PALIER (Bruno), *La Réforme des systèmes de santé*, PUF, 2008.

PICARD (Jeanne), CATU-PINAULT (Annie), BOUJUT (Émilie), BOTELLA (Marion), JAURY (Philippe) et ZENASNI (Franck), « Burnout, Empathy and Their Relationships : a Qualitative Study with Residents in General Medicine », Psychology, Health and Medicine, 2015.

PELACCIA (Thierry), TRIBY (Emmanuel), « La pédagogie médicale est-elle une discipline ? », *Pédagogie médicale*, 2011.

PENEFF (Jean), *La France malade de ses médecins*, Seuil/Les Empêcheurs de penser en rond, 2005.

PERRENOUD (Philippe), *Développer la pratique réflexive dans le métier d'enseignant*, Paris, ESF, 2010.

PERRIN (Olivier), *Le corps médical se cherche*, Fayard, 1978.

PETERSON (Chris) et MARTIN (Carmel), « A New Paradigm in General Practice Research-Towards Transdisciplinary Approaches : The uUtilisation of Multiple Research Methodologies in General Practice Research », *Priory Lodge Education*, 2004.

PETIBON (Agnès), *La Formation médicale continue en médecine générale de ses origines à son organisation actuelle. À propos d'un exemple local : les médecins généralistes d'Île-de-France*, thèse, 2004.

PHILLIPS (Susan P.) et SCHNEIDER (Margaret S.), « Sexual Harassment of Female Doctors by Patients », *The New England Journal of Medicine*, n° 329, 1993.

PHILLIPS (Susan P.), « Sexual Harassment of Female Doctors by Patients. What Is to Be Done ? », *Canadian Family Physician*, n° 42, 1996.

PIERRU (Frédéric), *Hippocrate, malade de ses réformes*, Éditions du Croquant, 2007.

PINELL (Patrice), « Champ médical et processus de spécialisation », *Actes de la recherche en sciences sociales*, n° 1, 2005.

PLA (Anne), « Revenus des médecins libéraux : les facteurs démographiques modèrent la hausse moyenne entre 2005 et 2014 », *Études et résultats*, n° 1080, DREES, 2018.

POISSON-RUBI (Stéphanie), *Le Devenir socioprofessionnel des jeunes médecins généralistes issus de la faculté de médecine de Poitiers entre 1999 et 2003*, thèse, 2006.

POLTON (Dominique), *La Santé pour tous ?*, La Documentation française, 2014.

POUCHAIN (Denis), ATTALI (Claude), DE BUTLER (Jean), CLÉMENT (Guy), GAY (Bernard), MOLINA (Joëlle), OLOMBEL (Patrick) et ROUY (Jean-Loup), *Médecine générale. Concepts et pratiques*, Masson, 1996.

POUCHAIN (Denis), LIÈVRE (Michel), HUAS (Dominique), LEBEAU (Jean-Pierre), RENARD (Vincent), BRUCKERT (Eric), GIRERD (Xavier.) et BOUTITIE (Florent.), « Effets d'une intervention multifactorielle sur les facteurs de risque cardiovasculaire chez les patients hypertendus à haut risque. Escape, un essai pragmatique randomisé en grappes en médecine générale », *Exercer*, n° 112, 2014.

POUCHAIN (Denis), « Thèmes, objets et méthodes des abstracts acceptés dans les congrès de médecine générale. TOMATE-MG », *Exercer*, n° 107, 2013.

POUTOUT (Gilles), « Réseaux : la fin des citadelles ? », *Technologie et santé*, n° 37, 1999.

POUTOUT (Gilles), « Réseaux de santé : créer du lien pour donner du sens », *Sociologies pratiques*, vol. 2, n° 11, 2005.

PRESSAT (Roland), *Rapport sur l'organisation des études médicales*, La Documentation française, 1970.

PROST (Antoine), *Douze Leçons sur l'histoire*, Seuil, 1996.

RAMAUX (Christophe), *L'État social*, Mille et une nuits, 2012.

RENAUD-CRISTOFARI (Nicole), *La Médecine générale, une histoire en mouvement (du MAG à MG France), 1984-1986*, Archives personnelles.

REYNAUD (Jean-Daniel) et CATRICE-LOREY (Antoinette), « L'attachement à la Sécurité Sociale selon le revenu », *Sociologie du travail*, vol. 2, n° 1, 1960.

RIEU (Geneviève), « La femme médecin », *RFAS*, numéro spécial, 1982.

RIGAL (Laurent), SAUREL-CUBIZOLLES (Marie-Josèphe), FALCOFF (Hector), BOUYER (Jean) et RINGA (Virginie), « Do Social Inequalities in Cervical Cancer Screening Persist among Patients Who Use Primary Care ? The Paris Prévention in General Practice Survey », *Preventive Medicine*, vol. 53, n° 3, 2011.

RIGAL (Laurent), SIDORKIEWICZ (Stéphanie), TRELUYER (Jean-Marc), PERRODEAU (Elodie), LE JEUNNE (Claire), PORCHER (Raphaël) et JAURY (Philippe), « Titrated Baclofen for High-Risk Alcohol Consumption : a Randomized Placebo-Controlled Trial in Out-Patients with 1-Year Follow-Up », *Addiction*, vol. 115, n° 7, 2019.

RIOCREUX (Christophe), *Les Relations entre les médecins et la Sécurité sociale de 1971 à 1995*, thèse, 1995.

ROBELET (Magali), « La médecine générale : heurs et malheurs d'une profession », dans HALPERN (Catherine), *La Santé, un enjeu de société*, Sciences Humaines, 2010.

ROBIN (François) et (Nicole), *Le Pouvoir médical*, Stock, 1976.

ROLAND (Michel) et JAMOULLE (Marc), *Valeurs, paradigmes et recherche en médecine de famille*, rapport au département d'épidémiologie de l'école de santé publique, Université Libre de Bruxelles, 1998.

ROSOWSKY (Oscar), *Apports et analyses de la Societé française de médecine générale lors du colloque de l'École nationale d'administration « Les systèmes de santé »*, 1987.

ROUX (Aline), *Contribution à l'étude de la féminisation de la profession médicale*, Masson, « Collection de médecine légale et de toxicologie », n° 88, 1975.

RUSTANT (Maurice), *La Sécurité sociale en crise*, Cerf, 1980.

SACKETT (David L.), ROSENBERG (William M. C.), GRAY (Muir J. A.), HAYNES (Brian R.) et RICHARDSON (Scott W.), « Evidence Based Medicine : What It Is and What It Isn't », *BMJ*, vol. 312, n° 7023, 1996.

SALVATORE (Ornella), *Histoire et évolution de la médecine générale en France : focus sur le xxᵉ siècle*, thèse, 2015.

SAMSON (Anne-Laure), « La dispersion des honoraires des omnipraticiens. Analyse sur la période 1983-2004 », *Études et résultats*, n° 482, 2006.

SAMSON (Anne-Laure), *Les Revenus des médecins généralistes : trois études économétriques, rémunération des médecins généralistes*, thèse de doctorat en sciences économiques, Paris X, 2008.

SCHARF (Guy), *Manuel pratique de la formation continue du médecin*, Bayonne, Intergraphe, 1977.

SCHWEYER (François-Xavier), « Activités et pratiques des médecins généralistes », dans SCHWEYER (François-Xavier) et BLOY (Géraldine), *Singuliers généralistes. Sociologie de la médecine générale*, EHESP, 2010.

SEIGNEUR (Yoann), *L'Exercice de la Médecine Générale en groupe pluridisciplinaire. Quels attraits, quelles contraintes ?*, thèse, 2013.

SERRA (Delphine), GOULARD (Hélène), DUPORT (Nicolas) et BLOCH (Juliette), « Pratique du test de détection de sang occulte dans les selles (Hémoccult®) dans la population française. Enquête décennale santé Insee, France », *BEH*, n° 1, 2008.

SICARD (Didier), *La Médecine sans les corps*, Plon, 2002.

SFMG, *Rapport sur la formation professionnelle du médecin généraliste en France*, Versailles, 1978.

SFMG, *Dictionnaire des résultats de consultation en médecine générale*, Documents de recherche en médecine générale, numéro spécial, 1996.

SFMG, *Des classifications médicales*, Documents de recherche en médecine générale, n° 49, 1997.

SFMG, *Le Maître de stage, guide pratique*, 1978, 2ᵉ éd., SFMG, 2004.

SCHERLINGER (Marc), BIENVENU (Thomas CM), PIFFOUX (Max), SÉGUIN (Perrine), au nom de l'association médecine/pharmacie-sciences (AMPS), « Les doubles cursus médecine-sciences en France. État des lieux et perspectives », *Médecine/sciences*, vol. 34, n° 5, 2018.

SNMOF, *Le Livre blanc sur le 3ᵉ cycle*, 1973.

SORUM (Paul Clay), SHIM (Junseop), CHASSEIGNE (Gérard), BONNIN-SCAON (Sylvie), COGNEAU (Joël) et MULLET (Étienne), « Why Do Primary Care Physicians in the United States and France Order Prostate-Specific Antigen Tests for Asymptomatic Patients ? », *Med Decis Making*, vol. 23, n° 4, 2003.

SOUBIE (Raymond), PORTOS (Jean-Louis) et PRIEUR (Christian), *Livre blanc sur le système de santé et d'assurance maladie*, La Documentation française, 1994.

SOUBIRAN (André), *Journal d'une femme en blanc*, Kent-Segep, 1964.

SOURNIA (Jean-Charles), *Ces malades qu'on fabrique : la médecine gaspillée*, Seuil, 1977.

STEPHAN (Jean-Claude), *Économie et pouvoir médical*, Economica, 1978.

STEFFEN (Monika), « Les médecins et l'État en France », *Politiques et Management public*, 1987.

STRAUSS (Anselm), *La Trame de la négociation ; sociologie qualitative et internationnisme*, textes réunis et présentés par Isabelle Baszanger, L'Harmattan, 1992.

SULLEROT (Evelyne), *Le Fait féminin. Qu'est-ce qu'une femme ?*, Fayard, 1978.

TABUTEAU (Didier), *Les Contes de Ségur, les coulisses de la politique de santé (1988-2006)*, Ophrys, 2006.

TABUTEAU (Didier), *Les Nouvelles Frontières de la santé. Comment serons-nous soignés demain ?*, Jacob-Duvernet, 2006.

TABUTEAU (Didier), *Dis, c'était quoi la sécu ?*, L'Aube, 2010.

TABUTEAU (Didier), *Service public et santé*, Presses de Sciences Po, 2012.

TABUTEAU (Didier), *Démocratie sanitaire : les nouveaux défis de la politique de santé*, Odile Jacob, 2013.

TCHOBROUTSKY (Georges) et WONG (Olivier), *Le Métier de médecin*, PUF, 1993.

TEOLI (Romain), HALLER (Dagmar), INGRAND (Pierre), BINDER (Philippe), « Comparaison des représentations et comportements des médecins généralistes du canton de Genève et de Poitou Charente », *Santé publique*, vol. 278, n° 2, 2016.

TERQUEM (Jean), *Les Médecins dans la société française*, Economica, 1992.

THAOURONT (A), *Femmes médecins : démographie, activité et prescriptions en médecine libérale*, Crédoc, 1983.

TOURAINE (Marisol), *Pacte Territoire-Santé 2 : 2015-2017, engagement n° 7 : soutenir la recherche en soins primaires.*

TUBIANA (Maurice), *Les Chemins d'Esculape*, Flammarion, 1995.

VALAT (Bruno), *Histoire de la Sécurité sociale (1945-1967)*, Economica, 2001.

VEGA (Anne), « Positivisme et dépendance : les usages socioculturels du médicament chez les médecins généralistes français », *Sci Soc Santé*, vol. 30, n° 3, 2012a.

VEGA (Anne), « Prescription du médicament en médecine générale. Première partie : déterminants culturels de la prescription chez les médecins français », *Médecine*, vol. 8, n° 4, 2012b.

VELLUET (Louis), *Le Médecin, un psy qui s'ignore*, L'Harmattan, 2005.

VELLUET (Louis), « Entre pare-excitation et réparation », *Le Coq-héron*, n° 180, 2005, Eres.

VENOT (Alain) et FALCOFF (Hector), *L'Informatisation du cabinet médical du futur*, Springer, 1999.

VERGEZ (Bénédicte), *Le Monde des médecins au xxᵉ siècle*, Complexe, 1996.

VERVIALLE (Alexis), *Les Maisons et pôles de santé pluridisciplinaires : une réponse au besoin de renouvellement des soins de premier recours ?*, Master Pilotage des politiques et Actions en santé publique, Sciences Po Rennes, 2011.

VÉRY (Gerard), SFMG, La nécessaire définition des résultats de consultation en médecine générale, les moyens de production de ces définitions, In : Congrès européen de médecine générale, 1989, IFED-MG.

VEZINAT (Nadège), *Vers une médecine collaborative : politique des maisons de santé pluri-professionnelles en France*, PUF, 2019.

VIENET (Antoinette), Une expérience de prévention/épidémiologie dans le département de l'Eure, Les nouveaux champs d'activité du praticien, UNAFORMEC, 1986.

VIEILLEDENT (Georges), *Médecin de campagne, une vie*, Calmann-Lévy, 2014.

VIGNERON (Emmanuel), *Les Centres de santé. Une géographie rétro-prospective*, FEHAP, 2014.

VILAIN (Annick), « La féminisation du corps médical », *Solidarité santé*, n° 1, 1995, p. 23-33.

VILLEY (Raymond), *Réflexion sur la médecine d'hier et de demain*, Plon, 1966.

VINAS (Raphaël), *Les Médecins généralistes au cœur de la stratégie de réponse sanitaire à la pandémie grippale. Sont-ils devenus des acteurs incontournables de la santé publique ?*, thèse, 2009.

VINCENT (Armand), *Médecine de groupe au service de l'homme*, Éditions Ouvrières, 1964.

VIVALDI (Julie), *Choix et critères de choix dans l'utilisation des sites internet par les médecins généralistes au cabinet*, thèse, 2016.

WALLACH (Daniel), *Numerus Clausus. Pourquoi la France va manquer de médecins*, Springer, 2011.

WASSON (John H.), SAUVIGNE (Arthur E.), MOGIELNICKI (Peter R.) FREY (Walter G.) « Continuity for out patient medical care in elderly men (a randomized trial) », *JAMA*, vol. 252, n° 17, 1984.

WITTKE (Laurence), *La féminisation d'une profession s'accompagne-t-elle d'une pratique spécifique aux femmes médecins ?*, thèse, 1997.

WONCA Europe, *La définition européenne de la médecine générale-médecine de famille*, World family doctors Caring for people Europe, 2002.

ZITTOUN (Robert) et DUPONT (Bernard-marie), *Penser la médecine. Essai philosophique*, Ellipses, 2002.

Thèses de médecine réalisées à l'occasion de ce travail

CAZAUBON (Emilie), *Évolution historique du rôle du médecin généraliste dans le dépistage du col de l'uterus et du sein et dans le suivi de la ménopause*, Médecine Sorbonne Université, 2021.

DELAUNOY-HENRY (Véronique), *Quelle est la place de la Société Française de Médecine Générale dans la construction de la médecine générale en France entre 1973 et 2010 ?*, Université Paris XI, 2017.

DROULERS (Angèle), *Sociétés scientifiques et construction de la discipline médecine générale. Contribution de la Société de Formation Thérapeutique du Généraliste (SFTG) à la médecine générale en France, des années 1970 à nos jours*, UPMC, 2017.

SÉRIÉ (Maxime), *Quel est le rôle de MG France dans la construction de la Médecine générale en France de 1986 à 2016 ?*, Université Paris XI, 2019.

TAÏEB (Jeremy), *Histoire du département d'enseignement et de recherche de médecine générale de l'Université Pierre-et-Marie-Curie*, UPMC, 2017.

VALLA (Marine), *Quelle importance les médecins généralistes accordent-ils à l'histoire de la médecine ?*, Université Paris-Descartes, 2019.

VIDAL (Marie Noëlle), *Évolution du suivi des femmes par le médecin généraliste de 1958 à nos jours*, UPMC, 2017.

Archives

Archives du Dr Jean Laroze, ancien secrétaire général de la FNOF, mises à disposition gracieusement par MG France, incluant celles du Dr Georges Valingot, fondateur du SNMOF et la collection intégrale de la revue *L'Omnipraticien français* (1950-1982).

Revues médicales

Autrement : « Les médecins états d'âme, état d'urgence », n° 68, 1985 – « La santé à bras-le-corps », n° 26, 1980 – « Francs-tireurs de la médecine », n° 9, 1977 – « Infiniment médecins », n° 161, 1996.

Concours Médical (1951-1998).

Exercer.

La Revue du praticien. Médecine générale.

Le Généraliste (1975-2010).

Médecine : « De la médecine factuelle à nos pratiques ».

Médecine Praticienne (1959-1970).

Le Panorama du médecin.

Pratiques, ou les Cahiers de la médecine utopique, revue du syndicat de la médecine générale.

Revue *ADSP, Actualités et dossiers en santé publique* (revue du HCSP).

Autres revues

Archives de la société St Luc du centre catholique des médecins français
Ethica. Mario Mella Ed. : 1999 (28/29) et 1999 (30).
La Lettre des carnets de santé.
Le Monde, à partir des archives numérisées depuis 1944 (sélection initiale sur mots-clés : médecine générale et/ou médecine de famille, puis sélection manuelle par lecture des articles).
Médecine de l'homme.
Pangloss. La Santé : vers de nouveaux équilibres, Fondation nationale des entreprises publiques, 1981 (12).
Prospective et Santé, n° 19, octobre 1981 – n° 47-48, automne/hiver 1988.
Revue *Sève – Les Tribunes de la santé*.
Savoir/Agir : *Économiser la santé*, Éditions du Croquant, 2008, n° 5.

Rapports et études

Académie nationale de médecine, Rapport sur la situation de la médecine générale en France, 2011.
ARMOGATHE (Jean-François), *Pour le développement de l'évaluation médicale, rapport au ministre de la Solidarité, de la Santé et de la protection sociale*, Paris, La Documentation française, 1989.
BERNIER (Marc), Rapport sur l'offre de soins, 2008.
BEVERIDGE (William Henry), *Le Texte fondateur de l'État providence*, Paris, Perrin, 2012.
CNGE, *Référentiel métier et compétences des médecins généralistes*, 2009.
Comité national d'évaluation, Rapport sur le 3e cycle de médecine générale, 1998.
Commissariat général du Plan, *Rapports de la Commission santé et assurance maladie : préparation du 7e Plan*, Paris, La Documentation française, 1976.
CORDIER (Alain), *Un projet global pour la stratégie nationale de santé*, 2013.
Cour des comptes, Rapport sur la Sécurité sociale, 2007.
ENA, Rapport sur la médecine générale, 1987.
FOUGÈRE (Louis), *Rapport de la Commission chargée de l'étude des problèmes relatifs à la formation du médecin généraliste*, Paris, La Documentation française, 1977.
GALLOIS (Pierre) et TAÏB (Alain), *De l'organisation du système de soins*, Paris, La Documentation française, 1981.
HCAAM, Rapports 2004, 2005, 2006, 2012, 2016, 2018.
HUBERT (Elisabeth), *Rapport Hubert sur la médecine de proximité*, Ministère chargé de la Santé, 2010.
IGAS, *Création de la filière universitaire de médecine générale*, rapport, 2007.
IGAS, Rapport sur la FMC et l'EPP, 2008.
JUILHARD (Jean-Marc), Rapports sur la démographie médicale, 2007, 2008.
LACHAUX (André), *Rapport sur la médecine générale*, La Documentation française, 1989.
LEGMANN (Michel), Rapport sur la médecine libérale, CNOM, 2010.
MATILLON (Yves), *Modalités et conditions d'évaluation des compétences professionnelles médicales*, 2006.
ONDPS, Rapports sur la démographie des professions de santé, 2004, 2005, 2006-2007, 2008-2009, 2011, 2015.
Rapport parlementaire d'information sur l'offre de soins sur l'ensemble du territoire du 30 septembre 2008.
STASSE (François), Mission de concertation sur l'avenir de la médecine de ville, 1998.
Sénat, Rapport Santé et territoires, 2013.

Documents divers

Documents de l'IRDES, de la DREES, du CERMES et de La Documentation française.

Documents des groupes médicaux d'Honfleur (14) et de Sablé (72).

Documents des sociétés de médecine générale : AFMG, Généralistes et Toxicomanies, SFDRMG (Unaformec), SFMG, SFTG.

Documents du Syndicat national des médecins de groupe.

Documents personnels des Drs François Angles, Bernard Bros, Bernard Chiausa, Pierre Colombier, Michel Doumenc, Pierre Favard, Pierre Gallois, Raymond Glantenet, Claude Got, Gabriel Granier, Pierre Lécluse, Nicole Renaud, Philippe Sopena, Anne-Marie Soulié, Louis Velluet.

« 9 conditions pour réussir une réforme de notre système de santé », Site MGFrance.

Minutes de la Conférence des doyens (1980-1994), prêtés par le doyen Gérard Lévy.

Séminaire de l'ENA : rôle du médecin généraliste en santé publique, 1994.

INDEX DES NOMS DE PERSONNES

LISTE DES FIGURES ET TABLEAUX

SIGLES ET ABRÉVIATIONS

ABCD	Association pour une bonne coordination diagnostique
Acbus	Accords de bon usage des soins
ACFM	Association confédérale pour la formation des médecins
ACI	Accord conventionnel interprofessionnel
ACOSS	Agence Centrale des Organismes de Sécurité Sociale
ADELI	Automatisation des listes (annuaire des professionnels de santé)
ADPS	Associations Départementales de Professionnels de Santé
AERES	Agence d'évaluation de la recherche et de l'enseignement supérieur
AFB	Association française Balint
AFFM	Association fédérale pour la formation des médecins
AFFM	Association française des femmes médecins
AFLS	Agence française de lutte contre le SIDA
AFMG	Atelier français de médecine générale
AFML	Association de formation des médecins libéraux
Aforspé	Association nationale coordination actions formation continue évaluation médecine spécialisée
AFSSAPS	Agence française de sécurité sanitaire et des produits de santé
Agecomed	Association pour la gestion de la contribution conventionnelle des médecins
AGEMP	Association générale des étudiants en médecine de Paris
AGE Santé	Association générale des étudiants en santé
AIMO	Association internationale des médecins omnipraticiens
ALD	Affection de longue durée
ALDS	Association locale de développement sanitaire
Amedref	Association nationale des médecins référents
Ameli.fr	Site web officiel de l'Assurance maladie
AMIF	Association des médecins israélites de France
AMIRET	Association des Médecins Informatisés pour la Recherche et les Essais Thérapeutiques
AMEPU	Association Médicale d'Enseignement Post-Universitaire
AMG	Aide médicale gratuite
AMM	Autorisation de mise sur le marché

AMO	Assurance maladie obligatoire
AMR	Association de médecine rurale
AMU	Association de Médecine Urbaine
ANAES	Agence nationale d'accréditation et d'évaluation en santé
ANDEM	Association pour le développement de l'évaluation médicale
AN-DPC	Agence nationale pour le développement professionnel continu
ANEMF	Association nationale des étudiants en médecine de France
ANPE	Agence nationale pour l'emploi
ANR	Agence nationale de la recherche
APNET	Association pédagogique nationale pour l'enseignement de la thérapeutique
APSUM	Association pour la permanence des soins et urgences médicales
ARH	Agence régionale de l'hospitalisation
ARS	Agences Rrégionales de Ssanté
ASFORMED	Association nationale pour la formation médicale continue
ASMR	Amélioration du service médical rendu
ARS	Agence régionales de santé
ASV	Avantage social vieillesse
Asalée	Action de santé libérale en équipe
ASM	Avantage supplémentaire maternité
ATTAC	Association pour la taxation des transactions financières et pour l'action citoyenne
AUFEMO	Administration universitaire francophone et européenne en médecine ou odontologie
BEH	*Bulletin épidémiologique hebdomadaire*
BMC BioMed	Organisme central regroupant un ensemble de revues de recherche médicale
BPCO	Bronchopneumopathie chronique obstructive
CADES	Caisse d'amortissement de la dette sociale
CANAM	Caisse nationale d'assurance maladie des travailleurs *non-salariés*
CAPI	Contrat d'amélioration des pratiques individuelles
CARMF	Caisse autonome de retraite des médecins de France
CC	Chef de clinique
CCAM	Classification commune des actes médicaux
CCEM	Comité de coordination de l'enseignement médical, devenu Comité de coordination des études médicales
CCMG	Chef de clinique de médecine générale
CDAG	Centre de dépistage anonyme et gratuit
CDGM	Comité de défense de la gynécologie médicale
CDRMG	Centre de documentation et de recherche en médecine générale
CEE	Communauté économique européenne
Cemka-Eval	Bureau d'études français en santé publique, économie de la santé et épidémiologie
CEPS	Comité économique des produits de santé
CERC	Centre d'étude des revenus et des coûts

CERMES	Centre de recherche médecine, sciences, santé, santé mentale, société
CERP	Commission d'études et de recherches pédagogiques
CES	Certificat d'études spécialisées
CFDT	Confédération française des travailleurs
CFE-CGC	Confédération française de l'encadrement – Confédération générale des cadres
CFES	Comité français d'éducation pour la santé
CFMG	Collège français de médecine générale (précurseur du CMG)
CFTC	Confédération française des travailleurs chrétiens
CGC	Confédération générale des cadres
CG-PME	Confédération générale des petites et moyennes entreprises
CGT	Confédération générale du travail
CHAA	Centre d'hygiène alimentaire et alcoolique
CHEMG	Collège des hautes études en médecine générale (Bretagne)
CHU	Centre hospitalier universitaire
CICN	Comité inter-CHU national
Cicrem	Comité inter-CHU de réflexion sur les études médicales
CI Inserm-MG	Comité d'interface Inserm – Médecine générale
CILAMOG	Comité intersyndical de liaison et d'action des médecins omnipraticiens et généralistes
CIM	Classification internationale des maladies – CIM 10 : dixième classification
CISIH	Centre d'information et de soins de l'immunodéficience humaine
CISS	Collectif interassociatif sur la santé
CLAO	Comité de liaison et d'action des omnipraticiens
CLERSE	Centre lillois d'études et de recherches sociologiques et économiques
CMC	Commission médicale consultative
CMG	Collège de médecine générale
CMPL	Comité médical paritaire local
CMPP	Centre médico-psycho-pédagogique
CMR	Comité médical régional
CMU	Couverture maladie universelle (1999)
CNAF	Caisse nationale d'allocations familiales
CNAM	Centre national des arts et métiers
CNAM-TS	Caisse nationale d'assurance maladie des travailleurs salariés
CNAV-TS	Caisse nationale d'assurance vieillesse des travailleurs salariés
CNCI	Comité national du concours de l'internat
CNE	Comité national d'évaluation des établissements publics à caractère scientifique, culturel et professionnel
CNEF	Confédération nationale des étudiants de France
CNEM	Commission nationale des études médicales
CNGE	Collège national des généralistes enseignants
CN-FMC	Conseil national de formation médicale continue
CNI	Commission nationale d'intégration
CNIC	Comité national inter-CHU
CNIL	Commission nationale de l'informatique et des libertés

CNJM	Centre national des jeunes médecins
CNOM	Conseil national de l'ordre des médecins
CNP	Conseil national professionnel
CNPF	Conseil national du patronat français (= Medef)
CNPS	Centre national des professions de santé
CNS	Conférence nationale de santé
CNRS	Centre national de la recherche scientifique
CNU	Conseil national des universités
CNT	Commission nationale tripartite *(Tarifs des actes médicaux)*
CODAMU	Comité départemental d'aide médicale urgente
COFRAC	Comité français de certification
COFRES	Conseil d'orientation des filières et réseaux de soins
CONAT	Coordination nationale des médecins libéraux
CPAM	Caisse primaire d'assurance maladie
CPEM	Certificat préparatoire aux études médicales
CPMG	Conférence permanente de la médecine générale
CPN-FMC	Comité paritaire national de formation médicale continue
CPR-FPC	Comité paritaire régional pour la formation professionnelle continue
CPS	Carte de professionnel de santé
CPTS	Communauté professionnelle de territoire
CRAT	Centre de référence sur les agents tératogènes
CREDES	Centre de recherche, d'études et de documentation en économie de la santé, (voir IRDES)
CREDOC	Centre de recherche pour l'étude et l'observation des conditions de vie
CRDS	Contribution pour le remboursement de la dette sociale
CR-FMC	Conseil régional de formation médicale continue
CSAPA	Centre de soins et d'accompagnement et de prévention en addictologie
CSCT	Certificat de synthèse clinique et thérapeutique
CSCU	Conseil supérieur des corps universitaires
CSCV	Confédération syndicale du cadre de vie
CSI	Commission scientifique indépendante (organe de l'AN-DPC)
CSI	Centre de santé intégré
CSIS	Conseil supérieur d'information de santé
CSMF	Confédération des syndicats médicaux français
CSP	Catégorie socioprofessionnelle
CSS	Contrats santé solidarité
CSU	Conseil supérieur des universités
DAM	Délégués de l'Assurance maladie
DATAR	Délégation à l'aménagement du territoire et à l'action régionale
DCEM1	Première année du deuxième cycle des études médicales
DCEM2	Deuxième année du deuxième cycle des études médicales
DCEM3	Troisième année du deuxième cycle des études médicales
DCEM4	Quatrième année du deuxième cycle des études médicales

DDASS	Direction départementale des affaires sanitaires et sociales
DDR	Dotation pour le développement des ressources
DEA	Diplôme d'études approfondies
DES	Diplôme d'études spécialisées
DESC	Diplôme d'études spécialisées complémentaires
DESS	Diplôme d'études supérieures spécialisées
DEUG Santé	Diplôme d'études universitaires générales en santé
DGCCRF	Direction de la concurrence, de la consommation et de la répression des fraudes
DGOS	Direction générale de l'Offre de soins
DGS	Direction générale de la Santé
DHOS	Direction de l'hospitalisation et de l'organisation des soins (ministère de la Santé)
DIU	Diplôme interuniversitaire
DMG	Département de médecine générale
DMOS	Diverses mesures d'ordre social
DOM-TOM	Département d'outre-mer – territoire d'outre-mer
DPC	Développement professionnel continu
DRASS	Direction régionale des affaires sanitaires et sociales
DREES	Direction de la recherche, des études, de l'évaluation et des statistiques
DRC	Dictionnaire des résultats de consultation (SFMG)
DUFOR	Diplôme universitaire de formation supérieure en médecine générale
DUMG	Département universitaire de médecine générale
EBM	*Evidence-based medicine*
ECA	Enseignant clinicien ambulatoire
ECV	Examen classant validant
ECVO	Examen classant validant obligatoire
ECN	Épreuves classantes nationales
ECOS	Examen clinique objectif structuré
ED	Enseignement dirigé
EG	Espace généraliste
Egos	Etats généraux de l'offre de soins
EGPRN	European General Practice Research Network
Ehesp	École des hautes études en santé publique
Ehpad	Établissement d'hébergement pour les personnes âgées dépendantes
EMAE	Agence européenne du médicament
ENC	Examen national classant
EPCA	Établissement public à caractère administratif
EPP	Évaluation des pratiques professionnelles
EPU	Enseignement postuniversitaire
EQUIP	European Association for Quality in General Practice/Family Medicine
ESCAPE	EffetS d'une intervention multifactorielle sur les facteurs de risque CArdiovasculaires des patients hyPErtendus à haut risque en prévention primaire

ESSEC-Santé	École supérieure des sciences économiques et commerciales – Collège des économistes de la santé
ESP	Équipes de soins primaires
EURACT	Académie européenne des enseignants en médecine générale
FAF-PM	Fonds d'assurance formation de la profession médicale
FAF-Mel	Fonds d'assurance formation des médecins à exercice libéral
FAQSV	Fonds d'aide à la qualité des soins de ville
Fayr-GP	French Association of Young Researchers in General Practice
FEHAP	Fédération des établissements hospitaliers et d'assistance privée non lucratifs
FEN	Fédération de l'Éducation nationale
FFI	Faisant fonction d'interne
FFMG	Fédération française des médecins généralistes, dite « MG France »
FFMKR	Fédération française des masseurs-kinésithérapeutes rééducateurs
FHF	Fédération hospitalière de France
FINESS	Fichier national des établissements sanitaires et sociaux
FISP	Fonds d'intervention en santé publique
FIQCS	Fonds d'intervention pour la qualité et la coordination des soins
FIQSV	Fonds d'intervention pour la qualité des soins de ville
FMC	Formation médicale continue
FMF	Fédération des médecins de France
FMF-G	Branche généraliste du syndicat FMF
FMI	Formation médicale initiale
FNAPSUM	Fédération nationale des associations de permanence des soins et d'urgence médicale
FNI	Fédération nationale des infirmiers
FNIAAHRS	Fédération nationale des internes, assistants, anciens internes des hôpitaux de régions sanitaires
FNSMF	Fédération nationale des syndicats de médecins de France
FNMF	Fédération nationale de la Mutualité française
FNOF	Fédération nationale des omnipraticiens français
FNOSS	Fédération nationale des organismes de sécurité sociale
FNPEIS	Fonds national de prévention, d'éducation et d'information sanitaire
FNS	Fonds national pour la science
FO	Force ouvrière
FOPIM	Fonds de promotion de l'information médicale et médico-économique
Forgeni	Formation de généralistes Nord-Isère
Formindep	Collectif pour une formation médicale indépendante
FORMMEL	Fonds de réorientation et de modernisation de la médecine libérale
Formunof	Association de FMC de l'UNOF
FPC	Formation professionnelle continue
FRT	Fonds pour la recherche technologique
FUMG	Filière universitaire de médecine générale

GEF	Groupement d'exercice fonctionnel
GERMM	Groupe de recherche et d'études pour une médecine moderne
GIP	Groupement d'intérêt professionnel
GIS	Groupe information santé
GOFIMEC	Groupement des organismes de formation et d'information médicale continue
GREMQ	Groupe de réflexion sur l'éthique médicale au quotidien
GROG	Groupe régional d'observation de la grippe
GROUMF	Grrupe universitaire de recherche médicale qualitative francophone

HAD	Hospitalisation à domicile
HAS	Haute Autorité de santé
HCAAM	Haut Conseil pour l'avenir de l'assurance maladie
HC-DPC	Haut Conseil du développement professionnel continu
HCSP	Haut Comité de la santé publique
HDR	Habilitation à diriger des recherches
HMO	Health Maintenance Organizations
HPST	Loi hôpital, patients, santé, territoires

Ifed-MG	Institut français pour l'étude et le développement de la médecine générale
IGAS	Inspection générale des affaires sociales
IMG	Interne de (en) médecine générale
IMS	Interne en médecine spécialisée
INCa	Institut national du cancer
INMH	Intersyndicale nationale des médecins hospitaliers
INPES	Institut national de prévention et de promotion de la santé
INSERM	Institut national de la santé et de la recherche médicale
INVS	Institut national de veille sanitaire
IPSOS	Institut de sondages et d'études par enquête
IRDES	Institut de recherche et de documentation en économie de la santé (ex-CREDES)
IRESP	Institut de recherche en santé publique
IRMG	Institut de recherche en médecine générale
ISNAR-Img	Intersyndicale nationale autonome représentative des internes de médecine générale
ISNIH	Intersyndicale nationale des internes hospitaliers
ITMO	Institut thématique multiorganismes
IVG	Interruption volontaire de grossesse

JO	Journal officiel

LAP	Logiciel d'aide à la prescription
LFSS	Lois de financement de la sécurité sociale
LMD	Licence-master-doctorat

MAG	Mouvement d'action des généralistes
MCA	Maître de conférences associé
MCU	Maître de conférences des universités
MCU-PH	Maître de conférences des universités-praticien hospitalier
MCU-PMG	Maître de conférences des universités-praticien de médecine générale
Medef	Mouvement des entreprises de France
MEP	Médecins à exercice particulier/Médecins à expertise particulière
MEP	Mode d'exercice particulier
MESH	*Medical subject headings*
MESR	Ministère de l'Enseignement supérieur et de la Recherche
METEV	Méthodologie des essais thérapeutiques en ville
MG	Médecine générale/médecin généraliste
MG France	Médecine générale-France (syndicat)
MG Form	Médecins généralistes formation
MG-VA	MG France – Vigilance et action (courant dissident de MG France)
MICA	Mécanisme d'incitation à la cessation d'activité
MIRES	Mission interministérielle recherche et enseignement supérieur
MLAC	Mouvement pour la liberté de l'avortement et de la contraception
MLF	Mouvement de libération des femmes
MMG	Maison médicale de garde
MSA	Mutualité sociale agricole
MSP	Maison de santé pluridisciplinaire
MSU	Maître de stage des universités
NHS	National Health Service
NORFORMED	Fédération des associations de FMC de la région Nord-Pas-de-Calais
NPCRDC	National Primary Care Research and Development Centre
OCDE	Organisation de coopération et de développement économique
OGC	Organisme gestionnaire conventionnel (pour la FPC)
OMG	Observatoire de la médecine générale
OMS	Organisation mondiale de la santé
ONDAM	Objectif national des dépenses d'assurance maladie
ONDPS	Observatoire national de la démographie des professions de santé
ONIAM	Office national d'indemnisation des accidents médicaux internes
OPTAM	Option tarifaire maîtrisée
ORS	Observatoire régional de la santé
PACA	Provence-Alpes-Côte d'Azur
PARC	Projet ambulatoire de recherche clinique
PCB	Certificat d'études en physique, chimie et biologie
PCF	Parti communiste français
PCEM1	Première année du premier cycle des études médicales
PCEM2	Deuxième année du premier cycle des études médicales

PDS	Permanence de soins
PH	Praticien hospitalier
PIRES	Protocole interrégime d'examen spécial
PMI	Protection maternelle et infantile
PA	Professeur associé
PH	Praticien hospitalier
PHRC	Programme hospitalier de recherche clinique
PIB	Produit intérieur brut
PLFSS	Projet de loi de financement de la sécurité sociale
PMI	Protection maternelle et infantile
PMSI	Programme médicalisé des systèmes d'information
POMR	Problem Oriented Medical Record
PPU	Perfectionnement postuniversitaire
PR	Parti républicain
PREPS	Programmes de recherche sur la performance du système de soins
PS	Parti socialiste
PSU	Parti socialiste unifié
PTA	Plateformes territoriales d'appui
PU	Professeur des universités
PU-PH	Professeur des universités-praticien hospitalier
PU-PMG	Professeur des universités-praticien de médecine générale
QCM	Question à choix multiples
RCM	Règlement conventionnel minimal
RCGP	Royal College of General Practitioners
ReaGJiR	Regroupement autonome des généralistes jeunes installés et remplaçants
Repsud	Réseau des professionnels pour les soins aux usagers de drogues
RIAP	Relevé individuel d'activité et des prescriptions du praticien
RMO	Référence médicale opposable
RNSP	Réseau national de santé publique
ROSP	Rémunération sur objectifs de santé publique
RPC	Recommandations pour la pratique clinique
RPPS	Répertoire partagé des professionnels de santé
RPR	Rassemblement pour la république
RSS	Réseau santé social des caisses d'assurance maladie
SAE	Syndicat autonome des enseignants de médecine
SAMU	Service d'aide médicale urgente
SASPAS	Stage autonome en soins primaires ambulatoires supervisé
SCM	Société civile de moyens
SCP	Société civile professionnelle
SEMG/MF	Société européenne de médecine générale/médecine de famille
SFDRMG	Société française de documentation et de recherche en médecine générale

SFMG	Société française de médecine générale
SFTG	Société de formation thérapeutique du généraliste
SIDA	Syndrome immunodéficitaire acquis
SIGAPS	Système d'interrogation, de gestion et d'analyse des publications scientifiques
SIMG	Société internationale de médecine générale
SISA	Société interprofessionnelle des soins ambulatoires
SMB	Société médicale Balint
SMG	Syndicat de la médecine générale
SMIC	Salaire minimum interprofessionnel de croissance
SML	Syndicat des médecins libéraux
SMR	Service médical rendu
SNEMG	Syndicat national des enseignants de médecine générale
SNIRAM	Système national d'information interrégimes de l'Assurance maladie
SNIMG	Syndicat national des internes de médecine générale
SNIP	Syndicat de l'industrie pharmaceutique
SNJMG	Syndicat national des jeunes médecins généralistes
SNMG	Syndicat national des médecins de groupe
SNMGF	Syndicat national des médecins généralistes français
SNMOF	Syndicat national des omnipraticiens français
SOFRES	Société française d'enquêtes par sondages
SROS	Schéma régional de l'offre de soins
SS	Sécurité sociale
SUMGA	Service universitaire de médecine générale ambulatoire
TICE	Technologie de l'information et de la communication pour l'enseignement
T2A	Tarification à l'activité
TM	Ticket modérateur
TSAP	Tableau statistique des activités du praticien
UCCSF	Union catégorielle des chirurgiens et spécialistes français
UCMS	Union des médecins salariés
UEMO	Union européenne des médecins omnipraticiens
UER	Unité d'enseignement et de recherche
UDF	Union pour la démocratie française
UDI	Union des indépendants
UFR	Unité de formation et de recherche
UIB	Association de formation des cadres syndicaux de la Fédération des médecins de France
Umespé	Union des médecins spécialistes du syndicat CSMF
UMG	Union des médecins de groupe
UMG-FMF	Union des médecins généralistes de la FMF
UMP	Union pour un mouvement populaire
UMPU	Union médicale postuniversitaire
UNAF	Union nationale des associations familiales

UNAFORMEC	Union nationale des associations de formation médicale continue
UNAM	Union nationale pour l'avenir de la médecine
UNANIM	Union nationale des nouveaux internes en médecine
UNAPL	Union nationale des professions libérales
UNCAM	Union nationale des caisses d'assurance maladie
UNEF	Union nationale des étudiants de France
UNEF ID	Union nationale des étudiants de France indépendante et démocratique
UNML	Union nationale des médecins libéraux
UNOCAM	Union des organismes complémentaires d'assurance maladie
UNOF	Union nationale des omnipraticiens français
UNSA	Union nationale des syndicats autonomes
UNSF	Union nationale des syndicats de France
UPL	Unité pédagogique locale
UPMC	Université Pierre-et-Marie-Curie
URAFORMEC	Union régionale aquitaine de formation médicale continue
URCAM	Union régionale des caisses d'assurance maladie
UREMEC-PACA	Union Régionale de Formation Médicale Continue de la région PACA
URML	Union régionale de médecins libéraux
URPS	Union régionale de professions de santé
URSSAF	Union de recouvrement des cotisations de la sécurité sociale et d'allocations familiales
USCMS	Union syndicale des médecins de centres de santé
USM	Union syndicale de la médecine
USMF	Union des syndicats médicaux français
USB	Unité sanitaires de base
UVSQ	Université de Versailles Saint-Quentin-en-Yvelines
VIH	Virus de l'immunodéficience humaine
WONCA	World Organization of National Colleges, Academies and Academic Associations of General Practitioners/Family Physicians

Lettres clés des actes médicaux :

C Consultation du généraliste   Cs Consultation du spécialiste
V Visite à domicile du généraliste
DE Dépassement d'honoraires pour circonstances exceptionnelles
DP Droit permanent à dépassement

REMERCIEMENTS

Personnalités à l'origine de notre travail : J.-P. Aubert, J.-L. Gallais

Personnalités consultées pour avis : A. Catu-Pinault, N. Bez, P. Binder, E. Drahi, H. Falcoff, A. Flachs, P. Lazar, J.-F. Massé, D. Ménard, G. Pradoura, A. Siary, B. Védrine

Étudiants auteurs de thèses : V. Delaunoy-Henry, A. Droulers, M. Sérié, M. Valla, M. N. Vidal

Journalistes :
S. Benaderette, *Panorama du médecin*
P. Beau, *Espace social européen*
J.-J. Cristofari, éditeur du site Pharmanalyses.fr.com
J.-P. Durand, ancien rédacteur en chef au *Médecin de France, Le Quotidien du médecin, Impact médecin*
J. Paillard, L. Sitruk, C. Gattuso, *Le Généraliste*

Divers :
N. Ortholan, *ancienne responsable de la documentation à l'Unaformec.*

Les personnes de la SFTG : A. de Beco, M. C. Cassard, S. Caumelle, O. Chapiro, A. Thomas.

Relecteurs :

Partie I :
B. Bros, D. Coutant, P. Favard, A. Liwerant, F. Piednoir, G. Pradoura, J.-F. Massé, J.-P. Durand

Partie II :
Formation initiale : J.-B. Amélineau, C. Attali, C. Baron-Haury, B. Bros, W. Bellanger, J. S. Cadwallader, B. Chataigner, B. Gay, M. Ghali, P. Marais, J. Monceix, A. Neveur et M. A. Tan Trung Phan
Formation continue : J.-L. Bensoussan
Recherche : S. Robert, H. Falcoff

Partie III :
Féminisation : E. Née
Réseaux de soins : P. Binder, D. Ménard
Centres de santé : E. Vigneron

Donateurs

G. Magnier
Groupe Pasteur Mutualité, AGMF : Convention de mécénat.

Associations : FORGENI, SFTG 77-91, SFTG Paris-Sud, FMC Action.

Médecins généralistes (financement participatif) :
D. Adorian, J.-P. Aubert, F. Barthelemy, C. Berkhout, B. Bernit, A. Berthier, A. Berthou, N. Bez, F. Bloede, C. Bonnaud, A.-M. Bouldouyre-Magnier, M. Bourigault, B. Bros, G. Bucourt, E. Cailliez, P. Canfrère, A. Catu-Pinault, S. Caumel, O. Chapiro, C. Charra, A. Chazaly, J. Cogneau, L. Connan, P. Cornet, D. Coutant, P. Dagnicourt, A. de Beco, I. de Beco, P. de Haas, O. Demonsant-Pernin, M. Denantes, P. Desbois, B. Devaux, M. Dhainaut, M. Dominault, W. Durieux, C. Duroy, O. Ekelund, J. Eymin, H. Falcoff, C. Gabard, F. Garnier, J. Gatineau, M. Gendron, B. Girardet, A. Godart, J.-L. Gorel, S. Grannat, J.-L. Guerrero, I. Hamery, C. Huas, J.-F. Huez, G. Ibanez, P. Jacquemin, P. Jaury, C. Jung, O. Kandel, L. Lacroze, J. Lafortune, A. Landry-Chassot, P. Langlois, G. Lassalle, A. Lavoix, M. A. Lecomte, J. Lurcel, J. Malaval, M. P. Malhaire, I. Mariojouls, C. Masson-Bellanger, E. Maupu, P. Miniconi, M. Mondrzak, H. Naccache, P. Ouvrard, S. Perrichon, G. Pradoura, L. Prezman, T. Raginel, A. Ramond, P. Regard, V. Reveau, L. Rosello-Prat, B. Scherrer, J. Sebag, P. Sebag, J. Sellouk, D. Seyler, A. Siary, P. Van Es, J.-M. Vialle, F. Vidament, M. Villiers-Moriamé, G. Warlop, N. Wey, F. Wilmart, J. Yacoubovitch, R. Yvon.

TABLE DES MATIÈRES ANALYTIQUE

Regroupement des sommaires général et partiels

Plan général de l'ouvrage

Sommaire de la partie I.
Les médecins généralistes et le contexte institutionnel,
de 1945 à 2010

Sommaire de la partie II

II.3 Histoire de la recherche
en médecine générale

*II.4 Élaboration d'un corpus théorique
de la discipline généraliste*

Partie III
Sociodémographie et activités de la médecine générale :
une profession ancrée dans une société en mutation

Composition et mise en pages
Nord Compo à Villeneuve-d'Ascq

Ce volume,
le trente-cinquième
de la collection « Médecine & Sciences Humaines »,
publié aux Éditions Les Belles Lettres,
a été achevé d'imprimer
en mars 2022
sur les presses
de Normandie Roto Impression s.a.s.
61250 Lonrai, France